"十三五"江苏省高等学校重点教材

药物色谱分析

第 2 版

主 编　郑　枫　丁　黎

副主编　赵龙山

编　者（以姓氏笔画为序）

丁　黎（中国药科大学）

王　洋（沈阳药科大学）

王怀松（中国药科大学）

刘　晶（中国药科大学）

纪顺利（中国药科大学）

李　敏（浙江华海药业股份有限公司）

杨功俊（中国药科大学）

张　培（中国药科大学）

郑　枫（中国药科大学）

赵龙山（沈阳药科大学）

闻　俊（中国人民解放军海军军医大学）

黄　寅（中国药科大学）

解笑瑜（西安交通大学药学院）

人民卫生出版社

·北　京·

图书在版编目（CIP）数据

药物色谱分析 / 郑枫，丁黎主编 . —2 版 . —北京：
人民卫生出版社，2023.7（2025.2 重印）

ISBN 978-7-117-35022-8

Ⅰ.①药… Ⅱ.①郑…②丁… Ⅲ.①色谱法 –应用
–药物分析 –教材 Ⅳ.①R917

中国国家版本馆 CIP 数据核字（2023）第 122913 号

人卫智网	www.ipmph.com	医学教育、学术、考试、健康，购书智慧智能综合服务平台
人卫官网	www.pmph.com	人卫官方资讯发布平台

药物色谱分析
Yaowu Sepu Fenxi
第 2 版

主　　编：郑　枫　丁　黎
出版发行：人民卫生出版社（中继线 010-59780011）
地　　址：北京市朝阳区潘家园南里 19 号
邮　　编：100021
E - mail：pmph @ pmph.com
购书热线：010-59787592　010-59787584　010-65264830
印　　刷：河北博文科技印务有限公司
经　　销：新华书店
开　　本：850×1168　1/16　印张：29　插页：8
字　　数：858 千字
版　　次：2008 年 6 月第 1 版　　2023 年 7 月第 2 版
印　　次：2025 年 2 月第 2 次印刷
标准书号：ISBN 978-7-117-35022-8
定　　价：89.00 元
打击盗版举报电话：010-59787491　E-mail：WQ @ pmph.com
质量问题联系电话：010-59787234　E-mail：zhiliang @ pmph.com
数字融合服务电话：4001118166　E-mail：zengzhi @ pmph.com

色谱分析作为重要的分离技术,已广泛应用于药物研究开发到生产流通,乃至临床使用的各个领域。随着我国药学事业的突飞猛进及国家经济建设的快速发展,各高校招收的有关药学专业的本科生和研究生数量日益增加,从事药物色谱分析工作的人员也越来越多,亟需一本理论联系实际并有助于解决实际工作中药物色谱分析问题的学习用书。尽管目前市场上有多本介绍色谱分析的参考书,然而以药物为研究对象的色谱分析参考书却不多见。《药物色谱分析》一书正是顺应以上社会需求而编写的。

自 2008 年第 1 版《药物色谱分析》出版以来,《中华人民共和国药典》已历经了 2010 年版、2015 年版和 2020 年版的修订与执行,其中收载的色谱法种类及其在药品质量控制中的应用也随之发生了变化,特别是对基因毒性杂质、对映异构体杂质、药用辅料质量和相容性、药品包装材料质量和相容性的日益重视,进一步推动了药物色谱分析技术的广泛应用。同时随着各种色谱新技术的出现,色谱法不仅在药物研发的下游,而且在药物研发的上游发挥了重要的作用。因此,为了适应药学研究和色谱技术的发展,本教材进行了相应的修订。

本版教材以介绍《中华人民共和国药典》(2020 年版)收载的色谱法为主,通过各种典型实例的介绍,给出如何针对不同类型药物、不同类型样本建立最佳色谱分析方法的思路。全书共分为 16 章,其中第一章为药物色谱分析概论,第二至四章介绍气相色谱法及其在药物分析中的应用,第五至九章介绍各类高效液相色谱法及其在药物分析中的应用,第十、十一章介绍电泳法、毛细管电泳法和色谱-光谱联用技术,第十二至十五章介绍色谱法在手性药物分离检测、基因毒性杂质分离检测、药物定性定量分析中的应用,第十六章介绍药物色谱分析新技术及其应用。

本书的编写分工如下:第一、十五章由杨功俊、郑枫编写,第二、三章由刘晶编写,第四章由张培编写,第五、六章由闻俊编写,第七章由纪顺利编写,第八章由黄寅编写,第九、十二章由王怀松、郑枫编写,第十章由王洋编写,第十一、十四章由赵龙山、郑枫编写,十三章由纪顺利、李敏编写,第十六章由解笑瑜编写,郑枫、丁黎编写了本版教材的大纲并审校全书。

本书既可作为药学类专业本科生和研究生的教材,也可作为企业和科研院所中从事药物色谱分析的广大技术人员的参考书。

由于编者水平有限,书中难免有疏漏与错误,诚盼广大读者批评指正(E-mail: cpu_analyst@126.com)。

编　者

2022 年 3 月于中国药科大学

目 录

第十一章　色谱 - 光谱联用技术

第十二章　手性药物的色谱分离与检测

第一章 ▼

药物色谱分析概论

色谱法（chromatography）是药物研制、生产等各环节中的重要分离分析手段，特别是在药物质量控制领域得到了广泛的应用。本章将介绍色谱法的发展历史、基本概念、基本理论及药物色谱分析技术的应用概况。

第一节　色谱法的诞生与发展简介

一、色谱法的诞生

古罗马时期，人们发现色素溶液滴在白布上会扩散成不同颜色的同心圆环，于是古罗马人采用这一方法分析染料和色素。19世纪中叶，德国化学家Runge根据此现象在布片上对染料和植物萃取液进行点滴试验，此后他又在纸上分离盐溶液，这是色谱法的萌芽阶段。近代首先认识到这种分离方法大有可为的是俄国植物学家Tswett（茨维特）。1903年，Tswett在华沙自然科学学会会议上，发表了题目为"一种新型吸附现象及其在生化分析上的应用"论文，叙述了应用吸附剂分离植物色素的方法：他将叶绿体色素的石油醚萃取液倾入装有碳酸钙粉末的玻璃柱管上端，然后用石油醚进行淋洗，结果不同色素按吸附顺序在管内形成相应的彩色环带。1906年，他将该实验的研究论文发表在德国《植物学杂志》上，命名这些光带为色谱图，玻璃管为"色谱柱"，碳酸钙为"固定相"，石油醚为"流动相"，开创的方法叫作"色谱法"，这就是色谱法的起源。

1907年在德国植物学会会议上，茨维特系统地介绍了色谱技术，并展示了采用色谱法提纯的植物色素溶液及其色谱图（显现着彩色环带的柱管），后来人们把茨维特开创的方法称作液固色谱法（liquid-solid chromatography），这也就是最初的液相色谱，现称之为经典柱色谱。迄今为止，这种经典柱色谱法仍在广泛使用，它被用于从植物提取物中制备各种化合物单体，以供药理筛选、结构鉴定或作为制药原料，不过固定相已经从最初的碳酸钙粉末发展为大孔吸附树脂、硅胶、硅烷化硅胶等，经典柱色谱的装置见图1-1。

二、色谱法的发展

茨维特创立液相色谱法之后的近20年中，由于战争等多方面原因，色谱法几乎没有发展。直至

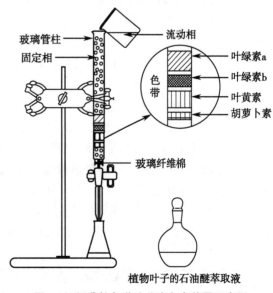

图1-1　经典柱色谱法分离色素装置示意图

1931 年,著名的奥地利裔德国化学家 Richard Kuhn(里夏德·库恩)使用了茨维特的液固色谱法,用碳酸钙吸附剂填充的玻璃管对来自蛋黄的叶黄素样品进行了 3 次分离,得到了 3 种胡萝卜素异构体,即 α- 胡萝卜素、β- 胡萝卜素和 γ- 胡萝卜素,从而证明蛋黄叶黄素是氧化胡萝卜素的混合物,同时也证明了茨维特的方法可以实现快速有效的分离。此后,他又采用这种方法分离了 60 多种这类色素。同年,库恩把注意力集中在维生素的研究上,确定了维生素 A 的结构。1938 年,库恩因在维生素和胡萝卜素的分离与结构分析中取得了重大研究成果被授予诺贝尔化学奖,在此之后色谱理论和色谱分离模式又得到了进一步的发展。

（一）色谱理论的发展

20 世纪 40 年代,英国科学家 Martin(马丁)和 Synge(辛格)提出了液液分配色谱法,可用于胰岛素等复杂混合物的分离,由于这一贡献,两位色谱学家获得了 1952 年的诺贝尔化学奖。他们在研究液液分配色谱时,预言可以使用气体作为流动相,即气液色谱法,并在此基础上提出柱效能模型——塔板理论,即模拟蒸馏理论,以理论塔板数表示色谱柱的分离效能。此外,他们还提出了"使用非常细的颗粒填料可提高理论塔板数,即提高色谱柱的分离效能"的观点。

色谱法在 20 世纪 50 年代得到了较大发展。1950 年,Martin 和 James 使用硅藻土助滤剂作载体,硅油为固定相,用气体流动相对脂肪酸进行精细分离,这就是气液分配色谱的起源。1952 年,他们又连续发表了 3 篇论文,介绍了用气相色谱分离低碳数脂肪酸、挥发性胺和吡啶类同系物的方法,这标志着气相色谱法正式进入历史舞台。在这几篇论文中,又在理论上对色谱流出曲线的形状、色谱的定性指标、影响色谱柱柱效的因素作了说明,奠定了气相色谱发展的基础。

1956 年,荷兰学者 Van Deemter(范·德姆特)在前人研究的基础上总结了塔板理论的不足,正式提出了描述色谱过程的速率理论,奠定了气相色谱法和液相色谱法的理论基础。

1957 年,英国人 Golay 开创了开管柱气相色谱,习惯上称为毛细管气相色谱,这是气相色谱发展史上具有里程碑意义的技术创新。1958 年,Golay 基于 Van Deemter 方程提出影响毛细管柱色谱峰展宽的主要因素,从而导出毛细管柱的速率理论方程。

1965 年,美国犹他大学的 Giddings 教授总结和扩展了前人的色谱理论,提出 Van Deemter 方程中影响塔板高度的各项因素并不是孤立的,并证明了涡流扩散项与流动相传质阻力项相互偶合,从而提出液相色谱速率方程(即 Giddings 方程)。他从 1955 年开始研究色谱的分子动力学理论,1965 年出版了专著 *Dynamics of Chromatography*,该书至今仍然被学术界认为是色谱理论的经典,这为色谱的进一步发展奠定了理论基础。

（二）色谱分离模式的发展

色谱法发展早期主要应用的是经典柱色谱,随着分离技术的不断发展,薄层色谱法(thin-layer chromatography,TLC)、气相色谱法(gas chromatography,GC)、高效液相色谱法(high performance liquid chromatography,HPLC)、电泳法(electrophoresis,EP)、毛细管电泳法(capillary electrophoresis,CE)和色谱联用技术等分离技术开始得到广泛应用。

1. **薄层色谱法**　薄层色谱法又称薄层层析法,是 20 世纪 50 年代从经典柱色谱法及纸色谱法的基础上发展起来的一种平面色谱技术。1938 年,由 Izmailor 和 Schraiber 首次使用在显微镜载玻片上涂布的氧化铝薄层用微量圆环技术分离了多种植物酊剂中的成分。1956 年,Stahl 正式提出薄层色谱法的概念,并开发出薄层色谱板涂布器之后,才使薄层色谱法得到广泛应用。1964 年,Hara 发明了薄层扫描光密度计。20 世纪 70 年代中期以来,由于 Hezel 等人的工作,进一步促进了高效薄层色谱的产生与发展。近年来,超薄层色谱法(ultra-thin-layer chromatography,UTLC),因其仅 10μm 的硅胶层整体结构,显著降低了迁移时间和溶剂消耗,并提高了灵敏度,为薄层色谱法开创了一个全新领域。

2. **气相色谱法**　气相色谱法的发展与仪器的发展密不可分,历史上最早的气相色谱仪是 1947 年捷克色谱学家 Jaroslav Janák 发明的"气相色谱仪"(图 1-2)。该仪器以 CO_2 为流动相、杜马测氮管为检测器测定分离的气体体积。在样品和 CO_2 进入测氮管之前,通过 KOH 溶液吸收掉 CO_2,按时间记录气体体积的增量。

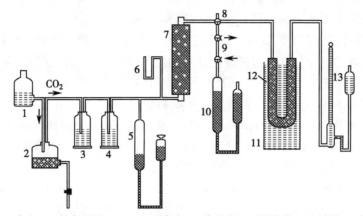

1. 盐酸溶液;2. 产生 CO_2 的大理石;3. Na_2CO_3 洗气瓶;4. 浓硫酸;5. 汞平衡器;6. 压力计;7. $CaCl_2$ 干燥剂;
8. 三通阀;9. 校正样品体积管;10. 汞压力计;11. 恒温槽;12. 色谱柱;13. 测量气体管。

图 1-2　Jaroslav Janák 发明的气相色谱仪装置示意图

气相色谱的真正发展是从 Martin 和 James 提出气液色谱法开始,他们同时也发明了第一个气相色谱检测器,这是一个接在填充柱出口的滴定装置,用来检测脂肪酸的分离。用滴定溶液体积对时间作图,得到积分色谱图。1954 年,Ray 发明了热导检测器(thermal conductivity detector,TCD),并对仪器进行了重要改进,扩大了气相色谱的应用范围,开创了现代气相色谱检测器的时代。1957 年毛细管气相色谱法正式问世,随后出现了火焰离子化检测器(flame ionization detector,FID)。20 世纪 60—70 年代,又陆续出现了电子捕获检测器(electron capture detector,ECD)、火焰光度检测器(flame photometric detector,FPD)、氮 - 磷检测器(nitrogen phosphorus detector,NPD)。同时,由于电子技术的发展,原有的检测器在结构和电路上又被作出了重要改进。

20 世纪 80 年代,由于弹性石英毛细管柱的快速广泛应用,对检测器提出了体积小、响应快、灵敏度高、选择性好的要求,特别是计算机和软件的发展,使 TCD、FID、ECD 和 NPD 的灵敏度和稳定性均有很大提高,TCD 和 ECD 的池体积大大缩小。进入 20 世纪 90 年代,由于电子技术、计算机和软件的飞速发展,质谱检测器(mass spectrometric detector,MSD)的生产成本和复杂性下降,且稳定性和耐用性增加,从而成为最通用的气相色谱检测器之一。另外,快速 GC 和全二维 GC 等快速分离技术的迅猛发展,促使快速 GC 检测方法逐渐成熟。

3. 高效液相色谱法　高效液相色谱法是在 20 世纪 60 年代中后期发展起来的,它的基础是经典柱色谱和气相色谱。1973 年,Brown 称其为高压液相色谱法(high pressure liquid chromatography,HPLC)或高速液相色谱法(high speed liquid chromatography,HSLC),随着液相色谱技术上和理论上的进展,其分析时间不断缩短,分离度不断提高,填料越来越细,柱效显著改善,因此,学者们后来又将这种方法称为高效液相色谱法(high performance liquid chromatography,HPLC),并沿用至今。

1959 年,Porath 等人成功研制了凝胶过滤色谱(gel filtration chromatography,GFC),1964 年美国洛克菲勒研究所的 Moore 创立了凝胶渗透色谱(gel permeation chromatography,GPC)。此后,Waters 公司又相继研制了与现代 HPLC 相类似的系列装置,使得高效体积排阻色谱(即分子排阻色谱法,size exclusion chromatography,SEC)很快普及。

1966 年,Horvath 和 Lipsky 研制了第一只小体积紫外检测器。1968 年,Kirklano 进行了改进,最终使紫外检测器成为液相色谱中最通用的检测器。20 世纪 70 年代后,各种商品化的荧光检测器、电化学检测器等高灵敏度检测器问世。

1967 年,Horvath 等研制了粒径为 70μm 的薄壳型填料,并应用高压输液泵、紫外检测器组成了第一台自动化液相色谱仪,使分离效能大大提高,分析时间大大缩短。1969年,Kirland 成功研制表面多孔填料,特别是自1971年他又研制成功了键合相填料以后,高效液相色谱得到了迅速的发展。应用键合相填料后,使得反相色谱也发展起来,扩大了应用范围。20世纪70年代产生的"高压匀浆装柱技术"可使填料粒径减小到5~10μm,使 HPLC 柱的分离效能大大提高。

液相色谱的检测技术也在不断发展,20世纪80年代初出现了光二极管阵列检测器,继而又出现了各种光谱联用技术作为检测手段,这些检测技术的发展使高效液相色谱的高分离能力与光谱的高灵敏度、高专属性相结合,进一步推动了高效液相色谱法的广泛应用。

2004年,Waters 公司首先推出了采用1.7μm 填料粒径的色谱柱和耐高压的超高效液相色谱(ultra-high performance liquid chromatography,UPLC)系统,Agilent 公司推出的高分离度快速液相色谱(rapid resolution liquid chromatography,RRLC)系统也属于同类产品,此类设备的问世和更新使得高效液相色谱法在分离效能、分离速度和检测灵敏度上不断得到发展。

4. **电泳法和毛细管电泳法** 电泳现象早在18世纪就被发现,1948年瑞典科学家 Arne Wilhelm Kaurin Tiselius(蒂塞利乌斯)因应用电泳法分析血清蛋白而被授予诺贝尔化学奖。1967年,Hjertén 最先提出在3mm 内径的管子中使用高场强进行毛细管区带电泳(capillary zone electrophoresis,CZE)。20世纪80年代毛细管电泳技术取得了突破性进展。1981年,Jorgenson 和 Lukacs 提出在内径小于80μm 的毛细管中,轴向扩散是影响柱效的主要因素。他们用75μm 内径、100cm 长的毛细管,分离了氨基酸和多肽物质,并实现了正负离子的同时分离,理论塔板高达40万,此项工作被认为是当今毛细管电泳的里程碑。1984年,Terabe 等提出了胶束电动毛细管电泳色谱法(micellar electrokinetic capillary chromatography,MECC)。之后 Hjertén 提出了毛细管等电聚焦电泳(capillary isoelectric focusing,CIEF),Cohen 和 Karger 则发展了毛细管凝胶电泳(capillary gel electrophoresis,CGE)。

5. **色谱联用技术** 色谱法虽然对混合物具有很好的分离能力,然而其主要缺点在于定性能力不如光谱法。为克服这一缺点,色谱-光谱联用技术受到研究者的重视,特别是色谱和质谱的联用技术发展最为迅猛。气相色谱-质谱联用(gas chromatography-mass spectrometry,GC-MS)技术由于接口兼容性较好,在20世纪晚期已经得到了广泛应用。而液相色谱-质谱联用(liquid chromatography-mass spectroscopy,LC-MS)技术直到电喷雾离子化(electrospray ionization,ESI)和大气压化学离子化(atmospheric pressure chemical ionization,APCI)等接口技术的成熟,才应用到了相关研究领域,其中 John Fenn(芬恩)因对 ESI 接口技术的贡献而获得2002年诺贝尔化学奖。此外,进入21世纪以来,液相色谱-核磁共振谱联用(liquid chromatography-nuclear magnetic resonance,LC-NMR)、毛细管电泳-质谱联用(capillary electrophoresis-mass spectrometry,CE-MS)等联用技术也在药物分析领域得到了应用。

除了色谱-光谱联用技术,也可将不同类型的色谱法或同一类型不同分离模式的色谱法进行联用,就是色谱-色谱联用技术,也称为多维色谱(multi-dimensional chromatography),常见的有全二维气相色谱法(GC-GC)、液相色谱-气相色谱联用(LC-GC)、液相色谱-液相色谱联用(LC-LC)、液相色谱-薄层色谱联用法(LC-TLC)及二维薄层色谱法,这些联用技术可以进一步提高色谱法的分离能力。

第二节 色谱法的基本概念

一、色谱法的定义和分类

(一) 色谱法的定义

色谱法是基于不同物质在流动相和固定相之间的分配系数不同而将混合组分分离的技术。当流动相(液体或气体)流经固定相(多孔的固体或覆盖在固体支持物上的液体)时,各组分因沿固定相移动的速度不同而分离。该技术可用于微量样品的分析和大量样品的纯化制备。

一个色谱系统一般包含固定相和流动相两相,待分离的各组分在流动相和固定相之间分配的浓度不同,即各组分具有不同的分配系数,这是色谱分离的基础。当待分离的各组分被流动相带入色谱柱内后,便在固定相与流动相之间不断地进行分配平衡。固定相中存在多的化合物,冲出柱子所需消耗流动相的量就多,被较慢地从色谱柱中洗脱出来;流动相中存在比例较大的化合物,冲洗出柱子所需消耗流动相的量就较少,被较快地从色谱柱中洗脱出来,这种现象就称为色谱的保留作用。样品中不同的组分由于其在色谱柱上的保留不同,被冲洗出色谱柱所需要的时间也不同,这种现象就是色谱分离。

图 1-3 演示了 A、B 两组分的色谱分离过程。A、B 两组分的混合样品进入色谱系统后,被流动相带入色谱柱,在柱内向前移动的过程中,两组分在流动相与固定相之间反复多次地分配,由于它们在两相间的分配系数存在差异,色谱系统对该两组分的保留作用也存在着差异,A、B 两组分在色谱柱中经过反复多次的分配后,先后流出色谱柱,进入检测器,在色谱工作站上显示两个完全分离的色谱峰。

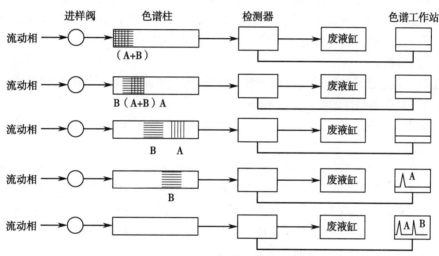

图 1-3　A、B 两组分的色谱分离示意图

(二) 色谱法的分类

色谱法种类很多,通常按以下几种方式分类。

1. 按两相状态分类　如果流动相为气体,称为气相色谱法;流动相为液体,称为液相色谱法;流动相为超临界流体,称为超临界流体色谱法。根据固定相状态是活性固体(吸附剂)还是固定液,气相色谱法又可分为气固色谱法和气液色谱法;同理,液相色谱法也可分为液固色谱和液液色谱法。

2. 按分离原理分类　依据不同组分在固体吸附剂上的吸附和解吸附能力的大小不同而实现组分分离的色谱法称为吸附色谱,气固色谱和液固色谱均属于吸附色谱。依据不同组分在固定液中溶解和挥发能力大小不同而实现组分分离的色谱法称为分配色谱,气液色谱和液液色谱均属于分配色谱。

3. 按固定相的形式分类　固定相呈平面状的称为平板色谱,平板色谱有纸色谱和薄层色谱。固定相填充在柱内的称为柱色谱,柱色谱有填充柱色谱和开管柱色谱,如果固定相填充在玻璃或金属管中称为填充柱色谱,如果固定相固定在毛细管内壁称为毛细管柱色谱。

4. 按固定相材料分类　根据固定相材料的不同,以离子交换剂为固定相的称为离子交换色谱,以孔径有一定范围的多孔玻璃或多孔高聚物为固定相的称为分子排阻色谱,采用化学键合相(即通过化学反应将固定液分子键合于多孔载体,如硅胶上)的称为化学键合相色谱。

二、色谱法的特点

(一) 色谱法的优点

1. **分离效率高** 一根色谱柱可以同时分离分析几十种甚至上百种化合物,并且保持很高的柱效。例如,毛细管气相色谱柱理论塔板数可达到 10^6;高效液相色谱柱,若用 3~5μm 球形固定相,柱效一般为 $(5~8) \times 10^4$,最高可达 10^5;毛细管电泳柱的柱效一般可达 10^5~10^6。

2. **分析速度快** 一般而言,色谱法可在几分钟至几十分钟的时间内完成一个复杂样品的分离分析。近年来出现的超高效液相色谱柱(1.7μm 粒径的色谱柱)的分析速度是普通高效液相色谱柱(5μm 粒径的色谱柱)的 9 倍。

3. **灵敏度高** 在气相色谱中,火焰离子化检测器(FID)对烃类的检测限达 ng/ml 级别;在高效液相色谱中,紫外检测器对于具有较强紫外吸收的溶质,最低检测浓度可达 ng/ml 级别;质谱检测器的灵敏度可达 pg/ml 甚至 fg/ml 级别。

4. **样品用量少** 由于高灵敏度检测器的使用,通常一次分析仅需数 ng 至数 μg 的样品。

5. **应用范围广** 气相色谱法广泛应用于气体或可转化为易挥发物的液体及固体样品的分离分析。高效液相色谱法适用于分析不挥发、热稳定性差、相对分子量大的样品,也可以分析气相色谱法无法分析的离子型化合物。毛细管电泳技术不仅能分析无机离子、有机分子及生物大分子,甚至还能进行单细胞的分离分析。

6. **选择性好** 通过选择合适的分离模式和检测方法,可以只分离或检测感兴趣的部分物质,如电化学检测器可只对具有电活性的物质进行检测。

7. **易于自动化** 现在的色谱仪器已经可以实现从进样到数据处理的全自动化操作。

(二) 色谱法的缺点

色谱法的缺点在于其定性能力不如光谱法强。色谱法常用保留值来定性鉴别化合物,这种没有结构信息的定性方法是缺乏说服力的。同一色谱条件下,不同化合物的保留值可能不同;但保留值相同的化合物不一定是同一化合物。为克服这一缺点,发展起来了多种色谱法与其他具有定性能力的分析技术(如光谱法)结合的联用技术。如液质联用技术不仅具有较高的灵敏度和选择性,同时还能够给出丰富的结构信息,因此定性鉴别更准确。

(三) 色谱法与其他分析方法的比较

色谱法与光谱法、化学法的主要不同在于色谱法具有分离及分析两种功能,而光谱法及化学法不具备分离功能。色谱法是先将混合物中各组分分离,而后逐个分析,因此它是分析复杂样品最有效的方法。色谱法与光谱法、化学法的区别见表 1-1。

表 1-1 色谱法与其他分析法的比较

	化学法	光谱法	色谱法
适用范围	一般用于原料药的含量测定,如滴定法;也可用于药物中一般杂质检查和特定官能团的鉴别	主要用于药物的鉴别;原料药、药物代谢产物、药物中杂质纯品的结构鉴定	几乎 95% 的药物可用 HPLC 进行定性定量分析,30% 的药物可用 GC 进行定性定量分析
灵敏度	灵敏度较低 一般为 mg 级	灵敏度较高 一般为 μg~mg 级	灵敏度高 一般为 ng~μg 级
优点	简单、直观、价廉	准确度高	分离效率高
缺点	选择性差	需纯物质作对照,选择性不强	需纯物质作对照,定性能力不强

三、色谱法的基本术语和参数

1. **容量因子和分配系数** 在一定温度下,样品组分在两相间分配平衡时,其在固定相和流动相中的质量比称为容量因子(capacity factor),以 k 表示;其在固定相和流动相中的浓度比称为分配系数(partition coefficient),以 K 表示。公式分别如下:

$$k = \frac{M_s}{M_m} \qquad\qquad 式(1\text{-}1)$$

$$K = \frac{C_s}{C_m} \qquad\qquad 式(1\text{-}2)$$

式(1-1)中,M_s 是组分在固定相中存在的质量,M_m 是组分在流动相中存在的质量。式(1-2)中,C_s 是每毫升固定相中溶解组分的质量,C_m 是每毫升流动相中溶解组分的质量。

k 值和 K 值均反映了组分在特定色谱条件下的保留强弱,它们的值越大,色谱的保留作用就越强,保留时间越长。在固定相中不被保留的组分,其 k 值和 K 值均为零。

2. **保留时间和保留体积** 保留时间(retention time,以 t_R 表示):从进样到柱后出现浓度最大值所需的时间,一般以秒或分钟为单位。

保留体积(retention volume,以 V_R 表示):从进样到柱后出现浓度最大值所需消耗流动相的体积,一般以 ml 为单位。保留体积可用保留时间乘以流动相的流速(F_c)求得。其公式如下:

$$V_R = t_R \cdot F_c \qquad\qquad 式(1\text{-}3)$$

3. **死时间和死体积** 死时间(dead time,以 t_M 表示):不保留物质从进样到柱后出现浓度最大值所需的时间,以秒或分钟为单位表示。在反相高效液相色谱法中,甲醇、尿嘧啶等物质的保留时间可近似看作死时间;在气相色谱法中,空气峰或甲烷峰的保留时间可近似看作死时间。

死体积(dead volume,以 V_M 表示):不保留物质从进样到柱后出现浓度最大值所需消耗流动相的体积,等于死时间乘以流动相的流速。它包括进样器至色谱柱管路的空间、固定相颗粒间隙、柱出口管路及检测器内腔空间的总和。死体积大,被分离组分的色谱峰展宽,分离效果差。

4. **调整保留时间和调整保留体积** 调整保留时间(adjusted retention time,以 t'_R 表示):保留时间扣除死时间后的保留值,其公式如下:

$$t'_R = t_R - t_M \qquad\qquad 式(1\text{-}4)$$

调整保留体积(adjusted retention volume,以 V'_R 表示):或称校正保留体积,即保留体积扣除死体积后的保留值,其公式如下:

$$V'_R = V_R - V_M \qquad\qquad 式(1\text{-}5)$$

5. **相对保留时间和相对保留值** 相对保留时间(relative retention time,RRT),指在一定色谱条件下,被测组分的保留时间 $t_{R(i)}$ 与标准物的保留时间 $t_{R(s)}$ 之比。其公式如下:

$$RRT = \frac{t_{R(i)}}{t_{R(s)}} \qquad\qquad 式(1\text{-}6)$$

相对保留值(relative retention value,$r_{i,s}$)又称分离因子(separation factor)或相对容量因子(relative capacity factor,α),即在一定色谱条件下,被测组分的调整保留时间 $t'_{R(i)}$ 与标准物的调整保留时间 $t'_{R(s)}$ 之比。其公式如下:

$$r_{i,s} = \frac{t'_{R(i)}}{t'_{R(s)}} \qquad\qquad 式(1\text{-}7)$$

上述标准物可以是被测样品中的某一组分,也可以是人为地加入的某一化合物,其中相对保留值只受柱温、固定相性质、流动相性质的影响,而相对保留时间则还会受到柱长等因素的影响,但是无须测量色谱系统的死时间。

第三节　色谱分离的基本理论

一、塔板理论

为了研究色谱峰形状及评价柱效,色谱研究者建立了塔板理论(plate theory)。塔板理论将色谱柱假想成由许多塔板所组成,在每个塔板上,组分在两相中瞬间达成一次平衡,经多次分配平衡后,各组分由于分配系数不同而彼此分离。并且假设在各个塔板上的分配平衡过程中不存在纵向扩散,分配系数都相同,载气以脉冲的方式进入色谱柱,即一个"塔板体积"的载气进入后,再进入另一个"塔板体积的载气"。当塔板数足够多时,色谱流出曲线可用高斯分布(Gaussian distribution)表示:

$$C = \frac{C_0}{\sigma\sqrt{2\pi}} \cdot \exp\left[-\frac{(t-t_R)^2}{2\sigma^2}\right] \qquad 式(1-8)$$

式(1-8)中,C 是时间 t 时组分的浓度,C_0 是被分离组分的初始浓度,t_R 是对应于浓度极大点时的时间(即保留时间),σ 为标准偏差。

当 $t = t_R$ 时,被分离组分的浓度最大,即 C_{max},可以表示为:

$$C_{max} = \frac{C_0}{\sigma\sqrt{2\pi}} \qquad 式(1-9)$$

式(1-9)的图形如图 1-4 所示。

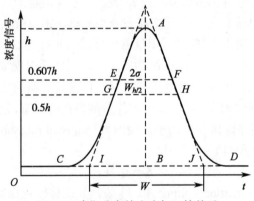

图 1-4　高斯分布的宽度与 σ 的关系

1. 理论塔板数与塔板高度　柱效可用理论塔板数 n(又称理论板数)来表示,计算公式如下:

$$n = \left(\frac{t_R}{\sigma}\right)^2 \qquad 式(1-10)$$

根据峰宽(W)、半峰宽($W_{h/2}$)和标准偏差(σ)的关系可以推出:

$$n = 5.54\left(\frac{t_R}{W_{h/2}}\right)^2 \qquad 式(1-11)$$

$$n = 16\left(\frac{t_R}{W}\right)^2 \qquad 式(1-12)$$

在以上 3 个计算理论塔板数 n 的公式中,式(1-11)较为常用,因为实际工作中 $W_{h/2}$ 比较容易准确测量。

柱效通常用单位柱长的理论塔板数来表达,即每米的理论塔板数(n/L)。柱效也可以用相当于一个理论塔板的高度表示,即一个理论塔板所占据的柱长,以毫米(mm)为单位,公式如下:

$$H = \frac{L}{n} \qquad 式(1-13)$$

式(1-13)中,L 为色谱柱长,H 为理论塔板高度。

2. 有效塔板数与有效塔板高度 由于死时间的存在,n 和 H 不能确切地反映柱效,尤其是对那些出峰早的组分,于是又提出了有效理论塔板数(n_{eff})及有效塔板高度(H_{eff})的概念来表征色谱柱的实际柱效,以消除色谱柱中死体积对柱效的影响。有效理论塔板数和有效塔板高度的计算公式如下:

$$n_{eff} = 5.54 \left(\frac{t'_R}{W_{h/2}} \right)^2 \qquad \text{式(1-14)}$$

$$H_{eff} = \frac{L}{n_{eff}} \qquad \text{式(1-15)}$$

3. 塔板理论的评价 塔板理论以分配平衡为基础,并依此导出色谱流出曲线方程,定量地说明了色谱柱的柱效以及决定色谱峰区域宽度的参数。但它是一种具有一定局限性的半经验性理论,它所依据的分配平衡在色谱过程中只是一种理想、极限状态,未能阐明理论塔板数与塔板高度的色谱含义与本质,不能深入说明色谱柱结构参数、操作条件与理论塔板数的关系,无法解释同一色谱柱在不同的载气流速下柱效不同的实验结果,也无法指出影响柱效的因素及提高柱效的途径。由于塔板理论的某些假设与实际不符,必然导致该理论有一定的局限性。

二、速率理论

速率理论把色谱过程看作一个动态的过程,研究动力学因素对峰展宽(即柱效)的影响,解释了塔板理论所不能说明的问题。速率理论把塔板理论中的塔板高度概念与组分在两相间的扩散和传质联系起来,考察了多种影响柱效的因素,导出了把理论塔板高度(H)和流动相流速联系在一起的式(1-16),即 Van Deemter 曲线方程(简称范氏方程):

$$H = A + \frac{B}{u} + Cu \qquad \text{式(1-16)}$$

式(1-16)中,H 为板高,u 为流动相的平均线速度,A、B、C 为三个常数。用流动相的平均线速度是为了直接与分析速度联系起来,而体积流速则取决于柱内的体积,u 由柱长 L 和死时间 t_M 计算所得:

$$u = \frac{L}{t_M} \qquad \text{式(1-17)}$$

Van Deemter 曲线方程描述了色谱峰柱内展宽的三种因素:涡流扩散(eddy diffusion)项 A、纵向扩散(longitudinal diffusion)项(或称分子扩散项)B/u、传质阻力(mass transfer resistance)项 Cu。在 u 一定时,A、B 及 C 三个常数越小,峰越锐,柱效越高;反之,则峰展宽增大,柱效降低。

(一)涡流扩散项

当色谱柱内的组分随流动相在固定相颗粒间的空隙间穿行,朝柱出口方向移动时,如果固定相颗粒填充不均匀,则组分在穿过固定相空隙时碰到大小不一的颗粒而不断地改变方向,从而在柱内形成了紊乱的涡流流动。分子流经色谱柱时,有些分子的途径较曲折,保留时间较长,而有些分子的路径较便捷,保留时间较短,引起分子先后达到检测器而被检测,从而造成峰展宽,如图 1-5 所示。涡流扩散项的表达式如下:

$$A = 2\lambda d_p \qquad \text{式(1-18)}$$

式中,λ 为柱填充不规则因子,d_p 为填充物的平均颗粒直径。

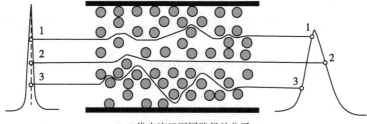

1~3 代表流经不同路径的分子。

图 1-5 涡流扩散示意图

根据涡流扩散项 $A = 2\lambda d_p$，色谱柱填充越不均匀，则 λ 越大，A 值也越大。d_p 越小，则 A 值也越小，但 d_p 越小，越不易填匀，而且柱阻也增大。因此为减小谱带展宽，改善分离，宜用小颗粒及窄粒度范围的填料并均匀填充。对于开口气相色谱毛细管柱，固定相涂布于毛细管内壁，则 A 项可以忽略。

（二）纵向扩散项

当组分以"塞子"形式随流动相向前移动时，由分子本身运动引起的轴向扩散，称为纵向分子扩散。因纵向扩散引起谱带展宽的情况如图 1-6 所示。纵向扩散项（分子扩散项）的表达式如下：

$$\frac{B}{u} = \frac{2\gamma D_m}{u} \tag{式（1-19）}$$

式中，B 为纵向扩散项常数（或分子扩散项常数），D_m 为样品组分在流动相中的扩散系数，γ 为弯曲因子（tortuosity factor，亦称曲折性校正因子）。

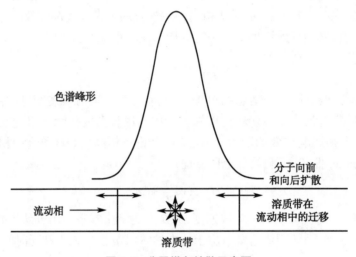

色谱峰形

分子向前和向后扩散

流动相 →

溶质带在流动相中的迁移

溶质带

图 1-6 分子纵向扩散示意图

1. **流动相中扩散系数 D_m** D_m 与组分的性质，流动相的性质、温度、压力等有关。D_m 越大，B/u 也会随之增加，理论塔板高度增加，从而引起柱效下降，峰展宽。在流动相流速低的情况下，B 项对谱带展宽的影响增加。B 项在气相色谱法中比液相色谱法中更为重要，因为分子在气相中的扩散系数比在液相中至少大 10^4 倍。

在气相色谱法中增加载气密度，即增加压力及载气分子量，可以降低 D_m。所以为了提高柱效，减小分子扩散对柱效的影响，常采用氮气作为载气。在液相色谱法中分子在液体中的扩散系数比在气体中要小 4~5 个数量级，同时，为了节约分析时间，一般采用的流动相流速至少是最佳流速的 3~10 倍。若流动相的流速大于 1cm/s，则 B/u 很小，纵向扩散可忽略不计。

2. **弯曲因子 γ** 柱中填料的存在阻碍了分子扩散，故式（1-19）中引入弯曲因子 γ。在填充柱中 $\gamma<1$，γ 值与填充物的形状、填充状况有关，它反映组分的扩散因流动相在柱内运动受填料的影响，扩散受到阻碍。对于开口气相色谱毛细管柱，中间无填料，组分在柱内运动时无扩散阻碍，因此对于毛细管柱而言，其 $\gamma=1$。

3. **流动相流速 u** 流速下降，纵向扩散项增加，从而引起理论塔板高度增加，峰展宽。

（三）传质阻力项

传质阻力项包括流动相中的传质阻力和固定相中的传质阻力，其表达式如下：

$$Cu = C_m u + C_s u \tag{式（1-20）}$$

式中，C_m 为流动相中的传质阻力系数，C_s 为固定相中的传质阻力系数。

试样分子被流动相携带经过色谱柱时，分子不断地由流动相进入固定相，同时又从固定相不断进入到流动相。在这一过程中，若传质速率不是很快，而流动相却有相当的流速，则在两相的界面难以达到真正的快速平衡,这就造成了流动相中的试样分子较固定相中的试样分子跑得稍快一点,从而引起了峰展宽,如图 1-7 所示。

（四）最佳流动相流速

根据 Van Deemter 方程将 H 对 u 作图,可得 Van Deemter 曲线(图 1-8)。当流速小于最佳流速 u_{opt} 时,流速越小,B/u 项越大,Cu 项越小,此时 B/u 项起主导作用,流速增加,H 减小,柱效增高。当流速大于最佳流速 u_{opt} 时,流速越大,B/u 项越小,Cu 项越大,此时 Cu 项起主导作用,流速增加,H 增加,柱效降低。因此,一个柱色谱系统必然有对应的最高柱效和最小板高($n=L/H$),这只有在最佳流动相线速度 u_{opt} 时才能达到。

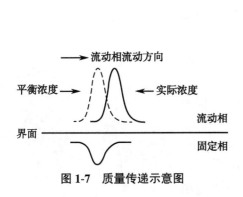

图 1-7　质量传递示意图

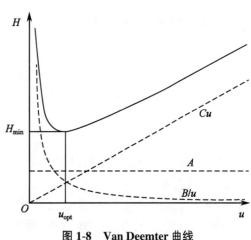

图 1-8　Van Deemter 曲线

当 u 为最佳流动相流速 u_{opt} 时,$Cu_{opt} = \dfrac{B}{u_{opt}}$,即 $u_{opt} = \sqrt{B/C}$,但实际工作中为了节省时间,故采用的实际 $u > u_{opt}$。

Van Deemter 方程提示人们,在实际工作中,要提高柱效,可以通过减小填料粒径,提高填料粒径的均匀度和圆整度,提高填装均匀性,提高色谱柱内表面的光滑度和内径的均匀性,减小固定液膜厚和提高固定液膜涂布的均匀性等方式来实现。此外,改变流速也可获得较佳的柱效。

三、色谱峰展宽的柱外因素

速率理论研究的是影响柱内溶质的色谱峰展宽(谱带扩张)及板高增加(柱效降低)的因素。实际上,在色谱系统中,除了柱内色谱峰展宽外,在色谱柱外也存在导致色谱峰展宽的因素,即柱外峰展宽或柱外效应。引起色谱峰展宽的柱外因素为进样器、检测器和各种连接管中的死体积,以及溶剂效应、进样方式和技术等。因此,色谱峰展宽的总方差等于柱内、柱外及其独立因素的方差和,即 $\sigma_{总}^2 = \sigma_{柱内}^2 + \sigma_{柱外}^2 + \sigma_{其他}^2$。

降低柱外效应对板高的影响,可以从如下几方面着手。

1. 尽量减小连接管线的长度,并采用细内径的管线为连接线　若管内径减小,其长度可增加;内径增大,则长度要缩短。0.25mm 内径连接管应保持在 100mm 左右或更短。若采用内径为 0.5mm 连接管,则长度应在 10mm 以下,因而在进样器和检测器之间不使用 0.5mm 的连接管。但连接管内径减小,管内压力下降较大,会使泵压上升。

2. 采用死体积小的检测器　一般检测池内色谱峰展宽小于总的色谱峰展宽的 10% 时,则要求检测池体积小于 14μl,一般为 5~8μl。

3. 避免溶剂效应　在 HPLC 分析过程中,若进样时溶解待测物的溶剂组成或 pH 与流动相不一样,往往会导致色谱峰形展宽或不对称(前伸或拖尾)等现象,甚至有些具有酸性或碱性的药物会出现色谱峰裂分、保留时间改变等现象,这些现象称为溶剂效应。避免溶剂效应的方法是:进样时,溶解待测物的溶剂为流动相或洗脱能力比流动相弱的溶剂。

4. 采用合适的进样方式和技术 进样有时会是峰展宽的主要原因,这取决于进样体积和进样方式。进样体积越大,柱外效应越大。进样方式一般有阀进样与注射进样两种,阀进样允许进样体积大,注射进样允许进样体积小。另外,进样体积还与溶质 k 值有关,溶质 k 值越大,允许进样的体积越大。

对于气相而言,由于色谱柱体积占色谱系统总体积的比例很大,柱外效应比较小。而高效液相色谱由于色谱柱体积较小,且溶质在液相中扩散系数很低,柱外效应成为色谱峰展宽不可忽略的因素,使用细内径色谱柱,考虑柱外效应尤为重要。

四、分离度及影响因素

(一) 分离度的定义

分离度(resolution,缩写为 R)又称作分辨率,用以衡量相邻峰的分离情况,是把柱效率和溶剂效率综合到一起的参数。由式(1-21)计算:

$$R = \frac{2(t_{R_2} - t_{R_1})}{W_1 + W_2}$$ 式(1-21)

式中,t_{R_1} 及 t_{R_2} 分别为组分 1、2 的保留时间($t_{R_2} > t_{R_1}$),W_1 及 W_2 分别为组分 1、2 的峰宽,如图 1-9 所示。

对于两个等面积的色谱峰:$R=1.5$,称基线分离,两组分达 99.7% 的分离,即 6σ 分离;$R=1.0$,称基本分离,两组分达 95.4% 的分离,即 4σ 分离。《中华人民共和国药典》(2020 年版)通则 "0512 高效液相色谱法" 和 "0521 气相色谱法" 均要求 "除另有规定外,待测物质色谱峰与相邻色谱峰之间的分离度应不小于 1.5"。

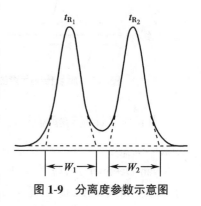

图 1-9 分离度参数示意图

(二) 影响分离度的因素

由式(1-21)可知,分离度不仅取决于两组分的保留时间,也取决于其对应色谱峰的宽度。相同的分离度在高效或低效色谱系统中均可达到,因为影响分离度 R 大小的因素可以用色谱分离度方程表示:

$$R = \frac{\sqrt{n}}{4}\left(\frac{\alpha-1}{\alpha}\right)\left(\frac{k}{1+k}\right)$$ 式(1-22)

式中,n 为色谱柱的理论塔板数;α 为相对保留值比(分配系数比或容量因子比),即 $\alpha=k_2/k_1$,k_1、k_2 分别为两个待分离组分的容量因子;$\alpha>1$,即 $k_2>k_1$;k 为相邻两组分中保留时间长的组分的容量因子,即 k_2。在实践中该方程可用于指导色谱实验条件的选择,以改善色谱分离。

在式(1-22)中,将 $\frac{\sqrt{n}}{4}$ 称为柱效项,$\left(\frac{\alpha-1}{\alpha}\right)$ 称为柱选择项,$\left(\frac{k}{1+k}\right)$ 称为柱容量项。柱效项主要与理论塔板数相关,柱选择项与柱容量项相关。在气相色谱中,柱选择项和柱容量项虽然都与色谱柱(固定相)的性质相关,但柱选择项主要受色谱柱(固定相)性质影响,柱容量项主要受柱温左右。而在液相色谱中柱选择项和柱容量项也都与色谱柱(固定相)及流动相的性质相关,但柱选择项主要取决于流动相的种类。

k 值变小,谱带流出较早,分离度变差,k 值变大,分离度增加。但是当 k 值在 5~6 时,对分离度的贡献已基本上达到最大,再增加对分离度已无多大贡献。

在气相色谱法中,填充柱和毛细管柱分离得到的典型色谱图如图 1-10 和图 1-11 所示。对于填充柱,其柱效低,因而为了达到预期的分离度,选择性是最重要的因素。因此,在填充柱气相色谱中,需提供许多种性质不同的固定相供选择。而在毛细管气相色谱中,只需使用几种固定相就可分离复杂的混合物。

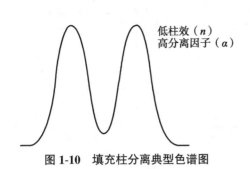

图1-10　填充柱分离典型色谱图

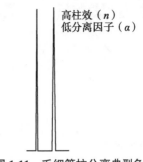

图1-11　毛细管柱分离典型色谱图

（三）改善分离的一般原则

1. 增加 Δt_R，即相邻组分保留时间的差值

(1)增加色谱柱长：由式(1-22)可以推导出对于长度不同的同一种色谱柱：

$$\frac{R_2}{R_1}=\sqrt{\frac{n_2}{n_1}}=\sqrt{\frac{L_2}{L_1}} \qquad 式(1-23)$$

式中，L_1、L_2 分别为两根色谱柱的长度。可见，增加色谱柱的长度，理论塔板数将会增加，从而可提高分离度。但增加柱长会增加分析时间。

(2)增加固定相的量：增加固定相的量，则 k 增加，柱容量项增加，分离度增加。

(3)选择分离因子较大的色谱条件

1)降低柱温(气相色谱中常用)。在 GC 中，对分离因子 α 而言：

$$\ln\alpha=\frac{2.13}{RT_c}(T_{b2}-T_{b1})+C \qquad 式(1-24)$$

式中，T_c 为柱温，T_{b1} 和 T_{b2} 分别为组分1、组分2 的沸点，C 为常数，R 为热力学常数。可见，柱温降低，分离因子增加，柱选择项增加，分离度增加。

2)选择不同的固定相：填充柱气相色谱中常用。

3)选择不同的流动相：高效液相色谱中常用。

2. 减小谱带宽度(峰宽) W

(1)提高柱效，减小塔板高度：使用颗粒更细的填料，更小心、均匀地填充色谱柱。

(2)减小色谱系统的死体积：如在填充经典的制备柱时，经常采用湿法装柱。柱子装好后一般要在流动相流动的情况下给出足够的时间让固定相沉降，等固定相不再沉降后才能上样品。

(3)减小进样量：防止色谱柱超载。

五、色谱等温线

色谱等温线是分配系数 K 的图示方法，它反映了在柱温不变的情况下，样品组分的分配系数 K 随进样量的变化而变化的情况。分配系数的表达式见式(1-2)。以 C_m 为横坐标，C_s 为纵坐标，即得色谱等温线。在气相色谱中通常有三种类型等温线表示色谱状态：线性等温线、凸形等温线及凹形等温线，如图1-12 所示。

1. 线性等温线　正常色谱峰为对称形正态分布曲线，曲线有最高点，以此点的横坐标为中心，曲线对称地向两侧快速单调下降。并且整个工作浓度范围 K 都保持不变，为一常数，谱带移动速度与浓度无关，故色谱峰的前沿与后沿是对称的，呈高斯分布。

2. 凸形等温线　前沿陡峭、后沿拖尾的不对称色谱峰为拖尾峰(tailing peak)，显示为凸形等温线。K 值随浓度变化，浓度增大时，K 值变小，溶质移动速度加快，因此，色谱峰有一个变锐的前沿和扩散的后沿，保留值随浓度的增加而减小。

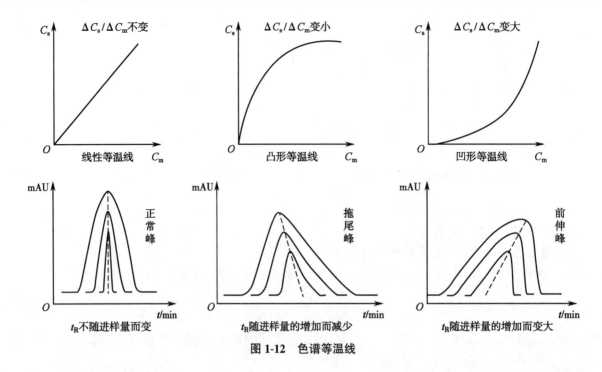

图 1-12　色谱等温线

3. 凹形等温线　前沿平稳、后沿陡峭的不对称色谱峰称为前伸峰,显示为凹形等温线。K 值随浓度增大而变大,色谱峰有一个扩散的前沿和变锐的后沿,保留值随浓度的增加而增大。

对称峰的保留值与进样量无关,非对称性峰的保留值与进样量有关。保留值随进样量变化的主要原因是溶质在气、液两相间分配的非线性。拖尾峰的保留值随进样量增加而减小,前伸峰的保留值随进样量增加而增加。一般情况下,把进样量外延至零时的保留时间作为标准值,以消除进样量多少对保留值的影响。

第四节　药物色谱分析概况

现代色谱法具有分离与在线分析两种功能,能排除组分间的相互干扰,从而解决组分复杂样品的分析问题,还可以制备纯组分。因此药物从研制、生产到临床使用的各个环节,都需要用到色谱分离分析技术。

一、色谱法在药品质量控制中的地位

药品质量的优劣直接影响到药品的安全性和有效性,关系到患者的健康与生命安危。为确保药品临床使用安全有效,需要在药品研发过程中通过质量研究制定药品标准,从而控制药品质量。由于色谱法可以将药物的主成分与杂质、辅料等共存组分分离,药典中采用色谱法进行鉴别、检查和含量测定的品种数量不断增加,从而显著提高了药品质量控制的专属性。

药典收载了国家药品标准,是关于药品质量控制的法典,也是药品生产、供应、使用、检验和药政管理部门共同遵循的法定依据。如表 1-2,《中华人民共和国药典》(Pharmacopoeia of The People's Republic of China,ChP, 以下简称《中国药典》)、《美国药典》(United States Pharmacopeia,USP)、《英国药典》(British Pharmacopoeia,BP)、《日本药局方》(The Japanese Pharmacopoeia,JP)等各国药典均较早收载了常用的色谱法,包括薄层色谱法(TLC)、高效液相色谱法(HPLC)、气相色谱法(GC)。《中国药典》自 1977 年版收载 TLC 法、1985 年版收载 HPLC 法和 GC 法,随着色谱技术的发展和成熟应用,现行的《中国药典》(2020 年版)通则 "0500 色谱法" 中收载了纸色谱法、薄层色谱法、柱色谱法、高效液相色谱法、离子色谱法、分子排阻色谱法、气相色谱法、超临界流体色谱法、临界点色谱法、电泳法、毛细管电泳法等多类色谱法。

表1-2　各国药典色谱法收载时间的比较[1]

色谱法	USP/ 年	BP/ 年	JP/ 年	ChP/ 年
TLC	1965	1968	1971	1977
GC	1965	1973	1971	1985
HPLC	1975	1980	1981	1985

在《中国药典》正文中各品种项下,TLC、HPLC、GC 三种色谱法的应用占据了主导地位,其中特别是 HPLC 的应用呈上升趋势,表1-3 给出了 HPLC 自《中国药典》(1985 年版)收载以来在历版中的应用情况[2],由此可见,当前 HPLC 法已成为《中国药典》中最常用的检测方法。

表1-3　HPLC 在历版《中国药典》收载情况统计

《中国药典》	1985 年版	1990 年版	1995 年版	2000 年版	2005 年版	2010 年版	2015 年版	2020 年版
一部	0	5	11	111	476	1 214	1 664	1 794
二部	7	62	135	331	683	1 366	1 821	1 943
三部	—	—	—	—	25	35	42	50

作为临床用中成药和汤剂原料的中药材和饮片,其安全性和有效性一直是药品质量制定标准的热点问题。《中国药典》(一部)在每一版的修订过程都是将重点放在进一步加强中药材和饮片的专属性鉴别和质量控制上。具有良好稳定性和分离可靠性的 HPLC 法为结构复杂多样的药材和饮片的鉴别和含量测定提供了强有力的技术分析手段,成为推进中药质量管理和控制的现代化分离分析工具。

自《中国药典》(1985 年版)收载 HPLC 法开始,该法最先应用于化学药品的含量测定。随着每一版本的修订,HPLC 在《中国药典》(二部)中收载的数量不断增加,除了其作为"黄金法"用于原料药或制剂中主成分的含量测定外,现在越来越多地采用 HPLC 法替代红外测定法用于化学药品的鉴别试验以及用于化学药品的有关物质测定。

《中国药典》(三部)质量标准修订过程中着重强调生物制品的安全性、有效性和可接受性。HPLC 法因具有重复性好、自动化程度高、检测限低、回收率高等特点逐渐被用于生物制品的纯度测定,以替代过去采用免疫电泳法对生物大分子的分离,成为生物制品纯度分析的重要工具。

其他类别的现代色谱技术也在药品质量控制中受到重视,如《中国药典》(2020 年版)二部中采用分子排阻色谱法、毛细管电泳法、高效液相色谱法共同实现对抑肽酶的质量控制。

二、色谱法在药学其他研究领域中的应用

除了在药品质量控制中的应用,色谱法也在药学其他研究领域发挥了重要作用。

1. 在药物代谢动力学中的应用　药物代谢动力学主要研究药物的吸收、分布、代谢和排泄过程,并运用数学原理和方法阐述血药浓度随时间变化的规律,以此评价成药性、有效性和安全性,贯穿药物发现和开发的全过程,是决定药物是否能上市的关键之一。药物代谢动力学研究的对象大部分为生物样品,生物样品的主要特点是基质成分复杂,药物浓度低,干扰成分多,样本数量大等,对分析技术的要求较高,因此相关分析方法必须具备高灵敏度、高专属性、快速高效等特点。

高效液相色谱法(HPLC)在药物代谢动力学的发展和推广应用过程中发挥着至关重要的作用。HPLC- 紫外或二极阵列管检测器(UV 或 DAD)、HPLC- 荧光检测器(FD)、HPLC- 电化学检测

器(ECD)等技术手段广泛应用于生物样品的定量检测。同时随着接口技术的不断成熟,LC-MS、GC-MS、LC-TOF-MS 等新技术日益发展,集色谱的高分离能力和质谱的高灵敏度、高专属性于一体的联用技术在药物代谢动力学研究领域得到了越来越多的应用。特别是 LC-MS 技术特异性强、灵敏度高,可有效简化生物样品处理过程,能够同时对多组分检测,在高通量、高效率的代谢产物鉴定研究中有更明显的优势,逐渐成为药物代谢产物鉴定研究领域的主流方法。总之,可靠、高效的色谱法可以更好地适应药物代谢动力学研究的需求,在药物发现中发挥着重要的作用。

2. 在临床治疗药物监测和疾病监测中的应用　临床治疗药物监测(therapeutic drug monitoring,TDM)是近二十多年来在治疗医学领域内崛起的一门新的边缘学科,它是在药代动力学原理和计算方法的指导下,应用现代化的分析技术,测定血液中或其他体液中药物浓度,用于药物治疗的指导与评价,以避免或减少毒副作用,提高疗效,最终实现临床的个体化用药,临床 TDM 对治疗窗窄的药物尤为适用,这也对生物样品检测的精度、准度、时效要求更高。

目前,在开展 TDM 项目的医疗机构中色谱法用于 TDM 检测的占比在 60% 以上,其中 HPLC 法在 TDM 中使用较广,特别是超高效液相色谱(UPLC)的广泛使用进一步提高了分离效能和分离速度。随着医疗机构对 TDM 的日益重视,LC-Q-TOF、GC-TOF、LC-IT-TOF、LC-LTQ 等先进的联用技术,也已广泛用于寻找代谢产物与机体生理、病理变化关系,结合多组学分析软件和谱库检索以及多种统计分析软件,实现疾病相关标志物或差异代谢产物的量化监测,为疾病的临床诊断提供依据,诸如糖脂代谢异常筛查、高尿酸血症筛查、肿瘤临床标志物监测等。其中超高效液相 - 质谱联用有更好的色谱分离、更高通量、高灵敏度和高分辨率等诸多优势,使其在临床 TDM 和疾病监测中有着良好的应用前景。此外,随着毛细管电泳技术的迅速发展,该技术也日益受到 TDM 研究者的重视。

3. 在微量成分分离与鉴定中的应用　从天然来源或从现代组合合成中快速发现新的药物先导化合物是新药创制的首要任务。而天然来源生物活性成分是药物先导分子的重要源泉之一,它们种类繁多,结构复杂多样,逐一分离提取纯化然后进行结构分析鉴定往往费时费力,目标性不强,且常常忽略含量甚少的微量成分,因此建立并应用高效、快捷、准确与灵敏的现代分析方法就显得极为关键。色谱技术的高效分离能力以及高灵敏的检测手段可满足此要求,已被广泛应用于天然产物活性成分的分离分析。如采用高效液相色谱 - 二极管阵列检测器(HPLC-DAD)、高效液相色谱 - 蒸发光散射检测器(HPLC-ELSD)、高效液相色谱 - 质谱(LC-MS)、气相色谱 - 质谱(GC-MS)及毛细管电泳(CE)等已经成功地分离分析出多种天然产物中的活性成分,特别是兼顾了色谱的高效分离能力和质谱的强大定性功能的高效液相色谱与多级质谱联用技术(HPLC/MS^n)已实现天然生物活性成分如糖苷类、多酚类以及生物碱类等化合物的分离与鉴定。

在药物研发过程中,杂质的控制是药品质量研究的关键问题之一,而杂质谱的质控策略是根据药物中的每一个杂质的活性逐一制定质量控制限度。随着药物中微量杂质对人体的危害逐渐受到重视,如基因毒性杂质在极低水平即可能导致人类癌症的发生,因此传统的药物杂质分析技术越来越无法适应当前的发展需求,而联用技术对微量杂质的定性鉴别和定量测定具有显著的优势,已逐渐成为药物微量杂质分离与鉴定的主要手段之一。目前高效液相色谱 - 质谱(LC-MS)联用技术在该领域中取得的效果尤为突出,它不仅可以对微量杂质的结构进行鉴定,还可以在此基础上对微量杂质组分进行定量控制。

4. 在新药筛选中的应用　药物筛选是现阶段新药研发的主要途径,随着药物筛选技术的不断发展,新的筛选途径和技术不断涌现,使得药物筛选朝着快速、高效、高通量等方面不断发展,下面介绍微流控芯片和细胞膜色谱技术在药物筛选中的应用。

(1)微流控芯片在药物筛选中的应用:作为 21 世纪最为重要的前沿技术的微流控芯片实验室,因可串联分离和检测等功能单元,具有分析微型化、高通量化、可集成化和良好生物相容性等特点,能够在短时间内大规模筛选候选化合物,被认为是有可能满足新药超高通量筛选要求的最重要的新兴方法和技术平台之一。该技术具有以下特点：①微流控芯片可以集成细胞培养腔微阵列，改变细胞常规培养方法，实现细胞药物筛选的高通量化；②芯片微、纳升级体积大大减少了试剂消耗量，减低药物筛选成本；③微流控芯片设计的二维结构或者三维微结构区域可产生低剪切力，在腔室内形成浓度梯度，进而对药物进行毒性分析；④微流控芯片集成化非常明显，将药物的合成分离富集、实验细胞培养、药效检测等多个步骤集成于一张芯片，实现了药物筛选的自动化分析。

随着液滴生成和操控技术的发展，以及越来越多检测技术（质谱、光学、电检测）的引入，液滴微流控系统可以在短时间内分析大量的药物参数和条件用于药物研发的具体过程。液滴微流控平台作为一个新兴的强大分析手段，具有高通量分析处理能力、简便灵活的微流体控制、较高的生物相容性、无交叉污染等优点，可以进行单细胞的包裹、培养、分型和筛选操作，实现高通量单细胞药物筛选，通过分析测定候选化合物与相应靶细胞的作用能力，可获得更接近于生理条件的筛选依据，更能反映药物的实际效果。液滴包裹单细胞可以保证释放或分泌的蛋白质等待测物质来自同一细胞，克服流式细胞法和荧光激活细胞筛选的主要限制。对于一些生长缓慢而不适合应用96孔板法进行筛选的细胞，因液滴微流控分析所需细胞数量少而具有很大优势。因此，液滴微流控技术已逐渐成为现代药物筛选的有力工具。

（2）细胞膜色谱在药物筛选中的应用：细胞膜色谱法（cell membrane chromatography，CMC）是近年来生物膜色谱技术在中药研究中的热点，是一种新兴的生物亲和色谱法。该方法利用被分析成分如果与特定的细胞膜受体存在特异性结合，就可在细胞膜色谱模型中反映出来的特点，色谱参数与药物最终的药理作用密切相关，在动态条件下可以反映药物与膜受体相互作用的特异的立体选择性。CMC不经分离步骤，使药物效应成分的分离和筛选结合在一起，直接在模型上确定药物的活性成分，具有方法快速、简捷、命中率高等特点，适用于中药及天然药物药效物质基础的筛选研究，将对中药有效成分的筛选、中药作用机制的阐明产生巨大的促进作用。

二维细胞膜色谱以细胞膜色谱作为第一维色谱，以高效液相色谱作为第二维色谱，经细胞膜色谱筛选到的中药活性成分，流出色谱柱后经过多通阀转换进入高效液相色谱系统进行分析鉴定。二维细胞膜色谱对中药有效成分的筛选更为准确，且其有效避免了一维细胞膜色谱过程中馏分收集、后期分离鉴定工作量大等问题。通过构建正常/病理细胞膜色谱模型，比较中药提取物在两条不同色谱柱上的保留行为，可以排除非特异性结合的干扰，更好地筛选出中药中治疗特定疾病的活性成分。鉴于此，通过构建不同活性细胞膜色谱模型，已实现中药及中药饮片中抗炎镇痛、抗心血管疾病、抗糖尿病、抗肿瘤、抗过敏等多种活性成分的筛选，通过应用细胞膜色谱技术筛选中药质量标志物从而构建中药活性成分指纹图谱，由此获得稳定可靠的质量控制方法。

三、药物色谱分析课程的学习目标

药物色谱分析是在化学，特别是分析化学（含仪器分析）、药学等学科基础上开设的药学类专业课。本教材选取了《中国药典》（2020年版）中收录的气相色谱法、高效液相色谱法、毛细管电泳法、色谱联用技术等现代色谱分析技术，以色谱技术在药物分析中的应用为主线，使学习者能够理论联系实际，掌握常用的色谱分析技术以解决药物分析中的实际问题。教材内容涉及色谱的基本理论、基本方法及其在化学药物、中药、生物药物和体内药物分析中的应用，通过各种实例的介绍给出如何针对不同类型药物、不同类型样本建立最佳色谱分析方法的思路。通过对药物色谱分析课程的学习，可以使学生熟练掌握色谱分析的基本理论、基本操作、常用的定性和定量分析方法，了解各种色谱技术的特点、适用范围、发展方向以及在药学研究中的应用，具备应用此类方法解决药学研究中相应问题的能力，以满足药品质量控制和药学研究对药学专业人才的要求，能够胜任新时代背景下创新药物研发各个领域中的相关工作。

参考文献

［1］田颂九, 胡昌勤, 马双成. 色谱在药物分析中的应用. 2 版. 北京: 化学工业出版社, 2006

［2］柯颖, 洪小栩. HPLC 法在《中国药典》的应用与展望. 中国合理用药探索, 2021, 18 (4): 1-4

第二章

气相色谱法的分类与仪器构造

以气体如氮气、氢气或氦气等作为流动相（即载气），利用物质的沸点、极性及吸附性质的差异实现混合物分离的柱色谱法称为气相色谱法（gas chromatography，GC）。气相色谱法是 20 世纪 50 年代出现的一种重要的分离分析技术。

第一节 概　　述

一、气相色谱法的特点

气相色谱法分析时，待测物在气化室气化后被载气带入色谱柱，随着载气在色谱柱内流动，样品中各组分在流动相和固定相间不断进行分配或吸附/解吸，最终在载气中分配浓度较大的组分先流出色谱柱，而在固定相中分配浓度大的组分后流出色谱柱，待组分流出色谱柱后随载气进入检测器检测。相比于经典柱色谱，气相色谱法具有以下特点。

1. **效能高**　气相色谱的色谱柱较长，柱效较高。一般填充柱的理论塔板数可达几千，而毛细管柱则可高达 $10^5 \sim 10^6$。因此，气相色谱的分离效能较高，可以分离沸点十分相近的组分和极为复杂的多组分混合物。

2. **灵敏度高**　检测限可达 ng/ml 或更低，这是因为作为流动相的化学惰性气体对被分离组分的测定基本无干扰，便于采用各种高灵敏度的检测器。

3. **选择性高**　固定相对性质极为相似的组分，如烃类异构体等有较强的分离能力。主要是通过高选择性的固定液，使各组分的分配系数有所差别而实现分离。

4. **分析速度快**　由于气态样品的传质速度快，在气液两相间建立平衡所需的时间短；柱阻力小，可以用高载气流速洗脱。一般的气相色谱分析一次仅需几分钟。

5. **应用范围广**　气相色谱法广泛应用于气体、易挥发物或可转化为易挥发物的液体和固体样品的定性和定量分析。

二、气相色谱法的分类

气相色谱法依据所用固定相状态的不同，可以分为两种，用固体吸附剂作固定相的叫气固色谱，用液体作固定相的叫气液色谱。按色谱分离原理来分，气相色谱法亦可分为吸附色谱和分配色谱两类，气固色谱属于吸附色谱，气液色谱则属于分配色谱。实际工作中，一般根据色谱柱内径的粗细将气相色谱法分为填充柱气相色谱法和毛细管气相色谱法。

1. **填充柱气相色谱法**　以填充柱进行色谱分离的气相色谱法称为填充柱气相色谱法。将固定相填充在内径 2~6mm 的金属管或玻璃管内而制成的色谱柱称为填充柱，如图 2-1 所示。填充柱的物理参数如下：内径 2~6mm，柱长 0.5~6m，柱内填充一定粒度的填料，填料的粒度一般有三种规格，即 60~80 目、80~100 目或 100~120 目。目为粒度单位，指一英寸长度上可排列的颗粒数目。

在填充柱气相色谱法中，如填料为固体吸附剂，则称为气固填充柱气相色谱法。如填料为涂了固定液的担体，则称为气液填充柱气相色谱法。

2. **毛细管气相色谱法**　以毛细管柱进行色谱分离的气相色谱法称为毛细管气相色谱法。毛细管柱又称 Golay 柱或空心柱，目前主要使用的是内径为 0.1~0.53mm 的熔融硅石英管，柱长 10~100m，将固定相涂布（涂布柱）或交联键合（交联柱）在毛细管内壁上，管中心是空的，故又称为开管毛细管柱，如图 2-2 所示。

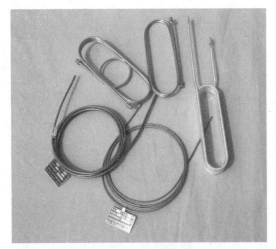

图 2-1　填充柱

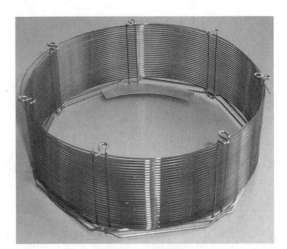

图 2-2　毛细管柱

毛细管气相色谱法的特点如下。

（1）柱效高：毛细管柱比填充柱长数倍至数十倍，理论塔板数高。因此，在填充柱上得不到良好分离的样品，改用毛细管柱往往可以达到满意的分离效果。

（2）分析速度快：常规毛细管柱多为开管柱，载气的线速度很快；其固定液的液膜很薄且均匀，传质速率也很快。因此，采用毛细管柱分析一个含几十种组分的样品常常可以在几分钟内完成。

（3）操作条件严格：由于毛细管柱柱体积小，柱中固定液的涂布量小，故其载样量比填充柱低得多，对进样量、载气纯度等的要求比填充柱严格。

由于毛细管气相色谱具有高效、快速的特点，目前在中药挥发油分析、残留农药分析、原料药中残留溶剂分析和基因毒性杂质检测等药物分析领域中占据主导地位，因此，后续章节将重点介绍毛细管气相色谱法及其应用。

三、气相色谱仪的组成

气相色谱仪由气路系统、进样系统、分离系统和检测记录系统组成。图 2-3 和图 2-4 分别为配置填充柱和毛细管柱的气相色谱仪示意图。载气由高压钢瓶供给，经减压阀、稳压阀、压力表调节和控制后，以稳定的压力和恒定的流速，依次流过气化室、色谱柱、检测器，最后放空。样品进样后在气化室高温气化，然后被载气带入色谱柱进行分离，分离后的样品组分再被载气带入检测器进行检测，最后由工作站采集并记录检测信号。

气相色谱仪的进样系统将样品引入气化室，以便被载气带入色谱柱中进行分离；分离系统主要由色谱柱和柱温箱组成，其中色谱柱是色谱仪的"心脏"，样品中各组分的分离是在色谱柱中完成的，柱温箱为色谱柱提供一个恒定的或程序升温的温度环境；检测器是一种检测装置，可以对经色谱柱分离后载气中的组分有所响应，并将其浓度转化为不同响应大小的电信号，然后传输到放大器和色谱工作站。与配置填充柱的气相色谱仪有所不同,毛细管气相色谱仪的气路系统有用作载气分流放空的流路和为检测器提供尾吹气(补气)的流路。分流的目的是防止毛细管柱超载。尾吹气(补气)即从柱尾向检测器吹气,其目的是使柱中流出的样品组分一出来便被快速送到检测器,以防色谱峰展宽,同时满足检测器最佳响应的要求。

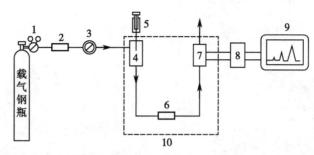

1. 减压阀;2. 净化干燥器;3. 压力表;4. 气化室;5. 进样器;6. 色谱柱(填充柱);
7. 检测器;8. 微电流放大器;9. 色谱工作站;10. 色谱柱温箱。

图 2-3　气相色谱仪示意图(配置填充柱)

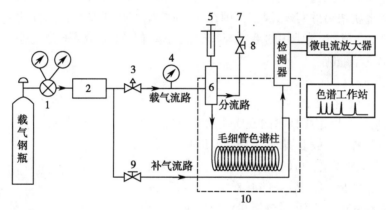

1. 减压阀;2. 净化干燥器;3. 稳压阀;4. 压力表;5. 进样器;6. 气化室;7. 分流气路出口;
8. 分流调节阀;9. 尾吹气(补气)调节阀;10. 色谱柱温箱。

图 2-4　气相色谱仪示意图(配置毛细管柱)

第二节　气相色谱的进样系统

进样系统的作用是接受样品,使之瞬间气化,并将样品转移至色谱柱中,而且要使进样带尽可能窄,即进样速度应尽可能快。气相色谱进样系统对分析结果能够产生重要影响,是气相色谱分析中误差的主要来源之一。气相色谱的进样系统一般包括样品引入装置和气化室(进样口)两部分。根据样品引入方式不同,气相色谱法的进样系统可分为直接进样和顶空进样。

一、直接进样

直接进样是气相色谱法样品引入的主要方式,可以分为手动进样和自动进样。手动进样多采用微量注射器,进样精度约为 2%。取样体积、插针的快慢、进针的深度和操作人员的熟练程度都会影响进样的准确度和重现性,往往需要加入内标物进行校正。自动进样则需要配备自动进样器(图 2-5),其优势在于能够提高进样准确度和重现性,减轻分析人员工作量,提高效率。有些自动进样器还具有顶空和固相微萃取等多种功能,更加倾向于与样品制备功能相结合,进一步提高了分析方法的自动化程度。

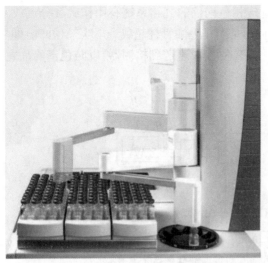
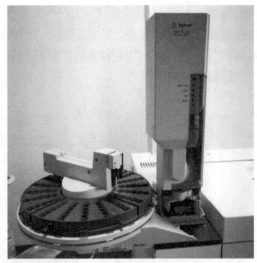

图 2-5　气相色谱自动进样器

气化室(进样口)对气相色谱法测定结果的准确度和重现性存在直接影响,特别是毛细管柱容量小,进样口性能的影响更为明显。进样口要死体积小,热容量大,使样品能够瞬间气化,其温度控制主要由绕着加热丝的金属块组件实现,温控范围在 50~500℃,但由于受到色谱柱的最高使用温度限制,一般不会超过 400℃。目前,最常用的毛细管气相色谱进样口为分流/不分流进样口,它既可用于分流进样,也可用于不分流进样。

(一) 分流进样

毛细管气相色谱与填充柱气相色谱相比,具有分离效率高、色谱峰窄而尖、化学惰性好和热稳定性好等特点,特别是键合固定相技术的发展使固定液流失进一步减小,提高了仪器的信噪比,降低了检测下限。但毛细管内径一般很细,固定液膜厚度只有几微米,固定液用量只能以毫克计,一般柱容量比填充柱低 2~3 个数量级。因此,毛细管柱的载样量小,所需载气流速也小(0.2~6ml/min),使用常规微量注射器采用不分流进样时,柱子必然超载,得不到毛细管柱的高效分离能力。

分流进样法是先将较大体积的样品注入到气化室中,样品气化后和载气均匀混合,通过分流器,样品被分流成流量相差悬殊的两部分,其中流量较小的部分直接进入色谱柱,流量较大的部分放空。图 2-6 是毛细管气相色谱最常用的进样口,既可用作分流进样,也可用作不分流进样,主要由金属加热块、玻璃衬管、硅橡胶隔垫以及气路组成。玻璃衬管是样品气化的场所,同时使不挥发的样品组分会滞留其中,起到保护色谱柱的作用。如果残留物积累到一定程度,会对分析产生直接影响,例如造成色谱峰拖尾,甚至出现假峰。因此,一定要保持玻璃衬管洁净,注意及时清洗和更换。

1. 分流比　分流比是指在所进样品完全气化,并与载气充分混合的条件下,样品通过气化室进入柱子的流量 F_c 与通过分流器放空的流量 $F_{分流}$ 之比。

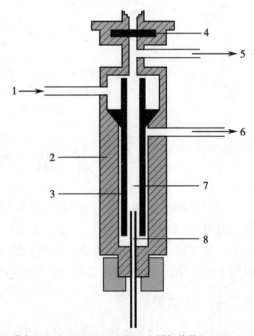

1. 载气入口(carrier gas inlet); 2. 金属加热块(heated metal block); 3. 玻璃衬管(glass liner); 4. 硅橡胶隔垫(rubber septum); 5. 隔垫吹扫器出口(septum purge outlet); 6. 分流器出口(split outlet); 7. 气化室(vaporization chamber); 8. 毛细管色谱柱(capillary column)。

图 2-6　分流/不分流进样口示意图

$$分流比 = \frac{F_{c}}{F_{分流}} \qquad 式(2-1)$$

例如,柱出口流速为 1ml/min,分流器放空的流速为 100ml/min,则分流比为 1:100 或 100:1。

分流比的大小,一般由所用的毛细管柱所允许的有效样品体积或样品量决定,通常在 1:10 到 1:300 之间。分流比中 $F_{分流}$ 的测定可以通过皂膜流量计测定,也可以通过仪器进行设定。由于载气通过毛细管柱的流量很小,F_c 用皂膜流量计不易测量,可以通过计算求出:

$$F_{c} = \frac{\pi \cdot r^2 \cdot L}{t_{M}} \qquad 式(2-2)$$

式中,r、L、t_{M} 分别为毛细管柱的内半径、柱长及死时间。

2. 线性分流 所谓线性分流是指样品组分经过分流器分出的进入色谱柱的样品能够代表原样品,即进入色谱柱的样品中各组分比例与原样品一致。如果进入色谱柱中各组分的含量与原始样品中组分的含量不同,就会产生样品分流失真,即非线性分流。样品失真,除了分流器本身(如玻璃衬管的体积、形状、分流点的位置等)设置不合理外,还与以下因素有关。

(1)分流比:分流比过小可以导致非线性分流,原因在于分流比太小时,沸点高的组分进入色谱柱的比例大(响应大),沸点低的组分进入色谱柱的比例小。主要是因为高沸点的组分气化得慢,在分流比较低时会在一段较长的时间内进入柱子,从而造成样品失真。

(2)气化室的温度:气化室温度太低,未达到样品中沸点最高组分的沸点温度,则会造成进入色谱柱中的低沸点组分含量偏大而导致分流失真。特别是分流比比较低时,对样品组分的失真影响更大。热不稳定的样品,进样器的温度不能太高,可提高分流比或改用其他进样方法来减小样品失真的程度。

(3)样品与载气的充分混合:样品进入气化室必须完全气化,并和载气充分混匀,这样才能确保线性分流。为此,可以在气化室内填充硅烷化的玻璃棉,以提高气化室的热容,使样品瞬间气化。

(4)进样量:进样量若太小,则部分不易气化的高沸点组分会残留在针头中,从而造成样品中易挥发的成分进入色谱柱的比例大,也会出现样品失真。

3. 分流进样法的优缺点 分流进样法具有如下优点:样品组分的峰形尖锐;操作方便,分流比调节容易;易自动化操作,自动进样的精密度好;不会引起柱子超载,不伤柱子;结果的重现性好。

分流进样法的缺点:不适合于浓度和沸点范围宽的混合样品;不适宜于痕量分析;若操作不当会引起分流失真,并且定量分析的准确度和精密度都依赖于进样的重复性和操作技术。

(二) 不分流进样

通常,毛细管柱的不分流进样技术可以比分流进样技术的检测灵敏度提高 1~2 个数量级,因此在药物代谢产物、天然产物等痕量分析领域受到重视。常规毛细管柱的不分流进样是指在进样前分流阀将分流气路关闭,等待 30~80 秒,在气化的样品全部或大部分进入毛细管柱后,打开分流气路,将残留在气化室中的样品蒸气通过分流气路放空。因此,常规不分流进样法在整个样品分析期间只是在进样前及进样后一小段时间内关闭分流气路,在其余的样品分析时间内分流气路是开启的。这与在整个样品分析时间内始终关闭分流气路的不分流进样法(适合大容量大口径的毛细管柱)是完全不一样的操作。

在常规毛细管柱的不分流进样法中,当样品溶液注入气化室后,样品溶剂的突然气化会使部分溶剂蒸气反扩散进入进样器上面的隔垫处,甚至管线的气路中,然后再慢慢进入色谱柱中造成溶剂峰严重拖尾,溶剂峰拖尾持续时间一般较长,往往与待测物的色谱峰交叠,甚至淹没待测物的色谱峰,如图 2-7(A)所示。实际上,造成溶剂拖尾的只是进入到气化室中的溶剂总量很小的一部分(5%~10%),如果在不分流进样之后等待 30~80 秒,再重新打开分流气路,大量的载气便会流过气化室,经分流口放空,这样相当于对整个气化室进行了清洗,除去了残留在进样器中的溶剂,就可以解决样品溶剂的拖尾问题,如图 2-7(B)所示。

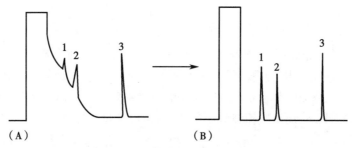

（A）始终不打开分流气路；（B）等待 60 秒后再重新打开分流气路。

图 2-7　不分流进样的溶剂峰拖尾问题及其解决途径

不分流进样法的特点：适合于分析痕量成分，色谱峰峰形尖锐；可以注入较大的样品体积；可以使用比较低的进样温度，有利于对热不稳定化合物的分析和减少样品的热分解作用。

二、顶空进样

顶空进样法作为一种特殊的样品采集方式，是指在一个密闭的热力学平衡系统中，对液体或固体顶部蒸气相中的有机挥发性成分进行采集，进样后用于进行气相色谱分析的方法，称为顶空气相色谱法（headspace gas chromatography，HS-GC）。顶空气相色谱法的特点是只取气相部分进行分析，大大减少了样品基质对分析的干扰。

（一）顶空气相色谱法的原理

顶空气相色谱法的原理是在一定条件下气相和凝聚相（液相或固相）之间存在着分配平衡，因此气相的组成能反映凝聚相的组成，可以通过测定样品基质上方的气体成分来测定这些组分在原样品中的含量。图 2-8 为一个顶空分析样品瓶，样品瓶中具有两相：样品相（凝聚相）和气相（顶空）。该系统中溶解在凝聚相中的挥发性成分将按热力学平衡的原理分配于两相。

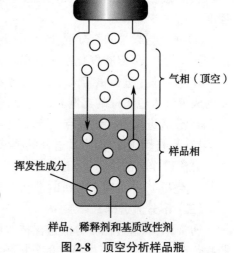

气相（顶空）

样品相

挥发性成分

样品、稀释剂和基质改性剂

图 2-8　顶空分析样品瓶

当样品的蒸气压相当低时，HS-GC 中挥发性组分（i）的色谱峰面积（A_i）与其蒸气压（p_i）成正比，即

$$A_i = C_i p_i \qquad 式(2-3)$$

式中，C_i 为与物质种类及检测器有关的特定常数。对于热力学平衡的理想混合体系，依据 Raoult 定律（拉乌尔定律），可得

$$p_i = p_i^0 X_i \qquad 式(2-4)$$

式中，p_i^0 为 i 纯组分的蒸气压；X_i 为 i 组分的摩尔分数。对于真实体系，i 组分的分压 p_i 可用式(2-5)表示

$$p_i = \gamma_i p_i^0 X_i \qquad 式(2-5)$$

式中，γ_i 为 i 组分的活度系数，γ_i 不仅取决于溶液中 i 组分和其他组分的性质，也取决于所有组分的摩尔系数，同时也受温度和压力的影响。

（二）静态顶空进样

1. 进样方式　目前顶空进样的主要方式是静态顶空进样，即将待测液体或固体样品置于一个恒温密闭的样品容器中，通过加热或搅拌使其中的挥发性成分逸出，在达到气液或气固平衡后，定量采集顶部蒸气相进行气相色谱分析。其进样模式可以分为三种：①顶空气体直接进样模式（采用取样针定量取气相部分手动进样），适用性广，易于清洗，但定量分析误差较大；②平衡加压采样模式（对顶空瓶施加一定的压力将顶空气体直接压入载气流中，通过依靠时间程序控制分析过程），系统死体积小，但进样误差较大；③加压定容采样模式（将顶空气体压入六通阀的定量环，再进入色谱柱），重现性好，适合于定量分析,但管路和注射器的温度较高。后两种方式需要借助商品化的顶空自动进样器(图2-9)。

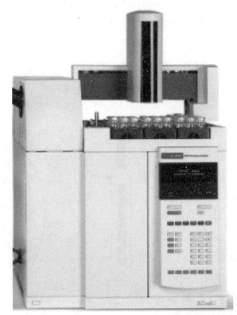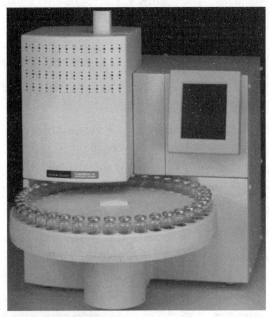

图 2-9　商品化顶空自动进样器

2. 影响顶空进样灵敏度的因素　在恒温密闭的气液平衡体系中,影响顶空进样灵敏度的主要条件是分配系数和相比。其中两相中气相体积(V_g)与液相体积(V_l)之比称作相比 R,$R=V_g/V_l$;待测组分在液相中的浓度(C_m)与气相中的浓度(C_g)之比定义为分配系数 K,$K=C_m/C_g$。分配系数越小且相比越小,挥发性组分的检测灵敏度就越高,这主要取决于以下因素。

(1)待测组分和溶解基质:待测组分的分配系数既与本身的挥发性有关,也与溶解溶剂的种类有关,溶剂的极性和沸点均对顶空进样灵敏度有重要影响。气相色谱顶空进样的常用溶剂有二甲基亚砜、N,N-二甲基甲酰胺和水。由于顶空进样的"基质效应"较为明显,除了选择溶解溶剂之外,实际应用中有一些消除或者减少"基质效应"的方法,如利用盐析作用,在有机溶液中加入水,固体样品粉碎等。

盐析作用一般方法是在水样中加入无机盐电解质。例如,在甲醇和对二甲苯的水样中,加入20%的 Na_2SO_4,于27℃静置30分钟,与未加20% Na_2SO_4的水样相比,可使甲醇的顶空峰面积提高2倍,而对二甲苯的顶空峰面积只增加40%,说明盐析作用可以提高顶空气体中挥发性组分的浓度,而且盐析作用对不同组分的影响是不同的。一般情况下,盐析作用对能在水中形成氢键的组分影响大,对非极性组分影响小。

(2)顶空进样的平衡温度:样品的平衡温度与蒸气压直接相关,影响分配系数。一般来说,温度越高,蒸气压越高,顶空气体的浓度越高,分析灵敏度就越高。待测组分的沸点越低,对温度越敏感。但对于 K 值小于5的组分,继续提高平衡温度,对提高顶空灵敏度的意义不大。图2-10为温度对甲醇和对二甲苯水样的顶空峰面积的影响。温度对 K 值大的甲醇影响大,而对 K 值小的对二甲苯影响很小。

在较大的相比条件下(即气相体积较大),提高平衡温度,对提高顶空挥发性组分浓度的意义不大。在较小的相比条件下,提高平衡温度,可使顶空挥发性组分浓度增加,有些

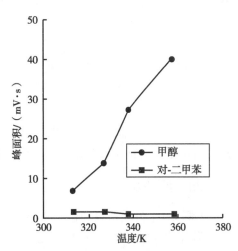

图 2-10　温度对甲醇和对二甲苯
水样的顶空峰面积的影响

情况下可增加将近 10 倍。

（3）平衡时间：平衡时间本质上取决于被测组分分子从样品基质到气相的扩散速度。扩散速度越快，所需平衡时间越短。扩散系数又与分子尺寸、介质黏度及温度有关。温度越高，黏度越低，扩散系数越大。因此，提高温度可以缩短平衡时间。

（4）样品瓶：顶空气相色谱的样品瓶要求体积准确，能承受一定的压力，密封性能良好，对样品无吸附作用。现在大都用硼硅玻璃制成顶空样品瓶，其惰性能满足绝大部分样品的分析。

（三）顶空 - 固相微萃取技术

1990 年，加拿大 Waterloon 大学 Pawliszyn 教授首先提出固相微萃取（solid phase micro-extraction, SPME）技术，1993 年由美国 Supleco 公司实现商品化，1994 年获美国匹兹堡分析仪器会议大奖。传统的 SPME 为纤维式萃取头，装置由手柄和萃取头组成，如图 2-11 所示，利用涂覆在熔融石英纤维或金属丝表面的固定相涂层采集待测物质，是一种集取样、萃取、浓缩、进样为一体的萃取分离技术，现已应用于环境分析、食品分析、药物分析和生物样品分析等诸多领域。

SPME 主要包括顶空式（HS）和浸入式（DI）两种萃取方式。其中，HS-SPME 适用于萃取复杂样品基质中的挥发性物质，平衡速度快，抗干扰能力强，萃取纤维使用寿命相对较长，且灵敏度高于静态顶空分析。

样品萃取过程如下：将 SPME 针管穿透样品瓶隔垫，插入瓶中。推手柄杆使纤维头伸出针管，纤维头置于样品上部空间（顶空方式），萃取时间 2~30 分钟。缩回纤维头，然后将针管退出样品瓶。

GC 分析过程：将 SPME 针管插入气相色谱仪进样口。推手柄杆，伸出纤维头，热脱附样品进色谱柱。缩回纤维头，移去针管。

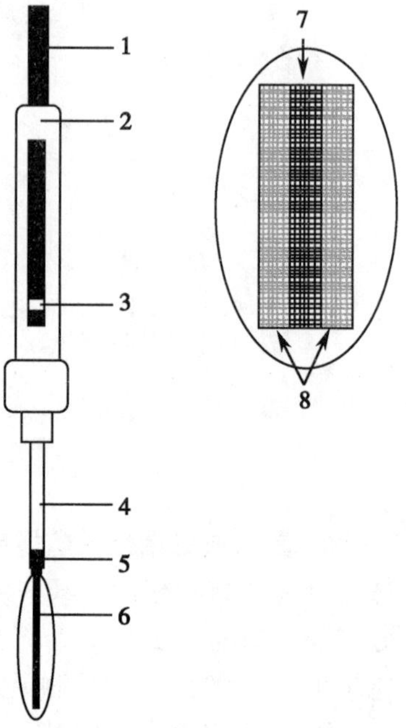

1. 手柄；2. SPME 管；3. 手柄固定螺丝；4. 隔垫穿刺针；5. 萃取头套管；6. 萃取头；7. 载体；8. 萃取相涂层。

图 2-11　固相微萃取装置

三、进样方式的选择

目前，直接进样和顶空进样是药物质量控制中主要应用的进样方式。直接进样多用于液体样品，是一种通用的进样方式。毛细管气相色谱的进样体积多为 1~2μl，进样操作要求快进快出。顶空进样只取气相部分进行分析，具有如下特点：①大大减少了样品基质对分析的干扰；②分析速度快，灵敏度高；③无须有机溶剂提取等样品前处理，操作简便。因此，顶空进样特别适用于复杂基质中痕量挥发性成分的分析，如化学药物中残留溶剂分析、中药材中挥发性有机物分析等。

《中国药典》（2020 年版）中维生素 E 的残留溶剂检查和含量测定分别采用了顶空进样和直接进样的方式[1]。维生素 E 是脂溶性维生素，分子量大，沸点高（常压下 485.9℃），采用气相色谱法测定其含量时需采用溶解后直接进样的方式。正己烷作为维生素 E 生产工艺中使用的溶剂，需进行残留溶剂检查。正己烷的沸点低，与维生素 E 的沸点差异大。因此，可以选择顶空进样的方式，利于消除药物的干扰，降低分析系统的污染。值得注意的是，在配制正己烷的对照品和供试品溶液时，需选用沸点高且能够充分溶解药物的 N,N- 二甲基甲酰胺作为溶剂，以避免溶剂对分析的干扰。

四、应用示例

【例 2-1】分配系数和相比的选择在 HS-GC 测定基因毒性杂质苯中的应用[2]

苯作为一种基因毒性杂质，是世界卫生组织国际癌症研究机构公布的一类致癌物。因此，在药品的研发和生产阶段凡是应用到含苯的试剂都需要对成品中的苯进行监控。

1. 仪器与试剂　7890B 气相色谱仪、氢火焰离子化检测器、7697A 顶空进样器。苯、二甲基乙酰胺(DMA)、N,N-二甲基甲酰胺(DMF)、二甲基亚砜(DMSO)为色谱纯,水为超纯水,氟尿嘧啶为供试品。

2. 色谱条件 色谱柱:ZB-50 毛细管色谱柱(50% 苯基 -50% 二甲基聚硅氧烷为固定液,30m × 0.53mm,1.0μm);程序升温:起始温度为 40℃,保持 1 分钟,以 25℃ /min 的速率升温至 180℃,保持 3 分钟;进样口温度:200℃;检测器温度:250℃;载气流速 2ml/min;分流比 10∶1;顶空体积为 3ml,顶空平衡温度为 90℃,平衡时间为 20 分钟。

3. 测定方法与结果

(1)供试品溶液的配制:取氟尿嘧啶约 1.0g,精密称定,置 10ml 量瓶中,加溶剂稀释至刻度,摇匀,即得。

(2)对照品溶液的配制:取苯约 20mg,精密称定,置 10ml 量瓶中,加溶剂稀释至刻度,即得对照品母液;精密量取对照品母液 0.1ml,置 10ml 量瓶中,加溶剂稀释至刻度,即得对照品储备液;精密量取对照品储备液 0.1ml,置 10ml 量瓶中,加溶剂稀释至刻度,摇匀,即得对照品溶液。

(3)氟尿嘧啶中苯的测定:方法学验证中,苯在 0.034~0.407μg/ml 范围内线性良好,精密度、专属性、稳定性和耐用性,以及加标回收率的实验结果均符合定量要求。苯的检测限和定量限分别为 11.0ng/ml 和 34.0ng/ml。5 个不同批次的氟尿嘧啶样品中均未检出苯。

4. 思路解析 GC 法测定药物中苯的残留,如果采用直接液体进样不但会引入更多的杂质峰,而且灵敏度低。由于苯具有一定的挥发性,可以采用顶空进样的方式,一方面可以避免主药进入色谱系统干扰检测,另一方面可以提高灵敏度。顶空进样的主要影响因素为目标物在样品溶液中的分配系数。因为相同组分在不同溶剂中的分配系数差别较大,所以选对溶剂对目标组分的顶空进样具有十分重要的意义。将顶空常用溶剂 DMF、DMSO、DMA 和水配制成不同比例的 13 种溶液作为溶剂进行考察,结果如表 2-1 所示。结果表明,苯在 DMA、DMF、DMSO 和水中的灵敏度依次增加,即苯在 DMA、DMF、DMSO 和水中的分配系数依次减小。因此,在样品溶解度满足要求的情况下,可优先选择极性大的溶剂,即尽量选择水或者含有大比例水的有机溶剂,本实验选择含 20% DMSO 的水溶液。

表 2-1 苯在 13 种溶剂中的峰面积

有机溶剂在水中的比例 /%	峰面积 /(pA × min)			
	DMF	DMSO	DMA	H$_2$O
0	—	—	—	0.429
20	0.378	0.412	0.387	—
50	0.200	0.258	0.188	—
80	0.068	0.092	0.066	—
100	0.026	0.036	0.021	—

在确定了溶剂之后,仍需要考察顶空平衡时间、顶空平衡温度和顶空体积的影响。其中,改变顶空平衡温度和平衡时间可以影响待测组分的分配系数,改变顶空体积可以改变相比,从而影响检测灵敏度。优化实验结果如表 2-2 所示,顶空平衡时间在 20~40 分钟时,苯的峰面积几乎没有变化;顶空平衡温度 80~100℃时,苯的峰面积随温度的升高而显著增加;顶空体积在 2~5ml 时,苯的峰面积随体积的增加而增加。在满足本实验灵敏度的前提下,可以选择顶空体积为 3ml,顶空平衡温度为 90℃,平衡时间为 20 分钟。

综上,经过对样品溶剂、顶空平衡温度和时间,以及顶空体积的优化,可以实现药物中苯的测定,该方法简便、灵敏、干扰少,而且兼容性较好。

表 2-2 顶空平衡时间、顶空平衡温度和顶空体积对灵敏度的影响

平衡时间的影响		平衡温度的影响		顶空体积的影响	
时间 /min	峰面积 /(pA×min)	温度 /℃	峰面积 /(pA×min)	体积 /ml	峰面积 /(pA×min)
20	0.166	80	0.138	2	0.166
30	0.167	90	0.166	3	0.183
40	0.167	100	0.200	5	0.205

第三节 气相色谱柱的制备和评价

气相色谱柱分为填充柱和毛细管柱,其中填充柱的柱管材料常用不锈钢管或玻璃管,呈 U 形或螺旋形;毛细管柱的制柱材料为熔融二氧化硅,具有所含金属杂质少、活性硅醇基少、表面惰性的特点。熔融二氧化硅空心柱(fused-silica open tubular column,FSOT)又称石英毛细管柱,在药物分析应用中占主导地位,本节主要介绍毛细管柱的制备和评价。

一、毛细管气相色谱柱的制备

(一)毛细管柱的柱管

目前,毛细管柱的柱管制备是以合成二氧化硅为原料,采用毛细管拉制机拉制而成。在 2 000℃的炉温下,熔融二氧化硅毛细管被从毛细管拉制机的炉内拉出,在拉出的过程中毛细管的内径及外径由激光直径测量系统严格监控,然后经涂布器在柱管外壁涂上聚酰亚胺外保护层,再经干燥炉干燥,固化炉固化,最后由卷绕机制成盘状。涂布聚酰亚胺保护层的目的是防潮及防止擦伤管壁。未加保护层的 FSOT 受湿度影响,易于断裂,这是因为水分子侵袭 Si-O 键形成硅醇基的缘故。

毛细管柱拉制好后还需要对其内表面进行粗糙化和去活性后才能涂布固定液。粗糙化的目的是使固定液能在其内表面形成均匀的液膜。去活性的原因是:虽然合成熔融二氧化硅的金属氧化物含量很低(小于百万分之一),但是由于表面的硅醇基仍然存在,呈现残留活性,需用硅烷化等方法去活性。

(二)毛细管柱的制备方法

毛细管柱在其发展史中曾经划分为两大类型,即开管毛细管柱和填充毛细管柱。其中,开管毛细管柱又分为壁涂开管柱和交联开管柱。目前,填充毛细管柱已几乎不再使用。在开管毛细管柱中,一般气相色谱实验室使用的毛细管柱基本上都是交联开管柱。

1. **壁涂开管柱** 壁涂开管柱(wall coated open tubular,WCOT)是 FSOT 出现早期较常用的气相色谱毛细管柱,可在实验室制备,其内径从 0.05mm 至 0.53mm 不等,内壁均匀涂布了固定液,固定液膜厚 0.1~0.8μm。

(1)动态法:将要涂布的固定液配制在合适的低沸点溶剂中(如二氯甲烷),固定液溶液的配制浓度随所需涂布固定液膜的厚度等因素而异,一般为 10%~60%(W/V),将配好的固定液溶液压入毛细管柱,使其在柱中形成液塞,液塞长度约为柱长的 20%,在氮气压力下严格控制液塞的移动速度,当液塞离开柱子以后继续通氮气以吹干溶剂,使毛细管内壁上留下一层固定液的液膜。

动态法方便、快速,但重现性不够理想,涂出的柱子柱效相对较低。

(2)静态法:将配制好的低浓度固定液(0.5%~2%,W/V)充满整个毛细管柱,柱子的一端经严格排除气泡后用封口胶封住,开口的一端连接到真空系统。在恒温下(低于溶剂沸点10~20℃)减压除去溶剂。

柱子涂布好固定液后,置柱室,通氮气(流量要小,不宜过大),并按一定的温度程序老化8~12小时。

(3)壁涂开管柱的特点:壁涂开管柱制备简单,价格相对交联开管柱比较低廉。此外,与填充柱相比具有柱效高、分析速度快的优点。但其与交联毛细管柱相比,固定液涂层稳定性较差,存在固定液流失的问题。

2. 交联开管柱　在空心毛细管柱内壁涂布了固定液后,再通过化学反应使固定液原位相互交联(cross-linked)或键合(bonded)到毛细管壁上,从而使固定液固定化(immobilization),采用这种技术制备的色谱柱称为交联开管柱。交联是指通过反应处理,使固定相分子相互键合,形成更大、更稳定的大分子薄膜。键合是指经化学处理后,将固定相结合在毛细管内表面。在毛细管气相色谱中,使用最多的聚硅氧烷固定相是线型分子,聚乙二醇也是线型分子,如果把涂布在毛细管气相色谱柱上的线型分子固定相进行交联,使之变成网状结构,就可以使固定相的稳定性和耐热性提高,而且色谱柱被污染时还可以清洗。

在毛细管柱内使固定相原位交联或键合到毛细管壁上,是提高液膜热稳定性的重要途径,然而一些苯基含量高的聚硅氧烷难以用引发剂使之交联。但是如果在聚硅氧烷分子中引入一定量的乙烯基,可以使这类固定相容易进行交联,所以在聚硅氧烷分子中引入乙烯基是提高固定相性能的重要手段。第二种提高固定相液膜热稳定性的方法是使用端羟基聚硅氧烷固定相,由于聚硅氧烷分子两端有羟基,在加热的情况下可以和毛细管壁上的硅醇基进行缩合,这样可制成键合固定相。第三种办法是在聚硅氧烷分子链与功能基团侧链之间引入间隔基(spacer),使分子易于交联。

(1)交联毛细管柱的特点

1)固定液膜稳定性大大提高,固定相流失大大减少。由于固定液膜的稳定性高,可以制备具有较厚液膜的毛细管柱,从而更适于分析低沸点物质,扩大了毛细管柱的使用范围。

2)固定液膜具有不可提取(non-extractable)的特点。在采用不分流进样技术和柱上进样技术时,固定相涂层不会被样品溶剂溶解或剥落。此外,在色谱柱污染时,可用溶剂冲洗色谱柱进行再生,常用清洗溶剂为戊烷、甲醇等。

3)使用温度范围宽。相比未交联的固定相,交联的固定相可加热至更高的温度或冷却至更低的温度,但聚酰亚胺涂层在380℃以上不稳定。

4)由于交联和键合的作用,固定液流失小,不会污染检测器,使毛细管色谱适合与质谱等高灵敏度检测器联用。

(2)色谱柱交联的方法:让聚硅氧烷固定相交联的方法有两种,其一是使分子间形成Si—O—Si键,即通过高温缩合的方法使Si—OH和另一分子或管壁上的Si—OH进行缩合。另一个方法是聚硅氧烷上的甲基(或乙烯基)经引发剂而产生碳碳键之间的结合,形成Si—C—C—Si键,该法较为常用,典型的交联反应为:

（3）色谱柱交联的引发剂

1）过氧化物引发剂：过氧化物引发剂有叔丁基过氧化物（TBP）、过氧化苯甲酰（BP）、过氧化2,4-二氯苯甲酰（DCBP）和过氧化异丙苯（DCP）。DCP是使用最多的一种引发剂，因为它带来的副产物较少。DCP的活泼氧含量为5.7%，衰变温度为136℃。它在苯中140℃下的半衰期是30分钟，而在160℃下的半衰期是3分钟。

2）偶氮化合物引发剂：用作引发剂的偶氮化合物有偶氮叔丁烷（ATB）、偶氮叔辛烷（ATO）、偶氮叔十二烷（ATD）。偶氮化合物引发剂优于过氧化物引发剂，它不会使固定相产生被氧化产物。偶氮叔丁烷是使用较多的一种。

3）臭氧引发剂：瑞典学者Buijten在1984年提出用臭氧作引发剂制备交联开管柱，这种方法很简单，含有少量乙烯基的聚硅氧烷在室温下可以用臭氧进行交联。但是臭氧要渗透到固定相中才能引发交联，所以这一方法适用于薄液膜毛细管柱的交联。

二、毛细管气相色谱柱的参数

毛细管气相色谱柱的主要参数包括固定液种类、液膜厚度、柱内径及柱长，色谱柱的铭牌上会记录这些信息。如DB-624毛细管柱（30m×0.25mm，3.0μm）中DB-624为固定液的种类，30m为柱长，0.25mm为柱内径，3.0μm为固定液的液膜厚度。固定液种类的选择将在本章第四节进行详细介绍，以下主要介绍毛细管柱的其他参数。

1. **液膜厚度** 常见的毛细管柱液膜厚度在0.10~1.50μm之间，若使用交联固定相，可进一步提高液膜厚度到5~6μm，甚至高达8μm。一般较厚的液膜需使用较低的柱温，否则容易造成固定液严重流失，这类色谱柱不适用于气质联用分析。液膜厚度对柱效的影响比较复杂，厚液膜可以增加色谱柱的载样量，提高保留能力，适合于低沸点化合物的分析，如化学原料药中残留溶剂的分析。较薄的液膜保留能力较弱，适用于分析高沸点组分，同时在高温条件下固定液流失较少，能够用于气质联用分析。

2. **柱内径** 毛细管柱的常规内径为0.10~0.53mm。内径为0.10~0.32mm的毛细管柱属于细内径毛细管柱。常规分析通常使用内径为0.25~0.32mm的毛细管柱。与质谱联用时，只能选择细内径毛细管柱，多采用0.25mm，而且通常在毛细管柱规格后标有表示质谱可用或超高惰性的"MS"或"UI"字样。0.10mm的内径只能在短柱长和高流速下进行，常用于快速分析。使用时需注意控制进样量，避免样品超载影响柱效。内径为0.53mm的毛细管柱属于大内径毛细管柱，是填充柱的升级版。它分析速度快，载样量大，并且吸附性小，无须分流进样，在较低的载气流速下柱效大大优于填充柱。大内径厚液膜毛细管柱大多采用交联型固定相，所以它的化学稳定性和热稳定性优于填充柱。大内径毛细管柱主要是能和一些死体积较大的检测器，如TCD、ECD相匹配，可以比较方便地采用柱上进样方法，还能收集一些组分用于进一步鉴定。

从色谱理论可知，柱内径增加会使得柱效大幅度下降，如表2-3所示。减小柱内径可提高柱效，在维持分离度不变的情况下缩短柱长。例如，一根10m×0.1mm的毛细管柱可提供等同于一根25m×0.25mm的毛细管柱的柱效，这是因为色谱柱缩短到原来的2/5，分析时间也大大地缩短了。而且细内径毛细管柱固定液膜很薄，传质速率很快，范氏曲线比较平坦，最佳流速较高，所以可以在不降低分离度的情况下进一步提高载气流速，缩短分析时间，从而提高分析速度。而提高分析速度的代价是减小载样量，因而样品的进样量要小。大内径毛细管柱是以牺牲柱效来增加柱容量、提高流量，以便满足代替填充柱的要求。

表2-3　毛细管柱内径和理论塔板数的关系

柱内径/mm	理论塔板数	达10万理论塔板数所需柱长/m
0.53	2 100	48
0.32	3 400	29
0.25	4 500	22
0.10	11 000	9

3. 柱长 毛细管柱的长度大多数是 10~60m，最长甚至可以达到 100m，其中 30m 最为常用。通常情况下，柱长越长，分离效果越好。因此，分析复杂的样品或者需要分析多个组分时，可以选用较长的色谱柱；分离少数几个组分时，可以选择适当短的色谱柱，以提高分析效率，降低成本。

4. 柱参数的选择 对开管毛细管柱的速率理论方程可用式 (2-6) 表示：

$$H = \frac{B}{u} + C_g u + C_l u \qquad \text{式 (2-6)}$$

式中，H 为理论塔板高度，B 为纵向扩散项，C_g 为气相传质阻力项，C_l 为液相传质阻力项，u 为载气的平均线速度。

其中：

$$B = 2D_g \qquad \text{式 (2-7)}$$

$$C_g = \frac{1 + 6k + 11k^2}{24(1+k)^2}\left(\frac{r^2}{D_g}\right) \qquad \text{式 (2-8)}$$

$$C_l = \frac{2k^2}{3(1+k)^2}\left(\frac{d_f^2}{D_l}\right) \qquad \text{式 (2-9)}$$

式中，D_g 和 D_l 分别为溶质在气相和液相中的扩散系数，r 为毛细管柱内半径，k 为容量因子，d_f 指涂渍在毛细管柱内表面的固定液液膜厚度。由式 (2-8) 中可知，毛细管柱内径 r 减小可以大幅度提高色谱柱的柱效。由式 (2-9) 可知涂渍在毛细管柱内表面的固定液液膜厚度 d_f 减小同样可以大幅度提高色谱柱的柱效。不同规格柱内径和液膜厚度的色谱柱，其柱效和柱容量如表 2-4 所示。

表 2-4 柱内径、液膜厚度对柱效和柱容量的影响

柱类型	柱内径 /mm	柱长 /m	膜厚 / μm	柱效（塔板数）	柱容量 /ng
毛细管柱	0.03	3	0.06	20 000	<1
毛细管柱	0.25	60	0.35	150 000	50 ~ 100
毛细管柱	0.32	60	1.00	126 000	400 ~ 500
填充柱 (10% SE-30)	2	2	—	4 000	20 000

在常规的毛细管气相色谱分析中，柱长 30m、内径 0.25mm、膜厚 0.25μm 的色谱柱是较为常用的毛细管柱，其兼顾了柱效和样品容量（载样量）。但有时候色谱工作者必须在柱效、载样量等方面作出选择，具体思路如下。

(1) 为了增加载样量，可选择内径较大、液膜较厚的色谱柱，如 0.35mm × 0.50μm 的色谱柱，但增加载样量是在牺牲柱效的条件下获得的。

(2) 为了提高柱效，可选择细内径、薄涂层的色谱柱，以分析复杂样品，如 0.15mm × 0.10μm 的色谱柱。

(3) 对于质谱 (MS) 这种高灵敏度的检测器，需减少固定液的流失对质谱检测器的污染，宜选用细内径、薄涂层且有质谱专用标识的毛细管柱，如 0.25mm × 0.25μm 的色谱柱。

三、毛细管气相色谱柱性能的评价

1. 评价原则 一根理想的毛细管柱应该具有高的分离效能、好的化学惰性和热稳定性。对于色谱柱性能的评价，一般需要遵循以下几条原则。

(1) 柱评价应该在一次色谱实验中完成。

(2) 所选的实验混合物应包含各类化合物，以给出柱评价的必要信息。

(3) 对各种固定液制备的色谱柱，应该用同一方法进行评价。

(4) 应包含定量方面的信息。

（5）评价条件应该标准化,以便评价结果可以互相比较。

目前色谱工作者和色谱柱生产厂家主要采用 Grob 的检测实验方法。Grob 方法规定了标准化测试条件,并且提出了用各种极性、各种官能团的混合物进行测试,以便考察柱子的不同性能,如极性和酸碱性等。这些化合物包括醇类、醛类、酮类、酚类、游离酸、酯类、胺类、烷烃和芳香族化合物,普遍适用的是 Grob 试剂,其组成和浓度见表 2-5。

表 2-5 Grob 试剂的组成和浓度

组成	浓度 /（mg/ml）
十二酸甲酯	41.3
十一酸甲酯	41.8
癸酸甲酯	42.3
癸烷	28.3
十一烷	28.7
1- 辛醇	35.5
壬醛	40.0
2,3- 丁二醇	53.0
2,6- 二甲基苯胺	32.0
2,6- 二甲基苯酚	32.0
二环己胺	31.3
2- 乙基己酸	38.0

2. 评价指标 毛细管气相色谱柱的评价,通常从分离效率(包括理论塔板数 n、分离数和涂渍效率)、活性和热稳定性几个方面进行考察。

（1）理论塔板数 n：由理论塔板的计算公式中可以看出,H 值越小,相同长度的色谱柱柱效越高。但理论塔板数还不能直接反映出毛细管的分析效能,这是因为柱管内径太大、固定液膜太薄且不均匀、载气流速过高、进样量太大或柱温等因素都可以降低柱效。为了更加全面地评价柱效,引入了有效理论塔板数的概念。

一根结构和操作条件不佳的毛细管柱,其理论塔板数与有效理论塔板数相差很大,有效理论塔板数可以直接反映色谱柱对物质分离能力的高低。图 2-12 表示由色谱柱长度、有效理论塔板数相同而理论塔板数不同的毛细管柱分析两个组分所得到的色谱图。

从图 2-12 可以看出,三根色谱柱的分离情况相似,但理论塔板数高的柱流出的色谱峰窄,保留时间短。因此,理论塔板数实际上是表征柱内峰宽变化的指标。

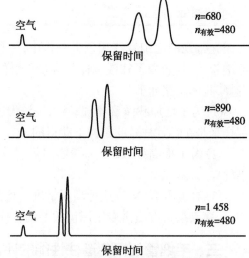

图 2-12 有效理论塔板数相同、理论塔板数不同的毛细管柱的分离情况示意图

（2）分离数:分离数可用 SN（separation number）表示

$$SN = \frac{t_{R(2)} - t_{R(1)}}{W_{1/2(2)} + W_{1/2(1)}} - 1 \qquad 式（2-10）$$

式中,$t_{R(1)}$、$t_{R(2)}$ 分别为相邻的两个正构烷烃的保留时间,$W_{1/2(1)}$、$W_{1/2(2)}$ 分别为相邻的两个正构烷烃的半峰宽。

分离数表示两个相邻同系物色谱峰之间能够被分离的组分数目,如图2-13所示。理论塔板数、有效理论塔板数的数值都随 K 值而变化,与所用的实验物质和色谱条件有关。理论塔板数是在等温条件下测定,而分离数则适宜于在程序升温条件下测定。

(3)涂渍效率:涂渍效率(coating efficiency,CE)是指在最佳载气流速条件下,最小理论塔板高度 H_{min} 与实测理论塔板高度 H 的比值,用百分数比表示为:

$$CE = \frac{H}{H_{min}} \times 100\% \qquad \text{式(2-11)}$$

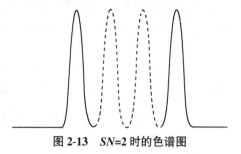

图 2-13 $SN=2$ 时的色谱图

它表明理论柱效所利用的程度,这种方法的主要优点在于它包含了柱内径和柱容量等参数,一般色谱柱的涂渍效率在80%~100%之间。

(4)活性考察:毛细管柱的活性主要是指所用材料上的硅醇基与极性组分发生氢键作用。色谱柱的惰性可以直接反映色谱柱去活的程度,通常以色谱峰的拖尾程度(即拖尾因子)来衡量,拖尾因子越大,拖尾现象越严重,色谱柱中活性点越多。

(5)热稳定性考察:毛细管柱的色谱分离大部分都是在高温或程序升温的条件下进行的,因此色谱柱在高温下的热稳定性是很重要的,可采用流失速率实验测试。在程序升温的条件下测量基线漂移,即把基线漂移随柱温变化画成曲线。各种柱子要在相同的实验条件下测试才能比较结果。为了防止检测器的污染,程序升温的最终温度要比最高使用温度低30℃。

第四节 气相色谱的分离系统

气相色谱法是在一个恒定的或程序升温的温度环境下(通过柱温箱控制),待测物在载气和固定液之间不断进行分配或吸附/解吸的过程,因此载气、固定液和柱温是决定气相色谱分离效果的关键因素。

一、载气的种类和流速

1. 载气的种类 气相色谱中的载气有氮气、氦气、氩气、氢气,从范氏方程可知,使用重载气(氮气、氩气)还是轻载气(氢气、氦气)要根据具体情况具体分析。如主要考虑降低纵向扩散项对柱效的影响,应使用重载气,但是分析时间也会延长。轻载气虽然会加大纵向扩散而降低柱效,但是同时也能降低气相的传质阻力而提高柱效,并且可以缩短分析时间。载气的选择还与色谱柱和检测器的类型有关,如毛细管柱一般用高纯氮气或氦气,填充柱对载气不作要求;FID 常用高纯氮气,ECD 常用高纯氮气或氦气,TCD 使用氢气及氦气均可达到较高灵敏度,而 MS 则需要高纯氦气。

2. 载气的流速

(1)对柱效的影响:从范氏方程可知,每个色谱系统的流动相都有一个最佳流速,此时柱效最高,但该流速往往较小。当固定液涂布量高时传质阻力项增加,无论用什么载气,流速都要小,如用高载气流速,柱效就会降低。而当固定液涂布量低时,轻载气和重载气得到的柱效相近,但是轻载气可以缩短分析时间。例如当使用10%的固定液时,使用氢气或氦气可比氮气的流速大3.5倍。

(2)对保留时间的影响:由 $t_R=t_M(1+k)$,可以推出载气流速和保留时间的关系式:

$$t_R = \frac{L(1+k)}{u} \qquad \text{式(2-12)}$$

对于给定的色谱柱,在柱温不变的条件下,被分离组分的 k 是一定的,所以组分的保留时间和载气流速成反比的关系。

(3)对检测器检测响应的影响:当载气流速快时对组分的响应有很大的影响。这是因为流速快时,热导未达平衡时分析物就被洗脱出检测器了。载气流速对其他类型的检测器也有不同程度的影响。

火焰离子化检测器(FID)要使用三种气体(氢气、氮气和空气),它们的流速对信号都有影响,一般情况下,氢气流速和氮气流速比在 1:1 到 1.5:1 的范围内为佳,空气流量为氢气流量的 10 倍左右时,检测响应较大。

电子捕获检测器(ECD)是灵敏度最高的气相色谱检测器,载气的流速和纯度要求都很高,应使用高纯氮气,载气的流速过高,检测响应会变小。

二、气相色谱柱固定液的分类与选择

(一) 常用固定液

气相色谱用固定液一般是高沸点有机物,有许多商品化的固定液可供选择,以适应不同样品的分析要求,固定液的用量也可以根据不同的情况进行选择。固定液是气相色谱柱的关键组成部分,样品中的混合组分是否能在气相色谱系统中得到有效的分离,主要取决于固定液的选择。

1. **对固定液的要求**　理想的气相色谱固定液应该具备如下特性。

(1)化学稳定性好,在操作柱温下不降解。

(2)化学惰性,不与样品组分、担体、柱材料及载气发生不可逆反应。

(3)蒸气压低(在操作温度下一般应低于 0.1mmHg),热稳定性好,否则固定液易流失,影响色谱柱的使用寿命、样品的保留时间及检测器响应。

(4)对样品组分有一定的溶解度,否则样品组分不被保留而得不到有效分离。

(5)对样品组分具有良好的选择性,不同的组分有不同的分配系数,以增加分离效能。

(6)对担体要有湿润性,以利于在担体表面形成均匀液膜,增加柱效。

固定液有最高使用温度及最低使用温度。最高使用温度由固定液的热稳定性及蒸气压决定,最低使用温度由固定液的熔点或软化点及黏度决定。

2. **常用固定液的分类**　选择固定液一般以"相似相溶"为原则,即组分的结构、性质与固定液相似时,在固定相中的溶解度大,因而保留时间长;反之,溶解度小,保留时间短。如烃类化合物最好用非极性或弱极性固定液,而极性化合物则用极性固定液,如醇类可选用聚乙二醇为固定液。为此,固定液常以相对极性分类。

(1)非极性固定液:非极性固定液对一般的有机化合物有较好的溶解能力,具有蒸气压低、热稳定性和化学稳定性好、抗氧化性强、可使用的温度范围广和极限操作温度高(最高可达 360℃)等优势,应用广泛。该固定液为 100% 的二甲基聚硅氧烷(PDMS),其化学结构如下:

$$CH_3-\underset{\underset{CH_3}{|}}{\overset{\overset{CH_3}{|}}{Si}}-O\left[\underset{\underset{CH_3}{|}}{\overset{\overset{CH_3}{|}}{Si}}-O\right]_n\underset{\underset{CH_3}{|}}{\overset{\overset{CH_3}{|}}{Si}}-CH_3$$

DB-1、HP-1、CP-Sil 5 CB、Ultra-1、SPB-1、Rtx-1、BP-1、OV-1、OV-101、007-1、SP-2100、SE-30、ZB-1、AT-1、MDN-1 和 ZB-1 是常见的商品型号,相当于《美国药典》(USP)固定相 G1 和 G2。烃类等非极性化合物在该类色谱柱上基本按沸点顺序流出,适合烃类、低分子量醇类(<C5)等化合物的分析。

(2)弱极性固定液:PDMS 中有 5% 的甲基被苯基取代(5% 苯基 - 甲基聚硅氧烷),固定液则表现出一定的弱极性。该类固定液的化学结构如下:

$$CH_3-\underset{\underset{CH_3}{|}}{\overset{\overset{CH_3}{|}}{Si}}-O\left[\underset{\underset{\text{苯基}}{|}}{\overset{\overset{CH_3}{|}}{Si}}-O\right]_n\underset{\underset{CH_3}{|}}{\overset{\overset{CH_3}{|}}{Si}}-CH_3$$

由于硅原子上引入了苯基,对芳香化合物的溶解度升高,对极性组分的保留值增大。该固定液与非极性固定液具有相似的优点,通用性强,是分析未知物和方法开发的首选色谱柱。HP-5、DB-5、Ultra-2、Rtx-5、SPB-5、ZB-5、CP Sil 8CB、BP-5、OV-73、SE-52、SE-54是常见的弱极性固定液型号,相当于USP固定相G27和G36,适合酚类、酯类、卤化物、芳香族等弱极性化合物的分离分析。

(3)中等极性固定液:中等极性固定液是用于确证分析,即双柱定性时的最佳色谱柱选择,可以与另一根色谱柱(弱极性或强极性)同时使用,以提供进一步的验证信息。常见的中等极性固定液可以为三类。

1)苯基聚硅氧烷:此类固定液为含苯基在10%~65%范围内的苯基聚硅氧烷,苯基含量越高,固定液极性越大。常用的色谱柱型号包括:①含10%苯基的OV-3;②含14%苯基的CP-Sil 13 CB;③含20%苯基的OV-7;④含25%苯基的DC-550;⑤含35%苯基的OV-11、DB35、HP-35、Rtx-35、SPB-35、AT-35、Sup-Herb、MDN-35、BPX-34和ZB-35;⑥含50%苯基的HP-17、OV-17、DB-17、Rtx-50、SP-2250、SPB-50、BPX-50、ZB-50、AT-50和CP-SIL 24 CB;⑦含65%苯基的OV-22、Rtx-65HT和007-65HT。其中,35%苯基-甲基聚硅氧烷相当于USP固定相G42,50%苯基-甲基聚硅氧烷相当于USP固定相G3。

2)氰烷基聚硅氧烷:氰烷基聚硅氧烷是一类具有极性较强、选择性较高、热稳定性较好等特点的固定液,由氰乙基、氰丙基或氰丙基苯基取代PDMS中的一部分甲基得到。其化学结构如下:

$$CH_3-\underset{\underset{CH_3}{|}}{\overset{\overset{CH_3}{|}}{Si}}-O\left[\underset{\underset{CH_3}{|}}{\overset{\overset{C_2H_4CN}{|}}{Si}}-O\right]_n\underset{\underset{CH_3}{|}}{\overset{\overset{CH_3}{|}}{Si}}-CH_3 \qquad CH_3-\underset{\underset{CH_3}{|}}{\overset{\overset{CH_3}{|}}{Si}}-O\left[\underset{\underset{CH_3}{|}}{\overset{\overset{C_3H_6CN}{|}}{Si}}-O\right]_n\underset{\underset{CH_3}{|}}{\overset{\overset{CH_3}{|}}{Si}}-CH_3$$

固定液中的氰基具有电负性,对含芳香基和烯基的化合物保留较强。因此,这类固定液适用于从复杂的烃类混合物中分离不饱和烃和芳香烃,也适合于分离不饱和脂肪酸。氰基中的氮原子有孤对电子,能与醇类、酸类等形成氢键,可以用于分离醇类、酚类、甾体化合物、脂肪酸等。

含有6%氰丙基苯基-甲基聚硅氧烷的固定液具有低中等极性,常见型号主要分为"1301"和"624"两类,分别对应HP-1301、VF-1301、CP-1301、Optima-1301、007-1301、DB-1301、SPB-1301和DB-624、HP-624、Rtx-624、AT-624、SPB-624、CP-624、PE-624、007-624、Select-624、BP-624、ZB-624、TG-624、Optima-624、VF-624MS,相当于USP固定相G43。其中,型号"624"是一类专为分析挥发性污染物和残留溶剂而设计的固定液,《欧洲药典》指定CP-Select 624 CB用于残留溶剂分析,CP-Select 624则专用于残留溶剂分析中分离二氯甲烷与己烷异构体。

含有14%氰丙基苯基-甲基聚硅氧烷的固定液具有中等极性,是分析农药、除草剂、糖的三甲基硅烷化衍生物、芳香族氯化物以及有机溶剂的理想固定液。常见型号主要包括DB-1701、HP-1701、SPB-1701、Rtx-1701、BP-10、OV-1701、007-1701、ZB-1701和CP-SIL 19 CB,相当于USP固定相G46。

含有50%氰丙基苯基-甲基聚硅氧烷的固定液具有中等极性,可用于从脂肪族中分离芳香族组分,以及分离顺、反式脂肪酸甲酯。常见型号主要包括OV-255、DB-225、HP-225、Rtx-225、BP-225、OV-225、007-225、AT-225和CP-SIL 43CB,相当于USP固定相G7和G19。

含有25%氰乙基-甲基聚硅氧烷的固定液,具有中等极性,适用于分析脂类、硝基化合物和酸性除草剂,常用型号为XE-60。

3)三氟丙基聚硅氧烷:这是一类在硅烷基上引入氟烷基而形成的一类中等极性固定液。其化学结构如下:

$$CH_3-\underset{\underset{CH_3}{|}}{\overset{\overset{CH_3}{|}}{Si}}-O\left[\underset{\underset{CH_3}{|}}{\overset{\overset{C_2H_4CF_3}{|}}{Si}}-O\right]_n\underset{\underset{CH_3}{|}}{\overset{\overset{CH_3}{|}}{Si}}-CH_3$$

这类固定液给质子能力很强,对硝基化合物和酮类有显著的选择性保留,而对芳烃和醇类则无选择性,多用于禁用药物的分析,相当于 USP 固定相 G6。含有 35% 三氟丙基 - 甲基聚硅氧烷的固定液,常见型号为 DB-200、Rtx-200 和 VF-200MS。含有 50% 三氟丙基 - 甲基聚硅氧烷的固定液,极性有所增加,常见型号为 DB-210、HP-210 和 OV-210。

(4)强极性固定液:目前,强极性固定液大多为聚乙二醇(PEG,化学结构如下图所示)或改性的聚乙二醇。

$$HO\left[CH_2-CH_2-O\right]_nH$$

聚乙二醇结构中含有醚基及羟基,能与羟基化合物、碱性含氮化合物、酮类等形成氢键,适合于分离醇类、醛类、脂肪酸类、酚类、生物碱类、酯类等,这些组分在固定液上的保留主要取决于氢键力的大小。常见型号为 DB-WAX、HP-INNOWax、CP-Wax 52 CB、Rtx-WAX、Stabilwax、Supelcowax 10、Stabilwax、ZB-WAX、BP-20 WAX、PEG 20M,相当于 USP 固定相 G14、G15、G16、G20 和 G39,不同型号的固定液聚合程度不同。DB-FFAP、HP-FFAP、007-FFAP、CP-FFAP CB 和 OV-351 固定液则为硝基对苯二甲酸改性的 PEG,其中 007-FFAP 相当于 USP 固定相 G25,其余的固定液相当于 USP 固定相 G35,可以用于分析挥发性脂肪酸、醇类、醛类、酮类、腈类、酚类和环氧化合物。其中,CP-FFAP CB 是分析香料、芳香族化合物和 $C_1\sim C_{26}$ 游离脂肪酸的理想色谱柱。

(5)特定应用固定液

1)有机酸分析专用固定液:有机酸通常指含有羧基的化合物,比如乙酸、丁酸、己酸等。这类物质易与硅羟基发生氢键作用,产生次级吸附。因此,在分析脂肪酸时通常先进行衍生化,这大大增加了分析时间和成本,同时由于过程复杂也带来更多误差。随着技术的发展,目前分析沸点不高的游离脂肪酸可以采用酸类专用柱,无须衍生化,直接上机分析。酸类专用柱通常是将色谱柱内表面以及固定相作酸化处理,例如对石英管内表面采用磷酸(H_3PO_4)处理,以及采用硝基对苯二甲酸改性的聚乙二醇固定相(图 2-14),这样的酸化处理避免了次级吸附,大大改善了挥发性游离酸的色谱峰形。图 2-15 为 19 种有机酸类化合物在酸类专用毛细管色谱柱 InertCap FFAP 上的分离结果,色谱峰对称性良好,能够实现完全分离。InertCap FFAP 为硝基对苯二甲酸改性的 PEG,该固定液主要用于分析不经衍生化处理的酸性化合物,能够降低酸性化合物与固定相之间的吸附作用,提高游离脂肪酸在色谱柱上的样品容量。

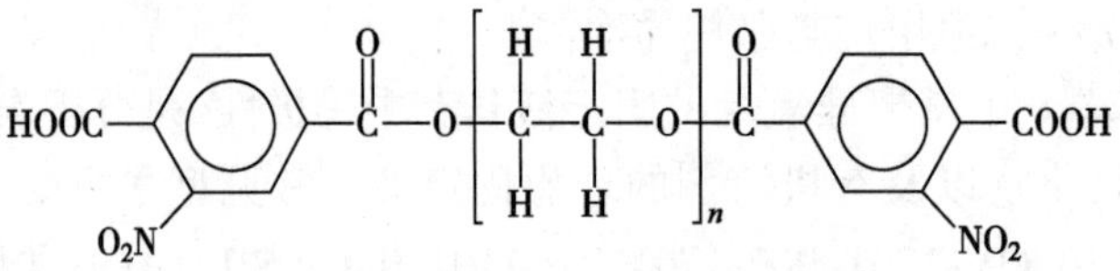

图 2-14　硝基对苯二甲酸改性的 PEG

2)有机胺分析专用固定液:在气相色谱分析中,胺类等碱性物质普遍存在峰形拖尾问题。为此,胺类物质常需要经特殊表面处理的色谱柱进行分离。现已有专门针对胺类化合物分析的气相色谱柱,经过独特的中性处理技术使得色谱柱在分离胺类化合物时能够得到对称的峰形。如图 2-16 所示,胺分析专用柱 InertCap for Amines 在分离胺类化合物方面表现出了优良的选择性和峰形。

3)手性固定液:将不同的改性环糊精与二甲基聚硅氧烷键合可以得到多种手性固定液,无须手性衍生化即可进行光学和位置异构体的手性分离。

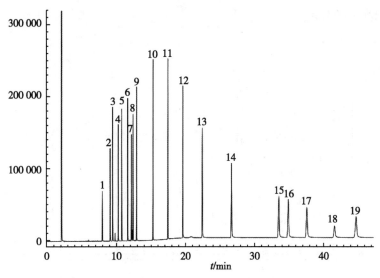

1. 乙酸；2. 丙酸；3. 异丁酸；4. 正丁酸；5. 异戊酸；6. 正戊酸；7. 巴豆酸；8. 异己酸；9. 己酸；10. 辛酸；11. 癸酸；12. 月桂酸；13. 肉豆蔻酸；14. 棕榈酸；15. 硬脂酸；16. 油酸；17. 亚油酸；18. 亚麻酸；19. 花生四烯酸。

图 2-15　有机酸的气相色谱图
仪器系统：GC-FID；色谱柱：InertCap FFAP（30m×0.25mm，0.25μm）；柱温：60℃ -10℃/min-240℃（30min）；载气：He 100kPa；进样体积：1.0μl；进样口温度：240℃；检测器温度：240℃。

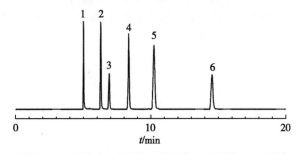

1. 甲胺；2. 二甲胺；3. 三甲胺；4. 异丙胺；5. 正丙胺；6. 二乙胺。

图 2-16　胺类化合物的气相色谱图
仪器系统：GC-FID；色谱柱：InertCap for Amines（60m×0.32mm）；柱温：60℃；载气：He 150kPa；进样口：分流进样；分流比：50∶1；进样口温度：250℃；检测器温度：250℃。

（二）固定液种类的选择

在气相色谱中，分离度的改善主要取决于固定液种类及柱温。由于毛细管柱有很高的柱效，一般选择 1 支弱极性固定液色谱柱、1 支中等极性固定液色谱柱和 1 支强极性固定液色谱柱即可解决约 90% 的 GC 分析项目。例如《中国药典》(2020 年版）通则 "0861 残留溶剂测定法" 中规定采用气相色谱法测定药物中的残留溶剂[1]，在 31 种二类残留溶剂中，三氯甲烷和四氢呋喃、间二甲苯和对二甲苯这两对物质，在中等极性毛细管色谱柱 InertCap 624 上不能很好地分离（图 2-17），但在强极性的 InertCap Pure-WAX 上能够实现很好的分离（图 2-18）。这意味着含有两种不同极性固定相的毛细管气相色谱柱在性能上可以互补，应对不同种类溶剂残留的分析。

一般而言，固定液的选择主要取决于样品的性质，因此应尽可能多地了解样品中存在成分的结构及沸点范围等信息，从而找出这些化合物间沸点、极性、官能团等方面的差别，然后利用固定液和这些化合物间作用力的不同选择合适的固定液。选择固定液时多遵循 "相似相溶" 原则，即组分与固定液分子化学结构相似，官能团相似或相对极性相似，则分子间作用力较强，选择性就高，可使样品中主要组分达到必要的分离度。

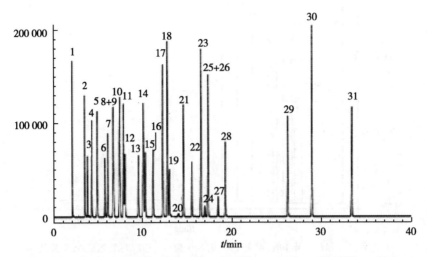

1. 甲醇；2. 乙腈；3. 二氯甲烷；4. 反式 -1,2- 二氯乙烯；5. 正己烷；6. 硝基甲烷；7. 顺式 -1, 2- 二氯乙烯；8. 三氯甲烷；9. 四氢呋喃；10. 环己烷；11. 2- 甲氧基乙醇；12. 1,2- 二甲氧基乙烷；13. 三氯乙烯；14. 甲基环己烷；15. 二氧六环；16. 2- 乙氧基乙醇；17. 吡啶；18. 甲苯；19. 乙二醇；20. 甲酰胺；21. 甲基丁基酮；22. *N,N*- 二甲基甲酰胺；23. 氯苯；24. 乙苯；25. 间二甲苯；26. 对二甲苯；27. 邻二甲苯；28. *N,N*- 二甲基乙酰胺；29. *N*- 甲基吡咯烷酮；30. 四氢化萘；31. 环丁砜。

图 2-17　InertCap 624 分析二类溶剂

仪器系统：GC-FID；色谱柱：InertCap 624（30m×0.53mm，3.0μm）；柱温：40℃（2min）−5℃/min-215℃（5min）；载气：He 35cm/s；进样口温度：240℃；检测器温度：240℃。

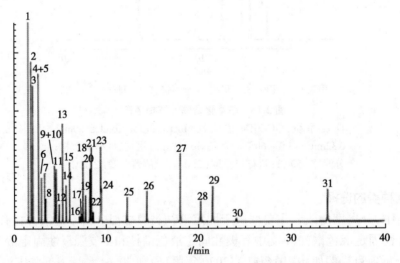

1. 正己烷；2. 环己烷；3. 甲基环己烷；4. 反式 -1,2- 二氯乙烯；5. 四氢呋喃；6. 甲醇；7. 1,2- 乙二醇二甲醚；8. 二氯甲烷；9. 顺式 -1,2- 二氯乙烯；10. 三氯乙烯；11. 乙腈；12. 三氯甲烷；13. 甲苯；14. 二氧六环；15. 甲基丁基酮；16. 乙苯；17. 对二甲苯；18. 间二甲苯；19. 硝基甲烷；20. 2- 甲氧乙醇；21. 吡啶；22. 邻二甲苯；23. 氯苯；24. 2- 乙氧基乙醇；25. *N,N*- 二甲基甲酰胺；26. *N,N*- 二甲乙酰胺；27. 四氢化萘；28. 乙二醇；29. *N*- 甲基吡咯烷酮；30. 甲酰胺；31. 环丁砜。

图 2-18　InertCap Pure-WAX 分析二类溶剂

仪器系统：GC-FID；色谱柱：InertCap Pure-WAX（30m×0.53mm，1.0μm）；柱温：40℃（2min）-5℃/min-90℃（5min）；载气：He 35cm/s；进样口：240℃；检测器温度：240℃。

1. **按极性选择**　对非极性组分,一般选用非极性固定液,组分与固定液间的作用力主要为色散力,组分基本上按沸点顺序被洗脱出色谱柱,低沸点组分先流出,高沸点组分后流出。对中等极性组分,一般选用中等极性固定液,组分与固定液间的作用力为色散力和诱导力,基本按沸点顺序流出,如果沸点相同,则非极性组分先流出。对强极性组分,选用强极性固定液,组分与固定液间的作用力主要为定向力,样品组分按极性顺序流出,非极性与弱极性组分先流出,极性组分后流出。

2. **按化学官能团选择**　当固定液分子所具有的化学官能团与组分分子的化学官能团相同时,作用力最强,选择性最高。如分析酯类化合物时,可选用酯类或聚酯类固定液;分析醇类化合物时,可选用聚乙二醇类固定液。对于能形成氢键的组分,可采用氢键型固定液(如 PEG-20M)。例如,二甲胺和三甲胺是药物原料中常见的残留溶剂,在分离该两种溶剂时思路如下:两者沸点接近,因此根据沸点来选择固定液不如根据形成氢键的能力来选择固定液,二甲胺既可以给出质子也可以接受质子形成双重氢键,三甲胺只能接受质子形成氢键,因此它们与氢键型固定液的作用力就存在差异,可以由此达到分离。

3. **按各组分之间的主要差别选择**　样品中各组分之间的主要差别为沸点时,可选用非极性固定液;主要差别为极性时,可选用极性固定液。

4. **有关色谱峰拖尾问题**　若固定液与样品的性质相似,则色谱峰产生拖尾的可能性最小,如用非极性固定液分析强极性化合物会产生拖尾。此外,对于一些高活性、易吸附的化合物需要选择特别处理的固定相,例如胺类化合物需要选择胺类专用柱,酸性化合物需要选择有机酸专用柱。

三、柱温的选择

(一) 柱温的控制方式

柱温是影响气相色谱分离度最重要的参数之一,一般要根据分析目的和被测物性质,如沸点、极性和组分的多少,实验优化得到合适的柱温。一般来说,温度降低,化合物保留增强,出峰变慢;温度升高,化合物保留减弱,出峰变快。气相色谱法可以分为恒温色谱法和程序升温色谱法。在恒温分析中,气相色谱柱的柱温是不变的,主要适合分析沸点差异不大、保留性质相近的化合物。在选择柱温时还要注意以下事项。

1. 柱温一般略低于样品中各组分的平均沸点。
2. 检测器温度至少比柱温高 30℃,以防柱中流出物在检测器上凝结,污染检测器。
3. 柱温至少比固定液的最高使用温度低 30℃,以防固定液流失。
4. 柱温降低,保留时间延长,容量因子增加,分离可得到改善。
5. 气化室温度一般与检测器温度相同,若待测物不稳定,应降低气化室温度。

而对于沸点、保留性质相差较大的多组分样品,可以采用程序升温模式,从而提高分离度和柱效。程序升温色谱法(PTGC)是一种重要的气相色谱技术,即在样品分析前设计好色谱柱的温度变化程序,样品进样后,色谱柱的温度按照预先设定的加热程序,随时间呈线性或非线性增加,使样品中的各待测成分在其最佳柱温(即保留温度)下流出色谱柱,从而在最短的时间内获得有效分离。对于宽沸程、多组分的样品,采用恒定的色谱柱温度进行 GC 分析往往得不到理想的分离效果。

如图 2-19 所示,当采用较低柱温时,低沸点组分可以得到很好的分离,而高沸点组分则出峰太慢,峰形变宽,有的高沸点组分甚至不能有效流出色谱柱(图 2-19A)。当采用较高柱温时,高沸点组分可以出峰,并获得较尖锐的峰形,但低沸点组分由于流出太快而无法得到完全分离(图 2-19B)。如果采用程序升温来分析样品,低沸点组分在柱温较低时最早流出并能得到良好分离和良好峰形;高沸点组分随着柱温的逐渐升高,其容量因子 k 逐渐减小,并较快地流出色谱柱,且能和低沸点组分一样得到分离良好的尖锐峰形(图 2-19C)。因此,程序升温色谱法主要是通过选择合适的色谱柱温度程序,获得良好的分离效果和色谱峰形,同时缩短总分析时间。一般样品沸点范围(即样品中组分的最低沸点与组分的最高沸点之差)大于 80~100℃就需用程序升温色谱法。

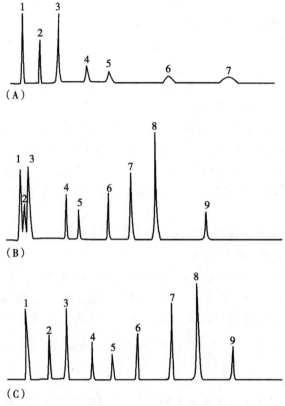

(A)采用恒温 GC 法在较低柱温时分离样品中多个组分;(B)采用恒温 GC 法在较高柱温时分离样品中多个组分;(C)采用程序升温 GC 法分离样品中多个组分。

图 2-19　恒温和程序升温比较色谱图

综上,程序升温色谱法具有以下的优点:①可使低沸点组分与高沸点组分同时得到有效的检测;②改善色谱峰形,提高检测灵敏度;③缩短分析时间;④较快地除去柱中杂质,便于下一个样品的分析。

(二) 程序升温的方式

程序升温的方式,即柱温随时间变化的方式,一般分为线性升温与非线性升温两种。

1. 线性程序升温　线性升温是指柱温(T_C)随时间(t)成比例地增加,如图 2-20 所示,即:

$$T_C = T_0 + r \times t \qquad\qquad 式(2-13)$$

式中,T_0 为起始温度(℃);r 为升温速率(℃ /min);t 为升温时间。

2. 非线性程序升温　非线性程序升温有四种模式,如图 2-21 所示。

(1)线性升温 - 恒温:色谱柱的温度从某一较低的温度开始线性升温到某一较高的温度,然后将柱温恒定在这一较高的温度水平,直到最后几个高沸点组分洗脱出来,温度程序见图 2-21A。当样品中低沸点组分之间的容量因子相差较大,而高沸点组分之间的容量因子相差较小时,采用这种程序升温方式较合适。

(2)恒温 - 线性升温:色谱柱的温度先恒定在一个较低的温度水平以分离样品中的低沸点组分,再线性升温至分离完成,温度程序见图 2-21B。当样品中低沸点组分之间的容量因子相差

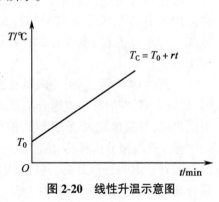

图 2-20　线性升温示意图

较小,而高沸点组分之间的容量因子相差较大时,采用这种程序升温方式较合适。

(3)恒温-线性升温-恒温:色谱柱的温度先恒定在一个较低的温度水平以分离样品中的低沸点组分,中间线性升温,使中沸点组分被分离,再升温到某一较高的温度,然后将柱温恒定在这一较高的温度水平,直到最后几个高沸点组分洗脱出来,温度程序见图 2-21C。当样品中低沸点组分与高沸点组分的容量因子相差很大,而低沸点组分之间的容量因子相差较小,高沸点组分之间的容量因子也相差较小时,采用这种程序升温方式较合适。

(4)多阶程序升温:色谱柱的温度程序设计了多阶升温速率,开始以 r_1 速率升温,然后依次以 r_2、r_3 速率升温,温度程序见图 2-21D。一般仪器可以设置 5 阶升温速率。当样品中组分很多,且沸点范围很宽时,采用这种程序升温方式较合适。

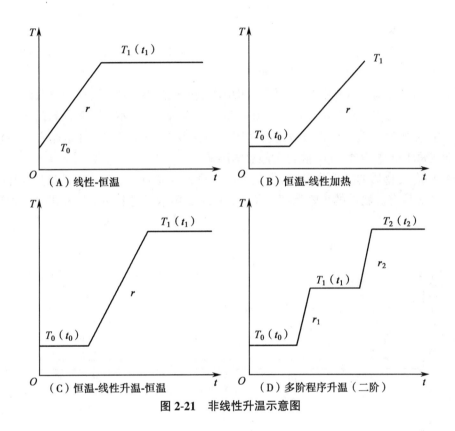

图 2-21　非线性升温示意图

3. **保留温度**　在程序升温中,当某一样品组分在色谱柱后出现浓度极大值时的柱温称为该组分的保留温度,即该组分的保留时间所对应的色谱柱温度,以 T_R 表示。

在一阶程序升温中,若样品组分在柱温上升过程中出峰,其保留温度可以根据式(2-14)计算,式中 t_0 为起始温度维持时间。在二阶程序升温中,若样品组分是在第二阶升温过程中出峰时,其保留温度可以根据式(2-15)计算。在其他情况下样品组分保留温度的计算方法依此类推。

$$T_R = T_0 + (t_R - t_0) \times r \qquad \text{式(2-14)}$$

$$T_R = T_0 + t_1 \times r_1 + (t_R - t_0 - t_1) \times r_2 \qquad \text{式(2-15)}$$

T_R 是程序升温的基本参数,可用于定性分析。升温速率、载气流速、柱长和起始温度等因素对 T_R 影响很小。

四、应用示例

【例 2-2】气相色谱法测定苯甲酸中有关物质的含量[3]

苯甲酸又称安息香酸,是苯环上的一个氢被羧基取代形成的化合物,其以游离酸、酯或其衍生物的形式广泛存在于自然界中,医药方面主要用于抗真菌及消毒防腐。苯甲酸的工业生产方法主要为甲苯液相空气氧化法、三氯甲苯水解法以及邻苯二甲酸酐脱羧法等。合成过程中容易引入甲苯、苯甲醛、苯甲醇以及联苯类杂质,直接影响产品的安全性。

1. 仪器与试剂　7890B 气相色谱仪,配 FID 检测器。N,N- 二甲基甲酰胺(DMF)为分析纯;甲苯、苯甲醛、苯甲醇、联苯、2- 甲基联苯、3- 甲基联苯、4- 甲基联苯和苯甲酸苄酯为对照品;苯甲酸样品。

2. 色谱条件　色谱柱:DB-FFAP 毛细管色谱柱(30m×0.32mm,0.25μm);程序升温:起始温度为100℃,保持1分钟,以5℃/min升温至230℃,保持5分钟;进样口温度:270℃;检测器温度:300℃;空气流量400ml/min,氢气流量30ml/min;载气(N_2)流量1.0ml/min;进样量为1μl,分流比为10:1。

3. 测定方法与结果

(1)供试品溶液的配制:称取苯甲酸供试品0.5g,精密称定,置25ml量瓶中,用 DMF 溶解并稀释,制成每1ml中约含20mg苯甲酸的供试品溶液。

(2)对照品溶液的配制:称取甲苯、苯甲醛、苯甲醇、联苯、2- 甲基联苯、3- 甲基联苯、4- 甲基联苯、苯甲酸苄酯对照品各约20mg,精密称定,置10ml量瓶中混合,用 DMF 溶解并稀释,制成每1ml中约含2mg混合对照品的储备液。精密量取混合对照品储备液1.00ml于100ml量瓶中,用 DMF 稀释至刻度,摇匀,即成每1ml中约含20μg混合对照品的溶液。

(3)苯甲酸中有关物质的定性鉴定:对供试品和对照品溶液的色谱图分析,以保留时间定性,分别确定了苯甲酸中8种有关物质的出峰顺序和位置,图2-22 显示了对照品溶液和供试品溶液的气相色谱图。

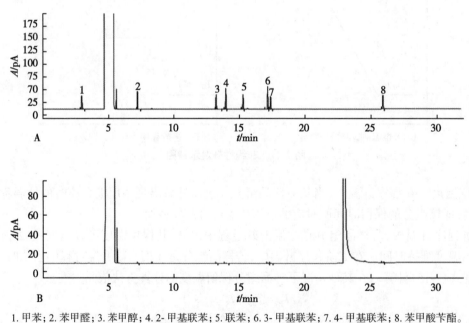

1. 甲苯;2. 苯甲醛;3. 苯甲醇;4. 2- 甲基联苯;5. 联苯;6. 3- 甲基联苯;7. 4- 甲基联苯;8. 苯甲酸苄酯。

图 2-22　苯甲酸有关物质对照品溶液(A)和苯甲酸供试品溶液(B)的气相色谱图

(4)有关物质的含量测定:甲苯、苯甲醛、苯甲醇、联苯、2- 甲基联苯、3- 甲基联苯、4- 甲基联苯和苯甲酸苄酯分别在相应质量浓度范围内线性关系良好,相关系数均大于0.999;检测下限与定量下限分别为0.05~0.1ng 和 0.2~0.3ng;进样精密度良好,平行进样6次峰面积 RSD 范围为0.22%~0.43%;稳定性试验结果表明苯甲醇溶液在16小时内基本保持稳定,其余组分溶液在24小时内基本保持稳定;平均回收率均在95.5%~100.4%,RSD 为0.09%~0.98%,说明该方法准确度和精密度良好。样品中有关物质测定结果显示,部分样品检出苯甲醛、苯甲醇、联苯、2-甲基联苯、3-甲基联苯、4-甲基联苯、苯甲酸苄酯,检出值均较小,范围为 0.001%~0.026%。

4. 思路解析

(1)检测器的选择:苯甲酸中有关物质包括甲苯、苯甲醛、苯甲醇、联苯、2-甲基联苯、3-甲基联苯、4-甲基联苯、苯甲酸苄酯,这 8 种有关物质为含碳个数较高(≥7)的有机化合物,在 FID 上有较大的检测响应,因此苯甲酸有关物质的测定采用 FID。

(2)固定液的选择:苯甲酸中 8 种有关物质均含有苯环,其中苯甲醛、苯甲醇、苯甲酸苄酯含有羟基、醛基和酯基官能团,具有一定极性,且容易形成氢键。因此,在色谱柱固定液的选择上,宜选择强极性固定液。DB-FFAP 固定液为硝基对苯二甲酸改性的 PEG,结构中含有苯环、醚基及羟基,容易形成氢键,特别适用于分析醇类、醛类、酯类等芳香族化合物。此外,苯甲酸作为主药,含量高,且含有羧基,在 DB-FFAP 固定液上保留能力强,易于实现与多种有关物质的有效分离。

(3)需要程序升温的原因:苯甲酸中 8 种有关物质以及苯甲酸的沸点在 110~324℃之间,范围较宽。因此,需采用程序升温使 8 个化合物能够在较短时间内达到良好的分离。

第五节　气相色谱仪的操作与维护

一、气相色谱仪的基本操作方法

(一)气相色谱仪的安装

1. 安装　将气相色谱仪从包装箱中取出,并检查仪器部件在运输过程中是否有损坏。把其他设备放在接近主机的合适位置,遵照安装说明书安装仪器各部件及气路。气相色谱仪需要的实验台应该能承受其自身重量及可能与气相色谱仪一起使用的其他设备重量。这个区域上方必须没有任何妨碍仪器冷却和限制接触仪器顶部的物体。

2. 气路的检漏　将载气等相关气路的气体全部接通,在管路有气体流动的情况下检查气路各部位是否漏气。在检查气体接头是否漏气时,首选电子检漏仪,不推荐使用检漏液,例如肥皂水,因为如果存在漏气现象,这些液体就会污染管线并影响分析。如果确实要使用检漏液,就要在检漏后立即清洗接头以除去皂膜(警告:当用检漏液时,为了避免潜在的电击危险,应关掉仪器并拔下总电源插头,并且小心不要把检漏液溅到导线上)。紧固接口以排除漏气,重新检测该连接头,继续紧固,直到所有的连接处都不漏气。最后关闭进样口和检测器的气体气源。

(二)气相色谱仪的使用操作

气相色谱系统密封不漏气且连接正确无误后,即可开始操作。操作步骤如下。

1. 打开气相色谱仪的电源开关,待自检完毕并显示正常后,打开气相色谱工作站。

2. 打开载气的气源阀门,调节表头上的减压阀,使载气流速控制在所需要的流速值。如果使用 FID,还需要将氢气和空气气源打开,并点火。

3. 根据样品的性质,在工作站中或仪器中输入分析参数,如气化室温度、检测器温度、柱温、分析时间等。

4. 检查设定的各项参数无误后,开始运行仪器。

5. 待各项参数均达到预设值时,即可开始分析样品。

6. 实验结束后,先关闭加热装置(如果使用 FID,则首先应该关闭氢气阀),当仪器的主要加热元件(如进样口、色谱柱、检测器等)降到室温方可关掉载气。

7. 最后关闭仪器电源、工作站等。

(三)操作过程中的注意事项

1. 开机前检查气路系统是否有漏气。进样口隔垫在多次进样后,容易漏气,需及时更换。

2. 用微量注射器取液体试样,应先用少量试样洗涤多次,再慢慢抽入试样,并稍多于进样量。如内有气泡则将针头朝上,使气泡上升排出,再将过量的试样排出,用滤纸吸去针尖外所部沾试样。注意切勿使针头内的试样流失。

3. 关闭气源时,先关闭减压阀,后关闭钢瓶阀门。

4. 开启热导检测器电源前,必须先通载气,实验结束时,把桥电流调到最小值,再关闭热导电源,最后关闭载气。

5. 保持每次进样的平行性,这将直接影响测定结果的重现性。

6. 进样前,通载气再升温,试验结束后,首先停止加热,如果是 FID,关掉氢气和氧气,直到仪器降到室温关掉载气。

7. 通常柱温比固定液最高使用温度低 30℃,检测器温度至少比柱温高 30℃,气化室温度通常与检测器温度相同。

二、气相色谱仪的维护及注意事项

(一) 气源和气体净化器

气体净化器的目的是除去载气和检测器气体中的水分、氧气和烃类等杂质。色谱柱与氧气和水分的持续接触,特别是在高温下,将会迅速导致色谱柱的严重损坏。如果气体在接头处有泄漏,净化器还可以起到一定的保护作用。在净化器失效之前,由于泄漏而进入管道里的杂质都会被净化器吸附,在气相色谱系统中必须在气源之后安装气体净化器。

(二) 进样口

据统计,气相色谱 90% 的故障都发生在进样口。进样口由隔垫、玻璃衬管、石墨垫等部件组成。

1. **隔垫的维护**　隔垫将样品流路与外部隔开,进样针插入时,能保持系统内压,防止泄漏,避免外部空气渗入,污染系统。隔垫一般由耐高温、惰性好、气密性好的硅橡胶制成。为防止漏气、样品损失、出假峰等问题,进样口温度不要超过隔垫的最高使用温度。一般进样达到 200 次要更换隔垫,隔垫安装后用手拧紧,使用针尖锋利的注射器进样。

2. **玻璃衬管的维护**　玻璃衬管是进样口的中心,样品在此气化。玻璃衬管应该定期清洗,若不定期清洗或使用不当会出现峰形变坏、样品分解或歧视、重现性差、出假峰等问题。选择合适的玻璃衬管需要考虑五个特性:①玻璃衬管的容积;②玻璃衬管的处理和去活问题;③玻璃衬管的形状特点;④玻璃棉的装填位置;⑤是否需要玻璃棉。玻璃衬管底部的密封垫经常被遗忘,一定要定期检查、清洗。污染的密封垫容易导致峰形变差、样品分解或歧视、重现性差、出假峰。

3. **石墨垫的维护**　色谱柱与色谱系统的连接处靠石墨垫密封。理想的石墨垫可以达到无泄漏的密封效果,适合各种外径的色谱柱,与色谱柱或接头不粘连,且耐温度变化。安装石墨垫时,不用过分拧紧。

要经常检查和更换石墨垫。石墨垫损坏会造成水、空气渗入系统,损害色谱柱;此外,还会造成样品损失,出假峰,并且污染质谱仪。安装石墨垫时可以先用手拧紧柱帽,再用扳手拧紧;保持清洁,避免手印、油的污染;用放大镜检查是否有破损和裂纹。

(三) 色谱柱

色谱柱在不使用时要安全保存起来。安全保存有两个要点:①保存色谱柱切勿划伤,划伤后的色谱柱可能由于高温加热使之从划痕处断裂;②堵上色谱柱两端以保护色谱柱中的固定液不被氧气和其他污染物所污染。

参考文献

［1］ 国家药典委员会. 中华人民共和国药典: 二部. 2020 年版. 北京: 中国医药科技出版社, 2020

［2］ 彭纪铭, 陈娜娜, 伏瑶, 等. 分配系数和相比的选择在 HS-GC 测定基因毒性杂质苯中的应用. 药物分析杂志, 2021, 41 (6): 1029-1035

［3］ 付蒙, 江燕, 柳艳云, 等. 气相色谱法测定苯甲酸中有关物质的含量. 药物分析杂志, 2020, 40 (1): 163-169

第三章

气相色谱检测器

气相色谱检测器(gas chromatographic detector)是将流出色谱柱载气中被分离组分的浓度(或物质的量)的变化转化为电信号输出的装置。适合气相色谱法的检测器有火焰离子化检测器(FID)、热导检测器(TCD)、火焰光度检测器(FPD)、电子捕获检测器(ECD)、氮-磷检测器(NPD)、质谱检测器(MS)等,上述检测器均已收载在《中国药典》(2020年版)通则"0521气相色谱法"项下。

第一节 检测器性能概述

检测器是色谱分离信号的接收转换装置,其作用是将色谱柱后流出物中待测成分的组成和含量变化转化为可供检测的信号,以进行定性定量,相当于色谱分离系统的"眼睛"。一个理想的检测器应具备以下特点:①灵敏度高;②适用范围广;③线性范围宽;④死体积小,不引起柱外谱带展宽;⑤响应快,快速、精确地将流出物转换成能记录下来的电信号;⑥稳定、可靠、重现性好;⑦噪音低、漂移小、对流动相组分的变化不敏感。以下介绍一些与检测器有关的常见术语和参数。

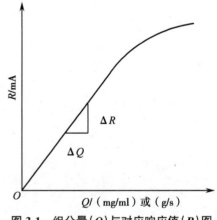

图 3-1　组分量(Q)与对应响应值(R)图

一、灵敏度

灵敏度是指通过检测器物质的量变化时,该物质响应值的变化率。图 3-1 为不同组分量(Q)与对应响应值(R)图,直线部分斜率即为灵敏度(S)见式(3-1)。

$$S = \frac{\Delta R}{\Delta Q} \qquad 式(3-1)$$

检测器按其响应特性,可分为浓度型和质量型两类。前者 Q 为浓度(c),单位为 mg/ml;后者 Q 为质量流量(m),单位为 g/s。因此,两者灵敏度的具体计算式是不同的。测量灵敏度应在检测器的线性范围内进行,其信号应较检测限大 10~100 倍,或在相同条件下较噪音大 20~200 倍。

1. **浓度型检测器**　检测响应值取决于流动相中组分浓度的检测器称为浓度敏感型检测器,或简称浓度型检测器。它的响应值与流动相流速的关系是:峰面积随流速增加而减小,峰高基本不变。因当组分量一定、改变流动相流速时,只是改变了组分通过检测器的速度,即改变了半峰宽,其浓度不变,如 TCD、ECD 等。在气相色谱中凡非破坏性检测器,均是浓度型检测器。浓度型检测器的灵敏度表达式如下:

$$S = \frac{\Delta R}{\Delta c} \qquad 式(3-2)$$

式中,S的单位为 mV·ml/mg,即当每毫升流动相中含有 1mg 的样品组分通过检测器时,所产生的电位或电量(库仑)数。

2. 质量型检测器 检测响应值取决于单位时间内进入检测器的组分量的检测器称为质量(流量)敏感型检测器,或简称质量型检测器。它的响应值与流动相流速的关系是:峰高随流速增大而增大,而峰面积基本不变。因当组分量一定、改变流动相流速时,即改变了单位时间内进入检测器的组分量,但组分总量未变,如气相色谱中的 FID、NPD、MS 等。质量型检测器的灵敏度表达式如下:

$$S = \frac{\Delta R}{\Delta m}$$ 式(3-3)

式中符号意义同前,S的单位为 mV·s/g 或 C/g,即有 1g 样品通过检测器时,每秒钟所产生的电位或电量(库仑)数。

二、通用性和选择性

不同种类的化合物,其单位质量的物质在检测器上的响应值之比小于 10 时,该检测器为通用型检测器。如 TCD 和 MS(全扫描)等均属此类。当某类化合物的响应值比另一类大 10 倍以上时,通常认为该检测器具有选择性。选择性(S)可用两类化合物在该检测器上的灵敏度来测量:

$$S = \frac{S_i}{S_r}$$ 式(3-4)

式中,S_i为具有选择性组分的灵敏度;S_r为参比物(在气相色谱中通常用不含杂原子的烃类作为参比物)的灵敏度。

TCD 为通用型检测器。FID 可作为通用型检测器,也可作为选择性检测器。NPD、ECD、FPD 等都是典型的选择性检测器。选择性检测器仅对某些类型的化合物有特征响应,可以排除样品中其他类型组分的干扰,从而免除或简化复杂样品的前处理。

因选择性是一无量纲参数,故通常用两类化合物的相对摩尔响应值(s_M)或相对质量响应值(s_m)来表达:

$$S = s_M = \frac{R_i^{mol}}{R_r^{mol}}$$

或 $$S = s_m = \frac{R_i^m}{R_r^m}$$ 式(3-5)

式中,R_i^{mol}、R_r^{mol}分别为被测组分和参比化合物的摩尔响应值;R_i^m、R_r^m分别为被测组分和参比化合物的质量响应值。

有时将选择性>1 000 的情况,称专一性。如在 NPD 上,N、P 化合物对烃类的选择性均大于 10^4,可称 NPD 为氮磷化合物专一性(响应)检测器。

三、相对响应值

组分通过检测器即有信号产生,此信号称检测器的响应,信号大小称响应值(s)。检测器的响应值取决于组分的性质和浓度(质量或质量流量)。在同一检测器上,同一物质的浓度越大,其响应值越大;浓度相同,但组分不同,其响应值也不同。色谱分析以组分的响应值(峰面积或峰高)来定量。

相对响应值(s),又称相对响应因子(relative response factor,RRF),是指某一组分与相同量参比物质响应值之比,可用式(3-6)表示:

$$s = \frac{A_i/Q_i}{A_s/Q_s}$$ 式(3-6)

式中,A_i、A_s分别为被测组分和参比物质的峰面积;Q_i、Q_s分别为被测组分和参比物质的量。

由于被测组分或参比物质的量可用质量或摩尔(体积),故 s 也有相对质量响应值(s_m 或 RWR)和相对摩尔响应值(s_M 或 RMR)之分。组分的 s 越大,表示其响应值越大。通常要准确定量,必须用 s 值,且此值稳定性要好。s 的倒数即为相对校正因子 f。

四、线性和线性范围

1. **线性** 不同类型检测器的响应值(R_i)与进入检测器的组分浓度、质量或质量流量(Q)之间的关系,可用下面的通式表达:

$$R_i = CQ^n \tag{式(3-7)}$$

式中,C 为常数。$n=1$ 时,该检测器为线性响应,$n \neq 1$ 时,该检测器为非线性响应。

现所有商品检测器基本上都是线性检测器。唯独火焰光度检测器(FPD)测硫时,其响应值与组分量是非线性的,呈二次方关系。

2. **线性范围** 进入检测器的组分量与其响应值保持线性关系,或是灵敏度保持恒定时所覆盖的区间,称线性范围。其下限为该检测器的检测限;当响应值偏离线性大于 $\pm 5\%$(有的文献为 $\pm 20\%$)时,为其上限。因此,当检测器保持线性响应时,线性范围(LR)可以用其最大组分量(Q_{max})和最小组分量(Q_{min})之比来计算:

$$LR = \frac{Q_{max}}{Q_{min}} \tag{式(3-8)}$$

如图 3-2 所示,某检测器的最小检测质量流量为 10^{-12}g/s,其响应值偏离线性达 $\pm 5\%$ 时的质量流量为 10^{-7}g/s,那么其线性范围为 10^5。

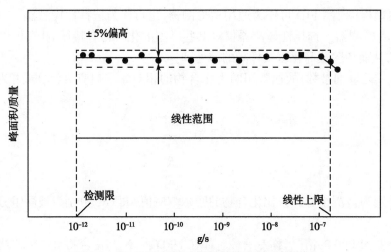

图 3-2 单对数坐标图中的线性响应和线性范围

线性和线性范围对组分的准确定量是十分重要的。实际工作中,要确保检测器为线性响应(FPD测硫除外),供试品溶液的浓度必须在线性范围内,特别是当样品的浓度范围较宽时更应该注意线性范围的问题。

第二节 火焰离子化检测器

火焰离子化检测器(flame ionization detector,FID),又称火焰电离检测器,是以氢气在空气(或氧气)中燃烧生成的氢火焰为能源而得名。有机物在氢火焰能源的作用下直接或间接地离子化,并在电场内定向运动形成电流,电流(离子流)强度与进入检测器中组分的含碳量成比例,因此组分一定时,测定电流(离子流)强度可以对物质进行定量,为质量型检测器。

一、检测原理和基本构造

FID 基本结构如图 3-3 所示,包括喷嘴、极化极、收集极、载气入口、氢气入口和空气入口[1]。极化极(6)和收集极(8)通过高电阻、基流补偿和 50~350V 的直流电源(E)组成检测电路,测量氢火焰中产生的微电流。检测电路又是电流放大器的输入。在收集极和极化极之间加有一个极化电压,这样便在喷嘴附近形成一个高压静电场,该电场使火焰中形成的正、负离子能彼此分开而被有效地收集。收集极多为圆筒形或喇叭形,图 3-4 为圆筒收集极电场分布示意图。

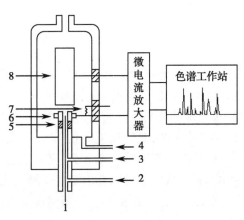

1. 毛细管柱; 2. 尾吹气入口; 3. 氢气入口; 4. 空气入口;
5. 喷嘴; 6. 极化极; 7. 点火灯丝; 8. 收集极。

图 3-3　火焰离子化检测器示意图　　　图 3-4　圆筒收集极电场分布示意图

来自色谱柱的载气与尾吹气(接毛细管柱时有,接填充柱时无)、氢气混合后,自喷嘴喷出与空气相遇,被点火灯丝(或点火枪)引燃。当仅有载气从柱后流出时,载气(如 N_2)本身不会被电离,只有载气中的有机杂质和流失的固定液在氢火焰中被电离成正、负离子和电子。在电场作用下,正离子移向收集极(负极),负离子和电子移向极化极(正极)。形成的微电流经微电流放大器放大后,从输出衰减器中读取信号,由记录器记录,该记录即为基流,或称本底电流、背景电流。只要载气流速、柱温等条件不变,该基流亦不变。如载气纯度高,流速小,柱温低或固定相热稳定性好,基流就低,反之就高。基流越小越易于测得信号电流的微小变化。通常,通过加上一个反向的补偿电压,可以使基流降至零,此即所谓的"基流补偿"。一般在进样前均要用基流补偿,将记录器上的基线调至零。进样后,载气和分离后的组分一起从柱后流出,氢火焰中增加了组分被电离后产生的正、负离子和电子,从而使电路中收集的微电流显著增大,获得该组分的信号。该信号大小与单位时间进入火焰中物质的碳原子数成正比,即"等碳效应"。

二、应用特点

FID 具有灵敏度高、响应快、线性范围宽、耐用、可靠性好等优点。主要缺点是检测时样品被破坏。FID 是目前应用最广泛的一种 GC 检测器,一般多用来测定有机含碳化合物,特别是烃类化合物,其响应与碳原子数成正比。

1. 不同化合物的响应值

(1)烃类化合物:FID 对烃类化合物的响应最高,而且对不同的烃类的响应值都很接近,即 FID 对烃类化合物的相对质量响应值(s_m)基本上是相等的,也就是说分子中有一个碳原子,就有一份响应值,为等碳响应。不同分子量的烷烃、烯烃、环烷烃和芳烃,除甲烷和苯外,其 s_m 值均在 1.00 左右。

(2) 含杂原子的有机物：对于含氧、氮、卤素、硫、磷、硅等杂原子的有机物，FID 的响应降低，其 s_m 值低于相应的烷烃，杂原子越多，相对质量响应值越低。

2. **响应特征**　FID 为质量型检测器，峰面积取决于单位时间内进入检测器中组分的质量。在进样量一定时，峰高与载气流速成正比，因此用峰高定量时需保持载气流速恒定，而用峰面积定量则与载气流速无关。

3. **线性范围**　FID 的另一显著性能特征是线性范围宽，可高达 10^7。如果出现非线性，主要是以下三个方面原因：① FID 的仪器设计欠佳；②氢氮比不妥；③样品质量流速过大。由于通常调节氢氮比在 1 左右时灵敏度最佳，但此条件下其线性和线性范围并非最佳。当氢氮比调至最佳灵敏度时，往往线性范围较窄，高浓度样品易出现过载。

三、影响灵敏度的因素

《中国药典》(2020 年版)通则"0521 气相色谱法"指出，"除另有规定外，一般用火焰离子化检测器，用氢气作为燃气，空气作为助燃气"。氢气、空气的比例对于 FID 的灵敏度有重要影响。

1. **氢气和氮气的流量之比**　氮气作为载气，流量是根据最佳分离条件而选定的，氢气是保持氢火焰正常燃烧的气体，流量则以能达到最高响应值来选择。实验表明，氮气和氢气混合后的灵敏度高于高纯氢气所产生的灵敏度，氮氢流量比对 FID 的灵敏度和线性均有影响。图 3-5 为不同氮氢流量比的灵敏度曲线，显示了两者的流量与检测器响应值之间的关系，从图中可以看出氮气和氢气流量之比有一个最佳点，在该点上检测器的响应值最大且比较稳定，定量分析误差小。一般情况下 $N_2 : H_2$ 以 $1 : 1 \sim 1 : 1.5$ 为佳。

2. **空气流量**　空气是 FID 的助燃气，为氢火焰提供必需的氧气，同时也起着把 CO_2、H_2O 等燃烧物带走的吹扫作用。在低流量时，检测器的响应值随空气流量增加而增大，超过一定比值后（一般为 $400 \sim 500$ ml/min），空气流量对检测响应的影响不再明显变大，一般氢气和空气的流量比值为 $1 : 10$。图 3-6 为空气流量对 FID 响应值的影响，通常控制空气流量在 $300 \sim 500$ ml/min 范围。

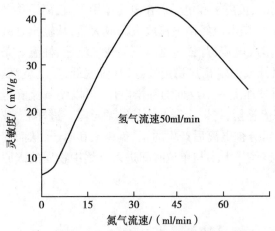

图 3-5　氮气和氢气流量和检测器响应值的关系

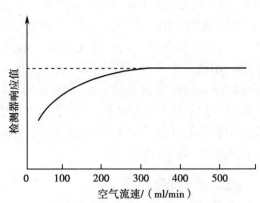

图 3-6　空气对 FID 响应值的影响示意图

3. **极化电压**　FID 的响应值随着极化电压的增加而增加，但是当极化电压达到一定值后，响应值不会有明显变化，一般使用 $150 \sim 300$V 的极化电压。

4. **尾吹气的影响**　在毛细管气相色谱中，必须用尾吹气将柱后流出物迅速送到检测器，以防止色谱峰展宽。除此之外，尾吹气同时起到调节 FID 达最佳性能的作用。毛细管柱的载气流量很小，一般采用氮气作为尾吹气，调节其流量达每分钟几十毫升（一般约 30ml/min），使 FID 有合适的氮氢流量比，以确保 FID 检测器有良好的灵敏度和线性范围。

四、应用示例

FID作为一种通用型检测器,几乎可以检测所有碳氢化合物。因此,在药物分析中的应用非常广泛。

【例3-1】 香砂养胃丸中乙酸龙脑酯、龙脑及樟脑的含量测定[2]

香砂养胃丸是一种使用率较高的中成药,处方包括甘草、大枣、木香、砂仁、制半夏、茯苓、陈皮、生姜等,临床用于胃阳不足、湿阻气滞所致胃痛的治疗,具有温中和胃的作用。现代药理学研究证实,香砂养胃丸的主要药效成分为乙酸龙脑酯、龙脑及樟脑,能够发挥抗菌、抗炎、镇痛、抗溃疡、止泻等功效。因此,控制乙酸龙脑酯、龙脑及樟脑的含量是保证其发挥药效的前提。

1. 仪器与试剂　7890A气相色谱仪,配备FID检测器。乙酸龙脑酯、樟脑、龙脑对照品,环己烷、无水乙醇为分析纯,市售香砂养胃丸。

2. 色谱条件　色谱柱:DB-1毛细管色谱柱(30m×0.32mm,0.50μm);载气:氮气,流量4.0ml/min;进样量1μl,分流进样,分流比10∶1;进样口温度:230℃;检测器温度:280℃,氮气、氢气与空气比例1∶1∶10;程序升温:起始柱温为60℃,以5℃/min的速率升温至130℃,维持5分钟,再以20℃/min的速率升温至230℃,维持5分钟。

3. 测定方法与结果

(1)供试品溶液的配制:取本品适量,研细,取约8g,精密称定,照《中国药典》(2020年版)通则"2204挥发油测定法"进行提取,加环己烷3ml,缓缓加热至沸,并保持微沸约1小时,放置30分钟后,将环己烷提取液转移至5ml量瓶中,再取1ml环己烷冲洗挥发油测定器,合并冲洗液至上述5ml量瓶中,用环己烷稀释至刻度,摇匀,滤过,取续滤液,即得。

(2)对照品溶液的配制:分别取樟脑对照品、龙脑对照品和乙酸龙脑酯对照品适量,精密称定,加无水乙醇制成质量浓度分别为45.06μg/ml、21.49μg/ml、34.24μg/ml的混合对照品溶液。

(3)樟脑、龙脑和乙酸龙脑酯的定性鉴定:通过对供试品溶液和对照品溶液的GC分析,确定三者的出峰顺序,以保留时间定性,结果如图3-7所示。

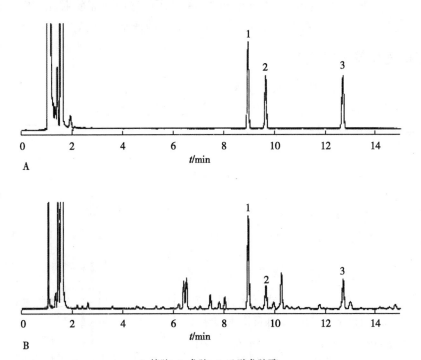

1.樟脑;2.龙脑;3.乙酸龙脑酯。

图3-7　对照品(A)及样品(B)的GC-FID色谱图

（4）香砂养胃丸中樟脑、龙脑和乙酸龙脑酯的含量测定：方法验证符合定量要求，能够用于香砂养胃丸中 3 种成分的定量测定。樟脑、龙脑和乙酸龙脑酯是香砂养胃丸中君药砂仁的主要成分，测定结果能直观反映砂仁的质量及香砂养胃丸的有效性。《中国药典》（2020 年版）收载的砂仁包括阳春砂、绿壳砂及海南砂，三者中乙酸龙脑酯的含量远高于樟脑，而《中国药典》（2020 年版）未收录的红砂仁中，樟脑含量要高于乙酸龙脑酯[3]。因此，本方法的建立对考察砂仁和香砂养胃丸的质量，确保药品的有效性有积极意义。

4. 思路解析　香砂养胃丸成分复杂，主要药效成分的含量测定以采用具有分离能力的色谱法为宜。乙酸龙脑酯、龙脑及樟脑，常压下沸点分别为 226℃、213℃ 和 204℃，具有较好的挥发性。因此，可以采用 GC 法进行分离和检测。在选择 GC 的检测器方面，需要充分考虑目标分析物的化学结构。乙酸龙脑酯、龙脑及樟脑三者的结构式如图 3-8 所示，化学式分别为 $C_{12}H_{20}O_2$、$C_{10}H_{18}O$、$C_{10}H_{16}O$。含碳个数较多，FID 信号响应大，可以满足灵敏度的要求。同时，通过调节氮气、氢气与空气比例以确保 FID 的灵敏度。FID 的温度设置要高于柱温，并不得低于 150℃，以防止水汽的冷凝，通常为 250~350℃，故本实验中 FID 的温度设置为 280℃。

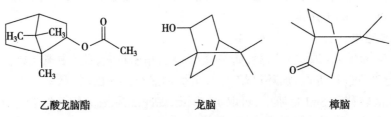

乙酸龙脑酯　　　　　龙脑　　　　　樟脑

图 3-8　乙酸龙脑酯、龙脑和樟脑的结构式

第三节　电子捕获检测器

电子捕获检测器（electron capture detector, ECD）是利用放射源或非放射源产生大量低能热电子，亲电子的有机物如多卤化合物进入检测器时，可以捕获电子而使基流降低产生信号。

一、检测原理和基本构造

ECD 系统由 ECD 池和检测电路组成，见图 3-9。

ECD 工作原理是由柱流出的载气及毛细管柱尾吹气（填充柱无尾吹气）进入 ECD 池，在放射源放出 β 射线的轰击下被电离，载气解离后形成大量正离子和自由电子。

$$N_2 \rightarrow 2N^+ + 2e^- \qquad \text{式（3-9）}$$

正离子和自由电子，分别向阴极和阳极移动。阳极收集电子，形成稳定的基流（$10^{-9} \sim 10^{-8}$A）。当电负性组分从柱后进入检测器时，即捕获 ECD 池内电子，使基流下降，产生负峰。

$$R\text{—}Cl + e^- \rightarrow R\text{—}Cl^- \qquad \text{式（3-10）}$$

负峰信号通过放大器放大，由记录器记录，即为响应信号。响应信号随着组分浓度的增加而增大，所以 ECD 属于浓度型检测器。信号的大小与进入池中组分的浓度成正比。由于负峰不便观察和处理，实际工作中通过极性转换将负峰转为正峰。

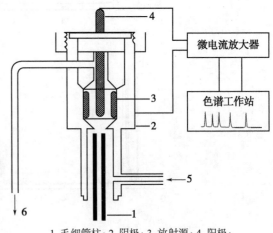

1. 毛细管柱；2. 阴极；3. 放射源；4. 阳极；
5. 尾吹气；6. 气体出口。

图 3-9　电子捕获检测器示意图

ECD 池由电离源、阳极和阴极三者在池腔中排布成一定的形状构成。根据三者在池腔中排布的位置不同,ECD 池有多种设计。电离源又称放射源,现在多为 ^{63}Ni。^{63}Ni 放射源的使用温度在 350℃以下。

二、应用特点

灵敏度高、选择性好是 ECD 的主要性能特征。其不足之处是线性范围窄。

1. **灵敏度**　ECD 对强电负性化合物灵敏度高。各类化合物在 ECD 上的响应值相差较大。脂肪烃和单芳烃的响应值最小;含单或双卤原子和单硝基的化合物响应值居中;含多卤原子、二硝基、醌类、二酮类和丙酮酸酯类等灵敏度最高。需要注意以下几点。

(1)两个或多个弱电子捕获官能团,如羰基、酯基等,通过共轭体系连接后,即成为强电负性化合物,如二酮类、丙酮酸酯类和二苯甲酮。它们的结构式如下:

$$
\underset{\text{(} O \text{)} \underset{\|}{\|}}{-C-C-} \qquad H_3C-\overset{O}{\underset{\|}{C}}-\overset{O}{\underset{\|}{C}}-O-R \qquad \phi-\overset{O}{\underset{\|}{C}}-\phi
$$

(2)与卤原子相连的碳原子类型、位置和几何异构体均对化合物的电子捕获能力有影响,但影响不大,通常在 10 倍以内。

(3)不同卤化物的电子捕获能力大小顺序是 I>Br>Cl>F,此响应变化可达 10^5 以上。

(4)卤原子(或电负性基团)的数量对化合物的电子捕获能力也有显著影响,特别是在同一碳原子一卤和多卤取代的化合物电子捕获能力差别很大,这种影响也可高达 10^5。

(5)低电子捕获能力化合物的衍生化:为了使低电子捕获能力化合物在 ECD 上获得高灵敏度,可将它们进行衍生化处理。衍生化试剂最常用的是三氟乙酰、五氟丙酰和七氟丁酰衍生化试剂。

2. **选择性**　二酮类、多卤化合物,对烃类的选择性可达 10^6,即具有高选择性。正是由于 ECD 有高选择性和高灵敏度,才使其能广泛应用于痕量有机分析,特别是对那些环境和生物样品(杂质含量高、种类多而复杂),仍能得到理想的色谱图。

3. **线性范围**　与其他检测器相比,ECD 的线性范围较窄,这对准确定量是不利的。

三、影响灵敏度的因素

1. **载气的纯度**　载气的纯度和流速对 ECD 的灵敏度和稳定性有很大影响,应该使用高纯度氮气或氩气作为载气,并选择最佳流速。载气需要经脱氧棒脱氧气、分子筛脱水后,才能导入 GC 仪器。因为载气中的氧和水等杂质都有吸电子能力,会造成基流下降,使灵敏度降低。载气中加入 5% CO_2 或甲烷,可提高灵敏度。载气的纯度直接影响 ECD 的基流,载气纯度越高,基流越高。

2. **载气和尾吹气的流速**　载气和尾吹气流速调节的目的和意义是不同的。前者主要从组分分离要求确定,通常填充柱为 20~50ml/min,毛细管柱为 0.1~10ml/min。后者在 ECD 中有三个作用:①为保持毛细管柱达一定的柱效,需加尾吹气,以减小谱带柱后变宽;②将 ECD 的基线维持在较稳定的范围内,因为当流过 ECD 检测池的气体流速较小时(即低流速区),基线会随气体流速的细微改变而发生较大变化,这种变化的程度随着 ECD 检测池气体流速的增加而减小,当 ECD 检测池气体流速增加到一定程度时,基线趋于稳定;③由于 ECD 是浓度型检测器,峰面积随通过检测器的气体流速增加而减小,在毛细管柱流速固定后,可通过调节尾吹气流速,使峰面积或峰高达最大响应。

3. **检测器温度和柱温**　色谱柱和柱温的选择原则是既要保证各组分完全分离,又要保持 ECD 池洁净,不受柱固定相污染。为此,应尽量选用低配比的耐高温或交联固定相,柱温尽量低。这样,在相同的柱温下,柱流失的绝对量比高配比、未交联固定相要少得多。同时,低配比柱达到相同分离度所需的柱温可降低,固定相流失又可进一步减少。

4. **固定相的选择**　尽量不要选用含多卤原子的固定相,如三氟丙基 - 甲基聚硅氧烷(QF-1,OV-210)、聚三氟氯乙烯蜡等。切忌用聚四氟乙烯管作连接管或色谱柱。它们均能使基流严重下降。通常要求接 ECD 的色谱柱,其最高使用温度比接其他气相色谱检测器的温度低。

5. **进样量**　电子捕获检测器超载后恢复较慢,因此要注意进样量不可超载。

四、应用示例

ECD 对电负性化合物具有选择性,且灵敏度高,在化学药物中卤代烃有机溶剂残留、中药材中有机氯农药的检测等诸多方面有广泛应用。

【**例 3-2**】《中国药典》(2020 年版)中采用 GC-ECD 法测定氯诺昔康原料药的残留溶剂二氯甲烷、三氯甲烷和四氯化碳[4]

卤代烃是一类含有一个或者多个卤原子的化合物,根据所含卤原子的种类,可以分为氟代烷、氯代烷、溴代烷和碘代烷。卤代烃的反应活性较强,能直接与生物大分子(如 DNA、RNA 和蛋白质)发生烷基化反应,可能会导致 DNA 突变。卤代烃在药物合成中大量使用,结构种类繁多,是基因毒性杂质中最为多见的一类。因此,对氯诺昔康原料药中二氯甲烷、三氯甲烷和四氯化碳溶剂残留的测定对药品质量和用药安全意义重大。

1. **仪器与试剂**　气相色谱仪,配备 ECD 检测器。二氯甲烷、三氯甲烷、四氯化碳对照品,二甲基亚砜为色谱纯,氯诺昔康原料药。

2. **色谱条件**　色谱柱:以 6% 氰丙基苯基 -94% 二甲基聚硅氧烷(或极性相近)为固定液的毛细管柱;进样量 1μl,分流进样,分流比 30∶1;进样口温度:250℃;检测器温度:250℃;程序升温:起始温度为 40℃,维持 10 分钟,以 40℃ /min 的速率升温至 150℃,维持 10 分钟。

3. **测定方法与结果**

(1)供试品溶液的配制:取本品约 0.1g,精密称定,置 10ml 量瓶中,加二甲基亚砜使溶解,作为供试品溶液。

(2)对照品溶液的配制:取二氯甲烷、三氯甲烷与四氯化碳各适量,精密称定,加二甲基亚砜溶解并制成每 1ml 中约含二氯甲烷 6μg、三氯甲烷 0.6μg 与四氯化碳 0.04μg 的混合溶液,作为对照品溶液。

(3)二氯甲烷、三氯甲烷与四氯化碳的定性与定量:精密量取供试品溶液与对照品溶液各 1μl,分别注入气相色谱仪,记录色谱图。以保留时间定性,外标法以峰面积定量计算。

4. **思路分析**　二氯甲烷、三氯甲烷和四氯化碳是化学合成过程中的常用试剂,具有很强的挥发性。因此,GC 是此类残留溶剂的主要分离分析手段。然而,由于结构中碳数较少,用 FID 检测的灵敏度较低,宜采用 ECD 检测。较之于含氯烷烃,ECD 更适用于测定含溴和含碘的烷烃化合物,尤其是含有多个卤原子的烷烃。对于只含有一个氯原子的烷烃,也可采用灵敏度高的气质联用技术(GC-MS)进行测定。Liu 等[5]比较了 HS-GC-ECD 和 HS-GC-MS 法测定一氯甲烷和 1- 氯乙烷的结果,发现 HS-GC-MS 法的选择离子扫描模式检测浓度为 400ng/ml 的 1- 氯乙烷溶液的信噪比为 109,HS-GC-ECD 则无响应信号。

第四节　热导检测器

热导检测器(thermal conductivity detector,TCD)是利用被测组分和载气的热导率不同而产生响应的浓度型检测器,属于物理常数检测法,又称为热丝检测器(hot-wire detector,HWD)或热导计。

一、检测原理和基本构造

TCD 由热导池及其检测电路组成。图 3-10 为 TCD 工作原理的示意图。图中载气流经参考池腔、进样口、色谱柱,从测量池腔排出。中、上部为惠斯顿电桥检测电路图。R_2、R_3 为固定电阻;R_4、R_1

分别为测量臂和参考臂热丝,通常选用电阻值对于温度变化非常敏感的钨丝或铼丝,置于加热块内部。

当调节载气流速、桥电流及热导池温度至一定值后,TCD处于工作状态。从电源 E 流出的电流 I 在 A 点分成两路 i_1、i_2 至 B 点汇合,而后回到电源。这时,两个热丝均处于被加热状态,维持一定的丝温 T_f,池体处于一定的池温 T_w。一般要求 T_f 与 T_w 差应大于 $100℃$ 以上,以保证热丝向池壁传导热量。当只有载气通过测量臂和参考臂时,由于两臂气体组成相同,从热丝向池壁传导的热量相等,故热丝温度保持恒定;热丝的阻值是温度的函数,温度不变,阻值亦不变;这时电桥处于平衡状态:$R_2 \cdot R_4 = R_3 \cdot R_1$ 或写成 $R_2/R_1 = R_3/R_4$。M、N 两点电位相等,电位差 (E_g) 为零,无信号输出。当组分从进样口进样,经柱分离,从柱后流出进入测量臂时,由于这时的气体是载气和组分的混合物,其热导率不同于纯载气,从热丝向池壁传导的热量也就不同,从而引起两臂热丝温度不同,进而使两臂热丝阻值不同,电桥平衡被破坏。M、N 两点电位不等,即有电位差,输出信号 E_g。

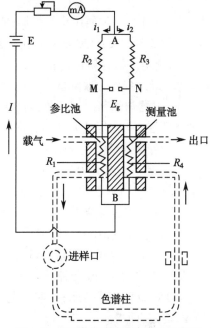

图 3-10 热导检测器工作原理示意图

二、应用特点

TCD 的性能特征是通用性好,定量准确,操作维护简单、价廉。不足之处是灵敏度较低。

1. **通用性** TCD 的通用性好,表现在两方面:一是通用性响应,二是响应因子通用性。

(1)通用性响应:由 TCD 的工作原理可知,除载气本身外,它对所有物质,无论是单质、无机物还是有机物,均有响应。因为不同的物质均有不同的热导系数,只要被测组分与载气的热导系数有差异,即有响应。特别是用 H_2(或 He)作载气,其他各类化合物的热导系数均比它们小得多,极易产生响应。水和其他无机化合物,特别是永久性气体的检测,经常用 TCD。

(2)响应因子通用性:TCD 相对响应值基本上是一致的。即它与使用的 TCD 类型、结构以及操作条件(桥流、检测器温度、载气流速、样品浓度)等无关,可以通用。

2. 不破坏样品,可串联其他检测器。

三、影响灵敏度的因素

与其他检测器相比,TCD 的灵敏度较低。影响其灵敏度的主要因素包括以下几个方面。

1. **载气种类** TCD 通常用 He 或 H_2 作载气,因为它们的热导系数远远大于其他化合物。用 He 或 H_2 作载气的 TCD,其灵敏度高,响应因子稳定,易于定量,线性范围宽。用 He 作载气,比较安全,但是价格高。H_2 作为载气的灵敏度最高,只是操作中要注意安全。另外,还要防止样品可能与 H_2 反应。

毛细管柱接 TCD 时,最好都加尾吹气,即使是池体积为 $3.5\mu l$ 的 μ-TCD,也建议加尾吹气,尾吹气的种类同载气。

2. **载气纯度** 载气纯度影响 TCD 的灵敏度。纯度低将产生较大噪声,降低灵敏度。

3. **载气流速** TCD 为浓度型检测器,对流速波动很敏感,TCD 的峰面积响应值反比于载气流速。因此,在检测过程中,载气流速必须保持恒定。在柱分离许可的情况下,以低流速为佳。

4. 热丝与池体的温度差值越大,越利于热传导,故采用低的池体温度为好,但要以样品不被冷凝、污染池体为前提。

5. 桥电流越大越灵敏,但不同的载气和不同的热敏元件有不同的最高允许桥电流,操作时要严格遵照仪器说明书。一般 H_2 作载气时用 $120\sim180mA$,N_2 用 $80mA$。

四、应用示例

TCD 作为一种通用型检测器,特别适用于气体混合物的分析,也可用于药物中水分的测定。

【例 3-3】 GC-TCD 法测定抗生素中的水分[6]

水分是一种容易在药物的生产和贮藏过程中引入的一般杂质。对于抗生素来说,水分会影响其稳定性,最终导致药效降低。因此,抗生素中的水分是药品质量控制中一项重要指标。

1. **仪器与试剂** 气相色谱仪,配备 TCD 检测器。水为Ⅰ级纯化水,甲醇、乙醇为色谱纯,市售阿莫西林胶囊、头孢氨苄胶囊和头孢克肟片。

2. **色谱条件** 色谱柱:HP-PLOT/Q 毛细管色谱柱(30m × 0.53mm,40μm);载气:高纯氦气,流量 3.0ml/min;进样量 0.2μl,分流进样,分流比 20∶1;进样口温度:200℃;检测器温度:250℃,电流为 70mA;程序升温:起始温度为 150℃,维持 6 分钟,以 60℃/min 的速率升温至 200℃,维持 2 分钟。

3. **测定方法与结果**

(1)内标提取液的配制:取甲醇 4ml,用乙醇定容至 1 000ml,即得。

(2)供试品溶液的配制:取样品约 0.1g,精密称定,置于 50ml 具塞离心管中,精密量取并加入内标提取液 20ml,超声 40 分钟,摇匀,离心,取上清液,即得。

(3)对照品溶液的配制:取水适量,精密称定,置 50ml 具塞离心管中,精密量取并加入内标提取液 20ml,混匀,即得。

(4)水的定性鉴定:选用乙醇为提取溶剂,甲醇为内标,两者与水的出峰顺序如图 3-11 所示,分离度均大于 1.5,以保留时间定性。

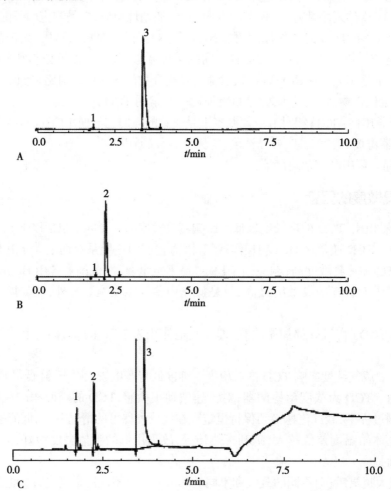

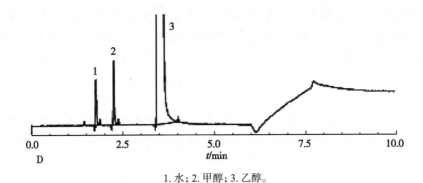

1. 水；2. 甲醇；3. 乙醇。

图 3-11　乙醇（A）、甲醇（B）、对照品溶液（C）及供试品溶液（D）的 GC-TCD 色谱图

（5）抗生素中水的含量测定：采用内标法以峰面积进行定量分析，由于提取溶剂中含有部分水，计算时必须扣除。

4. 思路分析　《中国药典》（2020 年版）通则 "0832 水分测定法" 中规定第五法为气相色谱法，以纯化水为对照、无水乙醇为溶剂，使用 TCD。选择 TCD 的主要原因在于水作为一种无机物，在 FID 等气相色谱常用检测器上无信号，ECD 则应该避免与水分接触，TCD 是基于不同气体的热导率不同实现检测，既可以测定有机物，也可以检测无机物。因此，GC-TCD 法可以用于化学药物和中药的水分检查。

第五节　氮 - 磷检测器

氮 - 磷检测器（nitrogen-phosphorus detector，NPD）是电离型气相色谱检测器，检测低基流背景下信号电流的增加，对于含氮和磷的化合物灵敏度高、专一性好，专用于痕量氮、磷化合物的检测。

一、检测原理和基本构造

氮 - 磷检测器结构示意图如图 3-12 所示。NPD 系统由电离室和检测电路组成，它与 FID 系统相似，但有两点不同：① NPD 较 FID 多一个热离子电离源及加热系统，热离子电离源的位置见图 3-12 中的 1，以下简称电离源；② FID 微电流放大器中的电源 E 对喷嘴的极性是固定的，而在 NPD 中它是可变的。所以 NPD 可以认为是由普通 FID 加一电离源而成。

按照加热方式、氢气流量和喷嘴极性的不同，NPD 可分为三种操作方式：火焰电离型、磷型和氮磷型，分别以 FI、P 和 NP 型表示，操作条件见表 3-1。

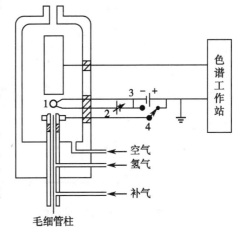

1. 电离源；2. 加热系统；3. 极化电压；
4. 喷嘴极性转换开关（图中所示为 P 型位置）。

图 3-12　氮 - 磷检测器结构示意图

表 3-1　FI、P 和 NP 型操作条件比较

类型	电离源加热方式	H$_2$ 流量 /（ml/min）	喷嘴极性	敏感元素
FI	不通电	≈ 30	负	C
P	电和氢焰同时加热	≈ 30	正	P
NP	电加热	2~6	负	N、P

1. FI 型操作方式 FI 型操作方式是将 NPD 当成 FID 用的模式,其条件亦同 FID。不同之处是在火焰和收集极之间多一个电离源,但它不通电加热,也不需取下,不会影响其标准 FID 性能。图 3-13(a)为由 FID 获得的某含氮磷化合物和碳氢化合物的混合样品(以下简称混合物样品)的色谱图,图 3-13(b)为由 NPD 的 FI 型操作方式获得的混合物样品色谱图,比较(b)与(a)几乎是一样的。

2. P 型操作方式 当需要把含磷化合物区别于其他化合物时可用 P 型。该型的喷嘴接地为正电位。氢流量通常与 FID 相近,喷嘴处能形成正常火焰,此火焰与电加热系统同时将电离源加热至暗红,这时含磷化合物灵敏度增加,而烃类色谱峰全部消失,表现为磷专一性。图 3-13(c)为由 NPD 的 P 型操作方式获得的混合物样品色谱图,该图显示除了含磷化合物外,混合物样品中其他化合物的色谱峰全部消失,可见 NPD 的 P 型操作方式为磷专一性检测方式。此专一性来自电离源是负电位,烃类在火焰中燃烧产生的电子,不能越过电离源负电位的位垒,在电离源和喷嘴之间电场的作用下,流向喷嘴。而有机磷化合物裂解产生的电负性基团,在电离源表面得到电子后,形成负离子,被收集极收集,经电流放大后记录。因此,在 P 型操作方式中是以电离源为界,将烃类信号和磷信号相互分离,从而实现对磷的专一性检测。

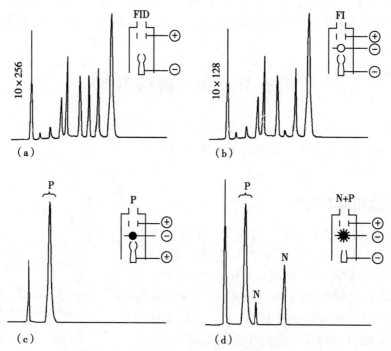

图 3-13 某含氮磷化合物和碳氢物的混合物样品在 FID 及 NPD 三种操作方式下的色谱图

3. NP 型操作方式 NP 型操作方式对 N、P 均有极高灵敏度和专一性。在该操作方式中,喷嘴和电离源均为负电位。此外,为了适于氮磷化合物的分解,形成腈基(CN)等电负性基团,还要改变火焰条件,即将氢气流量降至 2~6ml/min。如此小的流量,在喷嘴处还不足以形成正常燃烧的氢火焰。此低浓度的氢气只能在电离源表面附近形成一层化学活性很高的"冷火焰"。此时,靠电加热系统加热的电离源表面温度为 600~800℃。当氮磷化合物进入"冷火焰"区,即发生热化学分解,产生 CN 和 PO、PO_2 等电负性基团。这些基团从电离源表面或其周围的气相中得到电子,变成负离子,在高压电场作用下,该负离子移向正电位的收集极,产生信号。烃类在"冷火焰"中不发生电离,因而产生对氮磷化合物的专一性检测。图 3-13(d)为由 NPD 的 NP 型操作方式获得的混合物样品色谱图,该图显示除了含氮化合物和含磷化合物外,混合物样品中其他化合物的色谱峰全部消失,可见 NPD 的 NP 型操作方式为氮磷化合物的专一性检测方式。

二、应用特点

NPD 与其他气相色谱检测器相比,其性能特征是:灵敏度高、专一性强。其响应值与 N、P 原子流速成正比;但对于某些 NPD,氮化合物的响应还与其分子结构有关;存在电离源稳定性和使用寿命的问题。

1. 灵敏度和专一性 NPD 对氮磷化合物的检测灵敏度较高,其中对磷化合物的灵敏度又高于氮化合物 5~10 倍。NPD 对氮的灵敏度超过了 ECD,对磷超过了 FPD。P、N 对烃的选择性也是前者稍优于后者,达 10^4~10^6,硝基型达 10^8。所以,NPD 对 N、P 已达专一性响应。

2. 响应值与分子结构的关系 NPD 的响应与化合物分子结构中氮、磷杂原子数目成正比,并且 NPD 对含氮化合物的响应还与其分子结构有关。易分解产生 CN 的化合物,其响应值大;而其他结构,特别是硝酸酯、酰胺类,其响应值小。

3. 电离源稳定性和使用寿命 NPD 的主要缺点是随使用时间增长性能变差;最后响应极小,必须另换新电离源。响应值下降的一般规律是,使用初期下降速度快,后期下降速度慢。通常电离源的使用寿命在 1 000 小时左右,而陶瓷电离源寿命可达 2 000 小时以上。

三、影响灵敏度的因素

1. 加热电流和基流 NPD 的基流和组分信号均随加热电流的增加而增大。实际操作时,可用基流为标记来调节加热电流的大小。调节基流的原则是:在达到检测限的前提下,宁小勿大。

2. 载气、尾吹气、氢气和空气流速 通常进入 NPD 检测器的气体有载气、尾吹气、氢气和空气。进入 NPD 的这些气体及其流速,决定了电离源周围气体层的成分,从而强烈影响 NPD 的灵敏度和专一性。

(1)载气和尾吹气:载气和尾吹气可用氮气和氦气。它们的流速从柱分离的角度考虑,同 FID。NPD 是质量型检测器,基流和响应值随载气流速增加而增大。

(2)氢气:氢气和空气流速对电离源周围气体层成分影响极大,特别是前者强烈地影响着气体层的活性。与载气和空气流速相比,氢气流速十分小,但它每分钟数毫升的变化,能够使基流和响应值大幅度地升降。氢气流速增加使灵敏度提高,但同时 P 和 N 对烃的专一性下降。

(3)空气:空气流速的影响有两方面,一是维持氢的"冷火焰"具有一定的活性;二是降低电离源表面温度。总的影响结果与载气相似。通常 NPD 的空气流速选择在 60~200ml/min。

3. 检测器温度 检测器温度高有助于提高 NPD 的灵敏度和稳定性。通常检测器温度至少在 150℃以上;如果无不良影响应尽量提高些,如保持在 300℃左右。因为检测器温度高有以下好处:①可使溶剂峰或大浓度峰的基线干扰减至最小;②可用较低的加热电流达到同等的灵敏度,从而延长电离源寿命;③载气或尾吹气流速改变时,灵敏度变化很小。

四、应用示例

NPD 是痕量氮磷化合物检测的有力工具,在医药方面的应用越来越广泛,它在中药材和中成药的有机磷农药和有机氮农药的残留量检测方面发挥着重要作用,在生物样品中痕量氮、磷药物或生物活性物质的检测方面也有许多应用。由于它专一性强,用于复杂样品分析时,可简化或避免麻烦耗时的样品前处理,大大简化了分析方法。

【例 3-4】GC-NPD 法检测 7 种苯二氮䓬类安眠药[7]

苯二氮䓬类药物是一类抗焦虑药,常见品种有地西泮、氯氮䓬、硝西泮、氯硝西泮、艾司唑仑、阿普唑仑、三唑仑等。除了医疗用途之外,苯二氮䓬类因成为近年来增长最快的滥用药物而备受关注。根据《国家药物滥用监测年度报告(2016 年)》数据显示,此类安眠药是我国滥用/使用最多的医疗用第二类精神药品。长期使用苯二氮䓬类药物会影响认知,并且产生依赖和强烈的戒断症状。高剂量使用则会导致非常严重的记忆丧失，甚至会直接导致死亡。该类药物的检测方法多集中于色谱法、免疫分析法、光谱法和电化学分析法，其中色谱法仍在检测中起主要作用[8]。

1. **仪器与试剂** 7890B 气相色谱仪，配备 NPD 检测器。地西泮、氯氮䓬、硝西泮、氯硝西泮、艾司唑仑、阿普唑仑和三唑仑对照品，乙醇为色谱纯。

2. **色谱条件** 色谱柱：HP-5 毛细管柱（30m × 0.32mm，0.25μm）；载气：氮气，恒定压力 10.00psi；进样量 1μl，分流进样，分流比 20：1；进样口温度：280℃；检测器温度：300℃，氢气流量 3.0ml/min，空气流量 60ml/min；程序升温：起始柱温为 60℃，维持 1 分钟，以 20℃/min 的速率升温至 280℃，维持 12 分钟。

3. **测定方法与结果**

（1）对照品溶液的配制：精密称取地西泮、氯氮䓬、硝西泮、氯硝西泮、艾司唑仑、阿普唑仑和三唑仑对照品，置同一个量瓶中，用乙醇稀释成浓度分别为 12.5μg/ml、25μg/ml、50μg/ml、75μg/ml、100μg/ml 的系列混合对照品溶液。

（2）苯二氮䓬类化合物的定性和定量：7 种物质 GC-NPD 测定结果如图 3-14 所示，保留时间分别为 14.056 分钟、14.554 分钟、16.919 分钟、17.968 分钟、18.792 分钟、19.481 分钟和 21.277 分钟。7 种成分在相应的浓度范围内线性良好，进样精密度在 0.12%~0.72% 之间。

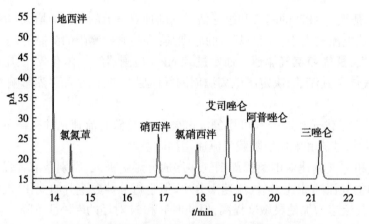

图 3-14　7 种苯二氮䓬类化合物的 GC-NPD 色谱图

4. **思路解析** 苯二氮䓬类药物的母核由苯环与七元含氮杂环稠合而成，结构中含有两个有机氮。因此，采用 GC 法进行分析时，可以采用 NPD 检测。选择 NP 型模式，氢气流量设置为 3.0ml/min 以保证在电离源表面形成冷火焰。检测器温度 300℃，有助于提高灵敏度和稳定性，并延长电离源的寿命。

第六节　火焰光度检测器

火焰光度检测器（flame photometric detector，FPD）是一种基于分子发射光谱的气相色谱检测器，对于含硫和磷的化合物灵敏度高、专一性好，能够用于痕量硫、磷化合物的检测。

一、检测原理和基本构造

FPD 属于光度法检测，利用富氢火焰，使含硫、磷的被测物质在一定条件下分解，形成激发态分子，当回到基态时，可发射出一定波长的光，而载气却不发光。因此，可以将不同波长光的强度，利用光电倍增管进行光电转换，将微电流放大后记录信号。

FPD 的结构示意图如图 3-15 所示，主要由火焰发光和光电系统两部分组成。火焰发光系统由燃烧器和发光室组成。各气体流路和喷嘴等构成燃烧器,喷嘴由内孔和环形的外孔组成。气相色谱柱流出物和空气混合后进入中心孔,过量氢气从四周环形孔流出,这就形成了一个较大的扩散富氢火焰。烃类和硫、磷化合物在火焰中分解并产生复杂的化学反应,发出特征光。硫、磷在火焰上部扩散富氢火焰中发光,烃类主要在火焰底部的富氧焰中发光。因此,在火焰底部加一个不透明的遮光罩挡住烃类发光,可以提高 FPD 的选择性,为了减小发光室的体积,可在喷嘴上方安装一个玻璃或石英管,以降低检测器的响应时间常数。

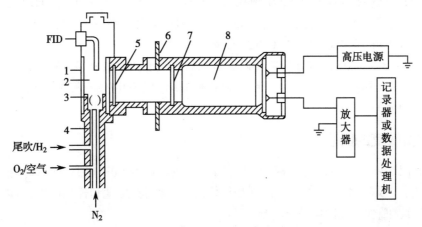

1. 石英管;2. 发光室;3. 遮光罩;4. 燃烧器;5. 石英窗;6. 散热片;7. 滤光片;8. 光电倍增管。

图 3-15　火焰光度检测器结构示意图

火焰发光系统是 FPD 的核心,它与检测器的性能密切相关,按火焰发光部分的结构,FPD 可以分成三种:单火焰型、双火焰型和脉冲火焰型。其中,脉冲火焰型具有较高的灵敏度和选择性,应用广泛。它的特点是用了脉冲火焰,即火焰断续燃烧。其结构如图 3-16 所示,上部为点火室,下部燃烧室内用耐高温、透光性好的石英管作燃烧管。热丝点火器通直流电,一直处于灼热状态,但无火焰,当载气在中心管与富氢气/空气混合气预混后,进入石英管内,与从外层旁路通入的富空气/氢气混合气一起进入点火室,即被点燃,接着自动引燃燃烧室中的混合气,使被测组分在富氢气/空气的火焰中燃烧、发光。燃烧后由于瞬间缺氧,火焰即熄灭。连续的气流继续进入燃烧室,排掉燃烧产物,重复上述过程进行第二次点火,如此反复。1 秒断续燃烧 1~10 次,即脉冲火焰频率为 1~10Hz。用蓝宝石将燃烧室与光学检测系统分开。光信号通过光导管、滤光片后,被光电倍增管接收,产生信号。脉冲 FPD 根据时间随信号的变化将杂原子与烃类的发光分开,或是将杂原子之间的发光分开,从而进一步提高选择性,同时避免了猝灭作用。

图 3-15 中 FPD 的右侧为光电系统。为了避免发光中瞬间产生的大量水蒸气、燃烧产物和高温对光电系统的影响,用石英窗和散热片将发光室和光电系统隔开。

FPD 不是将所有的光均变成电信号,而是用滤光片选择硫、磷特征光。硫化物进入火焰,形成激发态的 S_2^* 分子,该分子回到基态会发射出波长为 320~480nm 的光,其最大发射波长为 394nm。磷化物进入火焰,形成激发态的 HPO^* 分子,该分子回到基态发射出波长为 480~580nm 的光,其最大波长为 526nm。烃类进入火焰,产生 CH、C_2 等基团,发射光波长为 390~520nm。光电倍增管对上述广大范围的光均可接收。为了仅接收硫和磷的特征光,采用 394nm 的硫滤光片,使 394nm 附近的光透过,烃类光被滤去。同样,对磷可用 526nm 的滤光片,使磷的最大发射光透过,从而达到选择性检测的目的。

二、应用特点

FPD 的性能特征是对硫和磷具有高灵敏度和高选择性;对磷的响应为线性,对硫的响应为非线性。

1. 脉冲 FPD 对硫的灵敏度超过了硫化学发光检测器和电导检测器，对磷的灵敏度与 NPD 相当。

2. FPD 对磷的响应与进入火焰中磷化物的量成正比。脉冲 FPD 的脉冲火焰温度十分高，可以使各种结构的硫化物均高温裂解成简单分子。因此，其对硫的响应与通过检测器的硫化物量的平方成正比。

3. 猝灭是 FPD 的缺点之一，而且硫化物比磷化物易产生猝灭。当非硫（磷）化合物与硫（磷）化合物共同或部分分离进入 FPD 时，经常出现硫（磷）响应值下降，甚至完全消失的现象，称为猝灭。猝灭的实质是激发态分子失活。不同结构的 FPD 猝灭作用有显著差别。单火焰 FPD 猝灭十分普遍，双火焰 FPD 和脉冲 FPD 的猝灭现象基本上可以消除。

4. 为了便于定量，对硫的非线性响应可以进行双对数校准曲线法、峰高换算法等处理。

5. 在单火焰 FPD 和双火焰 FPD 上，硫、磷化合物的结构对响应值有影响。在脉冲 FPD 上，响应值基本与分子结构无关。

三、影响灵敏度的因素

硫、磷两者相比，硫检测条件比较苛刻，选择时应慎重。通常 FPD 检测条件选择主要针对最佳响应值（灵敏度）进行。影响响应值的主要因素是气体流量、检测器温度和样品浓度，所以在硫化物定量时，标准物与被测物必须在相同条件下分析。

1. **气体流量**　FPD 使用三种气体：空气、氧气和载气。O_2/H_2 是影响响应值的最关键参数，其次是载气种类和流量。最佳 O_2/H_2 随 FPD 的结构而异，需要实测最佳 O_2/H_2。通常单火焰 FPD 的最佳 O_2/H_2 为 0.2~0.4，有的为 0.1~0.2，变化较大。双火焰 FPD 在空气保持恒定时，硫、磷的响应值均随 H_2 流量的增加而增大，最佳氢气流量约为 140ml/min。两路空气的最佳流量分别约为 80ml/min 和 170ml/min。硫、磷的最佳 O_2/H_2 是一致的。对于脉冲 FPD 来说，说，富空气 / 氢气的体积比为 2.7 : 1；富氢气 / 空气的体积比为 1 : 1。FPD 的载气以 H_2 最佳，He 次之，N_2 最差。

2. **检测器温度**　单火焰 FPD 和双火焰 FPD，检测器温度升高硫的响应值减小，磷的响应值恒定。因此，检测硫时应尽量降低 FPD 的温度以提高灵敏度，但还仍要同时保证样品不会冷凝。最低不能低于 125℃，以确保水不会冷凝。脉冲 FPD 温度对硫、磷的响应均有显著影响。对磷来说，检测器温度低，灵敏度也低，特别是挥发性小的化合物；温度增加至 200~220℃ 以上，响应值偏低现象可以消除，响应仅取决于磷含量。对挥发性硫化物，灵敏度随脉冲 FPD 温度降低而增大。

3. **样品浓度**　在一定浓度范围内，样品浓度对磷的检测无影响，而与硫的检测密切相关。单火焰 FPD 在线性范围内进行磷化物分析时，灵敏度与样品浓度无关，即单位样品量的响应值恒定。进行硫化物分析时，由于硫的响应与其量成指数关系，即在低硫浓度时，单位浓度的硫响应值低；高硫浓度时，单位浓度的硫响应值高，其相对响应值随样品浓度而改变。

四、应用示例

FPD 对有机磷、有机硫的响应值与碳氢化合物的响应值之比可达 10^4。因此，可排除大量溶剂峰及烃类的干扰，非常有利于痕量磷、硫的分析，可用于中药材和中成药中有机磷农药和含硫污染物的残留量检测。

【例 3-5】金银花等 3 种中药材中 11 种有机磷农药残留量的测定[9]

有机磷农药是我国目前使用最广、用量最大的杀虫剂之一。该类农药具有急性毒性，有不少品种属于高毒农药。因此，中药材中有机磷农药残留的检测尤为必要。

1. **仪器与试剂**　6890N 型气相色谱仪，配备 FPD 检测器。敌敌畏、甲拌磷、乐果、二嗪磷、甲基对硫磷、马拉硫磷、毒死蜱、水胺硫磷、杀扑磷、丙溴磷、三唑磷对照品，丙酮、乙腈为分析纯。金银花、泽泻、川芎药材分别来自不同产区。

2. **色谱条件**　色谱柱: DA-5 毛细管色谱柱 (30m×0.25mm, 0.25μm); 载气: 氮气, 流量 3.0ml/min; 进样量 1μl, 不分流进样; 进样口温度: 220℃; 检测器温度: 250℃, 氢气流量 75ml/min, 空气流量 100ml/min; 程序升温: 起始柱温为 50℃, 维持 1 分钟, 以 20℃/min 的速率升温至 140℃, 再以 13℃/min 升至 250℃, 维持 10 分钟。

3. **测定方法与结果**

(1) 供试品溶液的配制: 准确称取中药材供试样品, 干燥后准确称重, 计算含水量。将干燥过的样品粉碎过筛, 精密称定适量, 加水浸泡过夜, 倒入匀浆机加乙腈, 高速匀浆, 过滤后, 剧烈振荡, 放置分层, 精密量取适量乙腈溶液, 氮吹近干, 用丙酮溶解, 定容, 混匀后过 0.22μm 滤膜, 取续滤液, 作为供试品溶液。

(2) 标准系列溶液的配制: 精密量取一定量的 11 种有机磷农药对照品, 置于同一个量瓶中, 用丙酮稀释配制成系列混合对照品溶液。

(3) 有机磷农药的定性和定量: 优化色谱条件, 使 11 种有机磷农药能够较好地分离, 对照品溶液的 GC-FPD 检测如图 3-16(A) 所示。中药材中有机磷农药的测定以保留时间定性、峰面积定量。结果表明, 11 种有机磷农药在 0.01~3.00μg/ml 浓度范围内线性关系良好。3 种中药材的检测结果如图 3-16(B~D) 所示, 结果表明金银花、泽泻和川芎均不同程度受到有机磷农药的污染。

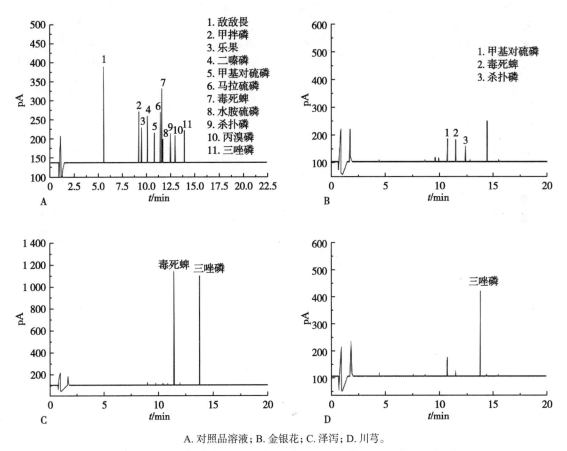

A. 对照品溶液; B. 金银花; C. 泽泻; D. 川芎。

图 3-16　11 种有机磷农药的对照品溶液与供试品溶液的 GC-FPD 色谱图

4. **思路解析**　气相色谱法在农药残留分析领域占重要地位。由于 FPD 的选择性好、灵敏度高, GC-FPD 法特别适用于中药材等复杂样品中多种痕量有机磷农药的分离和检测。测定金银花、泽泻和川芎 3 种中药材中有机磷农药残留时, 需要先进行样品前处理, 主要包括提取、净化和浓缩等步骤。以 FPD 为检测器时, 需要富氢火焰, 因此氢气流量为 75ml/min, 空气流量为 100ml/min, 以达到最佳

O_2/H_2。FPD 温度为 250℃，目的在于消除检测器温度低对有机磷灵敏度的影响。

参考文献

［1］齐美玲. 气相色谱分析及应用. 2 版. 北京: 科学出版社, 2018

［2］程雅婷, 王晓云, 王学涛, 等. GC 测定香砂养胃丸中乙酸龙脑酯、龙脑及樟脑的含量. 中国现代中药, 2019, 21 (8): 1114-1117

［3］鲁艺, 申丽, 王洋, 等. 砂仁挥发油中 7 种活性成分的含量测定研究. 药物分析杂志, 2016, 36 (9): 1536-1543

［4］国家药典委员会. 中华人民共和国药典: 二部. 2020 年版. 北京: 中国医药科技出版社, 2020

［5］LIU D Q, SUN M, KORD A S. Recent advances in trace analysis of pharmaceutical genotoxic impurities. J Pharm Biomed Anal, 2010, 51 (5): 999-1014

［6］洪薇, 符传武. 毛细管气相色谱- 热导检测器法测定抗生素中的水分. 中南药学, 2018, 16 (12): 1768-1770

［7］栾陈杰, 陈筱月, 吴国萍. 七种苯二杂䓬类安眠药 GC/MS 与 GC/NPD 检验比对分析. 广州化工, 2018, 46 (14): 83-85

［8］柯浩堃, 吕赛男, 郝红霞, 等. 苯二氮䓬类化合物的检测方法研究进展. 分析试验室, 2020, 39 (09): 1110-1116

［9］郑双双, 高新花, 刘珂. 金银花等 3 种中药材中有机磷农药残留量的测定. 烟台大学学报 (自然科学与工程版), 2013, 26 (1): 69-73

第四章

气相色谱法的应用

气相色谱法（gas chromatography，GC）广泛应用于气体、挥发性物质、高温下可气化物质的分离分析。在药物分析领域，气相色谱法在化学药物质量控制和中药分析中具有重要作用，特别是通过化学衍生化的方式可以进一步扩大其在药物分析中的应用范围。

第一节　气相色谱法的应用特点

在选择使用 GC 分析样品时，首先要了解待测物的性质，才能判断其是否可以进行 GC 分析。GC 使用气体为流动相，因此，待测物必须有一定的蒸气压，在气化室高温气化后才能被载气带入色谱柱进行分离分析。

一、如何判断待测物是否可以直接进行气相色谱分析

在没有参考文献的情况下如何判断待测物是否可以直接进行 GC 分析，这可能是 GC 学习者和从事 GC 分析的技术人员希望得到答复的一个重要问题。圆满地回答这个问题有一定的难度，但还是有一定的经验可以总结的，以下是判断待测物能否直接进行 GC 分析的一些经验。

1. **经验一**　对于分子量小于 500Da 的化合物，若分子结构中不含具有活泼氢的—OH、—NH$_2$、—NH—、—COOH、—SO$_3$H、—SH、—CONH$_2$、—CONH—、—SO$_2$NH$_2$、—SO$_2$NH—等极性官能团，并且对热稳定，一般均可采用 GC 法进行分析。例如图 4-1 中的维生素 E、替普瑞酮（抗胃溃疡药）、丁咯地尔（治疗老年痴呆药物）、乙哌立松（治疗肌张力亢进药物），这些药物分子结构中不含活泼氢，且对热较稳定，故可以直接进行 GC 分析。

2. **经验二**　对于分子量小于 200Da 的小分子化合物，若分子结构中含有以下 5 种极性官能团：—OH、—NH$_2$、—SH、—NHR、—CONH$_2$，但分子结构中总的极性官能团数目不超过两个，并且对热稳定，则一般可采用 GC 法进行分析。例如图 4-2 中的伪麻黄碱（血管收缩药）、苯丙醇胺（缓解鼻窦充血的药物）、丁香酚（丁香药材中的有效成分）、薄荷醇（薄荷药材中的有效成分）、龙脑和异龙脑（即冰片，中成药复方制剂中经常添加的佐药），这些药物分子结构中虽然具有 1~2 个含活泼氢的极性官能团，但分子量小于 200，且对热较稳定，故可以直接进行 GC 分析。

3. **经验三**　不符合上述"经验一"和"经验二"中判断标准的其他类型化合物是否能直接进行 GC 分析，可参考如下经验。

（1）糖类、氨基酸类、肽类、核酸类、蛋白质类等强极性化合物或者生物大分子不能直接进行 GC 分析，但糖类和氨基酸类化合物一般经衍生化后可以进行 GC 分析。

（2）不符合上述"经验一"和"经验二"中判断标准的很多分子量小于 500Da 的中等极性化合物往往可以直接进行 GC 分析。如图 4-3 中的硝苯地平、尼莫地平、尼群地平、尼索地平等二氢吡啶类抗

高血压药,地西泮、硝西泮等苯二氮䓬类镇静催眠药。

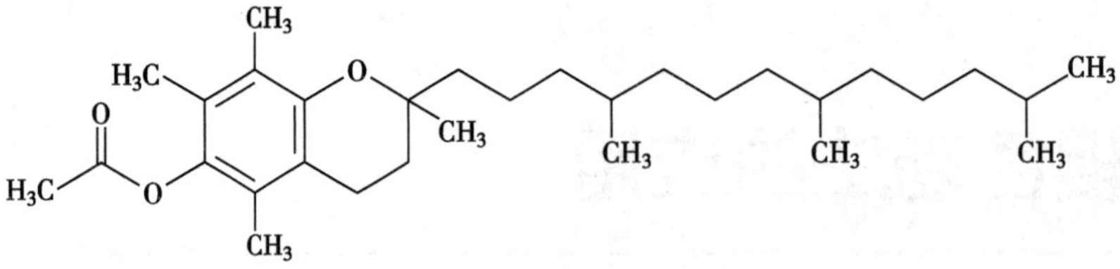

维生素E（$C_{31}H_{52}O_3$，分子量：472.75）

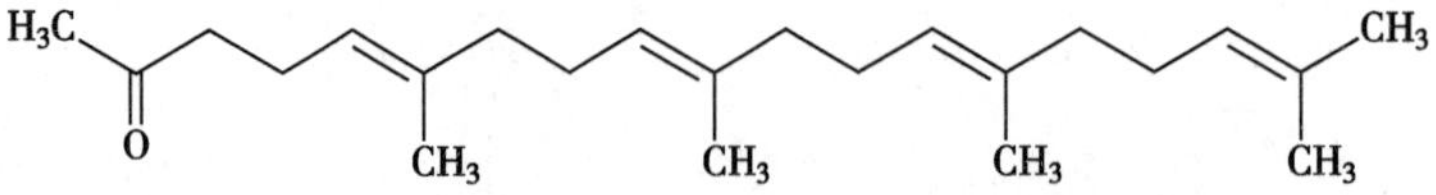

替普瑞酮（$C_{23}H_{38}O$，分子量：330.55）

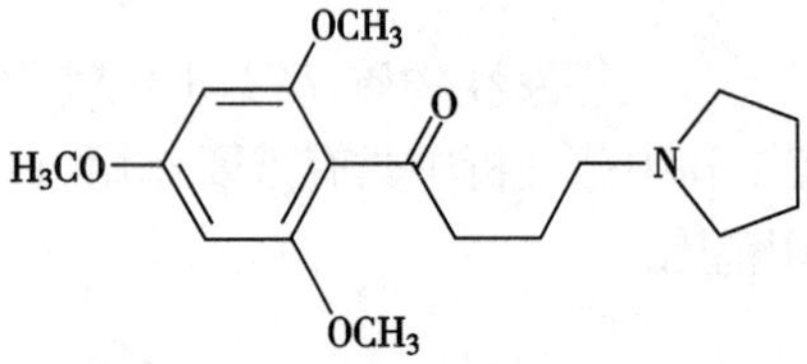

丁咯地尔（$C_{17}H_{25}NO_4$，分子量：307.38） 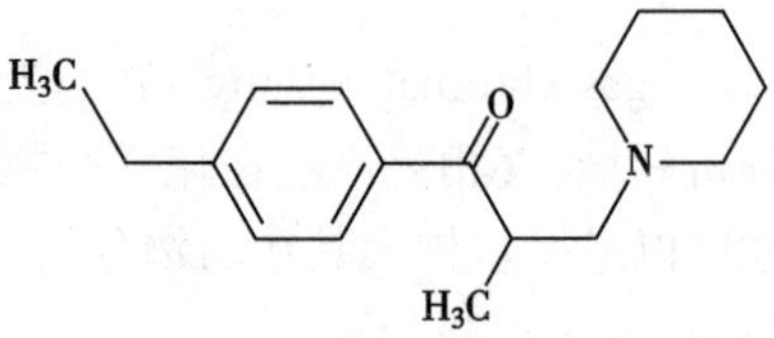　　乙哌立松（$C_{17}H_{25}NO$，分子量：259.39）

图 4-1　符合经验一的药物结构

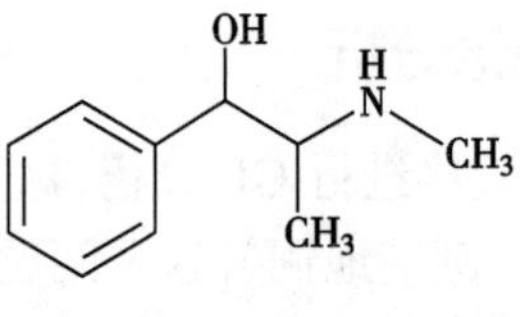

伪麻黄碱（$C_{10}H_{15}NO$，分子量：165.23） 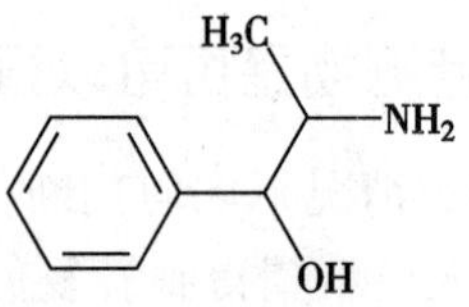　　苯丙醇胺（$C_9H_{13}NO$，分子量：151.21）

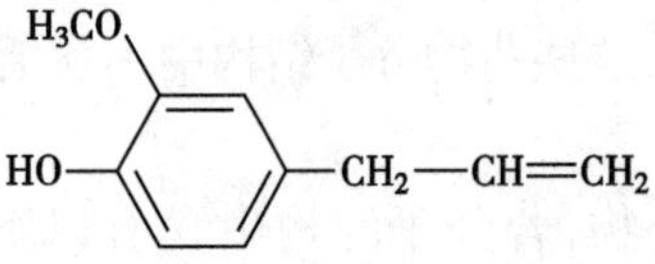

丁香酚（$C_{10}H_{12}O_2$，分子量：164.20） 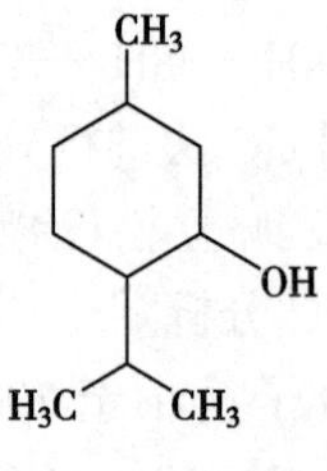　　薄荷醇（$C_{10}H_{20}O$，分子量：156.27）

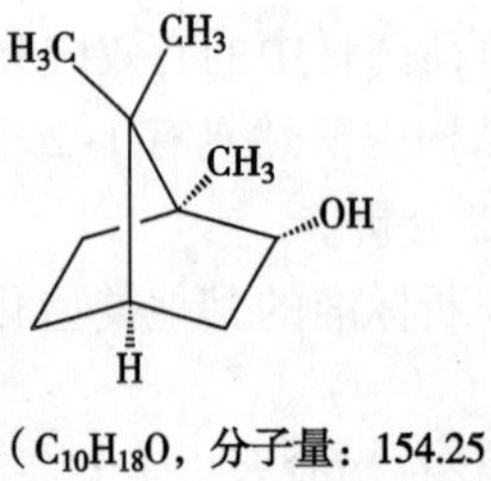

龙脑（$C_{10}H_{18}O$，分子量：154.25） 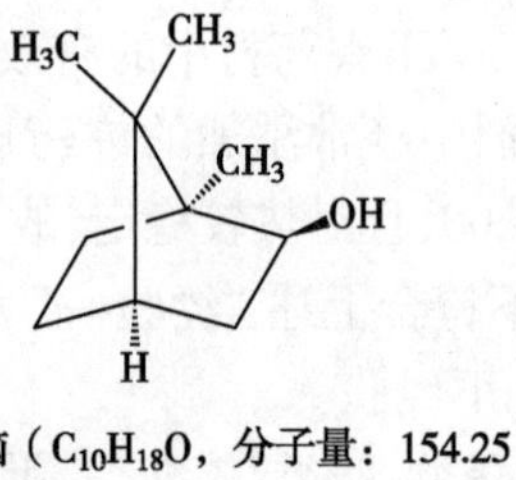　　异龙脑（$C_{10}H_{18}O$，分子量：154.25）

图 4-2　符合经验二的药物结构

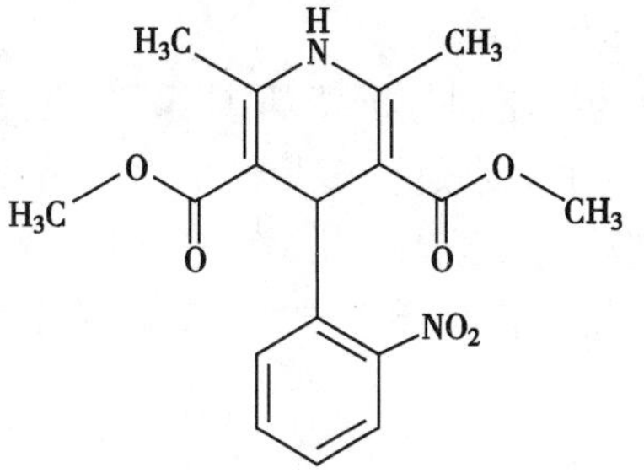

硝苯地平（$C_{17}H_{18}N_2O_6$，分子量：346.33） 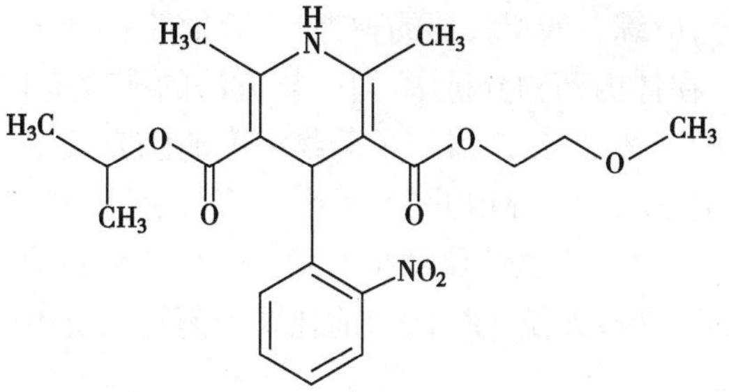　　　尼莫地平（$C_{21}H_{26}N_2O_7$，分子量：418.44）

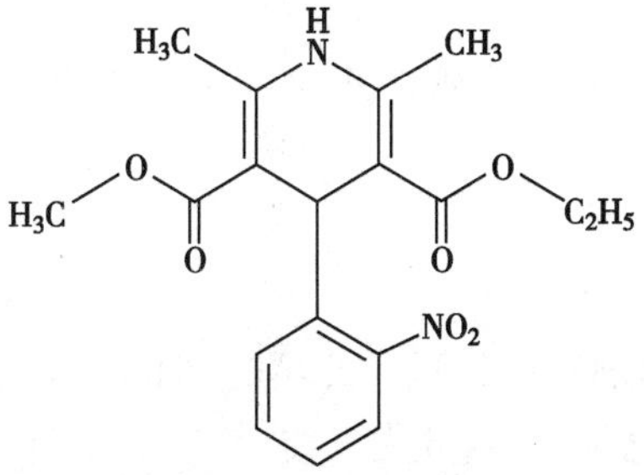

尼群地平（$C_{18}H_{20}N_2O_6$，分子量：360.37） 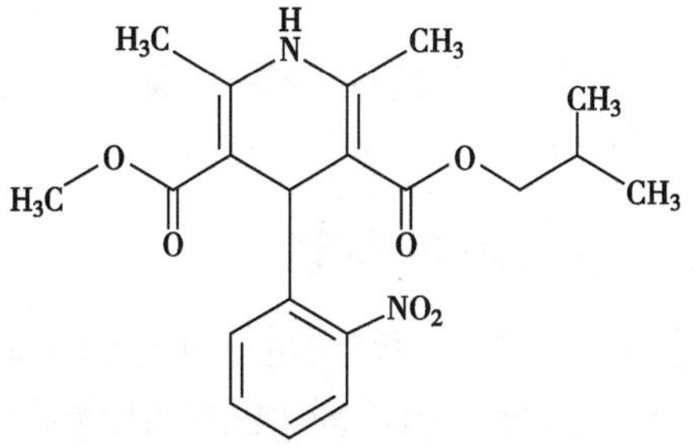　　　尼索地平（$C_{20}H_{24}N_2O_6$，分子量：388.41）

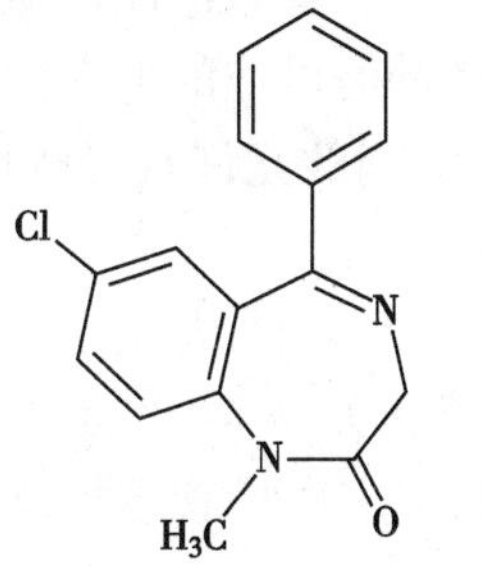

地西泮（$C_{16}H_{13}ClN_2O$，分子量：284.74） 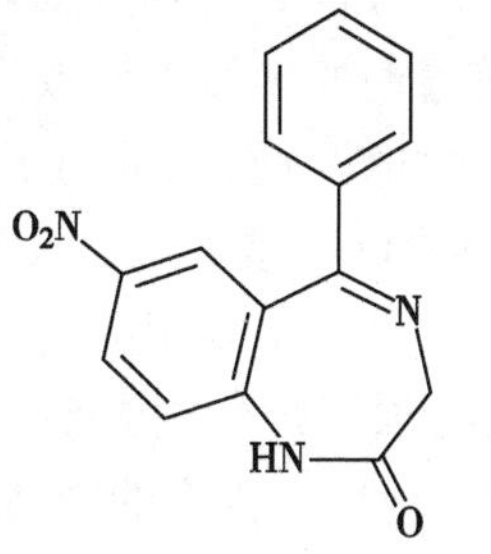　　　硝西泮（$C_{15}H_{11}N_3O_3$，分子量：281.27）

图 4-3　符合经验三的药物结构

二、当待测物用气相色谱法和液相色谱法均可分析时应该如何选择

很多药物用 GC 法和 HPLC 法均可分析,在实际工作中,分析工作者应该根据项目的要求、方法的准确度和精密度、测定方法的难易程度、分析测试的成本等多方面的因素进行综合考虑,作出合理的判断。

由于 HPLC 法的进样准确度和精密度一般比 GC 法好,故在药物的主成分及其有关物质的测定中,若待测物用 GC 法和 HPLC 法均可分析时,通常选择 HPLC 法。如硝苯地平、尼莫地平、尼群地平、尼索地平等二氢吡啶类抗高血压药,地西泮、硝西泮等苯二氮䓬类镇静催眠药采用 GC 法和 HPLC 法均可分析,但在各国药典中这些药物的主成分含量及其有关物质测定均采用 HPLC 法。

GC 法则主要用于测定没有紫外吸收或紫外吸收很弱的药物主成分或药用辅料,为提高含量测定的准确性,GC 法测定主成分含量时一般采用内标法。此外,GC 法是化学药物中残留溶剂检测的主要方法,因为 GC 法中的 FID 和 ECD 对残留溶剂的检测灵敏度优于 HPLC 的紫外检测器。在药包材与药物的相容性试验中,由于迁移物多为小分子挥发性物质,GC 法应用比 HPLC 法也更为广泛。

在中药的农药残留检测方面,对分析方法的准确度和精密度要求没有主成分分析高,GC-ECD 法在分析有机氯农药方面、GC-NPD 法在分析有机磷农药方面因具有较高的专属性和灵敏度而被广泛应用,当然,GC-MS 和 HPLC-MS 在这些残留农药的分析方面也有优势。因此,残留农药测定方法的选择,应综合残留农药的种类、实验条件、实验成本等多方面因素作出决定。

在体内药物分析中,对分析方法的准确度和精密度要求没有药物制剂分析高,早期采用 GC 法测定血浆、尿液、组织器官中药物浓度的研究很多。生物样品中药物的浓度较低,多为痕量,故一般采用 GC-ECD 和 GC-MS 进行检测。若采用分流进样法达不到测试所需灵敏度,则可以考虑采用不分流进样法来提高方法的灵敏度。由于 GC 法分析时间较长,而体内药物分析的样本量大,随着 LC-MS 技术的发展和普及,GC 法目前在体内药物分析中的应用较为有限。

第二节 气相色谱法在化学药物质量控制中的应用

GC 法在化学药物质量控制中,除了测定挥发性药物成分及其有关物质之外,在残留溶剂测定、药用辅料和药品包装材料的质量控制中也发挥了重要作用。

一、残留溶剂的测定

药品中的残留溶剂系指在原料药或辅料的生产中,以及在制剂制备过程中使用的,但在工艺过程中未能完全去除的有机溶剂。根据残留溶剂对人体可能造成的危害,将其分为三类。

第一类为避免使用的溶剂,为已知的致癌物质或有较强潜在致癌作用的物质,对人体具有不可接受的毒性和对环境造成毒害的有毒溶剂。第二类为限制使用的溶剂,为非基因毒性动物致癌物质或可能导致其他不可逆毒性如神经毒性或致畸性的溶剂,可能有其他严重但可逆的毒性的溶剂。第三类为对人体低潜在毒性的溶剂,无须制定基于健康的暴露限度,该类溶剂的允许日接触量(permitted daily exposure,PDE)为 50mg 或 50mg 以上。

化学原料药在生产过程中残留的溶剂对药品最终的质量控制有重大影响,尤其是一些第一、二、三类溶剂的残留限度必须符合《中国药典》(2020 年版)的相关规定,具体如表 4-1 所示;对其他溶剂,应根据生产工艺的特点,制定相应的限度,使其符合产品规范、《药品生产质量管理规范》(GMP)或其他基本的质量要求。

表 4-1 药品中常见的残留溶剂及限度

分类	溶剂名称	限度 /%
第一类溶剂(应避免使用)	苯	0.000 2
	四氯化碳	0.000 4
	1,2- 二氯乙烷	0.000 5
	1,1- 二氯乙烷	0.000 8
	1,1,1- 三氯乙烷	0.15
第二类溶剂(应限制使用)	乙腈	0.041
	氯苯	0.036
	三氯甲烷	0.006
	环己烷	0.388
	1,2- 二氯乙烯	0.187
	二氯甲烷	0.06
	1,2- 二甲氧基乙烷	0.01
	N,N- 二甲基乙酰胺	0.109
	N,N- 二甲基甲酰胺	0.088

分类	溶剂名称	限度 /%
第二类溶剂(应限制使用)	二氧六环	0.038
	2-乙氧基乙醇	0.016
	乙二醇	0.062
	甲酰胺	0.022
	正己烷	0.029
	甲醇	0.3
	2-甲氧基乙醇	0.005
	甲基丁基酮	0.005
	甲基环己烷	0.118
	N-甲基吡咯烷酮	0.053
	硝基甲烷	0.005
	吡啶	0.02
	四氢噻吩	0.016
	四氢化萘	0.01
	四氢呋喃	0.072
	甲苯	0.089
	1,1,2-三氯乙烯	0.008
	二甲苯[①]	0.217
第三类溶剂(药品 GMP 或其他质量要求限制使用)	乙酸	0.5
	丙酮	0.5
	甲氧基苯	0.5
	正丁醇	0.5
	仲丁醇	0.5
	乙酸丁酯	0.5
	叔丁基甲基醚	0.5
	二甲基亚砜	0.5
	乙醇	0.5
	乙酸乙酯	0.5
	乙醚	0.5
	甲酸乙酯	0.5
	甲酸	0.5
	正庚烷	0.5
	乙酸异丁酯	0.5
	乙酸异丙酯	0.5
	乙酸甲酯	0.5
	3-甲基-1-丁醇	0.5
	丁酮	0.5

续表

分类	溶剂名称	限度 /%
第三类溶剂（药品 GMP 或其他质量要求限制使用）	异丁醇	0.5
	正戊烷	0.5
	正戊醇	0.5
	正丙醇	0.5
	异丙醇	0.5
	乙酸丙酯	0.5
	三乙胺	0.5
第四类溶剂（尚无足够毒理学资料）②	1,1- 二乙氧基丙烷	
	1,1- 二甲氧基甲烷	
	2,2- 二甲氧基丙烷	
	异辛烷	
	异丙醚	
	甲基异丙基酮	
	甲基四氢呋喃	
	石油醚	
	三氯乙酸	
	三氟乙酸	

注：①通常含有 60% 间二甲苯、14% 对二甲苯、9% 邻二甲苯和 17% 乙苯。

②药品生产企业在使用时应提供该类溶剂在制剂中残留水平的合理性论证报告。

用于溶剂残留测定的方法可以根据企业的实际情况采用填充柱 GC 法或毛细管柱 GC 法，进样方式可采用顶空进样或溶液直接进样。目前毛细管柱和顶空进样已经成为残留溶剂控制的主流选择，《英国药典》(BP) 和《欧洲药典》(EP) 推荐了三种样品制备方法和相应的顶空进样条件，并建议了两套色谱系统参数（表 4-2），其中色谱系统 A 为首选方法。

表 4-2　残留溶剂测定的 GC 参数

项目	系统 A	系统 B
色谱柱	30m × 0.32mm 或 0.53mm	30m × 0.32mm 或 0.53mm
固定液	腈丙基苯基聚硅氧烷 (polycyanopro-pylphenylsioxane)-94% 聚二甲基硅氧烷 (polydimethylsiloxane) 共聚物，即 DB-624 或 HP-1301	聚乙二醇 (macrogol 20000 R)
液膜厚度	1.8μm 或 3μm	0.25μm
载气	氮气或氢气	氮气或氢气
流速 /(cm/s)	35	35
检测器	FID（ECD 或 MS）	FID（ECD 或 MS）
检测器温度 /℃	250	250
进样口温度 /℃	140	140
升温程序	40℃ 恒温 20 分钟后，以 10℃ /min 速率升温至 240℃，并保持 20 分钟	50℃ 恒温 20 分钟后，以 6℃ /min 速率升温至 165℃，并保持 20 分钟

《中国药典》(2020年版)通则"0861残留溶剂测定法"规定了三种溶剂残留的测定方法[1]:①毛细管柱顶空进样等温法;②毛细管柱顶空进样程序升温法;③溶液直接进样法。

1. 毛细管柱顶空进样等温法

(1)色谱条件:柱温一般为40~100℃;常以氮气为载气,流速为每分钟1.0~2.0ml(一般适用于内径为0.32mm或0.25mm类的色谱柱);以水为溶剂时顶空瓶平衡温度为70~85℃,顶空瓶平衡时间通常为30~60分钟;进样口温度为200℃;如采用火焰离子化检测器(FID),温度为250℃。

(2)测定法:取对照品溶液和供试品溶液,分别连续进样不少于2次,测定待测峰的峰面积。

2. 毛细管柱顶空进样程序升温法

(1)色谱条件:柱温一般先在40℃维持8分钟,再以8℃/min速率升至120℃,维持10分钟;以氮气为载气,流速为2.0ml/min;以水为溶剂时顶空瓶平衡温度为70~85℃,顶空瓶平衡时间通常为30~60分钟;进样口温度为200℃;如采用FID检测器,温度为250℃。

具体到某个品种的残留溶剂检查时,可根据该品种项下残留溶剂的组成调整升温程序。

(2)测定法:取对照品溶液和供试品溶液,分别连续进样不少于2次,测定待测峰的峰面积。

3. 溶液直接进样法　溶液直接进样法可采用填充柱,亦可采用适宜极性的毛细管柱。

测定法:取对照品溶液和供试品溶液,分别连续进样2~3次,测定待测峰的峰面积。

【例4-1】顶空气相色谱法测定司坦唑醇原料药中溶剂残留量[2]

司坦唑醇是一种具有促蛋白质合成代谢及骨钙蓄积作用的促蛋白同化激素(化学结构如图4-4所示)。司坦唑醇主要是利用剑麻作为原料,采用合成方法转变为所需的甾体药物表雄酮,表雄酮经过格氏反应、氧化与水合肼环合制得司坦唑醇。合成过程中可能会用到甲醇、乙醇、乙醚、丙酮、异丙醇、乙腈、二氯甲烷、正己烷、正丙醇、乙酸乙酯、四氢呋喃、环己烷和甲苯共13种有机溶剂,建立这13种有机溶剂残留量的测定方法对确保药物质量具有重要意义。

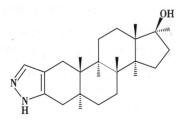

图4-4　司坦唑醇的化学结构式

1. 仪器与试剂　GC-2010气相色谱仪(配备FID检测器和HSS8650顶空进样器)。司坦唑醇原料药,甲醇、乙醇、乙醚、丙酮、异丙醇、乙腈、二氯甲烷、正己烷、正丙醇、乙酸乙酯、四氢呋喃、环己烷、甲苯对照品。

2. 色谱条件　色谱柱:DB-624毛细管色谱柱(30m×0.25mm,3.0μm);程序升温:起始温度42℃,维持8分钟,然后以10℃/min的速率升温至150℃,维持3分钟,再以35℃/min的速率升温至220℃,维持5分钟;进样口温度:200℃;检测器:FID,检测器温度:250℃;载气为氮气,流速为2.2ml/min;进样方式:分流,分流比为10:1;顶空瓶平衡温度:85℃,平衡时间30分钟;进样量:1.0ml。

3. 测定方法与结果

(1)对照品溶液的配制:精密称取甲醇、乙醇、乙醚、丙酮、异丙醇、乙腈、二氯甲烷、正己烷、正丙醇、乙酸乙酯、四氢呋喃、环己烷、甲苯适量,加入体积分数70%的二甲基亚砜水溶液定容,摇匀,得混合对照品贮备液。精密量取0.5ml混合对照品贮备液,置20ml量瓶中,精密量取并加入体积分数70%的二甲基亚砜水溶液定容,摇匀,即得混合对照品溶液。

(2)空白溶液的配制:精密量取体积分数70%的二甲基亚砜水溶液4ml,置20ml顶空瓶中,密封,即得。

(3)供试品溶液的配制:取样品约0.1g,精密称定,置20ml顶空瓶中,精密量取并加入体积分数70%的二甲基亚砜水溶液4ml,密封,振摇使溶解,即得。

(4)实验结果:系统适用性试验表明,在所建立的色谱条件下,13种成分峰均能够达到基线分离(图4-5A),且空白溶液对样品测定无干扰(图4-5B)。司坦唑醇原料中13种残留溶剂在各自质量浓度范围内与峰面积线性关系良好($r>0.999$);精密度、稳定性试验的RSD均<5.0%,重复性试验中乙醇的$RSD<1.0\%$,平均加样回收率为97.3%~103.8%。利用所建立的方法检测3批司坦唑醇原料药中的13

种残留溶剂,除乙醇外其余残留溶剂均未检出(图 4-5C),残留溶剂乙醇的含量质量分数分别为 0.018%、0.022%、0.026%,符合《中国药典》(2020 年版)的要求。

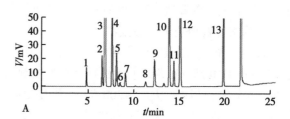

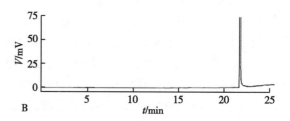

4. 思路解析

(1)司坦唑醇不溶于水,易溶于二甲基亚砜,而 13 种待测残留溶剂的水溶性差异较大,如甲醇易溶于水,环己烷不溶于水,因此在样品制备过程中,需选用合适的溶剂。本例选用的体积分数 70% 的二甲基亚砜水溶液,可兼顾供试品和待测残留溶剂的溶解性,且空白溶剂峰不干扰样品的测定。

(2)13 种待测残留溶剂极性差异大(如甲醇 $\log P$ =-0.77,环己烷 $\log P$ =3.44),应当选用合适极性的毛细管柱。本研究采用了 DB-624,属于中等极性毛细管柱,能够实现 13 种待测组分的基线分离,且峰形较好。

(3)13 种待测残留溶剂沸点范围较宽,如乙醚沸点为 34.6℃,甲苯沸点为 110.6℃,且甲醇、四氢呋喃、正己烷等溶剂沸点较为接近,需要选择较低的起始温度并维持数分钟,保证各溶剂间有良好的分离。

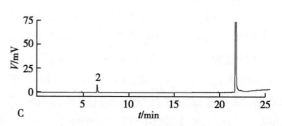

A. 系统适用性试验;B. 空白溶液;C. 供试品溶液。

1. 甲醇;2. 乙醇;3. 乙醚;4. 丙酮;5. 异丙醇;6. 乙腈;7. 二氯甲烷;8. 正己烷;9. 正丙醇;10. 乙酸乙酯;11. 四氢呋喃;12. 环己烷;13. 甲苯。

图 4-5　司坦唑醇中残留溶剂测定色谱图

二、药用辅料的质量控制

药用辅料(pharmaceutic adjuvant)系指生产药品和调配处方时使用的赋形剂和附加剂;是除活性成分或前体以外,在安全性方面已进行了合理的评估,一般包含在药物制剂中的物质。在作为非活性物质时,药用辅料除了赋形、充当载体、提高稳定性外,还具有增溶、助溶、调节释放等重要功能,是可能会影响到制剂的质量、安全性和有效性的重要成分。因此,应当对药用辅料本身的安全性,以及药物-辅料相互作用及其安全性进行研究和控制。药用辅料及其常见残留杂质见表 4-3。

表 4-3　药用辅料及其常见残留杂质

药用辅料(adjuvant)	残留杂质(residue)
聚维酮(povidone)、交联聚维酮(crospovidone)、聚山梨酯(polysorbatet)	过氧化物(peroxide)
硬脂酸镁(magnesium stearate)、脂肪油(fixed oil)、脂类(lipid)	抗氧剂(antioxidant)
乳糖(lactose)	醛(aldehyde)、还原糖(reducing sugar)
苯甲醇(benzyl alcohol)	苯甲醛(benzaldehyde)
聚乙二醇(polyethylene glycol)	醛(aldehyde)、过氧化物(peroxide)、有机酸(organic acid)
微晶纤维素(microcrystalline cellulose)	木质素(lignin)、半纤维素(hemicelluloss)、水(water)
淀粉(starch)	甲醛(formaldehyde)
滑石粉(talc)	重金属(heavy metal)
二水合磷酸氢钙(dibasic calcium phosphate dehydrate)	残留碱(alkaline residue)
硬脂酸润滑剂(stearate lubricant)	残留碱(alkaline residue)
羟丙基甲基/乙基纤维素(hydroxy propyl methyl/ethyl cellulose)	乙二醛(glyoxal)

ICH 指导原则中要求在制剂研发初始阶段即应进行原料药特征(晶型)分析、处方设计、原辅料相容性试验、包装材料/系统相容性研究与设计。通过原辅料相容性试验研究药物与辅料潜在的相互作用,已成为制剂研发不可或缺的重要内容。原辅料相容性试验的目的在于选择能够赋予原料以良好生物利用效果、便于生产工艺控制、同时又不影响原料和制剂稳定性的辅料。制剂研发过程中,对原辅料相容性的分析研究越透彻,制剂质量越有保障。原辅料相容性的基本要求如下。

(1)辅料应为"惰性物质",性质稳定,不与主药发生反应。

(2)辅料无生理活性。

(3)辅料不影响主药含量测定。

(4)辅料对药物的溶出和吸收无不良影响。

相容性试验研究时,通常选取若干种候选辅料,分别与原料药以适宜的比例(处方比)与状态(固体或溶液制剂)混合后,照药物稳定性指导原则中影响因素试验条件,分别进行试验,考察主成分的含量及有关物质在试验前后的变化,评估相容性程度。必要时,可用原料药和辅料分别作平行对照试验,以判断相容性试验中质量变化的原因是原料药本身的缘故,还是辅料的影响。

原辅料相容性试验研究中常用的方法有考察原辅料物相影响的热分析法、对辅料进行有关物质测定的色谱法等。

【例 4-2】GC 法测定药用辅料苯甲醇的有关物质[3]

苯甲醇也称苄醇,是最简单的含有苯基的脂肪醇,为有微弱芳香气味的无色透明黏稠液体,常用作药用辅料和抑菌剂。苯甲醇的有关物质主要来自于生产工艺杂质和贮存期降解产生的苯甲醛、苯甲酸。为了更好地控制产品的质量,采用 GC 法,对其有关物质进行研究,并对检出杂质成分进行质谱确证。

1. **仪器与试剂** 7890A 气相色谱仪,5975C EI 四级杆质谱仪。甲苯、氯化苄、苯甲醛、环己基甲醇、苄醚、苯甲酸对照品;22 批苯甲醇样品,包括 4 批化工级、11 批原料级和 7 批药用辅料级。

2. **色谱条件**

(1)GC-FID 条件:DB-wax 聚乙二醇毛细管色谱柱(30m × 0.32mm,1.8μm);程序升温:起始温度 50℃,以 5℃/min 速率升温到 220℃后,维持 35 分钟;载气为 N_2,流速 1ml/min;进样口温度为 200℃;检测器为 FID,检测器温度为 310℃;进样量为 1μl,分流进样,分流比 20:1。

(2)GC-MS 条件:VF-wax 聚乙二醇毛细管柱(30m × 0.25mm,0.25μm),色谱与质谱接口温度为 280℃;电离方式:电子轰击源(EI),四级杆温度 150℃,离子源温度 230℃;监测方式:全扫描(*m/z* 30~550);电离能量:70eV;溶剂延迟:3 分钟。

3. **测定方法与结果**

(1)对照品溶液的配制:精密量取甲苯、氯化苄、苯甲醛、环己基甲醇、苄醚及苯甲酸对照品适量,分别加丙酮溶解并制成每 1ml 约含 10mg 相应成分的单一对照品储备液。分别精密量取各单一对照品储备液 1ml 至同一 20ml 量瓶中,加丙酮稀释至刻度,摇匀,即得混合对照品储备液。分别将混合对照品储备液稀释 2 倍、5 倍、10 倍、20 倍,即得系列浓度的混合对照品溶液。

(2)样品的配制:取本品,未破坏样品和经酸破坏、碱破坏、氧化破坏、高温破坏、光照破坏后直接进样分析。

(3)实验结果:系统适用性试验表明,各杂质与苯甲醇主峰均得到较好分离(图 4-6A)。依法对样品进行酸破坏、碱破坏、氧化破坏、高温破坏、光照破坏试验,各破坏后样品出现的多个杂质峰均可得到较好分离。方法学验证结果表明,各个杂质在一定范围内峰面积与浓度呈良好的线性关系($r \geq 0.9999$),平均回收率为 96.1%~102.7%,定量限为 1.37~3.63ng。样品典型色谱图如图 4-6B 所示,22 批样品中均检出了苯甲醛。此外,甲苯、氯化苄、苄醚在有些批次样品中可检出。

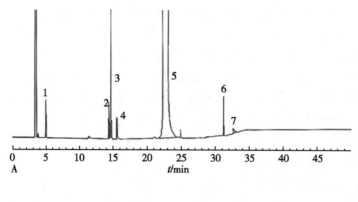

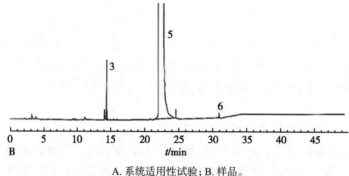

A. 系统适用性试验；B. 样品。

1. 甲苯；2. 氯化苄；3. 苯甲醛；4. 环己基甲醇；5. 苯甲醇；6. 苄醚；7. 苯甲酸。

图 4-6　苯甲醇的有关物质分离色谱图

（4）杂质确证：使用 GC-MS 法对检出的杂质进行确认，结果全扫描模式中各色谱峰能较好分离。将样品中检出的杂质峰与混标溶液中相应成分进行保留时间匹配，同时与 NIST 数据库中化学成分进行质谱匹配，结果样品中检出的 4 个杂质峰与混标溶液中甲苯、氯化苄、苯甲醛、苄醚保留时间一致，且质谱图与数据库有较高的匹配度，可确认样品中检出了上述 4 种杂质。

4. 思路解析

（1）本例方法中，程序升温为起始温度 50℃，在 34 分钟内以 5℃/min 速率升温到 220℃后，然后维持 35 分钟，总分析时间长达 69 分钟。在该色谱条件下，最后洗脱出来的组分苯甲酸的保留时间约 33 分钟，且峰形较差，提示升温程序可进一步优化，以改善苯甲酸峰形，缩短分析时间，提高样品检测通量。

（2）实验中采用丙酮作为溶剂制备混合对照品溶液而非甲醇、乙醇等常用溶剂，原因是苯甲醛可能与醇羟基发生羟醛缩合反应，导致苯甲醛峰面积不断减小，且有新的杂质生成。

三、药品包装材料的质量控制

药品包装材料（简称药包材）是指直接与药品接触的包装材料和容器。作为药品的一部分，药包材本身的质量、安全性、使用性能以及药包材与药物之间的相容性对药品质量有着十分重要的影响。药包材的原料应经过物理、化学性能和生物安全评估，应具有一定的机械强度，化学性质稳定，对人体无生物学意义上的毒害。药包材的生产条件应与所包装制剂的生产条件相适应；药包材生产环境和工艺流程应按照所要求的空气洁净度级别进行合理布局，生产不洗即用药包材，从产品成型及以后各工序其洁净度要求应与所包装的药品生产洁净度相同。除了确保药包材本身的质量，对药物制剂在选择药包材时必须进行药包材与药物的相容性研究。药包材与药物的相容性研究是选择药包材的基础。

1. 药包材与药物的相容性试验　药包材与药物的相容性试验应考虑剂型的风险水平和药物与药

包材相互作用的可能性(表4-4)。将药物与包装材料接触放置后,既要考察包装材料与药物之间潜在的相互作用,又要评估包装材料是否影响到药物的质量和稳定性。

药包材与药物的相容性试验一般应包括以下三部分内容。

(1)药包材对药物质量影响的研究,包括药包材(如印刷物、黏合物、添加剂、残留单体、小分子化合物,以及加工和使用过程中产生的分解物等)的提取、迁移研究及提取、迁移研究结果的毒理学评估,药物与药包材之间发生反应的可能性,药物活性成分或功能性辅料被药包材吸附或吸收的情况,内容物的逸出以及外来物的渗透等。

(2)药物对药包材影响的研究,考察经包装药物后药包材完整性、功能性及质量的变化情况,如玻璃容器的脱片、胶塞变形等。

(3)包装制剂后药物的质量变化(药物稳定性),包括加速试验和长期试验药品质量的变化情况。

表4-4 不同给药途径制剂与包装系统发生相互作用的风险分级表

不同用途药包材的风险程度	制剂与药包材发生相互作用的可能性		
	高	中	低
最高	①吸入气雾剂及喷雾剂;②注射液、冲洗剂	①注射用无菌粉末;②吸入粉雾剂;③植入剂	
高	①眼用液体制剂;②鼻吸入气雾剂及喷雾剂;③软膏、乳膏等透皮制剂		
低	①外用液体制剂;②外用及舌下用气雾剂;③栓剂;④口服液体制剂	散剂、颗粒剂、丸剂	①片剂、胶囊剂等;②口服固体制剂

2. 不同剂型包装药物的相容性研究重点考察项目 不同剂型包装的药物有不同的重点考察项目。

(1)金属:其中铝箔、金属软管都是很好的金属包装材料,常用于软膏剂、气雾剂、片剂等的包装。这些药物应重点考察药物对金属的腐蚀;金属离子对药物稳定性的影响;金属上保护膜试验前后的完整性等项目。

(2)塑料:如聚乙烯(PE)、聚丙烯(PP)、聚苯二甲酸乙二酯(PET)等塑料包装材料,常用于片剂、胶囊剂、注射剂、滴眼剂等剂型的包装。这些药物应重点考察水蒸气、氧气的渗入;水分、挥发性药物的渗出;脂溶性药物、抑菌剂向塑料的转移;塑料对药物的吸附;溶剂与塑料的作用;塑料中添加剂、加工时分解产物对药物的影响;微粒、密封性等项目。

(3)橡胶:如天然橡胶、丁基橡胶、丙烯酸酯橡胶(ACM)等,通常作为容器的塞、垫圈等。这种包装材料应重点考察其中各种添加物的溶出对药物的影响;橡胶对药物的吸附以及填充材料在溶液中的脱落等项目。而且在进行注射剂、粉针剂、口服溶液剂等试验时,瓶子应倒置、侧放,使药液能充分与橡胶塞接触。有些药物可与橡胶塞中的化学成分发生反应,同时溶出对人体有害的物质,如异性蛋白对人体可能是致热原,溶出的吡啶类化合物可致癌、致畸。

3. 相容性试验的测试方法和条件 进行药物包装材料相容性研究时,需有合适的测试方法。在以考察药物包装材料为目的时,需选用3批包装材料制成的容器对拟包装的同一批药物进行试验;在以考察药物为目的时,需选用3批药物对拟上市包装的同一批包装材料包装后进行试验。在进行上述研究时,可参照药物及该包装材料质量标准,建立对应的分析测试方法。必要时,所建立的测试方法需进行系统的方法学验证。

根据稳定性研究的要求,药物包装材料的相容性试验研究可以采用与原料药物或药物制剂相类似的条件,如光照试验、加速试验和长期试验等。

在相容性试验过程中,药物与包装材料应充分接触,并模拟实际使用状况进行研究。例如,考察注射剂、软膏剂和口服制剂时,包装容器应倒置、侧放,多剂量包装应进行多次开启等。

【例4-3】气相色谱法测定卤化丁基胶塞中棕榈酸和硬脂酸的含量[4]

直接接触药品的包装材料卤化丁基胶塞常用的有氯化丁基胶塞、溴化丁基胶塞和覆膜溴化丁基胶塞。卤化丁基胶塞在生产过程中常添加硬脂酸作为热稳定剂和增塑剂,胶塞中添加的硬脂酸会影响胶塞的黏度和硫化性能,从而有可能影响到使用胶塞的药品的质量,因此需要测定胶塞中硬脂酸的含量。

1. **仪器和试剂** GC-2010 Plus 气相色谱仪(FID 检测器)、自动进样器。棕榈酸甲酯、硬脂酸甲酯、棕榈酸、硬脂酸对照品;氯化丁基胶塞、溴化丁基胶塞、覆膜溴化丁基胶塞。

2. **色谱条件** 色谱柱:DB-FFAP 毛细管色谱柱(30m×0.32mm,0.25μm);程序升温:初始温度为180℃,以50℃/min 的速率升至200℃,保持11分钟,然后以10℃/min 的速率升至260℃,保持12分钟;进样口温度:260℃;检测器温度:300℃;载气:高纯氮气,流量1.0ml/min;进样量1μl,分流进样,分流比30:1。

3. **测定方法与结果**

(1)对照品溶液的配制:配制浓度分别约为 10.01μg/ml、9.99μg/ml、108.7μg/ml、101.5μg/ml 的棕榈酸甲酯、硬脂酸甲酯、棕榈酸以及硬脂酸对照品溶液。

(2)供试品溶液的配制:卤化丁基橡胶塞切成小块,取约 0.1g,精密称定,置 50ml 锥形瓶中,加 0.5mol/L 的氢氧化钾甲醇溶液 2ml,在 65℃水浴中加热回流 30 分钟,放冷,加 15% 三氟化硼甲醇溶液 2ml,在 65℃水浴中加热回流 30 分钟,放冷,加庚烷 4ml,继续在 65℃水浴中加热回流 5 分钟后,放冷,加饱和氯化钠溶液 10ml 洗涤,摇匀,静置使分层,取上层液,用水洗涤 3 次,每次 2ml,上层液经无水硫酸钠脱水,即得。

(3)实验结果:系统适用性试验结果如图 4-7 所示,两个待测物分离良好。方法学考察证明,棕榈酸线性范围为 10~350μg/ml(r=0.999 7),检出限 0.10μg/ml,回收率 82.2%,RSD=5.7%;硬脂酸线性范围为 10~350μg/ml(r=0.999 9),检出限 0.09μg/ml,回收率 89.9%,RSD=4.9%。分别对 3 批丁基胶塞按供试品配制方法,制成供试品溶液,依法分别测定。结果发现,氯化丁基胶塞、溴化丁基胶塞、覆膜溴化丁基胶塞中棕榈酸的含量分别为 1 663.4μg/g、4 557.7μg/g、1 078.4μg/g,硬脂酸的含量分别为 2 231.2μg/g、7 192.9μg/g、1 175.6μg/g。

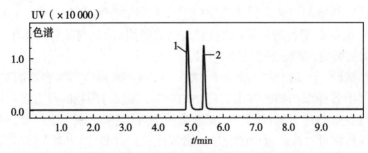

1. 棕榈酸甲酯(保留时间 4.9 分钟);2. 硬脂酸甲酯(保留时间 5.4 分钟)。

图 4-7 系统适用性试验色谱图

4. **思路解析**

(1)该示例中对卤化丁基胶塞进行衍生化处理,通过碱性甲醇提取、甲酯化后,以硬脂酸甲酯和棕榈酸甲酯形式测定,再根据分子量换算计算棕榈酸和硬脂酸的含量。

(2)实验中需要注意,卤化丁基胶塞切小块的大小会影响棕榈酸和硬脂酸的提取,因此在前处理过程中需要尽量切小,有条件的实验室也可以选择用液氮冷却后研磨的方式进行处理。

(3)样品测定结果表明不同类型的胶塞中,硬脂酸和棕榈酸的添加量各不相同,药企应根据药品品种的特点,选择适当种类的卤化丁基胶塞。

第三节　气相色谱法在中药分析中的应用

气相色谱法(GC法)适合于含挥发性成分的中药鉴别和含量测定,《中国药典》(2020年版)(一部)中采用GC法对中药进行含量测定的中药品种有上升的趋势。另外,GC法在中药溶剂残留和农药残留的检测中也有广泛应用。

一、中药的有效成分鉴别和含量测定

GC法主要用于测定中药材、中成药和中药制品中的挥发油类有效成分或指标性成分,如薄荷药材中的薄荷醇和薄荷酮、丁香药材中的丁香酚、石菖蒲药材中的 α- 细辛醚和 β- 细辛醚挥发性成分等。此外,中药中部分不易气化的成分也可以制备成衍生物后再进行 GC 分析,如夏枯草药材中齐墩果酸和熊果酸可以用重氮甲烷衍生化后生成其甲酯化衍生物再进行 GC 分析。

【例4-4】茅苍术和朝鲜苍术中挥发油 GC-MS 鉴别分析[5]

苍术为菊科植物茅苍术或北苍术的干燥根茎,具有燥湿健脾、祛风散寒的功效,最早记载于《神农本草经》,用于治疗湿阻中焦、脘腹胀满、风湿痹痛等证,研究证实,其发挥药效的主要成分是挥发油。苍术种源较多,其中茅苍术主要分布于我国江苏、湖北和河南等地,而朝鲜苍术主要分布于朝鲜半岛及我国辽宁、山东一带。对于茅苍术和朝鲜苍术中挥发油成分的比较研究具有重要意义。

1. **仪器与试剂**　Trace GC Ultra 气相色谱仪、AI/AS3000 自动进样器、ISQ 质谱检测器。9 批茅苍术样品、11 批朝鲜苍术样品;苍术素、苍术酮对照品。

2. **色谱分离检测条件**　色谱柱:TR-5 MS 毛细管色谱柱(30m×0.32mm,0.25μm);载气:氦气,流速 1.5ml/min;升温程序:初始温度为 80℃,保持 5 分钟,以 10℃/min 的速率升至 120℃,再以 2℃/min 的速率升至 150℃,然后以 4℃/min 的速率升至 170℃,最后以 10℃/min 的速率升至 240℃,维持 2 分钟;进样口温度:250℃;进样量 1μl,不分流进样。

电离方式:电子轰击(EI),电离能 70eV;质谱扫描方式:全扫描模式,m/z 40~550;离子源温度:250℃。

3. **测定方法与结果**

(1)供试品的制备:采用水蒸气蒸馏法,利用挥发油提取装置提取苍术中的挥发油成分。取约 30g 药材粉末,加入 300ml 蒸馏水,100℃加热 5 小时。挥发油经无水硫酸钠干燥后,离心(10 000r/min,10 分钟),取挥发油至棕色小瓶中,于 4℃避光储存。GC-MS 分析时,挥发油以乙酸乙酯稀释 200 倍进样。

(2)实验结果:考察分析方法的精密度,结果表明所建立的挥发油 GC-MS 分析方法精密度高(3 个指标性成分批间精密度 $RSD<5\%$)。对两种苍术的挥发油提取和分析结果进行比较,发现茅苍术的挥发油产率略高于朝鲜苍术(2.91% vs 2.42%)。在茅苍术和朝鲜苍术中分别鉴定出 41 个和 45 个挥发性成分,且苍术素、苍术酮、苍术醇等主要成分在两者中含量差异较大。利用主成分分析法分析数据,发现两者可明显区分,表明不同苍术品种,其挥发油组成和含量存在显著差异(图 4-8)。

4. **思路解析**

(1)本例中采用 GC-MS 法,检测两种苍术中的挥发油成分,旨在比较不同产地的苍术挥发油的组成和含量的区别。由于研究目的是尽可能多地检测所有可能存在的挥发油成分,GC 的色谱柱升温程序设置时,先以等度升温的方式进样,观察所得色谱图中,色谱峰的数量、保留时间、峰形等,分段调整升温速率和时间,最终得到分离度符合要求、色谱峰峰形良好、覆盖样品中全部挥发油成分的色谱图。

(2)中药有效成分的鉴定,需要借助质谱,获取分子量和裂解碎片等信息,与数据库中收载的挥发油质谱数据进行比对。但是,如果要进行物质的确认,仍然需要购买对照品,获取对照品的保留时间、准确分子量、质谱裂解规律等,并与样品中的色谱峰进行匹配。

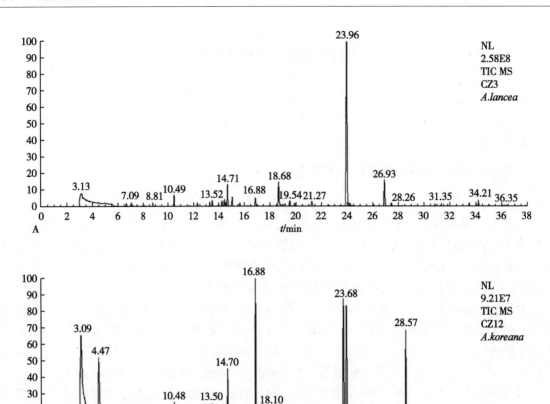

A. 苍术；B. 朝鲜苍术。

图 4-8　GC-MS 总离子流色谱图

（3）在比较两种苍术中多种挥发油成分组成和含量差异时，本例采用了主成分分析的数据处理方法。主成分分析是一种无监督的多变量统计分析方法，近年来，该方法被越来越多地应用于中药分析领域，用于比较两种或多种中药材成分组成的差异。

【**例 4-5**】气相色谱法同时测定麝香追风止痛膏中 5 种挥发性成分的含量[6]

麝香追风止痛膏具有祛风除湿、散寒止痛的功效，临床上广泛用于急慢性软组织损伤、关节扭伤、肩周炎、颈椎病、腰腿疼痛、肌肉痛等症的治疗。由于该制剂所含的樟脑、冰片（龙脑和异龙脑）、薄荷脑、水杨酸甲酯均为挥发性成分，在对疗效产生贡献的同时，也显著影响制剂质量的稳定性。因此，如何控制好上述挥发性成分的含量非常关键。研究采用 GC 法同时测定该制剂中樟脑、龙脑、异龙脑、薄荷脑、水杨酸甲酯 5 种挥发性成分的含量。

1. **仪器与试剂**　GC-2014 型气相色谱仪，配备氢火焰离子化检测器（FID）。麝香追风止痛膏、樟脑、龙脑、异龙脑、薄荷脑、水杨酸甲酯、正十四烷（内标）对照品。

2. **色谱条件**　色谱柱：PEG-20M 毛细管色谱柱（30m×0.32mm，0.25μm）；检测器：FID；升温程序：初始温度为 110℃，保持 13 分钟，以 30℃/min 的速率升至 160℃，保持 9 分钟；进样口温度：200℃；检测器温度：250℃；载气：氮气，流量 1.5ml/min；进样量 2μl，分流进样，分流比 5∶1。

3. **测定方法与结果**

（1）内标溶液的配制：配制浓度为正十四烷 3.498 7mg/ml 的内标溶液。

（2）对照品溶液的配制：分别精密称取樟脑对照品 62.63mg、龙脑对照品 51.27mg、异龙脑对照品 27.58mg、薄荷脑对照品 62.83mg、水杨酸甲酯对照品 37.89mg，置 25ml 量瓶中，加乙酸乙酯溶解并定容，摇匀，得单一对照品溶液。分别精密量取上述樟脑、龙脑、异龙脑、薄荷脑、水杨酸甲酯单一对照品溶液 0.2ml、0.5ml、1.0ml、2.0ml、2.5ml,置同一 25ml 量瓶中,精密加入内标溶液 1ml,加乙酸乙酯定容,摇匀,得混合对照品溶液。

(3) 供试品溶液的配制:取样品 1 片,除去盖衬,剪成小块,置具塞锥形瓶中,精密加入乙酸乙酯 50ml,密塞,静置 30 分钟,摇匀;精密量取溶液 20ml,置 25ml 量瓶中,精密加入内标溶液 1ml,加乙酸乙酯定容,摇匀,滤过,取续滤液,即得。

(4) 阴性对照溶液的配制:按麝香追风止痛膏处方和工艺制备缺樟脑、冰片、薄荷脑和水杨酸甲酯的阴性样品,并按供试品溶液制备方法制成阴性对照溶液。

(5) 实验结果:系统适用性试验色谱图如图 4-9A 所示,各待测物均达到基线分离,且峰形良好。方法学验证试验表明,樟脑、龙脑、异龙脑、薄荷脑、水杨酸甲酯质量浓度线性范围分别为 19.78~247.26μg/ml(r=0.999 6)、15.88~198.52μg/ml(r=0.999 9)、8.60~107.56μg/ml(r=0.999 9)、20.11~251.32μg/ml(r=0.999 8)、12.09~151.11μg/ml(r=0.999 3);定量限分别为 329.68ng/ml、264.69ng/ml、143.41ng/ml、335.09ng/ml、402.96ng/ml,检测限分别为 98.90ng/ml、79.41ng/ml、43.02ng/ml、100.53ng/ml、120.89ng/ml;中间精密度、稳定性、重复性、加样回收率、耐用性试验均符合定量要求,可用于麝香追风止痛膏中 5 种挥发性成分含量的同时测定。利用所建立的分析方法分析供试品溶液和阴性对照溶液,色谱图如图 4-9B 和 C 所示。

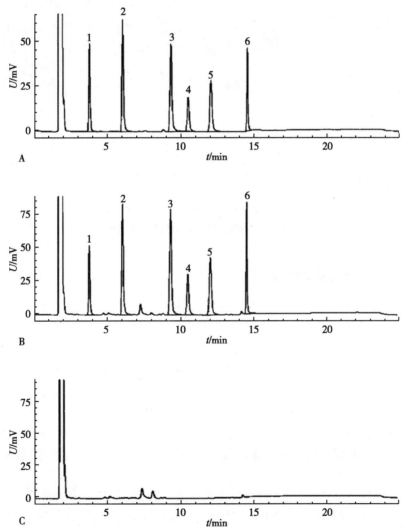

A. 系统适用性试验;B. 供试品溶液;C. 阴性对照液。

1. 正十四烷;2. 樟脑;3. 薄荷脑;4. 异龙脑;5. 龙脑;6. 水杨酸甲酯。

图 4-9 麝香追风止痛膏中 5 种挥发性成分的气相色谱图

4. 思路解析

（1）聚乙二醇类固定液结构中含有醚基及羟基，是氢键型固定液，在氢键的形成中，既是氢键的质子接受体又是质子的给予体，能够与羟基化合物、碱性含氮化合物、酮类等形成氢键，适合分离醇类、醛类、脂肪酸类、酚类、生物碱类、酯类等化合物。

（2）本例中的5个待测物结构如图4-10所示，其中樟脑为酮类化合物，龙脑、异龙脑以及薄荷脑为醇类化合物，水杨酸甲酯为酯类化合物，因此选择聚乙二醇为固定液的色谱柱较为合适。但是，该例选择的内标为正十四烷，是直链烷烃，与待测物化学结构差异较大，且不能有效地与固定液形成氢键力，表现为在色谱图中保留时间较短（图4-9A，1号色谱峰）。方法优化时，可考虑选择与待测物结构类似的化合物作为内标，保证其色谱行为与待测物较为相似，从而更好地发挥内标的校正作用。

（3）在样本处理过程中，樟脑、龙脑、异龙脑、薄荷脑、水杨酸甲酯在超声提取时会随着温度的升高而挥发，本研究采取了易溶解上述5种成分的乙酸乙酯作为提取溶剂进行静置提取，与冰水浴超声对比，含量无明显差异。

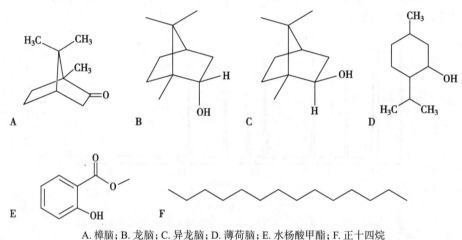

A. 樟脑；B. 龙脑；C. 异龙脑；D. 薄荷脑；E. 水杨酸甲酯；F. 正十四烷

图 4-10　5种待测物及内标的化学结构

二、中药中农药残留量的测定

中药中的农药残留问题越来越受到人们的重视，《中国药典》（2020年版）通则"2341农药残留量测定法"收录了有机氯、有机磷、拟除虫菊酯类农药和农药多残留量的测定方法，对中药材中农药残留量的控制更加全面。

农药是指在农业生产中用于防治农作物病虫害、消除杂草、促进或控制植物生长的各种药剂的统称，根据化学成分，可分为有机氯杀虫剂、有机磷杀虫剂、氨基甲酸酯类杀虫剂、拟除虫菊酯类杀虫剂等几类。由于农药的应用而残存于生物体、农产品和环境中的农药原体及其具有毒理学意义的杂质、代谢转化产物和反应物等所有衍生物总称为农药残留物（pesticide residue）。农药残留分析是指对待测样本中微量农药残留物进行定性及定量的分析，用以评价农药残留的危害性，保障人体的健康，防止环境污染。

农药残留分析是较复杂的分析技术，有以下四个方面特点：①样本中农药残留量很低，每千克样本中仅含mg至fg级的农药，属于痕量分析；②常用的农药有数百种，各类农药的性质差异很大，分析方法要根据各类农药的特点而定；③样本种类多、组成各异，各类样品中农药残留检测的前处理方法差异也较大；④测定样本中农药残留量时，对方法的灵敏度要求高，准确度和精密度要求不高。

毛细管气相色谱法具有柱效高和分析速度快的特点，配以高灵敏度和专一性强的检测器在农药残留分析方面具有很大的优势。一些热不稳定、极性大的农药如氨基甲酸酯类和部分除草剂、杀虫剂则需衍生化后才可以采用该法测定。农药残留分析方法通常包括样品前处理和检测两部分：首先进行农药的提取，并对提取液进行净化、浓缩，然后建立 GC 的操作条件，对样品提取液中农药残留进行定性、定量测定。

(一) 样品的前处理技术

样品前处理是分析检测的关键环节，可以起到萃取及浓缩被测痕量农药的作用，从而提高方法的灵敏度。此外，能够消除样本基质对测定的干扰，通过对样品提取液进行净化，除去提取时的共萃取物。

1. 提取　提取方法应根据待测农药的性质、检测方法和样本决定，遵循尽量完全提取出待测农药且共萃物尽量少的原则。提取溶剂的选择应根据"相似相溶"原理，选择与待测农药极性相近的溶剂，并考虑到溶剂应易于保存和浓缩，且对测定方法无影响。极性较小的农药如有机氯农药，可以用非极性溶剂如正己烷、石油醚等；极性较强的有机磷应用丙酮、乙酸乙酯等来提取。提取溶剂的选择还应考虑样本的性质，比如含水量高的样本，可选择与水相混合的溶剂如丙酮、乙腈等；脂肪和油脂含量高的样本则需用极性较小的溶剂。也可使用混合溶剂，以提高提取效率。所用溶剂均应由 GC 检验无干扰后，才可用于样品分析。

目前实验室采用的液液萃取、振荡提取、索氏提取、超声波萃取、微波萃取、加速溶剂提取、超临界流体提取、固相微萃取等萃取技术均被应用于农药残留分析中。超声波萃取在农药残留分析中是一种广泛使用的提取方法，样品粉碎后加入合适的提取剂，在超声波仪中提取数十秒或数分钟即可完成。超临界流体提取基本上避免了使用有机溶剂，简单快速，能选择性地萃取待测组分并将干扰成分减到最小程度，能实现操作自动化。固相微萃取主要用于水相中残留农药的提取。

2. 提取液的净化与浓缩　由于萃取过程样本中的油脂、蜡质、叶绿素及胺类、糖类、酚类等可溶于提取溶剂的物质不可避免地一起被萃取出来，会严重干扰农药残留量的分析结果，所以必须将农药和干扰物质分离开来，这一步骤就叫净化。净化的要求与方法主要取决于农药和样本的性质以及最终的检测方法，并且要保证一定的回收率。常用净化方法有液液分配法、吸附柱色谱法、固相萃取法、凝胶色谱法等。固相萃取法依据农药和杂质在吸附剂上保留性能的不同达到分离净化的目的，是应用较广泛的一种净化方法。根据样本及待测农药的性质采用弗罗里硅土 (florisil)、中性氧化铝、硅藻土、活性炭、硅胶、烷基键合硅胶或其混合物为填料，对提取液进行净化。凝胶渗透色谱利用多孔凝胶对不同大小分子的排阻效应进行分离，具有使用寿命长、净化效率好、回收率高的优点。浓硫酸净化法适用于对酸稳定的农药，因为脂肪、色素中含有烯链，可与浓硫酸作用形成加成化合物，溶于浓硫酸而除去，此法多用于有机氯农药残留检测的净化。

(二) 气相色谱分离与分析

随着国际上对农药残留量的要求不断提高，目前的农药残留检测方法向着多类型、多残留检测方法发展，同一方法中同时要求检查几种、几十种甚至上百种农药的残留量，因此需有高效能的分离手段，而 GC 法的高分离效能正好适应了这一要求。特别是弹性石英毛细管柱代替填充柱进行定量分析以来，分离效能大大增加。大口径毛细管柱、大体积进样技术的使用，增大了进样量，使检测灵敏度得到进一步提高。

农药残留分析中常用的气相色谱柱有固定液为非极性的 HP-1、HP-5 或同级品，以及中等极性的 HP-1701、HP-50 或同级品，可根据需要选择合适的色谱柱。OV-17 和 OV-1701 适合于有机氯农药和多氯联苯分析，SE-54 适合于氨基甲酸酯杀虫剂，OV-101 则适合于有机磷农药分析。

农药残留分析中常用的 GC 检测器有电子捕获检测器 (ECD)、火焰光度检测器 (FPD)、氮-磷检测器等 (NPD)、质谱检测器 (MS) 等。ECD、NPD 和 FPD 是最常用的检测器，MS 则是通用的检测器。ECD 对卤代农药的检测灵敏度高，但需要对样品进行足够的纯化。NPD 则适合于检测含氮和含磷农药，FPD 多用于含硫和含磷有机农药的检测。火焰离子化检测器 (FID) 对 Cl、N、S、P 有机物响应低，不适宜于农药残留分析。

（三）农药鉴定方法

GC 法分析残留农药的过程中,只以保留时间定性鉴定残留农药并不十分可靠。在一种色谱柱上所得的阳性鉴定结果应在第二种色谱柱作进一步确认,或至少以另一种其他定性分析技术作为支持。常用的确证方法如下。

(1)质谱法:质谱可准确鉴定化合物结构,可用于对实验结果的确证。

(2)双柱法:采用极性不同的色谱柱再次进行分析,如果在该组分的保留时间处再次出峰,则很可能存在该组分。

(3)衍生化法:采用小规模的化学反应,反应的产物再通过色谱技术进行复验。将标准农药与可疑残留物一同处理,并将结果进行对比,可对某些化合物进行确证。

【例 4-6】GC 法检测中药饮片中有机氯农药残留量[7]

有机氯农药是应用最早、最广泛的杀虫剂之一,大多数具有性质稳定,易蓄积于人体内产生致癌、致畸、致突变作用等特点。虽然我国在 20 世纪 80 年代后期已经禁用这类农药,但是早期的不合理利用,加之其生物降解速率慢,导致其在环境中(如土壤)大量残留,使得中药中的有机氯农药残留发生率较高。本研究建立 8 种有机氯农药(化学结构如图 4-11 所示)同时测定的 GC 分析方法,测定了 72 种常用中药材饮片中的有机氯农药残留量。

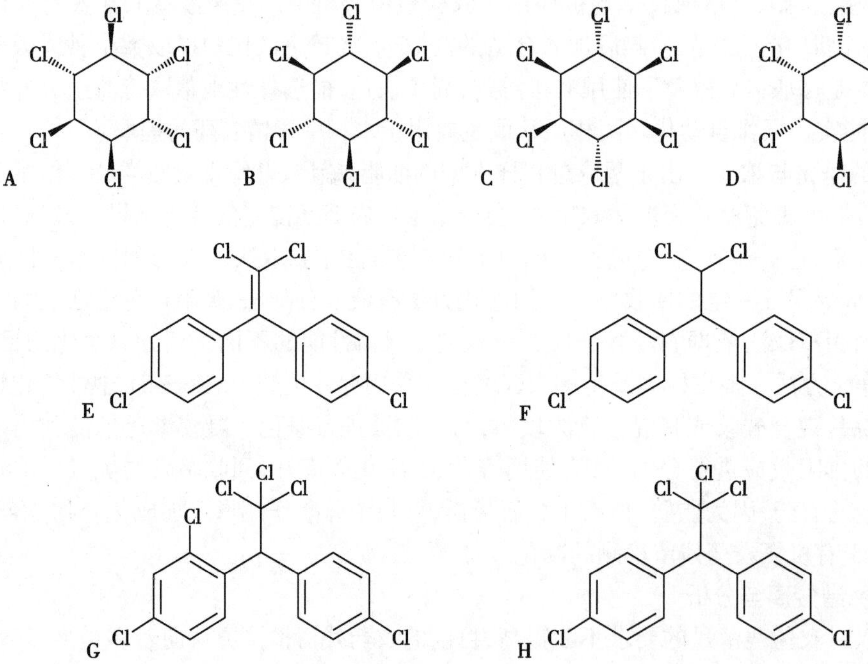

A. α-BHC；B. β-BHC；C. γ-BHC；D. δ-BHC；E. pp'-DDE；F. pp'-DDD；G. op'-DDT；H. pp'-DDT。

图 4-11 8 种有机氯农药的化学结构

1. 仪器与试剂 6890 气相色谱仪,配备 ^{63}Ni 源电子捕获检测器(^{63}Ni-ECD)。8 种有机氯农药对照品,包括六六六(α-BHC、β-BHC、γ-BHC、δ-BHC 四种同系物)和滴滴涕(pp'-DDE、pp'-DDD、op'-DDT、pp'-DDT 四种同系物)。

2. 色谱条件 色谱柱:HP-5 弹性石英毛细管柱(30m×0.32mm,0.25μm);检测器:^{63}Ni-ECD;升温程序:初始温度为 90℃,维持 1 分钟,然后以 40℃/min 的速率升到 170℃,维持 1 分钟,再以 2℃/min 的速率升到 190℃,维持 1 分钟,最后以 1℃/min 升到 250℃,维持 1 分钟;进样口温度:250℃;检测器温度:300℃;载气:氮气,流量 1ml/min;进样量 5μl,不分流进样。

3. 测定方法与结果

(1)对照品溶液的配制:分别量取 BHC、DDT 对照品适量,置 10ml 量瓶中,加正己烷定容,制成质量浓度均为 10μg/ml 的单一对照品溶液。量取上述单一对照品溶液各 0.2ml,置同一个 10ml 量瓶中,加正己烷定容,制成 α-BHC、β-BHC、γ-BHC、δ-BHC、*pp'*-DDE、*pp'*-DDD、*op'*-DDT、*pp'*-DDT 质量浓度均为 0.2μg/ml 的混合对照品溶液。

(2)供试品溶液的配制:参照《中国药典》(2020 年版)通则"2341 农药残留量测定法"中的"第一法"制备供试品溶液。于 60℃下干燥样品 4 小时,粉碎成细粉,取约 2g,精密称定,置 100ml 具塞锥形瓶中,加水 20ml 浸泡过夜,精密加丙酮 40ml,称定质量,超声处理 30 分钟,放冷后再次称定质量,用丙酮补足减失的质量,再加氯化钠约 6g,精密加二氯甲烷 30ml,称定质量,超声处理 15 分钟,放冷后再次称定质量,用二氯甲烷补足减失的质量,静置后分层,将有机相迅速移入装有适量无水硫酸钠的 100ml 具塞锥形瓶中,放置 4 小时。精密量取上述溶液 35ml,于 40℃水浴上减压浓缩至近干,加少量石油醚(60~90℃)反复操作至二氯甲烷和丙酮除净(一般 4 次),用石油醚(60~90℃)溶解并转移至 10ml 具塞离心管中,加石油醚(60~90℃)精密稀释至 5ml,小心加入硫酸 1ml,振摇 1 分钟,离心 10 分钟,精密量取上清液 2ml,置浓缩瓶中用氮气将溶液浓缩至适量,加正己烷精密稀释至 1ml,即得。

(3)实验结果:系统适用性试验结果表明,8 种待测物在所建立的分析方法下,峰形良好、各组分达到基线分离(图 4-12)。方法学试验结果表明,α-BHC、β-BHC、γ-BHC、δ-BHC、*pp'*-DDE、*pp'*-DDD、*op'*-DDT、*pp'*-DDT 浓度线性范围均为 0.01~0.20μg/ml;定量限分别为 0.015μg/ml、0.02μg/ml、0.01μg/ml、0.02μg/ml、0.01μg/ml、0.01μg/ml、0.02μg/ml、0.62μg/ml;精密度、稳定性、重复性试验的 *RSD*<3.0%;加样回收率为 71.2%~109.2%。72 种中药饮片有机氯农药残留总体检出率为 66.7%,总体符合标准率为 87.5%。《中国药典》(2020 年版)规定∑BHC 和∑DDT 应≤200μg/kg,按此限量规定,所有饮片样品均未超标,即符合国家标准。

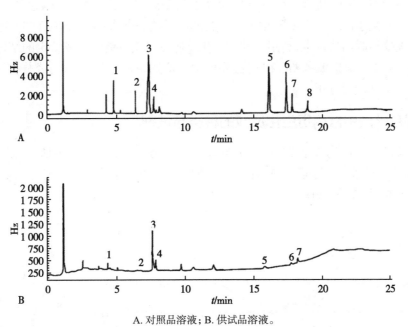

A. 对照品溶液;B. 供试品溶液。

1. α-BHC;2. β-BHC;3. γ-BHC;4. δ-BHC;5. *pp'*-DDE;6. *pp'*-DDD;7. *op'*-DDT;8. *pp'*-DDT。

图 4-12　中药饮片中有机氯农药残留量测定色谱图

4. 思路解析

(1)该例处理样品的提取流程较为复杂、耗时,所采用的化学试剂种类较多。目前,文献中多采用改良的 QuEChERS 法[8-10],提取步骤较少,方法较为简单和安全,且目前已有商品化 QuEChERS 提取试剂包及固相萃取净化管[11]。

(2)该例中的待测有机氯类化合物极性均较小(如 α-BHC 的 ClogP=3.75,pp'-DDD 的 ClogP= 6.74),因此选用了弱极性毛细管柱 HP-5。除了 HP-5 外,文献中还常采用类似品级的色谱柱如 DB-5MS[12]、TR-5MS[13]等,均为弱极性气相色谱柱。实际应用中,可根据待测分析物的种类和性质选择合适的色谱柱。

第四节　衍生化气相色谱法

一、衍生化气相色谱法的目的和意义

大部分药物为高沸点或高熔点的化合物,并且往往含有羟基、羧基、氨基或酰胺基等极性基团,因此直接进行 GC 分析往往比较困难,或难以气化,或拖尾严重,或被吸附,或被热解而得不到准确的结果。为了克服这些困难,可将它们先进行结构改造,制成各类衍生物后再进行 GC 分析。将药物先进行结构改造,再进行 GC 分析的方法称为衍生化 GC 法。实际上,日常使用的药物中能直接进行 GC 分析的不到 15%,但经过衍生化后 70%~80% 的药物可进行 GC 分析。

在 GC 法中,衍生化的目的主要有如下几种。

(1)使原来不挥发或挥发性差的被测组分转变成具有一定挥发性的化合物,降低其沸点以适应 GC 分离的要求。

(2)降低被测组分的极性,减小或消除其拖尾和吸附现象,改善其色谱行为。例如通过衍生化反应来封闭羟基或羧基等基团的氢键部位,改善它与固定相的作用特性。

(3)改变样品中被测组分或干扰组分的理化性质,以改进分离特性。

(4)产生特殊性质,使待测组分在特定检测器上具备或提高检测特性,以达到痕量分析的目的。如在待测物的分子结构中引入卤原子,增加待测物的电子捕获能力,提高其在 ECD 上的检测响应。

(5)在与其他仪器联用技术中,利用各类衍生化反应可以获得更明确或特定的结构信息。

衍生化 GC 法极大地扩展了 GC 在药物分析中的应用范围。许多药物成分都可先制成衍生物后,再进行 GC 的定性定量分析。

二、气相色谱法中常用衍生化反应的种类与试剂

1. **硅烷化反应**　硅烷化法是 GC 样品处理过程中应用最多的衍生化方法,它是将含活性氢原子的化合物(如醇、酚、酸、胺、硫醇等)与硅烷化试剂反应,形成挥发性的硅烷衍生物,反应通式如图 4-13 所示(以三甲基硅烷化试剂为例)。

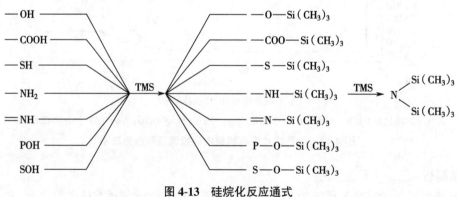

图 4-13　硅烷化反应通式

用三甲基硅烷基团取代分子中的活性氢原子,对所有含羟基(—OH)、羧基(—COOH)、氨基 (—NH₂ 或—NHR)、酰胺基(—CONH₂ 或—CONHR)、磺胺基(—SO₂NH₂ 或—SO₂NHR)、巯基(—SH)

等基团的化合物皆能进行三甲基硅烷化反应。各官能团反应活性顺序如下：醇类>苯酚类>羧酸类>胺类>酰胺类；伯醇>仲醇>叔醇；伯胺>仲胺。利用三甲基硅烷化试剂（TMS 试剂）所制成的衍生物对热稳定，色谱系统对其吸附小，反应条件缓和，是制备 GC 衍生物的最重要途径之一。常用TMS 试剂如表 4-5 所示。

表 4-5　常用 TMS 试剂

常用 TMS 试剂	结构
三甲基氯硅烷（TMCS）	$(CH_3)_3SiCl$
六甲基二硅胺（HMDS）	$(CH_3)_3SiNHSi(CH_3)_3$
双（三甲基硅烷基）三氟乙酰胺（BSTFA）	
N- 甲基 -N-（三甲基硅烷）三氟乙酰胺（MSTFA）	
双（三甲基硅烷基）乙酰胺（BSA）	
三甲基硅烷基咪唑（TSM）	

例如，动物肝脏中的克伦特罗和莱克多巴胺可通过与双（三甲基硅烷基）三氟乙酰胺（BSTFA）发生衍生化反应生成高温下可气化的硅烷化衍生物后，采用 GC-MS 分析。其衍生化反应如图 4-14 所示。

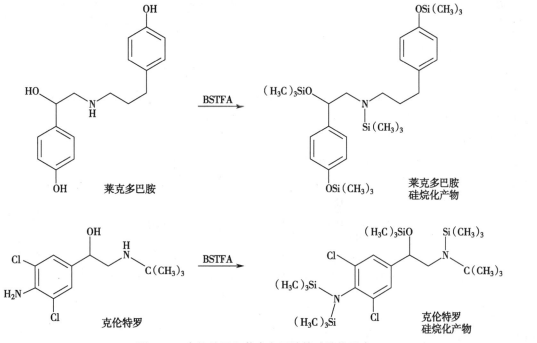

图 4-14　克伦特罗和莱克多巴胺的硅烷化反应

2. 酯化反应　含羧基的药物由于极性较强,在 GC 法中易产生严重的拖尾现象,而且大多数含羧基的药物挥发性差,热稳定性也较低。因此,在进行 GC 分析之前都要衍生为相应的酯,最常见和最方便的酯化反应是重氮甲烷衍生化法。其反应式如下:

$$RCOOH + CH_2 = \overset{+}{N} = \overset{-}{N} \longrightarrow RCOOCH_3 + N_2 \uparrow$$

重氮甲烷可用亚硝基甲基脲在 50% 的氢氧化钾水溶液中反应制取,反应液的上层为乙醚层,用来吸收反应生成的重氮甲烷气体。重氮甲烷与有机酸反应生成有机酸甲酯,并放出氮气,该反应在室温下即可快速进行,反应过程中有氮气放出,当有机酸量较大时可以观察到气泡产生。对于脂溶性较大的含羧基的药物,可以直接加入重氮甲烷的乙醚溶液反应即可。对于水溶性较大的含羧基的药物,可以将药物溶于水中,再加入重氮甲烷的乙醚溶液,酯化反应便在水层与乙醚层的两相的界面发生,采用涡旋或搅拌等方式增加水层与乙醚层的接触面可在很大程度上加速反应的进程。该反应重氮甲烷应该过量加入,重氮甲烷的乙醚溶液为黄色,反应过程中应该保持乙醚层的黄色不褪,待反应完成后取乙醚层,挥干,即可得到待测药物的甲酯化物。例如抗皮肤角化异常的药物维 A 酸和中药有效成分熊果酸,可以先经甲酯化反应,生成酯类化合物后(图 4-15),利用 GC 法进行测定。

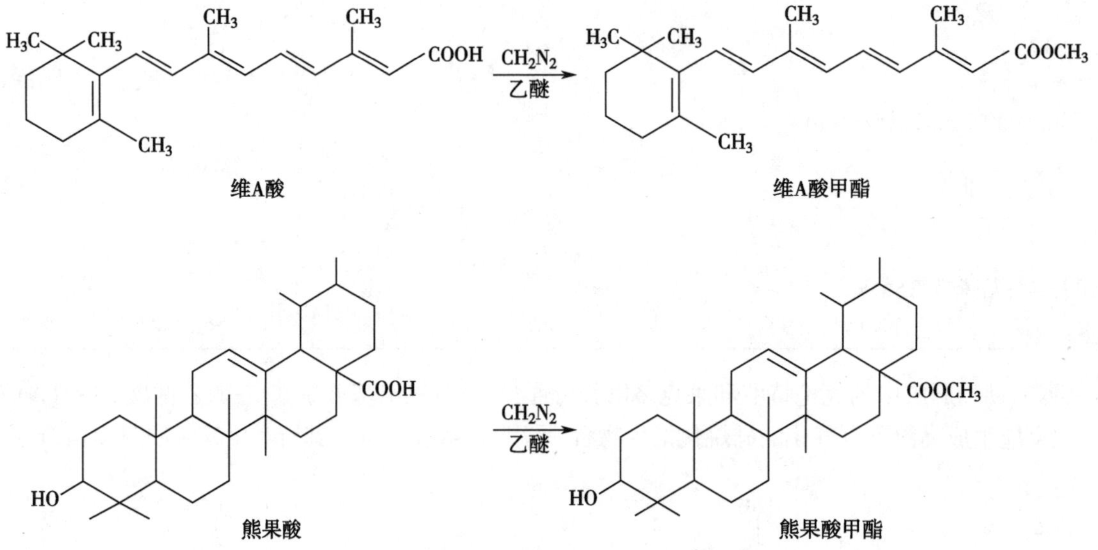

图 4-15　维 A 酸和熊果酸的甲酯化反应

甲酯化有时还可选择碘甲烷、对甲苯磺酸甲酯、硫酸二甲酯等衍生化试剂。此外,为了提高方法的灵敏度和选择性,有时需要制备甲酯以外的酯类,可以选择重氮乙烷、重氮丙烷或重氮甲苯作为衍生化试剂。用三氟化硼的丙醇、丁醇或戊醇溶液与有机酸反应,也可制备相应的丙酯、丁酯或戊酯。

3. 酰化反应　酰化反应是 GC 法中广泛使用的衍生化反应之一,通过酰化反应不仅降低了具有氨基、羟基及巯基化合物的极性,并提高了它们的挥发性,也能增加某些易氧化物的稳定性,从而使其能够进行 GC 分析。酰化反应是将酰基引入分子,取代分子中的活性氢原子。

能进行酰化反应的主要基团类型为—NH₂、—RNH、—CONH-R、—CH₂OH、$-\overset{\overset{\text{OH}}{|}}{\underset{|}{C}}-$、$-\overset{\overset{\text{OH}}{|}}{CH}-$

$-HC=\overset{\overset{\text{OH}}{|}}{C}-$、⬡—OH、—SH。

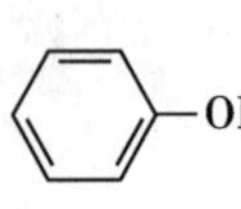

经典的酰化反应常采用酸酐 - 吡啶为试剂进行酰化反应。如可利用醋酸酐与 D- 山梨醇发生乙酰化反应后,采用 GC 法测定,其衍生化反应如图 4-16 所示。

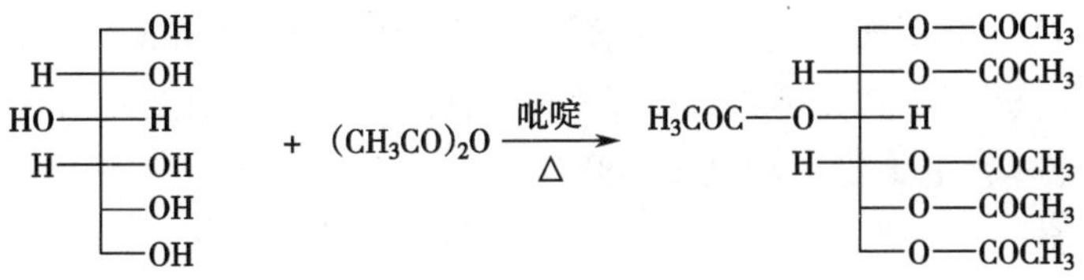

图 4-16　D- 山梨醇的乙酰化反应

酰化反应中如果用卤代化试剂三氟乙酸酐 $(CF_3CO)_2O$ 或五氟丙酸酐 $(CF_3CF_2CO)_2O$,就能通过三氟乙酰化或五氟丙酰化反应在待测物的分子结构中引入氟原子,所得的衍生物就可用电子捕获检测器测定。例如人血浆中的抗高血压药依那普利拉就可以通过甲酯化和三氟乙酰化后(图 4-17),采用 GC-ECD 法测定。

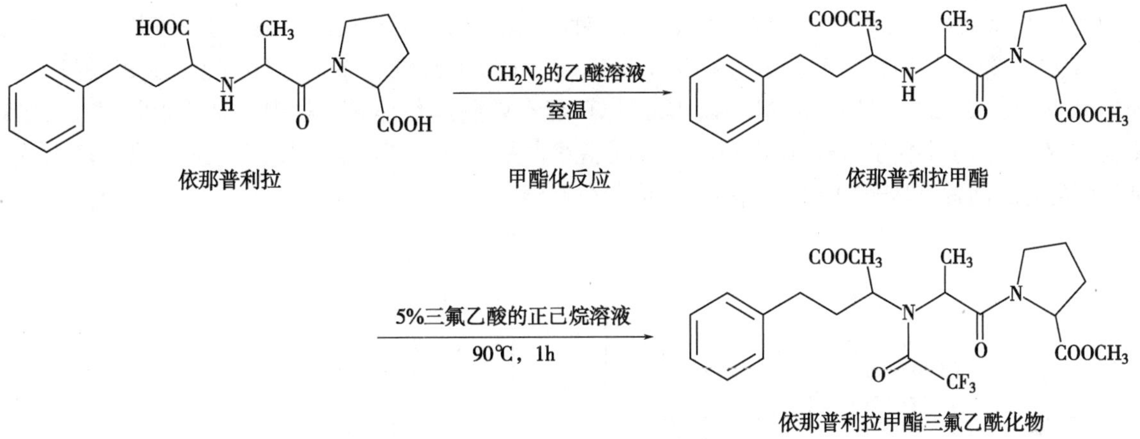

图 4-17　依那普利拉的甲酯化和三氟乙酰化反应

三、应用示例

由于药物代谢产物极性比较大,在进行 GC 分析前一般需要进行衍生化,以改善色谱行为,增加稳定性,提高定量测定的准确度。只有极少数代谢产物可不经衍生化而直接进行 GC 分析。对于大多数生物样品而言,若不对样品进行衍生化,样品中很多内源性物质会干扰代谢产物的分离分析,甚至会缩短色谱柱的寿命。代谢产物结构中常见的活性基团有羟基、羧基及氨基,利用这些基团与硅烷化试剂、酰化试剂和酯化试剂等反应,将代谢产物转化为在高温下可气化的衍生物,从而实现采用 GC 法对其进行分析的目的。

【例 4-7】衍生化 GC-MS 同时测定苍耳子中 14 种脂肪酸的含量[14]

苍耳子为中医临床常用药材,具有散风寒、通鼻窍、祛风湿的功效,为历代治疗鼻渊及头痛之要药。现代研究表明,苍耳子含有酚酸类、倍半萜内酯类、挥发油、脂肪油、水溶性苷类等化学成分。其中脂肪油是苍耳子主要成分,主要含有人体所必需的不饱和脂肪酸——亚油酸,具有抗菌、抗病毒、消炎、镇痛等作用。目前,苍耳子药材的质量评价主要集中在酚酸类、挥发油等成分含量分析方面,对苍耳子脂肪油的研究主要侧重于脂肪油的提取工艺及其组成脂肪酸的定性分析,尚未见药材中脂肪酸类成分的含量测定研究报道。

1. 仪器与试剂　6890/5975 型气相 - 质谱联用仪,NIST05 标准质谱检索库;索氏提取器。辛酸、十一酸、肉豆蔻酸、十五烷酸、(Z)- 十六烯酸、棕榈酸、十七酸、亚油酸、油酸、反油酸、硬脂酸、反亚油酸、亚麻酸及花生酸对照品；19 批苍耳子药材。

2. 色谱分离检测条件　色谱柱：HP-5MS 弹性石英毛细管柱(30m×0.25mm,0.25μm)；程序升温：初始温度 80℃，以 10℃/min 升至 195℃，保持 2 分钟，再以 3℃/min 升至 230℃，保持 2 分钟；进样口温度：250℃；进样量 1.0μl,分流比 10∶1；载气：氮气，流量 10ml/min。

质谱电离方式：EI 离子源；离子源温度 230℃；电子能量 70eV；四极杆温度 150℃,溶剂延迟时间 3 分钟；选择离子监测模式；电子倍增器电压 700V。

3. 测定方法与结果

(1)对照品溶液的配制：精密称取各对照品适量，置 50ml 锥形瓶中，操作同供试品溶液，进行甲酯化，即得含 14 种脂肪酸甲酯的对照品储备溶液。

(2)供试品溶液的配制：将苍耳子样品粉碎，过 3 号筛，利用索氏提取器，提取脂肪油。精密称取样品脂肪油 0.5g,置 120ml 锥形瓶中，加 40mg/ml 氢氧化钠的甲醇溶液 10ml,摇匀，置 75℃水浴中回流皂化 20 分钟，至油珠全部消失，从冷凝管上端加入 0.5mol/L 硫酸的甲醇溶液 10ml,在 75℃水浴酯化 15 分钟，后加入正己烷 10ml 回流 1 分钟，摇匀，取出冷却至室温，加入纯水 10ml,振荡 4 分钟，用分液漏斗萃取，正己烷层加入无水硫酸钠干燥后，过 0.22μm 滤膜，即得供试品溶液。

(3)实验结果：系统适用性试验结果表明，14 种脂肪酸可完全分离(图 4-18),分离度均大于 1.5,分析时间 27 分钟。14 种脂肪酸的响应峰面积与其相应浓度的线性关系良好(r>0.994 8),加样回收率为 97.02%~100.75%。本方法专属准确，重复性好，能有效测定苍耳子药材中含有的脂肪酸。实验结果表明，苍耳子药材中棕榈酸、亚油酸、油酸、硬脂酸含量较高，辛酸、十一酸、十五烷酸含量较低。不同产地及商品药材苍耳子中 14 种脂肪酸含量存在差异。

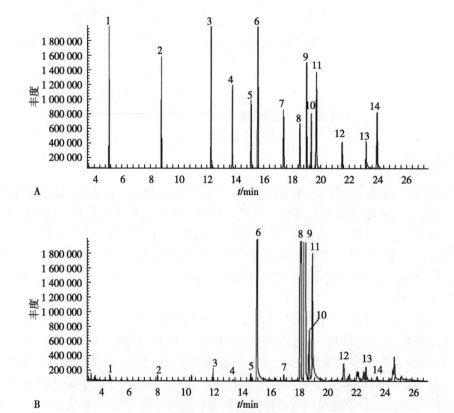

A. 混合对照品溶液；B. 供试品溶液。

图 4-18　苍耳子中 14 种脂肪酸的 GC-MS 总离子流色谱图

4. 思路解析

(1)利用索氏提取器,提取出苍耳子中的脂肪油之后,需要对其进行皂化反应,将脂肪油转化为脂肪酸后,再进行衍生化反应。

(2)脂肪油中的脂肪酸主要为长链饱和或不饱和脂肪酸,其中不饱和脂肪酸如亚油酸、油酸、棕榈酸及硬脂酸含量较高,占总脂肪酸的 70% 以上。但是,不饱和脂肪酸不易挥发,热稳定性低,不适合直接 GC 分析。本文采用硫酸甲醇溶液,与脂肪酸发生酯化反应,生成脂肪酸甲酯,再进行 GC 分析。

(3)对于脂肪酸的衍生化,也可以采用与三甲基硅烷衍生化(如 MSTFA),形成挥发性的硅烷衍生物,再进行 GC 分析。

【例 4-8】乙酰化 GC-MS 法同时测定人体尿液中 5 种三环类抗抑郁药[15]

三环类抗抑郁药是临床上常用的抗抑郁药之一,通过阻断去甲肾上腺素和 5- 羟色胺能神经末梢对去甲肾上腺素和 5- 羟色胺的再摄取,增加突触间隙单胺类神经递质的浓度,改善抑郁症状。丙米嗪、阿米替林、氯米帕明、地昔帕明以及去甲替林为常见的三环类抗抑郁药(化学结构如图 4-19 所示)。其中地昔帕明和去甲替林的化学结构中含有仲胺,与其他 3 种药物相比,采用 GC-MS 法测定时,灵敏度较低。为了实现 5 种药物的高灵敏、同时测定,可采用乙酸酐为衍生化试剂,酰化之后再用 GC-MS 测定。

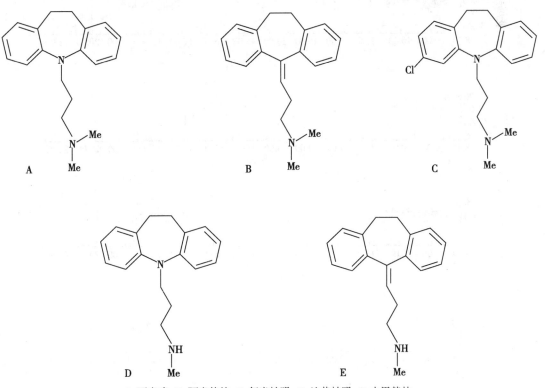

A. 丙米嗪;B. 阿米替林;C. 氯米帕明;D. 地昔帕明;E. 去甲替林。

图 4-19　5 种待测药物的化学结构

1. 仪器与试剂　6890N 气相色谱仪,5973 质谱检测器。丙米嗪、阿米替林、氯米帕明、地昔帕明、去甲替林及盐酸异丙嗪(内标)对照品。

2. 色谱分离检测条件　色谱柱:DB-5MS 石英毛细管柱(30m×0.25mm,0.5μm);程序升温:初始温度为 60℃,维持 3 分钟,然后以 15℃/min 的速率升温至 300℃,维持 4 分钟;载气:氦气,流量 1.0ml/min;进样量 2μl,分流进样。

质谱电离方式:电子轰击(EI),电离能 70eV;选择离子监测模式。

3. 测定方法与结果

(1)对照品溶液的配制:精密称取各对照品适量,溶于乙腈中,制成浓度为 1 000μg/ml 的混合对照品储备液,于 4℃避光保存。采用逐级稀释法,制成系列浓度的混合对照品溶液(0.5ng/ml、1ng/ml、2ng/ml、5ng/ml、10ng/ml、20ng/ml、50ng/ml、100ng/ml)。

(2)供试品溶液的配制:取尿液 300μl,加入 600μl 乙腈(含内标),离心(9 000r/min,8 分钟)后取 300μl 上清,至于锥形底玻璃小瓶中,加 600μl 水稀释后,加入碳酸钠溶液(20%,pH=12.2)调节 pH,然后迅速加入甲醇、四氯化碳、乙酸酐的混合溶液(30∶2∶1),摇匀、离心后,取下层溶液,即得。

(3)实验结果:方法专属性良好,在 5 种待测物保留时间处无干扰物质(图 4-20),5 种药物的检测限为 0.2~0.5ng/ml,定量限为 2.0~5.0ng/ml,回收率为 88.2%~104.3%,线性良好(r>0.99),日内、日间精密度均符合生物样本测定要求。

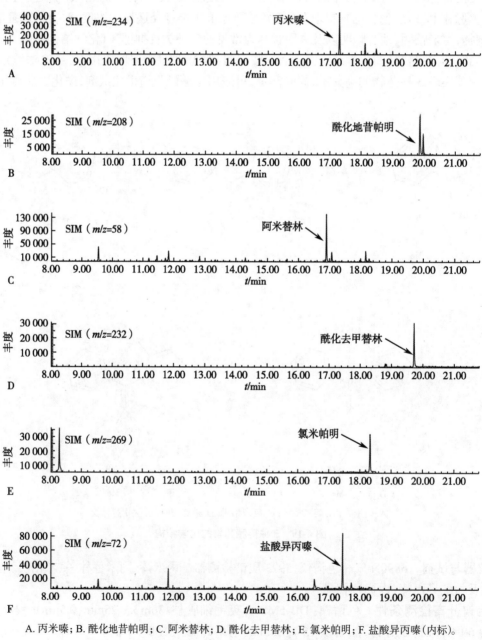

A. 丙米嗪;B. 酰化地昔帕明;C. 阿米替林;D. 酰化去甲替林;E. 氯米帕明;F. 盐酸异丙嗪(内标)。

图 4-20　5 种待测药物及内标的 GC-MS 选择离子监测色谱图

4. 思路解析

(1)本例中,采用 GC-MS 法测定人体尿液中 5 种抗抑郁药的浓度。由于其中两种药物(地昔帕明、去甲替林)结构中含有活泼氢,可采用酰化反应的方法,降低化合物的极性,并提高它们的挥发性,从而提高检测灵敏度。

(2)5 种待测物及内标的出峰时间均为 17 分钟以后,提示方法优化中,可以通过调整起始温度、升温速率等,减少分析时间,提高分析通量。

(3)该例采用盐酸异丙嗪作为内标,虽然与待测物化学结构较为类似,但是在实际生物样本中,该药物可能与待测药物同时存在,从而影响定量分析的准确性,理想的内标为待测物的同位素标记化合物。

(4)实验需要考察衍生化试剂乙酸酐的用量对待测物质谱响应的影响。若乙酸酐过量,溶液体系 pH 偏低,导致待测药物(均呈碱性)离子化形式增多,从而降低后续的溶剂提取效率,影响最终测定结果。

参考文献

［1］国家药典委员会. 中华人民共和国药典: 四部. 2020 年版. 北京: 中国医药科技出版社, 2020

［2］林茂铨, 李武超, 陈伙德. 顶空气相色谱法测定司坦唑醇原料药中溶剂残留量. 沈阳药科大学学报, 2021, 38 (1): 40-44

［3］廖彬, 刘雁鸣, 龙海燕, 等. 气相色谱法测定药用辅料苯甲醇的有关物质. 中国药师, 2015, 18 (8): 1315-1319, 1359

［4］尹翔, 霍东风, 仲昭庆. 气相色谱法测定卤化丁基胶塞中棕榈酸和硬脂酸的含量. 黑龙江医药, 2018, 31 (5): 949-951

［5］LIU Q, ZHANG S, YANG X, et al. Differentiation of essential oils in Atractylodes lancea and Atractylodes koreana by gas chromatography with mass spectrometry. J Sep Sci, 2016, 39 (24): 4773-4780

［6］黄传俊, 陈云, 曾博程, 等. 气相色谱法同时测定麝香追风止痛膏中 5 种挥发性成分的含量. 中国药房, 2018, 29 (14): 1931-1935

［7］刘芳, 欧阳慧子, 柴士伟, 等. GC 法检测 72 种中药饮片有机氯农药残留量. 中国药房, 2016, 27 (36): 5147-5150

［8］DONG H, XIAO K. Modified QuEChERS combined with ultra high performance liquid chromatography tandem mass spectrometry to determine seven biogenic amines in Chinese traditional condiment soy sauce. Food Chem, 2017, 229: 502-508

［9］DURAK B Y, CHORMEY D S, FIRAT M. Validation of ultrasonic-assisted switchable solvent liquid phase microextraction for trace determination of hormones and organochlorine pesticides by GC-MS and combination with QuEChERS. Food Chem, 2020, 305: 125487

［10］HUANG Y, SHI T, LUO X, et al. Determination of multi-pesticide residues in green tea with a modified QuEChERS protocol coupled to HPLC-MS/MS. Food Chem, 2019, 275: 255-264

［11］耿昭, 李小红, 苟琰, 等. QuEChERS 法结合气相色谱-串联质谱法测定贝母类中药中 53 种农药残留. 中草药, 2020, 51 (20): 5337-5347

［12］ZHU P, MIAO H, DU J, et al. Organochlorine pesticides and pyrethroids in Chinese tea by screening and confirmatory detection using GC-NCI-MS and GC-MS/MS. J Agric Food Chem, 2014, 62 (29): 7092-7100

［13］CARVALHO R R R, RODRIGUEZ M, FRANCO E S, et al. DLLME-SFO-GC-MS procedure for the determination of 10 organochlorine pesticides in water and remediation using magnetite nanoparticles. Environ Sci Pollut Res, 2020, 27 (36): 45336-45348

［14］刘娟秀, 罗益远, 刘训红, 等. 衍生化 GC-MS 同时测定苍耳子中 14 种脂肪酸的含量. 天然产物研究与开发, 2016, 28 (1): 76-82

［15］ITO R, USHIRO M, TAKAHASHI Y, et al. Improvement and validation the method using dispersive liquid-liquid microextraction with in situ derivatization followed by gas chromatography-mass spectrometry for determination of tricyclic antidepressants in human urine samples. J Chromatogr B Analyt Technol Biomed Life Sci, 2011, 879 (31): 3714-3720

第五章

高效液相色谱法的分类与仪器构造

以液体为流动相的色谱法称为液相色谱法(liquid chromatography,LC)。经典液相色谱法柱效低,分析周期长,一般不具备在线检测器,通常仅作为分离手段。高效液相色谱法(high performance liquid chromatography,HPLC)是在经典液相色谱基础上,引入气相色谱理论与实验方法发展起来的一种快速、高效及高灵敏度的分离分析方法。

第一节 概 述

一、高效液相色谱的速率理论

(一) 范氏方程

高效液相色谱法与气相色谱法的主要区别在于两者的流动相状态不同,待分离组分在液体和气体中的扩散等具有一定的差异,因此两者范氏方程中纵向扩散项和传质阻抗项有所不同[1]。

1. **涡流扩散项** 范氏方程中 $A=2\lambda d_p$,其意义与气相色谱法中一致。在经典液相色谱中,填料的颗粒粒径一般大于 $100\mu m$,并且手工装柱不易填装均匀,从而引起较为严重的涡流扩散现象,所以经典柱色谱法的柱效较低,分离能力差,只能胜任分配系数相差较大(各组分性质相差较大)的样品分离。高效液相色谱填料粒径一般为 $5\sim10\mu m$,且采用高压匀浆技术装柱,使得装填均匀,涡流扩散小,因此高效液相色谱柱效很高,比经典柱色谱高数百倍至数千倍。

2. **纵向扩散项** 纵向扩散项为 B/u,其中 $B=2\gamma D_m$。由于液体黏度较大,待测分子在液相色谱流动相中的扩散系数较其在气体流动相中小;并且为了实现快速分离,高效液相色谱的流速常在最佳流速以上,进一步减少了该项对塔板高度的影响,所以纵向扩散项可以忽略不计。

3. **传质阻抗项** 传质阻抗项为 Cu,其中 $C=C_m+C_{sm}+C_s$。$C_m=\dfrac{\overline{\omega}_m d_p^2}{D_m}$,为动态流动相传质阻抗,表示由于中心流路待测分子迁移速率快于边缘流路待测分子而造成的展宽;它与固定相填料颗粒粒径 d_p 的平方成正比,与待测分子在流动相中的扩散系数 D_m 成反比。$C_{sm}=\dfrac{\overline{\omega}_{sm} d_p^2}{D_m}$,为静态流动相传质阻抗,表示待测分子进入处于固定相深处微孔内相对静止的流动相中,再分配到固定相上,然后延迟回到流动相中的传质过程,从而造成展宽。所以固定相材料的结构和孔径会影响到 C_{sm} 大小。$C_s=\dfrac{\overline{\omega}_s d_f^2}{D_s}$,为固定相传质阻抗,其意义与气相色谱法相似,与固定相液膜厚度的平方成正比,与待测分子在固定相内的扩散系数成反比。由于高效液相色谱法所用的固定相多为化学键合相,固定相为单分子层,可以忽略 d_f,即忽略固定相传质阻抗。可见传质阻抗项主要与流动相传质阻抗有关,即降低固定相填料粒径,减少流动相黏度以增加待测分子在流动相中的扩散系数,可以降低塔板高度,获得较大的理论板数。

综上,高效液相色谱法的范氏方程可以简写成 $H=A+C_m u+C_{sm} u$。随着流动相流速的增加,塔板高度增加,柱效下降。而 A 和 C_m、C_{sm} 都和固定相填料粒径大小有关,因此选择较小粒径的填料,色谱柱柱效受到流动相线速度影响越小,这也是现在色谱柱填料越来越小的原因之一,以保证获得较高的柱效。

(二) 吉丁斯方程

虽然范氏方程解释了色谱过程中的谱带展宽原因,但是有些试验值会偏离公式,因此学者后来在此基础上又提出了一些修正公式,如吉丁斯方程。

吉丁斯根据待测分子沿柱的随机迁移规律构造了一个板高方程,塔板高度与色谱过程中主要的三个方面有关:分子纵向扩散 (H_D)、分子的吸附 - 解吸附 (H_s)、分子在流动相中的流动和扩散 (H_c)。单个分子在上述过程中因为偏离溶剂的平均迁移而引起的波动,会导致谱带展宽。

分子的纵向扩散与范氏方程中的纵向扩散项相同。分子的吸附 - 解吸附过程在固定相上发生,可以用范氏方程中固定相的传质阻抗项理解这个过程。在范氏方程中,纵向扩散和涡流扩散被认为是相互独立且可以加和的变量,吉丁斯方程则认为间隙流动相中的不均匀流速和径向扩散之间存在耦合,扩散和流动的随机过程并不是独立的,因此 $H_c = \dfrac{1}{1/A+1/C_m u}$,吉丁斯方程可以简化成:

$$H = \frac{B}{u} + \frac{AC_m u}{A+C_m u} + C_s u \tag{式 5-1}$$

二、高效液相色谱法的特点

1. **与经典柱色谱法的比较**　高效液相色谱法与经典柱色谱法的主要差别在于分离效率的高低和是否分离分析一体化。根据范氏方程可知,经典柱色谱填料颗粒较大、柱效较低,高效液相色谱填料粒径小、柱效高。经典柱色谱法中的柱子多为一次性使用,柱体积较大(一般为 10~200cm 长,1~10cm 粗),分离速度慢,每次要重新装柱,造成人力、物力及时间上的浪费;而一根 HPLC 柱至少能重复使用数百次,配备了高压输液泵实现快速分析。现代高效液相色谱仪具有较高的进样重现性,并配有在线检测器以实现连续的定性、定量分析,具有较高的准确度和精密度,这些都是经典柱色谱法难以实现的。高效液相色谱法和经典液相柱色谱法的比较见表 5-1。

表 5-1　高效液相色谱法与经典柱色谱法的比较

项目	经典柱色谱法	高效液相色谱法
固定相粒度 /μm	75~500	3~10
固定相粒径分布 /RSD	20%~30%	<5%
柱长 /cm	10~100	5~25
柱内径 /cm	2~5	0.3~0.46
柱入口压力 /Mpa	0.001~0.1	2~40
柱效 / 每米理论塔板数	10~100	1×10^4~1×10^5
分析速度	慢	快
色谱柱使用情况	只可用一次	可重复多次使用
在线检测	不能在线检测	能在线检测
定性定量准确度	差	好

2. 与气相色谱法的比较　在毛细管气相色谱法中,毛细管柱内径较小,并且没有填料;内壁涂覆了很薄的固定液,因此其和高效液相色谱法的范氏方程相比,没有涡流扩散项,流动相传质阻抗项较少,具有较小的塔板高度;同时,毛细管气相色谱柱中没有填料,流动相阻力小,则可以采用更长的色谱柱,带来更多理论板数。气相色谱法相对于高效液相色谱来说具有较高的柱效和分离能力。

但是气相色谱法要求待测样品能够气化,具有较高的热稳定性,所以其适用的样品较少,相比之下,高效液相色谱可以分析大约80%的物质,适合于分析热不稳定的物质。针对不同的分析对象,可以选择不同原理的分离模式和不同类型的色谱柱;尽管柱效不如毛细管气相色谱法高,但是可以通过对流动相的调整来提高分离的选择性。另外样品柱后流出物可以回收,适合进行制备。

三、高效液相色谱法的分类

液相色谱的分离过程涉及固定相、流动相和待测物三者之间的动态作用。其中,固定相与不同待测物之间作用力的差异是分离的基础。在固定相上无保留能力的物质在死时间出峰;在固定相上有保留的物质则是通过流动相对待测物的洗脱能力差异实现分离,流动相洗脱能力强则待测物出峰快,洗脱能力弱则出峰慢。判断色谱分离过程中保留能力和洗脱能力最基本的性质是固定相、流动相和待测物三者之间的极性大小。

液相色谱分离体系中"极性"一般指的是与水的亲和能力,根据流动相与固定相之间的极性大小,可将液相色谱分为正相(normal phase)和反相(reverse phase)色谱。早期液相色谱技术多为正相色谱法,即流动相极性小于固定相极性的色谱法。在正相色谱上,极性小的组分先出峰,极性大的组分后出峰。目前在药物分析中仍应用的正相色谱主要是以烷烃等极性比较小的溶剂为流动相、固体吸附剂(如硅胶、氧化铝等)作为固定相的液固吸附色谱法。反相色谱分离体系与正相色谱刚好相反,其流动相极性大于固定相极性,主要以甲醇、乙腈、水等极性比较大的溶剂作为流动相,固定相以非极性化学键合相最为常用。

化学键合相色谱法(bonded phase chromatography,BPC)是将不同的有机官能团(固定液分子)通过化学反应共价键合到硅胶等载体表面上,生成化学键合固定相,并进行分离的一种色谱类型。这类色谱法由于其形式多样,可解决传统液液色谱分离过程中吸附在载体上的固定液易流失等问题,已逐渐在高效液相色谱的整个应用中占到90%以上。常用的化学键合相固定液分子为十八烷基等非极性分子,在非极性键合相色谱中极性大的组分先出峰,极性小的组分后出峰。药物中存在许多极性较大的化合物分子,对于一些可离子化或者离子型的化合物,可以在反相流动相中加入离子对试剂,使得上述物质成为中性离子对,增加在非极性键合相色谱上的保留,这种方法称为离子对色谱法。

亲水作用液相色谱法(hydrophilic interaction liquid chromatography,HILIC)主要适用分离一些极性化合物。它的固定相为极性,一般是未改性的裸硅胶,或者键合氨基、二醇基、两性离子等极性分子的硅胶(极性键合相);流动相是高比例有机相(一般为>70%乙腈),其中的水吸附在固定相亲水表面形成了富水层,使得极性化合物可以在富水层和流动相之间进行分配。同时极性化合物与固定相还可以发生氢键相互作用和静电相互作用。在水-乙腈流动相系统下,极性化合物的洗脱顺序和反相色谱相反,极性小的成分先洗脱,而极性大的成分后洗脱。当增加流动相中水的比例时,则使得流动相的洗脱能力增强。

此外,根据分离机制、分析对象和分析目的的不同,高效液相色谱法还有离子交换色谱法(ion exchange chromatography,IEC)、超高效液相色谱法(ultra performance liquid chromatography,UPLC)、离子色谱法(ion chromatography,IC)、分子排阻色谱法(size exclusion chromatography,SEC)、超临界流体色谱法(supercritical fluid chromatography,SFC)、制备高效液相色谱法(preparative high performance liquid chromatography)、手性高效液相色谱法(chiral high performance liquid chromatography)、亲和色谱法(affinity chromatography)等模式,均在药物分析中得到了较多应用,在后续章节中将依序进行介绍。

四、高效液相色谱仪的组成

常见的高效液相色谱仪见图 5-1,由输液系统、进样系统、色谱分离系统、检测器以及用于控制硬件和显示结果的计算机工作站组成。图 5-2 为高效液相色谱仪的一般流程图。其中输液系统主要包括贮液瓶、高压输液泵、梯度洗脱装置等。当样品被进样器注入色谱系统后,即被高压输液泵输送的流动相带入色谱柱,并在流动相和固定相之间进行色谱分离。经分离后的各组分,依次流过检测器中的样品流通池进行检测,工作站(或记录仪)记录检测信号并给出各组分的色谱峰及相关色谱评价数据。流出检测器的各组分,可依次进行自动收集或废弃。

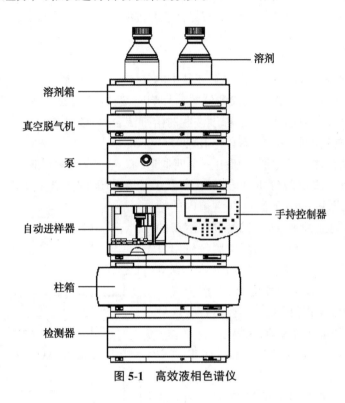

图 5-1　高效液相色谱仪

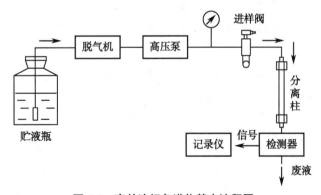

图 5-2　高效液相色谱仪基本流程图

第二节　高压输液系统

一个完整的高效液相色谱输液系统包括贮液瓶、真空脱气机、高压输液泵、梯度洗脱装置等部件。

一、贮液瓶和流动相脱气

(一) 贮液瓶

高效液相色谱仪一般配备有 2~4 个贮液瓶。贮液瓶是一个存放流动相的容器,所以其结构材料必须对流动相是化学惰性的。常用的材料为玻璃、不锈钢或表面喷涂聚四氟乙烯的不锈钢等,容积一般为 500~2 000ml。流动相一般选择 HPLC 级别或者相同质量的试剂。HPLC 级试剂能够保证最好的紫外透光率,不存在改变离子强度的干扰物质。如果流动相中溶解有固体的添加剂如缓冲盐、离子对试剂等,那么流动相需要在使用前用 0.45μm 微孔滤膜过滤,以除去其中可能损害液相泵、堵塞仪器管路的物质。在泵前部分,高效液相色谱仪还配有溶剂过滤器(吸滤头)和在线过滤器等配件,以防止细微颗粒进入色谱系统。

(二) 流动相脱气

流动相进入高压泵前还应预先除去溶解在其中的气体。因为柱后压力下降会使得溶解在流动相中的空气自动脱出形成气泡,从而干扰检测器的信号响应,造成基线的波动,影响色谱分析的精密度。另外,氧气在紫外低波长处具有吸收,在梯度洗脱时溶剂混合,可能会造成 190~220nm 附近的基线上升。高效液相色谱中常用的脱气方法有以下几种。

1. **真空脱气机脱气法**　真空脱气机由一个四通道(有 4 个管状塑料膜)真空箱和一个真空泵构成,如图 5-3 所示。打开真空脱气机的电源开关后,真空泵即运行使真空箱内产生部分真空。贮液瓶中的流动相在输液泵的抽吸下流过真空箱内的特殊管状塑料膜。当溶剂经过真空管时,溶剂中溶解的气体将渗过塑料膜进入真空箱,到达真空脱气机出口时,溶剂几乎已被完全脱气而不含有任何气体。真空度由压力传感器测定,根据传感器信号,真空脱气机可通过运行或关闭真空泵来维持真空度。目前,这种脱气方式已经广泛应用于高效液相色谱仪中。

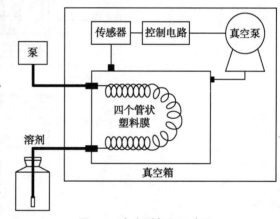

图 5-3　真空脱气机示意图

2. **减压抽滤法**　当高效液相色谱仪未安装真空脱气机或者真空脱气效果不佳时,可考虑采用减压抽滤法。减压抽滤装置一般由 300ml 过滤杯(上杯)、放置直径 50mm 微孔滤膜的过滤基座(中杯)、1 000ml 抽滤瓶(下杯)和减压抽滤泵组成(图 5-4),可完成减压脱气和过滤的双重任务。

3. **超声波脱气法**　将装有流动相的贮液瓶置于超声波清洗槽中,以水为介质超声脱气。一般 500ml 溶液需 20~30 分钟。该法操作起来方便、简单。然而超声法仅对于甲醇和水的混合流动相有一定的脱气效果,对于乙腈和水的混合流动相脱气效果较差。超声实际上更多起到两相混匀的作用,脱气效果仍然依赖高效液相色谱仪上的在线真空脱气机。

二、高压输液泵

(一) 性能要求

高压输液泵是高效液相色谱仪中的关键部件之一。它将流动相在高压下连续不断地送入色谱柱,使样品在色谱柱中完成分离。所有的输液泵都是容积泵,依赖于液体的不可压缩性,在其压力能力范围内,它们可以理想地提供恒定流速,与溶剂黏度或柱背压无关。高效液相色谱仪对高压输液泵的性能有如下要求。

(1)输出压力高,使流动相可以以一定的流速流过填料颗粒细的色谱柱;并且输出压力应平稳、脉动小,有利于降低检测器的噪声,提高信噪比和柱效。

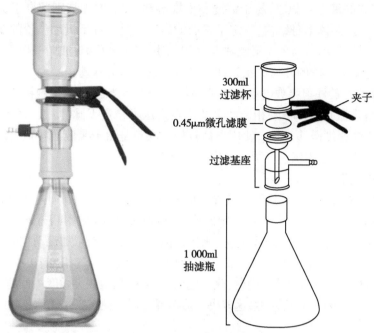

图 5-4　减压抽滤装置图

（2）流量稳定，精度应为 1% 左右，使色谱过程具有良好的重现性。

（3）流量范围可调，一般可以在 0.01~10ml/min 范围任选。

（4）耐酸、碱缓冲液腐蚀。

（5）泵体易于清洗，且具有梯度洗脱功能，操作方便，容易维修。

（二）高压输液泵分类

目前在高效液相色谱仪中所采用的高压输液泵，按排液性质可分为恒压泵和恒流泵。按工作方式又可分为液压隔膜泵、气动放大泵、螺旋注射泵和往复柱塞泵四种，前两种为恒压泵，后两种为恒流泵。

1. 往复柱塞泵　这是目前在高相液相色谱仪上采用最广泛的一种泵，其工作原理如图 5-5 所示。往复柱塞泵由驱动机构（马达、减速器、驱动凸轮）带动的小柱塞，在以密封环密封的液缸内，以每分钟数十次至一百多次的频率作往复运动。当小柱塞自液缸内抽出时，出口单向阀由于管路中液体的外压力迫使它关死，液体自入口单向阀吸入液缸；当小柱塞被推入时，入口单向阀关死，液体经压缩自出口单向阀排出，如此周而复始，压力逐渐上升。泵的输出流量，可借助柱塞往复运动的冲程或马达的转速来调节。由于泵的柱塞往复运动的频率较高，所以对密封环的耐磨性及单向阀的刚度和精度要求很高。密封环一般采用聚四氟乙烯加添加剂材料制造，而单向阀的球、阀座及柱塞杆则用人造红宝石材料。

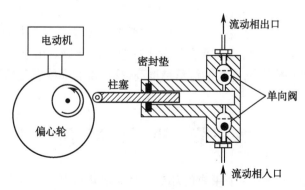

图 5-5　往复柱塞泵示意图

往复柱塞泵因它的液缸容积小,易于清洗和更换溶剂系统,因此特别适合于梯度洗脱,广泛应用于高效液相色谱仪中。泵体本身结构,决定了它的输出压力是随柱塞运动位置的变换而变化的,因此输出压力有明显的起伏脉动。为了克服此缺点,可以采用多头泵(两头或两头以上)交替联动;安装压力脉动阻滞器;改进驱动凸轮的几何形状三种方法减少它的压力脉动。

2. **注射泵**　又称螺旋注射泵或电动螺旋泵,利用步进电动机经齿轮螺旋杆传动,带动活塞以缓慢恒定的速度移动,恒定流量输出流动相。此泵的优点是压力稳定无脉冲,流速可调,不受外阻力的影响,密封环因活塞活动速度慢、磨损小,使用寿命较长。缺点是由于泵液缸容积大,调换溶剂系统时清洗麻烦。目前在高效液相色谱仪中已很少采用。

(三) 梯度洗脱装置

高效液相色谱法中一般有等度洗脱和梯度洗脱两种方式。在分析周期内,流动相组成恒定不变的是等度洗脱;流动相的组成随着时间按照一定的比例进行变化则称为梯度洗脱。一般在分析复杂的混合样品时,需要根据待测组分的色谱保留行为,来更改流动相的组成,增加流动相的洗脱强度,使得一些需要长时间洗脱的组分被加速洗脱。高效液相色谱中的梯度洗脱与气相色谱中的程序升温类似,都是为了改善复杂样品的分离度,缩短分析周期,改善色谱峰形,提高检测灵敏度。根据仪器构造,梯度洗脱装置可以分为低压梯度和高压梯度两种,这取决于溶剂混合点是在高压泵之前还是之后(图5-6)。

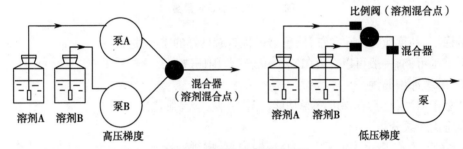

图 5-6　梯度洗脱装置示意图

1. **低压梯度洗脱装置**　低压梯度是在常压下先将溶剂按程序混合,而后再用一台高压泵加压送入色谱柱。低压梯度装置一般由两个以上贮液瓶,连接一个电磁比例阀和一个体积小于 1ml 的混合室。贮液瓶中的溶剂具有不同的洗脱强度,阀门在不同的时间打开,使得混合室中的流动相组成发生变化。色谱泵将混合溶剂输送到进样及分离系统中。在这个装置内,溶剂是在泵前的低压端进行混合,因此电磁阀控制溶剂比例需要更加精确。从混合溶剂到色谱柱入口的体积被称为驻留体积,在低压梯度系统中,它主要由比例阀、混合器、泵头、喷射器和连接管路的体积组成,从而造成驻留体积比较大,延迟和平滑了溶剂梯度;并且在下次分离之前需要很长的平衡时间,不适用于低流速梯度洗脱;同时也不可避免两相或多相溶剂混合变化带来的气泡。

2. **高压梯度洗脱装置**　高压梯度洗脱装置需要两个或三个高压输液泵来输送不同的溶剂。一开始,弱洗脱溶剂的输液泵输送全部或者大部分流动相,而强洗脱溶剂输液泵输送很少。然后每个泵的流量连续或间断地发生线性或指数变化,溶剂洗脱强度逐渐加大。仪器控制必须确保总输出液体的体积始终恒定,即流速恒定。此时,溶剂混合是发生在泵的高压侧。由于每种溶剂需要一个泵,使用成本较高;但是它的驻留体积很小,获得的流量精度高,梯度洗脱曲线重复性好,并且可以有效地获得非常陡峭的梯度变化。

第三节　进 样 系 统

进样是高效液相色谱操作中一个重要的环节。理想的进样状态是将样品以很小的体积进样在色谱柱的柱头中心位置,并且防止带入空气;要求进样过程的密封性好、死体积小、具有可重复性;同时对色谱柱系统流量波动小,便于实现自动化等。如果进样出了问题,性能再好的色谱柱也不能获得良好的色谱分离。一般常用的进样方式有隔膜式注射进样、六通进样阀进样和自动进样器进样三种。其中,隔膜式注射进样在原理上与气相色谱法完全一致,用微量注射器可柱头进样,减小死体积,充分发挥柱的效能;但是高压进样时会漏液,产生误差,且隔垫使用次数有限,进样量小,重复性差。所以,现在大多数的仪器设备都采用的是六通进样阀和自动进样器进样。

一、六通进样阀

六通进样阀是高效液相色谱系统中最理想的进样器,它是由圆形密封垫(转子)和固定底座(定子)组成,结构见图 5-7。

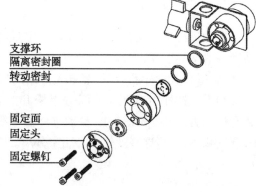

在六通进样阀背面可以看到有 6 个孔道以 60° 的间隔对称分布,其中孔 1 和孔 4 之间连有一个固定体积的注入环路,称为定量环;孔 4 连接样品注射器(通常位于进样阀前部的中心);孔 2 和孔 3 分别连接泵和色谱柱;孔 5 和孔 6 则连接到废液口[2](图 5-8)。进样阀内部的转子上有凹槽,在转动的时候可以连接相邻的两个孔道。它紧紧地压在定子上,在上样状态时,样品通过孔 4 引入定量环充满回路,多余的液体则沿着转子上的凹槽通向废液孔 6 排出;此时色谱泵将流动相通过孔 2 进入进样阀,再通过转子上的凹槽流向孔 3 进入色谱

图 5-7　六通进样阀结构示意图

柱。当将转子通过手动方式旋转 60° 时候,进样阀处于进样状态,此时转子的凹槽分别连接了孔 2 和孔 1,孔 3 和孔 4,即流动相通过孔 2 进入进样阀,将定量环中的样品冲入色谱柱进行分离。而孔 5 则连接样品注射器,在该位置下注入样品则通过孔 5 进入废液。在六通进样阀的进样状态下,整个色谱分析过程中流动相均是经过定量环的;而且流动相是按照与样品上样相反的方向流过定量环,减少进入色谱柱过程中产生的柱外谱带展宽。

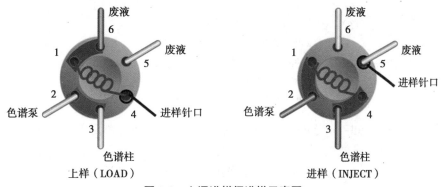

图 5-8　六通进样阀进样示意图

上述过程中,手动进样的取样,通常是注射器取样后注入在定量环内;进样则是通过旋转进样阀的转子实现的。注射器为平头,可以紧密贴在进样阀进样通道内,密封性能好,不会漏液和引入空气,也防止了其对密封组件的划伤。转子只有上样和进样两个位置,每个位置的末端都有行程限位器,可以防止其进一步旋转。转动转子在上样和进样之间的时候,会出现短暂的流路暂停,增高流路中的压力,所以转动的过程要快,不能在途中停留,防止高压引起的柱头损坏。转子通常由比定子更软的材料制成,常见的是聚醚醚酮(PEEK)和增强聚四氟乙烯复合材料,这样可以保证良好的密封性和较低的摩擦。正确的使用和维护能增加进样阀使用寿命,保护周边设备,增加分析的准确度。

进样体积由定量环控制,可以保证进样量准确、重复性好。定量环有完全装液和部分装液两种情况。在完全装液情况下,样品溶液装入定量环中时,无法像塞子一样完全取代定量环内原有的溶剂,而是更易于和其混合,而造成量的变化。因此,为了保证样品上样准确,必须将定量环充满3~5倍于定量环的体积,例如20μl定量环需要60~100μl的样品溶液,在外标法定量时候,这样的操作显得尤为重要。采用部分装液时,进样量最多为定量环体积的50%,也就是说,20μl定量环最多上样10μl样品。这是由于层流液体黏度影响,样品在定量环中心的速度高于其在环壁的速度,进样量过大造成样品流失而导致不准确。为了确保两次进样之间不受干扰,一般进样前可以用1ml的流动相或者易于溶解样品的溶剂,在上样位置清洗定量环。另外,可以根据分析需要更换定量环的体积,对于体积很小的定量环,可以选择特定的进样阀,以减小阀内的体积。

二、自动进样器

自动进样器是由计算机自动控制定量阀,按预先编制的操作程序工作,包括取样、进样、复位、样品管路清洗等步骤,一次可进行几十个或上百个样品的分析。自动进样的样品量可连续调节,进样重复性高,适合大量样品分析,节省人力,可实现自动化操作。自动进样器的核心也是六通进样阀,进样方式和手动进样相同,也包括完全装液和部分装液两种,现在有些仪器厂商还针对小体积样品设计了微升进样方式(μl pick up)。自动进样器一般会涉及样品、流动相、冲洗溶剂这些不同的液体,通过吸入空气塞,可以将这些液体在管路中分离。在自动进样器中主要使用以下三种进样设计[3](图5-9)。

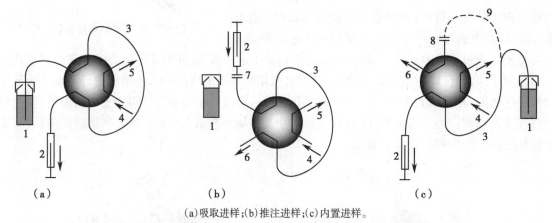

(a)吸取进样;(b)推注进样;(c)内置进样。
1.样品瓶;2.连接马达的注射器;3.定量环;4.接色谱泵;5.接色谱柱;6.接废液;
7.低压密封口;8.高压密封口;9.可移动定量环。

图5-9　自动进样器三种不同的进样设计

第一种是吸取进样(pull-loop injection),将样品抽取到定量环中,然后阀切换将样品注入色谱柱。可以通过移动进样针或者进样瓶的位置实现连续的进样分析。这种设计较为简单,但是进样瓶和定量环之间还存在取样针装置及连接管路,因此需要吸取额外的样品保证定量准确。第二种是推注进样(push-loop injection),样品被吸入注射器之后,再通过低压密封口推入定量环,模仿了手动进样的方式,而且进样量改变灵活,几乎没有多余的样品损失。第三种为内置进样(integral-loop injection),定量环的连接管路会在样品瓶和六通阀的高压密封口之间进行切换,没有样品损失,也不会产生残留,但是高压密封口对设计的要求较高。

进样器是高效液相色谱仪系统驻留体积的一部分,所以当定量环体积发生变化时候,如从50μl到1ml,则需要调整梯度程序以适应驻留体积的变化。自动进样过程中使用的冲洗溶剂一般选择流动相或者其他具有出色溶解性能的溶剂,并且其中不添加缓冲盐等成分,以清除进样针及进样器管路内部的样品残留。

第四节 色谱分离系统

高效液相色谱分离系统的核心是色谱柱,要求柱效好、分离度高、柱容量大、分析速度快。除了用于分析的色谱柱外,一般还会在其前面加装一个保护柱,用于保护分析色谱柱不受污染。

一、色谱柱

最常见的高效液相色谱柱一般是不锈钢柱,柱内壁要求精细地抛光加工,绝对不允许有轴向沟痕,否则会引起色谱峰展宽,柱效下降;并且是化学惰性的,不会和流动相和待测样品发生反应。PEEK 材质也用于色谱柱外壳,常被用于离子色谱和其他对金属敏感的色谱分离[4](图 5-10)。

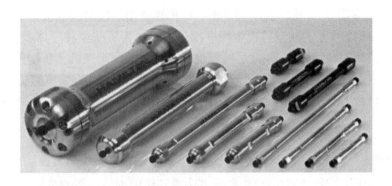

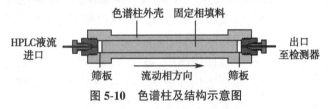

图 5-10 色谱柱及结构示意图

分析色谱柱的柱内径在 2.1~4.6mm 之间,长度在 30~300mm 之间。柱内一般填料为粒径 3~10μm 的规则的球形填料。如果需要获得更高的理论板数,则可以进一步减小填料粒径,延长柱长。但是增加柱长会增加色谱分离的保留体积,降低柱后流出物中的样品的浓度,影响分析的检测限。制备色谱柱的柱内径在 20~50mm,填料粒径为 5~10μm,柱长在 100~250mm 之间。色谱柱内径小于 1mm 的被称为毛细管柱,内径小于 0.1mm 的被称为 nano- 色谱柱,这些细径柱通常使用熔融石英,外面覆盖一层 PEEK 材料。细径柱消耗更少的流动相,也就产生更少的废液,保留体积与柱内径的平方成正比。如果在 4.6mm 内径的色谱柱上,需要消耗 10ml 的流动相洗脱一个组分,那么在 3.2mm、2.0mm 和 1.0mm 的色谱柱上则分别消耗 4.8ml、1.9ml 和 0.5ml 的流动相。另外细径柱可以提供更强的峰高信号,色谱峰峰高与柱内径的平方成反比。例如 1μg 的组分在 4.6mm 内径的色谱柱上给出 0.1mV 的信号强度,相应地在 3.2mm、2.0mm 和 1.0mm 的色谱柱上分别给出 0.21mV、0.53mV 和 2.1mV 的信号强度,提高了 20 倍的响应。

色谱柱的两端采用孔径小于色谱柱填料粒径的熔融二氧化硅筛板封闭。筛板的标准孔径为 2.0μm,但填料为 3.5μm 或更细的填料则需要 0.5μm 孔径筛板。如果筛板发生了堵塞,则应该更换色谱柱。有时候考虑分析成本问题,在实验室内也会采用超声清洗的方式,尝试对其进行清洁。

二、保护柱

在色谱分析过程中,不可逆地与固定相结合的待分析物会减少用于分离的固定相的数量,从而降低色谱柱的性能;另外样品中的颗粒物质可能堵塞分析柱,这些都会影响分析色谱柱的使用寿命和效能。为了减少这些问题,一般在分析色谱柱之前会放置一个保护柱(图 5-11)。

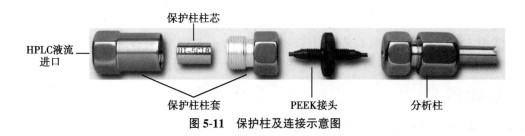

图 5-11 保护柱及连接示意图

保护柱与分析柱具有相同材质的填料,但是长度较短,可以很好地将色谱系统中的一些碎屑和样本中的颗粒物质保留在其中,防止它们进入分析柱。其次,一些具有高吸附性能的化合物,则会牢牢地吸附在保护柱上,不进入分析柱占用固定相。保护柱使用一段时间后会因为吸附了上述干扰物质而降低保护能力,所以需要定期进行再生操作或者更换。为了减少柱外体积引起的谱带展宽,一般分析柱与保护柱的填料粒径相同,并且尽可能地减小连接管路带来的体积增加。有一些色谱柱会设计一个集成的保护柱,以减少额外连接管道引起的谱带展宽。对于装填有更细小颗粒填料的高效能色谱柱,连接管路引起的柱外组分分散对于分析则会产生一定的影响,所以有时候则不使用保护柱。

三、柱恒温系统

柱恒温系统主要用于控制色谱柱温度,防止其随着环境温度波动影响色谱分析重现性,一般多用比室温高 10℃的温度作为恒定柱温,以提高保留时间的重现性和定量分析的准确度。

根据范氏方程,温度升高,待分析物在流动相中的扩散能力增加,降低了其在流动相中的传质阻抗,从而使得柱效增大。同时在范氏方程曲线图中,温度升高使得最小塔板高度向高流速方向移动,使得高流速下的分离情况更加理想,实现更快的分离。而且当温度升高的时候,流动相的黏度下降,使得系统压力降低,也可以实现更高的流速。所以为了提高分离效能,可以根据实际分析要求进行柱温的优化和选择。

为了保证流动相和色谱柱处于相同的温度,一般要求流动相应该通过进样器和色谱柱之间的预热金属线圈,以防止流动相和柱温不一致带来的色谱峰变形。高效液相色谱柱和毛细管气相色谱柱不同,加热平衡需要一定时间,因此很少使用程序升温的操作方式。有些检测器如电导检测器等对温度变化敏感,因此建议在相同的温度下进行色谱分离和检测。在一些基本的高效液相色谱装置中,没有配置专用的柱温箱,也可以通过用泡沫包裹色谱柱的方式来避免柱温的快速变化。

提高柱温并非没有缺点,高柱温会加速色谱柱的损坏,对固定相质量带来影响,特别是对硅胶载体的色谱柱和离子交换色谱柱,所以需要注意操作时候的温度选择。

第五节 高效液相色谱仪的操作与维护

一、高效液相色谱仪的基本操作方法

不同高效液相色谱仪的基本操作方法相同,基本流程包括流动相准备、色谱仪准备、样品准备、样品分析、关机前冲洗检查等几部分,其中色谱仪准备又包括色谱柱安装、流动相平衡等,不同仪器设备的区别在于仪器面板的操作和工作站的使用。

1. 操作前的准备工作 流动相使用前脱气,检查贮液瓶中是否具有足够的流动相,吸液砂芯过滤器是否已插入贮液瓶底部,废液瓶是否已倒空,所有排液管是否已妥善插在废液瓶中。确定无误后,

可开始操作。

2. 开启稳压电源后,依次打开输液泵、柱温箱、检测器和电脑电源。

3. 在输液泵及检测器上设定所需要的流速、检测波长等参数。

4. **排出管路气泡或冲洗管路**　将排液阀旋转 180° 至 open 位置,按 purge 键,输液泵以 5ml/min 流量输液,观察输液泵中是否有气泡排出,确定管路中无气泡后,按 purge 键,使输液泵停止工作,再将排气阀旋钮旋转至 close 位置。

5. 按 pump 键,设定输液泵以低流速(0.2~0.5ml/min)泵出流动相,在此条件下接色谱柱,接好后再将流速设定为所需要的流速。

6. 待检测器预热一段时间后,打开色谱工作站,开始走基线。如基线不在合适位置,可进行零点校正。待基线平稳后,可开始进样。

7. 配备有自动进样器的仪器,可在工作站设置进样程序进样。如用手动进样器进样,将六通进样阀旋转至 LOAD 位置,用平头注射器进样后,转回至 INJECT 位置,并同时开始采集数据,色谱处理机自动记录色谱峰时间、峰面积,待色谱峰流出后,停止采样,对数据进行处理。

8. 试验结束后,对色谱柱和色谱系统进行冲洗,然后关闭输液泵、柱温箱、检测器和电脑电源,关闭稳压电源,卸下色谱柱,并及时按色谱柱说明书对色谱柱进行保养。

二、高效液相色谱仪的维护与注意事项

1. **流动相的准备和使用**　HPLC 级的流动相可以从试剂瓶中取出直接使用。如果添加了酸、碱、盐等,则需要在配制完成后用 0.45μm 滤膜过滤。如果需要将流动相混合,则需要按照体积比进行充分混合、振摇后,再过微孔滤膜,并且超声脱气。使用前检查贮液瓶中是否具有足够的流动相,吸液砂芯过滤器是否已插入贮液瓶底部;废液瓶是否已倒空,所有排液管是否已妥善插在废液瓶中。另外如果是采用自动进样,则需要按照要求配制相应的冲洗溶剂。确定无误后,可开始后续操作。

一般纯水流动相或者缓冲盐流动相可以使用 3 天;有机溶剂比例小于 15% 的水相可以使用 1 个月,有机溶剂比例大于 15% 的流动相可以使用 3 个月。但是需要在使用前检视是否有明显的污染物出现,防止贮液瓶在使用中被污染,因为溶剂或者贮液瓶受到污染会产生藻类,从而进一步损害色谱泵,在纯水溶剂或者 pH 4~7 的缓冲液中尤其如此。一般可以使用灭过菌的溶剂瓶来减缓藻类生长,使用新鲜配制的流动相;如果应用许可,可以在溶剂中加入 0.000 1~0.001mol/L 的叠氮化钠;应防止溶剂瓶暴露在直射阳光下,选择棕色玻璃瓶可避免藻类的生长;还可以用氩气或氮气置换流动相上层的空气。

进液处的吸滤头要经常清洗。清洗时,将堵塞的溶剂过滤器(图 5-12)从瓶头组件中拿下,先用水冲洗残留在上面的溶剂;然后将过滤器放在 5% 稀硝酸溶液中超声 30 分钟,再在水中和甲醇中分别超声 15 分钟即可(稀硝酸和甲醇不能混合,否则引起爆炸),最后将过滤器重新装好。建议定期清洗溶剂过滤器及溶剂瓶,每 3 个月至少清洗一次。

流动相使用中需要注意:①更换流动相时防止沉淀。②不要让水或腐蚀性溶剂滞留泵中;避免使用以下可腐蚀钢铁的溶剂,如碱金属卤化物及其酸溶液(如碘化锂、氯化钾等);高浓度无机酸,如硝酸、硫酸;可能含有过氧化物的色谱醇醚(如 THF、二氧六环、二丙基乙醚),这些溶剂在使用前必须用干燥氧化铝过滤除去过氧化物;含强络合剂的溶液(如乙二胺四乙酸);四氯化碳与 2- 异丙醇或四氢呋喃的混合液。

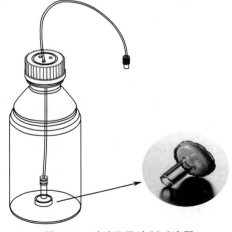

图 5-12　贮液瓶及溶剂过滤器

2. 色谱柱的安装、使用与维护　色谱柱使用前需要确认色谱柱的类型、尺寸、出厂日期、柱内贮存的溶剂,以及适合该色谱柱应用的流动相组成和流速要求。

安装时,首先拧下柱两端接头的密封堵头放回包装盒;再按柱管上标示的流动相方向,将色谱柱的入口端通过连接管与进样阀出口相连接(如条件允许,建议在柱前使用保护柱);柱的出口与检测器连接。若连接管是外径为 1.57mm、内径为 0.1~0.3mm 的不锈钢管,两端均有空心螺钉及密封用压环。在接管时一定要设法降低柱外死体积,连接管通过空心螺钉、压环后尽量用力插到底,然后顺时针拧紧空心螺钉,直到拧不动为止,再用扳手继续顺时针拧 1/4~1/2 圈,切记不要用力过大。如色谱柱通过流动相加压后有漏液现象,请用扳手继续顺时针拧 1/4 圈,直至不漏液为止。

反相色谱柱在经过出厂测试后是保存在乙腈 / 水中的。请一定确保所使用的流动相和乙腈 / 水互溶。由于色谱柱在储存或运输过程中可能会干掉,在首次用流动相分析样品之前,应使用 10~20 倍柱体积的甲醇或乙腈润湿平衡色谱柱。在后续使用时候,如果所使用的流动相中含有缓冲盐,应注意用不含缓冲盐的同比例流动相进行"过渡"。

每次使用色谱柱之前先用 10% 甲醇冲洗色谱柱 20 分钟,以冲洗上一次色谱系统中可能残留的盐,然后再用 100% 甲醇冲洗色谱柱 20 分钟,活化色谱柱,最后换上流动相。若流动相中盐浓度较大,注意用水相过渡,切记不要用纯水冲洗色谱柱,以防色谱柱塌陷。图 5-13 为反相色谱固定相在不同有机溶剂含量流动相中的烷基形状。

用流动相平衡色谱柱时,应将流速缓慢地提高,直到获得稳定的基线,防止突然压力增高对色谱柱柱头造成冲击。如果缓冲盐或离子对试剂浓度较低,则需要较长的时间来平衡。表 5-2 为不同规格色谱柱需要的平衡时间。

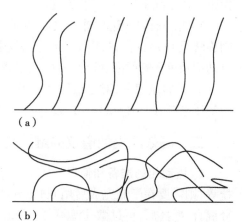

（a）

（b）

（a）流动相中有足够有机溶剂时的刷子型固定相;
（b）流动相中仅含少量有机溶剂时的趴伏型固定相。

图 5-13　反相色谱固定相在不同有机溶剂含量流动相中的烷基形状

表 5-2　不同规格色谱柱需要的平衡时间

柱规格(柱长 × 内径,mm)	柱体积 /ml	流速 /(ml/min)	平衡时间 /min
250 × 4.6	2.91	1.00	58
150 × 4.6	1.74	1.00	35
100 × 4.6	1.16	1.00	23
50 × 4.6	0.58	1.00	12
250 × 2.0	0.55	0.25	44
150 × 2.0	0.33	0.25	26
50 × 2.0	0.11	0.25	9

在反相高效液相色谱中,如果使用缓冲液作流动相,应在实验完毕后先用同比例不含缓冲液的流动相或者 10% 甲醇水溶液冲洗色谱柱,再用甲醇或乙腈将色谱柱冲洗干净,并将其保存于甲醇或乙腈中,旋紧密封堵头,防止震动。如果色谱柱保存在纯水中可能生长细菌;而保留在缓冲液中可能会造成盐析出堵塞色谱柱。另外需要注意,冲洗的时候应该将保护柱取下,两者分开冲洗。

长时间使用色谱柱之后,由于柱头区域吸附了一些具有强吸附性能的化合物,造成污染,引起色谱柱柱效下降,可以采用不同溶剂的梯度洗脱来实现再生。同样,在色谱柱再生过程中也需要将保护柱取下。再生所用溶剂的体积应该是色谱柱体积的 30~50 倍。不同的固定相再生的方法不同。

（1）极性固定相柱的清洗再生：硅胶柱的再生可采用如下溶剂顺序，流速选择 1~3ml/min 进行，75ml 四氢呋喃、75ml 甲醇、75ml 的 1%~5% 乙酸溶液（针对碱性杂质）、75ml 的 1%~5% 吡啶溶液（针对酸性杂质）、75ml 四氢呋喃、75ml 叔丁基甲醚、75ml 正己烷。

如果硅胶吸附了太多的水导致柱效下降，则可以通过化学方式除去。

（2）非极性固定相柱的清洗再生：C_{18}、C_8 等非极性固定相色谱填料的再生采用如下溶剂顺序，流速选择 0.5~2ml/min 进行，75ml 水（进样 100μl 二甲基亚砜 4 次）、75ml 甲醇、75ml 三氯甲烷、75ml 甲醇。

如果色谱柱流失了化学键合相，可以尝试使用硅烷化合物重新键合。

（3）离子交换柱的清洗再生：阴离子交换柱采用 0.5~2ml/min 如下程序进行，75ml 水、75ml 甲醇、75ml 三氯甲烷、甲醇、水。

阳离子交换柱采用 0.5~2ml/min 如下程序进行，75ml 水（进样 200μl 二甲基亚砜 4 次）、75ml 四氢呋喃、水。

也可以采用以下步骤对离子交换柱进行再生：75ml 水、75ml 的 0.1~0.5mol/L 缓冲溶液（上一次使用，提高离子强度）、75ml 水、75ml 的 0.1mol/L 硫酸、75ml 水、75ml 丙酮、75ml 水、75ml 的 0.1mol/L EDTA-Na、75ml 水。

对于苯乙烯-二乙烯基苯阳离子交换柱，可以将 0.2mol/L 氢氧化钠在 70℃下泵入过夜（这样可以去除填料表面可能存在的细菌）。

另外，由于大多数强保留的污染物都会累积在柱头，把柱子反过来冲可以缩短污染物被冲出柱子的移动距离。考虑到装填柱子的稳定性，现在大多数高效液相色谱柱都是比普通操作压力大很多的高压装填的，因此它们的柱床一般不会受到反方向流速的影响。

3. 输液泵的使用和维护　输液泵是精密仪器，使用及维护需要严格按照仪器手册中的建议进行。输液泵不能空转，如果发现贮液瓶到输液泵的管路是空的，则打开排液阀，用注射器将液体均匀地抽吸充满整个管路之后，才能继续运行。使用前，需要在打开排液阀的状态下进行排液，目的是在高流速下使得流动相充满整个泵，并且赶出可能存在的空气，保证后续实验中流速稳定。实验过程中注意观察输液泵的压力，一般柱压波动在 50psi 之间。在梯度洗脱时候，柱压发生变化是正常的。当同一根色谱柱在相同色谱条件下柱压发生明显的变化时，需要考虑色谱柱是否出现了问题。

当泵内是缓冲液时候，不能关闭输液泵，一定要用不含缓冲液的同比例流动相冲洗泵 20~30 分钟，防止缓冲液在泵中析出堵塞。输液泵最好保存在含有机溶剂比例高于 10% 的流动相中，防止藻类生长引起污染。

当泵头安装有自动清洗装置时候，无须手动清洗，配制自动清洗溶剂为 10% 异丙醇即可，其有助于降低水的表面张力，并有抑菌作用。如果需要手动清洗，需要按照仪器手册的要求进行。

4. 样品准备和六通进样阀的使用　样品要求无微粒、无可能阻塞针头及进样阀的物质，因此配制好的样品溶液均要用 0.45μm 滤膜过滤，防止微粒阻塞进样阀，减少对进样阀的磨损。样品一般应用流动相配制；反相色谱中，如果用强度大于流动相的溶剂配制，则需要注意进样体积，一般进样 10μl 为宜。当进样体积太大时，强度大溶剂会带着部分待分析物在色谱上迁移更快，造成了色谱峰前伸或前延。

为防止缓冲盐和其他残留物质留在进样系统中，每次结束后应冲洗进样阀，通常用不含盐的稀释剂、水或不含盐的流动相冲洗，在进样阀的上样和进样位置反复冲洗，再用无纤维纸擦净注射器针头的外侧。在进样前也应该使用适当溶剂冲洗定量环，减少上一针样品的残留。

在使用六通阀的过程中，手柄处于上样和进样之间时，会暂时堵住流路，造成流路中压力骤增，再转到进样位时候，过高的压力在柱头上引起损坏，所以应尽快转动阀，不能停留在中途。高效液相色谱仪中使用的注射器针头有别于气相色谱，是平头注射器，一方面，针头外侧紧贴进样器密封管内侧，密封性能好，不漏液，不引入空气；另一方面，也防止了针头刺坏密封组件及定子。

5. 自动进样器的使用和维护 进样系统的一些零部件可引起交叉污染,如进样针外侧、进样针内侧、针座、样品定量管、针座毛细管、进样阀。自动进样器的连续流路设计保证样品定量管、进样针内侧、针座毛细管和进样阀的主流路一直处于流动相连续冲洗的状态。在某些情况下注射后留在针外的样品残留物会造成交叉污染。当使用小体积进样或在注射高浓度样品后马上注射低浓度样品交叉污染会更为明显。使用自动洗针可以减少交叉污染并且可以防止针座被污染。为了获得最佳的分析结果,装有溶剂的洗涤瓶一般是不加盖的,而且洗涤瓶中的溶剂应对样品组分有较好的溶解作用。如果洗涤瓶有盖,则会导致少量样品留在密封垫上,这样会把残留的样品带到下一个样品进样分析中。

定期检查各传动杆是否足够润滑,必要时先用酒精棉球擦拭干净后再给这些杆涂抹少量液体润滑油,干的传动杆会导致阻力增大,造成自动进样器在取样过程中由于马达过热而出错。对于有取样爪子的仪器,定期检查取样爪子绿色胶套是否损坏,防止损坏的取样爪子引起样品放置位置不正确而导致进样针、针座等的损坏。若场地灰尘较多,建议使用自动进样器门,棕色门还有利于光敏感样品的稳定性。

6. 检测器的维护 在平衡好色谱柱后、进样分析前,打开检测器;在分析完成后,马上关闭检测器。定期检查样品池是否被污染,一般将检测器设定 250nm 波长,通入甲醇或水,查看样品池能量和参比池能量,如两者相差较大,则说明样品池受污。样品池污染较轻,则可以用针筒缓慢注入异丙醇来清洗;如样品池污染严重,则需要将其拆开,将透镜等放入异丙醇中超声波清洗。

氘灯能量会影响检测灵敏度,可以在化学工作站中查看氘灯累计开灯时间;或设定 220nm 波长,检查参比池能量,如能量低于 800,则需更换氘灯。

7. PEEK 管路和接头 如果经常需要改变流路或更换不同品牌的色谱柱,使用 PEEK 材料制成的管路和接头会非常方便。PEEK 管路容易连接,不仅无须工具、手拧即可固定,而且容易调节锥箍之外的管路长度,方便与不同品牌或规格的色谱柱相连接。使用此类材料的管路需要注意,PEEK 对卤代烷烃和四氢呋喃的兼容性不好。虽然未观察到上述溶剂溶解 PEEK 材料的明显迹象,但 PEEK 遇到上述溶剂会变脆。另一个需要考虑的因素是压力限度,不锈钢管可耐受 6 000psi 的压力,但 PEEK 管只能耐受近 4 000psi(多数高效液相色谱系统压力不会超过 3 000psi)。

使用 PEEK 接头时则无须担心接头耐溶剂性能,因为接头很少与溶剂直接接触。手拧固定的 PEEK 接头压力耐受同样低于不锈钢管,因而压力太高时,可能会使接头在管路上滑动而产生死体积或漏液。在安装 PEEK 接头时,应注意螺母的坡度与色谱柱的匹配性,如果伸出的管线长度过长,可能漏液,如果伸出的管线长度不够,可能产生死体积。管线内径选择应根据系统对柱外死体积的要求,避免色谱峰扩散或分离度损失。

8. 高效液相色谱系统的酸清洗和钝化 高效液相色谱系统内部可能的污染物来自人的触摸,暴露在实验室化学环境,与零部件制造相关的残留物,或来自先前的流动相和样品的残余物。虽然系统自身也会逐步地被流动相清洗,但某些释放出的杂质会吸附在色谱柱上以及检测器润湿的表面上,因而会降低总的性能,可以采用适当的清洗和钝化处理。

(1)磷酸清洗:磷酸清洗通常用于从系统中除去有机杂质。可能是由于洗涤作用,磷酸似乎比强有机溶剂更好也更快。这一步清洗必须在硝酸钝化之前完成。

(2)硝酸钝化:硝酸钝化实际上是作用于不锈钢表面,在表面上生成均匀的氧化层。这层氧化膜保护不锈钢免受腐蚀(如卤化物、螯合剂等),并且尽量减少浸出的金属离子进入流动相。

(3)系统清洗操作程序:取下色谱柱,用二通或接头连接泵和检测器,选择监测的紫外波长为254nm;用甲醇彻底冲洗系统,然后再用水冲洗系统;接下去以 30% 磷酸水溶液,1ml/min 的流速冲洗大约 1 个小时,并在冲洗期间活动所有的阀;随后用水彻底冲洗所有管路和系统;返回到甲醇冲洗,继续用实验所需的溶剂冲洗。必要时用 40% 硝酸水溶液重复以上步骤。因为硝酸是一个强紫外吸收溶液,除非绝对需要,不要做钝化程序;如果要用低于 270nm 的紫外波长进行检测,则需要更大量的水清洗,不断地换新鲜水并活动各个阀,以便从系统中除去所有的痕量硝酸根离子。硝酸清洗后经常在几天之内都会观察到在低紫外波长下有负的基线漂移,因此要勤换水进行冲洗以尽快消除紫外本底。

　　在正相色谱系统和反相色谱系统之间转换时候,需要用异丙醇在低流速下替代掉色谱仪中原来的溶剂,防止不同溶剂在仪器中不互溶而产生气泡。

参考文献

［1］ FANALI S, HADDAD P R, POOLE C, et al. Liquid chromatography: fundamentals and instrumentation. Amsterdam: Elsevier, 2013

［2］ HARRIS D C, LUCY C A. Quantitative chemical analysis. 9th ed. New York: W. H. Freeman and Company, 2015

［3］ MEYER V R. Practical high-performance liquid chromatography. 5th ed. Chichester: John Wiley & Sons Ltd., 2010

［4］ CHRISTIAN G D, DASGUPTA P K, SCHUG K A. Analytical chemistry. 7th ed. Hoboken: John Wiley & Sons Inc., 2013

第六章

高效液相色谱检测器

高效液相色谱检测器是将色谱柱流出物中被分离组分的浓度（或物质的量）的变化转化为电信号输出的装置。适合高效液相色谱法的检测器有紫外-可见分光检测器（UVD）、荧光检测器（FD）、蒸发光散射检测器（ELSD）、电雾式检测器（CAD）、示差折光检测器（RID）、电化学检测器（ECD）、质谱检测器（MS）等，上述检测器均已收载在《中国药典》（2020年版）通则"0512高效液相色谱法"项下。

第一节 紫外-可见分光检测器

紫外-可见分光检测器（ultraviolet-visible absorption detector，UVD）是高效液相色谱仪中最为常用的一种检测器，它灵敏度较高，噪声低，检测限可达1ng/ml，同时它不会破坏样品，因而可用于制备，或与其他检测器串联使用。该检测器对温度和流动相流量波动不敏感，可用于梯度洗脱。在药物分析中，由于大部分药物有机分子具有一定的紫外吸收，即吸收波长主要在200~400nm的紫外吸收区，因此又常简称为紫外检测器。

紫外-可见分光检测器可分为固定波长（单波长）、可变波长、二极管阵列检测三种类型，无论采用什么方法，其工作原理都是基于光的吸收定律——朗伯-比尔定律。目前固定波长检测器已很少使用，本书不再介绍。

一、检测原理和基本构造

1. 检测原理 紫外-可见分光检测器通过测定样品在检测池中吸收紫外-可见光的大小来确定样品含量，是一种浓度型检测器。根据朗伯-比尔定律，当一束单色光辐射通过物质的稀溶液时，如果溶剂不吸收光，则溶液的吸光度与吸光物质的浓度和光经过溶液的距离成正比。有以下关系式：

$$A = \lg \frac{I_0}{I} = -\lg T \qquad \text{式(6-1)}$$

$$I = I_0 \times 10^{-\varepsilon cl} \qquad \text{式(6-2)}$$

$$T = \frac{I}{I_0} \qquad \text{式(6-3)}$$

$$A = \varepsilon cl \qquad \text{式(6-4)}$$

式中，I为透射光强度，I_0为入射光强度，T为透光率，A为吸光度（absorbance），又称光密度（optical density，OD）或消光值（extinction，E），l为光在溶液中经过的距离，一般为吸收池厚度，c是吸光物质溶液的浓度，ε为吸光系数。如果溶液浓度单位采用mol/L，l的单位为cm，则相应的吸光系数为摩尔吸光系数（molar absorptivity）或摩尔消光系数，单位为L/（mol·cm），用符号ε表示。

根据式(6-4)，吸光度与吸光系数、溶液浓度和光路长度成正比关系，当紫外检测器样品的光路长度一定时,ε 值越大,灵敏度越高。而 ε 的数值大小取决于波长和样品物质的性质,它表明物质分子对特定波长辐射的吸收能力。表 6-1 列出了各类有机化合物及基团的紫外光谱区的最大吸收波长和相应的摩尔吸光系数。工作中一般选择在样品的最大吸收波长下进行检测,以保证最大的灵敏度和抗干扰能力,但同时要考虑到流动相所用溶剂的截止波长。例如,当检测波长为 230nm 时,只能选用小于此截止波长的溶剂,如甲醇、乙腈、四氢呋喃等,因为在截止波长大的溶剂系统,其流动相的本底吸收高,会影响组分检测。常用溶剂的截止波长见表 6-2。

表 6-1　一些发色基团的最大吸收波长和相应的摩尔吸光系数

发色团系统		λ_{max}/nm	ε/[L/(mol·cm)]	λ_{max}/nm	ε/[L/(mol·cm)]
醚基	—O—	185	1 000		
硫醚基	—S—	194	4 600	215	1 600
胺基	—NH₂	195	2 800		
硫醇基	—SH	195	1 400		
二硫化物	—S—S—	194	5 500	255	400
溴化物	—Br	208	300		
碘化物	—I	260	400		
腈	—C≡N	160			
乙炔化物	—C≡C—	175~180	6 000		
砜	—SO₂	180			
肟	—NOH	190	5 000		
叠氮化物	＞C=N—	190	5 000		
烯烃类	＞C=C＜	190	8 000		
酮	＞C=O	195	1 000	270~285	18~30
硫酮	＞C=S	205	强		
酯	—COOR	205	50		
醛	—CHO	210	强	280~300	11~18
羧酸	—COOH	200~210	50~70		
亚砜	＞S→O	210	1 500		
硝基化合物	—NO₂	210	强		
亚硝酸酯	—ONO	220~230	1 000~2 000	300~400	10
偶氮	—N=N—	285~400	3~25		
苯		184	46 700	202	6 900
联苯				246	20 000
萘		220	112 000	275	7 900
蒽		252	199 000	375	7 900

表 6-2 常用溶剂的截止波长

溶剂	波长 /nm	溶剂	波长 /nm
水	190	二乙醚	260
甲醇	205	甲酸乙酯	260
正己烷	195	乙酸乙酯	260
庚烷	200	乙酸甲酯	260
乙腈	190	甲酸甲酯	265
正戊烷	210	四氯化碳	265
环己烷	200	苯	280
环庚烷	210	甲苯	285
乙醚	220	四氯乙烯	290
四氢呋喃	210	间二甲苯	290
1,4-二氧六环	215	吡啶	305
二氯甲烷	230	丙酮	330
丁醚	235	甲基异丁酮	330
三氯甲烷	245	三溴甲烷	360
乙酸丁酯	255	二硫化碳	380
丙酸乙酯	255	硝基甲烷	380

2. **可变波长检测器** 图 6-1 为典型的可变紫外波长检测器的光路系统示意图,其光源是一个氘弧放电灯。氘灯发出的复合光线通过透镜聚焦,再由滤光片部件(空白、遮光或氧化钬三种状态)滤去杂散光,通过入射狭缝至第一个球面镜(M1),经反射到达光栅;光栅将复合光衍射色散成不同波长的单色光,其中选定的某一波长的单色光经第二个球面镜(M2)反射至光束分裂器;透过光束分裂器后,一部分单色光通过样品流通池,被样品吸收后到达检测样品的测量光电二极管,光线则通过光电二极管转化为电信号;从光束分裂器反射的另一部分光线直接射到参比光电二极管,以获得光源波动的补偿,此时测量和参比光电二极管的信号差,就为样品的检测信号。波长的选择由步进马达驱动的旋转光栅控制,可快速改变波长。滤光片也可代替光栅作为单色光元件,以减少分光带来的光强损失[1]。

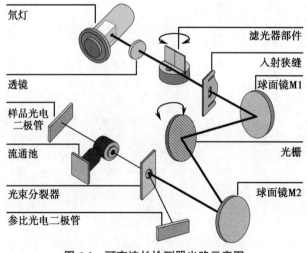

图 6-1 可变波长检测器光路示意图

3. 光二极管阵列紫外检测器　光电二极管阵列检测器,又称光电二极管矩阵检测器,表示为 DAD(diode array detector)、PDA(photo-diode array)或 PDAD(photo-diode array detector)。它是以由多个光电二极管组成的阵列为光电转换元件的检测器。

光电二极管阵列检测器结构上的主要特点是,光线先通过流通池,然后再经分光技术使得所有波长的光被光电二极管阵列同时接受,这样的光学系统被称为多色仪。它在结构和光路安排上与普通的紫外-可见分光检测器有重要区别,即样品与光栅的相对位置正好相反,为"倒光学"(reversed optics)系统。一般光电二极管阵列检测器的每个阵列由 211 个光电二极管组成,每个二极管宽50μm,各自测量一窄段的光谱。图 6-2 是典型的光电二极管阵列检测器的光路示意图,其波长范围是190~950nm,对应 1 024 个光电二极管,平均 0.74nm 谱带区间由一个光电二极管接收。

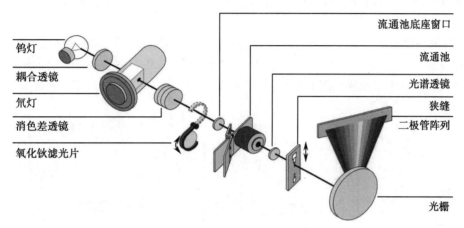

图 6-2　DAD 光路示意图

光源由氘灯和钨灯组成,其中钨灯是后置设计,钨灯的光会透过氘灯上预先留的孔与氘灯光轴重合。光源发出的重合的连续光经过一个消色差的透镜系统,形成一束单色聚焦光进入流通池,然后透过光束汇聚后通过入射狭缝进入多色仪。在多色仪中,透过光束在全息光栅表面色散,并投射在二极管阵列元件上。多色仪经过精心设计,以保证其聚焦面与接收器能很好地吻合,因此阵列上各个元件同时收到不同波长的光波。二极管阵列检测器通过其光电二极管阵列的电子线路,快速扫描提取光信号,扫描速度远远超出色谱峰的流出速度,因此可用来观察色谱柱流出物在每个瞬间的动态光谱吸收图,即不需要停流扫描。经计算机处理后,构成时间-波长-吸光值三维光谱色谱图,如图 6-3 所示。

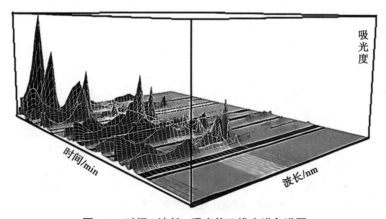

图 6-3　时间-波长-吸光值三维光谱色谱图

二、应用特点

可变波长紫外检测器,由于可选择的波长范围很大,既提高了检测器的选择性,又可选用组分的最灵敏吸收波长进行测定,从而提高了检测的灵敏度。此外,它还有停留扫描的功能,记录样品池中洗脱组分的吸收行为。既可提供色谱图,又可提供紫外吸收光谱图,既可进行定量,又可进行定性。但是由于停流扫描中断了色谱信息,也会导致色谱峰展宽。

二极管阵列检测器可以同时得到多个波长的色谱图,因此可以计算不同波长处相对吸光度比;在色谱分离期间,对每个色谱峰的指定位置实时记录吸收光谱图,并计算其最大吸收波长;在色谱运行期间可以逐点进行光谱扫描,得到时间 - 波长 - 吸光度三维图形;可以选择整个波长范围的宽谱带检测,仅需一次进样,将所有组分检测出来。因此,目前二极管阵列检测器应用较为广泛,主要应用在以下方面。

1. **色谱峰的纯度检查** 对于纯物质峰来说,在色谱峰范围内任何洗脱时间处所取的光谱图应该是一致的,仅在振幅上有差异,见图 6-4(a)。对于非纯物质峰来说,在色谱峰的不同部位得到的吸收光谱中,吸收最大值发生了位移见图 6-4(b)。

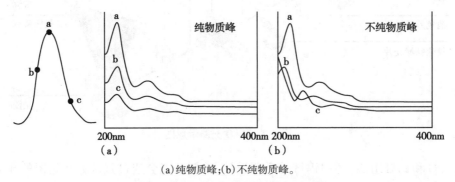

(a)纯物质峰;(b)不纯物质峰。

图 6-4 比较光谱法测定色谱峰的纯度

另外还可以采用吸收比法,又叫比率色谱法,进行峰纯度检查。对于纯物质来说,两个特定波长处的吸收比应是一个常数,与浓度无关[式(6-7)]。纯物质色谱峰各点处的浓度不同,因而吸收光谱振幅大小不一,但吸收比应当相等,如图 6-5 所示,所以吸收比可以用作色谱峰纯度的检查指标。

$$A_{\lambda_1} = \varepsilon_{\lambda_1} cl \qquad \qquad \text{式(6-5)}$$

$$A_{\lambda_2} = \varepsilon_{\lambda_2} cl \qquad \qquad \text{式(6-6)}$$

$$\frac{A_{\lambda_1}}{A_{\lambda_2}} = \frac{\varepsilon_{\lambda_1} cl}{\varepsilon_{\lambda_2} cl} = \frac{\varepsilon_{\lambda_1}}{\varepsilon_{\lambda_2}} \qquad \qquad \text{式(6-7)}$$

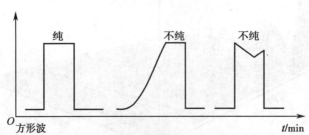

图 6-5 吸收比法测定色谱峰的纯度

记录被测组分在两个等吸收波长处的吸收值差对时间色谱图,纯物质峰应该得到一个零信号,否则证明有峰中有杂质存在,如图 6-6 所示,此被称为双波长法。

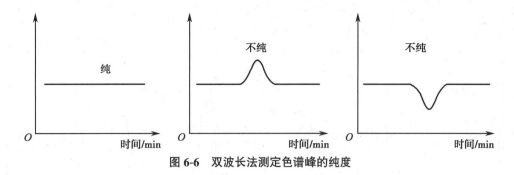

图 6-6　双波长法测定色谱峰的纯度

2. 色谱峰的鉴定　二极管阵列检测器在色谱峰的定性鉴别方面比可变波长紫外检测器有更多的优势,可以在线获得每一个色谱峰的紫外吸收光谱图;三维色谱能提供更多更全面的信息。

3. 宽谱带检测　可以选择整个波长范围,例如从 190~600nm,谱带宽度为 410nm,仅需一次进样,则在这一段波长范围内有吸收的所有组分都能被检测出来。

4. 峰抑制(peak suppression)　如果两个化合物在色谱图中并未完全分开,但它们的吸收光谱却有很大差别。通过选择适当的测定波长、参比波长和带宽,使一种化合物的色谱峰被完全抑制,提高选择性,实现未分离峰的准确定量分析。这种峰抑制技术的代价是灵敏度将降低 10%~30%。

5. 选择最佳波长　二极管阵列检测器可在样品分析过程中,使检测波长随时间变化而变化,从而提高每一分离组分的检测灵敏度。此外,还可以采用各组分的最大吸收波长同时进行多通道(多信号)检测。

三、应用示例

【例 6-1】食品中 11 种合成染料的 HPLC-DAD 检测[2]

诱惑红(129)、苋菜红(123)、偶氮玉红(122)、亮黑(151)、亮蓝 FCF(133)、绿色 S(142)、专利蓝 V(131)、丽春红 4R(124)、红色 2G(128)、日落黄 FCF(110)、柠檬黄(102)这些合成染料均为食品添加剂中的着色剂(图 6-7),用于增强加工食品的自然色或者为无色食品增添颜色。然而超过了添加限度的着色剂会对人的健康构成潜在风险,因此需要建立专属、灵敏的分析方法对食品中的着色剂进行测定。

1. 仪器与试剂　1200 高效液相色谱仪配二极管阵列检测器;11 种合成染料对照品来自波兰高分子材料和染料工程研究所;甲醇、乙腈为色谱纯,醋酸铵和氨水为分析纯,水为去离子水;鱼子酱样品。

2. 色谱条件　色谱柱为 Synergi Polar RP(150mm × 4.6mm,5μm),流动相为 50mmol/L 醋酸铵和乙腈,梯度洗脱程序为 0~20 分钟乙腈从 5% 线性上升到 40%,流速为 1ml/min,进样量为 20μl。采用二极管阵列检测器收集 5μg/ml 的各个染料在 200~900nm 的光谱图作为定性谱库(图 6-7),结合保留时间对添加的着色剂进行定性。定量则选择 420nm 定量黄色染料,504nm 和 515nm 定量红色染料,630nm 定量蓝色染料。

3. 方法与结果

(1)对照品溶液的配制:精密称取 11 种合成染料适量,配制浓度为 5μg/ml 的对照品溶液,随后分别将 11 种合成染料配制成浓度为 0.01~2μg/ml 的标准曲线样品用于定量分析。

(2)供试品溶液的配制:精密称取 250mg 鱼子酱置于研钵中,加入 200mg 含有弱阴离子交换功能化聚合物吸附剂的 Strata X-AW,充分混匀,加入 1ml 去离子水混合 1 分钟,随后将混合物转移到 6ml 的空固相萃取小柱上,采用真空抽吸将水排出;然后用 5% 的氨水乙腈溶液 1ml 充分洗涤研钵,将其转移入固相萃取小柱上;最后用 5% 的氨水乙腈溶液洗脱固相萃取小柱,准确收集 5ml 洗脱液,转移到 12ml 的离心管中,在 −20℃冷冻 15 分钟,使得蛋白沉淀;最后 6 000r/min 离心 5 分钟,取 200μl 蒸干后用 1ml 的 50mmol/L 醋酸铵复溶,即得。

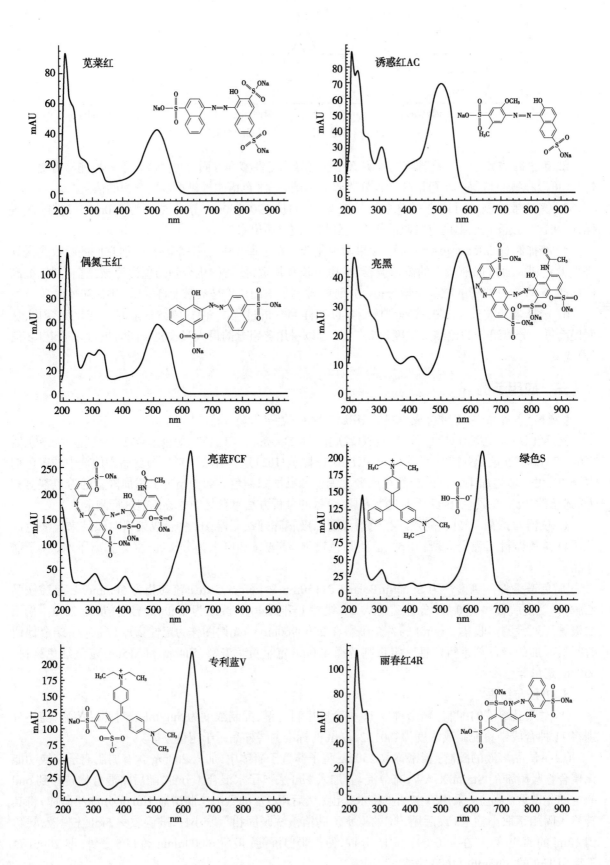

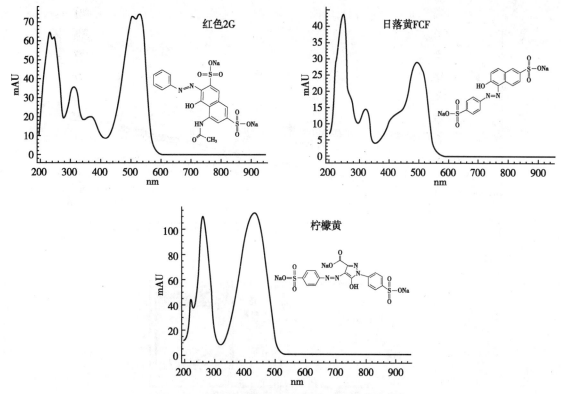

图 6-7 11 种合成染料的结构及 DAD 检测光谱图

（3）测定结果：图 6-8A 为 11 种合成染料对照品在 4 个检测波长的色谱图，图 6-8B 是鱼子酱样品标准添加 11 种合成染料为 10μg/g 水平的色谱图，可见各合成染料均达到了良好的基线分离。各染料在 0.01~2μg/ml 范围内线性良好，高、中、低 3 个浓度的精密度和回收率均符合定量要求，最低检测限在 0.005~0.013μg/ml。图 6-8C 为 3 个鱼子酱产品中的亮黑和亮蓝色 FCF 的定性鉴别 DAD 光谱比较图，显示本法具有较好的定性鉴别功能。实验结果显示，瑞典圆鳍鱼卵鱼子酱产品中的亮蓝 FCF 含量为 67.3μg/g，瑞典毛鳞鱼和鲱鱼卵鱼子酱产品中和德国圆鳍鱼卵鱼子酱产品中亮黑含量分别为 211.3μg/g 和 237.8μg/g，均低于欧盟标准（300μg/g）。

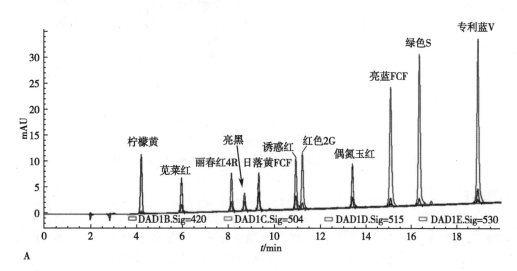

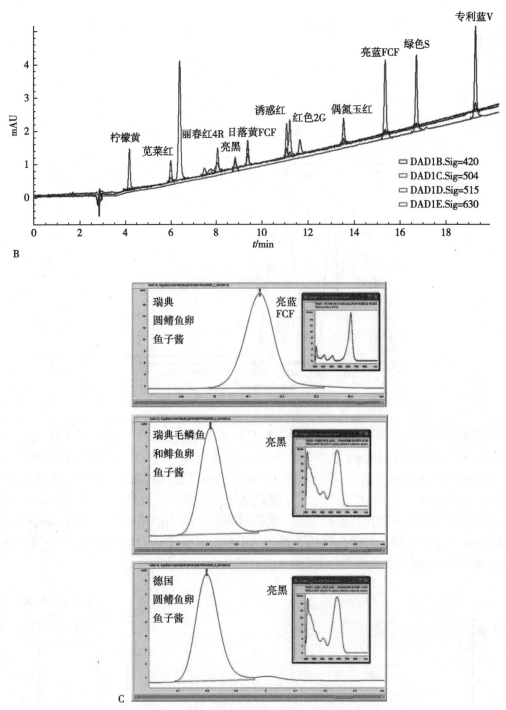

A. 对照品；B. 鱼子酱标准添加样品；C. DAD 比较图。

图 6-8　11 种合成染料 HPLC-DAD 典型色谱图与光谱鉴定图

4. 思路解析

(1) 色谱条件的选择：合成染料基本都含有磺酰基酸性基团，极性较大，在反相色谱上保留较差，洗脱较快；同时结构中这些可电离的基团会导致色谱峰拖尾。因此本方法选择了醚连接的苯基固定相，合成染料结构中的苯环与固定相之间产生 π-π 相互作用而保留；如果结构中具有萘环，则保留更强。流动相中添加醋酸铵可以增加上述合成染料的色谱保留，改善峰形。本法选择二极管阵列检测器进行定量，同时可以用其获得待测成分的紫外光谱图进行定性，结合保留时间更准确地确定食品中添加合成染料的种类，因此先用合成染料对照品建立紫外光谱图库，通过保留时间和光谱的比对确认添加染料的种类,再进行定量分析。虽然此法不能达到液相色谱 - 质谱联用的检测灵敏度,但是较少的基质效应、合成染料在可见光区较强的吸收,以及仪器设备的操作便捷,都能够为食品中合成染料的定量分析提供技术支持。

(2)样品前处理方法的选择:由于鱼子酱的基质非常复杂,在进行色谱分析前,必须对其进行一定的分离纯化前处理,消除干扰,提高检测灵敏度。上述 11 种合成染料含有磺酰基酸性基团,在水溶液中为阴离子,故选择弱阴离子交换的固相萃取吸附剂进行待测成分提取。通过将鱼子酱与固相萃取剂充分混合,促使合成染料完全交换到固相萃取吸附剂上,然后用 5% 醋酸铵乙腈溶液进行洗脱,可以获得较高的回收率。

第二节 荧光检测器

一些化合物存在光致发光的现象,即它们可被入射光(称为激发光)所激发而发出波长比入射光长的出射光(称为发射光),即荧光。荧光检测器(fluorescence detector,FD)就是在样品的激发波长处测量特定波长发射光的强弱。能发出较强荧光的物质一般需具有刚性共轭的平面结构,许多药物有机分子并不具备上述特征,因此在药物色谱分析中荧光检测器使用不如紫外检测器广泛。但是荧光分子可以通过衍生化的方式接到药物分子结构中,继而利用荧光检测器的高选择性和高灵敏度实现在复杂基质中药物的检测。

一、检测原理和基本构造

1. **检测原理** 荧光是激发态分子从激发态回到基态时发射出来的光。分子可被不同形式的能量激发,每种形式都有自己的激发过程,当激发能是光时,这一过程叫作光致发光。

处于激发态的分子是不稳定的,由于分子间的碰撞,由同一电子能级的较高振动能级以热能形式释放出能量,返回到同一电子能级的最低振动能级,称为振动弛豫。在相同多重态的两个电子能级之间,电子由高能级以非辐射跃迁的方式转移至低能级的分子内过程,称为内部能量转换。此时激发态分子已经回到了第一激发态的最低振动能级单重态,然后以辐射光的形式回到基态的任一振动能级上,即为荧光(图 6-9)。

由于振动弛豫和内部能量转换等非辐射途径释放部分能量,因此所发射荧光的能量一般小于所吸收紫外光的能量,发射波长(λ_{em})也就相应地比激发波长(λ_{ex})长。这种波长长移的现象被称为斯托克斯位移。也正因此产生的荧光光谱形状与激发波长无关,只是在最大激发波长下的荧光强度最强。一般所说的荧光光谱,实际上仅指荧光发射光谱。固定激发单色器波长,发射单色器进行波长扫描所得到的荧光强度随荧光波长(即发射波长)变化的曲线即荧光发射光谱。荧光光谱可供鉴别荧光物质,并作为在荧光测定时选择合适测定波长的依据。工作中为了提高检测灵敏度,应选择合适的激发波长和发射波长(图 6-10)。

2. **仪器构造** 一台普通的荧光检测器主要包括以下基本部件:激发光源、选择激发波长用的单色器、流通池、选择发射波长用的单色器及用于检测发光强度的光电检测器。

荧光检测器光路示意图如图 6-11 所示,其光源为氙

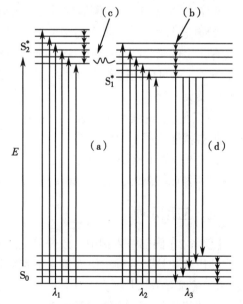

(a)激发;(b)振动弛豫;(c)内部能量转换;
(d)荧光发射。

图 6-9 荧光产生的能级示意图

灯,可以发射从紫外光到可见光的连续光谱,通常为 220~650nm。由光源产生的激发光经激发聚光镜聚焦通过激发狭缝,激发光经反射镜后到达激发光栅部件进行分光,选择的激发波长的光通过流通池,流通池中的溶质受到激发后产生荧光。被激发的发射光——荧光向四面发射,为避免入射的激发光的干扰,只测量与激发光呈 90° 方向的荧光。在激发光入射样品池方向的直角处放一发射聚光镜,将发射光聚焦后经发射光栅分光,所选择的单一波长的发射光经过发射狭缝,最后照到光电倍增管上。此荧光强度与产生荧光物质的浓度成正比。可见在荧光检测器中有两个单色器——激发单色器和发射单色器,分别位于光源与流通池以及流通池和检测器之间,前者为样品激发提供单色光,后者则是提供可供检测的单色荧光。除了采用光栅的荧光分光检测外,还有采用若干滤光片作为单色器的多波长荧光检测器,又称为固定波长荧光检测器。

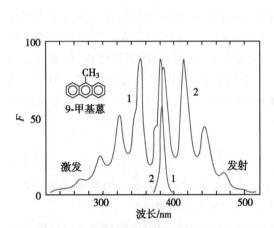

图 6-10　9- 甲基蒽的激发光谱(1)与发射光谱(2)

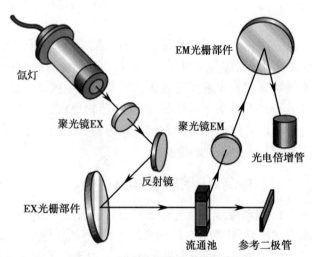

图 6-11　荧光检测器的光路示意图

二、应用特点

荧光检测器具有如下优点。

(1)高灵敏度:荧光检测器的灵敏度比紫外 - 可见分光检测器高,检测限可低于 1ng/ml。

(2)高选择性:产生荧光的必要条件是该物质的分子具有能吸收激发光能量的吸收带,即物质分子具有一定的吸收结构;另外一个条件是吸收了激发光能量后的分子具有较高的荧光效率。因此,相对于紫外 - 可见分光检测器而言,荧光检测器可选择性地检测复杂基质中的荧光分子,具有更高的选择性以及灵敏度。

(3)其他优点:线性范围较宽;受外界条件的影响较小;只要选作流动相的溶剂不会发射荧光,荧光检测器就能适用于梯度洗脱。

荧光检测器的不足之处在于:①不是所有物质在选择的条件下都有荧光,所以与紫外检测器相比,其适用范围较窄;②荧光分析的干扰因素较多,如荧光猝灭、背景荧光等影响测定的准确度。

三、应用示例

【例 6-2】眼部植入剂中贝伐珠单抗的测定[3]

贝伐珠单抗是一种重组人源化单克隆抗体,通过抑制血管内皮生长因子 A 表现出抗血管生成活性,用于癌症治疗,其分子量为 149kD。该生物药也被眼科医生超适应证使用,作为 FDA 批准的雷珠单抗的替代药物,用于治疗湿性年龄相关性黄斑变性。眼部植入剂中的贝伐珠单抗可以以每天几微克的量缓慢释放起到长效治疗效果,因此需要建立合适的分析方法评价植入剂中贝伐珠单抗的释放度。贝伐珠单抗属于生物大分子药物,可以采用分子排阻色谱法进行分离,其结构中的色氨酸等氨基酸残基可以被激发产生荧光(图6-12),可用荧光检测器提高检测灵敏度。

1. **仪器与试剂**　infinity Ⅱ高效液相色谱仪(四元泵、自动进样器、荧光检测器)。贝伐珠单抗溶液(25mg/ml)、海藻糖二水合物和磷酸盐缓冲液。水为净化水。

2. **色谱条件**　色谱柱为BioZen™SEC-2(150mm × 4.6mm,1.8μm);流动相为50mmol/L磷酸盐缓冲液(pH 6.8);流速0.5ml/min;柱温25℃;荧光检测波长λ_{ex} = 280nm,λ_{em} = 340nm;进样量为10μl。

3. **测定方法与结果**

(1)供试品溶液的配制:将贝伐珠单抗眼部植入剂放置于玻璃瓶中,内加5ml的PBS(pH 7.4,10mmol/L),在(37 ± 0.5)℃进行释放度试验。在规定时间间隔内取样一定体积后进样分析,同时补足新鲜的释放介质。

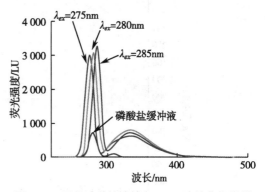

图6-12　贝伐珠单抗溶液(10μg/ml)的荧光发射光谱图

(2)对照品溶液的配制:将贝伐珠单抗溶液用PBS(pH 7.4,10mmol/L)稀释制得浓度为20μg/ml的对照品溶液。

(3)色谱系统适用性试验与方法学评价:连续进样贝伐珠单抗对照品溶液(10μg/ml)3次,保留时间为(2.96 ± 0.01)分钟,拖尾因子为1.32 ± 0.01,理论板数为2 048.33 ± 15.42。配制贝伐珠单抗辅料溶液,由海藻糖二水合物(240μg/ml)、磷酸二氢钠(23.2μg/ml)、磷酸氢二钠(4.8μg/ml)和聚山梨酯20(1.6μg/ml)组成。进样分析后发现辅料不干扰待测物的分析(图6-13A)。

配制浓度为0.1μg/ml、0.25μg/ml、0.5μg/ml、1μg/ml、2μg/ml、5μg/ml、10μg/ml、20μg/ml的线性对照品溶液,按上述色谱条件进样分析,以贝伐珠单抗面积(Y)与其浓度(X)进行线性回归,回归方程为$Y=1\ 238.4X-264.8$,$r=0.999\ 6$,线性范围为0.1~20μg/ml。采用三种不同浓度的贝伐珠单抗对照品溶液来评价日内和日间的准确度与精密度,低、中、高三个质量控制样品浓度分别为0.5μg/ml、10μg/ml和20μg/ml,日内精密度小于1.4%,日间精密度小于1.8%,相对回收率在98.2%~98.8%之间。定量限为0.1μg/ml,该浓度的精密度为2.8%,准确度为107.2%。

将贝伐珠单抗对照品溶液(10μg/ml)放置于冷藏[(5 ± 1)℃]、室温[(25 ± 2)℃]以及人体温度[(37 ± 0.5)℃],考察稳定性。在24小时内,贝伐珠单抗回收率大于95%;存放6个月后,上述三个条件下贝伐珠单抗与0时刻比,回收率分别降至51%、39%和24%。从色谱图上可以看出,温度较低情况下药物发生聚合,而在37℃则发生结构破坏(图6-13B)。

(4)释放度样品分析:体外释放度样品色谱图显示,随着时间的延长,在第70天样品中检测到了贝伐珠单抗的碎片峰,结果与37℃稳定性研究相同(图6-13C)。

4. **思路解析**　一般蛋白质在280nm处有最大吸收,可以用于定量分析。贝伐珠单抗为生物大分子药物,故采用分子排阻色谱法,按照分子尺寸大小进行分离,柱效较低,最佳色谱条件下的理论板数为2 000左右。因此,当浓度较低时候(<20μg/ml),色谱峰展宽,280nm无法检测到可供定量分析的色谱峰;同样情况也发生在选择末端吸收214nm时。由于眼部植入制剂释放度较低,故需要高灵敏度的检测方法进行定量分析,根据单抗药物的荧光特性,选择荧光检测器用于柱后检测。

贝伐珠单抗在不同激发波长下显示的340nm发射波长处的强度不同,根据荧光分光光度计采集荧光光谱,确定最大激发波长为280nm。柱温影响色谱分离,在本研究中,25~45℃的柱温对色谱峰形没有影响,选择较低的25℃进行分离。当将溶液的pH从6.2上升到6.8之后,色谱峰的拖尾因子从3.1降到1.3,这可能是pH上升更靠近其等电点,从而改善了峰形。

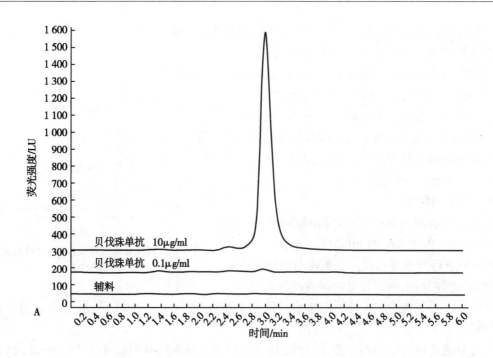

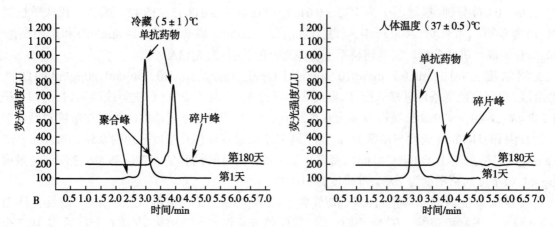

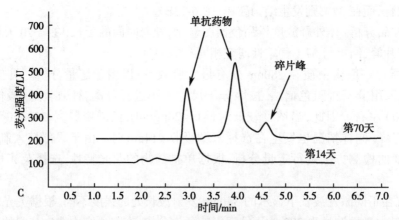

A. 专属性色谱图；B. 稳定性研究色谱图；C. 眼部植入制剂释放度研究色谱图。

图 6-13　贝伐珠单抗分子排阻色谱图

第三节　电化学检测器

电化学检测器(electrochemical detector,ECD)是根据电化学原理和物质的电化学性质进行检测的。电化学检测法可对那些在液相色谱中无紫外吸收、不能发出荧光但具有电活性的物质进行检测。若在分离柱后采用衍生技术,还可扩展到非电活性物质的检测。电化学检测器主要有安培、极谱、库仑、电导检测器四种。前三种统称为安培检测器,以测量电解电流的大小为基础,后者则以测量液体的电阻变化为依据。下面仅从目前应用最广的安培检测器为例讨论。

一、安培检测器

安培检测器(amperometric detector)又称电流检测器,是电化学检测器中应用最广的一种。

1. **检测原理**　当被分析物 A 通过电极表面时,若电极所加的电位大于该物质的氧化电位(对还原型,电极所加的电位要比物质的还原电位较负,通常在 1.2~1.3V 之间),则在电极表面上发生氧化还原反应:

$$A \Longleftrightarrow B + ne$$

在电化学检测池中,溶液中的分子在工作电极表面发生氧化或还原的电解反应产生电流。在电极表面上电子转移所产生的电流符合法拉第定律。

根据法拉第第一定律,在电解过程中,电极上起反应的物质量(W)与通过电解池的电量(Q)成正比,即与电流强度(i)和通过电流的时间(t)的乘积成正比,其电量的数学表达式为:

$$Q = i \times t \qquad\qquad 式(6-8)$$

根据法拉第第二定律,在各种不同的电解质溶液中,通入相同电量时,在电极上析出的电极产物的当量数相同。要在电极上析出 1 个当量数的任何物质都需要 96 487 库仑的电量,这个电量称为 1 法拉第,以 F 表示。由此,法拉第电解定律的数学表达式为:

$$Q = i \times t = \frac{W}{N} \times F = W \times \frac{n}{M} \times F = n \times x \times F \qquad\qquad 式(6-9)$$

式中,N 和 M 分别为组分的当量和分子量。也就是说,对于从色谱柱流出的每一组分,所通过的库仑数(Q)与电化学检测池中发生电极反应物质的摩尔数(x)以及每摩尔物质电活性物质在电极反应中的转移的电子数(n)有关。

因此,电极反应的电流为:

$$i = \frac{dQ}{dt} = nF\frac{dx}{dt} \qquad\qquad 式(6-10)$$

式(6-10)说明了安培检测法的原理,即测得的电流 i 与每个电活性物质在电极上转移的电子数 n 成正比,也与通过电极表面与其反应的活性物质浓度 $\dfrac{dx}{dt}$ 成正比。

2. **仪器构造**　大部分安培检测器由工作电极、参考电极和辅助电极组成。工作电极是安培检测器的心脏。理想的工作电极表面对选定电位下的流动相应为物理和化学惰性。早期的实验中,采用滴汞电极作为工作电极,这种电极的主要优点是电极表面可周期性更新,克服了电极表面的污染问题,呈现较大的负电位范围。但由汞较易被氧化,一般只能用在负电位或 0.5V 以下的正电位,且灵敏度被充电电流所限制,因此适用范围较窄。

目前应用的固体电极主要为碳电极,如碳糊、玻璃碳电极等。碳糊电极是由石墨粉末和有机黏合剂如矿物油等构成,这种电极背景电流低、灵敏度高、造价低,但寿命短。玻璃碳电极对有机溶剂的惰性强、气密性好、器械强度高、使用寿命长,几乎适用于所有流动相应用的溶剂,并且可用于很宽的电位范围,但灵敏度比碳糊电极差;而且噪声高,基线稳定时间长。近年来,化学修饰电极在液相色谱电化学检测中的应用逐渐增多,这种电极通过对电极表面的不同修饰,达到提高选择性和灵敏度、增强稳定性、降低超电压和延长电极使用寿命等目的。

参比电极通常为 Ag/AgCl 或饱和甘汞电极,另外氢电极是一种新型的参比电极。辅助电极可采用金、铂或玻璃碳电极。常用的检测池主要有三种:薄层池型、喷壁池型、管型。其中,薄层池型检测池是最常用的安培检测器(图 6-14)。

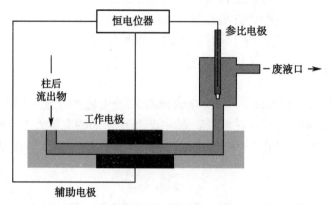

图 6-14　安培检测器流通池(薄层池型)示意图

3. **应用特点**　安培检测器有如下的优点。

(1)灵敏度高:最小检测限可低于 1ng/ml。

(2)选择性高:一般只对电活性物质有响应,如可氧化化合物包括酚、多羟基化合物、过氧化物等,可还原化合物包括酮、醛、共轭不饱和化合物等。

(3)线性范围宽:一般可达 $10^4 \sim 10^5$。

安培检测器的不足之处如下。

(1)流动相必须具有导电性。

(2)安培检测器对流动相的流速、温度、pH 等因素的变化比较敏感。

(3)流动相中溶解的氧会干扰还原电流的测定。

(4)电极的寿命有限,需要经常清洗或更换。

二、其他电化学检测器

1. **电导检测器**　电导检测器的测量基础是流动相中样品的电导或电阻,它可以检测各种离子,而不与分子物质如水、醇类和不解离的弱酸分子响应。电导检测器是目前离子色谱最常用的检测器。

2. **库仑检测器**　库仑检测器是通过测量电活性物质在电极表面通过氧化还原反应失去或得到电子产生的电量而进行检测的。库仑检测器检测方式与安培检测器检测方式相近,但具有更高灵敏度。

3. **电势检测器**　电势检测器是利用与被测组分的浓度变化相对应的指示电极的电势变化来检测的。适用于测定各种无机和有机离子,在间接测量的条件下,也能用于中性分子。但是电势检测器灵敏度不高、响应不快,电势易漂移引起基线变化,因而在高效液相色谱法中应用不多。

4. **极谱检测器**　在安培检测法中,安培检测器使用固体电极作为工作电极来实现电流检测。当把固体电极用滴汞电极或其他表面周期性更新的液体电极取代时,这时的伏安检测称为极谱检测法。

5. **介电常数检测器**　介电常数检测器又称为电容检测器,是利用溶质和溶剂之间具有不同的介电常数,测量流动相电容量的变化而达到检测的目的。适用于检测低介电常数(即非极性溶剂)介质中的中等极性或非极性溶质。

三、应用示例

【例 6-3】丹参中丹参素、原儿茶醛和咖啡酸的测定[4]

丹参为唇形科鼠尾草属多年生草本植物,其活性成分可分为脂溶性成分和水溶性酚酸成分,前者主要包括丹参酮 II$_A$、丹参酮 I 和隐丹参酮等;后者主要包括丹参素、原儿茶醛、咖啡酸、丹酚酸 B 和丹酚酸 C 等。丹参素、原儿茶醛、咖啡酸的结构式如图 6-15 所示,三者结构中均含有酚羟基,故可以采用氧化电化学法测定。

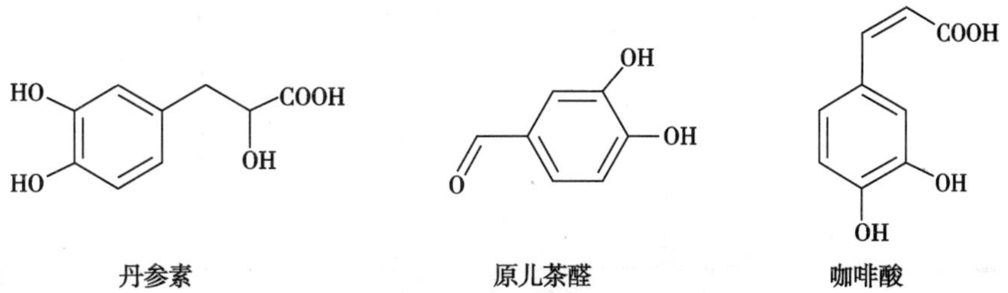

图 6-15　丹参素、原儿茶醛、咖啡酸的结构式

1. **仪器与试剂**　HP1100 高效液相色谱仪,包括四元梯度泵、二极管阵列检测器、电化学检测器。甲醇为色谱纯,水为超纯水。丹参素钠、原儿茶醛、咖啡酸为对照品均购自 Sigma 公司。

2. **色谱条件**　色谱柱: Zorbax SB C$_{18}$ 色谱柱(150mm×4.6mm,5.0μm);流动相为甲醇 -0.4% 磷酸,梯度洗脱,其时间程序为 0 → 8 → 12 → 20 分钟,甲醇体积分数相应为 10% → 42% → 95% → 95%,流速设定 1.0ml/min;柱温设定 30℃;进样量 10μl;二极管阵列检测器检测波长分别为 258nm、282nm、320nm;电化学检测器为安培检测,电压 0.7V。

3. **测定方法与结果**

(1)供试品溶液的配制:将丹参药材在 60℃干燥 12 小时,研细,过 6 号筛后,精密称量约 200mg,置 50ml 烧瓶中,准确加入水 10ml,称重,沸水浴上回流提取 5 小时,冷却至室温,再称重,用水补足减失的质量,摇匀,取适量用 0.45μm 微孔滤膜滤过,即得丹参供试品溶液。

(2)对照品溶液的配制:精密称取丹参素钠 2.8mg、原儿茶醛 1.0mg 和咖啡酸 1.0mg,分别置 10ml 量瓶中,用甲醇溶解并定容,摇匀,得丹参素 250.0μg/ml、原儿茶醛 100.0μg/ml 和咖啡酸 100.0μg/ml 的单一成分对照品储备溶液,其他不同浓度的对照品溶液由储备液稀释得到。

(3)样品测定:丹参素、原儿茶醛和咖啡酸的保留时间分别为 5.21 分钟、7.07 分钟、8.80 分钟。对照品和丹参样品色谱图见图 6-16。

4. **思路解析**

(1)电化学检测法和紫外二极管阵列检测法的选择比较:采用紫外检测器时,由于不同物质的最大吸收波长不同,如果使用单波长检测器就很难对多种物质进行同时灵敏的测定。采用 DAD 检测时,对丹参素、原儿茶醛和咖啡酸分别选择各自的最大吸收波长进行色谱图采集,以满足检测灵敏度的要求。比较图 6-16(B)和(C)可见,丹参素、原儿茶醛和咖啡酸在 DAD 上响应很小,而在 ECD 上的响应远大于在 DAD 上的响应。相同浓度下,丹参素、原儿茶醛和咖啡酸在 ECD 上的响应峰面积分别是其在最大吸收波长下 DAD 上响应峰面积的 35.9 倍、25.3 倍、11.6 倍。对于具有电化学活性的物质,其 ECD 的灵敏度高于 DAD,所以由于样品量很少或待测成分在 DAD 上响应很小而不能检出的物质,在 ECD 上则可能有较高的检测信号;并且不需要切换波长进行检测。

(2)安培检测器条件优化:在工作电极和参比电极之间施加工作电压后,溶液中的待测物质在工作电极表面被氧化或者还原,产生可以被检测的电流。优化检测器条件即是对工作电压进行选择,以获得较高的检测灵敏度。优化常采用伏安法进行,将工作电压线性增大,同时测定电化学反应产生的电流,做出工作电压和电流的关系曲线——伏安图,并作出选择。因此优化时分别移取丹参素、原儿茶醛和咖啡酸的储备液适量于 10ml 量瓶中,用甲醇稀释到刻度,摇匀,然后分别进样 10μl,选择在工作电压范围 200~1 000mV 之间,测定 3 种物质在电极上的电流响应,获得相应的伏安图(图 6-17)。结果显示,当电压高于 700mV 时,3 种物质的电流响应出现一个平台,继续提高电压,虽然峰电流继续增加,但噪声也明显增加,故选择检测电压为 700mV(参比电极为 Ag/AgCl)。

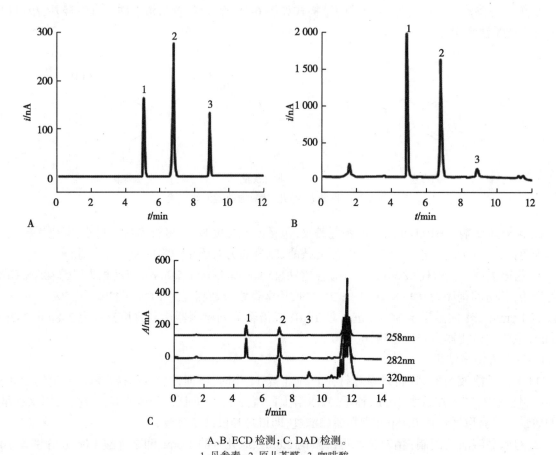

A、B. ECD 检测;C. DAD 检测。
1. 丹参素;2. 原儿茶醛;3. 咖啡酸。

图 6-16　对照品(A)和丹参样品(B 和 C)色谱图

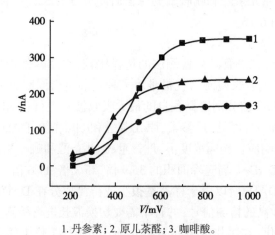

1. 丹参素;2. 原儿茶醛;3. 咖啡酸。

图 6-17　3 种化合物的流体动力学伏安图

第四节　示差折光检测器

示差折光检测器（differential refractive index detector，RID）也称折射指数检测器，是最早的在线液相色谱检测器之一和最早的液相色谱商品检测器。它是通过连续监测参比池和测量池中溶液的折射率之差来测定试样浓度的检测器。每种物质都具有与其他物质不同的折射率，因此示差折光检测器是难得的通用型检测器之一，如果选择合适的溶剂，几乎所有的物质都可以进行检测。

一、检测原理和基本构造

1. 检测原理　光在真空中的速度和光在某种介质中的速度之比定义为该介质的折射率（refractive index，RI）。折射率又称折射指数或折光指数，是一个无量纲的常数，其大小表明了介质光学密度的高低。同一介质对不同波长的光具有不同的折射率，一般选用20℃时、两钠线的平均值589.3nm作为检测波长测定溶剂的折射率，表示为n。当一束光线由一种介质斜射入另一种介质时，由于两种介质折射率不同而产生折射现象（图6-18）。

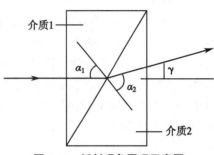

图6-18　折射现象原理示意图

α_1和α_2分别为入射角和折射角，折射角与入射角之差为外部偏转角，当其很小时，便与介质1和介质2折射率之差成正比关系。

$$\tan\gamma = \frac{n_1 - n_2}{n_1}$$　　　　式(6-11)

式(6-11)中，n_1和n_2分别为介质1和介质2的折射数，γ为外部偏转角。通过测量γ大小就可以获得两种介质的折射率之差。这种通过测量偏转角变化量的折光仪被称为偏转式示差折光检测器。溶液的折射率等于溶剂和溶质的折射率与其相应的摩尔分数的乘积之和，所以检测器响应信号与溶质的浓度成正比，属于浓度型检测器。

2. 仪器构造　目前，多数示差折光检测器是偏转式的。图6-19是典型的示差折光检测器（偏转式折射计）的光路示意图。一般钨灯作为光源，其发出的光聚焦后经过狭缝、透镜准直成平行光，照射到流通池上。流通池按对角线分为两半，一半为样品池另一半为参比池，透过流通池的光，经过流通池后面的镜子，返回再次穿过流通池，通过调零玻璃；此调零玻璃影响光线到达光接受器的光程。光接受器由2个二极管组成，每一个二极管产生一定的光电流，光电流的大小和进入二极管的光强呈比例关系。

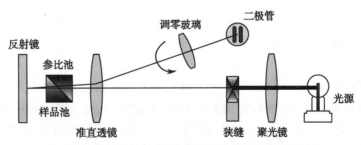

图6-19　示差折光检测器（偏转式折射计）光路示意图

测量前，先用流动相冲洗样品池和参比池，然后关闭参比池，流动相只通过样品池。当两个流通池中全是流动相，折射率相同，此时用零点调节器把检测器调节为光平衡，使得落在两个二极管的光强是一样的。测量时，色谱柱后流出物进入样品流通池，导致折光率发生改变，影响通过样品流通池的光量,从而使到达每个二极管的光量不同,因而产出不同大小的光电流,把此电流放大之后经过校准转化为检测器的信号。该信号就相当于样品池中含有待测组分的流动相和参比池中的流动相折光率之差,以示差折光单位的十亿分之一(nRIU)为单位。

二、应用特点

由于每种物质都有各自的折射率,示差折光检测器对所有物质都有响应。作为一种通用型检测器,示差折光检测器使用范围广泛,对于没有紫外吸收的物质,如一些糖类、脂肪烷烃等均能够检测;特别是在凝胶色谱中,它主要用于对聚合物等的分子量分布测定。作为浓度型检测器,示差折光检测器响应信号与溶质的浓度成正比;它的检测限常大于 $10\mu g/ml$,线性范围一般都小于 10^5,灵敏度低是其主要缺点,一般不用于痕量分析。

示差折光检测器对外界环境变化很敏感。温度、压力、浓度、流速的变化都会引起该物质密度变化,进而导致折射率的改变。因此,该检测器需要严格控制温度,保持样品池和参比池之间的温差最小,常采用热交换器,利用热平衡来控制,一般控制在 $\pm 10^{-4}$℃。流动相中最常用的溶剂为水,其他透明溶剂也可使用,但是需要注意流动相组成要求恒定,混合溶剂应混合完全且直接放在贮液瓶中,减少泵本身精度不足对检测噪声波动的影响;一般不适用梯度洗脱,因为混合溶剂的折光率随组分比例不同会有较大的改变。

三、应用示例

【例 6-4】缓释片中辅料羟丙甲纤维素含量的 HPLC-RID 测定[5]

羟丙甲纤维素(HPMC)指 2-羟丙基甲基醚纤维素,是纤维素经过醚化制备得到的衍生物,属于半合成有机高分子化合物,拥有良好的机械性能,常被用作包衣材料、片剂黏合剂、缓释制剂的控速聚合物材料等,其黏度、用量等对缓控释骨架片的释药速率有一定影响。对于含羟丙甲纤维素的克拉霉素缓释片上市产品,可以通过评价每片药物中微量 HPMC 的差异,来揭示生产投料过程中物料投放、混匀等对产品释放度的影响,为后续的生产提供依据。HPMC 属于分子量较大的聚合物,且没有紫外吸收,因此采用凝胶色谱-示差折光检测的方法进行测定。

1. **仪器与试剂** 1260 高效液相色谱仪,配 G1362A RID 检测器。Distek 公司 4100 & 7100 全自动溶出仪。克拉霉素缓释片(规格 0.5g),由 A 和 B 两个企业提供;A 和 B 企业生产的片剂中 HPMC 标示量分别为 165mg/片和 50mg/片。HPMC 对照品由 A 企业提供(纯度 100%)。氯化钠为分析纯,试验用水为超纯水。

2. **色谱条件** 色谱柱为 TSK-Gel3000(300mm × 7.5mm,10μm),流动相为 50mmol/L 氯化钠溶液,流速设定为 0.7ml/min,柱温 30℃,进样量为 5μl。示差折光检测器检测。

3. **测定方法与结果**

(1)供试品溶液的配制:按照质量浓度 1mg/ml 配制供试品溶液。取克拉霉素缓释片 1 片置一定体积的量瓶中,加入 50mmol/L 氯化钠溶液适量,在 80℃水浴溶解后,放冷,定容,过滤后取续滤液,即得。

(2)对照品溶液的配制:按照质量浓度 1mg/ml 配制对照品溶液。精密称取 HPMC 对照品适量,加 50mmol/L 氯化钠溶液适量,在 80℃水浴溶解后,放冷,定容,过滤后取续滤液,即得。

(3)方法学评价:图 6-20 显示为 HPMC 测定的 HPLC-RID 色谱图,HPMC 的检测不受片剂中其他成分的干扰。配制一定浓度梯度的 HPMC 对照品线性溶液,分别进样后,以峰面积 Y 对浓度 X 进行线性关系考察,表明 HPMC 在浓度 0.5~2.0mg/ml 范围内线性关系良好。由于每片中 HPMC 含量不一致,采用 20 片制剂研细后,取约 1 片重的细粉进行重复性试验,结果显示 RSD 为 1.3%,重复性良好。加样回收率同法操作,显示高、中、低三个浓度回收率符合要求。将对照品进行稀释,测定本法的定量限和检测限分别为 0.04mg/ml 和 0.01mg/ml。供试品和对照品溶液放置 24 小时,峰面积 RSD 在

2%以内,说明溶液稳定。

(4)样品测定:分别测定A、B两企业各两批、每批10片缓释片的结果显示,A企业两批片剂中HPMC的含量分别为98%(*RSD* 6.2%)和105%(*RSD* 2.8%),B企业两批片剂中HPMC的含量分别为99%(*RSD* 6.3%)和97%(*RSD* 0.8%)。可见不同企业、同一企业不同批次生产的片剂之间辅料HPMC含量的变异程度存在差异。同时测定上述各批次缓释片的释放度发现,若某一批缓释片HPMC含量变异程度大,其释放度的变异程度也较大,因此推测同一企业同一批次样品每片的释放度的不均一性很可能来源于骨架材料HPMC在每片之间的分布不均匀所致。

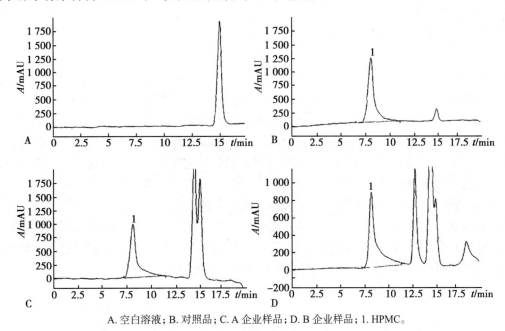

A.空白溶液;B.对照品;C.A企业样品;D.B企业样品;1.HPMC。

图6-20　HPMC的HPLC-RID分析典型色谱图

4. 思路解析

(1)药品关键辅料的控制:药品质量控制主要项目为有关物质、溶出度(释放度)和含量测定等,但在药品制剂中对关键性辅料的控制力度尚不足。关键性辅料骨架材料HPMC会影响克拉霉素缓释片的释放度,从而影响其临床使用效果,因此需要建立分析方法对其进行含量分析,按照含量均匀度的理念,从每片HPMC含量均匀性角度判断缓释片释放度的变异程度,提示在进行制剂生产过程时,需要保证HPMC的充分混匀。

(2)HPMC分析方法的选择:一般对于片剂中HPMC等辅料的测定,多采用无损的近红外光谱法进行测定,但是由于HPMC在克拉霉素缓释片中含量较低,其他辅料和主药的干扰较大,近红外方法还有待完善。《中国药典》(2020年版)四部规定采用气相色谱法或者容量法测定HPMC中的甲氧基与羟丙氧基的含量,不同取代型的HPMC中的上述两种基团应符合相应的含量要求,但没有制剂中HPMC测定的方法。HPMC为高分子聚合物,与小分子主药可以根据分子尺寸大小分离开,因此选择凝胶色谱柱为固定相,采用分子排阻法对其进行分离;根据HPMC可以溶解在水中的特性,选择氯化钠溶液为流动相。由于HPMC不具有紫外吸收特征,可以采用示差折光检测器对柱后流出物进行检测。

第五节　蒸发光散射检测器

蒸发光散射检测器(evaporative light-scattering detector,ELSD)属于通用检测器。第一台蒸发光散射检测器是由澳大利亚的Union Carbide研究实验室的科学家研制开发的,并在20世纪80年代初转化为商品。不久后,以激光为光源的第二代产品面世,提高了蒸发光散射检测器的操作性能。蒸发光散射检测器的出现为没有紫外吸收的样品组分检测提供了新的手段。

一、检测原理和基本构造

1. **检测原理**　样品从色谱柱后流出进入检测器后,经历了雾化、流动相蒸发和激光束检测三个步骤。样品色谱柱流出液进入雾化器形成微小液滴,与通入的气体(通常是氮气,有时也用空气)混合均匀,经过加热的漂移管,蒸发除去流动相,样品组分形成气溶胶,用强光或激光照射气溶胶,产生光散射,再用光电二极管检测散射光。

散射光的强度(I)与组分的质量(m)一般有下述关系:

$$\lg I = b\lg m + \lg k \qquad\qquad 式(6\text{-}12)$$

式(6-12)中,k 和 b 为与蒸发室(漂移管)温度、雾化气体压力及流动相性质等实验条件有关的常数。

2. **仪器构造**　蒸发光散射检测器一般都是由三部分组成,即雾化器、加热漂移管和光散射池,根据雾化器后的结构,可以将其分成无分流模式和分流模式两种,如图 6-21 所示[6,7]。雾化器与分析柱出口直接相连,柱洗脱液进入雾化器针管,在针的末端,洗脱液和充入的气体(通常为氮气)混合形成均匀的微小液滴,可通过调节气体和流动相的流速来调节雾化器产生的液滴的大小。在无分流模式下,所有的雾化后液滴粒子均进入漂移管;而在分流模式下,尺寸较大的粒子会落在雾化室壁上冷凝从而分流排出废液。如果流动相挥发性小,大部分粒子会进入废液;反之,在高挥发性的流动相条件下,大部分粒子进入漂移管。表 6-3 阐述了分流模式和无分流模式蒸发光散射检测器的区别。漂移管的作用在于使气溶胶中的易挥发组分挥发,流动相中的不挥发成分经过漂移管进入光散射池。在光散射池中,样品颗粒散射光源发出的光经检测器检测产生光电信号。

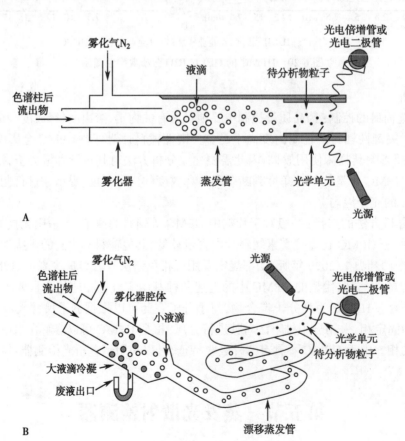

A. 无分流模式;B. 分流模式。

图 6-21　蒸发光散射检测器结构示意图

表 6-3　分流模式和无分流模式蒸发光散射检测器的区别

	分流模式	无分流模式
仪器组成	雾化器、加热漂移管和光散射池	
雾化管	在雾化器和加热漂移管之间添加了一个雾化管装置（nebulization chamber）	无此装备
加热漂移管	螺旋型	直柱型
蒸发形式	让柱流出物通过一个弯管,在此管中大的颗粒沉积下来流入废液管,其余的小颗粒进入螺旋状的蒸发管	全部柱流出物都进入直的漂移管,让流动相在其中蒸发
流动相	1.5ml/min（或更高的流速）高含水量流动相	1.0ml/min（或更低流速）挥发性流动相
蒸发温度	较低	较高
适用范围	适合于检测半挥发性样品	适合于检测不挥发的样品

蒸发光散射检测器所采用的光源主要有卤素灯和激光二极管,前者提供 500~800nm 的连续光,而后者一般提供有 630nm、650nm、670nm 等波长的光。检测器为光电倍增管或硅晶体光电二极管,其发展趋势是硅晶体二极管逐步取代光电倍增管。

3. 影响蒸发光散射检测器的因素

(1)漂移管温度:漂移管温度影响流动相的蒸发。温度升高,流动相蒸发趋向完全,信噪比升高;但温度过高可能导致待测组分部分气化而使信号变小。最优温度应是在流动相基本挥发的基础上,产生可接受噪声的最低温度。

(2)载气流速:载气流速影响雾化液滴的形成。一般漂移粒子的数目基本不变,载气流速增大,所形成粒子减小,散射光弱,响应值随之减小。但是载气流速太小会导致流动相挥发不完全,增加背景噪声,噪声增大的趋势大于响应值增大的趋势,致使信噪比下降。最优气体流速应是在可接受噪声的基础上,产生最大响应的最低气体流速。

(3)流动相中的盐:流动相中盐的挥发性、纯度、浓度会直接影响蒸发光散射检测器的背景信号。对于添加相同浓度缓冲盐的流动相来说,难挥发的盐会比易挥发的盐造成更高的基线水平;化学纯的盐会比分析纯的盐造成更多的背景干扰,所以一般应添加易挥发的分析纯或色谱纯的盐到流动相中。盐的挥发性越大,浓度越低,所需的气体流速和漂移管温度越低,越有利于提高待测成分的信噪比。

二、应用特点

1. 蒸发光散射器特点　蒸发光散射检测器作为通用型质量检测器,不仅可与传统的高效液相色谱仪联用,还可用于凝胶渗透色谱、超临界流体色谱、毛细管电色谱等的联用检测。蒸发光散射检测器响应值与被测物官能团和光学性质无关,散射光强度依赖于粒子的大小、形状和质量,因而与浓度成一定比例。相比于示差折光检测器,蒸发光散射检测器灵敏度较高,最低检测限在 1μg/ml 以下,如果采用细内径柱可使检测灵敏度增加。该检测器对流动相系统温度变化不敏感,不必严格控制温度。流动相及其含有的挥发性盐在蒸发光散射检测器挥发气化,不会出现溶剂峰干扰测定的现象,并且在梯度洗脱中,基线也不会随着流动相比例变化而出现波动,因此可以缩短分离时间。

蒸发光散射检测器可弥补紫外检测器和示差折光检测器的不足之处,扩大了应用范围,适用于非挥发性物质,尤其是糖类、脂类、磷脂类、甾体化合物、树脂等无紫外吸收或吸收系数很小、样品浓度又低的物质;不需要柱前或柱后衍生化,可直接进样,方法简单;并可消除杂质和流动相的紫外吸收干扰,基线平直;无须测定校正因子就可定量;定量时候一般取峰面积和峰高的自然对数与浓度的自然对数进行线性回归,线性关系较好。

2. 蒸发光散射检测器与其他检测器的区别

(1)与紫外检测器比较:紫外检测器测定无紫外吸收化合物时灵敏度很低;但是蒸发光散射检测

器可以检测任何挥发性低于流动相的样品,而且作为通用型检测器,其检测结果比紫外检测器的检测结果更能代表样品的质量。紫外检测器要求使用无紫外吸收的流动相,而蒸发光散射检测器能与任何的挥发性流动相相容,不必考虑其光学特性。如果测定对象未知,就无法采用紫外检测法对其进行定量分析,因为样品的紫外吸收值往往和代表样品质量的色谱峰大小无关。但是蒸发光散射检测器对几乎所有的样品可给出一致的响应因子,所以可以通过和内标比较定量未知化合物,在因缺乏标准品而无法获得校正曲线的情况下,利用该检测器可以粗略地进行不纯物的定量测定。蒸发光检测器可以检测出紫外检测器检测不出的峰(图 6-22),图中样品为聚乙二醇和氯代三苯咪唑的混合物,由于聚乙二醇没有紫外吸收,故采用 HPLC-UV 无法检测到,而在 HPLC-ELSD 色谱图上就可以看到其色谱峰。

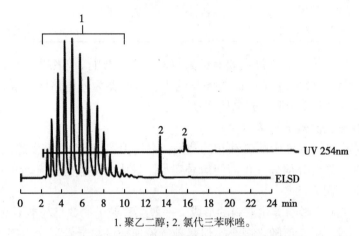

1. 聚乙二醇;2. 氯代三苯咪唑。

图 6-22 蒸发光散射检测器与紫外检测器的比较

色谱柱为 C_{18}(150mm×4.6mm,5μm);流动相 A 为含乙酸的水溶液(pH 7.0),B 为甲醇,流速为 1.0ml/min,采用梯度洗脱(0 分钟,30% B;8 分钟,50% B;10 分钟,100% B;20 分钟,100% B;25 分钟,30% B)。

(2)与示差折光检测器比较:两者都是通用型检测器,蒸发光散射检测器的优势是灵敏度高,能进行梯度洗脱,对环境温度变化不敏感,基线更加稳定,不会产生漂移,如图 6-23 所示,HPLC-ELSD 检测没有溶剂峰。但是蒸发光散射检测器要求组成流动相的各组分必须具有挥发性,不能使用磷酸缓冲液等非挥发性物质;由于原理上物质量与散射光强度呈指数关系,必须采用双对数计算使工作曲线线性化。而示差折光检测器可在宽广的待测物浓度范围内取得线性。

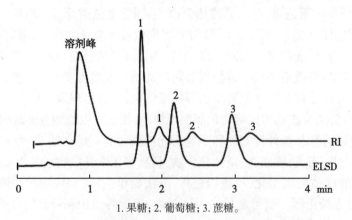

1. 果糖;2. 葡萄糖;3. 蔗糖。

图 6-23 蒸发光散射检测器与示差折光检测器的比较

色谱柱为 Carbohydrate ES(53mm×7mm,5μm);流动相为
乙腈 - 水(7∶25);流速为 2.0ml/min。

(3)与质谱检测器比较:HPLC-ELSD 与 LC-MS 的色谱条件要求一致,流动相要易挥发,故两者可通用。因此使用 HPLC-ELSD 不仅可以为 LC-MS 摸索色谱条件,节省昂贵的系统的操作成本,而且还可以方便地用 LC-MS 来分析蒸发光散射检测出的不纯物,进行结构鉴定。图 6-24 为同一个混合样品分别用 HPLC-ELSD 和 LC-MS 得出的色谱图,图中样品为阿司帕坦、氢化可的松、利血平、特酚伪麻的混合物,可见各待测组分在两者色谱图上均出峰,响应不同则是与检测方式有关。

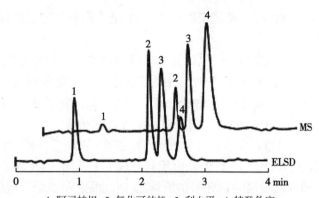

1. 阿司帕坦; 2. 氢化可的松; 3. 利血平; 4. 特酚伪麻。

图 6-24 蒸发光散射检测和质谱检测器的比较

色谱柱为 StableBond C_{18}(50mm×4.6mm,3.5μm);流动相 A 为含 0.025% 甲酸的水溶液,B 为含 0.025% 甲酸的乙腈溶液,流速为 1.0ml/min,采用梯度洗脱(0 分钟,25% B; 1 分钟,70% B; 5 分钟,70% B; 5.1 分钟,25% B)。

三、应用示例

【例 6-5】炎琥宁中钠钾摩尔质量比的测定[8]

炎琥宁,即脱水穿心莲内酯琥珀酸半酯钾钠盐(图 6-25),一般由碳酸氢钠与脱水穿心莲内酯琥珀酸半酯单钾盐(穿琥宁)成盐精制而成,该药物具有良好的抗菌、抗病毒、清热解毒作用,主要用于治疗病毒性上呼吸道感染和病毒性肺炎。其中钠、钾的理论摩尔质量比为 1:1,可反映合成原料药精确组成和生产工艺中存在的问题,需要对其进行质量控制。

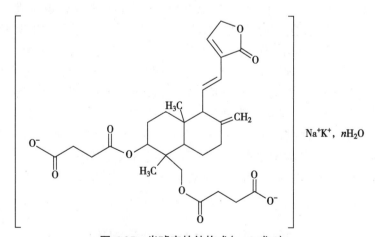

图 6-25 炎琥宁的结构式($n=0$ 或 1)

1. 仪器与试剂 E2695 高效液相色谱仪,Alltech 2000ES 蒸发光散射检测器;炎琥宁(来源于 4 个不同厂家);氯化钠、氯化钾基准试剂均来自中国计量科学研究院;超纯水、色谱纯三氟乙酸和乙腈。

2. 色谱条件 色谱柱为强酸阴离子基团烷基键合相,SIELC Primesep A 色谱柱(250mm×

4.6mm,4μm),流动相为水 - 乙腈 - 三氟乙酸(400∶600∶2),流速为 1ml/min,柱温为 30℃,进样量 20μl。蒸发光散射检测器条件为漂移管温度 105℃,载气流速 3.2L/min。

3. 测定方法与结果

(1)对照品溶液的配制:精密称取 120℃干燥至恒重的氯化钠对照品和氯化钾对照品适量,加水溶解并定量稀释成氯化钠 400μg/ml(相当于含钠离子 157.4μg/ml)和氯化钾 480μg/ml(相当于含钾离子 251.8μg/ml)的混合溶液。

(2)供试品溶液的配制:精密称取炎琥宁原料药适量,加水溶解并定量稀释成浓度为 400μg/ml 的溶液。

(3)样品测定:图 6-26 显示空白溶剂、供试品的主峰对钠离子和钾离子的测定无干扰,钠离子和钾离子的保留时间分别为 4.5 分钟和 5.7 分钟。钠的检测限和定量限分别为 0.58μg/ml 和 1.86μg/ml;钾的检测限和定量限分别为 1.19μg/ml 和 3.95μg/ml。在各自的线性范围内,钠、钾线性关系良好,重复性良好,两者平均回收率在 98%~102% 之间。对照品和供试品溶液在 15 小时内稳定。4 个不同厂家生产的炎琥宁原料药中钠钾摩尔质量比在 0.98~1.33 之间。炎琥宁中钠、钾、脱水穿心莲内酯琥珀酸半酯三者的理论摩尔质量比为 1∶1∶1,但是由于其合成工艺不同,以及为了保证炎琥宁成盐完全,会过量加入碳酸氢钠,从而导致较高的钠钾摩尔质量比,因此测定钠钾摩尔质量比可以对炎琥宁原料进行有效的质量控制。

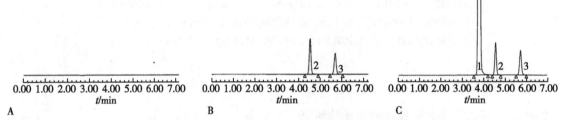

A. 空白溶剂;B. 对照品溶液;C. 供试品溶液;1. 炎琥宁;2. 钠;3. 钾。

图 6-26　炎琥宁中钾钠离子测定的 HPLC-ELSD 色谱图

4. 思路解析

(1)测定方法的选择:常用的金属阳离子含量测定方法主要有电感耦合等离子体质谱(ICP-MS)、原子吸收分光光度法(AAS)、离子色谱等,其中 ICP-MS、离子色谱等硬件设备成本高,前处理较为烦琐;采用 AAS 测定则需要考虑钠、钾离子性质较为活泼,易失去外层电子发生电离的现象,在测定时需向待测溶液中加入足量的更易电离的铯离子或镧离子抑制钠、钾离子的电离,这样对仪器设备、操作等均有较高要求,测定结果重现性不佳,稳定性差。因此,本例选择高效液相色谱 - 蒸发光散射检测法进行测定,蒸发光散射检测器作为通用型检测器可以对钠、钾离子进行准确测定。

(2)色谱条件的选择:选择具有强酸性阴离子基团的烷基键合相为填充剂的色谱柱,具有离子交换和疏水性相互作用两种保留机制,可以在一次分析中同时分析非极性和极性的物质。钠、钾离子为无机阳离子,可以通过阳离子交换方式进行分离;固定相上的 C_{18} 基团又可以对脱水穿心莲内酯琥珀酸半酯有显著的保留,从而获得良好分离度。流动相中增加三氟乙酸可以改善脱水穿心莲内酯琥珀酸半酯的峰形。

第六节　电雾式检测器

电雾式检测器(charged aerosol detector,CAD)又称带电气溶胶检测器,是一种灵敏的、通用型检测器,它对相同质量的非挥发性分析物具有几乎相等的响应,并不依赖于化合物本身的结构;灵敏度高,且具有较宽的线性范围,检测精密度好,操作简单可靠。2004 年,第一台商品化的电雾式检测器—

经推出,就逐渐获得行业青睐,在药物分析领域得到了迅速应用。

一、检测原理和基本构造

1. **工作原理**　电雾式检测器与蒸发光散射检测器类似,都是基于气溶胶的检测,其基本的工作原理也包括雾化、流动相蒸发和检测三个步骤。不同的是,蒸发光散射检测器是基于散射光的检测,而电雾式检测器是基于带电粒子的检测。因此经历了雾化和流动相蒸发后,分析物颗粒会受到带正电荷的氮气粒子碰撞,碰撞过程中正电荷被转移到分析物颗粒表面,颗粒的大小与其所带电荷数有关,因此通过静电计检测出总的电信号,即可以获得待测物的质量。式(6-13)和式(6-14)描述了仪器的灵敏度和颗粒粒径的关系[9]。

$$d_\mathrm{p} < 10\mathrm{nm}, S_\mathrm{m} = \frac{4.4 \times 10^5}{\rho_\mathrm{p}} d_\mathrm{p}^{3.6} \qquad \text{式(6-13)}$$

$$d_\mathrm{p} > 10\mathrm{nm}, S_\mathrm{m} = \frac{3.01 \times 10^{11}}{\rho_\mathrm{p}} d_\mathrm{p}^{-1.89} \qquad \text{式(6-14)}$$

式中,S_m 代表仪器检测灵敏度,单位是 $\mathrm{fA \cdot m^3/g}$。每个粒子质量的最大灵敏度发生在粒子直径约为 10nm 时。电雾式检测器是质量型检测器,仪器的检测灵敏度与进样的绝对质量、颗粒的分布情况等相关,进样质量越大,颗粒分布越接近 10nm,响应就越大。

2. **仪器构造**　图 6-27 显示了电雾式检测器的构造和工作原理[10,11]。

第一步是雾化,高效液相色谱的柱后流出物进入电雾式检测器后,首先在雾化室中受到氮气作用发生雾化,再以较高的流速撞击到碰撞挡板上,撞击后形成大小不同的流动相液滴,其中包含着待分析物。较大的液滴在重力作用下会经过废液管排出,而较小的液滴则会随着氮气进入干燥管。

第二步溶剂蒸发,在干燥管中,较小的液滴进一步挥发掉表面的溶剂,使得挥发性较小的组分的浓度迅速增加,从而有利于待分析物之间相互作用的增加,继续进入干燥室。

第三步电荷转移,氮气经过含有高压铂金电极的电晕装置形成带正电荷的氮气粒子,与干燥室中的待分析物颗粒碰撞,此过程中正电荷被转移到了颗粒外表面,颗粒的表面积越大,所带电荷就越多。

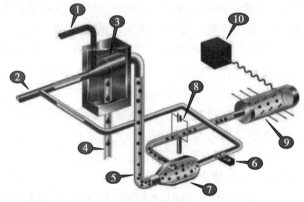

1. 柱后流动相入口; 2. 氮气入口; 3. 雾化室; 4. 废液管; 5. 干燥管; 6. 电晕电极; 7. 碰撞挡板; 8. 离子阱; 9. 采集器; 10. 静电计。

图 6-27　电雾式检测器构造及工作原理图

第四步检测,带电的分析物颗粒和带正电荷的氮气在流入采集器之前,会经过一个带有低负电压的离子阱装置,定向中和掉迁移速率大的颗粒(体积小的氮气颗粒)上的电荷,而迁移速率较大的分析物颗粒则将它们的电荷转移给采集器里的捕集网,然后由一个高灵敏度的静电检测计测量出总的电信号。

目前主要有 Corona Veo 和 Corona Ultra RS 两种型号的电雾式检测器,两者区别在于雾化室构造的不同,前者采用的是同心圆的方式进行喷雾,后者采用的是交叉喷雾的方式,即氮气与柱后流出物呈直角。因而前者得到的干燥颗粒的粒径大于后者;单位体积内前者的颗粒数量大于后者,这样更有助于一些具有半挥发性的待测物测定。

3. **影响电雾式检测的因素**　电雾式检测器主要检测的是非挥发性待分析物所带的电荷数,这也就意味着只要能够形成干燥颗粒并带电荷,均会被检测;对于待分析物,这种信号是有利的,而对于杂质来说则增大了背景噪声。因此,待分析物的性质、流动相性质和组成、流动相中添加剂等都会影响检测信号。

（1）待分析物性质：电雾式检测器检测的信号是干燥待分析物颗粒表面所带的电荷，因此要求待分析物是非挥发性或者半挥发性物质，这样更容易在雾化过程中被分配到气溶胶中并最终形成干燥的颗粒。对于可电离的挥发性分析物，可以在流动相中添加挥发性的添加剂，例如分析碱性挥发性物质时候，添加酸性添加剂，两者从色谱柱流出后发生喷雾，形成气溶胶，浓度增大液滴变小，有助于两者形成盐，从而增加了它们在干燥颗粒中的质量分配，扩大了电雾式检测器的检验范围。采用此法需要注意考虑碱性分析物的酸性添加剂和共轭酸的 pK_a，给定分子上可电离的官能团的数量，以及空间效应。相应地，分析酸性挥发性物质同样适用。

（2）流动相的性质：流动相影响雾化和干燥过程，因此要求流动相具有较低的黏度和表面张力，这样会具有较高的传输效率。较高比例的有机溶剂会在雾化过程中形成较多的液滴，并带着待分析物被干燥和检测。但是也需要注意，流动相传输效率高也会带来更高的基线电流和噪声。流动相中存在的非挥发性杂质是影响电雾式检测背景信号的重要因素，因此需要使用 HPLC 级或者更高级别的有机溶剂，并从原装瓶中取出直接使用；而对于水相，建议从彻底冲洗干净的纯化水系统中获取。溶剂配制中需要注意，抽滤等步骤均会引入非挥发性的微量杂质而导致噪声上升。

采用梯度洗脱的时候，检测器响应会随着流动相的组成发生变化，有研究采用流动相补偿的方法始终为检测器提供恒定的流动相组成，确保检测器入口的流动相的组成。另外，梯度洗脱中还需要考虑强度较弱的溶剂，如水中的杂质保留在固定相中，并随着洗脱强度增强而稍后流出的假峰现象。

（3）流动相的添加剂：流动相的添加剂需要在考虑色谱分离的基础上，考虑其可能带来的检测响应。实验中需要选择具有挥发性的添加剂，如甲酸、乙酸、甲酸铵、醋酸铵等，这样它们才能在喷雾后进入气溶胶的气相，否则将会与干燥颗粒一起被检测，从而显示较高的背景噪声信号。添加剂的浓度也需要控制在合适的范围内，例如在水 - 乙腈（60∶40，V/V）中添加醋酸铵的浓度为 5mmol/L、10mmol/L 和 20mmol/L 时候，在电雾式检测器上产生的信号值比在蒸发光散射检测器上产生的信号值更低，则说明检测灵敏度更高；但是随着添加剂浓度的增加，电雾式检测器给出的信噪比逐渐下降。因此，实验中需要注意考察添加剂的种类和浓度。

（4）固定相的影响：色谱柱在长期使用过程中，或者是在一些极限 pH 使用时，可能会出现固定相的流失，造成检测背景信号的增加；色谱柱固定相中原先存在的微量杂质（如较低纯度二氧化硅中的金属），或者是之前使用过非挥发性缓冲盐（磷酸钠）、离子对试剂（辛烷磺酸钠）的色谱柱，均有可能在使用过程中流出非挥发性的杂质，增加背景噪声信号。因此需要尽可能选择干净的色谱柱，并且严格选择适用的流动相体系，综合考虑 pH、离子强度、柱温、系统压力等。

二、应用特点

电雾式检测器的灵敏度略高于蒸发光散射器检测器；不同化合物的响应一致，不依赖化合物的结构；重现性好，受环境影响较小；动态线性范围较宽，可达 3~4 个数量级；污染较小，便于维护；应用较为广泛，可以分析小分子和生物大分子，适用于没有紫外吸收的、不能离子化的化合物的检测，特别是低浓度样品的分析也可以获得满意的结果；工作流速为 0.2~2.0ml/min，兼容超高效液相色谱法的超快速分析。

由于检测信号与待分析物形成的干燥颗粒所带电荷有关，也和其粒径有关，根据式（6-13）和式（6-14）可知，它们之间是非线性关系，随着颗粒粒径的变大，检测信号增加会减慢。电雾式检测器和蒸发光散射器一样，需要将所得的响应信号和浓度进行双对数转换，获得响应信号和浓度之间良好的线性关系。

图 6-28 显示的是人参皂苷用不同检测器检测的标准图谱，7 种人参皂苷在电雾式检测器上的最低检测限均在 1.5μg/ml 以内，最低定量限在 4μg/ml 以内，比其他两个检测器显示出更加灵敏的检测能力。

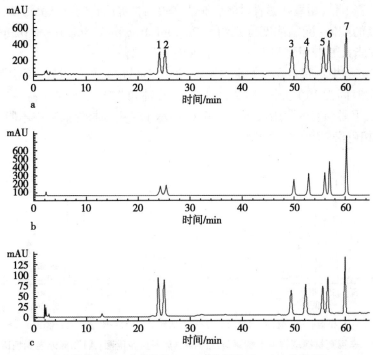

1. 人参皂苷 Rg$_1$；2. 人参皂苷 Re；3. 人参皂苷 Rb$_1$；4. 人参皂苷 Rc；

5. 人参皂苷 Rb$_2$；6. 人参皂苷 Rb$_3$；7. 人参皂苷 Rd。

图 6-28　电雾式（a）、蒸发光散射（b）和紫外检测器（c）的人参皂苷标准色谱图
色谱柱为 Zorbax Extend C$_{18}$（4.6mm×250mm，5μm）；柱温为 20℃；进样量为
10μl；流速为 1ml/min；电雾式检测器雾化室温度 30℃，N$_2$ 设定 35psi；蒸发光
散射检测器漂移管温度为 40℃，N$_2$ 设定 36psi；紫外检测波长为 203nm；流动
相 A 为水，B 为乙腈，采用梯度洗脱（0 分钟，18% B；27 分钟，22% B；30 分钟，
26% B；65 分钟，39% B，75 分钟，18% B）。

三、应用示例

【例 6-6】辛夷中木脂素类成分的测定[12]

辛夷是木兰科植物望春花、玉兰或武当玉兰的干燥花蕾，具有散风寒、通鼻窍之功效。辛夷中的
化学成分除了挥发油外，还包括木脂素类成分，主要有木兰脂素、松脂素二甲醚、里立脂素 B 二甲醚、
表木兰脂素等。

1. **仪器与试剂**　Ultimate 3000 DGLC 高效液相色谱仪、DAD-3000 二极管阵列紫外检测器、
LCQ-Fleet 质谱仪、Corona Ultra 电雾式检测器。甲醇、水为色谱纯；木兰脂素对照品、松脂素二甲醚、
里立脂素 B 二甲醚和表木兰脂素 A 对照品；辛夷药材。

2. **色谱条件**　色谱柱为 ODS-A（250mm×4.6mm，5μm）；双三元梯度泵左泵流动相 A 为甲醇，流
速 0.7ml/min；双三元梯度泵右泵流动相 A 为甲醇，B 为水，采用梯度洗脱（0 分钟，35% A；30 分钟，
35% A；45 分钟，40% A；65 分钟，40% A），流速为 1ml/min；紫外检测波长 278nm，进入紫外检测器后分
流比 3：7，0.3ml/min 流速进入质谱检测器，0.7ml/min 流速进入电雾式检测器；柱温 25℃；进样量 20μl。

质谱条件为采用 ESI 离子源，正离子模式检测，喷针电压 4 500V，毛细管电压 35V，干燥气为氮
气，流速 10.5L/min，扫描质量范围为 m/z 200~500，雾化温度 350℃。采用一级全扫质谱方式获得总离
子流图。电雾式检测器条件为雾化温度 35℃，氮气压力 0.24MPa，量程 100pA，采集频率 5Hz。

3. **测定方法与结果**

（1）供试品溶液的配制：精密称取辛夷药材粉末约 1g，用加速溶剂萃取装置萃取，萃取液为 70%

乙醇,萃取完成后稀释 5 倍,用微孔滤膜过滤后制成辛夷药材提取物的供试品溶液。

(2)对照品溶液的配制:配制浓度分别约为 2mg/ml、1mg/ml、0.5mg/ml 和 0.5mg/ml 的木兰脂素、松脂素二甲醚、里立脂素 B 二甲醚和表木兰脂素 A 对照品储备液。

(3)辛夷药材提取物中木脂素成分的定性鉴定:通过对供试品和对照品一级质谱及其相应的二级质谱分析,确定保留时间为 30.1 分钟、34.2 分钟、38.4 分钟和 42.8 分钟的分别为松脂素二甲醚、木兰脂素、里立脂素 B 二甲醚和表木兰脂素 A。图 6-29 显示了辛夷药材提取物中木脂素类成分的总离子流色谱图和高效液相色谱 - 紫外检测图谱。

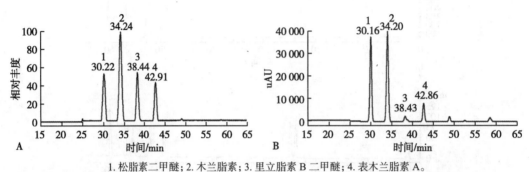

1. 松脂素二甲醚;2. 木兰脂素;3. 里立脂素 B 二甲醚;4. 表木兰脂素 A。

图 6-29　辛夷药材提取物中木脂素类成分的总离子流色谱图(A)和紫外检测色谱图(B)

(4)辛夷药材提取物中木脂素类成分的含量测定:采用电雾式检测器对上述 4 种成分进行含量测定,4 种成分在各自的浓度范围内线性良好,仪器精密度良好,重复性实验和加样回收率实验结果均符合定量要求。松脂素二甲醚、木兰脂素、里立脂素 B 二甲醚和表木兰脂素 A 的最低检测限分别为 0.34ng/ml、0.55ng/ml、0.50ng/ml 和 0.58ng/ml,药材提取物中 4 种木脂素的含量分别为 2.03%、5.46%、0.93% 和 1.12%。图 6-30 显示的是辛夷药材提取物中木脂素类成分的混合对照品和供试品高效液相色谱 - 电雾式检测图谱。

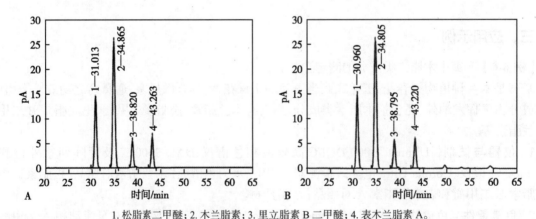

1. 松脂素二甲醚;2. 木兰脂素;3. 里立脂素 B 二甲醚;4. 表木兰脂素 A。

**图 6-30　辛夷药材提取物中木脂素类成分的混合对照品(A)
和供试品(B)高效液相色谱 - 电雾式检测图谱**

4. 思路解析　单一的有效成分或者指标性成分的定量分析模式不能满足中药现代化对于质量控制的技术要求,为了解决中药质量控制中对照品不易得到的困难,《中国药典》(2020 年版)中收载有"一测多评"技术,即采用 1 种中药活性成分作为对照品,通过其与其他主要成分间的相对校正因子的计算,同步实现中药多成分的含量测定。前提需要对校正因子和相对保留时间进行测定和评价。而电雾式检测器作为通用型检测器,对不同结构的化合物具有统一的响应,在"一测多评"中具有一定的优势。

4种木脂素成分的紫外检测器的单位浓度响应因子的 *RSD* 为56.1%,而它们在电雾式检测器上的单位浓度响应因子的 *RSD* 为仅2.0%,说明电雾式检测器单位浓度的响应因子比紫外检测器更具有一致性。进一步以木兰脂素为内参物,计算电雾式检测3种木脂素类成分的相对校正因子,发现松脂素二甲醚、里立脂素B二甲醚和表木兰脂素A的相对校正因子均接近1;电雾式检测采用"一测多评"和外标法测定该4种木脂素类成分,结果相对误差均小于3%,说明电雾式检测器适合对结构类似的一类中药化学成分进行外标法定量。

综上,对于中药复杂体系,可以采用其中化学成分的一级质谱及其相应的多级质谱,结合对照品进行鉴定;然后联用电雾式检测器,同时进行定量,在一次色谱分离中即可完成对化学成分的定性、定量分析。

参考文献

[1] 欧阳津, 那娜, 秦卫东, 等. 液相色谱检测方法. 3 版. 北京: 化学工业出版社, 2020

[2] REJCZAK T, TUZIMSKI T. Application of high-performance liquid chromatography with diode array detector for simultaneous determination of 11 synthetic dyes in selected beverages and foodstuffs. Food Anal Method, 2017, 10 (11): 3572-3588

[3] JIRJEES F, SOLIMAN K, WANG Y, et al. A validated size exclusion chromatography method coupled with fluorescence detection for rapid quantification of bevacizumab in ophthalmic formulations. J Pharm Biomed Anal, 2019, 174: 145-150

[4] 秦海燕, 刘文哲, 索志荣, 等. 丹参中 3 种水溶性成分的高效液相色谱电化学检测. 药物分析杂志, 2006, 26 (8): 1035-1038

[5] 张丽娟, 谢升谷, 李小东, 等. 克拉霉素缓释片中骨架辅料羟丙甲纤维素含量的 HPLC-RID 测定. 药物分析杂志, 2017, 37 (4): 659-663

[6] 于士林. 高效液相色谱方法及应用. 3 版. 北京: 化学工业出版社, 2019

[7] MEGOULAS N C, KOUPPARIS M A. Twenty years of evaporative light scattering detection. Crit Rev Anal Chem, 2005, 35 (4): 301-316

[8] 刘峰, 谢华, 李睿, 等. HPLC-ELSD 测定炎琥宁中钠钾摩尔质量比. 中国现代应用药学, 2019, 36 (16): 2053-2056

[9] DIXON R W, PETERSON D S. Development and testing of a detection method for liquid chromatography based on aerosol charging. Anal Chem, 2002, 74 (13): 2930-2937.

[10] 刘立洋, 刘肖. 一种新型的通用型检测器——电喷雾检测器. 现代科学仪器, 2011, 21 (5): 141-145

[11] GAMACHE P H. Charged aerosol detection for liquid chromatography and related separation techniques. Hoboken: John Wiley & Sons, Inc., 2017

[12] 赵鑫, 杨光, 郑国帅, 等. 高效液相色谱-质谱-电雾式检测法同时测定辛夷提取物中 4 种木脂素成分. 分析化学, 2014, 42 (12): 1804-1810

第七章

液固吸附色谱法及其应用

第一节　液固吸附色谱法

液固吸附色谱法是最早出现的一种液相色谱分离类型,也是高效液相色谱法的一种基本分离类型。本章将重点介绍液固吸附色谱法的分离原理与其在药物分析中的应用。

第一节　液固吸附色谱法

色谱分离是基于吸附效应的色谱法称为吸附色谱法,以固体吸附剂为固定相,以液体为流动相的色谱法,称为液固吸附色谱法(liquid-solid adsorption chromatography, LSC)。

一、液固吸附色谱法的固定相

理想的液固吸附色谱固定相应具备以下特性:①表面具有活性基团,即吸附位点;②形状最好为微米级微球形,粒径分布均匀;③机械强度高;④具有多孔性且比表面积大;⑤化学性质稳定。最常用的固定相是硅胶,其次是氧化铝,此外还有高分子多孔微球(有机胶)、分子筛及聚酰胺等。

色谱分离中使用的硅胶(silica gel)通常是采用溶胶-凝胶法流程制备而成的,其中制备稳定的硅溶胶是硅胶颗粒制备最为关键的步骤,目前多采用硅酸盐酸化法和$(RO)_4Si$水解法。硅酸盐酸化法是将可溶性硅酸盐在酸性条件下水解,生成单硅酸,单硅酸分子间极易发生缩聚反应形成多聚硅酸;通过控制pH、硅酸盐浓度以及温度,能够控制反应平衡,从而制备出不同类型的硅溶胶。$(RO)_4Si$水解法是在酸性条件下,使有机硅烷在水中发生水解反应,水解产物缩聚生成溶胶;常用四乙氧基硅烷(TEOS)为原料,在TEOS的乙醇溶液中加入适量的HCl,搅拌一定时间即得到硅溶胶,在酸性条件下TEOS首先生成$(C_2H_5OH)_3SiOH$,然后分子之间脱水缩合为$(C_2H_5OH)_3SiOSi(C_2H_5OH)_3$,进一步缩聚为链状聚合物聚乙氧基硅烷。

采用上述方法制备得到的硅胶表面主要由硅羟基(Si-OH, silanol,或称硅醇基)和暴露于表面的硅氧烷(Si-O-Si, siloxane)组成,另外还有一些硅羟基可能与水以氢键键合。硅羟基的表面浓度在液固吸附色谱中很重要,因为硅羟基是强吸附位点,而Si-O-Si则是疏水性的,两者在硅胶的表面组成取决于制备和热处理的方法,硅胶表面结构经热处理的变化过程如图7-1所示。大多数商品硅胶在200℃以下干燥,硅羟基的表面浓度大约是$(8.7 \pm 0.2)\mu mol/m^2$。

硅胶固定相的发展经历了如下几个阶段:在20世纪早期经典的柱色谱中,通常使用粒径在100μm以上的无定形硅胶颗粒,其传质速率慢、柱效低;20世纪60年代薄壳型填料被引入液相色谱,其结构如图7-2(a)所示,它是在直径为30~40μm的玻璃珠表面涂布一层1~2μm厚的硅胶微粒层而制备的具有孔径均匀、传质快、渗透性好、装柱容易的固定相,结合低流速往复泵和在线检测器,液相色谱实现了高效快速的分离,其效率提高了一个数量级;但其缺点是比表面积小,负载量低,20世纪70年代后迅速被全多孔型硅胶所取代。

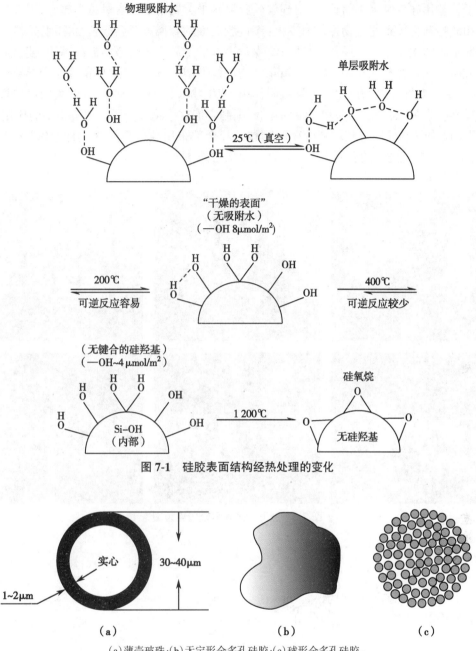

图 7-1 硅胶表面结构经热处理的变化

（a）薄壳玻珠;（b）无定形全多孔硅胶;（c）球形全多孔硅胶。

图 7-2 各种类型硅胶示意图

全多孔型硅胶按其形状通常可分为无定形全多孔硅胶和球形全多孔硅胶,其结构如图 7-2（b、c）所示。目前在高效液相色谱中应用最广的主要是球形全多孔硅胶,其外形为球形,图 7-3 是其电镜照片。球形全多孔填料具有涡流扩散小、渗透性好的优点;如果是硅胶先做成珠子再堆积而成的话,即堆积硅珠,则具有传质阻抗小、载样量大的优点,柱效也将更高。球形填料外形对称,比较容易填装出稳定的柱床,不仅是高效液固吸附色谱的固定相,同时也是化学键合相的理想载体。高效液固吸附色谱与经典液相色谱相比,最显著的差别之一是采用硅胶填料的粒径不同。目前采用的球形全多孔型硅胶粒径在 $10\mu m$ 以下,随着填料制备技术的发展,硅胶粒径已经可以做到 $2\mu m$ 以下,以此为基础的超高效液相色谱可以获得更高的分离效能和分析速度。

从化学纯度看,硅胶可分成 A 类和 B 类两种。其中 A 类硅胶带负电荷的残留硅羟基,而且酸性表面上金属含量高(硅羟基的 pK_a 低),而 B 类硅胶由于金属含量低,硅羟基 pK_a 高。通常情况下,讨论金属离子含量用硅胶纯度来讨论,一般建议硅胶填料中金属离子的含量越少越好,因为硅胶表面的金属离子和硅羟基会导致化合物保留值变大:①硅胶表面的金属离子会起螯合作用,这样容易导致含有多个极性基团的化合物分子保留值变大;②靠近表面的金属离子会激活硅醇基团,使得硅羟基更容易和酸性或碱性化合物相互作用,从而导致化合物保留值增大,这种二次保留效应会导致色谱峰的拖尾,甚至对含氮的碱性化合物产生不可逆吸附作用,使生物大分子,特别是多肽、蛋白质等样品产生变性和非特异性吸附,造成峰形变差和回收率降低,限制它们在生物大分子分离分析中的应用。自 1990 年以后,用来制作色谱柱固定相填料的硅胶颗粒已经全部采用纯度高的 B 类硅胶,以 zorbax 硅胶色谱柱为例,A 类和 B 类硅胶的金属离子差别及二次保留效应如图 7-4 所示。

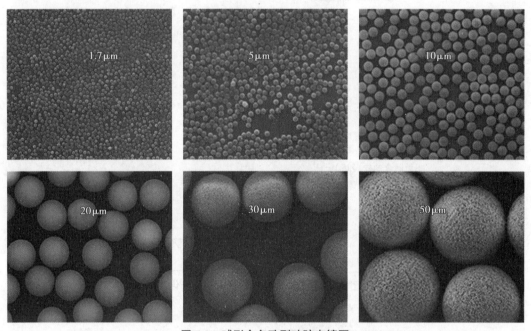

图 7-3　球形全多孔型硅胶电镜图

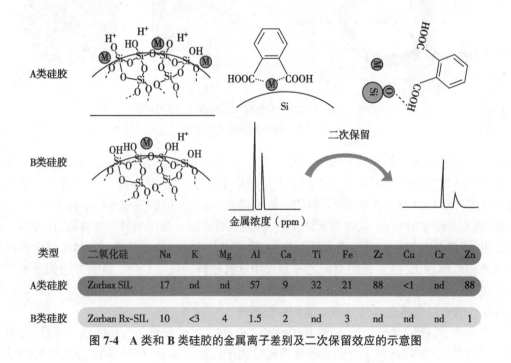

类型	二氧化硅	Na	K	Mg	Al	Ca	Ti	Fe	Zr	Cu	Cr	Zn
A类硅胶	Zorbax SIL	17	nd	nd	57	9	32	21	88	<1	nd	88
B类硅胶	Zorban Rx-SIL	10	<3	4	1.5	2	nd	3	nd	nd	nd	1

图 7-4　A 类和 B 类硅胶的金属离子差别及二次保留效应的示意图

二、硅胶固定相的保留规律

在吸附色谱体系中,吸附是表面的一个重要性质。任何两个相都可以形成表面,吸附就是其中一个相的物质或溶解于其中的溶质在此表面上的密集现象。在固体与气体之间、固体与液体之间、吸附液体与气体之间的表面上,都可能发生吸附现象。物质分子之所以能在固体表面停留,这是因为固体表面的分子(离子或原子)和固体内部分子所受的吸引力不相等。在固体内部,分子之间相互作用的力是对称的,其力场互相抵消。而处于固体表面的分子所受的力是不对称的,向内的一面受到固体内部分子的作用力大,而表面层所受的作用力小,因而气体或溶质分子在运动中遇到固体表面时受到这种剩余力的影响,就会被吸引而停留下来。吸附过程是可逆的,被吸附物在一定条件下可以解吸出来。在单位时间内被吸附于吸附剂的某一表面积上的分子和同一单位时间内离开此表面的分子之间可以建立动态平衡,称为吸附平衡。液固吸附色谱的保留机制正是基于溶质分子、溶剂分子与硅胶固定相三者间相互作用所建立起的动态平衡基础上的。

硅胶固定相的保留机制非常复杂,色谱工作者曾提出了几种物理化学模型来描述其吸附过程:一是由 Snyder 和 Soczewinski 提出的竞争模式(competition model);二是由 Scott 和 Kucera 提出的溶剂作用模式(solvent interaction model)。随着色谱理论的实践,"相似相溶"是目前描述色谱保留机制的简单方法,即组分的结构、性质与固定相相似时,与固定相间的相互作用强,因而保留时间长;反之,相互作用弱,保留时间短。可根据"相似相溶"原则对液固吸附色谱分离过程进行预测和判断。

1. 固定相的保留能力 溶质、吸附剂和流动相溶剂分子三者间的相互作用,涉及偶极之间的诱导力、静电力、氢键力、色散力、电荷转移或络合物形成等相互作用力类型。在氧化物型极性吸附剂中,静电力、诱导力、氢键力等特殊作用力为主要的作用力。组分分子中的极性官能团与固定相表面上活性作用点(如硅羟基)之间的相互作用强弱决定了它的竞争能力,即保留程度的大小,表 7-1 归纳了这种极性相互作用的强弱。根据该表可以总结,极性越大的化合物与硅羟基的性质越接近(极性相互作用越强),在固定相上的吸附能力越强,保留也就越强;而极性越小的化合物与硅羟基的性质相差越大(极性相互作用越弱),在固定相上的吸附能力越弱,保留也就越弱。

表 7-1 硅胶上各类化合物或官能团吸附强弱的分类

样品的吸附能力	样品类型
无吸附	脂肪烃
弱吸附	烯烃、硫醇、硫醚、单环和双环芳烃、卤代烃
中等吸附	稠环芳烃、醚类、腈类、硝基化合物和大多数羰基化合物
强吸附	醇类、酚类、胺类、酰胺类、亚胺类、亚砜类、酸类

2. 流动相的洗脱能力 流动相的洗脱能力与其极性大小密切相关。流动相中极性溶剂的比例越大,与固定相吸附能力的竞争越强,对待测物洗脱能力越强,溶质保留越小,保留时间也就越短。相反,当流动相溶剂极性越小,洗脱能力越弱,溶质保留越大。如图 7-5 所示,在维持流动相中乙腈的浓度不变的前提下,而用极性较小的溶剂取代部分极性较大的水时(洗脱溶剂强度为:乙腈<异丙醇<乙醇<甲醇<水),各待测物的保留时间显著延长。

由于流动相中水的含量对硅胶的吸附能力有很大的影响,液固吸附色谱的流动相主要采用正相体系。一般是以非极性的烃类(如己烷、庚烷)为流动相主体,再在流动相中添加一些低浓度极性调节剂,这些调节剂可以从流动相中优先吸附到固定相表面的大多数活性作用点上,在吸附剂表面形成较为均匀的吸附面,从而能够提高样品的保留重现性,改进吸附等温线,增大样品容量,使溶质色谱峰形得到改善。常用的调节剂有:①中等极性调节剂,如二氯甲烷、三氯甲烷、乙酸乙酯;②极性调节剂,如四氢呋喃、乙腈、异丙醇、甲醇、水等;③碱性物质,如三乙胺等,可用于改善碱性物质的拖尾现象。

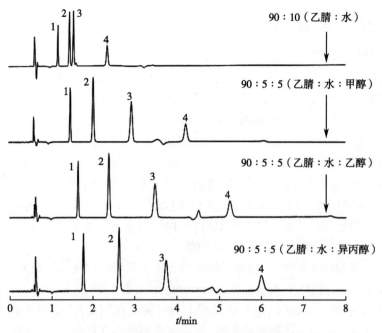

1. 甲基丙烯酸；2. 去甲替林；3. 烟酸；4. 胞嘧啶。

图 7-5　不同流动相比例变化对色谱保留的影响

溶剂洗脱能力可用溶剂强度参数（solvent strength parameter，ε^0）表示，溶剂强度参数的表达式为 $\varepsilon^0 = E/A$，式中 E 表示吸附能力，A 表示吸附剂表面积。溶剂强度参数 ε^0 即溶剂或溶质分子在吸附剂单位面积上的吸附自由能。弱极性的溶剂 ε^0 较低，而强极性的溶剂 ε^0 较高。表 7-2 列出了以硅胶为吸附剂时一些溶剂的 ε^0 值。实验时，如果初始溶剂极性太强使样品保留值太小，则可以选用 ε^0 较低的溶剂来洗脱；反之，如果初始溶剂极性太弱使样品保留值太大，则可以选择 ε^0 更大的溶剂来洗脱。根据经验，ε^0 每减小 0.05，保留值将增加 1~3 倍。

表 7-2　一些溶剂的 ε^0 值

溶剂	ε^0	溶剂	ε^0
己烷	0.00	乙酸乙酯	0.38
异辛烷	0.01	二氧六环	0.49
四氯化碳	0.11	乙腈	0.50
四氯丙烷	0.22	异丙醇	0.63
三氯甲烷	0.26	甲醇	0.73
二氯甲烷	0.32	水	20.73
四氢呋喃	0.35	乙酸	20.73
乙醚	0.38		

无论从固定相的保留能力还是从流动相的洗脱能力来看，"相似相溶"原则都能较好地符合液固吸附色谱法的保留机制。此外，液固吸附色谱法还有以下一般保留规律：①卤代化合物的吸附强弱为氟化物<氯化物<溴化物<碘化物；②顺式几何异构体比反式几何异构体保留值大（图 7-6）；③官能团之间的分子内氢键将使保留值减小；④极性基团旁边有庞大烷基存在时，保留值减小；⑤环己烷衍生物和甾体化合物的中位取代基比轴端取代基有更强的保留。

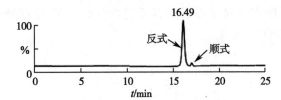

图 7-6 液固吸附色谱法分离番茄红素异构体的色谱图[1]

三、氧化铝固定相的保留规律

氧化铝是另外一类性能良好的色谱分离基质,具有 pH 使用范围宽、热稳定性好、分离碱性样品色谱峰对称以及具有配体交换能力等独特色谱性能。氧化铝在色谱上的应用仅次于硅胶,用作固定相的氧化铝主要是 λ- 氧化铝。人们推测氧化铝的表面含有 5 种羟基,还同时存在着 Lewis 酸性和 Lewis 碱性中心。氧化铝作为液相色谱填料具有以下应用特点。

(1)化学稳定性好:硅胶基质填料的 pH 使用范围是 2~8,而氧化铝则可以在 pH 2~12 范围内使用,这不仅有利于改善对碱性化合物的色谱分离,而且还使那些在酸性、中性条件下无法进行的分析成为可能。

(2)热稳定性好:硅胶在 200℃以下是稳定的,如果温度高于 200℃,则硅胶表面的硅羟基开始缩合,表面化学性质也随即发生变化。而氧化铝可以在 200℃以上长期使用,其热稳定性对高温快速分析非常有利。

(3)适合分离碱性化合物:硅胶表面的残余硅羟基呈酸性,会吸附碱性化合物而造成拖尾,而氧化铝表面的铝羟基相对于硅羟基显碱性,使得碱性化合物在氧化铝上的吸附弱于在硅胶表面的吸附,因此可以得到对称的色谱峰,如图 7-7(a)。但是反过来,酸性化合物则会被铝羟基强吸附,造成保留时间较长和峰形拖尾。

(4)适合分离芳香族化合物:在氧化铝的表面 Al^{3+} 表现为 Lewis 酸点,可接受供电性 Lewis 碱的孤对电子而形成配位络合物,而芳香族化合物都具有 π 电子体系,使得这些化合物都表现出一定的 Lewis 碱性,可以和氧化铝表面的 Lewis 酸性位点产生 Lewis 酸碱相互作用,而使其在填料表面得到一定的保留。这些中性化合物的洗脱顺序和它们的 π 电子体系大小相一致,π 电子体系越大,在 Al_2O_3 上保留就越强,如图 7-7(b)。另外,氧化铝分离几何异构体能力优于硅胶。

(5)适合分离蛋白质:硅胶是酸性氧化物(等电点 pH 3),在适用的 pH 范围内只能实现阳离子交换;而氧化铝是两性氧化物(等电点 pH 7),可以通过调节 pH 在酸性条件下实现阴离子交换,在碱性条件下实现阳离子交换(图 7-8)。由于氧化铝表面没有对蛋白质产生

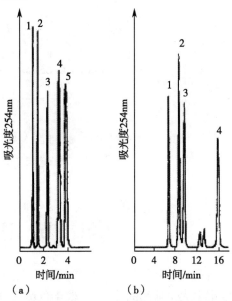

(a)碱性化合物:1. N,N- 二甲基苯胺;2. N- 甲基苯胺;3. 2- 甲基吡啶;4. 4- 甲基吡啶;5. 苯胺;(b)多环芳烃:1. 萘;2. 蒽;3. 菲;4. 苯并蒽。

图 7-7 氧化铝固定相上的分离图

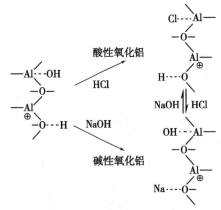

图 7-8 氧化铝在酸性和碱性介质中的表面行为

特异性吸附的位点,并且同时存在尺寸排阻和离子交换双重作用,这些特性使得氧化铝适用于蛋白质,特别是碱性蛋白质的分离(图7-9)。

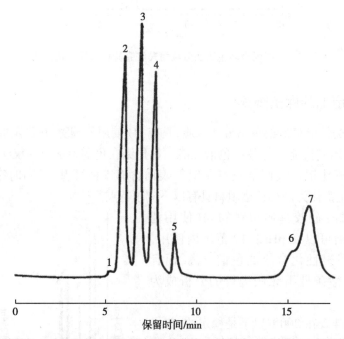

1. γ球蛋白; 2. 卵清蛋白; 3. 肌红蛋白; 4. 溶菌酶; 5. 溶剂峰; 6. 未知物; 7. 细胞色素。

图 7-9　几种蛋白质在氧化铝固定相(Spherisorb 5AY alumina)
上的分离色谱图

第二节　液固吸附色谱法的应用

目前在药物分析中应用较多的是以烷烃为流动相主体、硅胶作为固定相的吸附色谱法,在药物分离鉴定中大量应用的柱色谱、薄层色谱均属于此类色谱。

一、薄层色谱法

1. 薄层色谱法的定义及分类　薄层色谱,或称薄层层析(thin layer chromatography,TLC),是以涂布于支持板上的支持物作为固定相(薄层板),以合适的溶剂为流动相(展开剂),对混合样品进行分离、鉴别、检查或定量的一种层析分离技术。具体操作为将供试品溶液点于薄层板上,在展开容器内用展开剂展开,使供试品所含成分分离,所得色谱图与适宜的标准物质按同法所得的色谱图对比,亦可用薄层色谱扫描仪进行扫描。

薄层板按支持物的材质分为玻璃板、塑料板或铝板等;按固定相种类分为硅胶薄层板、键合硅胶板、微晶纤维素薄层板、聚酰胺薄层板、氧化铝薄层板等;根据分离机制不同,分为薄层吸附层析(吸附剂)、薄层分配层析(纤维素)、薄层离子交换层析(离子交换剂)、薄层凝胶层析(分子筛凝胶)等。一般药物色谱分析实验中应用较多的是以吸附剂(硅胶)为固定相的薄层吸附层析。硅胶薄层板常用的有硅胶 G、硅胶 GF$_{254}$、硅胶 H、硅胶 HF$_{254}$,G、H 表示含或不含石膏黏合剂,F$_{254}$ 为在紫外光 254nm 波长下显绿色背景的荧光剂。

2. 薄层色谱法的原理及特点　薄层吸附层析的原理就是利用吸附剂对样品中各组分吸附能力不同,及展开剂对它们的解吸附能力的不同,使各组分达到分离的目的。虹吸效应,又称虹吸现象,物理上是指由于液态分子间存在引力与位能差,液体会由压力大的一边流向压力小的一边。对 TLC

而言,硅胶板的"虹吸作用"为展开剂的向上移动提供了动力。当溶剂沿着吸附剂移动时,带着样品中的各组分一起移动,同时发生连续吸附与解吸作用以及反复分配作用。由于各组分在溶剂中的溶解度不同,以及吸附剂对它们的吸附能力的差异,最终将混合物分离成一系列斑点。如作为标准的化合物在层析薄板上一起展开,则可以根据这些已知化合物的 R_f 值对各斑点的组分进行鉴定(图 7-10)。

◆ 比移值(R_f):

$$R_f = \frac{\text{溶质的最高浓度中心至原点中心的距离}}{\text{溶剂前沿至原点中心的距离}}$$

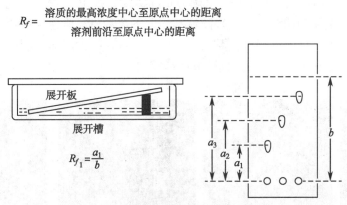

$$R_{f_1} = \frac{a_1}{b}$$

图 7-10　薄层色谱原理示意图

薄层色谱有许多优点:它保持了操作方便、设备简单、显色容易等特点,同时展开速率快,一般仅需 15~20 分钟;混合物易分离,分辨力一般比以往的纸色谱高 10~100 倍,它既适用于只有 0.01μg 的样品分离,又能分离大于 500mg 的样品作制备用,而且还可以使用如浓硫酸、浓盐酸之类的腐蚀性显色剂。

3. 薄层色谱法的应用　薄层色谱法可排除原料中有关物质、制剂中辅料的干扰,主要用于药物的鉴别。《中国药典》(2020 年版)中苯磺酸氨氯地平的鉴别即采用薄层色谱法。

取本品与苯磺酸氨氯地平对照品适量,加甲醇溶解并稀释制成每 1ml 中约含氨氯地平 5mg 的溶液,分别作为供试品溶液和对照品溶液。采用硅胶 G 薄层板,以甲基异丁基酮 - 冰醋酸 - 水(2∶1∶1)的上层液为展开剂,照薄层色谱法(通则 0502)试验,吸取供试品溶液与对照品溶液各 10μl,分别点于同一薄层板上,展开后,晾干,喷以稀碘化铋钾试液,供试品溶液所显主斑点的位置和颜色应与对照品溶液主斑点的位置和颜色相同。

《中国药典》(2020 年版)也采用了薄层色谱法对苯磺酸氨氯地平进行有关物质检查。

有关物质 I 照薄层色谱法(通则 0502)试验:取本品适量,加甲醇溶解并稀释制成每 1ml 中含 70mg 的溶液,作为供试品溶液;精密量取供试品溶液适量,用甲醇定量稀释分别制成每 1ml 中含 0.21mg 和 0.07mg 的溶液,作为对照溶液(1)和(2);采用硅胶 G 薄层板,以甲基异丁基酮 - 冰醋酸 - 水(2∶1∶1)的上层液为展开剂,吸取上述三种溶液各 10μl,分别点于同一薄层板上,展开后,80℃干燥 15 分钟,置紫外光灯(254nm 和 365nm)下检视。供试品溶液如显杂质斑点,与对照溶液(1)的主斑点比较,不得更深(0.3%),深于对照溶液(2)主斑点的杂质斑点不得多于 2 个。

4. 薄层色谱法的发展　薄层色谱法由于其本身所具有的许多优点,几十年来,在混合物的分离、定性及定量分析中的应用相当普遍,并逐渐取代了纸色谱分离技术。为了克服薄层色谱法存在的某些不足,获得更有效的分离效果,在薄层制备、展开方式、分析鉴定手段以及相配套的仪器设备等方面近年来进行了许多革新,其中最根本的是支持剂的改进。以一种直径更小的支持剂颗粒(5~10μm)替代常规的支持剂(10~40μm)所制备的薄层,具有所需样品少、展开速率快、距离短、分辨力高等优点;同时随着特殊设备的引入,溶剂在加压的条件下快速通过薄层板;而且此种新型的薄层具有较好的光学特性,更有利于对分离斑点进行光密度扫描。为了区别于常规的薄层色谱法,通常将此种新方法称为高效薄层色谱法(high performance thin layer chromatography,HPTLC),也称现代薄层色谱法(modern TLC)。值得注意的是,不管怎样操作,薄层色谱还是缺少 HPLC 的分离效能(以 n 的值来衡量),并且定量分析来说也不是那么方便和准确。目前,历版《中国药典》中多将该方法用于药品的定性分析。

二、柱色谱法

经典柱色谱一般在玻璃管中填入固定相吸附剂,以流动相溶剂浸润后在上方倒入待分离的溶液,再滴加流动相,利用待分离物质对固定相的吸附力不同实现分离,即吸附力大的物质固着不动或移动缓慢,吸附力小的物质被流动相溶剂洗下来随流动相向下流动。经典柱色谱法是高效液相色谱法发展的基础之一,这种色谱法柱效低,分析周期长,一般不具备在线检测器,但其具有仪器设备简单、费用低等优点,在药物分析中可作为样品前处理方法(图 7-11)。

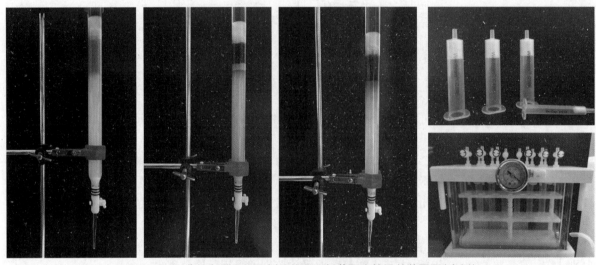

图 7-11　经典柱色谱实物图(左侧)和固相萃取小柱及其装置图(右侧)

《中国药典》(2020 年版)糖精钠中甲苯磺酰胺的限度测定时即采用柱色谱法制备甲苯磺酰胺供试品溶液。

取本品 2.0g,精密称定,用 5% 碳酸钠溶液 8.0ml 溶解后,加色谱用硅藻土[称取硅藻土(过九号筛)100g,加盐酸 800ml,时时搅拌,浸渍 12 小时以上,除去酸液,再用盐酸同样处理 3 次,每次 1 小时,然后用水洗涤至溶液显中性,将硅藻土分散于甲醇 300ml 中,滤过,在 80℃烘干]10g,混合均匀,装入 25mm×250mm 的色谱管,照柱色谱法(通则 0511 第二法),用二氯甲烷洗脱约 30 分钟,收集洗脱液 50ml,蒸发至近干,加二氯甲烷,使成 1.0ml。

大体积的柱色谱也可以作为天然药物成分分离和药物中微量杂质分离纯化的手段。

醋酸去氢表雄酮作为合成各种激素、计划生育用品等甾体激素类药物的重要中间体,其可由醋酸双烯醇酮为原料合成,在对合成产物 HPLC 检查中发现有两个有关物质含量超过千分之一(面积归一化法),为控制产品质量,采用硅胶柱色谱分离醋酸去氢表雄酮中的有关物质后对其结构进行确证。柱色谱分离操作如下:称取硅胶 H 约 280g,倒入底部塞有少许脱脂棉的玻璃柱(2.5cm×60cm)中,干法制备硅胶色谱柱。称取醋酸去氢表雄酮约 5g,加入乙酸乙酯 - 石油醚(1∶1,100ml),搅拌至完全溶解,再加入 5g 硅胶 H,置旋转蒸发仪上(60℃)蒸除溶剂,研细后加入柱中,以石油醚 - 乙酸乙酯(15∶1)为洗脱液,收集各段洗脱液,以 20% 硫酸 - 乙醇溶液为显色剂,石油醚 - 乙酸乙酯(5∶1)为展开剂,用硅胶薄层色谱跟踪监测,得两种有关物质粗品用于制备 HPLC 纯化及结构确证[2]。

三、固相萃取法

样品预处理是仪器分析之前的纯化过程,可实现从复杂基质中有效提取和分离待测物,同时最小化基质干扰的目的。随着固体吸附剂的发展,固相萃取法(solid phase extraction,SPE)逐渐成为应用最为广泛的样品前处理技术之一[3]。和经典柱色谱相比,SPE 具有流程短、溶剂消耗少、操作简单的优势,可以实现自动化和高通量样品制备。SPE 技术中的固相萃取柱主要是由聚丙烯柱管、聚四氟乙烯筛板和固相填料三部分组成,外形同柱色谱,可以说是一种小型的柱色谱,固定相通过两个筛板固定在柱管内部,利用外部加压或抽真空的操作方式完成整个的萃取过程(图 7-11)。主要过程分为活化、上样、淋洗和洗脱四个步骤,见图 7-12。

(1)在萃取样品之前,选择适当的溶剂润湿固相萃取柱填料。

(2)选用适当溶剂溶解样品,并装入萃取柱,这是上样步骤。

(3)选用适当溶剂对填料进行淋洗,既能除去干扰物,又能保证目标化合物不受影响。

(4)最后用溶剂将被吸附在萃取柱上的目标化合物洗脱,从而达到定量回收的目的。

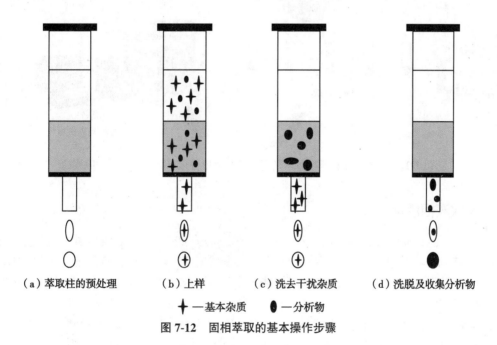

（a）萃取柱的预处理　　（b）上样　　（c）洗去干扰杂质　　（d）洗脱及收集分析物

✚ —基本杂质　　● —分析物

图 7-12　固相萃取的基本操作步骤

许多生物样品和药物制剂可使用 SPE 来进行纯化,以除去复杂基质中的蛋白质、脂肪或药物辅料等干扰物,然后再进一步以 GC 或 HPLC 等方法进行分离分析。骨化三醇是一种类固醇激素,是维生素 D_3 的一种活性形式,它不仅能调节人体内钙磷的代谢,而且对代谢性疾病、免疫性疾病和癌症也有很大的影响。由于其对空气和光敏感,将骨化三醇溶解在合适的脂溶性基质(如中链甘油三酯)中制成软胶囊,可以在一定程度上隔离光和空气,减缓有效物质的氧化,确保骨化三醇的稳定性并防止毒性和副作用,改善生物利用度。软胶囊中骨化三醇浓度较低(约为 0.001 5‰),需要在色谱分析前采用 SPE 技术清除脂溶性的软胶囊基质。研究者采用高岭土(Al_2O_3: 39.5%,SiO_2: 46.5%,H_2O: 14.0%)作为吸附剂,以正己烷作为上样溶剂和淋洗溶剂作为前处理手段[4]。

SPE 操作如下:取中链甘油三酯约 1g,用正己烷 3ml 稀释,并上样至 1ml 正己烷活化过的固相萃取柱,采用正己烷 2ml 荡洗离心管后,泵入固相萃取柱,用 5ml 正己烷淋洗,然后将甲醇 1ml 加入固相萃取柱,收集组分。将该溶液用氮气吹干,向残留物中加入色谱级甲醇 - 超纯水(80:20,V/V)0.2ml 进行溶解,作为对照品溶液。取骨化三醇软胶囊 10 粒,取出内容物,根据标示量,取相当于骨化三醇约为 1.5μg 的量,用正己烷 3ml 稀释,并上样至 1ml 正己烷活化过的固相萃取柱,采用正己烷 2ml 荡洗离心管后,加入固相萃取柱,用 5ml 正己烷淋洗,然后将甲醇 1ml 加入固相萃取柱,收集组分。将该溶液用氮气吹干,向残留物中加入色谱级甲醇 - 超纯水(80:20,V/V)0.2ml 进行溶解,作为供试品溶液。分别取对照品溶液和供试品溶液 100µl,进行高效液相色谱试验,根据外标法测定各峰面积。

在 SPE 过程中,骨化三醇通过极性相互作用和 Lewis 酸碱相互作用可以保留在高岭土吸附剂上,而疏水中链甘油三酯可以被正己烷充分洗除,从而实现了骨化三醇的选择性提取和脂溶性基质的净化。最后再借助液相色谱结合光电二极管阵列检测器(HPLC-DAD),即可实现药物制剂中骨化三醇的准确定量(图 7-13)。该方法具有价格低廉、操作方便、绿色环保的优点。

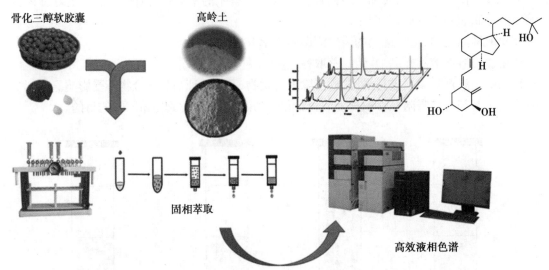

图 7-13　高岭土固相萃取吸附剂用于软胶囊中骨化三醇定量检测的流程图

四、高效液相色谱法

以硅胶为固定相的高效液相色谱法在一些脂溶性药物(如维生素 A、维生素 D)的色谱分离中有较多的应用,特别是在异构体分离上有一定优势。D 族维生素会在光、热条件下产生异构体,图 7-14 是其异构化过程示意图。这些异构体性质非常接近,采用反相色谱法难以获得满意的分离效果。《中国药典》(2020 年版)通则"0722 维生素 D 测定法"项下采用了液固吸附色谱法进行测定。

根据供试品中所含维生素 D 的成分,取相应的维生素 D_2 或维生素 D_3 对照品约 25mg,精密称定,置 100ml 棕色量瓶中,加异辛烷 80ml,避免加热,超声处理 1 分钟使完全溶解,用异辛烷稀释至刻度,摇匀,充氮密塞,避光,0℃以下保存,作为贮备溶液(1);精密量取 5ml,置 50ml 棕色量瓶中,用异辛烷稀释至刻度,摇匀,充氮密塞,避光,0℃以下保存,作为贮备溶液(2)。测定维生素 D_2 时,应另取维生素 D_3 对照品 25mg,同法制成维生素 D_3 对照品贮备溶液,供系统适用性试验用。

用硅胶为填充剂;正己烷 - 正戊醇(997:3)为流动相;检测波长为 254nm。量取维生素 D_3 对照品贮备溶液(1)5ml,置具塞玻璃容器中,通氮后密塞,置 90℃水浴中加热 1 小时,取出,迅速冷却,加正己烷 5ml,摇匀,置 1cm 具塞石英吸收池中,在 2 支 8W 主波长分别为 254nm 和 365nm 的紫外光灯下,将石英吸收池斜放 45° 并距灯管 5~6cm,照射 5 分钟,使溶液中含有前维生素 D_3、反式维生素 D_3、维生素 D_3 和速甾醇 D_3;量取该溶液注入液相色谱仪,进样 5 次,记录峰面积,维生素 D_3 峰的相对标准偏差应不大于 2.0%;前维生素 D_3 峰与反式维生素 D_3 峰以及维生素 D_3 峰与速甾醇 D_3 峰的分离度均应大于 1.0。图 7-15 为分离维生素 D_3 及其异构体的色谱图(流速 2ml/min)。

目前,高效液相色谱法主要以化学键合相色谱为主,一般使用反相色谱体系,即流动相含有大量的水和极性溶剂,而硅胶固定相在正相色谱体系下应用受到一定限制。其主要原因包括:使用正相色谱时首先要对色谱系统进行长时间的冲洗,一般采用异丙醇作为过渡溶剂,将水和其他溶剂进行完全替换后才能进行正相色谱分离；正相色谱使用过程中，高效液相的输液泵中所用的密封圈可能会在非极性流动相中逐步溶解，造成漏液，因此长时间使用正相色谱体系的色谱仪器需要换用耐正相溶剂腐蚀的专用密封圈；大部分药物带有一定的极性，在高浓度时难以溶解于非极性的流动相。

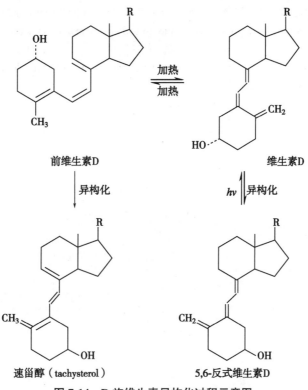

图 7-14　D 族维生素异构化过程示意图

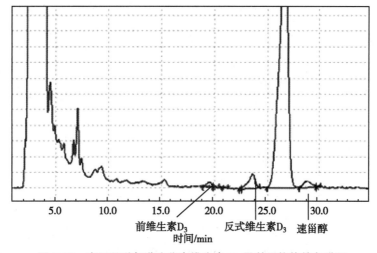

图 7-15　液固吸附色谱法分离维生素 D_3 及其异构体的色谱图

　　由于这些原因，以硅胶为固定相的高效液相色谱法也有采用反相色谱体系进行色谱分离的应用。例如 USP40 盐酸左西替利嗪（levocetirizine dihydrochloride）及其片剂的含量和有关物质测定中，即采用乙腈 - 水 -1mol/L 硫酸（93∶6.6∶0.4）的流动相和硅胶固定相色谱柱（L3）的色谱条件。这种分离模式称为亲水作用液相色谱（hydrophilic interaction liquid chromatography，HILIC），将在第八章中进行详细介绍。

参考文献

［1］李伟, 丁霄霖. 液固吸附色谱法分离番茄红素异构体. 食品科学, 2003, 24 (2): 48-51

［2］郑枫, 刘文英, 徐然. 醋酸去氢表雄酮中有关物质的分离与结构确证. 中国医药工业杂志, 2010, 41 (12): 926-928

［3］BUSZEWSKI B, SZULTKA M. Past, present, and future of solid phase extraction: a review. Crit Rev Anal Chem, 2012, 42 (3): 198-213

［4］Wang X C, Song H L, Hou S Y, et al. Naturally occurring kaolinite as a sorbent for solid phase extraction of calcitriol in soft capsules. Appl Clay Sci, 2021, 210: 106162

第八章 ▼

化学键合相色谱法的应用

化学键合相色谱是高效液相色谱法的主要应用形式,随着键合技术的发展,不同极性和离子型的官能团逐渐制备成化学键合相色谱,极大地拓展了高效液相色谱法的应用范围。本章将重点介绍各类化学键合相色谱法及其在药物分析中的应用。

第一节 化学键合相色谱法

化学键合相色谱法(bonded phase chromatography,BPC)是将不同的有机官能团(固定液分子)通过化学反应共价键合到硅胶等载体表面上而生成化学键合固定相,并以此作为固定相进行分离的一种色谱类型。药物分析中最常用的 C_{18} 柱就是典型的化学键合相色谱,其全称是十八烷基硅烷键合硅胶,就是指十八烷基固定液通过硅烷键键合在硅胶上的固定相。本节介绍化学键合相色谱的特点、制备过程和评价指标。

一、化学键合相的特点

与传统的硅胶固定相相比,化学键合相色谱实际上就是对硅胶表面进行了改性,键合上去的固定液分子取代了原来的硅羟基与待测物发生作用,丰富了高效液相色谱的分离形式。一方面,大部分药物带有一定极性,可以较好地溶解于极性流动相,增强了药物的溶解度,拓展了方法在药物分析中的应用。另一方面,由于流动相含有较高比例的水相,可以在流动相中添加无机酸和各类缓冲盐,通过控制待测物在色谱分离过程中的电离平衡增强其在固定相上的保留,进一步拓展了高效液相色谱的应用范围。化学键合相色谱还具有以下特点。

1. 消除了担体上的表面活性作用点,清除了某些可能的催化活性。可以缓和一些复杂样品在固定相表面上的不可逆化学吸附,使得操作简化、峰形对称;对溶剂中微量水分含量的变化要求不苛刻,这是化学键合相色谱在许多方面取代液固吸附色谱的主要原因。

2. 耐溶剂冲洗,使用过程中固定相不流失。传统的液液分配色谱(固定液涂布于硅胶表面)中固定液的流失十分严重,为了克服这个缺点,曾采取溶剂预先用固定液饱和及柱前增加预饱和柱的方法,但这样做既不方便,柱系统的稳定性问题也仍不能彻底解决。而化学键合相色谱的固定相永久性地键合在担体上,不会流失。

3. 热稳定性好。每种键合相均有其相应的最高使用温度,在此温度下可进行升温 HPLC。如近年来柱温设在 50~70℃ 的化学键合相色谱法常被用于分析小肽类药物,以提高传质速率,从而提高柱效。

4. 表面改性灵活,容易获得重复性产品。改变键合用的有机硅烷,可得到不同的键合相填料,以适用于各种类型的试样分离。通过控制硅胶的质量和键合工艺,可得到重复性产品。

5. 此外,化学键合相还具有载样量大,比普通硅胶约高一个数量级;溶剂的残留效应小,梯度洗脱平衡快等优点。

虽然化学键合色谱有液液分配色谱和液固吸附色谱所不具备的优点,但硅胶基质的化学键合相能耐受的酸度范围是 pH 2~8,这是因为键合相中的化学键易在强酸和碱性条件下水解,同时即使在 pH 2~8 范围内流动相中高浓度的缓冲盐也会加速这种水解,所以化学键合色谱法中流动相的 pH 和缓冲液的浓度(一般为 10~50mmol/L)受到一定的限制。

二、化学键合相的制备

化学键合相是将固定液分子键合到担体材料表面所形成的一种固定相类型,要形成化学键合固定相,有两个必要条件:①所用的担体材料应有某种化学反应活性,如硅胶、氧化铝、硅藻土等表面都具有化学反应的官能团,一般以硅胶最为理想和常用;②有机分子应含有能与担体表面发生反应的官能团。一般来说,化学键合相的制备包括硅胶预处理、溶剂与试剂预处理、衍生化反应和端基封尾四个主要步骤。

1. **硅胶预处理** 硅胶($SiO_2 \cdot xH_2O$)之所以是理想的化学键合相担体,主要由它的表面性质所决定。硅胶具有良好的机械强度、容易控制的孔结构和比表面积、较好的化学稳定性和热稳定性以及专一的表面化学反应等优点。硅胶表面硅原子主要以硅羟基($\equiv Si-OH$)和硅氧烷形式存在,如图 8-1 所示,其中硅羟基是进行键合的活性官能团。在制备键合相时,首先要对硅胶进行酸处理,其目的是:①洗去制备、运输和保存过程中引入的污染物;②除去表面层的金属氧化物杂质,如 Na^+、Ca^{2+}、Al^{3+}、Fe^{3+} 等;③使表面的硅氧烷键打开,形成尽可能多的自由羟基,有利于反应,打开硅氧烷键反应式见图 8-2。

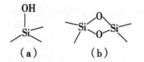

图 8-1 硅胶表面的自由型
硅羟基(a)和硅氧烷(b)

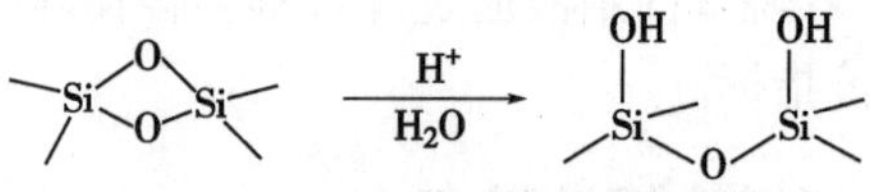

图 8-2 酸作用下硅氧烷键打开
形成自由羟基

酸处理一般采用 0.1mol/L 的盐酸高温浸泡或回流的方式。例如,于 90℃下浸泡 24 小时,或以 10% 的盐酸在回流状态处理 8 小时。经酸处理后进行中和,水洗至无 Cl^-,经酸处理后的硅胶表面的羟基浓度已达到理论值 $8\mu mol/m^2$ 左右。然后再进行干燥,在 200℃以下真空烘干除去物理吸附水(注意不得超过 200℃,否则部分硅羟基脱水形成硅氧烷结构),硅胶表面结构经热处理的变化如图 8-3 所示。预处理完成后的硅胶待用,可在后续步骤中以过量的硅烷化试剂进行化学键合。

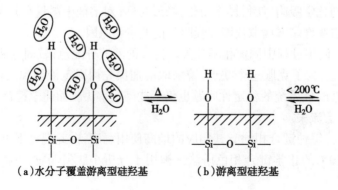

(a)水分子覆盖游离型硅羟基   (b)游离型硅羟基

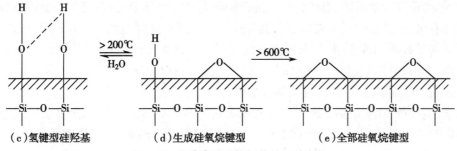

（c）氢键型硅羟基　　　　　（d）生成硅氧烷键型　　　　（e）全部硅氧烷键型

图 8-3　硅胶表面结构经热处理的变化

2. 溶剂与试剂预处理　由于硅烷化试剂对水很敏感,因而所使用的有机溶剂、硅烷化试剂或玻璃仪器在使用前必须进行干燥。溶剂通常以蒸馏的方式进行纯化或以玻璃棉将其中的悬浮物滤去。

3. 衍生化反应　用于制备键合固定相的化学反应有多种,目前通过硅羟基与硅烷化试剂形成 Si—O—Si—C 键型的反应是一类占绝对优势的键合相类型。主要应用有机氯硅烷或有机氧硅烷试剂,根据每个反应分子活性位点的数目可以分为单官能团、双官能团和三官能团。键合反应方程式如下：

$$—Si—OH + R_3SiX \longrightarrow —Si—O—Si—R + HX$$

式中,官能团 X 通常为—Cl、—OH、—OCH$_3$、—OC$_2$H$_5$ 等反应活性官能团;官能团 R 通常可分为非极性和极性基团,典型的非极性基团如—C$_4$H$_9$、—C$_8$H$_{17}$、—C$_{18}$H$_3$、苯基等,典型的极性基团包括—NH$_2$、—CN 等。

单官能团有机硅烷如 R$_3$SiX 不能单独使用,主要作为封尾剂或链终止剂加入以调节最终产物的结构。上式中 X 的数目还可以是 2 个或 3 个,分别对应双官能团化合物和三官能团化合物。硅烷化试剂的反应活性为 RSiX$_3$>R$_2$SiX$_2$>R$_3$SiX。

双官能团化合物如 R$_2$SiX$_2$ 可单独形成线型或环状有机硅氧烷：

$$—Si—OH + R_2SiX_2 \longrightarrow —Si—O—Si—R + HX$$

硅烷化试剂中 3 个 X 基团都参与硅羟基反应的可能性很小,三官能团化合物如 RSiX$_3$ 反应后的产物可水解进一步形成硅羟基,进而形成三维交联化合物。硅胶表面参与反应的硅羟基与硅烷化试剂分子的摩尔比为 1：1~2：1。

此外,根据制备方法的不同,有机硅氧烷键合相除上述的单分子层(包括单官能团、双官能团和三官能团)外,还有聚合层键合相,即在硅胶表面与硅烷化试剂反应时加入一定量的水,形成聚合物。利用此方法可制备较致密的键合层,从而更有效地掩蔽硅胶表面的硅羟基,但若反应控制不当,会产生过厚的聚合网,而引起传质较慢,柱效降低。因此,若想获得单分子层的键合相,使用的硅胶、硅烷化试剂和溶剂必须严格脱水,并在较高温度条件下进行键合反应。

虽然化学键合固定相有液液分配色谱和液固吸附色谱所不具备的优点,但在实际工作中,所制备化学键合固定相的化学稳定性仍是色谱工作者关注的问题。一般而言,硅胶基质化学键合相能耐受的酸度范围是 pH 2~8。然而,科学家在分析肽类化合物和蛋白质时,为了克服离子交换机制的产生,通常在较低 pH(pH≈2)下进行,此时传统的化学键合固定相的稳定性和使用寿命都会变差。为了提高硅烷键合相在低 pH 时的稳定性,Kirkland 等制备了侧链含异丙基或异丁基的 C_{18} 键合固定相[1]。它的合成反应式如下:

无保护(二甲基取代)键合相:

立体保护(异丙基取代)键合相:

X=Cl、OEt等,R=CN、C_8、C_{18}等

由于在 C_{18} 烷基侧链引入较大的官能团以及立体效应,阻碍了硅羟基与分析物的相互作用,它在 pH=7 时对碱性化合物的分离,呈现对称峰形并有很好的柱效,在低 pH 时有较高水解稳定性。图 8-4 为双异丙基羟基辛基甲硅烷(diisopropyloctylhydroxysilane)的最低能量分子模型。这张图解释了体积较大的异丙基官能团(空间位阻侧链基团)是如何保护 Si—O 键在低 pH 条件下免受水解性进攻的。

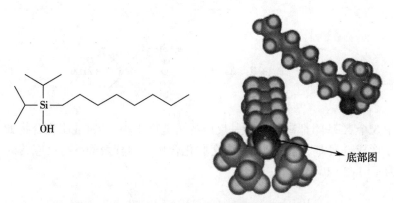

底部图

图 8-4　双异丙基羟基辛基甲硅烷最低能量分子模型

同时,为了研究以硅胶为基质的固定相如何在高 pH(pH=12)时获得较好的色谱行为,Kirkland 通过一系列实验,研究并发展了一类双齿键合固定相。这种新型固定相的每个硅烷化试剂分子中含有两个硅原子,两个硅原子之间以—O—或—CH$_2$—CH$_2$—等基团相连,每个硅原子含有一个长链硅烷基官能团。它的环状结构无论在低 pH 还是在高 pH 条件下均显示了较高稳定性、满意的柱效和色谱行为。使用 C_{18} 双齿键合固定相的商品柱有 Zorbax Extend-C_{18} 色谱柱。Extend-C_{18} 柱的填料结合了双齿键合技术与双端封闭技术,如图 8-5 所示,这种双齿结构有效地防止了超纯硅胶载体在高 pH 时的

溶解,使其在高 pH 流动相中保持了极佳的稳定性,耐受 pH 达 11.5,特别适用于分离游离的强碱性化合物。同时它独特的双配位 C_{18} 键合固定相(一层致密的丙烯桥双配位 C_{18} 硅烷)的结构,也保证了其在低 pH 和中等 pH 条件下良好的稳定性和色谱分离特性。

4. **端基封尾** 硅烷化反应后,由于立体障碍,较大的硅烷分子不可能与担体表面上较小的硅羟基全部发生反应,且随着碳链的增长,未反应的硅羟基增加。如图 8-6 所示,最小的硅烷(三甲基,C_1)硅胶表面键合相密度为 4.16μmol/m²,约 50% 的硅羟基未反应[2],而 C_{18} 键合相的键合密度仅为 2.51μmol/m²。因此衍生化反应后,硅胶表面仍然残余有大量未反应的硅羟基,如不进行处理,会改变固定相的性质,使化学键合固定相的分离性能下降。尤其是在非极性键合相的情况下,硅羟基的存在会降低硅胶表面的疏水性,而对极性化合物或溶剂产生吸附,使键合相的分离性能改变。

为了进一步消除残留的游离硅羟基,一般在键合反应后需进行端基封尾(end-capping),即用封尾试剂与硅胶表面的残留硅羟基反应,将残留硅羟基封锁起来的化学处理过程。目前较为常用的封尾剂有三甲基氯硅烷(TMCS)、六甲基乙硅氧烷(HMDS)、三甲基硅咪唑(TMSI)等。图 8-7 为三甲基氯硅烷对 C_{18} 烷基硅胶键合固定相进行封端示意图。

随着固定相封尾技术的进一步发展,除了上述常用的封尾剂外,近来用极性封尾技术制作的新型键合固定相也较多,如 Aqua™Phenonmenex、Synergi™ Hydro-RP、YMC-PACK™ ODS AQ™ 等,图 8-8 为 Synergi™ Hydro-RP 固定相结构示意图,从图中可以看出硅胶表面被极性基团(Aq)封端。使用极性封端技术的固定相在梯度洗脱中平衡快,固定相表面容易被三氟乙酸润湿,因而非常适合于分析小分子量、碱性蛋白质。另外,极性封端的 C_{18} 色谱柱对极性化合物的保留增强,可用 100% 缓冲水溶液作流动相,对疏水化合物保留减弱,图 8-9 为亲水极性基团封端的 ODS AQ™ 与普通 C_1 封端的 C_{18} 固定相在水溶液中的状态示意图。从图 8-9 中可以看 YMC-PACK™ ODS AQ™ 的亲水性极性基团封端技术使流动相中的水能够"润湿"硅胶载体表面,防止 C_{18} 烷基链卷曲缠绕,从而使更多的 C_{18} 烷基链可以与样品作用,而普通的 C_1 封端技术使得硅胶表面完全呈疏水性,C_{18} 烷基链缠结成一层紧密的疏水层覆盖于硅胶载体表面,只有少量的 C_{18} 烷基链能够与样品作用。

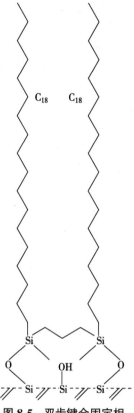

图 8-5 双齿键合固定相结构示意图

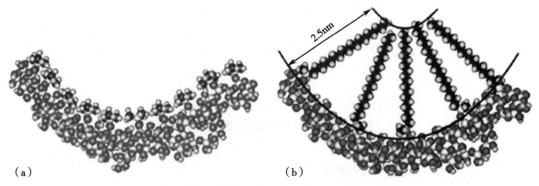

(a)硅胶表面键合三甲基硅烷;(b)硅胶表面键合十八烷基硅烷。

图 8-6 硅胶表面结合相空间结构

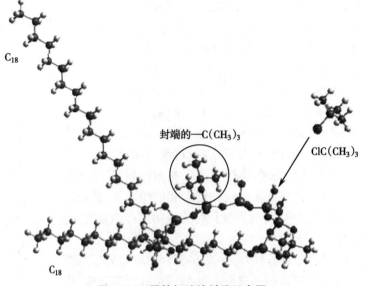

图 8-7　三甲基氯硅烷封端示意图

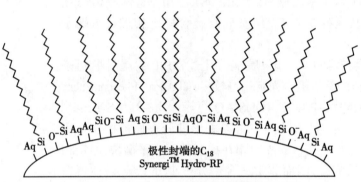

图 8-8　Synergi™ Hydro-RP 固定相结构示意图

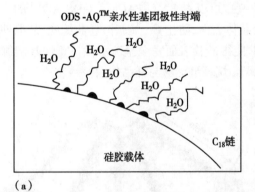

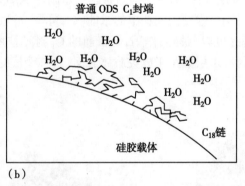

(a)极性封端的 ODS AQ™ 固定相;(b)C₁ 封端的 C₁₈ 固定相。

图 8-9　不同封端技术的固定相在水溶液中的状态示意图

三、色谱柱的填装方法及效能评价

(一)色谱柱的填装

色谱柱是高效液相色谱仪的核心部分,要求分离度高、柱容量大、分析速度快。要达到如此好的性能,不仅与固定相本身的性能有关,而且与色谱柱结构、装填和使用技术等有关。

1. **色谱柱结构**　色谱柱柱长,在理论上与柱效成正比关系,增加色谱柱的长度可以提高柱效。但由于微粒固定相(1.7~5μm)的采用,不得不对柱长有所限制,加上目前的装填设备和技术,只能保证柱长在 100~250mm 之间获得好的效果。常规分析用色谱柱的内径是 4.6mm,2.1mm 内径的色谱柱则常用于 LC-MS 仪。色谱柱管材料一般均采用优质不锈钢,柱内壁要求精细地抛光加工,绝对不允许有轴向沟痕,否则会引起色谱峰展宽,柱效下降。

2. **色谱柱装填**　为了得到高的柱效,色谱柱的装填采用匀浆装柱法(图 8-10),即以一种或数种配制合适的溶剂作为分散、悬浮介质,经超声处理使其微粒在介质中高度分散并呈现悬浮状态,即匀浆。在其尚未沉降之前,很快以高压泵将匀浆压入柱管中,制成具有均匀、紧密填充的高效液相色谱柱。装填时的压力由固定相粒度、粒径、柱长诸因素而定,具体过程如下。

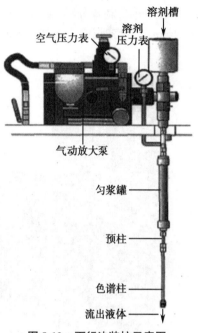

图 8-10　下行法装柱示意图

(1)色谱柱填装前,应该先对色谱柱和装柱系统进行清洗。可将柱管、筛板、螺帽放入玻璃容器中加入适量的乙醇或丙酮进行超声清洗,以去除色谱柱各部件中残留的污染物,并以干净的热风吹干。如柱管内壁污染较重,也可以用表面活性剂及去离子水依次清洗,并以长竹签或塑料棒扎上棉纱或纱布往复抽擦,以除去污垢。但应注意不要伤及内壁表面的光洁度,尤其不能造成轴向的划痕。将清洁的柱管的一端装配上带筛板的柱头,另一端则连接至匀浆罐上。

(2)配制匀浆液是高压匀浆法的重要一环,需根据色谱柱尺寸、固定相类型选择合适的匀浆液(硅胶正相柱,可以使用 1:1 的三氯甲烷 - 甲醇;C_{18} 反相填料,可以使用适宜比例的正己烷 / 异丙醇混合溶剂)。如对于 4.6mm × 150mm 的色谱柱,可称量固定相 2.5~3.0g 分散于 20~30ml 匀浆液中,超声处理 5~10 分钟,以充分分散固定相并去除空气,超声处理的时间不宜过长,过长则可能造成颗粒的破碎。然后迅速将配好的匀浆加入匀浆管中,并迅速接到装柱装置上。确认连接正确且牢固后,即可开启高压阀,开泵,并同时打开色谱柱出口的封头,令贮存于气动放大泵内的顶替液(正相时可以使用三氯甲烷,反相时可使用甲醇)高速压入罐内。

(3)以常见的 5μm 多孔硅胶填料为例,填装压力为 50MPa 左右(细孔硅胶可至 70MPa),加压时,匀浆液中的填料滞留于柱尾的滤板上而匀浆液则被排出于柱外,开始时,排出的匀浆液因含部分气体,释压后会逸出而使液体浑浊。待全部匀浆液被排出后,因顶替液黏度较小而流速亦稍加大,且排出液有明显的外观上的变化。装柱时间一般为 30 分钟,泄压后宜静置一段时间(30 分钟),以让柱床内的压力平衡。否则,过早拆卸下已填充的柱子时,会因柱子内部的残余压力而将柱头上的填料挤出。

(4)拆下已填装好的柱子并装配上带有筛板(滤网)的柱头(注意:一定要将沾在柱头锥套上的填料除净并抹平,否则会影响到柱子的密封性和柱性能),做好标记(填料类型、色谱柱规格、流向等),即已完成柱子的填装。通常,先填装的柱床较后填装的柱床紧密。因此,当使用时宜以相反的方向为宜,即让近匀浆罐一端作为使用时流动相的出口,而填装时的出口端则作为流动相的入口。

(5)新柱子使用前应以甲醇冲洗 20~30 分钟后,再改用流动相平衡,且新柱子宜选适宜的标准样品进行评价并记录,以备存查和比较。

(二)色谱柱规格分类

液相色谱柱的分类方法很多,可以按照键合相类型、用途、基质种类等进行分类。按照分离规模,我们可以把它分成以下 8 种:纳流柱、毛细管柱、微径柱、窄径柱、溶剂节省柱、分析柱、半制备柱、制备柱(图 8-11)。目前,液相色谱分析较常用的是分析柱和窄径柱。其中,分析柱的内径是 4.6mm,常用于常规液相,通常情况下它的流量建议在 0.5~3ml/min;窄径柱大多使用在快速液相 UPLC 中,建议流量是 0.1~0.5ml/min;纳流柱、毛细管柱、微径柱它们的内径分别是 0.075~0.1mm、0.3/0.5mm、1.0mm,它们的灵敏度较高,比较适合在 LC-MS 中使用,其中毛细管柱和纳流柱可以应用在多肽和蛋白质的分析中;溶剂节省柱大多是指内径 3mm 的色谱柱,由于生产工艺等原因它的应用并不是很多,建议使用的流量是 0.3~1.5ml/min;半制备柱和制备柱大多使用在分离较纯的标准品中,其中半制备柱使用在 mg 级制备分离,制备柱使用在大规模制备数百 mg 至 1g 制备,它们的内径分别是 9.4mm 和 21.2mm,流量建议设为 5~10ml/min、20~60ml/min。

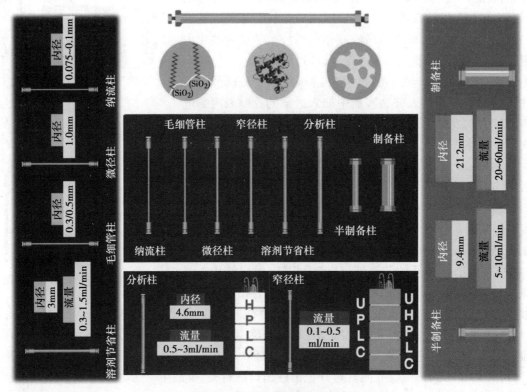

图 8-11 液相色谱柱规格分类

(三) 化学键合相的效能评价

制备完成后的化学键合相需要经过评价以确保该色谱柱的分离效能符合色谱应用的要求。化学键合相效能的测定和评价方法有微量元素分析、色谱、光谱、核磁共振法等。键合相的性能用色谱法评价是很自然的,因为它最终用于色谱,因此实验室最为常用的是色谱法。以十八烷基硅烷键合硅胶固定相为例,通常其效能评价指标包括四个部分:死时间、分离度、碱性化合物峰形对称性和柱效。

1. 死时间的测定 色谱柱死时间系指没有保留的物质通过色谱柱所需的时间。由于离子型的化合物极性很大,在 C_{18} 柱上的保留很弱,因此通常采用离子型化合物进行测量。常用的方法:以尿嘧啶为标记物,配制其甲醇溶液作为进样溶液,以甲醇 - 水(80:20)为流动相,254nm 为检测波长。尿嘧啶在此色谱条件下的出峰时间为该色谱柱的死时间。

2. 分离度的测定 分离度系指两种化合物之间能够分离的程度。通常,在色谱柱效能评价时,主要测量几种仅在细微结构变化的结构类似物之间分离度的大小。常用的方法:以苯 - 甲苯 - 联苯 - 菲或者联三苯和苯并菲混合溶液作为进样溶液,采用甲醇 - 水(80:20)为流动相,254nm 作为检测波长。待测物之间的分离度应符合要求(通常至少大于 1.5)。

3. 碱性化合物峰形对称性的测定 该过程主要测量固定相键合过程中端基封尾的效果。常用的方法：以阿米替林的甲醇溶液作为测试液，以甲醇-磷酸盐缓冲液（pH 4.2）=70：30 作为流动相，254nm 为检测波长，将阿米替林的拖尾因子连续测定 3 次，结果取平均值。拖尾因子应符合要求（通常为 0.95~1.05）。

4. 柱效测量 柱效是色谱柱分离能力的度量，系指色谱柱对待测化合物的保留能力，衡量指标通常为理论塔板数和理论塔板高度。常用的方法：采用萘作为标记物，配制其溶液连续测定 5 次，取平均值，以衡量色谱柱的效能。

四、化学键合相的官能团和商品牌号

通过上述硅胶表面键合、端基封尾的方式形成了不同的键合相色谱填料，每支色谱柱在出厂前均经过严格的检验，柱盒中都藏着它们的"身份证和户口本"，即柱效报告和填料批次证明书。除了标注有色谱柱生产公司外，每支色谱柱上也会贴有相应的牌号，牌号信息通常包括以下内容。

(1) 色谱柱的填料性质：例如 Shim-pack GIST C_{18} 即为聚合物包被型 C_{18} 的色谱填料。

(2) 色谱柱规格：例如 Shim-pack GIST C_{18}（4.6mm×250mm，5μm），说明该色谱柱的柱长为 250mm，内径为 4.6mm，填料的粒径为 5μm。

(3) 色谱柱柱号信息：相当于色谱柱的"身份证号码"，每支柱子的号码都是唯一的、独一无二的。

(4) 液相色谱柱标签上的箭头方向为流动相流向。

在上述信息中，填料性质是决定色谱分离效果的核心，填料的性质包括固定相担体种类、键合相官能团种类、化学键合的方式以及封端处理方式，这些要素都对色谱分离效果具有重要影响。固定相担体的种类是制备化学键合相的基础，将在下一节进行详细介绍；键合相官能团种类则是影响被分离物色谱行为的关键因素，常见的键合相官能团及其适用分离方式归纳于表 8-1 [3]；化学键合方式的不同会影响流动相的可使用 pH 范围、载样量等；硅胶颗粒表面是否进行封端处理会影响碱性化合物的峰形和极性化合物的选择性。

表 8-1 常用的化学键合相类型及应用范围

类型	键合官能团	性质	分离方式
烷基	$-(CH_2)_7-CH_3$ $-(CH_2)_{17}-CH_3$	非极性	反相、离子对
苯基	$-(CH_2)_3-\bigcirc$	非极性	反相、离子对
醚基	$-(CH_2)_3-O-CH_2-\overset{H}{\underset{O}{C}}-CH_2$	弱极性	正相、反相
二醇基	$-(CH_2)_3-O-CH_2-CH-CH_2$ $\quad\quad OH\quad OH$	弱极性	正相、反相
芳硝基	$-(CH_2)_3-\bigcirc-NO_2$	弱极性	正相、反相
氰基 $-CN$	$-(CH_2)_3-CN$	极性	正相、反相

续表

类型	键合官能团	性质	分离方式
氨基 —NH₂	—(CH₂)₃—NH₂	极性	正相、反相、阴离子交换
季铵基 —R₃N⁺	—(H₂C)₃—N⁺	极性	正相、反相、阴离子交换
磺酸基 —SO₃H	—(CH₂)₂—SO₃⁻	极性	正相、反相、阳离子交换
羧酸基 —COOH	—(H₂C)₂—S—COOH	极性	正相、反相、阳离子交换

不同的色谱柱和色谱填料生产公司都有各自的商品牌号，以 SHIMSEN Ankylo 系列色谱柱为例，不同商品牌号的相应键合相填料性质归纳于表 8-2。值得注意的是，即便是同种官能团的键合相，由于填料的其他性质不同，对化合物的分离效果也不同。图 8-12 为 5 种不同填料的 ODS 柱上分离 7 种多环芳烃混合物的效果图，题注括号中的值为含碳量。图中可以看出不同填料对于色谱分离效果影响较大，因此选择色谱柱的时候，除了官能团的选择之外，色谱填料的选择也是非常重要的。日常工作中关注并了解填料的性质，在方法开发时再根据被分离组分的性质选择合适的色谱柱，可以提高方法开发的效率。

表 8-2　SHIMSEN Ankylo 系列色谱柱键合相的分类信息

SHIMSEN Ankylo	非极性								
	C₁₈	C₁₈-AQ	C₁₈-300	C₁₈-300S	C₁₈-EP	C₈	C₈-AQ	C₈-300	C₄
键合相	通用型 C₁₈	大孔径 C₁₈	三键键合 C₁₈	极性嵌入 C₁₈	通用型 C₈		大孔径 C₈	通用型 C₄
孔径	12nm	18nm	30nm	30nm	12nm	12nm	18nm	30nm	12nm
含碳量	18%	13%	8.5%	8.5%	17%	10%	7.5%	4.5%	5%
比表面积	300m²/g	200m²/g	100m²/g	100m²/g	300m²/g	300m²/g	200m²/g	100m²/g	300m²/g
封尾	是	是	是	是	是	是	是	是	是
pH 使用范围	2~10								2~8
耐 100% 纯水相	否	是	是	是	是	否	是	是	否
USP 固定相分类	L1					L7			L26

SHIMSEN Ankylo	非极性					极性			
	C₄-300	C₄-300S	Phenyl	PFPP	Biphenyl	Amide	Diol	NH₂	Sil
键合相	大孔径 C₄	三键键合 C₄	通用型苯基	通用型五氟苯基丙基	通用型联苯基	酰胺基	二醇基	氨基	无键合相
孔径	30nm	30nm	12nm	12nm	12nm	12nm	12nm	12nm	12nm
含碳量	3%	3%	11%	10%	11.5%	7.5%	10%	4%	——

续表

SHIMSEN Ankylo	非极性					极性			
	C₄-300	C₄-300S	Phenyl	PFPP	Biphenyl	Amide	Diol	NH₂	Sil
比表面积	$100m^2/g$	$100m^2/g$	$300m^2/g$	$300m^2/g$	$300m^2/g$	$300m^2/g$	$300m^2/g$	$300m^2/g$	$300m^2/g$
封尾	是	是	是	是	是	否	否	否	否
pH 使用范围	2~8	2~9	2~10			2~7	2~8	2~8	3~7
耐 100% 纯水相	否	否	否	否	否	N/A	N/A	N/A	N/A
USP 固定相分类	L26		L11	L43	L11	L68	L20	L8	L3

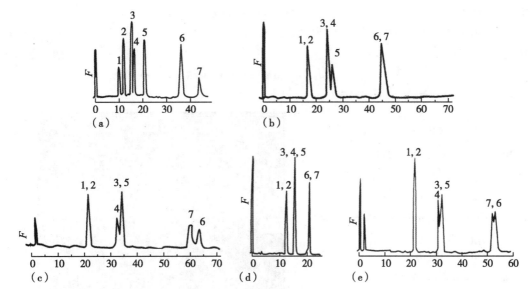

（a）HC-ODS（8.5%）；（b）Lichrosorb RP-18（19.8%）；（c）Partisil-10ODS-2（16%）；（d）Zorbax ODS（10%）；（e）μ-Bondapak C₁₈（10%）。

图 8-12　在 5 种不同型号 ODS- 硅胶化学键合相上 7 种多环芳烃混合物的分离

第二节　化学键合相色谱填料的发展

随着药物的不断创新，药物结构越发复杂，开发良好的药物色谱分离方法已成为药物分析工作者面临的巨大挑战。这极大地推动了新型色谱固定相的开发，其原因是 HPLC 的核心是色谱固定相，分离效果的好坏与固定相的结构、物理化学性质等密切相关。固定相研究的主要方向是提高固定相的化学稳定性和热稳定性，以及改善选择性，提高分离度、分析速度和适用性。前面已介绍，键合相色谱填料是影响色谱分离效果的核心，而色谱固定相担体则是制备键合相色谱填料的基础，本节将着重介绍色谱固定相担体的发展情况。

色谱固定相担体主要有两种形态：球形固定相和整体柱固定相。球形固定相包括硅胶微球固定相、聚合物微球固定相、金属氧化物微球固定相等，而整体柱固定相包括有机整体柱、硅胶等无机整体柱以及有机 - 无机杂化整体柱等。目前在化学键合相色谱中使用最为广泛的是硅胶微球固定相，主要分为全多孔硅胶颗粒和表面多孔硅胶颗粒（图 8-13）。

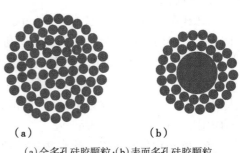

（a）全多孔硅胶颗粒；（b）表面多孔硅胶颗粒。

图 8-13　常用硅胶微球固定相担体类型

一、硅胶微球固定相

(一) 全多孔硅胶颗粒

全多孔硅胶不仅具有强度好、高效、高选择性的特点,而且具有多孔、比表面积大、较好的色谱性能。因此,全多孔硅胶固定相目前为色谱固定相担体的主流,其制备技术已十分成熟,通常采用溶胶-凝胶法(图 8-14)或堆砌硅珠法制备。通过在硅溶胶分散体系中的聚合反应,将纳米级硅溶胶包结成有机-无机复合微球,烧结除去有机物后得到全多孔硅胶微球。然而传统硅胶基质的化学稳定性较低,一般只能在 pH 2~8 范围内操作,否则会发生水解,降低色谱柱使用寿命,并且残存硅羟基表现出所谓硅羟基效应,特别是会使碱性化合物的峰型拖尾,一定程度上限制了其在碱性化合物分析中的应用。为满足复杂样品的分离以及苛刻的实验条件,全多孔硅胶颗粒在多个方面得到了发展。

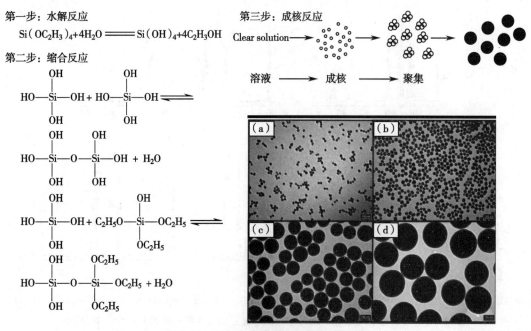

第一步:水解反应

$$Si(OC_2H_3)_4 + 4H_2O \Longrightarrow Si(OH)_4 + 4C_2H_3OH$$

第二步:缩合反应

第三步:成核反应

Clear solution

溶液 ⟶ 成核 ⟶ 聚集

图 8-14　二氧化硅球形颗粒的形成机制

1. **杂化硅胶颗粒**　杂化硅胶颗粒技术的典型代表为 1999 年推出市场的 XTerra 系列产品,是基于第一代有机-无机杂化硅胶颗粒技术的液相色谱柱,该项技术解决了硅胶基体反相填料在高 pH 流动相中不稳定的问题(图 8-15)。XTerra 杂化硅胶颗粒材料是由两个不同的高纯有机硅氧烷单体缩合而成的,这两个单体分别是四乙氧基硅烷(TEOS)和甲基三乙氧基硅烷(MTEOS),其中 TEOS 是形成 SiO₄ 四面体亚单元的前体化合物,MTEOS 是用于在硅氧网络的整个骨架中插入硅碳键。XTerra 杂化硅胶颗粒集硅胶与聚合物填料的优点为一体,具有分离效率高、峰形好、柱寿命长、pH 范围宽(1~12)的特点。

BEH 杂化硅胶颗粒技术是第二代杂化技术,其也是经由两个高纯单体间的缩聚反应所合成的(图 8-15),这两个单体分别是四乙氧基硅烷(TEOS)和双(三乙氧基硅基)乙烷(BTEE)。第二代杂化技术比第一代呈现更高的交联度,同时因为 Si-CH₂-CH₂-Si 共价单元的高度化学稳定性和疏水性,使得要从亚乙基桥杂化硅胶颗粒中释放出一个亚乙基桥单位必须打断多达 6 个硅氧键,因此 BEH 技术大幅提高了键合相填料对高 pH 流动相的耐受力。BEH 技术最初用于 ACQUITY UPLC BEH 柱,继而应用于 XBridge 系列产品。

2. **聚合物包被颗粒**　聚合物包被颗粒是在全多孔硅胶微球基质表面涂覆一层厚度均匀的聚合物,聚合物薄膜像一层胶囊一样,将残存的硅羟基和金属不纯物的影响减小到极限,进而提高填料的

pH耐受范围和应用能力(图8-16)。由于聚合物仅涂覆于硅胶表面,硅胶骨架未发生变化,保持了颗粒机械和色谱分离效率不变。例如,图8-17展示了聚乙烯醇涂覆型色谱柱(PVA-Sil)和普通硅胶色谱柱(SiO$_2$)在高pH下的耐受程度考察,可以看出分析物在普通硅胶柱上的理论塔板数和保留时间均发生了改变,而经聚乙烯醇聚合物包被的硅胶固定相展示出了非常好的稳定性[4]。Shim-pack GIST/GISS、Xtimate、Gemini NX、Capcell等填料牌号均是属于此类。

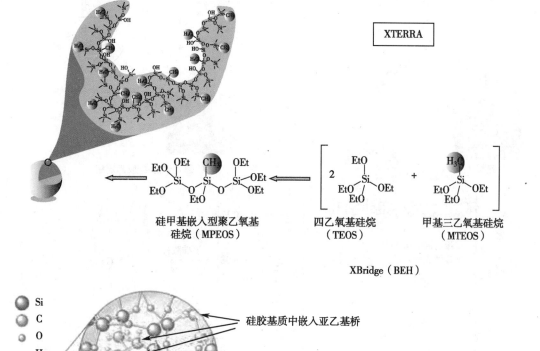

图8-15　XTerra和XBridge杂化颗粒的合成路径

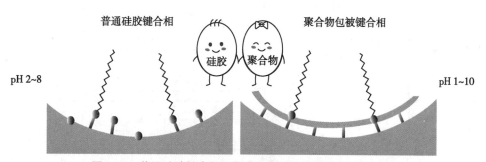

图8-16　普通硅胶键合相和聚合物包被键合相的结构示意图

3. **亚2μm硅胶微球(超高效液相色谱法)**　除了硅胶颗粒制备材料上的发展,键合相色谱填料的另外一个发展方向是减小填料颗粒的粒径。2004年,Waters公司推出超高效液相色谱(UPLC)仪器和技术。该技术的核心是基于亚2μm小粒径硅胶微球填料。对于Van Deemter方程式,如果只关心理论塔板高度(H)与流速(线速度,u)及填料粒度(d_p)之间的关系,就可以将该方程式作如下的简化:

$$H = a(d_p) + \frac{b}{u} + c(d_p)^2 u \qquad\qquad 式(8-1)$$

从式(8-1)中可以看出,随色谱柱中装填固定相粒度 d_p 的减小,色谱柱的 H 将随着 d_p 的减小而大大减小,特别是在高线速度的时候,色谱柱的效率也较高。因此,色谱柱中装填固定相的粒度是对色谱柱性能产生影响的最重要的因素。从不同颗粒度的 Van Deemter 曲线中人们可以看到图 8-18 所示的现象。

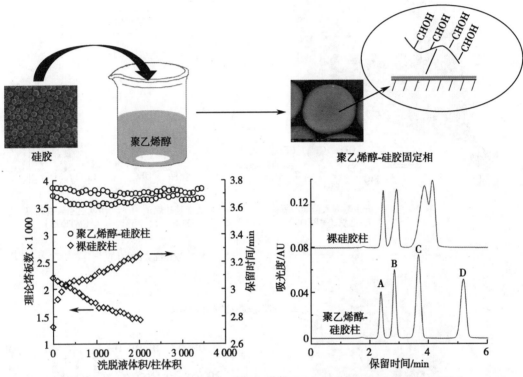

图 8-17 聚乙烯醇涂覆型固定相的制备流程图及与普通硅胶柱色谱性能对比图

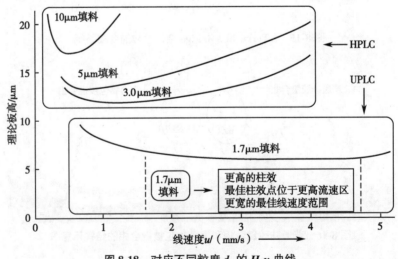

图 8-18 对应不同粒度 d_p 的 H-u 曲线

不同粒度固定相的色谱柱,都对应有各自的最佳的流动相线速度,填料粒度的减小使 Van Deemter 曲线中所示的最佳柱效点向更高的流速区方向移动,而且有更宽的最佳线速度范围。所以,降低填料的粒度不但可以增加柱效,同时也增加分离速度。但是,应用更高的流速会受到色谱柱填料耐压及仪器耐压的限制（大多数 HPLC 仪器的最大操作限压是 40MPa），从而导致在采用小粒径填料的时候，人们不得不缩短色谱柱的长度来缓解小粒径带来的高柱压的问题。而色谱柱的缩短却又带来塔板数减少的问题。因此，泵压、粒度、柱长、柱效四个因素总是相互制约的。而 UPLC 仪器的操作压力可达 140MPa，它使色谱柱能够采用 2μm 以下的填料，从而使色谱柱可达理论塔板数 20 万 /m 的超高柱效。

采用亚 2μm 硅胶微球的超高效色谱柱和 UPLC 仪器进行分离分析，其在分离度、分析时间和检测灵敏度上相比于 HPLC 法具有明显优势。如图 8-19 所示，UPLC 显著提高了色谱的分离能力，可以分离出更多的色谱峰，从而提供更多的样品信息；图 8-20 表明，由于 UPLC 柱长可以缩短至 5μm 颗粒色谱柱的三分之一而保持柱效不变，而且使分离在高 3 倍的流速下进行，结果使分离过程快了 9 倍而分离度保持不变；图 8-21 则表明，UPLC 可以得到更高的柱效而色谱峰变得更窄，峰高也就更高了，因此 UPLC 技术在改善分离度的同时亦可提高检测灵敏度。

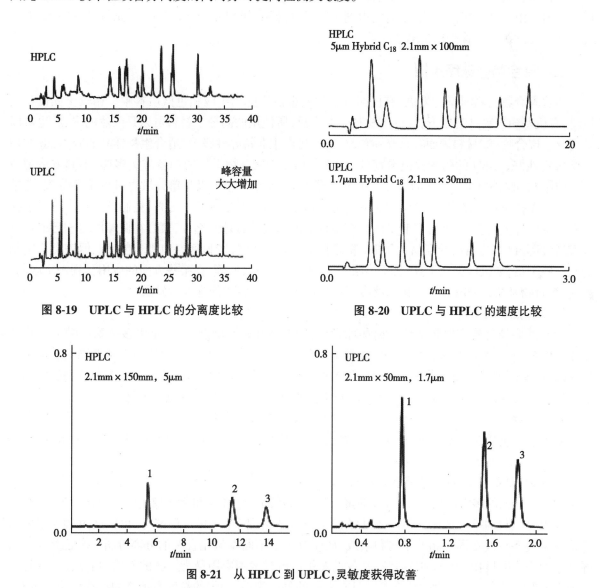

图 8-19　UPLC 与 HPLC 的分离度比较

图 8-20　UPLC 与 HPLC 的速度比较

图 8-21　从 HPLC 到 UPLC，灵敏度获得改善

由于 UPLC 技术的优势，目前已在许多药物研究领域发挥了重要作用。在组合化学和各种化合物库的合成中，需要对合成的大量化合物进行高通量筛选，UPLC 可实现高柱效、高分离度的快速分析，而使其具有的优势得到充分发挥。在蛋白质组学研究中，需对一个基因组所表达的全部蛋白质进行表征，需要高通量的快速分离与质谱结合实现对蛋白质的鉴定，UPLC-MS 或 UPLC-MS/MS 联用，

恰能满足蛋白质组学研究的需要。使用 UPLC 与 TOF 或 Q-TOF 等质谱检测器连接,对于成分复杂的天然产物鉴定也是非常有效的手段。

4. 表面多孔硅胶颗粒 表面多孔硅胶颗粒是将多孔硅胶壳熔融到实心的硅核表面制备而成,一般被称作核壳 core shell、熔融核心 fused core、多孔外壳 porous shell 填料。目前广泛使用的表面多孔硅胶颗粒色谱柱粒径为 2.7μm,其拥有与 UPLC 用亚 2μm 色谱柱匹敌的分离能力,而使用压力仅为亚 2μm 柱的一半,使得在常规的液相色谱仪上就能够实现超高效液相仪的效果(图 8-22)。研究表明,表面多孔硅胶颗粒色谱柱可通过减小 Van Deemter 方程中的 3 个参数来提高色谱性能。

(1)表面多孔硅胶颗粒填充更均匀,降低 A 值。

(2)更小的颗粒孔隙率降低轴向扩散,降低 B 值。

(3)表面多孔硅胶颗粒可提高热传递,减缓径向温度梯度,降低 C 值。

表面多孔硅胶颗粒色谱柱还具有适用 pH 范围广、改善碱性化合物峰形的特点。表面多孔硅胶颗粒色谱柱由于其优越的性能,目前已得到了广泛的应用,如 Shim-pack Velox、Poroshell、CORTECS、Mereoric Core 等填料牌号均是属于此类。

二、聚合物微球固定相

随着聚合物材料科学的发展,有机高分子物质也被广泛用于液相色谱填料中。相较于无机基质填料,有机基质填料具有以下优点:①材料来源广泛,所使用的高分子材料可以是天然的多糖,也可以是高分子聚合物;②材料表面容易修饰和改性,不易产生非特异性吸附,适合生物样品的分离;③物理化学稳定性好,对 pH 的耐受性范围宽($1 \leqslant pH \leqslant 14$);④聚合物微球的制备方法多样,不同方法制备的微球结构和性质不同,微球的直径从纳米到毫米级,尺寸分布可以是单分散也可以是多分散,孔结构可以是无孔也可以是多孔,表面性质可以是疏水性也可以是亲水性。另外,在制备过程中可供选择的有机单体种类繁多,因此可以制备出具有多种功能基团的微球。迄今,聚合物微球固定相已取得重大发展,部分已有相当高的商品化水平,常用于分子排阻色谱、亲和色谱和离子色谱。但该类固定相仍有一些不足,如机械强度不高,易于溶胀,传质阻力大,柱效低等,在某些方面的应用受到一定限制。因此,聚合物基质在 HPLC 中的更广泛应用还有待于高分子科学的进一步发展。

(一)天然多糖材料

天然的多糖材料主要包括葡聚糖和琼脂糖,葡聚糖又称右旋糖苷,它是由多个葡萄糖分子聚合而成的低聚糖,一般按照单糖数分为葡聚糖 2 万和葡聚糖 10 万等系列化合物。琼脂糖则是从琼脂中提取的,由不同类型吡喃半乳糖聚合而成的多糖,具有特殊的凝胶性质。这些天然多糖色谱固定相一般是软质凝胶,机械强度不高,而且粒径分布也较宽,但是由于这些天然材料生物亲和性好,亲水性也强,因此在传统上一直用作生物样品的分离材料,最常用的是分离生物大分子类化合物,早期的商品化的凝胶基质包括 Sephadax 和 Sepharose 系列,曾广泛以凝胶过滤色谱的形式用于生物分析领域(包括蛋白质、多糖、核苷酸和质粒等)。

(二)苯乙烯-二乙烯苯聚合物微球

相对于天然的多糖基质,人工合成的聚合物固定相的力学性能和化学稳定性均明显超过它,并且合成高聚物填料的单体选择性很广,常见的单体包括苯乙烯、甲基丙烯酸酯等,可以通过调控单体的含量和反应条件改变固定相的结构和组成,从而应用于不同类型化合物的分离分析。苯乙烯-二乙烯基苯的交联共聚物(PS-DVB)微球,是各类液相色谱技术中应用最为广泛的基质树脂之一,其骨架如图 8-23(A)所示。由于 PS-DVB 微球具有良好的颗粒刚性、均匀的粒度和适宜的孔径大小与分布,所以适用于作高效液相色谱填料的基质材料。其主要由三部分组成:一是无功能基的苯乙烯单体;二是二乙烯基苯交联剂,通过控制交联剂的含量可控制树脂的交联度,从而控制树脂的含水量;三是功能基部分,它提供用于分离目标分析物的活性位点。功能基可以直接键合到基体上。

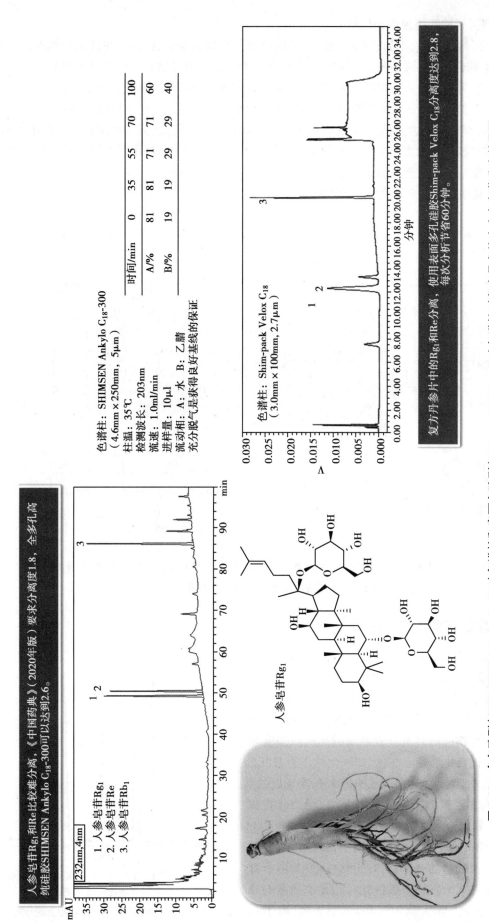

时间/min	0	35	55	70	100
A/%	81	81	71	71	60
B/%	19	19	29	29	40

色谱柱：SHIMSEN Ankylo C₁₈-300
（4.6mm × 250mm，5μm）
柱温：35℃
检测波长：203nm
流速：1.0ml/min
进样量：10μl
流动相：A：水 B：乙腈
充分脱气是求得良好基线的保证

人参皂苷Rg₁和Re比较难分离，《中国药典》（2020年版）要求分离度1.8，全多孔高纯硅胶SHIMSEN Ankylo C₁₈-300可以达到2.6。

1. 人参皂苷Rg₁
2. 人参皂苷Re
3. 人参皂苷Rb₁

人参皂苷Rg₁

复方丹参片中的Rg₁和Re分离，使用表面多孔硅胶Shim-pack Velox C₁₈分离度达到2.8，每次分析节省60分钟。

色谱柱：Shim-pack Velox C₁₈
（3.0mm × 100mm，2.7μm）

图 8-22 全多孔型（SHIMSEN Ankylo C₁₈-300）色谱柱和表面多孔型（Shim-pack Velox C₁₈）色谱柱对复方丹参片中人参皂苷分离效果图

（三）甲基丙烯酸酯类聚合物微球

以甲基丙烯酸的甲酯、丁酯、羟基乙酯、环氧丙酯等化合物为单体,使用与单体结构相近的二甲基丙烯酸乙二醇酯或者二乙烯基苯及其他双烯类化合物为交联剂也可以制备出多种类型的高交联度聚合物微球。这些树脂无论是疏水性还是亲水性,都可以作为色谱填料的基质材料,部分树脂也可直接用于色谱分离。如 Spheron 系列凝胶,即是基于甲基丙烯酸羟基乙酯和二甲基丙烯酸乙二醇酯的交联共聚物微球生产的。此类凝胶具有良好的亲水性和颗粒刚性,可作为高效的凝胶过滤色谱填料,也可作为基质材料制备高效离子交换填料和亲和色谱填料。图 8-23(B)展示了交联聚甲基丙烯酸环氧丙酯微球的骨架结构。这类树脂结构中含有活性环氧基,因此具有良好的化学反应性,在温和的条件下能够方便地衍生制备成各种色谱分离材料。

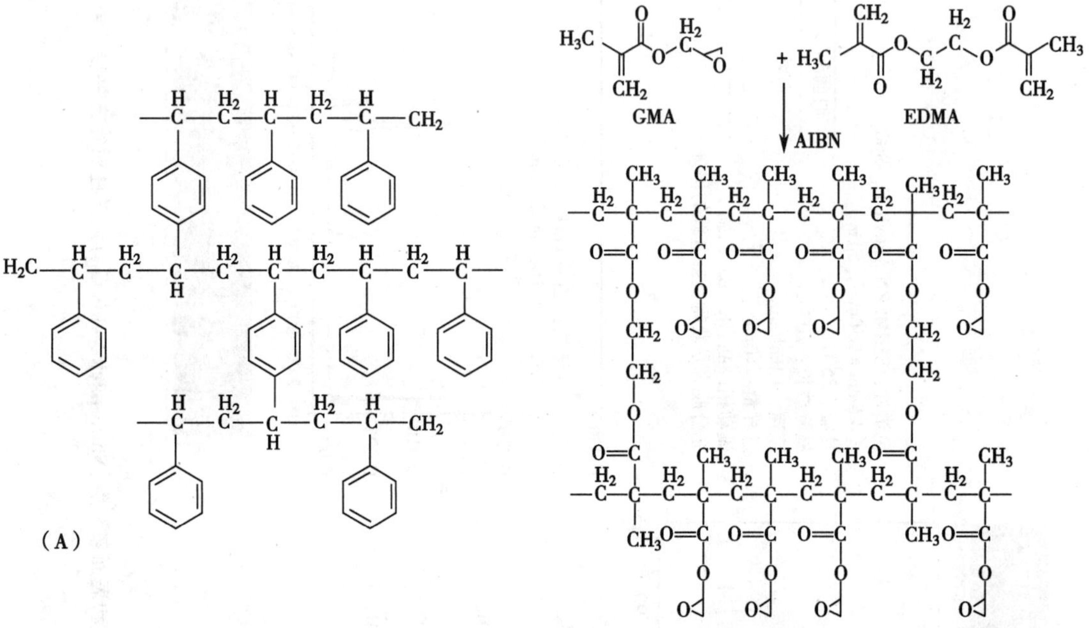

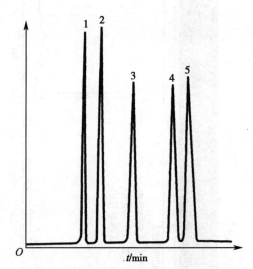

（A）苯乙烯 - 二乙烯基苯聚合物骨架示意图;(B)甲基丙烯酸环氧丙酯 - 二甲基丙烯酸乙二醇酯聚合物骨架示意图。

图 8-23 常见的人工合成聚合物固定相类型

三、金属氧化物微球固定相

为了克服硅胶固定相和聚合物微球固定相的固有缺点,研究者仍在不断开发新的基质材料。氧化铝的分离机制复杂,目前表面覆盖型与表面键合正丁基型氧化铝已经应用于色谱分析,但仍不能取代硅胶。氧化锆及改性氧化锆同时具有硅胶基质的高机械强度和聚合物基质的优良化学稳定性,因此氧化锆作为 HPLC 填料的研究已引起了色谱学领域的极大兴趣,其原因是氧化锆作为固定相的填料具有以下优点:与硅胶和氧化铝相比,氧化锆耐酸碱稳定性好(pH 可达 1~14)、热稳定性好,作为离子交换键合相时不需键合,自身对离子型化合物有独特的选择性,在正相色谱中,由于对氨基等碱性基团无吸附而对碱性化合物显示高度的峰对称性(图 8-24);与聚合物填料相比,当温度、离子强

1. N,N- 二甲基苯胺;2. N- 甲基苯胺;3. 2- 甲基吡啶;
4. 4- 甲基吡啶;5. 苯胺。

图 8-24 碱性化合物在氧化锆固定相上的分离色谱图

度、有机溶剂浓度等条件改变时,氧化锆有不溶胀、不收缩,机械强度高,粒径、孔径可控等优点。氧化锆表面同时存在酸性及碱性位点,在它的表面可以发生 Lewis 酸碱作用,从而具有广泛的离子交换作用。Lewis 酸碱理论阐述了酸是电子接受体,碱是电子给予体。氧化锆中锆原子是较强的 Lewis 酸,对保留离子型化合物起着重要的作用,当氧化锆的表面吸附了缓冲液中的 Lewis 碱离子(如磷酸盐阴离子)时,两者通过配基相互作用,当 pH 低于碱性化合物的 pK_a 时,缓冲盐离子起着阳离子交换剂的作用。可以通过控制缓冲液的种类(如氟化物、磷酸盐、醋酸盐等)和浓度从而改善分离。这些优点使其成为将来最有可能通用的色谱材料。

目前以氧化锆为基质的商品化色谱柱有 Discovery Zr 系列色谱柱,表 8-3 对其作简要介绍。

表 8-3　Discovery Zr 系列色谱柱

键合相	结构	键合基团	性质
Discovery Zr-PBD		聚丁二烯	分离能力与 ODS C$_{18}$ 相似,pH 1~13,耐受温度 ≤ 100℃
Discovery Zr-Carbon C$_{18}$		十八烷基	适合分离酸、碱和中性化合物,pH 1~14,耐受温度 ≤ 100℃
Discovery Zr-PS		聚苯乙烯	适合于分离疏水性和胺类化合物,pH 1~13,耐受温度 ≤ 100℃
Discovery Zr-Carbon		碳	适合于分离几何异构体,pH 1~14,耐受温度 ≤ 100℃

除氧化锆固定相外,氧化钛微球固定相填充的色谱柱在市场上也可以购买到。和氧化铝、氧化锆一样,氧化钛的表面也存在羟基位点,氧化钛上羟基等电点的 pH 约为 5,从而具有酸碱两性,在低 pH 时可以进行阴离子交换,在高 pH 时可以进行阳离子交换。此外,氧化钛表面又存在三种 Ti^{4+} 位点,它的配位数为 6,是强的 Lewis 酸位点,与强的碱有配体交换作用。但是氧化钛微球固定相主要用于正相色谱和亲水作用色谱分离[5](图 8-25)。与传统的硅胶和基于氧化锆的颗粒相比,基于二氧化钛的反相色谱材料通常并没有显示出任何优势,因此它们的应用范围不广。

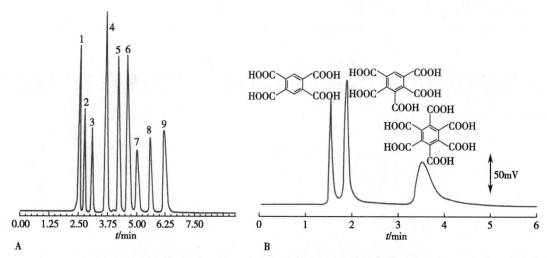

1. N,N-二甲基苯胺;2. 2-乙基苯胺;3. N-甲基苯胺;4. 2,6-N-甲基吡啶;
5. 2-甲基吡啶;6. 2,4-二甲基吡啶;7. 吡啶;8. 4-甲基吡啶;9. 苯胺。

图 8-25 碱性化合物(A)和酸性化合物(B)在氧化钛固定相上的分离色谱图

由于单一金属氧化物很难制备成具有和硅胶一样有着优异物理结构(粒径均一、孔结构理想、比表面积较大等)的微球,这在很大程度上限制了金属氧化物作为液相色谱固定相的发展与应用。而复合金属氧化物则表现出与单一氧化物不同的物理化学性能,因此通过将金属氧化物和另一种氧化物进行复合,可以从很大程度上改善金属氧化物的物理结构和色谱性能(表 8-4)。复合物金属氧化物按掺杂的氧化物的种类不同,可以分为氧化硅-金属氧化物掺杂(SiO_2-TiO_2、SiO_2-MgO 等)和金属氧化物-金属氧化物掺杂(ZrO_2-TiO_2、Al_2O_3-ZrO_2 等)[6]。

表 8-4 微球表面性质比较

项目	TiO_2	ZrO_2-TiO_2	ZrO_2	MgO-ZrO_2
平均粒径 /μm	4~6	4~6	5	5
比表面积 /(m^2/g)	25.3	45.9	21	58
平均孔径 /nm	5.8	7.4	24.3	17.8
孔体积 /(cm^3/g)	0.073	0.171	0.128	0.258

四、石墨化碳固定相

多孔的石墨化碳(PGC)是一种非常与众不同的色谱柱填料,它由完全多孔、球形的碳颗粒组成,这些碳颗粒则是由六角形排列的碳原子的薄片形成的[7]。PGC 可以用在反相也可以用在正相色谱分离中,而且在 $1 \leqslant pH \leqslant 14$ 和温度 $\leqslant 200℃$ 的条件下也保持稳定。但是它较低的颗粒强度限制了这些色谱柱可承受的最大压力。

PGC 通过较强的疏水性、电极性和偶极作用保留极性大的化合物,因此极性的溶质分子甚至在反相液相色谱法(RPLC)实验条件下也可以优先地被保留。与传统的键合相色谱柱相比较而言,石墨化碳色谱柱的选择性难以预测,这个特点会使方法建立变得更加困难,而且它的柱效和峰形也更差一些。但是多孔的碳也显示出它能分离立体和非对映异构体以及位置异构体的特殊能力[8]。图 8-26 展示了苯甲酰氨基乙酸(hippuric acid)和它的甲基取代异构体在 PGC 柱子上的分离结果。

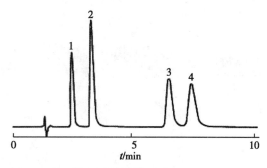

1. 2- 甲基苯甲酰氨基乙酸; 2. 苯甲酰氨基乙酸;
3. 3- 甲基 - 苯甲酰氨基乙酸; 4. 4- 甲基苯甲酰氨基乙酸。

图 8-26　石墨化碳柱子分离苯甲酰氨基乙酸及其甲基取代异构体
色谱柱: Hypercarb(100mm × 4.6mm);流动相: 30% 的乙酸、30% 的异丙醇和 40% 的水、0.1% 的三氟乙酸;流速: 1ml/min;柱温: 25℃。

第三节　非极性键合相色谱法

非极性键合相色谱(non-polar bonded phase chromatography)又称反相键合相色谱(reversed phase bonded chromatography,RPBC),所用的键合固定相表面都是极性很小的烃基,如十八烷基、辛烷基、苯基、甲基等官能团,适用于分离弱极性或中等极性化合物[9]。其中,在药物分析中应用最多的固定相是十八烷基(C$_{18}$),即十八烷基硅烷键合硅胶(octadecylsilane,ODS)。

一、疏溶剂作用

非极性键合相色谱大都采用强极性溶剂作为流动相,以 C$_{18}$ 固定相为例,主要的保留机制与 C$_{18}$ 烷烃链的"疏水性作用"有关,即疏溶剂作用理论(solvophobic interaction)[10],可以采用"相似相溶"原则对疏溶剂作用的保留机制进行简单的理解。

1. 保留机制　疏溶剂作用理论认为非极性烷基键合相是在硅胶表面蒙覆了一层以 Si-C 键化学键合的十八烷基(或其他烃基)的"分子毛",这种构成"分子毛"的长链烃基具有强的疏水特性(即强非极性)。而对于一个待测化合物,可把整个分子看成是非极性部分和极性官能团部分所组成,如图 8-27 所示。

当溶质进入到极性流动相中时,分子中的非极性部分总是趋向与非极性烷基键合相的烃基("分子毛")缔合在一起,以减少与极性溶剂接触的面积,而使体系的能量最低。图 8-28 为有机分子与非极性键合相缔合示意图。因此,溶质分子与键合相表面的烷基之间的疏溶剂作用可以理解为溶质分子 S 与键合烷基 L 间的一种可逆缔合作用,这种缔合作用的强弱决定了溶质分子色谱保留的强弱。

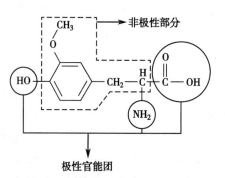

图 8-27　典型溶质中极性基团和非极性部分的示意图

因此,在非极性液相色谱的体系中通常存在多种作用力:①溶质分子的非极性部分与极性溶剂接触时相互间产生斥力,即"疏溶剂效应";②键合相表面的烷基与极性溶剂接触时相互间也产生斥力;③溶质分子的极性部分与极性溶剂具有亲和力;④当溶质分子的非极性部分与键合相表面的烷基接触时相互间产生可逆的缔合作用,这种缔合作用的强弱决定了溶质分子色谱保留的强弱。这些作用力共同构成了疏溶剂作用理论。

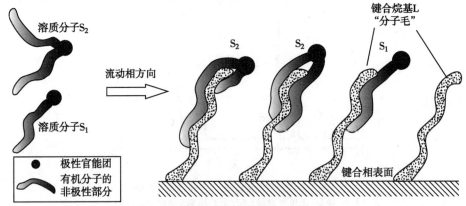

图 8-28　有机分子与烷基键合相的缔合

2. 影响色谱保留的因素　溶质分子 S 与键合烷基 L 间缔合作用的强度越大,色谱保留越强;强度越小,色谱保留越弱。影响非极性键合相色谱保留的因素主要包括化合物性质、固定相类型和流动相中水相比例。

(1) 化合物性质对保留的影响:非极性键合相色谱柱的作用位点是非极性的 C_{18} 烷烃链(或其他烷烃链),因此,极性越小的化合物与固定相的性质越接近,疏水性作用越强,有机分子与烷基键合相的缔合越强,保留也就越强。在待测物的分子结构上通常符合以下规律:①在一定的洗脱液和温度条件下,溶质分子中非极性部分总表面积越大,溶质分子的保留越强;②如果溶质分子中非极性部分相同,那么随着极性基团增加,由于增加了溶质分子与洗脱液的极性分子间的作用力,而使保留减弱。

例如,4 个不同结构的化合物苯酚、邻苯二酚、间甲基苯酚、间苯三酚(化学结构如图 8-29 所示),它们在 C_{18} 柱上被洗脱的先后顺序(保留强弱)依次为:间苯三酚<邻苯二酚<苯酚<间甲基苯酚。在这 4 个化合物中,间苯三酚结构中含有 3 个极性的酚羟基,极性基团在 4 个化合物中最多,因此保留最弱;邻苯二酚含有 2 个极性酚羟基,保留稍强;苯酚含有 1 个极性酚羟基,保留更强;间甲基苯酚与苯酚相比,多含有 1 个疏水性的甲基,溶质分子中非极性部分总表面积更大,因此间甲基苯酚极性最小,保留最强。

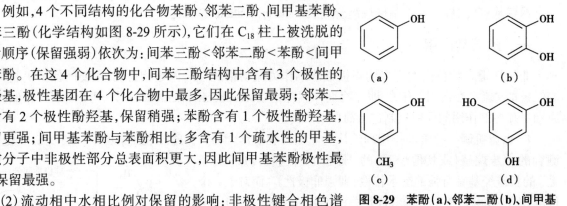

图 8-29　苯酚(a)、邻苯二酚(b)、间甲基苯酚(c)和间苯三酚(d)的化学结构

(2) 流动相中水相比例对保留的影响:非极性键合相色谱柱的流动相主要由水相和极性有机相组成,由于水的极性大于有机相,流动相中水相比例减少,流动相的极性减小,更容易将待测物从非极性的固定相上洗脱下来,因此色谱保留越弱。改变流动相中水相比例是分离中性化合物的主要优化手段,一般初始流动相选用水 - 甲醇或水 - 乙腈,然后逐步确定水 - 有机溶剂的比例,以下为用乙腈作有机相分离某样品的示例,结果见图 8-30。首先,选用 100% 乙腈进行初次试验,这是因为使用强溶剂洗脱可以大大缩短实验时间,色谱图见图 8-30(a),整个样品在近死时间($k<0.2$)时被洗脱,若色谱运行 30~40 分钟后无其他色谱峰出现,接下来可以使用较弱的流动相;以 20% 的幅度逐渐减小乙腈的比例,即依次使用 80% 乙腈、60% 乙腈作为流动相,如图 8-30(b)、图 8-30(c)所示,但在这样的色谱条件下,各组分仍不能得到较好的分离($k<0.5$);继续减小乙腈的比例,当流动相为 50% 乙腈或 40% 乙腈时保留适当($0.5<k<20$),分离良好,结果如图 8-30(d)、图 8-30(e)所示。逐步降低流动相中有机溶剂的比例来改变样品的保留值,是一种获得最佳流动相组成的简便方法。

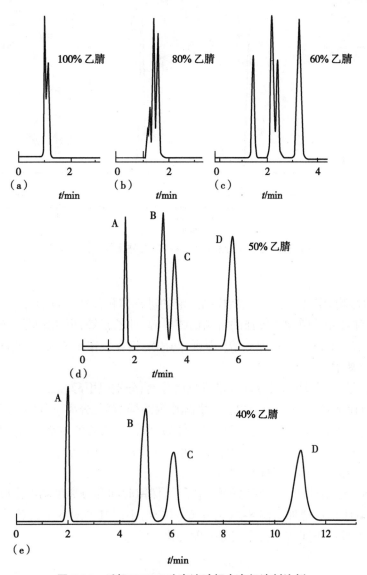

图 8-30　反相 HPLC 改变流动相中有机溶剂比例
对化合物 A、B、C、D 保留值的影响

（3）固定相类型对保留的影响：固定相键合烷基的链长、键合相表面含碳量对色谱行为有重要影响：①表面覆盖烷基数量越多，键合相的表面含碳量越高，溶质保留越强；②烷基的碳链越长，与化合物的疏水作用位点越多，溶质保留越强。

例如，图 8-31 为抗焦虑药地西泮分别在 C_{18} 柱和 C_8 柱上的色谱保留，由图可知，在其他色谱条件相同（流动相为甲醇∶水 =80∶20）的情况下，地西泮在烷基碳链较长的 C_{18} 柱上的色谱保留强于烷基碳链较短的 C_8 柱。因此，可通过非极性固定相的改变来调整待测物的保留时间。但需要注意的是，链长增加而引起保留的增加有一定限度，对于某一溶质存在一个临界链长，即固定相的链长超过一定长度时，该溶质的保留值不再增加，这一链长称为该溶质的临界链长。临界链长与流动相的组成无关，而是随着溶质分子变大而增加。

二、色谱分离条件的选择与优化

上文中介绍了影响非极性键合相色谱保留的三个主要因素，即化合物性质、固定相类型和流动相水相比例。事实上，还有一些其他的因素也能影响色谱分离，根据其与固定相的关联，大致可分为柱外因素和柱内条件，这些条件的选择与优化是非极性键合相色谱应用时需要重点关注的。

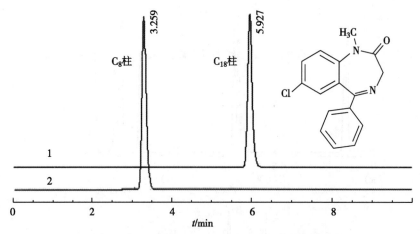

图 8-31　地西泮分别在 C_{18} 柱和 C_8 柱上的色谱保留图

(一) 柱外因素

1. 溶样溶剂的影响（溶剂效应）　虽然样品溶液的进样体积往往只有 $20\mu l$ 甚至更小，但是如果溶样溶剂是对非极性键合相洗脱能力较强的溶剂如纯甲醇、纯乙腈等，可能影响色谱保留。溶样溶剂洗脱能力越强（即极性越弱），根据"相似相溶"原则，与固定相竞争作用增大，可使部分溶质过早洗脱出色谱柱，引起色谱峰展宽。

例如，采用 C_{18} 柱对天然药物成分梓醇进行色谱分离，分别以甲醇和流动相作为溶样溶剂，采用的色谱条件均相同，对比的色谱图见图 8-32。以甲醇作为溶样溶剂，分离过程中这部分溶剂也参与了色谱分离，导致色谱峰对称性差，而改用了流动相溶样后，取得了较好的对称峰形。值得注意的是，溶剂效应在大体积进样时尤为明显。因此，在实验中可以采用流动相稀释样品后进样或减少进样量的方法，避免或改善溶样溶剂对色谱分离产生影响。

2. 柱温的影响　色谱柱的柱温变化对色谱峰形、保留时间和分离度均有影响，一般情况下，柱温升高，保留时间减小且柱效增加。图 8-33 为在 C_{18} 柱上，不同柱温对 6 个待测物 1~6 色谱保留的影响。柱温的变动可能导致不同待测物之间分离度变化。

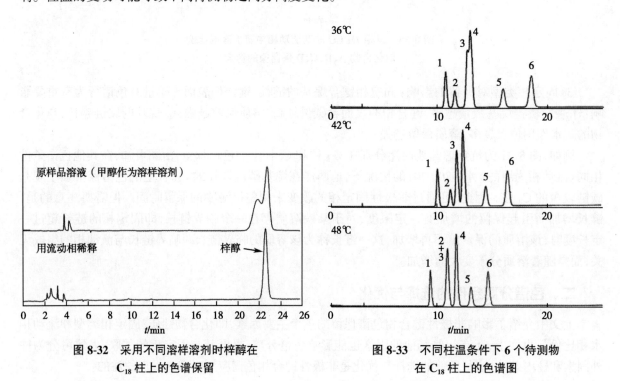

图 8-32　采用不同溶样溶剂时梓醇在 C_{18} 柱上的色谱保留

图 8-33　不同柱温条件下 6 个待测物在 C_{18} 柱上的色谱图

（二）柱内条件

1. 流动相的组成比例　非极性键合相色谱常用的流动相一般是用洗脱力较弱的水作为底剂，再加入一定量的与水互溶的有机溶剂作为调节剂。上文已对流动相中水相比例对色谱保留的影响进行了阐述：水相比例越高，待测物的保留时间增加，不同组分之间的分离度增加。但这种增加不是无止境的，由图 8-30 可以看出，随着水相比例增加，乙腈比例减少到 50% 的时候，不同组分之间分离度改善非常明显；但当水相比例继续增加，乙腈比例减少到 40% 的时候分离度改善程度较小，柱效反而显著降低了。

非极性键合相色谱在分析亲水性强的分析物时保留较弱，这时往往需要设计增加流动相中水相的比例，以增强极性分析物与疏水固定相之间的作用，从而增加极性化合物的保留。分析物的极性越大，流动相中水的比例也需要更高。但是一般水相的比例不宜大于 95%。这是因为在纯水相或接近纯水相的流动相条件下长时间使用常规 C_{18} 柱时，会发现分析物的保留时间逐渐或突然变小而导致结果不能重现的问题。

对于常规的 C_{18}（或其他疏水固定相）色谱柱在 100% 水的流动相中会逐渐或突然减少分析物的保留时间这个现象，早期的解释是"固定相塌陷"（phase collapse），即由于极性差异，在纯水条件下键合在硅胶表面的 C_{18} 固定相的空间排布被迫改变，由原来的垂直在硅胶表面变成了平躺在硅胶表面（图 8-34）。这就显著减少了固定相和分析物之间的作用，分析物的保留时间也就因此缩短。

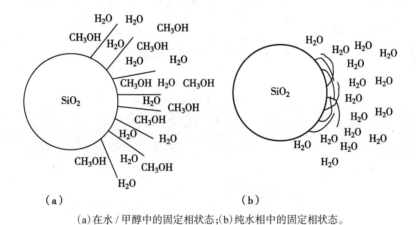

（a）在水 / 甲醇中的固定相状态；（b）纯水相中的固定相状态。

图 8-34　固定相在不同流动相中的状态示意图

到了 20 世纪 90 年代后期，实验证据的出现让许多研究者接受了另一种新的理论解释，也就是保留时间的减少实际是由于固定相的颗粒孔"去湿"（dewetting）现象所造成[11]。普通的 HPLC 色谱柱（如 C_{18} 柱）在有机溶剂含量低甚至 100% 水流动相条件下，一旦流速停止，推动水溶液流动相进入硅胶孔隙的压力减小，当压力降低时，水相和疏水的固定相表面之间产生高的表面张力，因此流动相会很容易被逐出布满疏水固定相的填料的多孔空间。如果颗粒的孔内不再有液体，固定相和分析物相互接触的机会也减少了，进而造成两者之间相互吸引力的减少，分析物的保留时间自然缩短。实验证实，当 C_{18} 固定相接触的高比例有机溶剂突然转换到 100% 水时，流动相在色谱柱中的体积明显降低，而且流动相在色谱柱内的体积减少的幅度与分析物保留时间的减少有着密切关联，如图 8-35 所示。

2. 有机相的种类　非极性键合相色谱中最常用的有机相有甲醇、乙腈，有时也可考虑四氢呋喃，构成水 - 甲醇、水 - 乙腈、水 - 四氢呋喃等系统。常用有机溶剂的洗脱强度随溶剂极性降低而增加，依次为：甲醇<乙腈<四氢呋喃。通常情况下，乙腈 - 水比甲醇 - 水体系更优，乙腈最大的优势在于其紫外末端吸收较甲醇小，在低波长处测定（如 210nm 以下）时，基线波动较甲醇小，测定误差小。此外，如表 8-5 所示，乙腈 - 水系统的黏度较小，一方面传质阻力小、柱效较高，另一方面色谱压力低，有利于保护色谱柱及仪器。

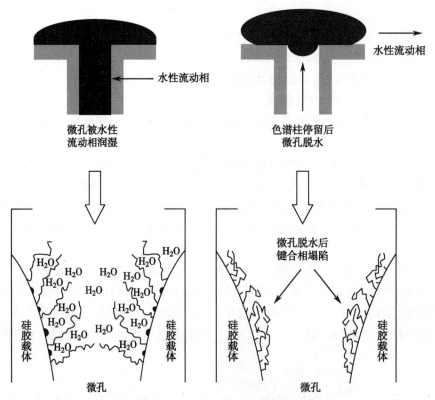

图 8-35 "去湿"现象原理示意图

表 8-5 改变流动相配比对柱压的影响[①]

水 - 甲醇			水 - 乙腈		
水 /%	甲醇 /%	柱压 /MPa	水 /%	乙腈 /%	柱压 /MPa
0	100	3.9	0	100	2.3
10	90	6.0	10	90	2.8
20	80	7.8	20	80	3.5
30	70	9.4	30	70	4.2
40	60	10.6	40	60	5.1
50	50	11.3	50	50	6.0
60	40	11.3	60	40	6.7
70	30	10.6	70	30	7.2
80	20	9.3	80	20	7.5
90	10	7.8	90	10	7.4

注：① C_{18} 色谱柱 (250mm × 4.6mm, 5μm)；流速 1.0ml/min。

值得注意的是,同一种固定相,配合不同溶剂组成的流动相时,会由于"溶剂诱导选择性的变化",而获得不同的分离效果。图 8-36 中可以看出,50% 甲醇与 25% 四氢呋喃对同一混合物的洗脱结果完全不同,4 个化合物的出峰顺序完全颠倒。因此,可以通过有机相种类的改变,来改善不同待测物之间的分离;有时也可以采用混合有机相(如甲醇、乙腈或者四氢呋喃按一定比例混合)的方式来进一步改善分离。

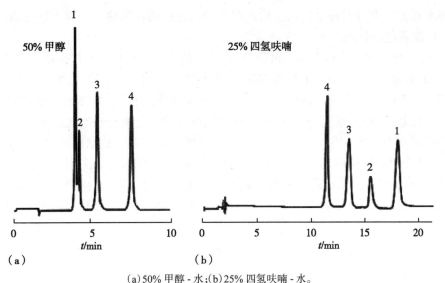

(a)50% 甲醇 - 水；(b)25% 四氢呋喃 - 水。

1. 对硝基苯酚；2. 对二硝基苯；3. 硝基苯；4. 苯甲酸甲酯。

图 8-36 反相 HPLC 中溶剂类型的选择性

图 8-37 为取代苯的混合物用不同流动相分离的色谱图。图 8-37(a)为采用甲醇 - 水(50∶50)流动相的色谱图，组分 1、2 无法分离；图 8-37(b)为采用四氢呋喃 - 水(32∶68)为流动相进行分离的色谱图，组分 1、2 可以分离，但是组分 2、3 无法分离。为了更好地分离各样品，可将上述两种流动相以一定比例混合，图 8-37(c)为采用甲醇 - 四氢呋喃 - 水(2∶20∶78)为流动相进行分离的色谱图，可见，所有组分得到较好的分离。

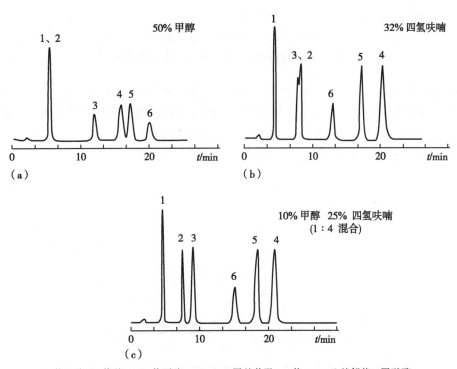

1. 苯乙醇；2. 苯酚；3. 3- 苯丙醇；4. 2,4- 二甲基苯酚；5. 苯；6. 二乙基邻苯二甲酸酯。

图 8-37 反相 HPLC 中溶剂类型的选择性

3. 流动相添加剂 对于极性较小或中性化合物而言，通过流动相中水相比例的选择和有机相种类的选择就可以完成流动相的选择。但是，很多药物含有极性较大的基团，如碱性药物含氮、酸性药物含羧基,还有很大一部分药物是以成盐形式存在的。这些药物在建立分离方法时需要在流动相中加入添加剂,以改善色谱分离。

(1)扫尾剂:在化学键合相色谱制备过程中,虽然硅胶表面的硅羟基经过多次键合和封尾,但是仍然残留有少量硅羟基,这是一种微量酸性的基团,可与溶质阳离子或氢键基团相互作用,这种作用叫作"亲硅羟基效应"(silanophilic interaction)[12]。非极性键合相色谱中的亲硅羟基效应往往导致一些不利的影响,如柱效低、峰形拖尾等,在进行碱性含氮化合物的分离分析时尤其明显。为了克服这个缺点,往往向流动相中加入一些小分子胺类添加剂,让游离的氨基与残余的硅羟基首先作用,从而掩盖溶质分子与键合相的亲硅羟基效应。最常用的扫尾剂为三乙胺,可以阻碍碱性化合物与硅胶载体之间的离子交换和氢键作用从而降低硅胶对碱性化合物的吸附,如图 8-38 所示。同时在流动相中加入小分子胺类添加剂时,要注意调节流动相的 pH 在色谱柱能耐受的范围内(pH 2~8)。

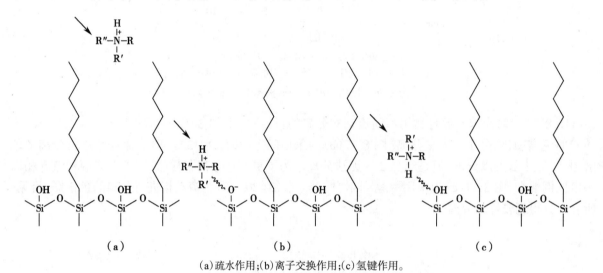

(a)疏水作用;(b)离子交换作用;(c)氢键作用。

图 8-38 胺类添加剂与反相键合相硅胶载体的相互作用

图 8-39 为在流动相中加入三乙胺对普萘洛尔(碱性含氮药物)在 C_{18} 柱上色谱行为的影响。图 8-39 表明,当流动相为甲醇 - 水时,普萘洛尔的色谱峰拖尾较严重;当流动相中加入 0.5% 的三乙胺后,普萘洛尔色谱峰的拖尾现象消失,峰形由拖尾峰变成了对称峰。本例在流动相中加入三乙胺的同时,还加入了 0.5% 的乙酸以确保流动相的 pH 在 C_{18} 柱能耐受的范围内。

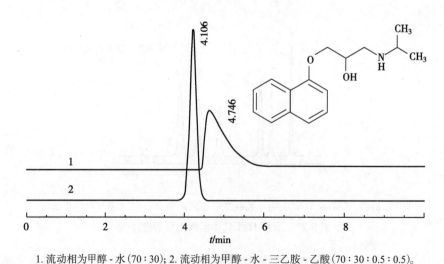

1.流动相为甲醇 - 水(70∶30); 2.流动相为甲醇 - 水 - 三乙胺 - 乙酸(70∶30∶0.5∶0.5)。

图 8-39 流动相中加入三乙胺对普萘洛尔在 C_{18} 柱上色谱行为的影响

(2)酸性添加剂:在使用非极性键合相色谱分离酸性药物时,最常采用的方法就是离子抑制色谱法,即在流动相中添加酸抑制样品组分的解离以增加在固定相中的保留,这种方法常称为离子抑制色谱法(ion suppression chromatography,ISC)。

酸性物质在中性 pH 的流动相中主要以离子形式存在,在非极性键合相上保留较弱,流动相中加入酸后,通过抑制羧基的解离,使得酸性药物主要以疏水性强的分子形式存在,保留增强,同时减少谱带拖尾,改善峰形,提高分离的选择性。在实际应用中,根据药物的酸性大小,可以在流动相中加入 0.05% 的磷酸(pH 2.0)或 0.1%~1% 的甲酸或乙酸。酸的类型和浓度决定了流动相 pH,合适的 pH 既能使待测物有较好保留,又能保证方法重现性良好。在优化流动相 pH 时,需要知道化合物大概的 pK_a。因为流动相的 pH 在化合物的 $pK_a \pm 1.5$ 的范围内,可以通过改变流动相 pH 而改变化合物的保留,而在这个范围之外,pH 的改变对化合物的保留影响很小。表 8-6 归纳了一些常见的含有酸性、碱性官能团的化合物分子在水中测得的 pK_a,这些数据可由专业软件计算得到,也可用作 pH 优化时的参考。

表 8-6 酸性、碱性官能团的 pK_a

取代基	pK_a			
	酸性		碱性	
	酯基取代	芳环取代	酯基取代	芳环取代
磺酸,—SO₃H	1	1		
氨基酸,—C(NH₂)—COOH	2~4		9~12	
羧酸,—COOH	4~5	4~5		
硫醇,—SH	10~11	6~7		
嘌呤		2~4		9
酚,—OH		10~12		
吡嗪			1	
亚砜,—SO			1~2	
噻唑			1~3	
胺,—NH₂,—NR₂,吡啶			8~11	5
咪唑				7
哌嗪			10	

例如,《中国药典》(2020 年版)中阿司匹林的游离水杨酸检查,以 C_{18} 柱为固定相,采用乙腈 - 四氢呋喃 - 冰醋酸 - 水(20∶5∶5∶70)作为流动相进行分析。其中,流动相加入了 5% 的冰醋酸,可以抑制水杨酸的解离,增强保留。当待测物具有更强的酸性时,可改用酸性更强的磷酸,充分抑制待测物的解离,以获得理想的峰形。例如,采用离子抑制色谱法分析强酸性物质 BAPTA(结构式见图 8-40)时,流动相中分别添加 0.5% 甲酸和 0.1% 磷酸时的色谱图见图 8-41。0.5% 甲酸作为添加剂时流动相的 pH 约为 2.7,由于 BAPTA 酸性太强,在此 pH 下不能被完全抑制,色谱峰展宽严重;当改用 0.1% 磷酸作为添加剂时,流动相的 pH 约为 2.0,BAPTA 解离被抑制,取得了理想的对称峰形。

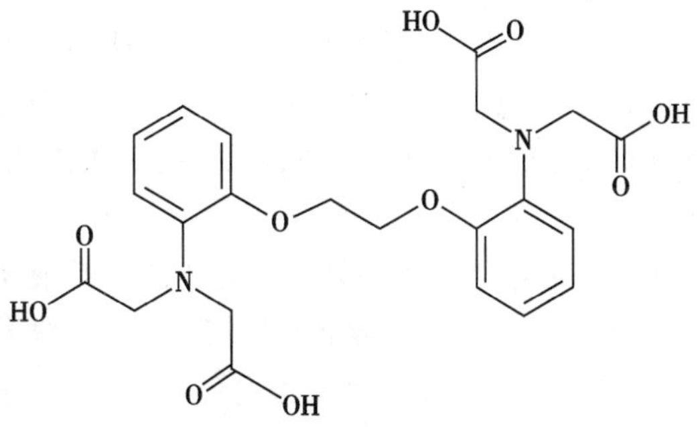

图 8-40 BAPTA 结构式

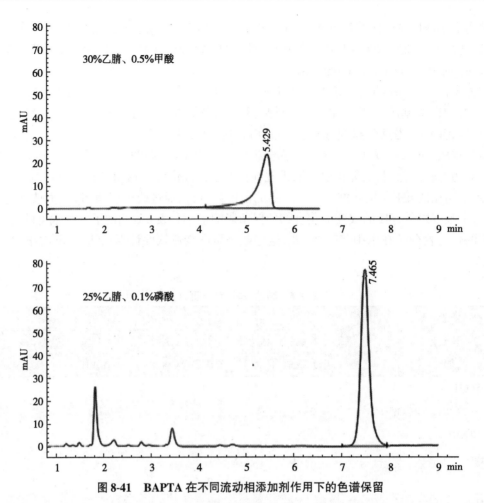

图 8-41　BAPTA 在不同流动相添加剂作用下的色谱保留

（3）缓冲盐：对于成盐药物的分离（特别是弱酸弱碱盐），往往需要在流动相中加入一定量的缓冲液，用于促进含盐药物在色谱分离过程中快速解离成游离成分，促进溶质的解离（二次化学平衡）。通过添加缓冲盐，还可以进一步调整流动相的 pH，控制游离药物的色谱保留时间。例如《中国药典》（2020 年版）中盐酸利多卡因的有关物质分离，通过磷酸盐缓冲液将 pH 控制在 8.0，既可以减少利多卡因中氮原子的质子化，使其在色谱保留过程中以分子形式存在，增加了利多卡因的疏水性，又增强了其在 C_{18} 柱上的保留，且减少与硅羟基的相互作用。

选择缓冲盐时，缓冲液的缓冲容量、紫外吸收，缓冲液的其他性质如溶解度、稳定性、与样品或色谱柱的相互作用、挥发性、腐蚀性等都应考虑。

1）选用的缓冲溶液应具有一定的缓冲容量。在 pH 控制的离子平衡中，缓冲组分在平衡过程中会被消耗，消耗后明显改变了酸（或碱）和其盐的比率，从而导致 pH 变化，可能产生不利影响：溶质的解离平衡在分离过程中改变，出现色谱峰的峰形不对称现象和峰裂分现象，情况严重时单一化合物色谱峰会裂分成 2~3 个色谱峰；流动相的重现性差，使得保留时间的精密度变差。缓冲液的缓冲容量取决于流动相的 pH、缓冲液的 pK_a 以及缓冲液的浓度。流动相的 pH 只有在缓冲液的 $pK_a \pm 1.5$ 范围内时，缓冲液才能控制 pH。表 8-7 归纳了一些非极性键合相色谱中常用的缓冲剂的种类和性质。

2）缓冲溶液浓度应适当。对于非极性液相色谱，若进样量小，样品溶液 pH 与流动相 pH 相近时，缓冲盐的浓度为 10~50mmol/L 较为合适。随着流动相中无机盐浓度的增加，缓冲容量也增加，但要注意，过高浓度的缓冲盐会损害色谱柱，因此，非极性键合相色谱中缓冲液不要超过 50mmol/L。

3）缓冲液必须与色谱系统相匹配。缓冲剂要与检测系统相匹配，使用时应注意缓冲剂的紫外截止波长。理想的缓冲剂应具有较低的紫外吸收波长。表 8-7 中的溶剂除了柠檬酸盐缓冲液，其他缓冲盐均可在 220nm 应用,基本上都能满足非极性液相色谱的要求,其中特别适合于低波长检测的缓冲液(≤200nm)有磷酸盐、碳酸盐、铵盐,但是如果缓冲盐中含有杂质,缓冲盐的最低紫外吸收波长将大大增加。因此,常用的磷酸盐缓冲液多用于紫外检测器;醋酸铵盐挥发性好,可用于蒸发光散射检测器(ELSD)、质谱(MS)检测器。

表 8-7 非极性液相色谱中常用的缓冲剂

缓冲剂	pK_a	缓冲范围	UV 截止波长①
三氟乙酸	<2	1.5~2.5	210nm(0.1%)
磷酸 / 磷酸钾、磷酸氢二钾	2.1	<3.1	<200nm(0.1%)
	7.2	6.2~8.2	<200nm(10mmol/L)
	12.3	11.3~13.3	
柠檬酸 / 柠檬酸钾	3.1	2.1~6.4	230nm(10mmol/L)
	4.7		
	5.4		
甲酸 / 甲酸钾	3.8	2.8~4.8	210nm(10mmol/L)
乙酸 / 乙酸钾	4.8	3.8~5.8	210nm(10mmol/L)
碳酸钾 / 碳酸氢钾	6.4	5.4~7.4②	<200nm(10mmol/L)
	10.3	9.3~11.3	<200nm(10mmol/L)
氯化铵 / 氨水	9.2	8.2~10.2	200nm(10mmol/L)
1- 甲基哌啶盐酸盐 /1- 甲基哌啶	10.1	9.1~11.1	215nm(10mmol/L)
三乙胺盐酸盐 / 三乙胺	11.0	10.0~12.0	<200nm(10mmol/L)

注:①吸收度小于 0.5A;②需要加入酸,如磷酸或乙酸。

4)缓冲液的挥发性。在制备色谱中,为了回收由色谱分离而得到的纯化的样品成分,应使用挥发性缓冲盐,如碳酸铵、甲酸铵、乙酸铵和三氟乙酸,通过蒸发法或冻干法使溶剂挥发,获得纯样品。一些特殊的检测器也需使用挥发性缓冲盐,如蒸发光散射检测器、质谱检测器等。

5)缓冲液在有机溶剂中溶解度较小,梯度洗脱时要特别注意避免出现盐析而导致色谱系统堵塞。

三、应用示例

【例 8-1】HPLC 法测定塞来昔布原料药有关物质[13]

塞来昔布(celecoxib)是首个新一代高选择性环氧合酶 -2(COX-2)抑制剂,能阻止炎性前列腺素类物质生成,达到抗炎镇痛及退热的作用;还能安全、有效治疗骨关节炎和类风湿关节炎。根据塞来昔布的化学性质、合成路线及降解途径,并参考强制降解试验结果,确定了本品可能存在的杂质有6 个,结构如图 8-42 所示。

1. **仪器与试剂** LC-2010AHT 高效液相色谱仪、LC solution 色谱工作站;BP211D 型分析天平。

塞来昔布原料药、塞来昔布对照品(纯度为 99.6%)、杂质对照品 A~F;甲醇、乙腈为色谱纯;磷酸二氢钾、磷酸为分析纯;水为自制超纯水。

2. **色谱条件** 色谱柱: SUPELCOSIL LC-DP(250mm×4.6mm,5μm);流动相:磷酸盐缓冲液(取磷酸二氢钾 2.7g,加水 1 000ml 溶解,用磷酸调节 pH 至 3.0)- 甲醇 - 乙腈(60∶30∶10);流速:1.5ml/min;检测波长:215nm;柱温:60℃;进样量:20μl。

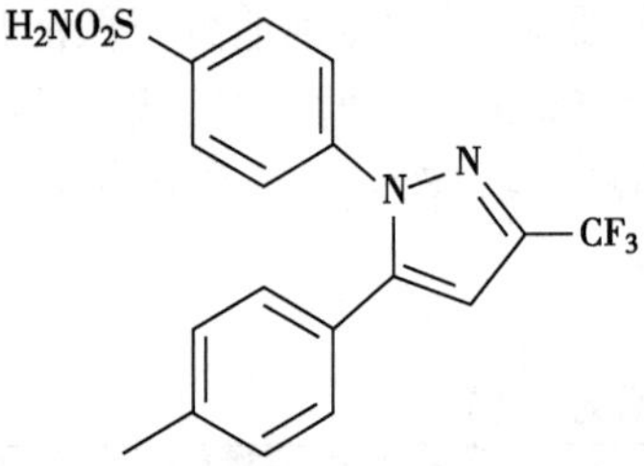

塞来昔布（celecoxib） 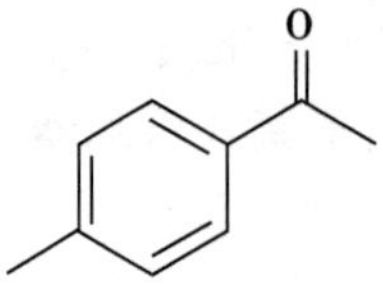 杂质A（impurity A） 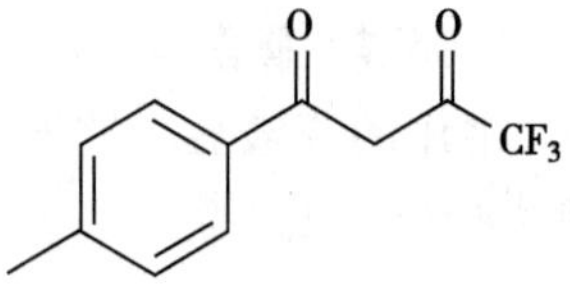 杂质B（impurity B）

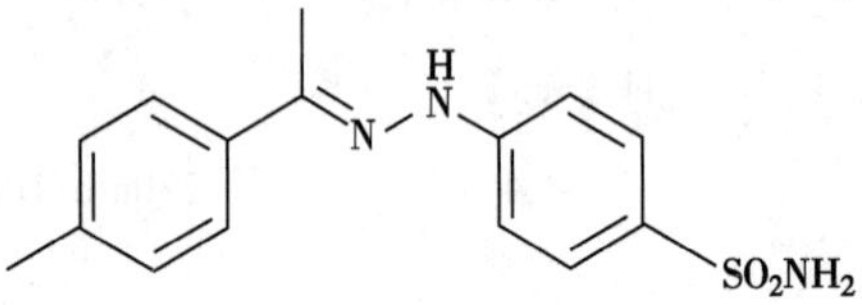

杂质C（impurity C） 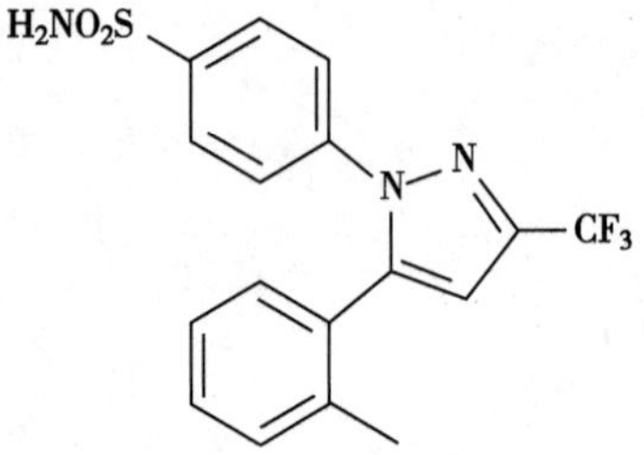 杂质D（impurity D）

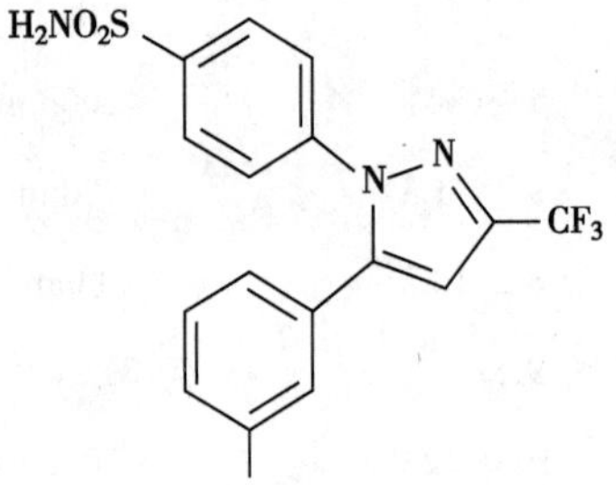

杂质E（impurity E） 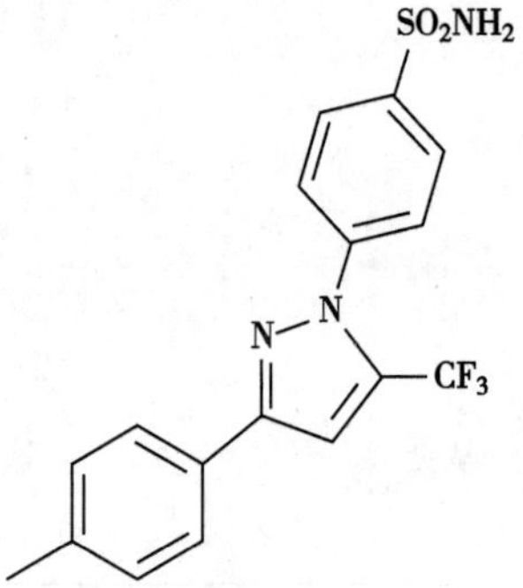 杂质F（impurity F）

图 8-42 塞来昔布及其各杂质成分的化学结构式

3. 测定方法与结果

（1）溶液的配制：稀释剂为甲醇-水（3∶1）；取样品适量，精密称定，用稀释剂制成每1ml中约含塞来昔布0.5mg的供试品溶液；取塞来昔布对照品适量，精密称定，用稀释剂制成每1ml中含塞来昔布1mg的对照品溶液；分别取各杂质对照品适量，精密称定，用稀释剂分别制成每1ml中含各杂质0.1mg的杂质储备溶液。

（2）系统适用性试验：取对照品溶液和杂质A~F的储备液适量，加稀释剂制成每1ml中含塞来昔布0.5mg及各杂质均为2.5μg的混合溶液，取20μl注入液相色谱仪，记录色谱图（图8-43）。本试验实现了塞来昔布与6个杂质的基线分离。其中杂质E、F是主成分的同分异构体，为主要杂质，且分别与主峰相邻。因此，将杂质E、F与主峰的分离度作为系统适用性的考察指标（分离度大于1.5）。

（3）样品检测：精密量取供试品溶液适量，加稀释剂制成每1ml中约含塞来昔布0.5μg的溶液，取20μl注入液相色谱仪，调节检测灵敏度，使主成分色谱峰的峰高为满量程的10%~20%。再精密量取各供试品溶液20μl，分别注入液相色谱仪，记录色谱图。

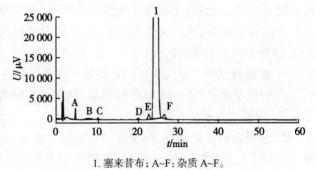

1. 塞来昔布；A~F：杂质A~F。

图 8-43 系统适用性色谱图

4. 思路解析　在优化塞来昔布及其各杂质的色谱分离条件时,分别采用反相 C_{18}、C_8 和苯基色谱柱进行试验,结果表明苯基色谱柱的分离效果最好。在流动相筛选试验中,分别考察了水 - 甲醇、水 - 乙腈洗脱体系,由于 6 个杂质的化学性质相差较大,采用水 - 甲醇 / 乙腈的二元溶剂系统不能将主峰与杂质 F 峰基线分离,通过试验发现以一定比例混合甲醇和乙腈,具有较好的分离效果。通过调节有机相与水相的比例,可以改变流动相的洗脱能力,最终确定了缓冲液 - 甲醇 - 乙腈的三元溶剂系统,以等度洗脱的方式,实现了主成分与 6 个杂质的基线分离,避免了采用梯度洗脱方式带来的梯度峰对杂质检测的影响。此外,还考察了缓冲液对分离的影响,发现磷酸盐的效果优于有机酸,且离子强度越大,峰形越好。

第四节　离子对色谱法

对于碱性药物(如二甲双胍)和强酸性药物(如利塞膦酸钠),由于在常规的流动相 pH 范围内主要以离子形式存在,这些药物在非极性键合相上几乎没有保留,需要在流动相中添加离子对试剂(ion pair reagent,IPR)增强疏水性,这种色谱法称为离子对色谱法。它可以简单地理解为一对带相反电荷的离子通过静电吸引临时结合在一起,但它们之间并没有形成稳定的化学键[14]。

一、离子对色谱法的保留机制

离子对色谱法(ion pair chromatography,IPC)系指在色谱体系中加入合适的与样品离子电荷(A^+)相反的离子(B^-,称为反离子,counterion),使其与样品离子结合生成弱极性的离子对(呈中性),进而进行分离的一种色谱分离分析技术[15]。离子对色谱法主要分为正相离子对色谱和反相离子对色谱,但正相离子对色谱已很少使用,因此仅介绍反相离子对色谱法。反相离子对色谱法是把离子对试剂加到极性流动相中,被分析的样品离子在流动相中与离子对试剂(反离子)生成不带电荷的中性离子对,从而增加了样品离子在非极性固定相中的溶解度,使分配系数增加,改善分离效果。

离子对色谱的分离原理如图 8-44 所示。对于碱性化合物(B),控制 pH 至酸性以形成正离子,与流动相中所添加的负性离子形成中性的离子对,进行色谱分离;一般用各种烷基磺酸盐($R-SO_3Na$)作离子对试剂,流动相和固定相之间的反应见图 8-44(a)。对于酸性化合物(RCOOH),控制 pH 使其羧基完全解离成负离子,与流动相中所添加的正性反离子形成中性的离子对,进行色谱分离;一般用各种季铵盐,如四丁基铵类(TBA^+X^-)作离子对试剂,流动相和固定相之间的反应见图 8-44(b)。

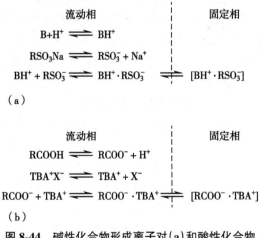

图 8-44　碱性化合物形成离子对(a)和酸性化合物形成离子对(b)示意图

二、影响离子对色谱保留的因素

在反相离子对色谱中,流动相的 pH、离子对试剂的种类和浓度、有机溶剂的种类和浓度、缓冲盐、柱温等因素都会对分离产生很大影响。

1. 离子对试剂的类型　离子对试剂的类型决定于被分离样品的性质,通常选用与被测样品电荷相反的离子对试剂。对于酸类药物,常用的反离子是季铵盐,如四丁基铵正离子、十六烷基三甲基铵正离子,加入流动相中可以增强阴离子型分析物的保留;对于碱类药物,常用的反离子是烷基或芳基磺酸盐,如高氯酸根负离子、十二烷基磺酸盐、辛烷磺酸钠等,加入流动相中可以增强阳离子型分析物的保留。表 8-8 列出了常用的离子对试剂及其主要的应用对象。

表 8-8　反相色谱常用的离子对试剂及其主要应用对象

离子对试剂	主要应用对象
烷基磺酸盐（如庚烷磺酸盐、樟脑磺酸盐等）	强碱、弱碱、儿茶酚胺、鸦片碱、肽类
烷基硫酸盐（如辛基、十二烷基硫酸盐等）	与磺酸盐相似，选择性不同
季铵盐（如四丁溴化铵、十六烷基三甲基溴化铵等）	强酸和弱酸（如磺酸、羧酸等）及其盐类
叔胺（如三辛胺）	磺酸盐、羧酸
高氯酸	胺、多肽

对于同一类别的离子对试剂，其碳链长度不同，疏水性也不同。通常，离子对试剂的碳链越长，分配系数越大，所形成的离子对越易在固定相上保留；反之，碳链越短，离子对的保留值越小。

2. 流动相的 pH　合适的 pH 决定了离子型化合物的解离度，为了使其有最大程度的解离，获得合适的保留和响应，但又不能超出硅胶基质的色谱柱所能承受的范围，一般情况下，pH 范围应为 2~7.5。

强酸性药物在低 pH 也能充分解离，故对 pH 要求不严；而对于弱酸性药物，如磺胺类、巴比妥类药物等，需在高 pH 时才能充分解离，若 pH 过低，则抑制解离，样品组分呈不解离溶质，故这些药物不太适合采用离子对色谱法分析。碱性试样的分析可控制在较低 pH，能在色谱柱适应的范围内较方便地进行离子对色谱分析。

由酸、碱平衡可知，流动相的 pH 影响酸、碱化合物及离子对试剂的解离。为了使酸性化合物获得最大保留，应选择 pH ≈ (pK_a+2) 的流动相，使其完全解离为 $RCOO^-$。对于碱性样品，应选择 pH ≈ (pK_a−2) 的流动相，使其解离为 BH^+，从而使样品离子与离子对试剂形成中性离子对化合物而保留。

3. 离子对试剂的浓度　当流动相中离子对试剂的浓度增加，被固定相吸附的离子对试剂的浓度也增加，直至固定相上离子对试剂饱和。由于样品的保留主要取决于吸附在固定相上的反离子的浓度，随着流动相中离子对试剂的逐步增加，样品的保留也逐步增加到极大值，若继续增加离子对试剂的浓度，样品的保留不但不增加，反而减小。这是因为离子对试剂的反离子，如四丁基氯化铵（TBA^+Cl^-）中 Cl^- 与样品离子（COO^-）竞争保留在（TBA^+）上，故一般流动相中的离子对试剂浓度为 3~10mmol/L。

4. 有机改性剂的性质和浓度　在反相离子对色谱中，样品组分保留值的变化还与流动相中有机改性剂的性质和浓度有关。有机溶剂类型可能改变选择性，但同时要考虑到离子对试剂的溶解度。多数季铵盐和磺酸盐可溶于甲醇，而在乙腈中的溶解度较差，若增加乙腈中的含水量（10%~20%），溶解度会增加；十二烷基硫酸钠在乙腈中的溶解度大于甲醇中的溶解度。

此外，增加流动相中有机溶剂的比例，吸附在固定相上的离子对试剂减少，可以选择性地降低离子型化合物的保留，因此有机溶剂的比例越高，保留值越小。被测组分的疏水性和离子对试剂的疏水性越强，所需有机改性剂的浓度越高，一般调节有机溶剂的比例使化合物的保留在 $0.5 < k < 20$ 范围内。

5. 色谱柱类型和缓冲液　和常规的反相色谱不同的是，色谱柱固定相表面被离子对试剂部分覆盖，因此色谱柱的类型对离子对色谱的分离影响相对较小，故通过改变色谱柱的类型来改善离子对色谱的分离并不是首选的办法。而改变流动相中缓冲盐的浓度，样品保留会发生变化，因此流动相的缓冲盐浓度需要保持一致。同时，在进行离子对色谱时，还应特别注意色谱系统的恒温条件，温度会改变色谱柱上吸附的离子对试剂的量，因此控制温度对分离特别重要。

6. 其他因素

（1）人工峰（artifactual peak）：在 IPC 中，当进行空白实验（即注入样品溶剂）时，正峰和负峰有时候都可以观察到，这些异常的峰也被称为人工峰。这些人工峰会干扰 HPLC 方法的建立或日常应用，因此在 IPC 方法建立之前和得到有希望的分离之后都应该进行空白实验。人工峰问题通常是由流动相和样品溶剂之间的差异造成的,使用的缓冲剂纯度不够、离子对试剂或者其他流动相添加剂都会放大这种影响。

解决方法:①让样品溶剂尽量接近流动相的组成;②增加进样浓度,减少进样体积;③使用不同批次和厂家的离子对试剂来对比。

(2)缓慢的色谱柱平衡: IPC 涉及多种复杂的平衡过程,因此一般来说色谱柱平衡时间相对较长。当使用的离子对试剂疏水性较强(如庚烷磺酸盐、己烷磺酸盐、四丁基铵盐)时,柱平衡通常较慢。由于柱平衡较慢,当使用 IPC 时选择梯度洗脱方法可能会导致一系列的问题,比如保留值重现性较差、基线不稳及其他一些分离问题。但对于使用小分子离子对试剂,如三氟乙酸和三乙胺,其柱平衡较快,使用梯度洗脱影响较小。

(3)峰形问题:一般来说,加入离子对试剂会改善由于硅胶基质色谱柱上残留硅羟基团带来的峰形问题。如果在 IPC 中出现峰形问题,如峰前伸等,改变温度可能是有效的解决方式。因此,当遇到峰形不好和/或塔板数降低的情况时,应考虑柱温变化对峰形的影响。

(4)与质谱不兼容:现在越来越多的分析实验室配置 LC-MS,但传统的离子对试剂由于其非挥发性而与 MS 不兼容,这些为了增强分析物保留而加入的离子对试剂可能会对分析物的离子化产生严重的影响。

三、应用示例

反相离子对色谱法可以用于分离测定季铵盐类、胺类、氨基酚类、羧酸类等药物,尤其是在反相色谱系统中不保留或几乎不保留的酸性或碱性药物。对于这些药物的分离,需要在流动相中加入与这些药物电荷性质相反的试剂以形成离子对,增强其疏水性,从而实现在非极性键合相色谱上保留的目的。

【例 8-2】离子对反相 HPLC 法同时测定葛根芩连汤中 13 种有效成分[16]

葛根芩连汤由葛根、黄芩、黄连和甘草 4 味中药组成,具有解表清里、升清止痢之功效。其中葛根为君药,其主要成分为葛根素、大豆苷元;黄芩、黄连为臣药,黄芩的主要成分为黄芩苷、汉黄芩苷、汉黄芩素,黄连的主要成分为小檗碱、巴马汀、药根碱和黄连碱;甘草为佐使药,其主要成分为甘草素、异甘草苷、甘草酸和甘草次酸。四药配伍,表里共治,共成清热解肌之剂。

1. **仪器与试剂** LC-10A 型高效液相色谱系统、LC-10AVP 输液泵、SPD-10AVP 紫外检测器、SIL-10AF 自动进样器。甲酸、乙腈、庚烷磺酸钠为色谱纯,水为纯化水,葛根素、大豆苷元、黄芩苷、汉黄芩苷、汉黄芩素、小檗碱、巴马汀、药根碱、黄连碱、甘草素、异甘草苷、甘草酸、甘草次酸对照品(图 8-45),葛根、黄芩、黄连、炙甘草药材。

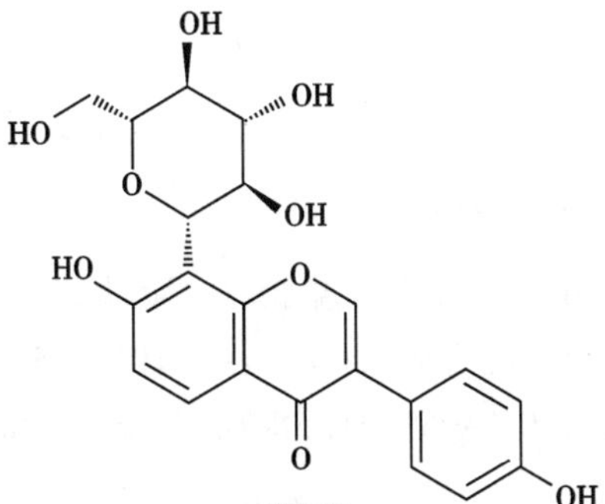

葛根素

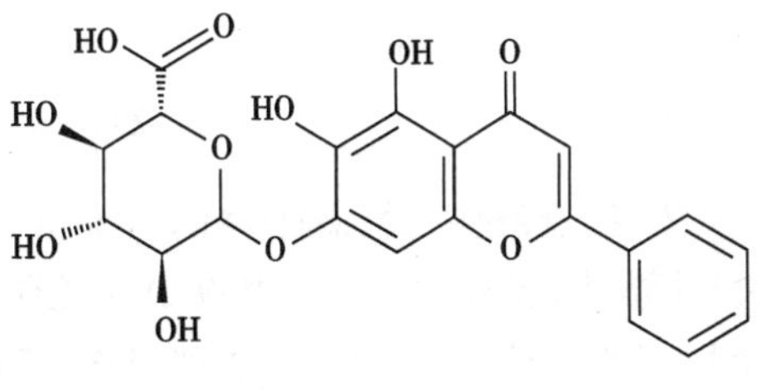

黄芩苷

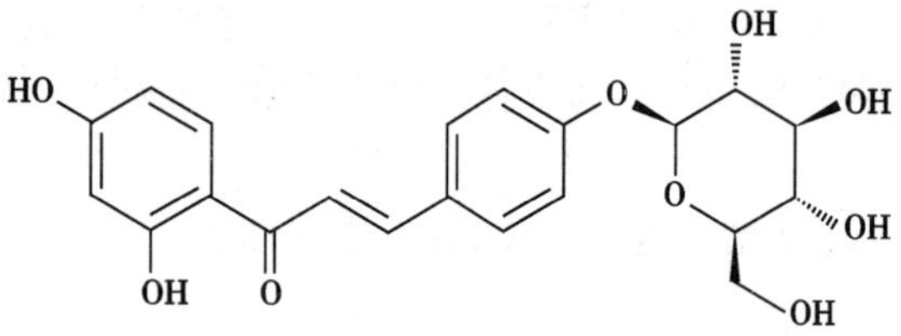

异甘草苷

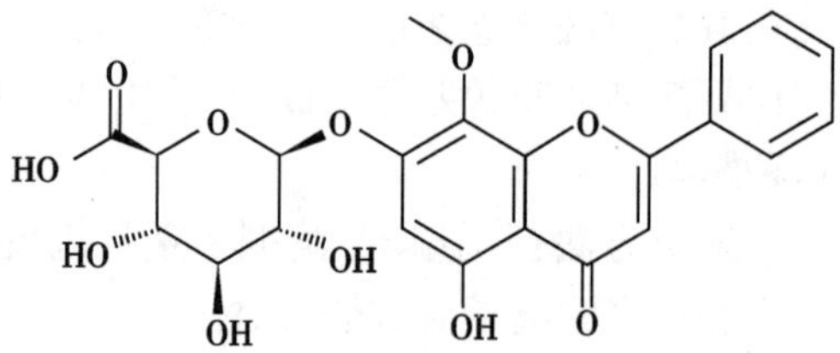

汉黄芩苷

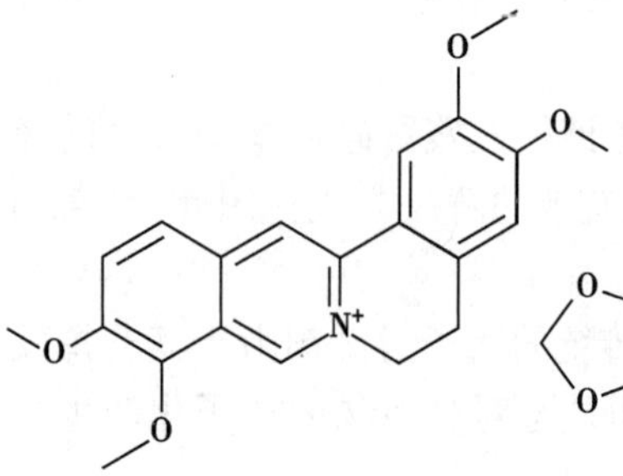

巴马汀

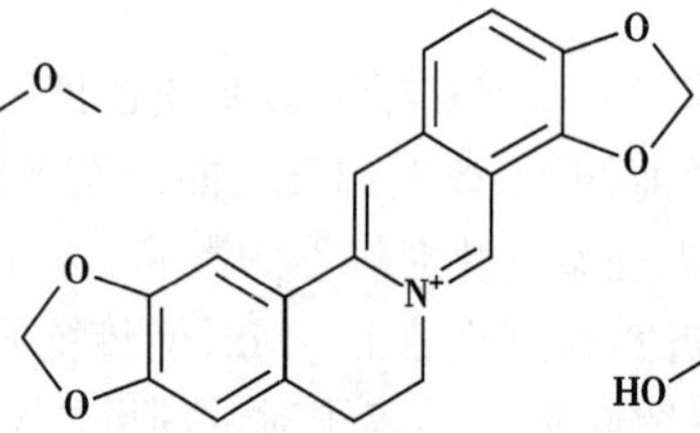

黄连碱

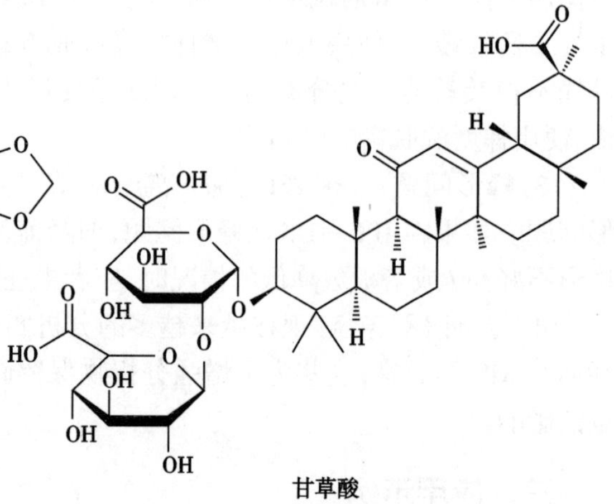

甘草酸

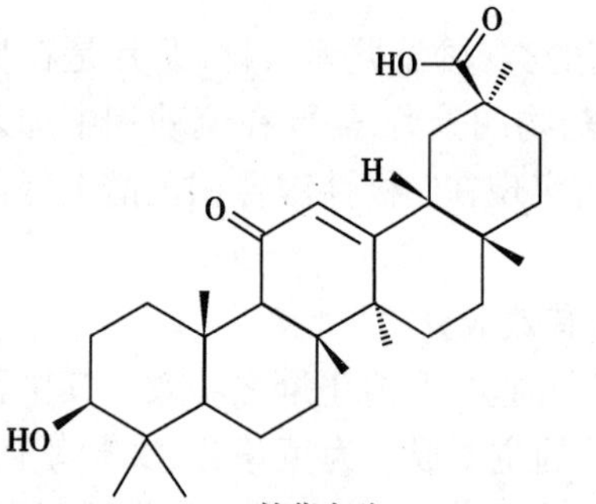

甘草次酸

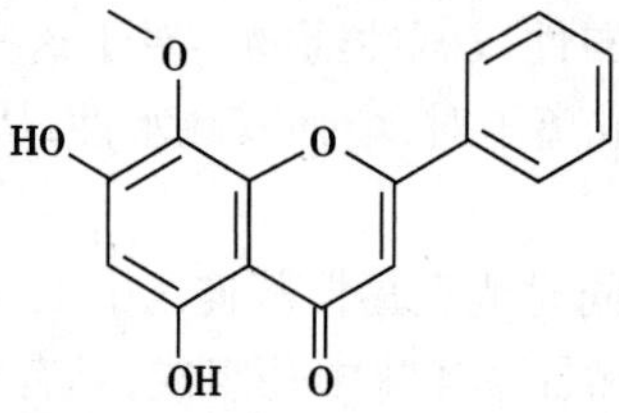

汉黄芩素

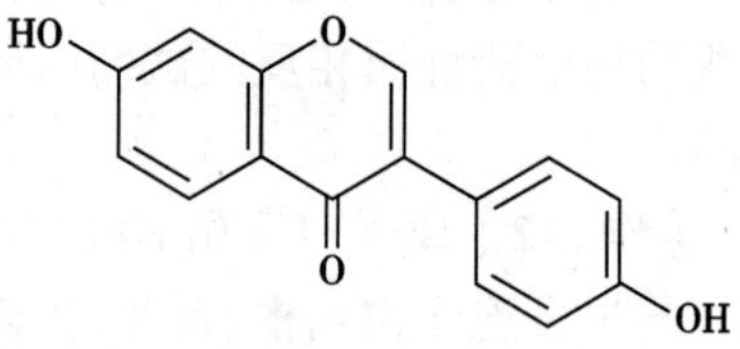

大豆苷元

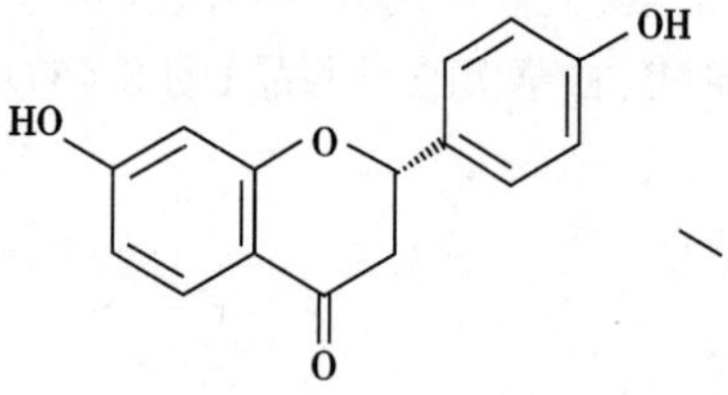

甘草素

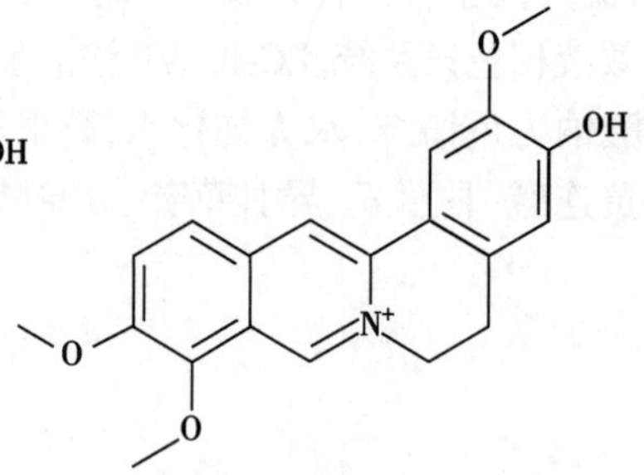

药根碱

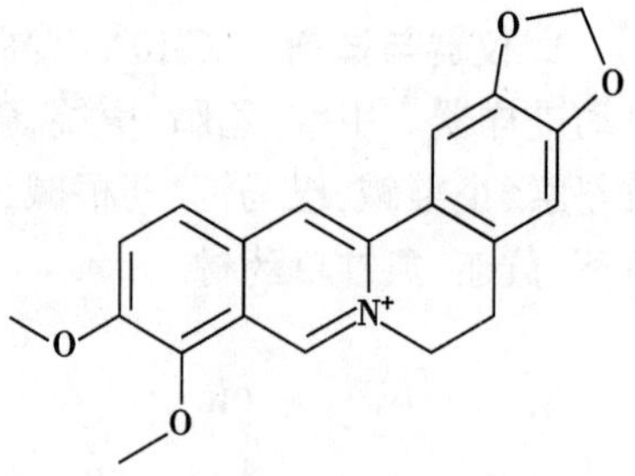

小檗碱

图 8-45 葛根芩连汤中的 13 种有效成分

2. 色谱条件 色谱柱为 Diamonsil C$_{18}$ 柱(250mm×4.6mm,5μm);柱温 35℃;流动相为 3.5mmol/L 庚烷磺酸钠溶液(含 0.1% 甲酸,A)-乙腈(含 0.1% 甲酸,B),梯度洗脱(0~32 分钟,10%~25% B;32~52 分钟,25%~55% B;52~56 分钟,55%~70% B;56~58 分钟,70%~95% B;58~60 分钟,95% B);流速 1ml/min;检测波长 270nm;进样量 20μl。

3. 测定方法与结果

(1)供试品溶液的配制:参照《中国药典》(2020 年版)葛根芩连丸的"制法"操作,制作葛根芩连汤组方提取物。精密称取提取物约 200mg,置 100ml 量瓶中,加入甲醇约 80ml,使其溶解,超声 30 分钟,用甲醇稀释至刻度,混匀,静置,滤过,弃去初滤液,取续滤液,作为葛根芩连汤的供试品溶液。

(2)对照品溶液的配制:取葛根素、大豆苷元、黄芩苷、汉黄芩苷、汉黄芩素、小檗碱、巴马汀、药根碱、黄连碱、甘草素、异甘草苷、甘草酸和甘草次酸各约 10mg,精密称定,分置 10ml 量瓶中,用甲醇溶解并稀释至刻度,摇匀,得到质量浓度约为 1.00mg/ml 的各对照品储备液,于 4℃冰箱中保存。

(3)葛根芩连汤中 13 种有效成分的含量测定:采用 HPLC-UV 对上述 13 种成分进行含量测定,结果如图 8-46 所示。这些成分在各自的浓度范围内线性良好,精密度良好,重复性实验和加样回收率实验结果均符合定量要求。葛根素、大豆苷元、黄芩苷、汉黄芩苷、汉黄芩素、小檗碱、巴马汀、药根碱、黄连碱、甘草素、异甘草苷、甘草酸和甘草次酸在方剂提取物中的含量分别为 22.95mg/g、0.71mg/g、15.99mg/g、4.70mg/g、0.23mg/g、9.27mg/g、2.71mg/g、1.76mg/g、2.78mg/g、5.44mg/g、0.40mg/g、2.34mg/g、0.24mg/g。

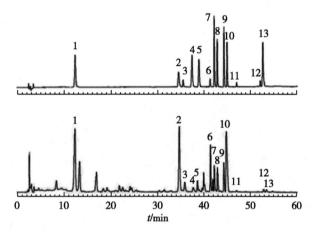

1. 葛根素;2. 黄芩苷;3. 异甘草苷;4. 大豆苷元;5. 甘草素;6. 汉黄芩苷;7. 巴马汀;
8. 黄连碱;9. 药根碱;10. 小檗碱;11. 甘草酸;12. 甘草次酸;13. 汉黄芩素。

图 8-46　葛根芩连汤中 13 种有效成分混合对照品(上)和供试品(下)的代表性图谱

4. **思路解析**　葛根芩连汤中含有许多呈弱碱性的生物碱类成分,可采用烷基磺酸盐作为阴离子对试剂,改善色谱保留。本研究中考察了 3 种常用的离子对试剂:戊烷磺酸钠、庚烷磺酸钠和十二烷基磺酸钠。试验结果表明,当使用庚烷磺酸钠时,各成分出峰时间适宜且与其他成分可达到良好分离。对其使用的浓度进行优化,考察了 2.5~5.0mmol/L 时各成分的分离效率,结果显示当其浓度为 3.5mmol/L 时,生物碱之间可达到基线分离且色谱峰对称性良好,经方法学验证各项效能指标均符合定量分析要求。

建立的反相离子对 HPLC 法不仅能够有效地解决小檗碱、巴马汀、药根碱、黄连碱等生物碱成分色谱峰的拖尾问题,还可同时测定葛根芩连汤中 13 种有效成分,包括黄酮类、异黄酮类、异喹啉类生物碱、皂苷类等成分,为含有相同药味的中药方剂复杂药效成分的测定提供方法参考。

【例 8-3】离子对反相 HPLC 法测定双氯芬酸二乙胺中的杂质[17]

双氯芬酸二乙胺(diclofenac diethylamine,DDA)是双氯芬酸的非金属离子盐,属于强效非甾体抗炎药,可通过抑制前列腺素合成酶,使前列腺素 E_2 的合成减少而发挥抗炎镇痛解热作用。结合合成路线,DDA 常见的杂质如图 8-47 所示。

1. **仪器与试剂**　高效液相色谱仪,配备紫外检测器、DAD。四甲基氢氧化铵溶液(25%,超级纯),磷酸为色谱纯,甲醇、乙腈为色谱纯,自制重蒸水。DDA 对照品,10 种杂质的对照品,DDA 原料药。

2. **色谱条件**　色谱柱 Inertsil ODS SP(250mm×4.6mm,5μm);流动相为体积分数 0.25% 的四甲基氢氧化铵水溶液(磷酸溶液调节 pH 至 6.5)- 甲醇 - 乙腈,梯度洗脱,具体洗脱程序见表 8-9;流速 1.0ml/min;柱温 25℃;检测波长 280nm;进样量 20μl。

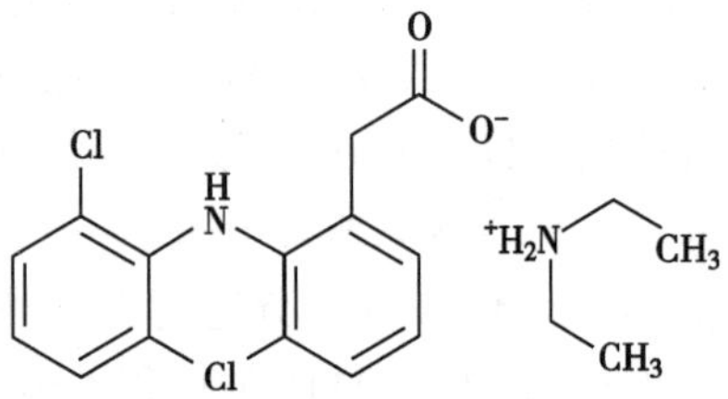
1
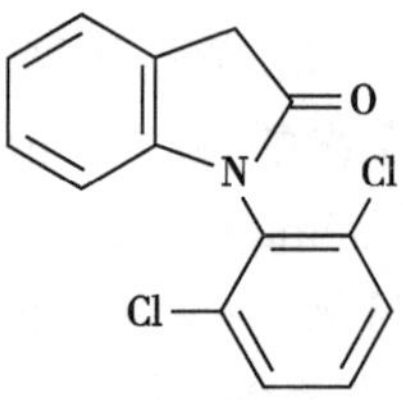
2
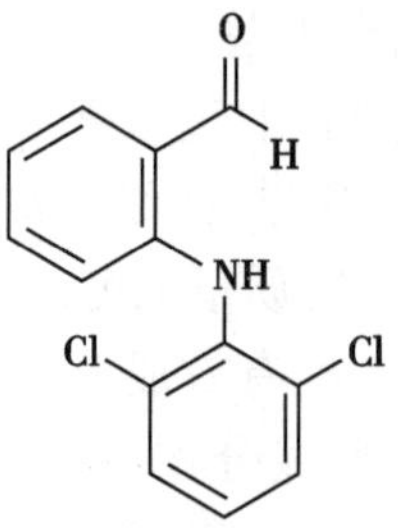
3
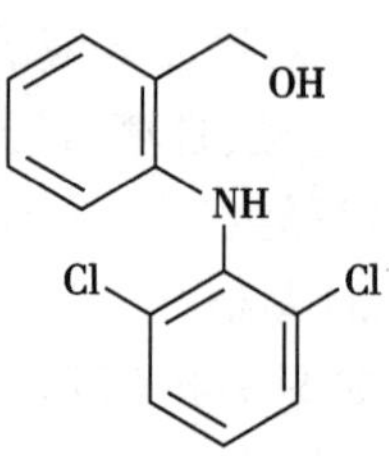
4
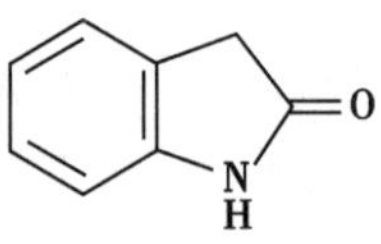
5
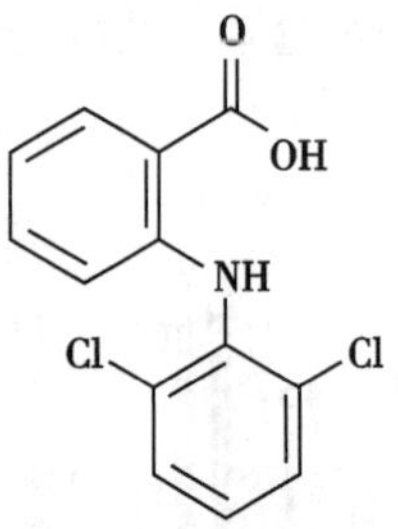
6
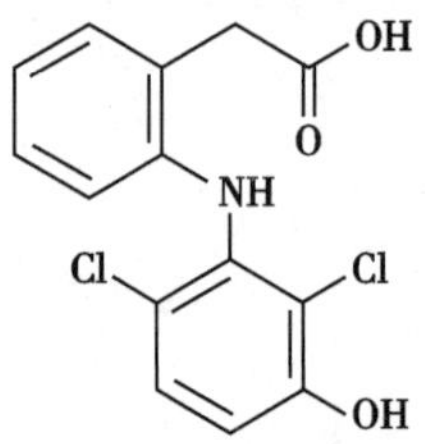
7
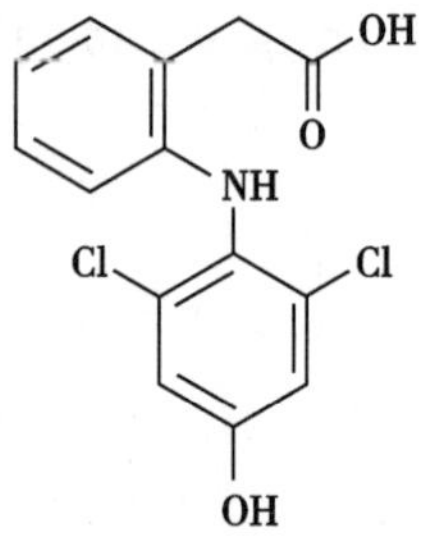
8
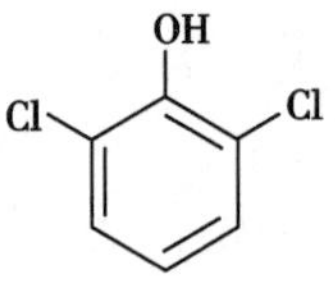
9
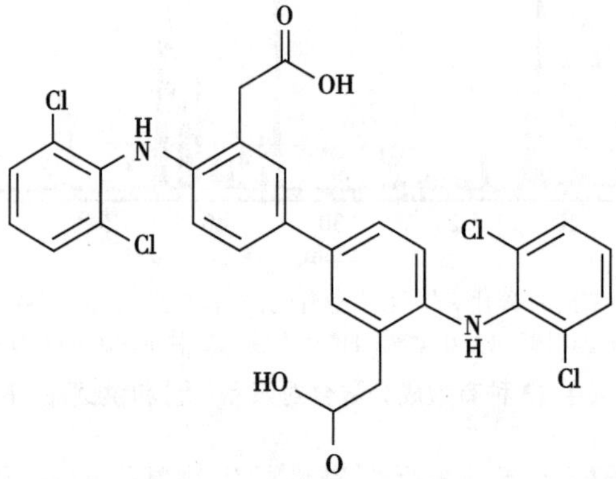
10
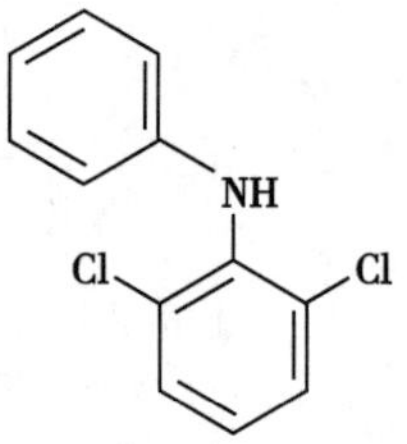
11

1. DDA; 2. 杂质 A; 3. 杂质 B; 4. 杂质 C; 5. 杂质 E; 6. 杂质 5; 7. 3- 羟基双氯芬酸;
8. 4- 羟基双氯芬酸; 9. 2,6- 二氯苯酚; 10. 双氯芬酸二聚体; 11.2,6- 二氯联苯胺。

图 8-47　双氯芬酸二乙胺(DDA)及其杂质的结构式

表 8-9　梯度洗脱程序

t/min	*φ*(acetonitrile)/%	*φ*(water)/%	*φ*(methanol)/%
0	12	48	40
5	12	48	40
18	20	30	50
45	20	30	50
50	12	48	40
65	12	48	40

3. 测定方法与结果

(1)供试品溶液的配制：取 DDA 原料药 10mg，精密称定，置 10ml 棕色量瓶中，加稀释液(乙腈：水相：甲醇 =12∶48∶40，*V/V/V*)溶解并定容至刻度，得到质量浓度为 1mg/ml 的 DDA 供试品溶液。

(2)对照品溶液的配制：取杂质 A 4mg，杂质 B、杂质 C、杂质 E、杂质 5、3- 羟基双氯芬酸、4- 羟基双氯芬酸、2,6-二氯苯酚、双氯芬酸二聚体、2,6-二氯联苯胺各 2mg，精密称定，置 50ml 棕色量瓶中，双氯芬酸二聚体加甲醇与二氯甲烷(体积比 50∶50)的混合液，其他杂质加甲醇溶解并定容至刻度，得到杂质 A 质量浓度为 80μg/ml，其他各杂质质量浓度均为 40μg/ml 的各杂质对照品贮备液。

(3)双氯芬酸二乙胺中 10 种杂质的测定：采用 HPLC-UV 对上述 10 种杂质进行含量测定，系统适用性试验结果如图 8-48 所示。10 种杂质成分在各自的浓度范围内线性良好，仪器精密度良好，重复性、专属性、耐用性和加样回收率实验结果均符合定量要求。采用外标法对供试品溶液中的已知杂质、用主成分自身对照法对其中的未知杂质分别进行定量测定，3 批 DDA 原料药中杂质 5 及 4 种未知杂质的含量均小于 0.1%，总杂质含量小于 0.4%；3 批 DDA 原料药中各已知杂质、未知杂质及总杂质的含量均低于限度，符合要求。

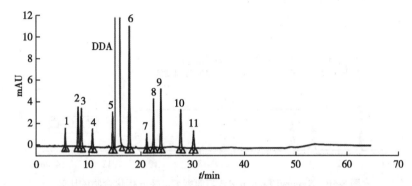

1.杂质 E；2.3-羟基双氯芬酸；3.4-羟基双氯芬酸；4.2,6-二氯苯酚；5.杂质 5；6.邻苯二甲酸二乙酯；
7.杂质 A；8.双氯芬酸二聚体；9.杂质 C；10.2,6-二氯联苯胺；11.杂质 B。

图 8-48　双氯芬酸二乙胺的系统适用性试验色谱图

4. 思路解析　反相离子对色谱法是把离子对试剂加到流动相中，使被分析的组分离子在流动相中与离子对试剂生成不带电荷的中性离子，从而增加溶质与非极性固定相的作用，使分配系数增加，改善分离效果。双氯芬酸二乙胺及其 10 种杂质均为酸性化合物，常用的反离子是季铵盐。本例通过在流动相的水相中加入离子对试剂四甲基氢氧化铵，构成反相离子对体系，调整水相中离子对试剂的浓度、pH 及柱温来改善色谱的分离选择性，使上述杂质达到有效分离，从而实现准确的杂质定量检测。

第五节　极性键合相色谱法

虽然非极性键合相色谱及其离子对色谱法可以分离分析大部分药物，但是这高度依赖于流动相的组成，实际应用中受到一定限制。而极性键合相色谱是将极性有机基团或者离子型的基团键合在硅胶表面，根据"相似相溶"的原则有利于增强对极性和离子型化合物的保留。这种键合相色谱法极大地弥补了非极性键合相色谱的不足，目前仍在蓬勃发展中。

一、极性键合相的构成与特点

极性键合相可以采用极性包埋(polar-embedded)或极性头(polar headed)两种方式引入极性官能团。极性包埋的方式是将极性官能团嵌入非极性键合相(多为十八烷基链)中(图 8-49)，常见的内嵌基团包括氨基甲酸酯、磺胺基团和酰胺基团[18]。通过极性包埋方式制备得到的键合相增强了 C_{18} 柱固定相的极性，可以对极性化合物有更强的保留。如图 8-50，采用内嵌极性基团的 C_{18} 柱(Synergi Fusion-RP)相比于常规的 C_{18} 柱，可以使极性及疏水性药物的保留比较适中。同时，内嵌有极性基团的 C_{18} 柱可以耐受更高比例的水相，可以在 100% 的水相流动相条件下长时间运行。

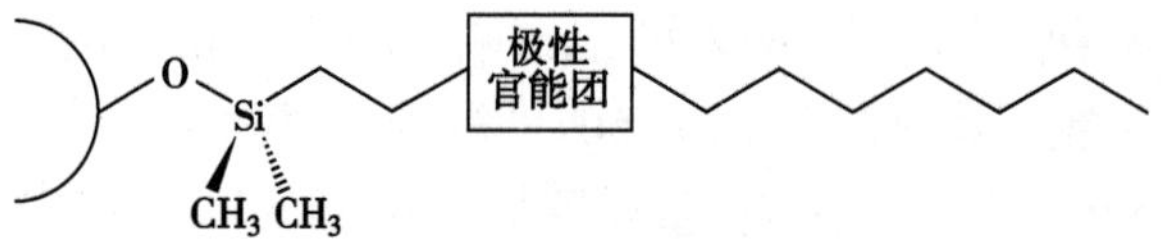

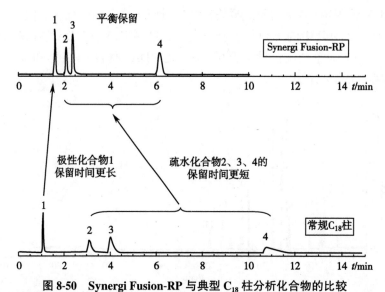

图 8-49 内嵌极性官能团的非极性键合相示意图

图 8-50 Synergi Fusion-RP 与典型 C_{18} 柱分析化合物的比较

色谱柱: Synergi Fusion-RP, 常规 C_{18} 柱; 尺寸: 150mm × 4.6mm; 流动相: 20mmol/L 磷酸钾 (pH 7.5) - 乙腈 (75 : 25); 流速: 1ml/min; 检测波长: 210nm; 样品: 1. 马来酸; 2. 氯苯那敏; 3. 曲普利啶; 4. 苯海拉明。

极性包埋的方式仅仅是一定程度上增加了非极性键合相色谱的极性, 大部分情况下色谱保留机制仍遵循疏溶剂理论, 而极性头的方式则是真正意义上的极性键合相。此类极性键合相由三部分组成: 键型、主体基团、极性端基, 其构成如图 8-51 所示。左边是键合至硅胶表面的键型 (如 Si—O—Si—C), 它是整个极性键合基团与硅胶母体直接相连的桥梁。中间是主体基团, 一般由直链烃基或醚基所组成, 其可使硅胶表面与特定的极性基团之间保持一定距离。右边的 X 是极性端基, 通过烷基主体基团与硅胶表面相连。最常见的极性键合相有氰基 (—CN)、二醇基 [—CH(OH)—CH₂OH)]、氨基 (—NH₂)、硝基 (—NO₂) 等, 此外还有离子型的磺酸基 (—SO₃H) 或羧基 (—COOH)。以下是各类键合相的特点。

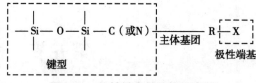

图 8-51 极性键合相结构示意图

1. **氰基键合相** 分离选择性与硅胶相似, 但极性小于硅胶, 即用相同的流动相及其他色谱条件相同时, 同一极性组分的保留时间将小于硅胶。许多需用硅胶柱分离的样品, 也可用氰基键合相柱完成。氰基柱对几何异构体或含双键数目不同的化合物 (环状化合物) 具有较好的分离能力。

2. **氨基键合相** 与硅胶的性质有较大差异, 氨基键合相为碱性, 而硅胶为酸性。氨基键合相可作为正相或反相色谱法的固定相, 视流动相的极性而定。在作正相洗脱时, 表现出与硅胶不同的选择性。氨基键合相色谱柱是分析糖类最重要的色谱柱, 也称为碳水化合物柱。在分析糖时, 因糖不溶于烷烃, 而用乙腈 - 水为流动相进行反相洗脱, 构成亲水作用色谱法。

3. **酰胺基键合相** 与氨基柱相似, 对高极性化合物的保留较强, 同样也适用于糖类的分析。酰胺基相较于氨基, 化学性质更加稳定, 色谱柱寿命更长[19]。而且在分析糖时, 不易生成 Schiff 碱, 从而改善了定量准确性。

4. **两性离子键合相** 磺基甜菜碱基团 (sulfobetaine) 是最具代表性的两性离子 (zwitterionic) 固定

相(图 8-52),含带负电荷的磺酸盐基团和带正电荷的季铵基团(摩尔比为 1∶1),这些基团构成两性离子,在 pH 0~14 的范围内净电荷为零[20]。由于两性离子固定相的表面净电荷为零,不会表现出显著的离子交换行为。已有研究表明,两性离子固定相会累积相对较厚的吸附水层,使其对极性和中性物质具有很强的保留能力。

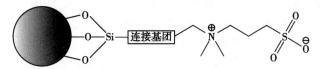

图 8-52　磺基甜菜碱基固定相的结构

5. 二醇基键合相　呈弱极性,可用于分离有机酸,还可作为分离蛋白质的凝胶过滤色谱的固定相。

二、极性键合相色谱法的保留机制

(一) 保留原理

极性键合相的保留机制既有吸附的因素,也有分配的因素。一般认为吸附过程是主要的相互作用过程,通过填料表面极性基团的偶极诱导、氢键作用或静电作用和溶质分子发生相互作用,达到分离目的。

极性键合相色谱对待测物的保留性能与化合物的极性密切相关,极性越大的化合物保留越强,极性越小的化合物保留越弱。也可用"相似相溶"规律判断待测物的出峰顺序,通常,其出峰顺序与非极性键合相色谱刚好相反。

(二) 分离模式

1. 用作正相色谱　极性键合相一般都用作正相色谱(NPLC),即用非极性或极性小的溶剂(如烃类溶剂)加入适量的极性溶剂(如三氯甲烷、醇类、乙腈等),以调节控制洗脱液的洗脱强度[21]。

溶质保留规律:①溶质的分离是基于亲水结构的差异;②溶质的极性越大,保留值越大;③流动相极性越大,洗脱强度越大。

极性键合相色谱常用溶剂极性参数(P')见表 8-10。P' 越大,极性越大,洗脱力越强。从表中可以看出,水的 P' 为 10.2,洗脱能力最大,而正己烷洗脱能力最弱。正丙醇和四氢呋喃的 P' 值均为 4.0,极性相同,但是由于组别不同,因而选择性不同。在正相键合相色谱中,通常用一种或数种不同组别的纯溶剂与底剂(洗脱能力最弱的溶剂)按一定比例组成多元溶剂系统。选 P' 值最小的正己烷为底剂,为了改善分离的选择性,常加入的优选溶剂为乙醚或甲基叔丁基醚(质子接受体,Ⅰ组)、三氯甲烷(质子给予体,Ⅷ组)、二氯甲烷(偶极溶剂,Ⅴ组)。

表 8-10　常用溶剂的极性参数 P'

溶剂	P'	组别	溶剂	P'	组别
正己烷	0.1	—	乙酸乙酯	4.4	Ⅵ
乙醚	2.8	Ⅰ	甲醇	5.1	Ⅱ
二氯甲烷	3.1	Ⅴ	丙酮	5.1	Ⅵ
正丙醇	4.0	Ⅱ	乙腈	5.8	Ⅵ
四氢呋喃	4.0	Ⅲ	乙酸	6.0	Ⅳ
三氯甲烷	4.1	Ⅷ	水	10.2	Ⅷ

2. 用作亲水作用色谱　尽管强极性化合物可以通过采用极性固定相的 NPLC 实现分离,但由于其流动相为非极性溶剂,极性化合物很难在流动相中溶解,并且与质谱不兼容,限制了其应用。在此

背景下,1990 年 Alpert 教授首次提出亲水作用液相色谱(hydrophilic interaction liquid chromatography, HILIC)这个概念,HILIC 的固定相也是极性基团,对极性化合物产生强保留,同时流动相也是极性的,通常是由高比例的有机溶剂(60%~90%,非极性)和低比例的水溶液(极性)组成。对于 HILIC,流动相中的有机溶剂是弱洗脱液,而水溶液则是强洗脱液。因此,HILIC 因洗脱顺序与正相色谱相似而被称作"含水正相色谱",同时又因所使用洗脱液与反相色谱相似而被称作"反相 - 反相色谱"。总之,HILIC 采用 NPLC 的固定相和 RPLC 的流动相体系,克服了 NPLC 和 RPLC 在分离极性化合物过程中的不足,而且能够提供与 RPLC 不一样的分离选择性。

　　HILIC 的保留机制一直存在争议,目前最被接受的机制模型是基于分析物在"贫水"流动相和 HILIC 固定相上的"富水层"之间的分配。HILIC 固定相为裸硅胶或者键合了亲水性基团,它可以结合流动相中的水形成一层"富水层"(water enriched layer)(如图 8-53),分析物可以进入这个"富水层"而被保留,同时不同化合物由于在"富水层"和流动相中分配系数不同而实现分离,而这个"富水层"的存在也是 HILIC 区别于 NPLC 的重要特点。这个"水膜"的厚度由很多因素决定,包括固定相的组成、温度以及流动相的离子强度等,因此可以通过改变这些参数来改变化合物在 HILIC 柱上的保留和选择性[22]。

　　除了分配作用,有许多研究证实,固定相表面修饰的官能团也会影响选择性。例如,有研究在分离弱酸混合物以及核酸碱基和核苷酸混合物时发现,不同类型的固定相对这些物质的选择性有明显差异。这可能是因为 HILIC 与待分析物之间不仅有分配作用,还存在氢键作用、偶极 /偶极作用以及静电作用所形成的吸引作用和排斥作用等[23]。因此,HILIC 色谱柱在进行梯度洗脱时,通常用有机溶剂下降梯度和盐增加梯度。洗脱次序为低极性的化合物先被洗脱,强极性的化合物后被洗脱。

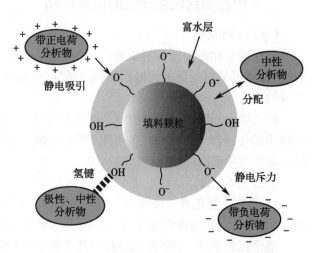

图 8-53　不同的极性分析物与固定相的作用

　　HILIC 模式具有一些独特的优势。首先,它与 RPLC 的选择性互补,为亲水化合物提供了更好的保留。其次,它的流动相组成与 RPLC 类似,可以很好地兼容质谱,特别是电喷雾质谱(ESI-MS),因为富含有机相的流动相有助于喷雾的形成以及提高离子化效率,从而增强检测灵敏度。这对于研发实验室来说,就不需要像 NPLC 一样准备专用的液相仪器,更加方便。HILIC 的另一个优点是它对离子化的碱性化合物有更好的峰形和更高的载样量,而目前很多小分子药物都属于这一类化合物。最后,由于 HILIC 能保留和分离如 Na^+、K^+、Cl^-、Br^-、胺、酸等这些常用于与药物分子成盐的离子,因此可以用它来分析成盐的药物成分,不必使用相对比较特殊的离子色谱系统。

三、应用示例

【例 8-4】盐酸氨基葡萄糖片的含量测定[24]

　　盐酸氨基葡萄糖(D-glucosamine hydrochloride)为镇痛类非处方药,主要用于治疗和预防全身所有部位的骨关节炎,可缓解和消除疼痛、肿胀等症状,改善关节活动功能,结构式见图 8-54。其结构中带有多个极性的羟基和氨基,在非极性键合相色谱上无法保留,可采用氨基柱进行分离。

　　1. **仪器与试剂**　E2695 型高效液相色谱仪,包括 2489 型紫外检测器。磷酸氢二钾、氨水及磷酸均为分析纯,乙腈为色谱纯。盐酸氨基葡萄糖对照品(中国食品药品检定研究院,含量 100%),N- 乙酰氨基葡萄糖对照品(USP 参考标准),多个

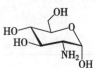

图 8-54　氨基葡萄糖结构式

厂家的盐酸氨基葡萄糖片。

2. 色谱条件 色谱柱：Luna 氨基柱(250mm×4.6mm，5μm)；流动相：乙腈 -4mmol/L 磷酸缓冲盐(pH 7.5)(75：25)；流速：1.5ml/min；紫外检测波长：195nm；柱温：30℃；进样体积 10μl。

3. 测定方法与结果

(1)溶液的配制：取本品的细粉或内容物适量(约相当于盐酸氨基葡萄糖 187.5mg)，精密称定，置 50ml 量瓶中，加乙腈 - 水(1：1)适量，振摇使溶解并稀释至刻度，摇匀，过滤，取续滤液作为供试品溶液；取盐酸氨基葡萄糖对照品适量，精密称定，同法制成每 1ml 中约含 3.75mg 的对照品溶液。

(2)含量测定：精密量取供试品溶液和对照品溶液各 10μl 注入液相色谱仪，记录色谱图；按外标法以峰面积计算含量。代表性谱图如图 8-55 所示。

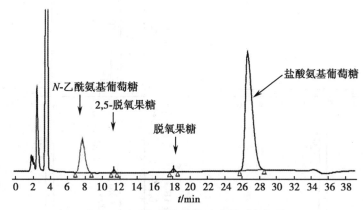

图 8-55 盐酸氨基葡萄糖的含量测定色谱图

4. 思路解析 氨基色谱柱是将氨丙硅烷基键合在载体硅胶上制成氨基键合相。该固定相兼有质子接受体和给予体的双重性能，具有强极性，可提供的主要作用力包括阴离子交换、阳离子排斥、氢键作用等。对具有较强氢键作用力的样品有较强的保留，可用于分离糖、氨基酸等极性大的物质，因此也常被称为碳水化合物柱。氨基色谱柱虽然在极性药物的分离分析中能够发挥很大的作用，但也存在自身的不足，相比于非极性键合相色谱柱，氨基官能团更容易在极性流动相中流失，因此使用寿命往往较短。

【例 8-5】盐酸格拉司琼口服液的有关物质控制[25]

盐酸格拉司琼为第二代 5- 羟色胺(5-HT₃)受体拮抗剂，是常用的止吐药，结构见图 8-56。《中国药典》(2020 年版)中盐酸格拉司琼原料药的有关物质控制，采用了氰基柱作为固定相，改善分离。本研究采用氰基柱建立了 HPLC 法测定盐酸格拉司琼口服溶液的含量和有关物质。

1. 仪器与试剂 1100 高效液相色谱仪、VWD 紫外检测器。盐酸格拉司琼对照品(原中国药品生物制品检定所，含量 99.8%)；盐酸格拉司琼口服溶液(自制)。甲醇为色谱纯，水为纯化水，其他试剂均为分析纯。

2. 色谱条件 色谱柱：Inertsil CN-3 氰基柱(250mm×4.6mm，5μm)；流动相：含 0.25%(ml/ml)三乙胺的 0.05mol/L 醋酸钠溶液(用冰醋酸调节 pH 至 6.0)：甲醇 =50：50；流速：1.0ml/min；紫外检测波长：302nm；柱温：25℃；进样体积 10μl。

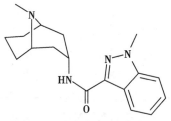

图 8-56 盐酸格拉司琼结构式

3. 测定方法与结果

(1)溶液的配制：盐酸格拉司琼口服溶液不稀释，直接作为供试品溶液；取盐酸格拉司琼对照品约 22mg，精密称定，置 100ml 量瓶中，加流动相溶解并稀释至刻度，摇匀，制成每 1ml 中约含 0.22mg 的盐酸格拉司琼对照品溶液。

（2）有关物质测定：取盐酸格拉司琼口服溶液作为供试品溶液，精密量取 1ml 置 100ml 量瓶中，用流动相稀释至刻度，摇匀，作为对照溶液。取对照溶液 20μl 注入液相色谱仪中，调节检测灵敏度，使主成分色谱峰的峰高约为满量程的 20%；再精密量取供试品溶液与对照溶液各 20μl，分别注入液相色谱仪，记录色谱图至主成分峰保留时间的 2 倍。扣除辅料峰，按主成分自身对照法计算有关物质含量。其色谱图如图 8-57 所示。

（3）含量测定：精密量取供试品溶液和对照品溶液各 10μl 注入液相色谱仪，记录色谱图；按外标法以峰面积计算含量。

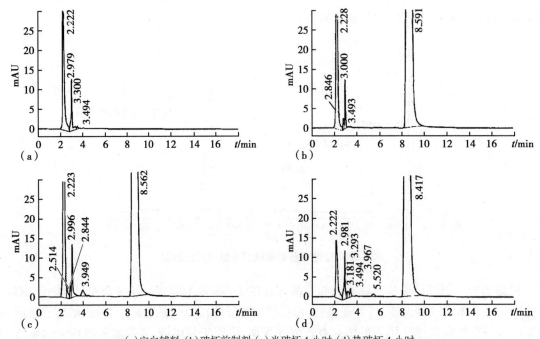

(a)空白辅料；(b)破坏前制剂；(c)光破坏 4 小时；(d)热破坏 4 小时。

图 8-57　盐酸格拉司琼口服液有关物质色谱图

4. 思路解析　氰基柱是将氰乙硅烷基键合在载体硅胶上制成的色谱柱。可提供的主要作用力包括偶极 - 偶极作用、π-π 作用等。相比于氨基柱，氰基键合相由于其缺少氢键作用能力，对极性化合物的保留能力要弱很多，氨基酸类和糖类物质在氰基键合相上也大部分没有保留，但是稳定性更好。对于一些极性比较大的药物的保留，氰基键合相优于非极性键合相色谱。

【例 8-6】人脑中的神经递质含量测定[26]

神经递质是广泛分布在中枢神经系统中的小分子，对神经元之间传输电信号至关重要。这些化学信号分子的失调与许多神经系统疾病有关。常见的神经递质包括天冬氨酸、天冬酰胺、谷氨酸、谷氨酰胺、γ- 氨基丁酸、N- 乙酰 -L- 天冬氨酸、焦谷氨酸、乙酰胆碱和胆碱等。它们含有氨基、羧基、羟基等极性官能团，可采用 HILIC 模式进行分离分析。

1. 仪器与试剂　三重四极杆（XEVO TQD）质谱仪。谷氨酸、γ- 氨基丁酸、天冬氨酸、抗坏血酸、天冬酰胺、N- 乙酰基 -L- 天冬氨酸、乙酰胆碱、胆碱、焦谷氨酸、谷氨酰胺、D9- 胆碱、D6-4- 氨基丁酸、D3- 天冬氨酸、D5-N- 乙酰 -L- 天冬氨酸、D3- 谷氨酸、D5- 谷氨酰胺、D9- 乙酰胆碱和 D5- 焦谷氨酸、D5- 天冬酰胺标准品。乙腈为色谱纯，水为纯化水，其他试剂均为分析纯。

2. 色谱分离检测条件　色谱柱：Acquity UPLC BEH Amide 酰胺柱（2.1mm × 100mm，1.7μm）；流动相：（A）含有 50mmol/L 甲酸铵 /0.25% 甲酸的水 -（B）乙腈，采用梯度洗脱（0~0.5 分钟，90%B；0.5~2 分钟，90%~85%B；2~4 分钟，85%~80%B；5~7 分钟，80%~60%B）；流速：1.0ml/min；柱温：50℃；进样体积 5μl。

电喷雾(ESI)离子源;正离子方式;选择反应监测(SRM)模式;喷雾电压为 3kV,雾化气流速为 50L/h,脱溶剂气体流速为 600L/h,脱溶剂温度为 350℃。

3. 测定方法与结果

(1)标准溶液的配制:天冬氨酸、谷氨酸、谷氨酰胺、胆碱、*N*-乙酰基-L-天冬氨酸、焦谷氨酸、D5-天冬酰胺、D3-天冬氨酸、D3-*N*-乙酰基-L-天冬氨酸、D3-谷氨酸的储备溶液在 0.5mol/L 的 HCl 溶液中制备;D5-谷氨酰胺、D9-胆碱和 D5-焦谷氨酸、乙酰胆碱、GABA、D6-GABA 和 D9-乙酰胆碱储备液在水中制备。

(2)生物样本前处理:取人脑组织 20~40mg,精密称定,加入 600μl 冷提取溶液(80% 乙腈 +0.1% 甲酸),再加入 10μl 内标(10μg/ml),使用匀浆器在干冰上匀浆 3 次;匀浆液离心后,加入 80% 乙腈(1:1, *V/V*)稀释,并再次离心。将上清液转移到样品瓶中,供 UPLC-MS 分析。

(3)含量测定:将标准曲线、质控以及样品溶液注入液质联用仪进行分离分析,记录数据;按内标法以标准曲线计算各物质含量。代表性谱图如图 8-58 所示。

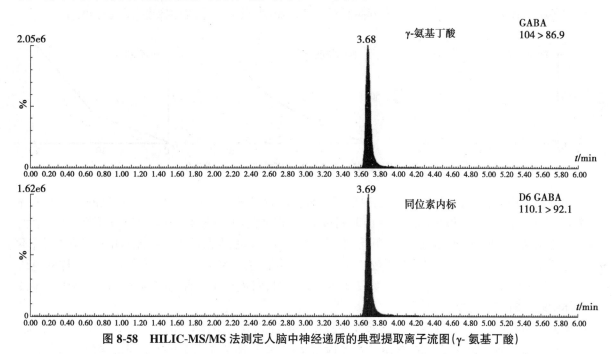

图 8-58　HILIC-MS/MS 法测定人脑中神经递质的典型提取离子流图(γ-氨基丁酸)

4. 思路解析　除了在药学研究中,HILIC 模式也在以液质联用为主要检测手段的体内药物分析中大展身手。采用普通的 C_{18} 柱,为了增加极性药物的保留,流动相需要用到较高比例的水相,这对于质谱响应是不利的。而在 HILIC 色谱柱上,极性药物的保留增强,可以用较高比例的有机相增加质谱响应。本例中,采用酰胺基为固定相的 HILIC 色谱柱,可以配合 60%~90% 的有机相进行色谱分离。因此,采用 HILIC-MS/MS 进行测定时,可以取得比常规 LC-MS/MS 更高的灵敏度,进而简化前处理的程序。

第六节　梯度洗脱法

高效液相色谱有两种洗脱方式,即等度洗脱(isocratic elution)和梯度洗脱(gradient elution)。在整个分离过程中,流动相的组成,如流动相的极性、离子强度、pH 等条件保持恒定的洗脱方式称为等度洗脱;而在洗脱过程中不断改变流动相的组成,如溶剂的极性、离子强度、pH 等条件的洗脱方式称为梯度洗脱。高效液相色谱的梯度洗脱与气相色谱中的程序升温相似,都使多组分复杂样品的色谱分离变得更为有效和方便。

一、梯度洗脱的原理和特点

采用梯度洗脱方式,在开始一段时间内,使用洗脱能力较弱的流动相,这样在等度洗脱时接近于死时间流出的弱保留组分的保留增加,分离度改善,随着流动相洗脱强度增加,色谱保留较强的组分可在适当的时间范围内以较快的速度、较窄的峰形依次被洗脱下来,检测灵敏度得到提高(峰变高、变窄),分析周期缩短。对于极强保留的组分可在一个分析周期内被洗脱,使色谱柱保持干净状态,以免干扰下一个周期的样品分析。另外,肽类、蛋白质、合成聚合物等大分子样品采用梯度洗脱,可获得较稳定的保留值和较好峰形。

高效液相色谱梯度洗脱中最常见的形式是采用二元流动相梯度(水相 A 和有机相 B),在非极性键合相色谱中,洗脱能力强的有机相浓度(%B)在运行中不断增加;而在 HILIC 模式中,则是洗脱能力强的水相浓度(%A)在运行中不断增加。洗脱能力的增加方式一般有 3 种变化图形,即线性梯度、曲线梯度、分段梯度,如图 8-59 所示[27]。现代高效液相色谱仪的输液泵都由电脑控制,梯度洗脱曲线可根据分析工作者的需要设定,各种梯度曲线对分离的影响不同,其中线性梯度洗脱最为常用。

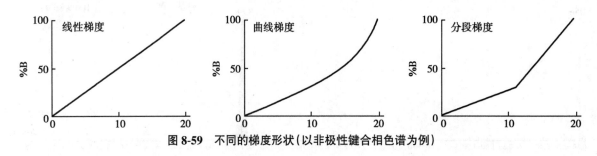

图 8-59　不同的梯度形状(以非极性键合相色谱为例)

在分离多组分、性质相差较大的混合样品时,梯度洗脱显得十分重要。因为梯度洗脱可以避免等度洗脱的以下缺点:①k 值小的组分流出时间过早,靠近死时间,色谱峰密集,分离度不好;而 k 值大的组分流出时间过晚,峰形变宽,峰高变低,难于分辨。②一些强保留的组分可能滞留在色谱柱上,不易被洗脱下来,使柱效迅速下降,或在较长时间后才从色谱柱中流出,甚至出现在下一次进样的色谱图中形成"假峰"。③一些大分子化合物使用等度洗脱时,对流动相中有机溶剂含量极为敏感。④进样量体积较大时产生峰展宽。

但是,梯度洗脱也有以下缺点:①梯度洗脱比等度洗脱方法的建立和日常应用更为复杂、困难;②一些检测器不适合用梯度洗脱,如示差折光检测器;③由于梯度洗脱周期间不同仪器分离结果有差异,重现性不如等度洗脱;④基线随着流动相组成的改变发生漂移,这种基线漂移的现象在紫外检测条件下更为明显,因此梯度洗脱需要更加纯净的溶剂;⑤一些特殊流动相由于平衡较慢,分离的重现性差而不适合采用梯度洗脱。

梯度洗脱的最大缺点是重现性差,为获得理想的梯度洗脱分离效果和良好的重现性,在实验中必须考虑以下问题。

1. 滞留体积的影响　由于实现梯度洗脱的仪器设备结构或电子控制系统等多种原因,使得仪器系统中存在一滞留体积,用 V_D 表示,从而使我们观察到的梯度洗脱向后平移了一段时间,称为梯度系统的滞后时间,用 t_D 表示,如图 8-60 所示。

不同仪器的结构和电路控制的差异,使其表现出的梯度洗脱系统的滞留时间不同,由滞留时间造成的保留时间和分离度的差别也不同。如低压梯度设备的 V_D 通常为 2~6ml,高压梯度装置的 V_D 通常为 1~3ml。对于细径色谱柱(如 1mm 或 2mm 内径)和低流动相流速时,V_D 的影响更为严重,这是因为梯度到达柱入口的时间将大大延迟。因此,应选用 V_D 很小的仪器。

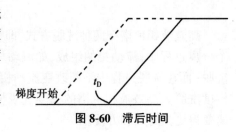

图 8-60　滞后时间

有以下几种方法可用于减少滞留体积差异对分离的影响。

(1)在梯度开始后,在滞留时间 t_D 时进样,梯度和样品同时达到色谱柱入口。

(2)在梯度之前加一起始等度阶段,对 V_D 较大的系统用短的起始等度,对 V_D 小的系统用较长的起始等度。例如,方法建立所用的 HPLC 系统的 V_D=4ml。如起始等度设定为 6ml,则梯度滞后样品4ml+6ml=10ml。因此,在不同仪器上,通过缩短或延长等度时间,可达到相同的滞后。若在另一台HPLC 仪器上的 V_D=3ml,则等度阶段需 7ml 才能得到同样的分离(3ml+7ml=10ml 梯度滞后)。

(3)若初始流动相组成大于 20%B,最好以一较陡梯度从 5% B 至初始梯度 B% 开始。例如,初始流动相为 30%B,在此梯度之前先进行 1~2 分钟的 5%B → 30% B 的分段梯度。这样使样品存留在柱入口处,直到原梯度(30%B)开始到达柱进口。这种方法虽然可避免滞留体积的影响,但是组分的保留时间将改变。

2. 色谱柱的平衡 在梯度洗脱时,柱平衡是指用起始流动相冲洗色谱柱达到两相平衡。一个周期梯度洗脱结束时,流动相的组成与梯度洗脱起始时已大不相同,为了进行下一次梯度洗脱,必须用起始流动相对色谱柱彻底平衡后,再重新开始梯度洗脱。如果色谱柱未达到平衡,色谱图中洗脱较早的峰的保留值和分离度可能有变动。洗脱结束后,至少需要 15~20 倍柱死体积的起始流动相充分洗脱后才可达到柱平衡,达到平衡所需流动相体积因溶剂和样品而异,需通过实验确定。若流动相中含有离子对试剂、胺类添加剂等,需在两相中均加入这些试剂。

此外,也可以用反梯度方法进行柱平衡。反梯度是指完成样品的梯度洗脱(如 10%~80% B)之后,运行一个反向梯度,自最终 B% 至初始 B%(如 80%~10% B)。

进行梯度洗脱时,最好从 5% 或超过 5% 的有机相(B)开始,这样可缩短柱平衡时间。用梯度方法分析一系列样品时,在每次进样前,应用同一方法及相同时间平衡色谱柱。

3. 基线问题 在样品进行梯度分离之前,必须进行一次空白梯度,即不注入样品,仅按梯度洗脱程序运行。空白梯度实验是在与样品梯度洗脱程序完全相同的条件下进行的,此时主要考察基线漂移和杂质峰。在梯度洗脱中,基线漂移是常见的现象,其中一种是由于 A 溶剂和 B 溶剂的紫外吸收不同造成的。在梯度洗脱中,有机溶剂 B 的浓度逐渐增加,通常有机溶剂如甲醇的紫外吸收大于水的吸收,因而若在梯度洗脱中使用紫外检测器,基线向上漂移是很普遍的现象,检测波长较低时这种现象更为严重。

这种由紫外吸收引起的漂移可用吸收匹配法消除,如向 A 溶剂中加入硝酸盐、叠氮化钠、甲酸、乙酸、尿素、硫脲、甲酰胺。这些紫外吸收化合物可增加 A 溶剂的吸收,使之与 B 溶剂相等。添加物要求不为色谱柱保留,在反相条件下非常亲水且不与样品反应或相互作用。此外,流动相中强洗脱溶剂B,也应使用高纯 HPLC 级,以减小杂质的干扰。

二、梯度洗脱方法的建立与优化

以反相键合相高效液相色谱为例,介绍用二元混合溶剂流动相进行梯度洗脱的一般步骤[28]。

(一) 色谱分离预试验条件的选择

在建立多组分样品的色谱分离方法前,一般需要选择一个初始梯度洗脱色谱条件对样品进行色谱分离的预试验,然后根据预试验结果决定:①是选择等度洗脱还是梯度洗脱进行 HPLC 分析;②若要进行梯度洗脱 HPLC 分析,应该如何在初始梯度洗脱的色谱条件上进行进一步的优化。初始梯度洗脱色谱条件中流动相的初始洗脱强度主要根据样品中色谱保留最弱的组分来决定,而最终洗脱强度主要根据样品中色谱保留最强的组分来决定。在样品中被测组分化学结构是已知的情况下,流动相的初始洗脱强度和最终洗脱强度是很容易决定的。当样品中被测组分的情况未知时,初始梯度洗脱条件可以采用或参考以下条件设计。

色谱柱:C_{18}(150mm × 4.6mm,5μm)。

流动相:水 - 乙腈,梯度洗脱时间(gradient time)t_G=60 分钟,在 60 分钟的梯度洗脱时间内流动相中乙腈的比例从 5% 线性梯度升至 100%；流速：1ml/min。

用 20 倍色谱柱体积的 100% 乙腈，以 1.0ml/min 流速冲洗色谱柱，直至基线稳定，再以 20 倍色谱柱体积的 5% 乙腈 - 水溶液平衡色谱柱，然后按照设定的程序进行梯度洗脱。

(二) 梯度洗脱方式的选择

根据上述色谱分离预试验的结果决定是选择等度洗脱还是梯度洗脱进行 HPLC 分析。若大部分样品组分的色谱峰拥挤于死时间 t_M 附近，则说明样品组分都为强亲水性物质，无须设计梯度洗脱，并要考虑该样品是否适合反相 HPLC 分析。若色谱图中未出现样品峰，则可能是检测器响应较差，否则说明样品组分都为强疏水性物质，无须梯度洗脱。若最先被洗脱的色谱峰的保留时间大于 2 倍的 t_M，最后被洗脱的样品组分在梯度结束前出峰，表明反相 HPLC 适于分析该样品。下一步需考虑采用梯度还是等度洗脱方式最合适。如图 8-61 所示，观察梯度时间 t_G 内，所需测定的第一个色谱峰 a 的保留时间 t_a 和最后一个色谱峰 z 的保留时间 t_z，此时，首峰和末峰的保留时间差 Δt_g 为：

$$\Delta t_g = t_z - t_a \qquad 式(8-2)$$

通常可根据 $\dfrac{\Delta t_g}{t_G}$ 的比值来判断此分离是否需要梯度洗脱，判断标准如下：若 $\dfrac{\Delta t_g}{t_G} \le 0.25$，则进行等度洗脱；若 $\dfrac{\Delta t_g}{t_G} > 0.25$，则进行梯度洗脱。

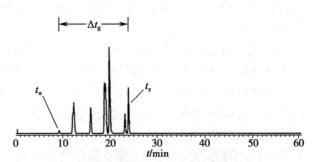

图 8-61 梯度洗脱反相 HPLC 法建立中在初始梯度洗脱条件下获得的色谱图

色谱柱：C_{18} 柱（150mm × 4.6mm，5μm）；梯度洗脱：5% 乙腈水溶液 → 100% 乙腈，60 分钟；流速：2.0ml/min；柱温：35℃；样品：苯胺同系物。

(三) 调整梯度范围

若首次实验的梯度范围在色谱图中开始和结束前存在时间浪费，应调整梯度范围以节省时间。对于分子量小于 2 000Da 的样品，最佳的起始和结束 B% 可由表 8-11 估计，然后根据结果进行改进。例如，对于一个样品，假设第一个峰的保留时间为 15 分钟，最后一个峰的保留时间为 50 分钟，由表 8-11 可知估计的初始 B% 为 19%，终止 B% 为 84%。当选好最终梯度条件后，再根据分离度进行调整。

表 8-11 最佳起始和最终 B% 的估计（基于初始梯度洗脱条件[①]）

t_a 或 t_z/min	初始 B/%	最终 B/%	t_a 或 t_z/min	初始 B/%	最终 B/%
5	3	14	35	51	60
10	11	22	40	59	68
15	19	30	45	67	76
20	27	38	50	75	84
25	35	46	55	83	100
30	43	54	60	—	—

注：①色谱条件：C_{18} 柱（150mm × 4.6mm，5μm）；5%~100% 乙腈，0~60 分钟；2ml/min。

(四) 调整选择性和分离度

在梯度洗脱中，如果有很多峰分离度不好，可以先改变 B%/min，然后改变溶剂类型、pH、HPLC 方法、柱型、温度等。对于中性样品，改变选择性的优先顺序为：首先改变溶剂强度，其次是溶剂类型（乙腈 > 甲醇 > 四氢呋喃），柱型（C_{18} > C_8 > 氰基 > 苯基），最后为温度。

对于酸、碱、离子型化合物，pH 和温度是控制选择性的重要因素。改变离子对试剂浓度会影响选择性,但由于梯度过程中柱吸附离子对试剂是缓慢的平衡过程,因而应避免离子对梯度洗脱。

1. **梯度变化速率** 在梯度洗脱中改变梯度变化速率是改善分配系数(k)和分离因子(α)最有效的方法,因此在优化其他色谱条件之前,应先优化梯度变化速率。另外,通过分段梯度,可对色谱图中不同部分的k值进行优化,以使整体选择性和分离度达到最佳效果。

以 16 个组分的多环芳烃(PAH)混合物样品为例,来说明分离度随梯度变化速率变化的情况。在图 8-62(a)中,梯度变化速率为 8.6%/min,梯度时间为 7 分钟时,关键色谱峰对为 3/4(标有星号),其分离度 R_s=1.0。在图 8-62(b)中,梯度变化速率为 3%/min,梯度时间增加至 20 分钟,色谱峰对 3/4 的分离度增加,R_s=1.5,与预期的较小梯度陡度的分离情况相一致,但此时关键色谱峰对为 14/15(标有星号),R_s=0.9。因此,采用较小梯度陡度时色谱峰 3 和 4 的分离较佳,而色谱峰 14 和 15 的分离需要在较陡梯度条件下获得。因此,选择中间梯度陡度,在图 8-62(c)中,梯度变化速率为 4.8%/min,梯度时间为 12.5 分钟,使关键色谱峰对 3/4 和 14/15 的分离度更大:R_s=1.4,这一分离效果明显优于图 8-62(a)和图 8-62(b)。

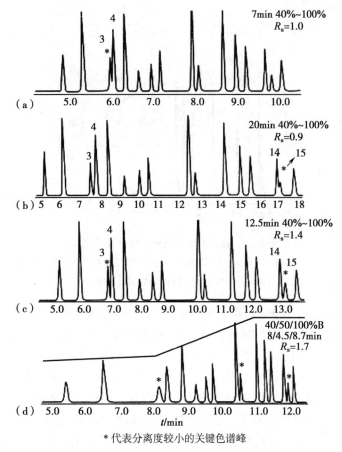

* 代表分离度较小的关键色谱峰

图 8-62 多环芳烃样品的梯度分离与梯度变化速率的关系
色谱柱:LC-PAH(150mm × 4.6mm);乙腈 - 水梯度洗脱;流速 2ml/min;
柱温 35℃;样品:由萘至䓛并芘的 16 种化合物。

对于图 8-62(a)和图 8-62(b)中的色谱峰对 3/4 和 14/15,采用分段梯度也可使选择性进一步改善。先用较小梯度陡度使色谱峰 3 和 4 较好地分离,再用较陡梯度使色谱峰 14 和 15 较好地分离。图 8-62(d)中的分离说明几乎在相同的运行时间内分离度有了进一步的增加,R_s=1.7。图 8-62(d)中的分段梯度对于其他情况是否有效,取决于样品分子量和色谱图中两对或多对关键色谱峰的相对位置。当关键色谱峰对紧挨在一起时,分段梯度不是很有效,尤其对于分子量低于 1 000Da 的样品。在为了改善选择性和分离度而进行分段梯度方法建立之前,必须首先了解不同梯度变化速率情况下,两对或多对关键色谱峰的最大分离度。此时,应选择合适的初始分段梯度,以确保先被洗脱出色谱柱的关键色谱峰对的分离度良好。在此色谱峰对即将离开色谱柱时,适当增加梯度变化速率以使下一对关键色谱峰对也在较短的时间内获得较好的分离度。后续的关键色谱峰对也应如此处理。

2. **溶剂类型** 改变有机溶剂为等度分离中改变选择性的一种常用手段,尤其对于中性样品,在梯度洗脱中改变有机溶剂也可获得类似的效果。图 8-63 所示为苯酚混合物的分离。

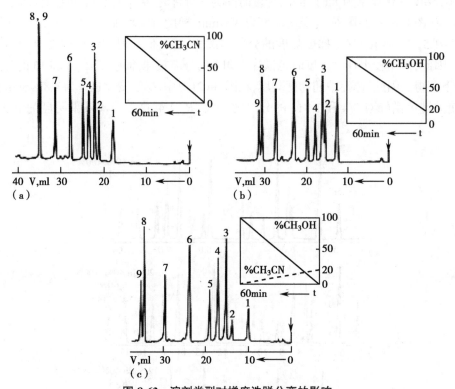

图 8-63 溶剂类型对梯度洗脱分离的影响
色谱柱:C_{18} 柱(300mm × 4.2mm,5μm);梯度洗脱程序如图中所示;
流速 1.0ml/min;样品:苯酚混合物。

图 8-63(a)中采用 0%→100% 乙腈 - 水梯度,只有色谱峰 8/9 发生重叠。改善色谱峰 8/9 的分离度需要改变选择性,以甲醇代替乙腈重复该分离,见图 8-63(b)。因图 8-63(a)分离中 18 分钟以前无色谱峰,第二次梯度图 8-63(b)以 20% 甲醇 - 水开始,此时色谱峰 8/9 的分离得到改善,但色谱峰对2/3 又成为关键色谱峰对。图 8-63(a)和图 8-63(b)说明前面色谱峰对 2/3 适合用乙腈洗脱,而后面色谱峰对 8/9 适合用甲醇洗脱。因此可以将甲醇和乙腈混合,在梯度洗脱期间增大甲醇 / 乙腈的比例,见图 8-63(c),样品的整体分离效果明显优于前面的两次实验。此时,色谱峰对 2/3 的分离效果与采用乙腈 - 水梯度时一样,而峰对 8/9 的分离效果与采用甲醇 - 水梯度时一样。对于某些样品,这种使色谱图不同部分的选择性发生不同变化的梯度洗脱方式非常有效。

(五)改变色谱柱条件

优化了选择性和保留值后,可改变柱条件以进一步改善分离,如柱长、填料粒度等。采用细颗粒度填料,如用 5μm、3.5μm 的填料代替 10μm 的填料,微调流速以维持适当的柱压,同时增加梯度时间,是一种较好的选择。以除莠剂样品为例,讨论在保持关键峰 k 和选择性不变时,如何进行柱条件优化。色谱柱条件如表 8-12 所示。

图 8-64(a)采用柱长为 25cm、粒径为 10μm 的色谱柱,梯度时间为 25 分钟,梯度范围为40%→77%B,流速为 2ml/min,分离度仍然较差,R_s=1.1。

表 8-12　除莠剂样品的梯度分离与柱条件

色谱柱条件			分离		
柱长 /cm	粒径 /μm	流速 /(ml/min)	R_s	梯度时间 /min	柱压 /psi
25	10	2.0	1.1	25	1 040
25	10	1.0	1.3	50	520
50	10	2.0	1.5	50	2 080
25	5	1.0	2.0	50	2 080

　　图 8-64(b)表明流速由 2.0ml/min 降至 1.0ml/min 时可以改善分离度,但为了保持关键峰的 k 恒定,梯度时间由 25 分钟增至 50 分钟。实验表明运行时间加倍对分离度提高的作用非常小,R_s=1.3。

　　图 8-64(c)表明有时增加柱长对改善分离度非常有效,因此在实验(a)色谱条件基础上,将色谱柱长度改为 50cm,同时将梯度时间增至 50 分钟,以保持关键峰 k 不变。经实验发现在(c)的色谱条件下的分离度可勉强接受,R_s=1.5。

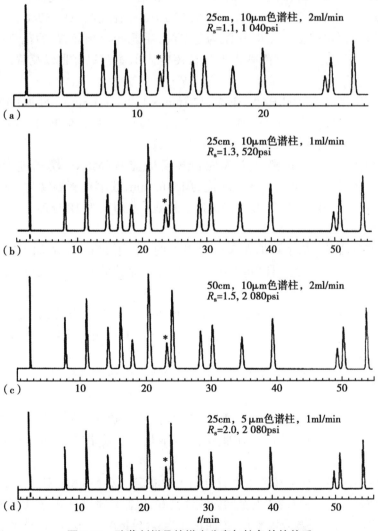

图 8-64　除莠剂样品的梯度分离与柱条件的关系
梯度洗脱:甲醇 - 水,40% 甲醇→ 77% 甲醇,梯度变化速率为 0.7%/min;
色谱柱条件如表 8-12 所示;样品:9 种苯基脲和 6 种三嗪的混合物。

图 8-64(d)表明通常减小固定相粒度,如 10μm 减小至 5μm,对改善分离度非常有效,因此改用粒径为 5μm 的填料,同时降低流速以维持可接受的柱压,梯度洗脱时间为 50 分钟。经实验发现此时分离度非常好,R_s=2.0。注意,如仅改变微粒大小则不需要改变梯度时间以保持 k 恒定,但由于 5μm 微粒柱需要合适的压力,所以需降低流速,反而需要延长梯度时间。

为使分离效果有所改善(10%~20%),增加运行时间并不重要,而降低流速则非常方便。当需要较大幅度增加分离度时,一般首选是增加柱长。若必须增加分离度,而不增加运行时间和柱压,唯一的选择就是减小固定相粒度(同时降低柱长和流速)。如分离度大于所需的要求,可增加流速和 / 或减小柱长,降低过量的分离,换取较短的运行时间。

三、应用示例

【例 8-7】 黄芪中皂苷类和黄酮类成分的测定[29]

黄芪是豆科植物蒙古黄芪或膜荚黄芪的干燥根,具有补气升阳、固表止汗、利水消肿、生津养血、行滞通痹等功效。皂苷和黄酮是黄芪中的两类主要成分,包括黄芪甲苷、毛蕊异黄酮苷、毛蕊异黄酮、芒柄花素等。

1. 仪器与试剂　LC-MS 8040 液相色谱质谱联用仪,搭载 CBM-20A 系统控制器、两台 LC-30AD 泵、SIL-30AC 自动进样器、CTO-20AC 柱温箱、DGU-20A5R 脱气机、MS-8040 三重四极杆质量分析器以及 Lab Solution 工作站。乙腈、水、甲酸为色谱纯;毛蕊异黄酮苷、芒柄花苷、毛蕊异黄酮、芒柄花素、黄芪皂苷 Ⅰ、异黄芪皂苷 Ⅰ、黄芪皂苷 Ⅱ、异黄芪皂苷 Ⅱ、黄芪皂苷 Ⅲ 以及黄芪甲苷对照品;黄芪饮片。

2. 色谱条件　色谱柱为 ZORBAX SB-C$_{18}$(2.1mm × 100mm,1.8μm);柱温:40℃;流动相为(A)0.1% 甲酸水 -(B)乙腈,梯度洗脱(0~2 分钟,30%~35% B;2~10 分钟,35% B;10~15 分钟,35%~50% B;15~17 分钟,50%~80% B);流速为 0.3ml/min;进样量为 2μl。

质谱采用电喷雾(ESI)源正离子方式配合多反应监测(MRM)模式进行检测。喷雾电压为 –3.5kV,雾化气流速为 3.0L/min,干燥气流速为 15.0L/min,脱溶剂管温度为 250℃,加热模块温度为 400℃,碰撞诱导解离(CID)气体压力为 230kPa。数据采集时间为 18 分钟。

3. 测定方法与结果

(1)供试品溶液的配制:精密称取黄芪药材粉末约 5g,用 50ml 甲醇加热回流萃取 2 小时,然后将溶液通过 0.22μm 滤膜过滤,取 80μl 滤液加入 20μl 地高辛内标溶液(50μg/ml),制得供试品溶液。

(2)对照品溶液的配制:分别配制浓度约为 1mg/ml 的毛蕊异黄酮苷、芒柄花苷、毛蕊异黄酮、芒柄花素、黄芪皂苷 Ⅰ、异黄芪皂苷 Ⅰ、黄芪皂苷 Ⅱ、异黄芪皂苷 Ⅱ、黄芪皂苷 Ⅲ 以及黄芪甲苷的对照品储备液,逐级稀释制备混合对照品溶液。

(3)黄芪饮片提取物中黄酮类及皂苷类成分的定性鉴定:通过对供试品和对照品一级质谱及其相应的二级质谱分析,确定保留时间为 1.42 分钟、2.27 分钟、3.32 分钟、6.75 分钟、7.03 分钟、7.47 分钟、14.02 分钟、14.75 分钟、11.38 分钟以及 12.71 分钟的物质分别为毛蕊异黄酮苷、芒柄花苷、毛蕊异黄酮、芒柄花素、黄芪甲苷、黄芪皂苷 Ⅲ、黄芪皂苷 Ⅰ、异黄芪皂苷 Ⅰ、黄芪皂苷 Ⅱ 以及异黄芪皂苷 Ⅱ。

(4)黄芪饮片提取物中皂苷类和黄酮类成分的含量测定:LC-MS/MS 对上述 10 种成分进行含量测定(图 8-65)。10 种成分在各自的浓度范围内线性良好,仪器精密度良好,重复性实验和加样回收率实验结果均符合定量要求。毛蕊异黄酮苷、芒柄花苷、毛蕊异黄酮、芒柄花素、黄芪皂苷 Ⅰ、异黄芪皂苷 Ⅰ、黄芪皂苷 Ⅱ、异黄芪皂苷 Ⅱ、黄芪皂苷 Ⅲ 以及黄芪甲苷的最低检测限分别为 2ng/ml、0.5ng/ml、4ng/ml、2ng/ml、40ng/ml、50ng/ml、40ng/ml、20ng/ml、50ng/ml、50ng/ml。

4. 思路解析　黄芪中皂苷类成分具有稳定的甾体环结构,存在多对同分异构体,如黄芪皂苷 Ⅰ 与异黄芪皂苷Ⅰ、黄芪皂苷Ⅱ与异黄芪皂苷Ⅱ、黄芪皂苷Ⅲ与黄芪甲苷。即使采用MRM模式,这些同分异构体也会在同一个质谱通道中被检测到,因此需要优化色谱条件对其进行分离。由于黄酮类的成分与皂苷类结构差异较大,保留行为也有所不同,为了能在合理的分析时间内让所有物质都有合适的保留,需采用梯度洗脱的方法。首先设置洗脱程序:0~7分钟,20%~50%乙腈;7~12分钟,50%乙腈。发现黄芪甲苷(6)和黄芪皂苷Ⅲ(7)合并为一个峰,出峰时间约为7.86分钟。因此选择适度放缓这两个成分出峰时间之前的洗脱梯度,通过考察20%、30%、35%、40%乙腈等度洗脱时对这两个成分的分离能力,结合洗脱时间长短,最终确定洗脱程序为:0~2分钟,30%~35%乙腈;2~10分钟,35%乙腈。此条件下,两者分离度良好,且保留时间适中。此外,我们对比了不同粒径的色谱柱,例如XSelect HSS T3(2.1mm×150mm,2.5μm)和ZORBAX SB-C$_{18}$(2.1mm×100mm,1.8μm),发现超高效色谱柱粒径更小、柱效更高,对同分异构体有更好的分离能力。

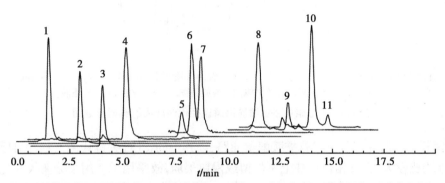

1.毛蕊异黄酮苷;2.芒柄花苷;3.毛蕊异黄酮;4.内标;5.芒柄花素;6.黄芪甲苷;7.黄芪皂苷Ⅲ;
8.黄芪皂苷Ⅱ;9.异黄芪皂苷Ⅱ;10.黄芪皂苷Ⅰ;11.异黄芪皂苷Ⅰ。

图8-65 黄芪饮片提取物中皂苷类和黄酮类代表性成分的提取离子流色谱图

综上,中药及相关制剂复杂体系,包含几十甚至上百种成分,可以采用梯度洗脱方法对其进行快速、有效的分离,然后联用二级质谱检测器,结合标准品进行定性、定量分析。

【例8-8】人血浆中谷氨酰胺酵解途径的定量表征[30]

谷氨酰胺酵解途径是谷氨酰胺分解为谷氨酸、天冬氨酸、丙酮酸、乳酸和柠檬酸等的一系列生化反应过程,该过程为三羧酸循环和苹果酸-天冬氨酸穿梭提供了新的能源生产支持。此外,研究发现谷氨酰胺酵解与氧化还原平衡、mTOR信号通路调控、细胞凋亡和自噬有关,可以表征生物系统的生理和病理状态。

1. **仪器与试剂** TSQ Quantum DiscoveryMAX LC-MS/MS系统,配备高压输液泵、自动进样器、三重四极杆质谱仪以及Xcalibur 3.0图谱应用软件。甲醇、乙腈、甲酸、水为色谱纯;醋酸铵为分析纯;谷氨酰胺、谷氨酸、丙氨酸、天冬氨酸、α-酮戊二酸钠盐、琥珀酸、富马酸、苹果酸、顺-乌头酸、丙酮酸、乳酸、柠檬酸、异柠檬酸三钠水合盐和内标普瑞巴林标准品。

2. **色谱条件** ZIC®-pHILIC色谱柱(150mm×4.6mm,5μm),SHIM-PACK GVP-ODS保护柱(20mm×5mm,5μm);柱温:35℃;流动相为(A)乙腈-(B)5mmol/L醋酸铵,梯度洗脱(0分钟,85%A;8分钟,50%A;13分钟,50%A;14分钟,85%A;20分钟,85%A);流速0.5ml/min;进样量5μl。

质谱检测器采用电喷雾(ESI)离子源,在负离子检测方式下选择多反应选择监测(MRM)扫描方式进行检测。喷雾电压4.5kV;离子传输毛细管加热温度275℃;鞘气(氮气)压力2.5MPa;辅助气(氮气)压力5arb;碰撞气(氩气)压力1.5mTorr;扫描宽度:0.2m/z;扫描时间0.1秒。

3. **测定方法与结果**

(1)血样预处理:50μl血浆样品,加入10μl内标溶液(200μg/ml)以及200μl甲醇/乙腈(50/50,V/V)混合溶液,涡旋混合3分钟,两次高速离心10分钟(16 000r/min,4℃),取上清液进行LC-MS/MS分析。

(2) 血浆样品中谷氨酰胺酶解途径的定量表征：13 种代谢产物及内标在亲水色谱柱上均能很好地保留，各物质出峰时间适宜、峰形良好，且同分异构体能够达到基线分离（分离度 R_s=1.952）。13 种代谢产物在各自的浓度范围内线性良好，仪器精密度良好，重复性实验和加样回收率实验结果均符合定量要求。图 8-66 显示的是人血浆样品谷氨酰胺酶解途径代谢产物的典型色谱图。

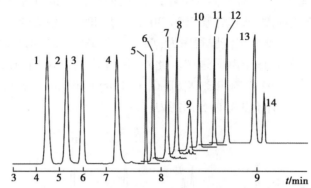

1. 丙酮酸；2. 乳酸；3. 内标；4. 琥珀酸；5. 天冬氨酸；6. 谷氨酸；7. α-酮戊二酸；8. 顺-乌头酸；
9. 富马酸；10. 丙氨酸；11. 苹果酸；12. 谷氨酰胺；13. 柠檬酸；14. 异柠檬酸。

图 8-66　人血浆中谷氨酰胺酶解途径代谢产物的典型色谱图

4. 思路解析　本研究聚焦于谷氨酰胺酶解通路，以其中的 13 种关键代谢产物为目标化合物。由于它们的极性均比较大，在反相色谱柱上不保留或保留很弱，故采用了适用于分离极性化合物的亲水作用液相色谱（HILIC）柱。本例选用的 SeQuant™ ZIC®-pHILIC 柱键合有两性离子官能团（磺基甜菜碱，sulfobetaine），电荷平衡为 1:1；可实现极性代谢产物的分离分析。此外，梯度洗脱可以改善目标化合物的保留行为，先使用洗脱能力较弱的流动相（高比例的有机相），增加弱保留组分的保留，随着流动相洗脱能力的增强（水相比例增加），保留较强的组分也会被洗脱出来，最终使分析速度更快、峰形和定量结果更好。本研究利用梯度洗脱，在 12 分钟内实现了 13 种代谢产物的分离分析。值得注意的是，柠檬酸与异柠檬酸是一对同分异构体，因此在洗脱程序中设置一段等度洗脱，使之获得了较好的分离度和对称的峰形（图 8-67）。

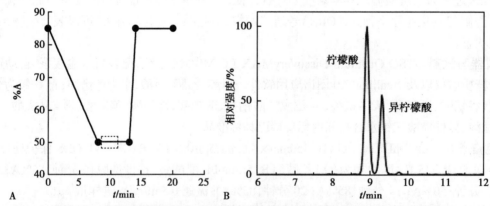

图 8-67　梯度洗脱程序及人血浆样品中柠檬酸与异柠檬酸提取离子流色谱图

参考文献

[1]　KIRKLAND J J, GLAJCH J L, FARLEE R D. Synthesis and characterization of highly stable bonded phases for high-performance liquid chromatography column packings. Anal Chem, 1988, 61 (1): 2-11

［2］ RUSTAMOV I, FARCAS T, Ahmed F, et al. Geometry of chemically modified silica. J Chromatogr A, 2001, 913 (1-2): 49-63

［3］ 于士林. 高效液相色谱方法及应用. 2 版. 北京: 化学工业出版社, 2005

［4］ JI S L, ZHENG Y, ZHANG F F, et al. A polyvinyl alcohol-coated silica gel stationary phase for hydrophilic interaction chromatography. Analyst, 2015, 140 (18): 6250-6253

［5］ ZHOU T, LUCY C A. Separation of carboxylates by hydrophilic interaction liquid chromatography on titania. J Chromatogr A, 2010, 1217 (1): 82-88

［6］ HU Y L, FENG Y Q, WAN J D, et al. Native and stearic acid modified ceria-zirconia supports in normal and reversed-phase HPLC. Talanta, 2001, 54 (1): 79-88

［7］ KNOX J H, KAUR B, MILLWARD G R. Structure and performance of porous graphitic carbon in liquid chromatography. J Chromatogr A, 1986, 352: 3-25

［8］ 陈小明, 唐雅妍. 现代液相色谱技术导论. 3 版. 北京: 人民卫生出版社, 2012

［9］ SNYDER L R, KIRKLAND J J, DOLAN J W. Introduction to modern liquid chromatography. Hoboken: John Wiley & Sons Inc, 2011

［10］ RODNIKOVA M N. A new approach to the mechanism of solvophobic interactions. J Mol Liq, 2007, 136 (3): 211-213

［11］ GRITTI F, BROUSMICHE D, GILAR M, et al. Kinetic mechanism of water dewetting from hydrophobic stationary phases utilized in liquid chromatography. J Chromatogr A, 2019, 1596: 41-53

［12］ GIAGINIS C, TSOPELAS F, TSANTILI-KAKOULIDOU A. The impact of lipophilicity in drug discovery: rapid measurements by means of reversed-phase HPLC. Methods Mol Biol, 2018, 1824: 217-228

［13］ 杨浩天, 宋浩静, 吴茵, 等. HPLC 法测定塞来昔布原料药有关物质. 药物分析杂志, 2019, 39 (1): 164-170

［14］ LEŚKO M, SAMUELSSON J, KACZMARSKI K, et al. Experimental and theoretical investigation of high-concentration elution bands in ion-pair chromatography. J Chromatogr A, 2021, 1656: 462541

［15］ CECCHI T. Retention mechanism for ion-pair chromatography with chaotropic reagents. From ion-pair chromatography toward a unified salt chromatography. Adv Chromatogr, 2011, 49: 1-35

［16］ 张也, 孙晓祝, 于淼, 等. 反相离子对- 高效液相色谱法同时测定葛根芩连汤中 13 种有效成分及其在配伍机制研究中的应用. 中草药, 2021, 52 (16): 4852-4859

［17］ 何汇洋, 李瑞瑞, 高磊, 等. 反相离子对色谱法测定双氯芬酸二乙胺中的杂质. 沈阳药科大学学报, 2020, 37 (10): 918-926

［18］ ZHANG Y, ZHONG H, ZHOU S, et al. Design and evaluation of polar-embedded stationary phases containing triacontyl group for liquid chromatography. J Chromatogr A, 2020, 1621: 461035

［19］ QIAO L, LV W, CHANG M, et al. Surface-bonded amide-functionalized imidazolium ionic liquid as stationary phase for hydrophilic interaction liquid chromatography. J Chromatogr A, 2018, 1559: 141-148

［20］ DELANO M, WALTER T H, LAUBER M A, et al. Using hybrid organic–inorganic surface technology to mitigate analyte interactions with metal surfaces in UHPLC. Anal Chem, 2021, 93 (14): 5773-5781

［21］ WU D, LUCY C A. Study of the slope of the linear relationship between retention and mobile phase composition (Snyder-Soczewiñski model) in normal phase liquid chromatography with bonded and charge-transfer phases. J Chromatogr A, 2016, 1475: 31-40

［22］ BERNARD A O, BRIAN W P. Separation mechanisms in hydrophilic interaction chromatography. Hoboken: John Wiley & Sons, Inc., 2013

［23］ JANDERA P, JANÁS P. Recent advances in stationary phases and understanding of retention in hydrophilic interaction chromatography. A review. Anal Chim Acta, 2017, 967: 12-32

［24］ 沈丹丹, 曾杰, 王玥, 等. HPLC 测定盐酸氨基葡萄糖有关物质与含量. 中国药学杂志, 2017, 52 (4): 314-318

［25］ 梁艳芳, 姜亚莉, 罗永慧, 等. HPLC 法测定盐酸格拉司琼口服溶液的含量和有关物质. 中国药事, 2012, 26 (4): 375-378

［26］ FORGACSOVA A, GALBA J, GARRUTO RM, et al. A novel liquid chromatography/mass spectrometry method for determination of neurotransmitters in brain tissue: application to human tauopathies. J Chromatogr B Analyt Technol Biomed Life Sci, 2018, 1073: 154-162

［27］ IGNATOVA S, SUMNER N, COLCLOUGH N, et al. Gradient elution in counter-current chromatography: a new layout for an old path. J Chromatogr A, 2011, 1218 (36): 6053-6060

［28］ NIKITAS P, PAPPA-LOUISI A. Retention models for isocratic and gradient elution in reversed-phase liquid chromatography. J Chromatogr A, 2009, 1216 (10): 1737-1755

[29] YU X, NAI J, GUO H, et al. Predicting the grades of Astragali Radix using mass spectrometry-based metabolomics and machine learning. J Pharm Anal, 2021, 11 (5): 611-616

[30] HUA Y, YANG X, LI R, et al. Quantitative characterization of glutaminolysis in human plasma using liquid chromatography-tandem mass spectrometry. Anal Bioanal Chem, 2019, 411 (10): 2045-2055

第九章

其他类型高效液相色谱法

本章介绍在药物分析中得到应用的其他类型高效液相色谱法。离子色谱法用于无机离子、离子型化合物和生物分子的分离分析；分子排阻色谱法用于生物大分子、高分子杂质的分离分析；超临界流体色谱法兼具气相色谱法和高效液相色谱法的特点；制备高效液相色谱法是以样品分离纯化为目的的色谱法；衍生化高效液相色谱法通过待测物衍生化拓宽了高效液相色谱法的应用范围。

第一节　离子色谱法

离子色谱法（ion chromatography，IC）的分离原理为离子交换，采用离子交换树脂或离子交换键合相作为固定相，以特定 pH 的缓冲液作为洗脱液（或称淋洗液、流动相），对被测物质的离子进行分离和检测的液相色谱法，属于高效液相色谱法的一种。IC 是由 Hamish Small 等人提出的，并在 1975 年公开发表[1]。随着固定相制备技术和梯度洗脱技术的发展，目前 IC 不仅可以分析无机阴、阳离子和离子型化合物，还可以分析各种各样的极性有机物，以及单糖、寡糖、氨基酸、多肽、蛋白质、糖蛋白、核酸等物质。

一、离子色谱法的原理

离子色谱法（简称 IC 法）是采用高压输液泵系统将洗脱液泵入装有离子交换固定相的色谱柱、对可离子化物质进行分离测定的方法。注入的供试品在离子交换柱上根据不同的迁移速率进行分离后，流入检测器（必要时先经过抑制器或衍生系统），由积分仪或数据处理系统记录并处理色谱信号。IC 法的分离机制主要为离子交换，此外还有形成离子对、离子排阻等原理，所采用的固定相包括有机聚合物载体固定相和无机载体固定相。

有机聚合物载体在目前商品化离子色谱固定相中广泛使用，包括苯乙烯 - 二乙烯基苯共聚物（PS/DVB）、乙基乙烯基苯 - 二乙烯基苯共聚物（EVB/DVB）、聚甲基丙烯酸酯或聚乙烯聚合物等有机聚合物。这类载体的表面通过化学反应键合了大量阴离子交换功能基（通常为季铵，R^+）或阳离子交换功能基（如磺酸盐或羧酸盐，R^-），可分别用于阴离子或阳离子的交换分离。有机聚合物载体固定相在较宽的酸碱范围（pH 0~14）内具有较高的稳定性，且有一定的有机溶剂耐受性。无机载体固定相一般以硅胶为载体，具有机械稳定性好、在有机溶剂中不会溶胀或收缩的优点。硅胶载体填充剂在 pH 2~8 的洗脱液中稳定，一般适用于阳离子样品的分离。

IC 法对复杂样品的分离主要依赖于色谱柱中的固定相，而洗脱液相对较为简单。分离阴离子常采用稀碱溶液、碳酸盐缓冲液等作为洗脱液；分离阳离子常采用稀甲烷磺酸溶液等作为洗脱液。通过调节洗脱液 pH 或离子强度可提高或降低洗脱液的洗脱能力，在洗脱液内加入适当比例的有机改性剂，如甲醇、乙腈等可改善色谱峰峰形。制备洗脱液的水应经过纯化处理，电阻率大于 $18M\Omega \cdot cm$，使用的洗脱液一般需经脱气处理。

在离子交换过程中,流动相连续提供与固定相离子交换位点电荷相反的离子,流动相中的淋洗离子与固定相离子交换位点上的反电荷以库仑力结合,并保持电荷平衡。进样后,样品离子与流动相中的淋洗离子共同竞争固定相上的离子交换位点。当固定相上的离子交换位点被样品离子置换时,由于样品离子与固定相离子交换位点之间的库仑力,样品离子将暂时被固定相保留。同时,被保留的样品离子又被流动相中的淋洗离子置换,并从柱子上洗脱。

样品中不同离子与固定相离子交换位点之间的库仑力不同,因而被固定相保留的程度不同。图 9-1 表明了用阳离子交换剂进行离子交换的分离过程。

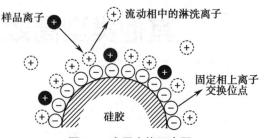

图 9-1　离子交换示意图

假定样品是单电荷离子(BH^+ 或 A^-),流动相中的淋洗离子是 M^+ 或 N^-,则样品离子的保留可表示如下:

阳离子交换剂　　$BH^+ + R^-M^+ \rightleftharpoons BH^+R^- + M^+$

阴离子交换剂　　$A^- + R^+N^- \rightleftharpoons A^-R^+ + N^-$

以阴离子交换剂为例,当交换反应达到平衡时,以浓度表示的平衡常数为:

$$K_A = \frac{[A^-R^+][N^-]}{[R^+N^-][A^-]}$$

平衡常数 K_A 也称为 A^- 对 N^- 的选择性系数,它是衡量某离子对离子交换剂亲和力大小的一种量度。若 $K_A > 1$,则表示离子交换剂对 A^- 的亲和力大于 N^- 的亲和力。选择性系数小的组分,在离子交换柱上的保留时间短,先流出色谱柱;选择性系数大的组分,在离子交换柱上的保留时间长,后流出色谱柱。

二、离子色谱仪

离子色谱仪的基本结构与 HPLC 相同,仪器由流动相输送、进样、分离、检测和数据处理五个部分组成。各个部分的功能与 HPLC 相同,但仪器材质方面与 HPLC 有所不同。离子色谱的流动相多采用含有酸、碱、盐、络合剂的水溶液,有时含有少量有机溶剂。因此,流动相通过的部位,包括储液瓶、管道、阀门、泵体、色谱柱和接头等,均使用非金属材料,避免与不锈钢接触。目前商品化仪器所使用的非金属材料主要为聚醚醚酮(PEEK)[2]。

(一) 色谱柱

色谱柱是离子色谱实现分离的核心部分,要求柱效高、交换容量大和性能稳定。IC 色谱柱主要由有机聚合物载体和功能基团两部分组成。未经修饰的有机聚合物载体具有一定的刚性,能够承受一定的压力。功能基团可通过共价键、吸附或氢键等方法,修饰到载体表面,从而用于离子交换分离。离子色谱的色谱柱包括阳离子交换柱和阴离子交换柱两大类。阳离子交换柱带有负电荷功能基团,用于阳离子的分离;阴离子交换柱带有正电荷功能基团,用于阴离子的分离。

阳离子分析柱的离子交换功能基团通常为磺酸基(—SO_3H)或羧基(—COOH);阴离子交换固定相主要为具有季铵基(—R_3N^+)或叔胺基(—NR_2)基团的离子交换树脂。根据所引入基团能电离出阴、阳离子的程度,又有强、中、弱之分。常见的离子交换键合相主要有强阴离子交换型(SAX)、中阴离子交换型(WAX)、强阳离子交换型(SCX)、弱阳离子交换型(WCX)。一般情况下,对疏水性较强离子的分离应选用亲水性较强的色谱固定相;对于复杂体系中弱保留离子的分离,应选用高容量的色谱固定相;对于比较简单的快速分离分析,应选用中 - 低容量的色谱固定相。

交换容量是指单位质量的离子交换剂所能与其他离子发生交换的量。一根色谱柱的交换总容量(m_T)是离子交换剂的交换容量与其质量的乘积。交换容量越大,负载能力越大,分配系数越大,保留时间越长。离子交换键合相的交换容量与固定相的表面积直接有关,即与有效离子交换基团的数目有关。全多孔微粒型固定相的交换容量较大,一般为毫摩尔级水平(mmol/g);薄壳型由于表面积较小,一般只有微摩尔级水平(μmol/g)。

(二) 洗脱液

IC 法常用的洗脱液为含盐的水溶液,通常是缓冲液,有时加入少量的与水互溶的有机溶剂(如甲醇、乙腈等)。流动相的离子强度、缓冲液类型、浓度、pH,以及加入的有机溶剂的种类都在不同程度上影响分析物的保留值。

1. pH 对保留的影响　弱酸及弱碱的保留值与洗脱液的 pH 有关,它们或者先解离并参加离子交换而被分离;或者不解离,不参加离子交换,会以分子形式几乎无保留地通过柱子,仅依靠极性基团微弱的吸附作用产生很小的保留。

在强阴离子交换键合相上分离弱酸性有机阴离子时,当 pH 过高(如 pH>7 时),有机酸完全电离,牢固地吸附在固定相上,使保留过大,难于洗脱,此时无分离作用。在阳离子交换键合相($—SO_3H$)上分离碱性药物时,当 pH 过高,固定相转变成钠型($—SO_3^-Na^+$),碱性药物以游离碱形式存在,无交换能力,保留过小,也无法达到分离目的。

例如,在分离腺嘌呤及胞嘧啶(结构见图 9-2)时以正丁基磺酸(键合在硅胶上)作为固定相,采用 0.1mol/L 的磷酸盐缓冲液(pH 2.5~7.5)作为洗脱液。当 pH>6 时,两碱性样品的 k 值都在 1~1.5 之间,在这样的 pH 下,交换基团完全是以 Na^+ 的形式存在的,而游离的胞嘧啶及腺嘌呤无法与 Na^+ 离子交换;当 pH 减小时,碱性样品的 k 值增加;在低 pH(pH<3)情况下,k 值重新与 pH 无关,因为这时碱完全被质子化而牢固地吸附在固定相上,k 值很大,不易洗脱。曲线的转折点近似相当于两碱性药物的 pK_b,在这种情况下,碱与它们的盐以 1:1 的比例平衡。

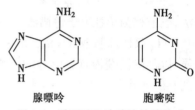

图 9-2　腺嘌呤和胞嘧啶的结构式

由此可见,在离子交换键合相色谱法中,改变流动相的 pH 是改变保留和选择性的主要方法。流动相的 pH 应选择适中,最好选择在被分离的酸或碱的 pK_a 或 pK_b 附近,使它们解离适中,达到最佳分离。为提高分离度,可采用不同 pH 的缓冲液作为梯度洗脱,通过选择适当的洗脱条件,可以得到很好的分离效果。如在分离有机酸混合物时,随着 pH 的降低,酸性弱(pK_a 较大)的组分先洗脱出,然后再降低 pH,酸性较强(pK_a 较小)的组分也被洗脱出来。在用强阴离子交换键合相分离酸性药物时,增加 pH 可使酸性药物解离度增大,k 值增大,保留时间增加;在用强阳离子交换键合相分离碱性药物时,增加 pH 可抑制碱性药物的解离,使 k 值减小,保留时间缩短。

2. 缓冲盐类型对保留的影响　不同的流动相离子在离子交换柱上的保留不同,因而对样品离子的置换强度不同,可以把流动相中缓冲剂的反离子分为强置换剂或弱置换剂。

在强碱型阴离子交换色谱中,各种反离子的相对置换强度为:$F^-<OH^-<Ac^-<Cl^-<SCN^-<Br^-<CrO_4^-<NO_3^-<I^-<$草酸根阴离子$<SO_4^{2-}<$柠檬酸根阴离子。

在强酸型阳离子交换色谱中,同价离子的置换强度随水合离子半径的减小(或原子序数的增加)而增大,不同离子的价态越高,置换强度越大。相对置换强度为:$Li^+<H^+<Na^+<NH_4^+<K^+<Rb^+<Cs^+<Ag^+<Mg^{2+}<Zn^{2+}<Co^{2+}<Cu^{2+}<Cd^{2+}<Ni^{2+}<Ca^{2+}<Pb^{2+}<Ba^{2+}<Ce^{3+}<Tb^{4+}$。

3. 离子强度对保留的影响　离子强度(缓冲盐浓度)增加,k 值减小,对于多电荷待测物离子这一影响更大。在前述固定相分离腺嘌呤及胞嘧啶时,k 值随 NaH_2PO_4 盐浓度的变大而减小,原因归结于离子交换平衡的移动。

4. 有机改性剂对保留的影响　如果洗脱液中加入极性有机组分(如乙醇),则抑制离子交换,并且产生按分配机制进行的分离。

(三) 检测器

IC 法常用的检测器包括两大类:电化学检测器与光学检测器。电化学检测器包括电导和安培检测器；光学检测器主要为紫外-可见分光检测器和荧光检测器。电导检测器在 IC 中最常用，通过测量溶液流经电导池的电导来检测待测离子的浓度，主要用于检测无机阴、阳离子和一些极性化合物，如有机酸和有机碱。

1. 电导检测器 IC 法所采用的洗脱液中一般含有不同类型的电解质。采用电导检测时，流动相中的电解质会产生较强的电导背景信号，进而影响被测离子的检测灵敏度。Small 等人首先提出了抑制流动相背景信号的方法，即在离子交换色谱柱和电导检测器之间增加抑制器（或称抑制柱），以降低背景电导信号，增强待测离子电导响应值，提高检测灵敏度，该方法称为抑制型离子色谱法（suppressed ion chromatography，SIC）；Fritz 等人则提出了另一种抑制背景信号的方法，即色谱柱和电导检测器直接相连，采用低容量的离子交换树脂作为色谱固定相，低离子强度的洗脱液作为流动相，达到降低电导背景信号的目的[3]，该方法不加抑制器，称为非抑制型离子色谱法（non-suppressed ion chromatography，NSIC）。目前，IC 法主要分为 SIC 和 NSIC 两大类。

SIC 是样品同强电解质的洗脱液一起流经离子交换剂填充的色谱柱，将待测离子依次分离，然后再进入抑制柱，通过化学抑制等方法抑制洗脱液的背景电导，而后送入电导池检测的离子色谱法。由于离子色谱发展初期的抑制器是与分离柱类似的柱形抑制器（抑制柱），柱内填充与分离柱填料带相反电荷的离子交换树脂，因而早期又称双柱离子色谱法。

NSIC 是不采用抑制器抑制背景电导，而将柱流出物直接导入检测池进行电导检测的离子色谱法，也被称为单柱离子色谱法。一般而言，NSIC 的检测灵敏度比 SIC 低约一个数量级。

（1）双柱抑制型 IC：SIC 是在分析柱与检测器之间串联一个抑制柱，除去流动相中高浓度的电解质，以消除洗脱液背景电导的影响，从而可以使用电导检测器来测定多种无机离子，此法的流程图如图 9-3 所示。

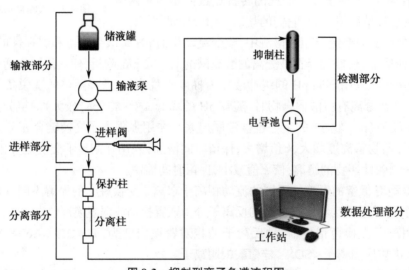

图 9-3 抑制型离子色谱流程图

1）阳离子的分离分析：若分析 Na^+、K^+、NH_4^+ 等阳离子，分离柱中装的是低交换容量的阳离子交换剂，抑制柱中装的是高交换容量的强碱性阴离子交换剂，流动相是稀盐酸或稀硝酸。当含有 Na^+、K^+、NH_4^+ 的样品进入分离柱，各种离子因其与离子交换剂的亲和力不同而被分离。在分离柱中，阳离子的交换反应与洗脱反应如下：

载体—$SO_3^-H^+$ + Y^+Cl^- ⟶ 载体—$SO_3^-Y^+$ + H^+Cl^-

分离柱填料　　　（Y=Na,K,NH₄等）

在抑制柱中,作为洗脱液的稀盐酸或稀硝酸与强阴离子交换剂反应,生成难解离的水,其反应过程如下:

$$载体—R_3N^+OH^- + H^+Cl^- \longrightarrow 载体—R_3N^+Cl^- + \boxed{H_2O}$$
电导小

抑制柱填料

Na^+、K^+、NH_4^+ 等阳离子在分离柱中被分离后,进入抑制柱,与强阴离子交换剂反应,生成 NaOH、KOH、NH_4OH,其反应过程如下:

$$载体—R_3N^+OH^- + Y^+Cl^- \longrightarrow 载体—R_3N^+Cl^- + \boxed{Y^+OH^-}$$
电导大

抑制柱填料

最后,抑制柱尾端流出的是水和含有在不同时间内流出的被测离子组成的游离碱 YOH,由于洗脱液以水为本底电导,由被测阳离子形成的碱比其盐类有更大的电导率而被电导检测器检测。

2)阴离子的分离分析:若分析 F^-、Cl^-、NO_3^-、SO_4^{2-} 等阴离子,分离柱中装的是低交换容量的阴离子交换剂,抑制柱中装的是高交换容量的强酸性阳离子交换剂,洗脱液是氢氧化钠或碳酸氢钠的稀溶液。在分离柱中,阴离子的交换反应与洗脱反应如下:

$$载体—R_3N^+HCO_3^- + Na^+X^- \longrightarrow 载体—R_3N^+X^- + Na^+HCO_3^-$$

分离柱填料 （X=F,Cl,NO₃等）

在抑制柱中,流动相与强阳离子交换剂反应,生成难解离的碳酸,其反应过程如下(以稀碳酸氢钠为例):

$$载体—SO_3^-H^+ + Na^+HCO_3^- \longrightarrow 载体—SO_3^-Na^+ + \boxed{H_2CO_3}$$
（电导小）

抑制柱填料

F^-、Cl^-、NO_3^- 等阴离子在分离柱中被分离后,进入抑制柱,与强阳离子交换剂反应,生成 HF、HCl、HNO_3,其反应过程如下:

$$载体—SO_3^-H^+ + Na^+X^- \longrightarrow 载体—SO_3^-Na^+ + \boxed{H^+X^-}$$
（电导大）

抑制柱填料

最后,抑制柱尾端流出的是碳酸(若用 NaOH 洗脱,洗脱液为 H_2O)和含有在不同时间内流出的被测离子组成的游离酸 HX,通常硝酸和硫酸与碳酸不同,比其盐类具有更大电导性,所以能够被电导检测器检测。

(2)纤维管抑制型 IC:离子交换膜的连续再生交换装置,解决了双柱抑制型离子色谱法中抑制柱需定期再生的缺点。这一装置是由离子交换膜制成的空心纤维管,管内填充惰性微珠构成。管内的惰性微珠可以减小死体积,并增加流动相离子与管壁的接触面积。

纤维管抑制型离子色谱的原理如图 9-4 所示。流动相在管内流动,抑制液在管外反相流动。例如,对于阴离子纤维抑制柱的纤维管壁是带有磺酸基的阳离子交换膜,流动相可选用氢氧化钠、碳酸氢钠或碳酸钠溶液,抑制剂选用硫酸或十二烷基苯磺酸。当分析阴离子(X^-)时,阳离子(Na^+、H^+ 等)可以自由地透过阳离子交换膜,在纤维管壁发生交换,使抑制和再生同时进行;阴离子(X^-、OH^-、

CO_3^{2-}、SO_4^{2-} 等）因受静电排斥而不能透过。Na^+ 穿过纤维管壁进入抑制液，与 H_2SO_4 反应生成 Na_2SO_4 而被除去。H^+ 穿入管壁进入流动相，与流动相中的 CO_3^{2-}、OH^- 反应生成 H_2CO_3 或 H_2O，同时与样品阴离子 X^- 反应成生 HX，进而进入电导检测器被检测。

（3）非抑制型 IC：该法使用交换容量更低的离子交换树脂，如交换容量仅为 0.007~0.04mmol/g 的特殊阴离子交换树脂，以低浓度、电导率更低的溶液为流动相，如 0.1~1mmol/L 的苯甲酸盐或邻苯二甲酸盐。样品离子不用经过抑制柱，经分离柱分离后直接进入电导检测器检测。

在离子色谱中，是用洗脱液的离子置换结合到离子交换树脂上的被测离子，电导检测器的灵敏度取决于被测离子和流动相中的置换离子的摩尔电导差，两者摩尔电导差越大，检测灵敏度越高。一般样品离子具有中等摩尔电导，为了提

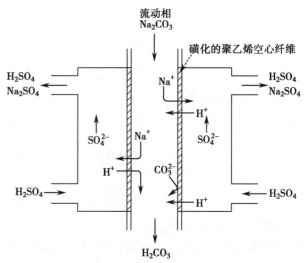

图 9-4　空心纤维抑制柱工作原理示意图

高灵敏度，洗脱液中的置换离子应具有很高或很低的摩尔电导。但是为了提高信噪比，一般选用低电导且浓度低的流动相，为了使被测离子的保留时间在合理的范围内，所以还要选用离子交换容量较低的固定相。表 9-1 列出了单柱离子色谱中使用的洗脱剂。

表 9-1　非抑制型离子色谱中使用的洗脱剂

离子交换类型	洗脱剂
阴离子交换柱离子色谱	苯甲酸、苯甲酸盐、盐酸、甲基磺酸盐、氯甲基磺酸盐、葡萄糖酸盐、邻苯二甲酸盐、对羟基苯甲酸盐、水杨酸、酒石酸、柠檬酸盐、均苯三酸盐、氢氧化钠
阳离子交换柱离子色谱	硝酸、高氯酸、乙二胺硝酸盐、乙二胺草酸盐、乙二胺盐 +α- 羟基异丁酸

2. 其他类型检测器　IC 检测器的选择主要取决于待测样品的离子的性质、洗脱液和固定相的种类等因素。有些待测物可用多种检测器进行检测，可根据对灵敏度和选择性的不同需求进行选择，如溴离子（Br^-）、亚硝酸根离子（NO_2^-）、硝酸根离子（NO_3^-）等离子，既可用电导检测器，也可用紫外检测器，特别是样品中含有高浓度的氯离子（Cl^-，紫外吸收非常弱）的情况下，使用紫外检测器可避免 Cl^- 的干扰。

（1）紫外检测器适用于在高浓度氯离子等存在下痕量的 Br^-、NO_2^-、NO_3^- 以及其他具有强紫外吸收成分的测定。柱后衍生 - 紫外检测法常用于分离分析过渡金属离子和镧系金属离子等。

（2）安培检测器用于分析解离度低但具有氧化或还原性质的化合物。直流安培检测器可以测定碘离子（I^-）、硫氰酸根离子（SCN^-）和各种酚类化合物等。积分安培检测器和脉冲安培检测器则常用于测定糖类和氨基酸类化合物。

（3）原子吸收光谱、原子发射光谱（包括电感耦合等离子体原子发射光谱）、质谱（包括电感耦合等离子体质谱）也可作为离子色谱的检测器。离子色谱在与蒸发光散射检测器或质谱检测器联用时，一般采用带有抑制器的离子色谱系统。

三、离子色谱法的应用

离子色谱法的应用主要是以解决传统 GC 法和 HPLC 法所无法解决的分析难题为主，其特点是可分离测定电离、无（或很弱）紫外吸收的化合物。目前，离子色谱法已被广泛用于无机阴、阳离子和有机酸、碱的测定，覆盖面包括了周期表中绝大多数元素。随着离子色谱固定相制备水平的提高、检

测技术的完善,离子色谱法已经应用于生物可电解物质、糖类和氨基酸、维生素和抗生素、蛋白质和多肽的分离测定。其中,糖类的 pK_a 大约为 12,意味着高 pH 的流动相会导致羟基的电离,因而可用阴离子交换色谱对其进行分离。

【例 9-1】单硝酸异山梨酯片剂中硝酸盐和亚硝酸盐杂质的测定[4]

单硝酸异山梨酯是硝酸异山梨酯的主要活性代谢产物,为长效硝酸酯类抗心绞痛药。硝酸盐既是硝酸异山梨酯原料合成过程中引入的杂质,也是自身的降解产物,并且可被还原为亚硝酸盐。一般认为,亚硝酸盐会在体内转变成具有致癌性的亚硝胺。因此,对亚硝酸盐与硝酸盐杂质的检测显得尤为重要。

1. **仪器**　离子色谱仪(ICS-2100),配有自动淋洗液发生器(EGC Ⅲ,KOH 型)、阴离子抑制器(ASRS 300 4mm)、电导检测器(DS5)和色谱工作站(Chromeleon)。

2. **色谱条件**　色谱柱:IonPac AS Ⅱ-HC 阴离子柱(4mm×250mm);保护柱:IonPac.AS Ⅱ-HC(4mm×50mm);淋洗液:20mmol/L 氢氧化钾溶液,等度淋洗;流速:1.0ml/min;抑制电流:50mA;检测器:电导检测器;进样量:25μl。

3. **测定方法与结果**

(1)供试品溶液的配制:取样品研成粉末,精密称量样品粉末适量(约相当于单硝酸异山梨酯 80mg),置 50ml 聚乙烯离心管中,精密加入水 25ml,振摇 20 分钟,离心(8 000r/min)10 分钟后用 0.45μm 滤膜过滤。

(2)对照品溶液的配制:精密量取 NO_2^- 标准溶液与 NO_3^- 标准溶液各 5ml,分别置 50ml 量瓶中,用水溶解并稀释至刻度,摇匀,即得浓度为 100μg/ml 的对照品储备溶液。分别精密量取两种对照品储备溶液各 1ml,置 100ml 量瓶中,用水稀释至刻度,摇匀,制得混合对照品溶液。

(3)单硝酸异山梨酯片剂中硝酸盐和亚硝酸盐的含量测定:硝酸根离子、亚硝酸根离子与其他成分的分离度良好(图 9-5),硝酸根离子与亚硝酸根离子均在 0.1~20μg/ml 浓度范围线性关系良好,其检测限均为 0.01μg/ml,定量限均为 0.03μg/ml。

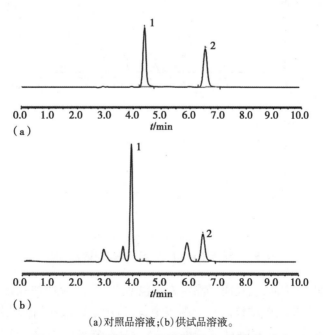

(a)对照品溶液;(b)供试品溶液。

图 9-5　亚硝酸根(峰 1)和硝酸根(峰 2)离子色谱图

4. **思路解析**　《中国药典》(2020 年版)中单硝酸异山梨酯各品种项下,均缺少硝酸盐和亚硝酸盐检验项目,存在较大的安全隐患。国外药品标准中仅 BP 2019 对制剂中的硝酸盐进行检查控制,采用方法为薄层色谱法,其限度为 0.5%。薄层色谱法灵敏度较低,且不能准确定量,存在较大的缺陷。本法采用离子色谱法进行硝酸盐和亚硝酸盐含量测定,离子色谱法相比薄层色谱具有更高灵敏度,更适合于无机离子的测定。

【例 9-2】 阳离子交换离子色谱法测定钙镁片中钙、镁离子含量[5]

钙镁片是一种增强骨密度、预防骨质疏松的保健食品,其功效指标为钙和镁。本实验以钙、镁阳离子为目标检测物,样品不需要进行消解,经阳离子交换色谱柱分离,能够有效地测定钙、镁离子。

1. 仪器　离子色谱仪(ICS-5000),配自动进样器、四元梯度分析泵、淋洗液发生器、电导检测器、阳离子抑制器(CSRS 300 4mm)和色谱工作站(Chromeleon)。

2. 色谱条件　色谱柱:Ion Pac CS12A 阳离子柱(4mm×250mm);保护柱:Zone Pac CG12 柱(4mm×50mm);淋洗液:20mmol/L 甲基磺酸水溶液,等度洗脱;流速:0.8ml/min;抑制电流:60mA;检测器:电导检测器;进样量:25μl。

3. 测定方法与结果

(1) 供试品溶液的配制:取待测样品 20 片,研细,混匀,精密称取适量(0.3~0.5g),置量瓶中,加 0.5mol/L 盐酸溶液 15ml 溶解,用水稀释至刻度,摇匀;精密量取 10ml,置 100ml 量瓶中,加水稀释至刻度,摇匀,过 0.45μm 滤膜,取续滤液作为供试品溶液。

(2) 对照品溶液的配制:准确量取钙单元素标准溶液 2ml 及镁单元素标准溶液 1ml,置 100ml 量瓶中,以水定容至刻度,摇匀,即得混合对照品溶液。

(3) 钙、镁离子的含量测定:钙、镁离子可得到有效分离,且出峰时间适中(图 9-6)。钙离子、镁离子质量浓度分别在 1~20μg/ml 和 0.5~10μg/ml 的范围内线性关系良好,相关系数皆大于 0.999 7;检测限分别为 0.002μg/ml 和 0.001μg/ml,定量限分别为 0.006μg/ml 和 0.003μg/ml,回收率(n=6)分别为 99.1%(RSD=1.9%)和 99.4%(RSD=2.0%)。

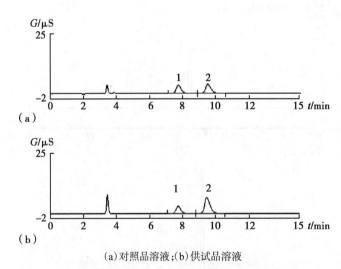

(a)对照品溶液;(b)供试品溶液

图 9-6　镁离子(峰 1)、钙离子(峰 2)的色谱图

4. 思路解析　目前,常用的钙、镁离子测定方法包括火焰原子吸收法和络合滴定法等。火焰原子吸收法测定钙、镁离子时,曲线浓度较低且范围较窄,较适用于微量样品的测定,而保健食品中钙、镁离子的含量多在 10% 左右,需多步稀释才能进入线性范围,容易引入较大的误差。滴定法虽然定量准确,但是钙、镁离子同时存在,络合滴定无法区分两者,因此不适用于该类保健品的测定。本法采用离子色谱法测定保健食品钙镁片中钙、镁离子的含量,前处理方法能够有效游离出钙、镁离子,操作简单、快速,线性范围宽,测定结果准确。

第二节　分子排阻色谱法

分子排阻色谱法(size exclusion chromatography, SEC)是各种色谱分离模式中最简单的一种色谱分离方法。它发展于20世纪60年代,1953年Porath等人使用交联葡聚糖凝胶在水溶液中分离了不同分子量的水溶性高分子,建立了凝胶过滤色谱法(gel filtration chromatography, GFC)。1964年Moore制备了不同孔径的苯乙烯-二乙烯苯树脂,并用此树脂分析分子量从几千到几百万Da的高聚物分子,建立了凝胶渗透色谱法(gel permeation chromatography, GPC)。

关于分子排阻色谱法的名称,20世纪70年代曾统一为凝胶色谱法(gel chromatography),后来有人根据英文直译为体积排阻色谱法或尺寸排阻色谱法,本书采用《中国药典》(2020年版)所使用的名称,即分子排阻色谱法。

分子排阻色谱法可以按分子大小提供样品组成的全面情况,判断样品是简单的还是复杂的混合物,并提供样品中各组分的近似分子量,该法不仅可以用于分析多肽、蛋白质、多糖等生物大分子和高聚物,也可以用于分离分子量较小的混合物,因此在药学研究中具有特殊价值。

一、分子排阻色谱法的原理

分子排阻色谱法是溶质与固定相或流动相无相互作用的一种分离方式,主要依据分子尺寸大小的差异进行分离,即固定相具有能有效地分离不同分子量大小的化合物的能力,具有不同分子尺寸的物质通过色谱柱时,溶质分子能够被色谱柱填料的孔径分类。其中,凝胶渗透色谱所使用的填料通常是疏水性的,一般在有机溶剂(如四氢呋喃)体系中进行,用于分离脂溶性的高分子物质;凝胶过滤色谱所使用的填料通常是亲水性的,一般在水相体系中进行,用于分析水溶性的大分子化合物。

分子排阻色谱法的优点包括:①分离时间短,溶质谱带窄;②根据分子大小,可预测分离顺序;③分离过程中无样品损耗和反应发生;④色谱柱几乎不失活,寿命长;⑤温和的洗脱条件使其特别适用于分离生物大分子和聚合物。

分子排阻色谱法的不足之处在于:①分离度较低,不能完全分离一个复杂的、含多组分的样品;②不宜用于分子大小组成相似或分子量大小仅差10%的组分分析,如对同分异构体的分离就不宜用分子排阻色谱法。

分子排阻色谱法是根据待测组分的分子大小进行分离的一种液相色谱技术,其分离原理为凝胶色谱柱的分子筛机制。当流动相携带不同分子量的溶质进入色谱柱后,溶质会因为浓度差而渗入填料的孔径中。多孔性材料的孔径大小不同,不同分子体积的溶质在孔径中的扩散路径也不同,图9-7为不同大小的样品分子在色谱柱中分离的示意图。

从图9-7中可见,大分子不能进入填料孔洞而被完全排除,只能沿着填料颗粒之间的空隙通过色谱柱,最先被流动相洗脱出来。小分子能进入填料的绝大部分孔洞,且小分子的中心能更接近孔的内部边缘,在柱中受到更强的滞留,会更慢地被洗脱出来,所以有效保留体积较大。中等大小分子只能进入填料中一些适当的孔洞中,但不能进入更小的微孔,所以在柱中受到的滞留作用介于大分子与小分子之间。溶解样品的溶剂分子分子量最小,可进入填料的所有

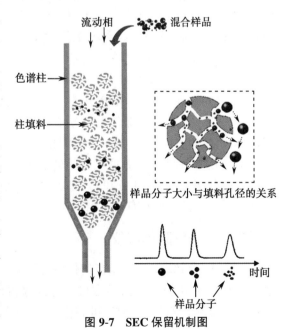

图9-7　SEC保留机制图

孔洞,最后从柱中流出,从而可以实现具有不同分子大小样品的完全分离。

按照上述体积排阻色谱的分离原理,不同体积的样品分子的分配系数 K_D(distribution coefficient)不同:

$$K_D = \frac{[X_s]}{[X_m]} \qquad \text{式(9-1)}$$

式中,$[X_s]$ 为样品分子在固定相中的平衡浓度,$[X_m]$ 为样品分子在流动相中的平衡浓度。

当 $[X_s]=0$,$K_D=0$。说明溶质完全被排除在填料孔外,此现象称为全排斥,即填料的排阻极限。

当 $[X_s]=[X_m]$,$K_D=1$。说明溶质可完全进入填料孔内,此现象称为全渗透,即填料的渗透极限。

当 $[X_s]<[X_m]$,$0<K_D<1$。说明溶质只能进入部分填料内部,对于大部分溶质分子,$0<K_D<1$。

色谱柱的总体积 V_T 为:

$$V_T = V_0 + V_p + V_G \qquad \text{式(9-2)}$$

式中,V_0 为填料颗粒间体积,V_p 为填料颗粒孔洞体积,V_G 为柱填料骨架体积。

若用流动相和固定相的概念分析分子排阻色谱法,通常将填料颗粒间体积 V_0 中的溶剂称为"流动相",将填料颗粒孔洞体积 V_p 中的溶剂称为"固定相"。因而,式(9-2)也可表达为 $V_T = V_m + V_s + V_G$,其中 V_m 为柱中流动相体积,V_s 为柱中固定相体积。

对于某一大小的分子,其保留体积(V_R)为:

$$V_R = V_m + K_D V_s \qquad \text{式(9-3)}$$

保留体积(V_R)也可用洗脱体积(V_e)表示:

$$V_e = V_0 + K_D V_p \qquad \text{式(9-4)}$$

即对于某一大小的分子,其洗脱体积(或保留体积)等于流动相体积与该尺寸的溶质可以渗透进入孔洞内部的那部分体积的总和。

从而,可以得到 K_D 的另一种表达方式:

$$K_D = \frac{V_R - V_m}{V_s} = \frac{V_e - V_0}{V_p} \qquad \text{式(9-5)}$$

图 9-8 是样品分子量(M)或分子量的对数($\log M$)对洗脱体积(V_e)所作的校正曲线。图中,A 点($K_D=0$)为体积排阻色谱的排阻极限,即分子量大于 10^6 的分子,不论其分子量有多大,理论上它们都会被排斥在填料孔洞之外,以单一谱带 A′ 流出柱外,保留体积一律为 V_0。B 点($K_D=1$)为渗透极限,即分子量小于 10^3 的小分子,不论其分子量有多小,都可完全渗入填料孔洞内,以单一谱带 B′ 流出柱外,它们的保留体积一律为 V_0+V_p。A、B 两点之间的直线($0<K_D<1$)为选择渗透区,即分子量在 A、B 之间的组分分子 x 能选择进入一部分大于分子体积的填料孔洞,在此范围内,分子越小进入的孔洞越多,保留体积 V_x 越大。通常将图中 A、B 两点间的分子量范围称为色谱柱的分级范围,由此可知,只有填料的孔洞体积 V_p 才是具有分离能力的有效体积。

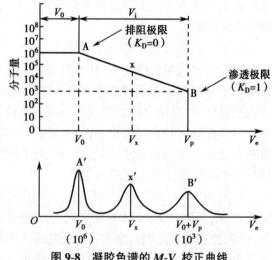

图 9-8 凝胶色谱的 M-V_e 校正曲线

二、分子排阻色谱仪

与 HPLC 相似,分子排阻色谱仪主要由输液系统、进样系统、分离系统、检测系统和数据处理系统组成。按照使用温度来分,通常可分为常温和高温两种。常温凝胶色谱仪可工作于 5~80 ℃ 范围内,而高温凝胶色谱仪的工作温度可高达 220 ℃ 甚至更高。

(一) 色谱柱

分子排阻色谱的固定相是一种多孔性物质。一种理想的高效分子排阻色谱固定相应具备以下性能：机械强度高，能耐受几兆帕的操作压力；球形颗粒，粒子直径控制在 3~10μm 范围内，且粒径分布范围窄；无体积排阻效应以外的其他次级效应；孔径应为 5~100nm 或更高，孔径分布符合需要；具有高孔容；容易处理和填充；价格合理。

对于凝胶过滤色谱而言，还有附加要求：应具有亲水性表面；至少在 pH 3~10 之间化学性质要稳定；不会引起生物活性物质的失活及降解。

1. 色谱柱的分类　常用的填料有分子筛、葡聚糖凝胶、微孔硅胶或玻璃珠等。凝胶是分子排阻色谱法的核心材料，使用时应选择和搭配具有不同粒度和不同孔径的凝胶材料，以获得最佳的分离效果。凝胶的分类如图 9-9 所示。

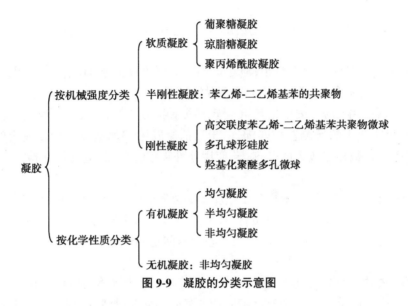

图 9-9　凝胶的分类示意图

凝胶渗透色谱常用的固定相主要以交联共聚的苯乙烯-二乙烯苯多孔微球为主。常见的商品填料有 HSG 系列，PLRP-S 系列，Shodex GPC-A、-H、-KF 系列，TSK gel-H、-HXL 系列，Styragel 系列，μ-Spherogel 系列等。这些填料大都是 10μm 左右的微球，颗粒机械强度良好，可以在较高流速和压力下使用，柱效可达每米数万。

用于凝胶过滤色谱的固定相主要包括两种：亲水性软质凝胶和亲水结合硅胶。传统的凝胶过滤色谱固定相使用软质凝胶，常见的凝胶有 Sephadex 系列 (葡聚糖凝胶)、Sepharose 系列和 Bio-Gel A 系列 (琼脂糖凝胶)、Bio-Gel P 系列 (聚丙烯酰胺凝胶)。这些软质凝胶粒度分布范围宽，颗粒强度低，不能经受压力操作，分析速度慢。后来，发展起来了一些多糖型凝胶过滤色谱填料，如 Superdex、Superose、Sephacryl 等高聚物型凝胶色谱填料。这些新型凝胶的物化参数、分离性能指标、应用的广泛性较传统产品均有很明显的改进和提高。硅胶具有良好的机械稳定性，然而硅胶表面易与蛋白质等生物大分子发生吸附作用，因而常对其表面进行衍生化。常用的方法是通过表面的硅羟基与有机硅烷试剂发生反应，以共价键形式在硅胶表面键合双醇基化合物或类似碳水化合物的物质，以亲水结合硅胶形式作为凝胶过滤色谱固定相。

2. 色谱柱的标定　对已制备好的凝胶柱，为确定它的分离范围，需用一系列已知相对分子量的标准品，来测定它们的洗脱体积，绘制 M-V_e 曲线或 lgM-V_e 曲线，这一操作称为"标柱"，如图 9-8 所示。通常用 7~8 个分子量呈窄分布的标样，分别按不同分子量范围配制 0.05%~0.3% 的四氢呋喃溶液，然后分别进样，从色谱图峰值找到各标样的洗脱体积，再以标样分子量或分子量的对数 lgM 对洗脱体积 V_e 进行绘图，得到标定曲线。由曲线的形状、线性范围和直线斜率，可评价凝胶柱的分离特性。

(1)凝胶渗透色谱柱的标定:凝胶渗透色谱柱常用有机溶剂作为流动相,因此,凝胶渗透色谱柱的标定所用标准样品必须适用于有机溶剂流动相,常用的标准样品有窄分子量范围的聚苯乙烯、聚四氢呋喃和聚异丙烯,它们都有窄而很好的特征峰。常用标准聚苯乙烯的分子量有 600、1 000、3 000、10^4、3×10^4、10^5、3×10^5、10^6 和 3×10^6。

(2)凝胶过滤色谱柱的标定:凝胶过滤色谱以水为流动相的主体,常用具有不同 pH 的多种缓冲溶液作为流动相,因此凝胶过滤色谱柱的标定所用标准样品必须适用于含水流动相,常用的标准样品有葡聚糖、聚乙烯醇、聚苯乙烯磺酸盐及蛋白质。

(二) 流动相

在分子排阻色谱法中,样品的分离的主要依据是凝胶的孔容、粒径分布、样品分子量大小及分子量分布的不同,而与样品、固定相、流动相之间的相互作用无关,因此选择流动相时应主要考虑以下因素。

(1)所使用的流动相应对样品有较好的溶解能力,尤其是对难溶的高分子样品,应选择适当的溶剂使其充分溶解。

(2)由于高分子量样品的扩散系数小,应尽可能选择低黏度的溶剂。若需使用较高柱温进行分离,所选择的溶剂应有较高沸点,且在分离温度下黏度较低。

(3)流动相应与所使用的凝胶固定相互相匹配,既要使凝胶浸润,又要防止凝胶溶胀。

(4)流动相应与所使用的检测器相匹配,由于目前凝胶渗透色谱多采用示差折光检测器,应选择与被测样品的折光指数相差较大的溶剂;若使用紫外吸收检测器,应选择在检测波长处无吸收的溶剂。

1. 凝胶渗透色谱法 在用于高聚物分子量测定的凝胶渗透色谱法中,最常用的流动相是四氢呋喃,它对样品有良好的溶解性和较低的黏度,但在使用时应注意四氢呋喃在纯化时有生成过氧化物的危险。三氯乙烷应用仅次于四氢呋喃,N,N- 二甲基甲酰胺适用于分离极性物质,如三聚氰胺树脂、酚醛树脂等。

2. 凝胶过滤色谱法 在凝胶过滤色谱法中,一般使用以水为主体、具有不同 pH 的多种缓冲溶液作为流动相,所有的溶剂使用前均要以微孔滤膜或 5 号砂芯漏斗过滤。除此之外,还需根据所分离化合物的性质向流动相中添加一些添加剂以改善保留和分离。

(1)pH:流动相 pH 对亲水结合硅胶填料的保留和分离能力具有较大影响。通常流动相在 pH>5 时,亲水结合硅胶表面残留的硅羟基就会发生电离,此时色谱柱填料带负电;分子排阻色谱分离的一般条件为 pH 6~8,在此条件下电离的硅羟基与电离的样品分子间可能存在两种作用:静电排斥和离子交换作用。当样品分子带负电荷、流动相中缓冲液浓度低时,发生静电排斥。图 9-10(a)为一假想的样品与填料之间无相互作用(排斥或吸引)的分离。若发生静电排斥,分离情况变为图 9-10(b),样品组分靠近排阻位置被洗脱出,分离度较差。降低 pH,即减少样品分子与色谱柱上的负电荷,也能降低静电排斥,协助解决图 9-10(b)的问题。若样品分子带正电,而电离的硅羟基带负电,此时样品分子能通过离子交换作用保留于电离的硅羟基上,这一影响将导致较小样品流出较晚($k>0$),如图 9-10(c)所示。提高 pH 可以减少样品的正电荷,抑制离子交换作用引起的额外保留。图 9-10(c)分离实际上比图 9-10(a)好,当分子排阻色谱发生离子交换作用时情况常如此,但最好应避免这种作用,因为离子交换作用通常使分离变得难以预测,后面的谱峰可能会严重拖尾,样品回收率也会受损。

(2)无机盐:为解决图 9-10(b)和图 9-10(c)中的现象,还可以增大流动相离子强度来中和电离的残留硅羟基与带相同电荷的样品分子之间的静电排斥作用,或减小离子交换作用,如图 9-11 所示。通常向流动相中加入少量无机盐,如 NaCl、KCl、NH$_4$Cl,以维持流动相的离子强度为 0.1~0.5。若使用钠、钾、铵的硫酸盐、磷酸盐效果会更好。因为样品与柱填料之间的疏水作用,图 9-10(c)中的疏水保留作用也可发生,这种情况下增加无机盐浓度将使后面色谱峰流出更慢,加剧该过程。在流动相中加入 5%~10% 丙醇可以减小疏水作用。

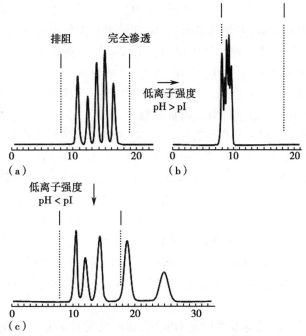

(a)理想条件下的分离(无硅羟基效应);(b)由于静电排斥使样品产生排阻分离;
(c)由于硅羟基使样品产生离子交换保留的分离。

图 9-10 残留硅羟基对分子排阻色谱分离的影响

(3)变性剂:当需洗脱生物大分子蛋白时,可向流动相中加入变性剂,如 6mol/L 的盐酸胍($CH_5N_3 \cdot HCl$)、8mol/L 脲或 0.1% 十二烷基磺酸钠(SDS)、聚乙二醇 6000 或聚乙二醇 20M,并应在低流速下(0.25~0.5ml/min)下完成组分的分离。

(三)检测器

分子排阻色谱仪所使用的检测器包括示差折光检测器、紫外检测器、红外检测器、黏度检测器和激光光散射检测器等。

最早用于分子排阻色谱仪的示差折光检测器,是一种通用性检测器。由于流动相本身的折光指数具有明显的温度依赖性,随温度的升高而降低,所以示差折光检测器的温度控制在检测过程中极其重要。分子排阻色谱所使用的紫外检测器与常规 HPLC 的紫外检测器相同,主要用于有紫外吸收待测物的检测,例如测定蛋白质、糖蛋白等水溶性生物高分子,以及高聚物的分子量和分子量分布等。

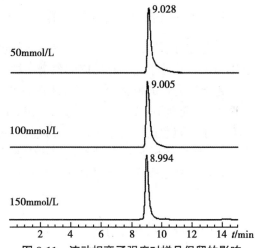

图 9-11 流动相离子强度对样品保留的影响
色谱柱: SEC-250(4.6mm × 300mm,5μm);流动相: 磷酸盐缓冲液(50、100、150mmol/L),pH 7.0;流速: 0.35ml/min;UV: 214nm;柱温:22℃;样品: 细胞色素 C(分子量 12 400,等电点 =10.4),1.0mg/ml;进样量:5μl。

示差折光检测器和紫外检测器均属于浓度型检测器,用于分子排阻色谱检测时,并不能直接给出待测物的分子量信息。通常,只能依据洗脱体积和分子量校正曲线间接计算出待测物的分子量。而对于黏度检测器和小角激光光散射检测器,则为较实用的分子量检测器。

黏度法是高聚物分子量测定中的经典方法,人工合成的高聚物是由不同聚合度和不同分子量分子的混合物,其分子量通常用平均值表示。当高聚物溶于溶剂中时,会使溶剂的黏度增加,且浓度越大黏度也越高。对于特定的高聚物,其特征黏数(η)与分子量(M_η)的关系可用 Mark-Houwink 方程来表示:

$$[\eta]=KM_\eta^\alpha \tag{式 (9-6)}$$

式中，K 和 α 为马克-霍温克参数，与聚合物种类、溶剂种类和温度有关。对于特定的聚合物，可通过测定特征黏数求算出黏均分子量。现代分子排阻色谱仪采用不锈钢毛细管型黏度计测定特征黏数，当液体流经一段毛细管时，会在毛细管中产生压力差，流体黏度越高则压力差越大，即 $\Delta p=K\eta$。K 为仪器常数，取决于毛细管的直径、长度及液流流量。因此，在毛细管出口处安装一个灵敏的压力传感器，既可以测定其压力的变化，又能够计算出特征黏数。

光散射法是聚合物分子量测定的有效方法，将一束光线照射到聚合物样品溶液时，便会发生光散射现象。通过在一定角度上测定聚合物溶液的光散射强度，便可以通过计算得到待测聚合物重均分子量。散射光的强度与聚合物分子量和浓度成正比；散射光角度的变化与聚合物分子的尺寸大小成正比。小角激光光散射检测器以波长为 633nm 的 He-Ne 激光为光源。激光单色性好、光强高，有利于提高仪器的灵敏度并降低杂散射信号，使散射光的测定可在很小角度下（2°~4°）进行，不必对角度外推。可用于在线、直接测定待测物的重均分子量。小角激光光散射检测器使聚合物分子量的测定大大简化。但在小角度下测定散射光，具有背景噪声较高、误差较大的问题。45° 或 90° 单角激光光散射仪的出现，使得这一问题在一定程度上得到解决。但真正较好地解决这一问题，则是多角度激光光散射仪。

现代分子排阻色谱仪通常可将多种检测器联用，如同时配置示差折光和激光光散射检测器。通过色谱柱对聚合物按照不同分子量分布进行分离，再利用多角度激光光散射仪测定其光散射数据，最后待测物通过示差折光检测器测定浓度数据。计算机数据处理系统分别采集激光光散射数据和示差折光数据对其进行拟合，计算出样品绝对分子量及分子量分布等信息。

三、分子排阻色谱法的应用

在药物分析中，尤其是分子量或分子量分布测定中，通常采用高效分子排阻色谱法（HPSEC）。应选用与供试品分子大小相适应的色谱柱填充剂。使用的流动相通常为水溶液或缓冲溶液，溶液的 pH 不宜超出填充剂的耐受力，一般 pH 在 2~8。流动相中可加入适量的有机溶剂，但不宜过浓，一般不应超过 30%，流速不宜过快，一般为 0.5~1.0ml/min。

分子排阻色谱法的系统适用性试验中色谱柱的理论板数（n）、分离度、重复性、拖尾因子的测定方法，在一般情况下，同高效液相色谱法中的方法，但在高分子杂质检查时，某些药物分子的单体与其二聚体不能达到基线分离时，其分离度（R）的计算公式为：

$$R=\frac{二聚体的峰高}{单体与二聚体之间的谷高} \tag{式 (9-7)}$$

除另有规定外，R 应大于 2.0。

（一）测定分子量或分子量分布

生物大分子聚合物如多糖、多聚核苷酸和胶原蛋白等具有分子大小不均一的特点，故生物大分子聚合物分子量与分子量分布是控制该类产品的关键指标。在测定生物大分子聚合物分子量与分子量分布时，选用与供试品分子相同或相似的标准物质十分重要。对于蛋白质和多肽的分子量测定，标准物质与供试品一般使用二硫苏糖醇（DTT）和十二烷基硫酸钠（SDS）处理，以打开分子内和分子间的二硫键，并使分子的构型与构象趋于一致。以标准物质重均分子量（M_w）的对数值对相应的保留时间（t_R）制得标准曲线的线性回归方程 $\lg M_w=a+bt_R$，并按下列公式计算出供试品的分子量与分子量分布。

$$M_n=\sum RI_i/\sum(RI_i/M_i) \tag{式 (9-8)}$$

$$M_w=\sum(RI_iM_i)/\sum RI_i \tag{式 (9-9)}$$

$$D=M_w/M_n \tag{式 (9-10)}$$

式中，M_n 为数均分子量；M_w 为重均分子量；D 为分布系数；RI_i 为供试品在保留时间 i 时的峰高；M_i 为供试品在保留时间 i 时的分子量。

【例9-3】HPGPC 法测定库拉索芦荟多糖的分子量和含量[6]

芦荟多糖是芦荟的主要生物活性成分,多为 2 位、3 位或 6 位部分乙酰化的 β-$(1\rightarrow4)$ 连接的甘露聚糖和 β-$(1\rightarrow4)$ 连接的直链葡萄-甘露聚糖等构成的大分子化合物,具有免疫调节、抗辐射、抗炎等多种生物活性功能。芦荟中的多糖分子量和含量与其生物活性密切相关,是决定芦荟及其制品品质的关键。本实验以库拉索芦荟为研究对象,建立了同时测定芦荟多糖分子量及其分布和含量的高效凝胶渗透色谱法(HPGPC),为芦荟多糖的定性和定量研究提供实验依据。

1. **仪器与试剂** 1260 infinity HPLC-GPC 系统;示差折光检测器(RID,G1362A);葡聚糖对照品、库拉索芦荟汁等;高纯水由 DBW-SYS 全自动逆渗透纯水机制得。

2. **色谱条件** 以葡聚糖为标样,采用 PL aquagel-OH 60(300mm×7.5mm,8μm)和 PL aquagel-OH40(300mm×7.5mm,8μm)色谱柱串联;纯化水为流动相,流速为 0.6ml/min;柱温 30℃;示差折光检测器(RID)检测,检测温度为 40℃;进样量 50μl。

3. **测定方法与结果**

(1)供试品溶液的配制:采用醇沉透析法制备。精密量取库拉索芦荟汁 25ml,加入无水乙醇 100ml,摇匀,置 4℃醇沉 12 小时,5 000r/min 离心 10 分钟,沉淀用 80% 乙醇 10ml 洗涤 2 次后,加热水 10ml 溶解,5 000r/min 离心 10 分钟,上清液全部转移至透析袋内(截留相对分子质量 3 500),置大体积高纯水中透析 18 小时,透析袋内溶液转移至 25ml 量瓶中,加适量水洗涤透析袋,洗涤液并入量瓶中,加水稀释至刻度,摇匀,0.45μm 微孔滤膜滤过,即得。

(2)对照品溶液的配制:精密称取不同分子量的葡聚糖对照品各 5mg,分别置 5ml 棕色量瓶中,加水溶解并稀释至刻度,摇匀,0.45μm 的微孔滤膜滤过;取滤液,以水作为空白对照溶液。

(3)分子量校准曲线:以对照品相对分子质量的对数值为纵坐标,以相应色谱峰的保留时间为横坐标进行线性回归,得回归方程:$\lg M_w=-0.307t_R+13.66$,$r=0.998\,0$。结果表明,空白对照溶液在相应的保留时间均无干扰;葡聚糖对照品溶液的相对分子质量在 11 600~1 110 000 范围内与保留时间呈良好的线性关系,见表 9-2。

表 9-2 葡聚糖相对分子量(M_w)与保留时间(t_R)的关系

M_w	$\lg M_w$	t_R/min
11 600	4.06	31.36
48 600	4.68	29.20
147 600	5.17	27.53
273 000	5.44	26.75
667 800	5.83	25.79
1 110 000	6.05	24.79

(4)样品测定:通过对库拉索芦荟汁样品进样分析,可检测到 4 个多糖峰(图 9-12),其中以 $t_R\approx19$ 分钟和 $t_R\approx26$ 分钟两个峰为主。综合分析,样品中多糖相对分子质量大于 1 110kD 占 24%~66%,500~1 110kD 占 8%~14%,300~500kD 占 15%~23%,5~300kD 占 7%~46%;其多糖含量为 0.10%~0.16%。

4. **思路解析** 多糖是具有多分散性的聚合物,分子量较大,而且分布分散,用不同方法测定的分子量,结果会存在较大差异。当前多糖分子量的测定方法主要有超离心法、高压电泳法、渗透压法、黏度法和光散射法等,但这些方法操作烦琐复杂、误差大。HPGPC 则具有快速、分辨度高和重现性好等优点,应

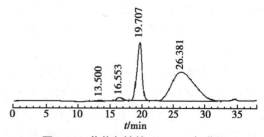

图 9-12 芦荟多糖的 HPGPC 色谱图

用较为广泛。本实验所采用的 HPGPC 法,是一种分离和测定多糖分子量和含量的重要手段,具有专属性强、精密准确、重复性好、简便快速的优点。

(二) 测定高分子杂质

高分子杂质系指供试品中含有分子量大于药物分子的杂质,通常是药物在生产或贮存过程中产生的高分子聚合物或在生产过程中未除尽的可能产生过敏反应的高分子物质。高分子杂质的控制方法包括面积归一化法、主成分自身对照法、限量法和自身对照外标法等。其中限量法是一种限度检查法,指除另有规定外,规定不得检出保留时间小于标准物质保留时间的组分;自身对照外标法一般用于 Sephadex G-10 凝胶色谱系统中 β- 内酰胺抗生素中高分子杂质的检查,在该分离系统中,除部分寡聚物外,β- 内酰胺抗生素中高分子杂质在色谱过程中均不保留,即所有的高分子杂质表现为单一的色谱峰,以供试品自身为对照品,按外标法计算供试品中高分子杂质的相对百分含量。

【例 9-4】 分子排阻色谱法检测头孢泊肟酯中的聚合物[7]

头孢泊肟酯(cefpodoxime proxetil,CP)属于第三代头孢菌素,可在体内转化为头孢泊肟。头孢泊肟对葡萄球菌和肠杆菌有显著的杀菌活性。作为一种头孢菌素,CP 可能引起的过敏等不良反应与其聚合物的形成有密切关系,而这些聚合物杂质在药品的生产、运输、贮存过程中均有可能产生。因此,建立有效的 CP 聚合物杂质检测方法非常重要。

1. 仪器与试剂 UPLC-Xevo G_2-QTOF 型高效液相色谱 - 电喷雾四极杆飞行时间串联质谱仪;甲醇为色谱纯,磷酸二氢钠、磷酸氢二钠、乙酸铵等均为分析纯。

2. 色谱条件 色谱柱为 TSKgel G2000SWXL 凝胶色谱柱(7.8mm × 300mm,5μm);流动相为 0.005mol/L 乙酸铵溶液(精密称取乙酸铵 0.4g,加入去离子水 1 000ml,用氨水溶液调至 pH 7.0 后过滤)- 甲醇(70∶30);检测波长 254nm;进样量 10μl;流速 0.8ml/min;柱温 25℃。质谱检测器条件:电喷雾离子源(ESI),毛细管电压 3.0kV;离子源温度 120℃;脱溶剂气温度 400℃;脱溶剂气流速 800L/h;锥孔电压 40V。

3. 测定方法与结果

(1) 供试品溶液的配制:分别精密称取胶囊内容物、片剂、干混悬剂适量(均约相当于头孢泊肟 100mg),置 100ml 量瓶中,加甲醇 30ml,超声溶解,再用 0.005mol/L 乙酸铵溶液定容,制成 1mg/ml 的溶液,过滤,取续滤液作为供试品溶液。

(2) 对照品溶液的配制:精密称取 CP 对照品适量,加适量甲醇(约为总体积 30%)超声溶解,再用 0.005mol/L 乙酸铵溶液定量稀释制成 1mg/ml 的溶液,作为对照品溶液。

(3) 头孢泊肟酯中的聚合物杂质检测:采用高效液相色谱 - 电喷雾四极杆飞行时间串联质谱方法,检测供试品溶液中高分子聚合物的相对分子质量。结果显示(图 9-13A),CP 峰前有两个聚合物杂质峰,且能与 CP 峰基线分离,方法专属性良好。杂质峰的结构可进一步使用质谱检测器进行分析。

从质谱图中可以看出(图 9-13B 和图 9-13C),杂质峰 2 中主要检出 m/z 855 的寡聚物,推测其相对分子质量为 854,二级质谱图主要碎片离子为 m/z 428、m/z 396、m/z 241,m/z 855 的离子裂解为 2 个 m/z 428 的碎片离子,m/z 428 发生四元环裂解,产生 m/z 241 的离子,m/z 428 失去 1 分子 CH_3OH 产生 m/z 396 的离子,推测其结构为 2 分子的头孢泊肟酸通过 L 型聚合形成的二聚体,其结构及质谱裂解途径如图 9-13D 所示。

4. 思路解析 目前检测头孢类抗菌药中聚合物的方法有葡萄糖 G10 凝胶色谱法、高效排阻色谱系统法及 HPLC 法。其中葡萄糖 G10 凝胶色谱法存在柱效低、主峰和聚合物峰不能有效分离,分析时间较长,且不能使用有机溶剂等缺点,不适用于脂溶性抗菌药中聚合物的测定;HPLC 法是针对低聚体杂质如二聚体进行分析,但难以检测更高聚态的聚合物或其他形态的聚合物,并且该方法只针对单个品种,不具有通用性。随着 HPSEC 技术逐渐成熟,可采用有机溶剂作为流动相,并能够用于脂溶性抗菌药头孢呋辛酯中聚合物的测定,该方法操作方便,检测结果更为准确,并且通用性强,易于推广。

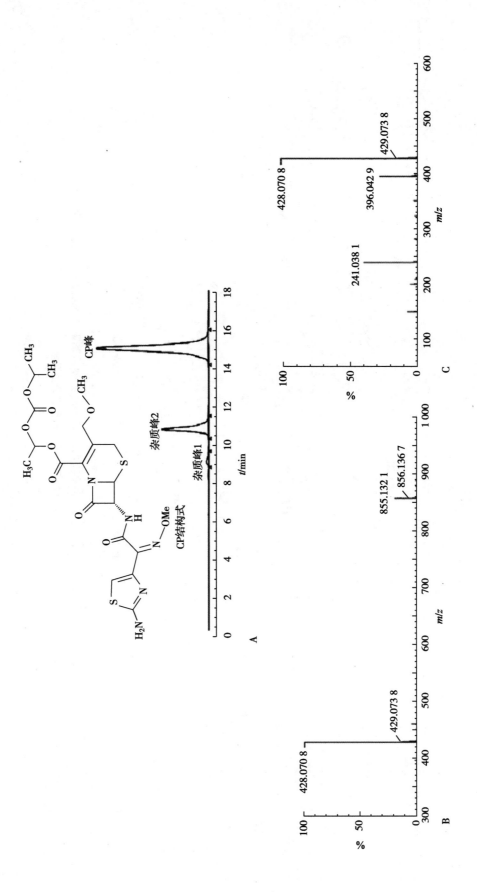

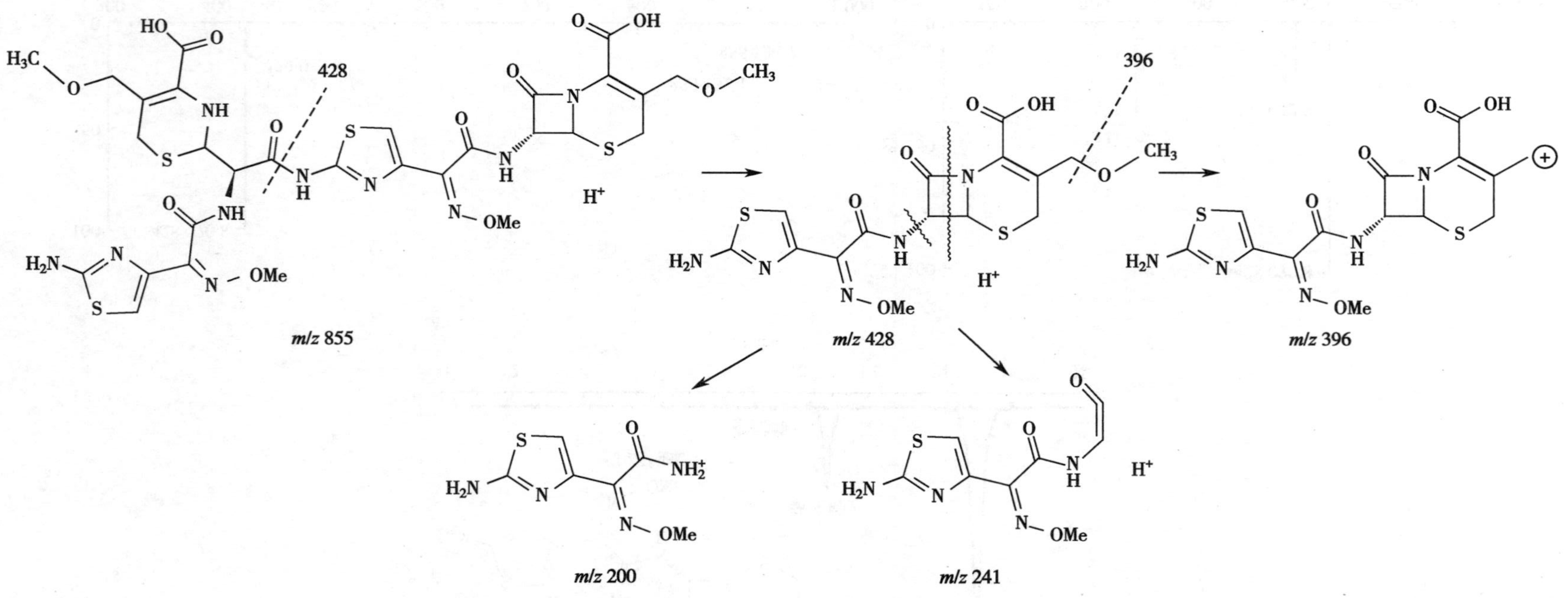

A. CP 结构式及其分子排阻色谱图；B. 杂质 2 的质谱图；C. *m/z* 855 的二级质谱图；D. 杂质 2 的质谱裂解规律。

图 9-13　CP 样品分子排阻色谱分离分析

CP 在乙腈或甲醇中极易溶解,在无水乙醇中易溶,在水中几乎不溶。根据这一性质,本实验使用 TSKgel G2000SWXL 凝胶色谱柱,建立 HPSEC 系统,测定脂溶性抗菌药 CP 中可能的聚合物杂质,并通过 LC-MS/MS 方法,对该色谱系统中弱保留杂质峰进行分析并推测其结构。

第三节　超临界流体色谱法

超临界流体色谱法(supercritical fluid chromatography,SFC)是以超临界流体作为流动相的一种色谱法。SFC 是由 E.Klesper 等人在 1962 年提出,起初被称为高压或高密度气相色谱法,所用流动相主要为超临界烃类物质[8]。随着仪器研发技术的发展,逐渐出现了填充柱超临界色谱仪和毛细管超临界色谱仪,所采用的流动相则以无毒的二氧化碳(CO_2)为主,SFC 的应用也逐渐受到关注。SFC 所采用的流动相兼有气体的低黏度和液体的高密度性质,可以克服气相色谱难以分析高沸点和不挥发性样品的缺点,相比于高效液相色谱法则具有更高的柱效和更短的分析时间。SFC 已与多种检测器联用,包括了气相色谱和高效液相色谱的检测器,如火焰离子化检测器、氮 - 磷检测器、蒸发光散射检测器、紫外检测器、荧光检测器和质谱检测器等。目前,SFC 已被广泛应用于各个领域,包括食品安全、临床及生物样本分析和药品质量控制与分析等领域[9]。

一、超临界流体色谱法的原理

超临界流体是一种物质状态,兼具液体和气体的性质。图 9-14 为纯物质的相变图,研究表明一些物质具有明显的三相点(triple point,TP)和临界点(critical point,CP)。当温度高于某一值时,无论施加的压力有多大,气体也不会液化,此时的温度值为临界温度;在临界温度下,气体可被液化的最低压力值为临界压力。临界温度与临界压力所处的点称作临界点(CP)。在 CP 以上,物质的状态既不是液态也不是气态,即超临界状态,此时的流体则被称为超临界流体。

超临界流体具有对于色谱分离极其有利的物理性质。表 9-3 比较了气体、液体和超临界流体的物理性质。超临界流体的这些性质恰好介于气体和液体之间,使超临界流体色谱兼具气相色谱和液相色谱的特点。超临界流体的扩散系数和黏度接近于气体,因此溶质的传质阻力小,用作流动相可以获得快速高效分离。另一方面,超临界流体的密度与液体类似,具有较高的溶解能力,这样就便于在较低温度下分离难挥发、热不稳定性和相对分子质量大的物质。

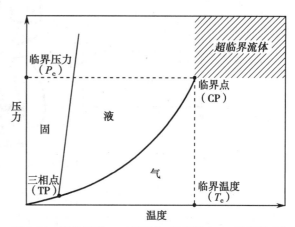

图 9-14　纯物质的 *P-T* 相图(*P* 代表压力;*T* 代表温度)

表 9-3　气体、液体、超临界流体物理性质比较

物理性质	单位	气体 1atm,25℃	液体 1atm,25℃	超临界流体 T_c,P_c	超临界流体 $T_c,4P_c$
密度	$\rho/(g \cdot cm^{-3})$	$0.6{\sim}2 \times 10^{-3}$	$0.6{\sim}1.6$	$0.2{\sim}0.5$	$0.4{\sim}0.9$
扩散系数	$D_m/(cm^2 \cdot s^{-1})$	$1{\sim}4 \times 10^{-1}$	$0.2{\sim}2 \times 10^{-5}$	$0.5{\sim}4 \times 10^{-3}$	$0.1{\sim}1 \times 10^{-3}$
黏度	$H/(g \cdot cm^{-1}s^{-1})$	$1{\sim}3 \times 10^{-4}$	$0.2{\sim}3 \times 10^{-2}$	$1{\sim}3 \times 10^{-4}$	$3{\sim}9 \times 10^{-4}$

超临界流体的物理性质和化学性质,如扩散、黏度和溶剂力等,都是密度的函数。因此,只要改变流体的密度,就可以改变流体的性质,从类似气体到类似液体,无须通过气液平衡曲线。通过调节温

度、压力以改变流体的密度优化分离效果。精密控制流体的温度和压力，以保证在分离过程中流体一直处于稳定的状态，在进入检测器前可以转化为气体、液体或保持其超临界流体状态。

与高效液相色谱中的流动相相比，超临界流体黏度低、扩散系数高；与气相色谱载气相比，超临界流体溶剂化能力更强。这些特点，使得 SFC 可在较大的流速条件下进行快速分析，且具有较高柱效。

二、超临界流体色谱仪

根据所采用色谱柱类型，SFC 仪器分为填充柱 SFC 仪和毛细管柱 SFC 仪。

填充柱 SFC 仪与高效液相色谱仪类似，采用高压泵输送 CO_2 和改性剂，流速相对较高（ml/min）。填充柱 SFC 仪采用了自动背压调节系统，以保证流体压力在临界压力之上，并且利用柱温箱保持超临界温度。典型填充柱 SFC 仪的流程如图 9-15 所示。所采用的检测器也同高效液相色谱仪类似，如紫外检测器和质谱检测器等。与质谱检测器联用时，需连接一个高压泵输送补充液（make-up solvent），如乙醇或乙腈。所采用电离方式多为大气压化学电离（atmosphere pressure chemical ionization，APCI）和大气压光电离（atmospheric pressure photoionization，APPI）[10]。

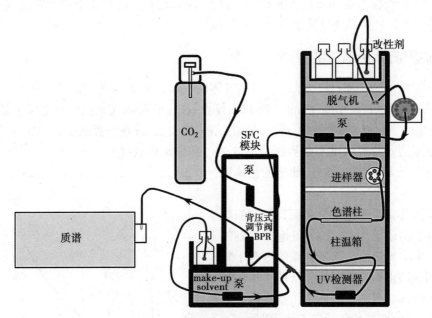

图 9-15 填充柱 SFC 仪器原理图

毛细管柱 SFC 仪具有类似气相色谱中的色谱柱，需要高压泵控制输送低流速（μl/min）流动相。不同的是，毛细管柱 SFC 仪中，色谱柱的出口处和大气之间有一个固定的压力限制器（或称反压装置），用于维持色谱柱一个合适的压力，使超临界流体转换为气体后，进入检测器。典型毛细管柱 SFC 仪的流程如图 9-16 所示。该类检测器可配备火焰离子化检测器（flame ionization detector，FID）和氮-磷检测器（nitrogen phosphorus detector，NPD）等气相色谱检测器；如用于紫外检测器时，流通池由一段熔融石英毛细管做成，管外的聚酰亚胺涂层需剥去，利于紫外光通过。

1. 超临界流体色谱的固定相 SFC 的填充柱固定相大多采用高效液相色谱固定相，包括极性和非极性固定相。常见的 SFC 填充柱固定相为硅胶和烷基键合硅胶，此外，二醇基柱、氨基柱和氰基柱等应用也较多。使用 SFC 填充柱固定相分析极性和碱性样品时，常出现不对称峰，这是由于硅胶载体残余的羟基所引起的吸附作用。如果使用"端基封尾"填料，可在一定程度上解决这一问题。SFC 填充柱固定相填料的粒径大多在 2~10μm。

SFC 毛细管柱由于具有特别高的分离效率，得到了广泛应用。所采用毛细管多为气相色谱中的石英毛细管，内径多为 50~100μm。所用固定相为气相色谱中常用的固定相，如聚二甲基硅氧烷（OV-1

和 DB-1 等)、苯基甲基聚硅氧烷、含乙烯苯的聚硅氧烷(SE-33 和 SE-54 等)和正辛基聚硅氧烷等。由于超临界流体对这些固定相有一定溶解能力,因此,这些固定相需通过化学键键合到毛细管柱表面。

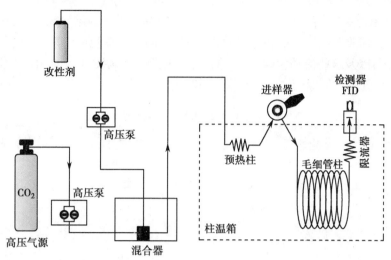

图 9-16 毛细管柱 SFC 仪器原理图

2. 超临界流体色谱的流动相 目前,已有超过 1 000 种物质被确定了超临界参数,如 CO_2、C_2H_6、N_2O 等。早期一些有毒的超临界流体也被用作 SFC 的流动相,表 9-4 列举了常用于 SFC 的超临界流体。其中,超临界 CO_2 流体是 SFC 最为常用的流动相。相比于其他物质,CO_2 的超临界状态($T_c=31.06℃,P_c=7.38MPa$)更容易达到。以 CO_2 流体作为 SFC 流动相,分离过程中所需温度较低,接近室温,特别适合分离热不稳定或易氧化分解的物质。此外,CO_2 无毒、价廉、不易燃、易回收,且化学性质稳定。

表 9-4 常用 SFC 流动相的临界参数

流体名称	化学分子式	临界压力 /MPa	临界温度 /℃	临界密度 /(g/cm³)
二氧化碳	CO_2	7.38	31.06	0.433
水	H_2O	21.76	374.2	0.332
氨	NH_3	11.25	132.4	0.235
乙烷	C_2H_6	4.81	32.2	0.203
乙烯	C_2H_4	4.97	9.2	0.218
氧化亚氮	N_2O	7.17	3.65	0.450
丙烷	C_3H_8	4.19	96.6	0.217
丁烷	C_4H_{10}	3.75	135.0	0.228
戊烷	C_5H_{12}	3.75	196.6	0.232
丙烯	C_3H_6	4.62	91.8	—
苯	C_6H_6	4.89	288.9	—
甲苯	C_7H_8	4.11	318.5	—
环己烷	C_6H_{12}	4.07	280.2	—

CO_2 极性与戊烷或己烷相近,极性较弱,作为 SFC 流动相,难以溶解极性化合物,并且难以洗脱因氢键与极性固定相作用的化合物,因此 SFC 起初多用于非极性或弱极性物质的测定。近年来,为了增加 SFC 对极性物质的溶解和洗脱能力,通常在 CO_2 超临界流体中加入少量极性试剂,以增加 SFC 流

动相的极性。

一般情况下,CO_2 超临界流体中加入一定量的极性溶剂,即可实现对大多数极性化合物的 SFC 分析。最常用的改性剂是甲醇,改性剂的比例通常不超过 40%,如加入 1%~30% 甲醇,以改进分离的选择因子 α 值。除甲醇之外,还有异丙醇、乙腈等。另外,可加入微量的添加剂,如三氟乙酸、乙酸、三乙胺和异丙醇胺等,起到改善色谱峰形和分离效果,提高流动相的洗脱/溶解能力的作用。表 9-5 列举了常用 CO_2 改性剂,以及这些流动相条件下,常匹配的检测器。除 CO_2 流体外,可作流动相的还有乙烷、戊烷、氨、氧化亚氮、二氯二氟甲烷、二乙基醚和四氢呋喃等。

表 9-5 常用 CO_2 改性剂及适用的检测方法

CO_2 改性剂	检测方法	CO_2 改性剂	检测方法
甲醇[a]	UV、MS、FID	乙腈	UV、MS
脂肪醇	UV、MS	二氯甲烷	UV、MS
四氢呋喃	UV、MS	甲酸	UV、MS、FID
2-甲氧基乙醇	UV	二硫化碳	UV、MS、FID
脂肪醚	UV	水	UV、MS、FID
二甲基亚砜	UV		

注:a. 流动相中甲醇含量小于 1% 时可用 FID。

三、超临界流体色谱法的应用

超临界流体色谱法(简称 SFC 法)不仅可以对气相色谱难以分析的热稳定性差、难挥发的物质进行分离,也可以用于分析高效液相色谱中分离度差、保留时间过长的物质。凭借着分析速度快、分离效率高、方法开发相对容易、绿色环保等优点,已广泛应用于药物化学、天然产物化学和手性化合物的分离等领域。

【例 9-5】 SFC 法分析蜂胶中的 2′-羟基黄烷酮手性对映异构体[11]

蜂胶收载于《中国药典》(2020 年版)(一部),为蜜蜂科昆虫意大利蜂 *Apis mellifera* L. 工蜂采集的植物树脂与其上颚腺、蜡腺等分泌物混合形成的具有黏性的固体胶状物。蜂胶中含有大量的黄酮和多酚类物质,具有广泛的药理学活性,现已应用于医药、保健食品、化妆品等领域。蜂胶中黄酮和多酚的含量是评价蜂胶质量的一个重要指标。本实验通过建立一种测定蜂胶中 2′-羟基黄烷酮对映异构体的 SFC 方法,用于准确有效地控制其质量。

1. **仪器** 超临界流体色谱仪由 HP5890A 气相色谱仪、ISCO 260D 型 CO_2 注射泵和 C74H 型进样器组成。

2. **色谱条件** 色谱柱:石英毛细管柱(20cm × 50μm);固定液:含 2%β-环糊精(β-CD)和 1mol/L 的 NaCl 水溶液;流动相:超临界 CO_2;柱温:10℃;背压:12MPa;流速:75μl/min;FID 检测器(氢气流速 40ml/min,空气流速 210ml/min,350℃);微量进样 20nl;样品浓度:6.7mg/ml。

3. **测定方法与结果**

(1)对照品溶液的配制:精密称取 2′-羟基黄烷酮对照品适量,加乙醇溶解并定量稀释制成 20mg/ml 的溶液,作为对照品贮备液。

(2)供试品溶液的配制:吸取一定量 2′-羟基黄烷酮对照品贮备液,注入蜂胶中,加乙醇稀释 3 倍体积后,作为供试品溶液。

(3)2′-羟基黄烷酮的分离分析:2′-羟基黄烷酮结构及手性分离结果如图 9-17 所示,其对映异构体可得到较好的分离。该工作考察了固定液中不同的添加剂,如氯化钠和三乙胺。结果发现添加剂可增强某些手性化合物的分离,特别是氯化钠可改善 2′-羟基黄烷酮对映异构体的分离。在该 SFC

方法中,色谱柱压力和柱温都对对映异构体的保留和分离有影响。实验发现,当使用含 2% β- 环糊精 (β-CD)和 1mol/L NaCl 的固定液、柱温为 10℃、柱压为 120atm(12.16MPa)时,能实现 2′- 羟基黄烷酮对映异构体的最佳分离。

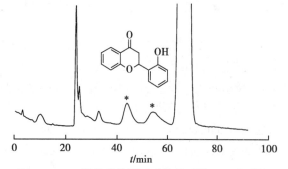

图 9-17　2′- 羟基黄烷酮对映体的手性 SFC 色谱图

4. 思路解析　在利用 SFC 进行手性分离过程中,多使用手性键合相填充柱,所采用的流动相仍需要使用中高比例的有机改性剂,以改善分离。但是,有机改性剂的使用难与 FID 检测器兼容。此外,手性选择剂的开发通常是一个烦琐的试错过程。本方法采用石英毛细管柱,通过向固定液中添加手性选择剂和有机改性剂,开发用于手性分离的 SFC 方法,可有效克服以上缺点。该方法相对简单且价格低廉,不依赖有机改性剂,增加了与 FID 的兼容性。

【例 9-6】SFC 法分离木香中的木香烃内酯和去氢木香内酯[12]

木香为常用中药材,具有行气止痛、健脾消食的功效,主要含挥发油、甾醇及木脂素等成分。木香挥发油具有抗菌抗炎、抗肿瘤等活性。木香中的倍半萜内酯类成分(如木香烃内酯和去氢木香内酯)为主要活性成分,也是木香及其相关制剂质量控制的主要指标。

为了实现木香烃内酯和去氢木香内酯的绿色分离与纯化,本方法利用 SFC,以超临界 CO_2 作流动相,实现分离、纯化木香烃内酯和去氢木香烃内酯。

1. 仪器　超临界流体色谱系统:NP7000 型高压输液泵输送改性剂,Supercritical 24 型恒流泵对 SC-CO_2 进行输送,CBL Model 100 型色谱柱温箱以及 NU3000 型紫外 - 可见分光检测器。

2. 色谱条件　色谱柱:C_{18}(10mm×250mm,5μm);流动相:超临界 CO_2,0.13% 甲醇为改性剂;流速 12.0ml/min;背压 13MPa;柱温 44.85℃;检测波长 225nm。

3. 测定方法与结果

(1)供试品溶液的配制:称取木香粉末(过 40 目筛)约 100g,置于圆底烧瓶中,按照料液比为 1:6,加入 90% 乙醇,超声提取 3 次,每次 30 分钟,合并提取液,旋转蒸发浓缩得 5.0g 浸膏备用。

(2)对照品溶液的配制:精密称取木香烃内酯和去氢木香内酯对照品适量,加甲醇溶解并定量稀释制成 50μg/ml 的溶液,作为对照品溶液。

(3)木香中木香烃内酯和去氢木香内酯的分离与纯化:采用超临界 CO_2 作流动相,探究各个条件对 SFC 分离过程的影响,利用半制备型超临界流体色谱对木香粗提物进行分离纯化,并利用核磁共振对得到的化合物进行纯度分析和结构鉴定。木香烃内酯和去氢木香烃内酯的 SFC 分离结果如图 9-18 所示。

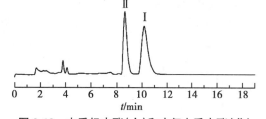

图 9-18　木香烃内酯(Ⅰ)和去氢木香内酯(Ⅱ) 的 SFC 色谱图

4. 思路解析　木香中倍半萜内酯类成分的分离纯化多采用硅胶柱色谱法和高速逆流色谱法等。硅胶柱色谱法由于存在严重的不可逆吸附现象,造成产品收率低,并且操作烦琐。高速逆流色谱法由于不使用任何固态载体,完全消除了不可逆吸附现象,但溶剂系统的选择由于缺乏理论指导而较为困难,并且不易放大规模进行生产。上述两种方法均需使用大量的有机溶剂作流动相,导致产品中有机溶剂残留严重,难以保证产品的质量。SFC 使用超临界 CO_2 作流动相,具有分离效率高、分析速度快、方法开发相对容易、绿色环保等优点。为了实现木香烃内酯和去氢木香内酯的绿色清洁生产,本实验建立了 SFC 方法,采用 CO_2 作流动相,探究了不同因素对色谱分离过程的影响,在优化的色谱条件下分离纯化得到的木香烃内酯和去氢木香烃内酯,纯度均>99%。

第四节　制备色谱法

制备纯化合物是药学研究中经常遇到的问题,随着研究人员对高效分离与纯化技术的不断探索,各种制备色谱法得到了迅速发展[13,14]。制备高效液相色谱(preparative high performance liquid chromatography)以其操作简便性和分离高效性等突出优势已成为制备色谱的主流技术。同时,其他一些制备色谱技术也在药学研究中得到一定的应用,如快速制备柱色谱(flash chromatography,FC)、模拟移动床色谱(simulated moving bed chromatography,SMBC)、制备型超临界流体色谱(preparative supercritical fluid chromatography,Prep-SFC)以及高速逆流色谱(high-speed countercurrent chromatography,HSCCC)等。

一、制备高效液相色谱法的原理

制备高效液相色谱是在传统的分析型 HPLC 基础上发展起来的高效分离与纯化技术。制备色谱并非分析色谱的简单放大。分析色谱需要全面反映样品组成的信息,而制备色谱中目标物的纯度、产量、生产周期、运行成本等成为主要考虑的因素,因此两者在操作参数的优化上有很大的不同。表 9-6 比较了分析型 HPLC 和制备型 HPLC 的目的和特点。

表 9-6　分析型 HPLC 和制备型 HPLC 的比较

	分析型 HPLC	制备型 HPLC
目的	获得样品的定性和定量信息	分离、富集和纯化样品组分
特点	进样量够检测即可	进样量尽可能大,以得到更多的纯品
	柱内径 1~5mm	柱内径 1~10cm 或更大
	柱填料 5μm 或更小	柱填料 7μm 或更大
	输液泵一般流量为 1ml/min	输液泵流量大于 10ml/min
	样品在流动相中的溶解度通常不重要	样品在流动相中的溶解度很重要
	流动相的挥发性不重要	流动相应具有挥发性
理论基础	线性色谱	非线性色谱

进行高效、高通量的制备性分离,首先需大概了解待分离样品的组成,样品中各组分的物理化学性质是否相似,样品的溶解度如何,目标物在整个样品中的浓度如何,样品原料是否易得、是否昂贵,目标物价值又如何。只有掌握了这些初步信息,才能在建立分离方法时有的放矢,节省大量的人力、物力和时间。制备型 HPLC 分离方法的建立一般可以分析型 HPLC 分离条件作为条件优化的起点,寻找适合于制备性分离的最佳条件,然后再放大应用到制备柱规模上,图 9-19 简单地归纳了制备型 HPLC 分离方法建立的一般性步骤。

(一) 制备型 HPLC 分离条件的选择

为了最大效率地制备目标物,制备色谱多数是在样品量超载的情况下工作的,这就要求待收集目标物与其邻近杂质有尽可能高的分离度。在分析型 HPLC 中,分离度 R 可用关系式 $R=\dfrac{\sqrt{n}}{4}\left(\dfrac{\alpha-1}{\alpha}\right)\left(\dfrac{k}{1+k}\right)$ 表示,式

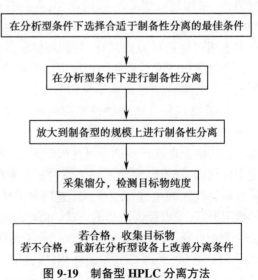

在分析型条件下选择合适于制备性分离的最佳条件

↓

在分析型条件下进行制备性分离

↓

放大到制备型的规模上进行制备性分离

↓

采集馏分,检测目标物纯度

↓

若合格,收集目标物
若不合格,重新在分析型设备上改善分离条件

图 9-19　制备型 HPLC 分离方法建立的一般性步骤

中 α 表示分离因子, n 是塔板数代表柱效, k 是容量因子,该式反映了这三种因素对于分离度的影响。虽然制备色谱多数是在非线性情况下工作的,分离因子、柱效以及容量因子之间偏离上述的等式关系,但该式仍然是指导制备色谱分离条件优化的重要关系式,它指出了改善分离应该努力的方向。

1. **柱效(n)**　制备色谱的柱效随进样量的变化大于随柱条件(柱长、填料颗粒大小、流速等)的变化。制备色谱不要求高的塔板数,但当色谱柱严重超载时,色谱柱的柱效会类似于呈指数下降,其分离能力急剧下降甚至基本上没有什么分离能力。一些学者认为,制备色谱进样量应该控制在目标物组分峰容量因子下降10%左右比较合适。

2. **容量因子(k)**　容量因子的增加可以改善分离的效果,但当容量因子达到一定的数值之后,对分离度的影响并不是很大。所以在制备性分离中,容量因子不宜过高,一般控制在1~5这个范围内就可以了,因为容量因子的增大是以时间和大量溶剂消耗为代价的。

3. **分离因子(α)**　在制备色谱中,分离因子的影响比柱效及容量因子这两个因素的影响更为重要。分离因子越大,色谱流出峰间距离就越远,制备性分离时一次可以分离的样品量就越多。为了获得较高的 α 值,一方面要根据样品的性质选择适宜的固定相类型,另一方面要选择合适的流动相优化分离。

(1)固定相的选择:一般而言,对于疏水性(极性较弱)样品我们可以选择反相色谱固定相,最常用的色谱柱是 C_{18} 柱或者 C_8 柱;亲水性(极性较强)样品可以选择正相色谱固定相,最常用的色谱柱是硅胶柱、二醇基柱以及氰基柱。所选择的分析型色谱柱中的填料最好与后面使用的制备型色谱柱的填料是同一型号的产品,这样更有利于放大实验条件。

(2)流动相的选择:流动相的选择应该以待收集目标物与其最邻近杂质达到尽可能大的分离度为标准,主要包括极性和选择性两个方面。在正相色谱中,通常正己烷与异丙醇的混合物是最基本的溶剂系统,调节两者的比例可以改变溶剂系统的极性。如果基本溶剂系统不能满足分离的需要,则可以添加其他溶剂,如二氯甲烷、乙腈、甲基叔丁基醚等,以改变流动相的选择性。对于反相色谱,水与有机溶剂(甲醇、乙腈)的混合物是最基本的溶剂系统,可以调节两者的比例改变溶剂的极性。同样为了达到较好的选择性,可以加入其他添加剂,如甲酸、碳酸铵盐等,筛选出最佳的溶剂系统。

如图9-20(a)所示,该分离系统对于所有的峰都有较好的分离效果,但是若用此条件制备性分离组分A,则每次运行的样品量十分有限。当进样量变大时,目标组分的谱带会变宽并迅速与其他组分的谱带重叠,不是制备性分离最佳的色谱条件。为尽量提高待收集目标物与最邻近组分的分离度,可优化流动相,如图9-20(b)所示,此时虽然一些组分谱带分离度较差,但对于目标组分A来讲,它与其相邻组分分离度较好,可以如图9-20(c)所示进一步增大进样量制备目标组分A,此条件是比较合适的制备性分离色谱条件。

制备色谱中选用的流动相除要考虑是否能将样品分开外,还要考虑应具有适当的挥发性。所以在制备色谱中一般优先考虑正相色谱分离系统,因为正相色谱中使用的有机溶剂比反相色谱中使用的含水流动相更容易挥发除去。应避免加入非挥发性的流动相成分,若流动相中需添加缓冲液,应优先选择挥发性的缓冲液,例如甲酸、乙酸或碳酸铵盐等。收集后馏分通过蒸发、冷冻干燥除去流动相得到纯目标物。另外一个重要的问题是溶剂要有足够高的纯度。当把流动相从收集

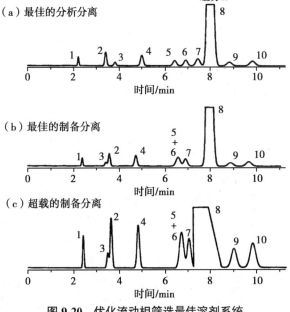

图9-20　优化流动相筛选最佳溶剂系统

的馏分中除去以后,流动相中的非挥发性杂质就被浓缩了,结果将严重污染已分离纯化好的样品。

4. 样品的溶解度　制备色谱中,样品在流动相中的溶解度非常重要,它往往成为制约制备性分离的主要障碍。许多情况下,样品因在流动相中没有足够大的溶解度而在色谱分离过程中解析出来,而实验又需要将大剂量的样品溶解在有限量的流动相中。因此选择的流动相不但要有好的分辨率,而且还应该对样品具有高的溶解度。

有时候,样品在流动相中的溶解度达不到要求,此时可以探索选择不同于流动相的样品溶剂。对于离子型样品,可以考虑改变溶剂的 pH 或者离子强度;对于正相色谱分离,可以考虑利用极性较低的溶剂组分溶解样品甚至可以考虑使用具有相同溶剂极性而溶解性更好的替代溶剂。此外,加热样品并提高色谱柱的柱温是提高样品溶解度的有效办法,添加表面活性剂也能增大溶解度。但必须注意的是,当样品溶剂与流动相不一致时,应该避免样品在色谱柱中的沉淀或者结晶析出。

(二) 制备性分离设计

在制备色谱中,虽然增大进样量甚至超载时柱效难免要下降,但通常还是在超载情况下操作,只要柱效不是下降得太大即可。在实际工作中,通常在分析型条件下进行制备性分离设计时有两种策略:一种是峰接触法;另一种是峰重叠法。

1. 峰接触法　所谓峰接触法就是增加待分离样品的进样量,直至待分离组分的色谱峰与最邻近组分的色谱峰刚好接触为止,图 9-21 是峰接触法的原理示意图。此时分离产物中目标物的回收率和纯度接近于 100%。

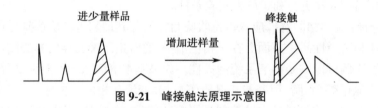

图 9-21　峰接触法原理示意图

2. 峰重叠法　所谓峰重叠法就是增大待分离样品的进样量,直至待分离组分的色谱峰与最邻近组分的色谱峰发生重叠,图 9-22 是峰重叠法的原理示意图。

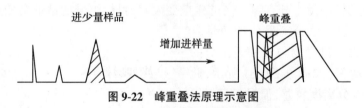

图 9-22　峰重叠法原理示意图

当在所选择的最佳高效液相色谱条件下,目标物呈现较大的峰并与邻近组分峰有适宜的分离度时,制备性分离可采用峰接触法,样品增加的最高限量是目标物色谱峰与邻近组分色谱峰刚好接触时的进样量。若需要制备更大量的纯物质,可采用峰重叠法,这时分离度已不再是关键问题。按中心切割法收集馏分(图 9-22 阴影部分),并用分析型 HPLC 检验其纯度,一旦目标物纯度达到要求,除去流动相就可以得到最终目标纯品。尽管此法需要额外的试验工作,但要求大量纯化目标组分时仍是一种经济有效的办法。

当目标物为样品中的微量组分时,如图 9-23(a)所示,峰 X 为要收集的微量组分,从峰面积看显著小于与它相邻的 Y 组分峰。分离的第一步是采用峰重叠法,可超载进样,使微量组分 X 的色谱峰与 Y 组分的色谱峰大量地重叠,如图 9-23(b)所示,收集图 9-23(b)中阴影部分含组分 X 的馏分;分离的第二步是将收集的馏分再次在该实验条件下按照峰接触法分离。第一步中重叠峰重叠的程度以及收集馏分的范围大小最好能使分离的第二步中微量组分峰与杂质峰之间呈现恰好接触的状态,如图 9-23(c)所示。此时按照峰接触法直接收集微量组分峰即得目标物。

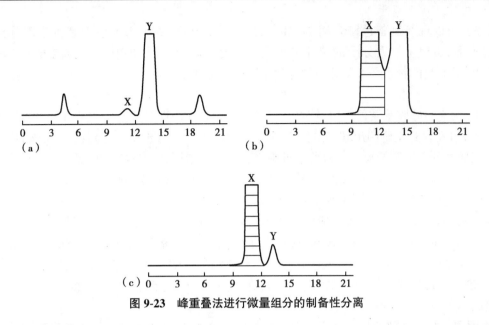

图 9-23 峰重叠法进行微量组分的制备性分离

(三) 制备规模的分离

到目前为止,我们讨论了如何在分析型条件下进行制备性分离。但在制备色谱中,仅利用分析型柱是远远不能达到我们制备规模的要求,因此制备性分离就是要在分析型柱上探索的最佳制备性分离条件放大到所采用的制备型色谱柱上,当分析型柱填料颗粒大小与制备型柱填料颗粒大小一致时,可把分析型柱的上样量按比例放大到制备型柱,而不损失分辨率,按下式计算:

$$制备柱上样量 = 分析柱上样量 \times \left(\frac{d_2}{d_1}\right)^2 \times \left(\frac{L_2}{L_1}\right) \qquad 式(9-11)$$

流量的放大比则为:

$$制备柱流量 = 分析柱流量 \times \left(\frac{d_2}{d_1}\right)^2 \qquad 式(9-12)$$

上式中,d_1 是分析柱的直径,d_2 是制备柱的直径;L_1 是分析型柱的长度,L_2 是制备柱的长度。

二、制备高效液相色谱仪

制备高效液相色谱仪结构如图 9-24 所示。为满足大量制备的要求,相对于一般的高效液相色谱仪来说,需要对制备高效液相色谱仪的主要部件提出一些专门要求。

1. 高压输液泵 制备色谱的高压输液泵要求流量大,耐一定的压力,一般流量需要 30ml/min 左右。对于工业制备色谱则要求泵的液流量可达 1 000ml/min。泵的形式目前大多数还是柱塞式往复泵和气动放大泵。

2. 进样器 上样结果的好坏对分离的影响较大,因此要求样品能均匀地分布于色谱柱的入口端,形成一个较短的柱塞。大多数情况下使用六通进样阀将较大量的样品注入色谱柱,样品管要细而长,而不是短而粗,以免增加色谱峰的展宽。通过更换样品环可以方便地改变进样量,进样体积可达 10ml。

3. 色谱柱 色谱柱是制备分离的核心部件,它的几何尺寸对分离有很大的影响。使用内径大、柱长短的色谱柱对分离和缩短分

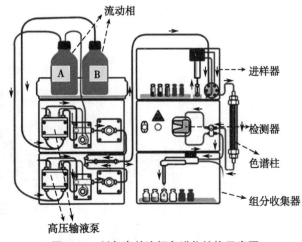

图 9-24 制备高效液相色谱仪结构示意图

233

析时间有利,所以现在制备色谱多用"短粗"的色谱柱进行分离。为了减少制备色谱过程中生物大分子的失活,实现生物大分子的快速分离,有学者探索了色谱饼的制备性分离方法——保持色谱柱的总体积不变的情况下,改变柱的长度和直径,使其由柱状变为饼状,具有大的直径和薄的厚度。

近年来,为克服硅胶基质色谱填料对极性物质,特别是对碱性溶质产生非特异性吸附导致峰严重拖尾的缺点,研究者开发研制出超纯硅胶及其键合固定相。超纯硅胶纯度高达 99.99%,具有近乎完美的球形表面和分布很窄的粒径。目前国外很多药厂已在使用超纯硅胶及其键合固定相纯化手性药物、胰岛素、生长因子及多肽等。除此之外,其他多种类型的色谱固定相也以不同的分离模式(如离子交换、分子排阻、亲和色谱等)应用到制备色谱分离中。

目前制备高效液相色谱中所用填料多为球形颗粒,近年来,又发展起来一种新型的色谱填料称为整体固定相(monolithic stationary phase),又称为连续床色谱柱(continuous bed chromatographic column),它是将原料经过原位聚合或固化在色谱柱管内形成的一整块连续的多孔填料,其特点是传质快,谱带展宽小,其孔隙度及渗透性较传统的颗粒柱更好,在高流速下压力远低于颗粒型填充柱,因此柱效更高。

4. **检测器**　制备高效液相色谱不需要高灵敏度的检测器,最常用的是示差折光检测器和紫外检测器,两者对样品组分均是非破坏性的,并能准确地检测样品中所有组分。对于很多分离来讲,如果将示差折光检测器和紫外检测器串联使用是一个比较理想的方法,因为两者记录的信息可以互补,为正确地判断分离情况提供更多的依据。有一点要注意的是,色谱峰面积大小不仅仅取决于组分的量,还同检测器的响应有关,有些物质的响应值小,在色谱图上以小峰形式出现易被人们忽略,但实际上却是主要成分。

三、快速制备柱色谱技术

快速制备柱色谱(flash chromatography,FC)为一项新型制备色谱技术,结合了经典柱色谱和高效液相色谱的优点。近些年发展起来的中、低压 FC 系统因其成本较低、操作简单和快速等优点,得到了越来越多的应用。

1. **快速制备柱色谱的原理**　FC 是以经典柱色谱为基础开发的色谱系统,一般把吸附剂利用干法或湿法填充灌入一根上下两端都加有挡板的柱管,并在该色谱柱的顶端进样。在加压的条件下,对色谱柱进行洗脱,经检测器后对所分离的样品进行收集(图 9-25)。

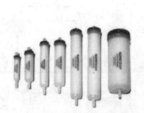

快速制备液相色谱柱
（flash columns）

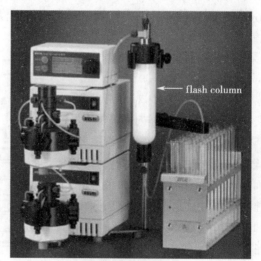

快速制备液相色谱仪器

图 9-25　快速制备液相色谱柱及其仪器结构

与经典柱色谱相比,FC 具有较高的柱压,填料填装更加紧密,分离度更高;FC 洗脱液流速大,可节约制备分离时间;其在线检测系统能准确检测样品洗脱情况,提高回收率。与制备型 HPLC 相比,FC 色谱柱的填料粒径大,洗脱液一般为分析纯,成本低;FC 上样量较大,分离制备得到的样品量较大,但其分离度一般比制备 HPLC 差。

FC 仪器可实现计算机在线控制,由输液泵、色谱柱、检测器、样品收集器和软件工作站组成。FC 工作原理为样品上样后,由输液泵输送流动相,洗脱色谱柱,所分离的样品经过检测器检测后,根据产生的信号选择性收集洗脱液。FC 色谱柱所用填料粒径一般 30~75μm,流动相流速可在几到几百毫升每分钟,输液压力一般为 0.5~2.0MPa。

现有的 FC 系统的输液方式分为两种:一种是以压缩气体作为推动力;另一种是以液相输液泵作为推动力。所用色谱柱一般都以纯聚乙烯(PE)或纯聚丙烯(PP)为材质,由于在一定柱压下可能发生柱膨胀从而影响色谱性能,因而可将色谱柱置于耐压容器中,防止色谱柱变形。FC 系统使用最广泛的固定相为硅胶,其他吸附剂(如氧化铝和聚酰胺等)和化学键合相填料也有一定的应用。FC 一般用于对粗提物或混合物进行初步纯化,然后再利用其他具有高分离效率的制备高效液相色谱仪进一步纯化。

2. 快速制备柱色谱的应用

【例 9-7】快速制备液相色谱分离紫锥菊中咖啡酰基酒石酸和菊苣酸[15]

紫锥菊是北美和欧洲的传统抗炎药物,具有抗病毒、抗菌和抗氧自由基等药理活性。此外,紫锥菊毒副作用较低,可作为免疫促进剂和调节剂,其制剂主要销售于欧美医药保健市场。紫锥菊的有效成分主要包括多糖、咖啡酸衍生物总酚、烷酰胺类和多炔类等化合物。本实验利用快速制备液相色谱,以紫锥菊浸膏为原料,建立了快速分离、纯化紫锥菊中有效成分(咖啡酰基酒石酸和菊苣酸)的工艺。

1. 仪器与试剂　Isolera 快速制备液相色谱仪;高效液相色谱仪(含 1500 型泵、AS1000 自动进样器和 UV6000 紫外检测器);EQUINOX55 傅里叶变换红外光谱仪;LCQ DECA XP 液质联用仪;Avance III 400 核磁共振波谱仪。紫锥菊市售提取物、甲醇和乙腈等。

2. 色谱条件　色谱柱:C_{18}(12g×2.6cm×2cm,平均粒径 51μm);流动相:甲醇(分析纯)-0.1% 甲酸水溶液;流速:5ml/min;采用梯度洗脱(0~30 分钟,15% 甲醇 ~30% 甲醇;30~55 分钟,30% 甲醇 ~50% 甲醇;55~85 分钟,50% 甲醇 ~75% 甲醇);检测波长:330nm;柱温:室温。

3. 测定方法与结果

(1)供试品溶液的配制:紫锥菊醇提浸膏粉约 15g,加 150ml 水超声分散,加 1mol/L 盐酸调 pH 至 2~3,加 150ml 乙酸乙酯萃取,共 3 次,合并乙酸乙酯层,减压浓缩。将浓缩的浸膏溶于 15% 甲醇水溶液中,配制成 50mg/ml 的溶液,15 000r/min 离心 5 分钟,取上清液,即得。

(2)目标成分的制备:取供试品溶液 2ml 进样,经快速制备色谱分离,收集峰 1 和峰 2 馏分,见图 9-26。分别加 NaCl 固体至饱和,乙酸乙酯萃取 3 次(1∶1,V/V),减压浓缩至干。峰 1 馏分得到 20mg 物质(化合物 A);峰 2 馏分得到 3mg 物质(化合物 B)。

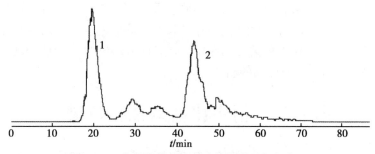

图 9-26　紫锥菊供试品溶液的快速制备色谱图

（3）分析型 HPLC 法测定化合物的纯度：取制备的化合物 A 和化合物 B 适量,加 80% 甲醇水溶解,配制成浓度为 500μg/ml 的溶液。利用分析型 HPLC 进行分析,色谱结果如图 9-27。经检测,化合物 A 和化合物 B 的纯度分别为 99.51% 和 98.02%。

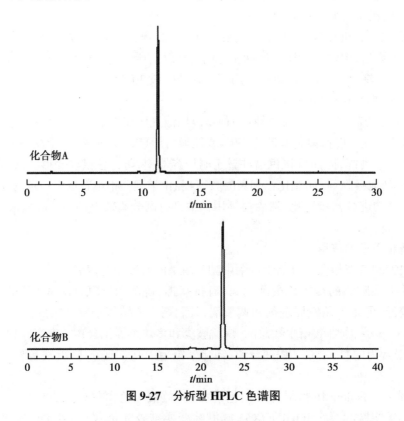

图 9-27　分析型 HPLC 色谱图

（4）化合物的结构鉴定：化合物 A 和化合物 B 分别用紫外光谱、红外光谱、质谱以及核磁共振氢谱和碳谱鉴定,确定化合物 A 为咖啡酰基酒石酸,化合物 B 为菊苣酸。其结构如图 9-28。

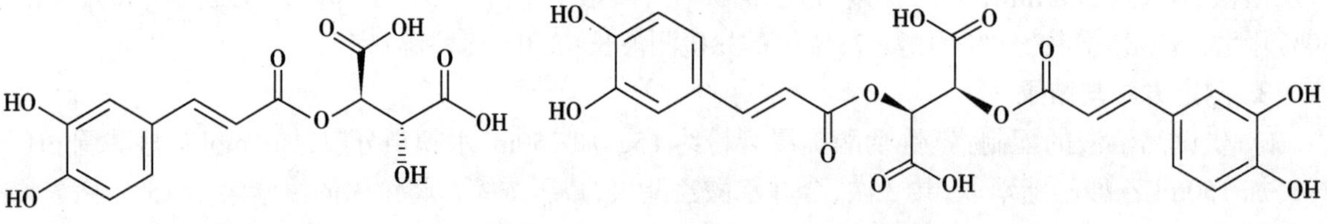

咖啡酰基酒石酸　　　　　　　　　　　　　　　　菊苣酸

图 9-28　化合物 A 和化合物 B 的化学结构

4. **思路解析**　菊苣酸和咖啡酰基酒石酸的分离纯化多采用大孔吸附树脂、液液萃取、聚酰胺色谱等方法。比较已有的分离纯化方法,快速制备液相色谱法操作简单、快速,重现性好,成本较低,产率高而且产品纯度高。快速制备液相色谱采用自动输液系统和小粒径的填料,通过连接检测器进行实时监测,并可自动收集馏分。该色谱可承受较高流速,通过调节流动相的比例实现对物质的快速、有效分离。本实验运用快速制备液相色谱反相洗脱,从紫锥菊浸膏中分离纯化出咖啡酰基酒石酸和菊苣酸,所得产物纯度较高,可用于对照品的制备。

第五节　衍生化高效液相色谱法

化学衍生化(chemical derivatization)是指一定条件下利用某个特定试剂(标记试剂)在色谱柱前

或柱后与待测组分进行化学反应,反应生成的衍生物有利于色谱的分离或检测。色谱分析中应用衍生化法主要有以下几个目的。

(1)改善被测化合物的检测特性,提高检测灵敏度。

(2)改善样品混合物的分离度。

(3)增加被测化合物的稳定性。

(4)提高从样品基体中萃取和预分离被测化合物的能力。

(5)扩大色谱分析的应用范围,使不能作色谱分析的样品转化为能用色谱法分离的衍生物。

一、衍生化高效液相色谱法的原理

根据实验操作情况,HPLC 衍生化技术分为柱前和柱后衍生化两类,即柱前衍生化和柱后衍生化。

1. 柱前衍生化　在色谱分离前,待测物预先与衍生化试剂反应生成相应的衍生化产物,然后再进入色谱柱进行分离检测的方法称为柱前衍生化。

柱前衍生化的优点:对用作流动相的溶剂体系没有限制;反应条件、反应速率不受限制;通过选择合适的试剂以及萃取方法,可以消除许多干扰;过量溶剂、试剂容易除去;转变成合适的衍生化产物,可使分离度改进。

柱前衍生化的缺点:操作过程烦琐,容易影响定量准确性;当一个复杂组分样品经过衍生化反应后,有可能产生多种衍生化产物给色谱分离带来困难;有时重现性不佳,不易连续化。

2. 柱后衍生化　柱后衍生化是将多组分样品先注入色谱柱,按选定的色谱条件使之得以分离,当各个组分从色谱柱流出后,分别与衍生化试剂反应生成相应的衍生化产物再进入检测器。

这种方法可以自动连续进行,操作简便,反应物不必非常稳定。缺点是对流动相的选择更严格,必须考虑衍生化试剂、反应产物的溶解度,以及它们与流动相可能发生的副反应;由于在高效液相色谱中采用高流速,反应速率必须很快(小于 30 秒);检测器对衍生化试剂不能有响应;此外,柱后衍生化是洗脱液同试剂混合后经反应器到达检测器,有一段较长的流程,因而容易产生色谱峰带展宽,影响分离效果。

二、常用衍生化反应的种类及试剂

化学衍生化反应需要满足如下要求:①反应能定量、迅速进行;②反应的选择性高,最好只与待测组分反应;③衍生化产物具备良好的色谱行为,易于分离和检测;④衍生化产物易于纯化,使分析过程简化,缩短分析周期;⑤衍生化试剂和反应副产物不干扰样品的分离和测定;⑥衍生试剂方便易得,通用性好。

选择化学衍生化试剂时,首先要考虑待测物的结构和性质,其次还要考虑样品基质和可能存在的干扰物质的影响,最后要考虑所采用的色谱分离条件是否与衍生化产物或衍生化反应匹配。通过衍生化反应提高待测物的检测灵敏度是最常见的一种方式,从这个角度常用的衍生化反应可以分为紫外衍生化反应和荧光衍生化反应。

(一)紫外衍生化反应

高效液相色谱中,紫外检测器是最常用的检测器。但有机分子中有相当多的化合物,特别是脂肪族化合物,在紫外区无明显吸收。在这样一些化合物的分子中引入一个紫外吸收基团,便可使用紫外检测器检测。对紫外吸收较弱的化合物,经衍生化可形成对紫外吸收较强的衍生物,使紫外检测灵敏度提高。常用的紫外衍生化试剂见表 9-7。

1. 胺类和氨基酸的衍生化　胺类药物的紫外衍生化试剂包括酰氯类、磺酰氯类、2,4- 二硝基氟苯、异硫氰酸苯酯、茚三酮等。其中异硫氰酸苯酯是比较理想的氨基酸及小肽类药物的紫外标记试剂,它与 α- 氨基酸生成的衍生化产物具有很强的紫外吸收,一般采用柱前衍生化的方式。另一种常用的衍生化试剂是茚三酮,主要用于柱后衍生,其与含伯胺的氨基酸生成的衍生化产物在 570nm 有最大吸收,与含仲胺的氨基酸生成的衍生化产物在 440nm 有最大吸收。

2. 含羧基化合物的衍生化 羧酸的衍生化反应主要是由有机酸与带有紫外吸收基团的卤代烃反应。

3. 含羟基化合物的衍生化 同胺类化合物一样,羟基可看成是亲核试剂,与化学性质活泼的酰氯类衍生化试剂反应。

4. 含羰基化合物的衍生化 对于羰基化合物最典型的衍生化试剂是 2,4- 二硝基苯肼。

表 9-7 常用的紫外衍生化试剂

化合物	衍生化试剂名称	衍生化试剂结构	衍生化产物结构
RNH₂ 或 RR′NH	对甲氧基苯甲酰氯		
	对硝基苯甲酰氯		
	氯甲酸 -9- 芴甲酯(FMOC-Cl)		
	对甲苯磺酰氯		
	萘 -2- 磺酰氯		
	1- 二甲氨基萘 -5- 磺酰氯(丹酰氯,DNS-Cl)		
	2,4- 二硝基氟苯(FDNB)		
	N- 琥珀酰亚胺 - 对硝基苯乙酸酯(SDNA)		

续表

化合物	衍生化试剂名称	衍生化试剂结构	衍生化产物结构
R₃N	氯甲酸乙烯酯	A	
	异氰酸苯乙酯	B	
	异硫氰酸苯酯（PITC）		
	茚三酮		
RCOOH	对硝基苯甲基溴		
	对溴基溴化苯乙酮（PBPB）		
	间溴基溴化苯乙酮		
ROH	3,5-二硝基苯甲酰氯（DNBC）		
	对甲氧基苯甲酰氯		
RCOR′	2,4-二硝基苯肼（DNPH）		
	对硝基苯甲醇胺		

（二）荧光衍生化反应

荧光检测器比紫外检测器的灵敏度要高 10~1 000 倍,但是大多数药物及生命重要物质如氨基酸、生物胺、甾体、生物碱和脂肪酸等本身都不具备荧光。因此为了实现痕量检测,常将它们与荧光衍生化试剂反应,生成荧光物质,然后用荧光检测器检测。常用的荧光衍生化试剂见表9-8。

表 9-8 常用的荧光衍生化试剂

化合物	衍生化试剂的名称	衍生物试剂结构	衍生化产物结构
R′NH$_2$	邻苯二甲醛（OPA）	CHO, CHO, R″SH	S—R″ (isoquinoline)
R$_3$NH$^{\oplus}$	9,10-二甲氧基蒽-2-磺酸盐	OCH$_3$ ... SO$_3^{\ominus}$ ... OCH$_3$	OCH$_3$ ... SO$_3$NHR$_3$ ... OCH$_3$
RNH$_2$ RR′NH RCHCOOH（NH$_2$）	1-二甲氨基萘-5-磺酰氯（丹酰氯，DNS-Cl）	H$_3$C, CH$_3$, N ... SO$_2$Cl	H$_3$C, CH$_3$, N ... SO$_2$NH—CHCOOH（R）
	4-苯基螺[呋喃-2(3H)-1-肽酰]-3,3′-二酮（荧光胺）	（荧光胺结构）	（产物结构，含 OH、COOH、N—R）
RCHCOOH（NH$_2$）	吡哆醛	HO, CHO, CH$_2$OH, H$_3$C, N	HO, CH$_2$—NH—CHCOOH（R）, CH$_2$OH, H$_3$C, N
RCHCOOH（NH$_2$）	9-芴甲基甲酰氯	H$_3$C—CH—O—C(=O)—Cl（芴）	H$_3$C—CH—O—C(=O)—NHCHCOOH（R）（芴）
R(R′)C=O	1-二甲氨基萘-5-磺酰肼（丹酰肼，DNSH）	H$_3$C, CH$_3$, N ... SO$_2$NHNH$_2$	H$_3$C, CH$_3$, N ... SO$_2$NHN=C(R)(R′)
RCOOH	4-溴甲基-7-甲氧基香豆素（BrMMC）	CH$_2$Br, H$_3$CO ... O, O	CH$_2$OOCR, H$_3$CO ... O, O
	7-N-哌嗪-4-二甲氨基苯并呋喃	HN—N（哌嗪）... N—O—N ... N(CH$_3$)$_2$	ROC—N—N（哌嗪）... N—O—N ... N(CH$_3$)$_2$

续表

化合物	衍生化试剂的名称	衍生物试剂结构	衍生化产物结构
	9-蒽重氮甲烷		

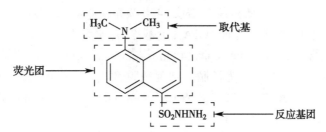

这些衍生化试剂的基本结构为：取代基—荧光团（试剂分子母体）—反应基团，见图9-29。

图 9-29　荧光衍生化试剂的基本结构示意图

1. 胺类和氨基酸的衍生化

（1）邻苯二甲醛（OPA）在碱性条件下易与伯胺反应，形成荧光化合物，但是在反应过程中必须加入硫醇作为辅助性试剂。邻苯二甲醛本身无荧光性，所产生的衍生化产物有强的荧光，且反应迅速，不仅适合柱前衍生化，也适用于柱后衍生化，然而邻苯二甲醛衍生物不够稳定，易受光、酸的影响及空气的氧化。通常以 340nm 作为衍生化产物的激发波长，以 455nm 为发射波长。

吡哆醛是唯一的天然衍生化试剂，它与伯胺形成席夫碱，经硼氢化钠还原成吡哆醇衍生化产物，一般在 pH 5.28 时荧光最强，只有组氨酸的衍生化产物在 pH 12 时最强。激发波长为 295~328nm，发射波长为 400nm。

（2）丹酰氯（DNSCl）是一种应用广泛的荧光衍生试剂，它在微碱性条件下可同氨基酸、胺类反应生成荧光衍生化产物。它们的激发波长为 350~370nm，发射波长为 490~540nm。

（3）荧光胺只与伯胺反应，因此荧光胺是伯胺的选择性试剂，该反应条件温和，速度快，一般在 pH 8~10 时室温下几秒的反应即可完毕，过剩的试剂同水反应生成非荧光化合物，因此特别适合作为柱后衍生化试剂，衍生物激发波长为 390nm，发射波长为 475nm。

2. 羰基化合物的衍生化　丹酰肼（DNSH）是典型的羰基化合物的荧光衍生化试剂，能与羰基化合物生成具有强荧光的腙，常被用作羰基化合物的荧光标记物。但因荧光基团的不稳定，往往损害了该法的准确性和重现性。

3. 羧酸的荧光衍生化试剂　香豆素类试剂常被用来对羧酸类化合物进行衍生化反应，最典型的是 4-溴甲基-7-甲氧基香豆素（BrMMC），反应在质子惰性溶剂如丙酮中进行，以无水碳酸钾或冠醚为催化剂。香豆素类试剂及其衍生物对光敏感，反应最好在暗处进行。衍生物的激发波长在 325nm 左右，发射波长在 400nm 左右。

三、应用示例

【例 9-8】衍生化法测定血浆中福多司坦的浓度[16]

福多司坦(fudosteine)为一种祛痰药(图 9-30),从化学结构式可知,福多司坦为半胱氨酸衍生物,极性很大且没有特征的可检测基团,可以采用化学衍生化的方式增强色谱保留、引入可检测官能团。氨基酸常用的衍生化试剂为邻苯二甲醛、异硫氰酸苯酯、丹酰氯等。福多司坦与异硫氰酸苯酯反应生成的衍生化产物适用于紫外检测器,但达不到测定血浆中福多司坦所需的灵敏度;丹酰氯衍生化反应条件较难控制,重现性差;由于福多司坦含有伯胺基,可以与邻苯二甲醛反应生成荧光衍生化产物,故本例选择邻苯二甲醛衍生化后 HPLC-FD 方法测定血浆中的福多司坦浓度,并选择羧甲基半胱氨酸为内标。

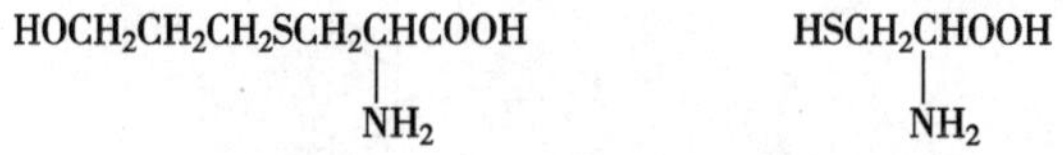

$$HOCH_2CH_2CH_2SCH_2\underset{\underset{NH_2}{|}}{CH}COOH \qquad HSCH_2\underset{\underset{NH_2}{|}}{CH}COOH$$

福多司坦　　　　　　　　　半胱氨酸

图 9-30　福多司坦及半胱氨酸结构式

1. 仪器与试剂　LC-2010C 高效液相色谱仪;420 荧光检测器;福多司坦对照品;羧甲基半胱氨酸对照品;福多司坦片;乙腈;邻苯二甲醛(OPA);巯基乙醇;水为去离子水。

2. 色谱条件　色谱柱:Lichrospher ODS(4.6mm × 250mm,5μm)。流动相:A 为 20mmol/L 醋酸钠溶液(含 0.6% 四氢呋喃,pH 7.2),B 为乙腈。梯度洗脱,程序如下:0 分钟,90%A;10 分钟,77%A;16 分钟,77%A;17 分钟,10%A;20 分钟,90%A;22 分钟停止。流速:1.0ml/min。检测波长:激发波长为 338nm,发射波长为 450nm。柱温 40℃。

3. 测定方法与结果

(1)邻苯二甲醛与福多司坦的衍生化反应方程如下:

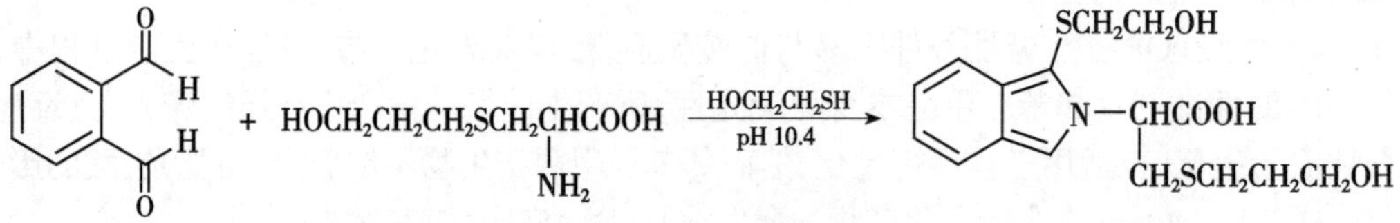

邻苯二甲醛与内标羧甲基半胱氨酸的衍生化反应方程如下:

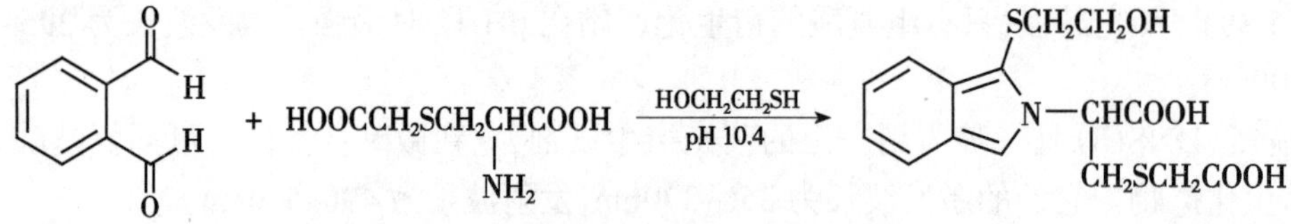

(2)对照品溶液的配制:精密称取福多司坦 10.0mg,置 10ml 量瓶中,加入甲醇溶液(甲醇:水 = 20:80)溶解并稀释至刻度,摇匀,即得 1mg/ml 福多司坦的储备液。取储备液依次稀释,分别配成 100.0μg/ml、10.0μg/ml、1.0μg/ml 的福多司坦对照品溶液。

(3)内标溶液的配制:精密称取内标 10.0mg,置 10ml 量瓶中,加入甲醇 - 水(20:80)溶液溶解并稀释至刻度,摇匀,即得 1mg/ml 内标储备液。取储备液稀释,配成 100μg/ml 内标溶液。

(4)衍生化试剂溶液的配制:精密称取邻苯二甲醛 50mg,加入 2- 巯基乙醇 50μl,加入硼酸盐缓冲液(pH 10.4)5ml 超声溶解,-20℃保存备用,每周重配 1 次。

(5)血浆样品的处理:于 1ml 离心管中加入血浆样品 0.2ml 及 100μg/ml 的羧甲基半胱氨酸水溶液 20μl,涡旋混匀,加入 10% 三氯乙酸 0.1ml,涡旋 1 分钟,于 14 000r/min 离心 4 分钟,取上清液进行衍生化反应。

（6）衍生化反应：于1ml离心管中加入硼酸盐缓冲液（pH 10.4）、邻苯二甲醛衍生化试剂各100μl，涡旋混匀，加入上述血浆样品经处理后所得上清液60μl，涡旋1分钟，于14 000r/min离心2分钟，吸取上清液转移至自动进样器样品瓶中，立即进样，进行HPLC-FD分析。

（7）实验结果：在本实验所采用的色谱条件下，福多司坦特异性色谱图如图9-31所示，福多司坦保留时间在14.9分钟左右，内标保留时间在6.4分钟左右，方法具有较高的特异性。

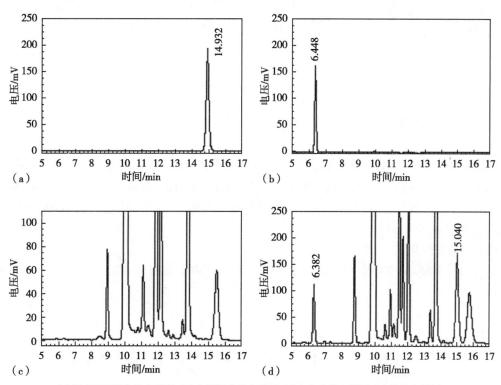

（a）福多司坦标准品色谱图；（b）内标标准品色谱图；（c）空白血浆色谱图；（d）样品色谱图。

图9-31　福多司坦特异性色谱图

血浆中福多司坦浓度（C）在0.3~40μg/ml的范围内与峰面积比值（f）呈良好的线性关系，最低定量限为0.3μg/ml。回归方程：$f=0.129\,7\times C-0.004\,67$，$r=0.999\,8$。福多司坦低、中、高3个浓度（0.3μg/ml、10μg/ml、40μg/ml）的精密度及回收率结果：批内精密度分别为4.1%、3.2%和2.3%；批间精密度分别为7.3%、5.7%和2.9%；绝对回收率为78.4%~83.0%；相对回收率为96.8%~106.6%。精密度及回收率均符合生物样品分析要求。

4. **思路解析**　在色谱条件的选择方面，考虑到内标的衍生化产物在色谱柱上的保留较福多司坦的衍生化产物的保留小很多，故采用了梯度洗脱程序。从进样开始的0~10分钟，流动相中的水相（A相）从90%连续减小到77%，这是为了逐渐提高流动相的洗脱能力，使内标衍生化产物尽快出峰的同时也能与其周围的干扰峰分开；在10~16分钟时间段流动相中的水相保持在77%不变，即流动相的洗脱能力不再增加，以确保福多司坦衍生化产物与其周围的干扰峰分开，16分钟时福多司坦衍生化产物已完全从色谱柱中洗脱出来；此后，再将流动相中水相的比例在16~17分钟时间段由77%降至10%，以快速提高流动相的洗脱能力，洗脱除去本次进样带入色谱柱中的强保留杂质，以避免这些杂质在下一个样品的色谱图中出峰；在17~20分钟时间段，使流动相中水相的比例由10%上升到进样的起始阶段（90%），并在20~22分钟让该比例的流动相在色谱柱中平衡2分钟，以便开始分析下一个样品。

【**例9-9**】衍生化法测定替莫唑胺原料药中的甲胺[17]

替莫唑胺（temozolomide）是一种新型烷基化类抗肿瘤药物，生物利用度接近100%，用于治疗胶质母细胞瘤和间变性星形细胞瘤。替莫唑胺由替莫唑胺重氮盐和异氰酸甲酯反应合成,异氰酸甲酯由甲胺与光气反应合成的甲氨基甲酰氯与三乙胺在低温条件下生成(如图9-32)。为了保证药品的安全性,需要严格对合成过程中引入的甲胺进行控制。

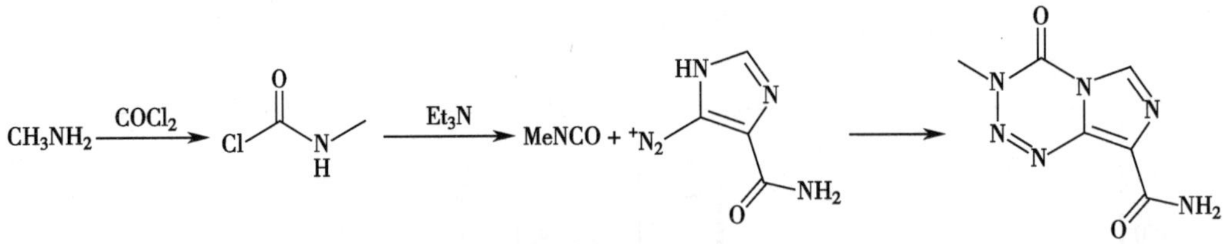

图9-32 替莫唑胺合成路线

1. 仪器与试剂 LC-20A高效液相色谱仪;乙腈、甲酸、氨水、氯甲酸-9-芴甲酯、硼砂、甲胺盐酸盐和替莫唑胺原料药等。

2. 色谱条件 以十八烷基硅烷键合硅胶为固定相(4.6mm×150mm,5μm);以0.1%甲酸溶液为流动相A,乙腈为流动相B,梯度洗脱(0~10分钟,55%B;10~10.1分钟,55%~90%B;10.1~15分钟,90%B;15~15.1分钟,90%~55%B;15.1~25分钟,55%B);柱温为30℃;流速为每分钟1.0ml;检测波长为265nm;进样量为10μl。

3. 测定方法与结果

(1)甲胺与氯甲酸-9-芴甲酯(FMOC-Cl)的衍生化反应方程如图9-33。

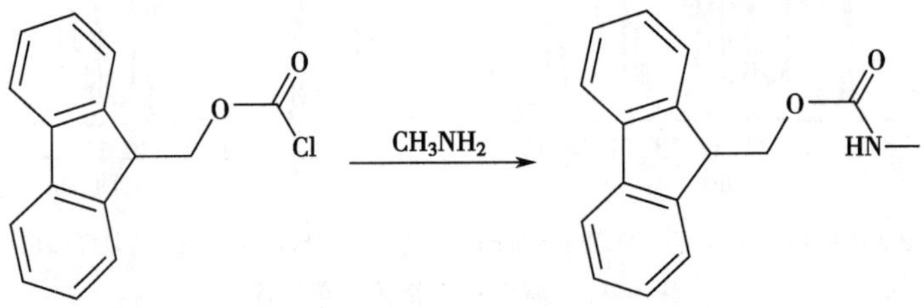

氯甲酸-9-芴甲酯
(FMOC-Cl)　　　　　　　　　甲胺衍生物

图9-33 甲胺衍生化反应

(2)衍生化试剂溶液的配制:精密称取FMOC-Cl约50mg,置50ml量瓶中,加乙腈溶解并稀释至刻度,摇匀,作为衍生化试剂。

(3)硼酸缓冲溶液的配制:称取硼砂适量,加水溶解,配制成pH为9.18的溶液,作为硼酸缓冲溶液。

(4)对照品溶液的配制:取甲胺盐酸盐约22mg(甲胺与甲胺盐酸盐的换算系数为0.46),精密称定,置100ml量瓶中,加水1ml使溶解,加乙腈稀释至刻度,摇匀;精密量取1ml,置10ml量瓶中,加乙腈稀释至刻度,摇匀,作为对照品贮备液;精密量取对照品贮备液1ml,置20ml量瓶中,加乙腈10ml,加衍生化试剂1ml、硼酸盐缓冲溶液1ml,振摇5分钟,加氨水1ml,摇匀,加乙腈稀释至刻度,摇匀,作为对照品溶液。

(5)供试品溶液的配制:取本品约10mg,精密称定,置20ml量瓶中,加乙腈10ml,超声使溶解,加衍生化试剂1ml、硼酸缓冲溶液1ml,振摇5分钟,加氨水1ml,摇匀,用乙腈稀释至刻度,摇匀,作为供试品溶液。

(6)色谱分离结果:甲胺衍生物峰与相邻峰分离度良好(如图9-34),甲胺在0.001 3~1.045 1μg/ml范围内线性关系良好(r=0.999 9);检测限为0.000 39μg/ml;定量限为0.001 3μg/ml;加标回收率平均值为 99.4%（*RSD*=0.70%，*n*=12）。

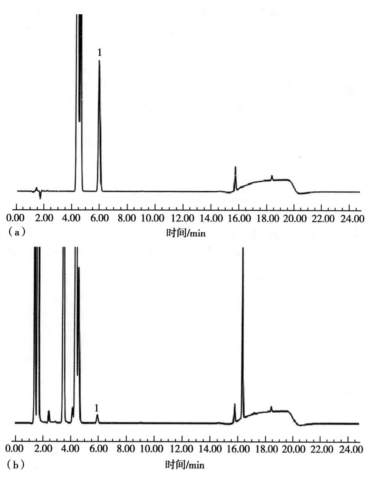

（a）对照品溶液；（b）供试品溶液。

图 9-34　甲胺衍生化产物（峰 1）的色谱图

　　4. 思路解析　甲胺分子量较小，极性较大。在反相 HPLC 体系中，保留较弱且不适合紫外检测器。因此，本实验采用酰氯类衍生化试剂对甲胺进行柱前衍生，使其具有较好的紫外吸收性质，并可在 ODS 柱上实现较好的保留。该方法准确、快速、方便，适用于替莫唑胺原料药中甲胺的测定。

参考文献

［1］ SMALL H, STEVENS T S, BAUMAN W C. Novel ion exchange chromatographic method using conductimetric detection. Anal Chem, 1975, 47 (11): 1801-1809

［2］ 汪正范. 液相色谱分析技术. 北京: 中国标准出版社, 2016

［3］ GJERDE D T, FRITZ J S, SCHMUCKLER G. Anion chromatography with low-conductivity eluents. J Chromatogr A, 1979, 186: 509-519

［4］ 段书涛, 张磊. 离子色谱法检测单硝酸异山梨酯片剂中硝酸盐和亚硝酸盐残留. 中南药学, 2020, 18 (11): 1888-1891

［5］ 于海英, 李俊健, 王小兵, 等. 阳离子交换离子色谱法测定钙镁片中钙、镁离子含量. 药物分析杂志, 2017, 37 (4): 644-648

［6］ 杨树娟, 姜文圣, 钱如贵, 等. HPGPC 法测定库拉索芦荟多糖的分子量和含量. 今日药学, 2016, 26 (11): 786-791

［7］ 蒋惠源, 钱忠义, 孙青. 高效分子排阻色谱法检测头孢泊肟酯中的聚合物及其结构推测. 中国医药工业杂志, 2020, 51 (8): 1048-1055

［8］ KLESPER E, CORWIN A H, TURNER D A. High pressure gas chromatography above critical temperatures. J Org Chem, 1962, 27: 700-701

［9］ 张元, 闫加庆, 刘敏, 等. 超临界流体色谱技术在药物分析领域的应用研究进展. 中国药房, 2018, 29 (2): 283-288

［10］ LABOUREUR L, OLLERO M, TOUBOUL D. Lipidomics by supercritical fluid chromatography. Int J Mol Sci, 2015, 16 (6): 13868-13884

［11］ FRANTZ J J, THURBIDE K B. Chiral separations using a modified water stationary phase in supercritical fluid chromatography. Chromatographia, 2018, 81 (7): 969-979

［12］ 刘芸芸, 于琳琳, 刘晓燕, 等. 超临界流体色谱分离纯化木香中的木香烃内酯和去氢木香内酯. 中国实验方剂学杂志, 2019, 25 (14): 179-185

［13］ 李华军, 陈茜. 制备液相色谱法分离纯化碘帕醇. 色谱, 2018, 36 (10): 1061-1066

［14］ 聂昌平, 吴丹, 杨俊, 等. 制备型高效液相色谱法制备巴利森苷 B 对照品. 中国现代应用药学, 2019, 36 (9): 1055-1058

［15］ 谢春燕, 徐新军, 谢鸷生, 等. 快速制备液相色谱分离紫锥菊中咖啡酰基酒石酸、菊苣酸和松果菊苷. 中药新药与临床药理, 2012, 23 (1): 90-94

［16］ 丁黎, 杨劲, 李荣珊, 等. 福多司坦在健康受试者体内的药代动力学. 药学学报, 2005, 40 (10): 945-949

［17］ 梁中卫, 丁爱忠, 孔凯丽. 柱前衍生化高效液相色谱法测定替莫唑胺原料药中的甲胺. 广东化工, 2020, 47 (17): 180-181

第十章

电泳法和毛细管电泳法

电泳法(electrophoresis,EP)是指利用溶液中带有不同量电荷的阳离子或阴离子,在外加电场中使供试品组分以不同的迁移速度向对应的电极移动,实现分离并通过适宜的检测方法记录或计算,达到测定目的的分析方法。毛细管电泳法(capillary electrophoresis,CE)指以弹性石英毛细管为分离通道,以高压直流电场为驱动力,根据供试品中各组分淌度(单位电场强度下的迁移速度)和/或分配行为的差异而实现分离的一种分析方法。电泳法和毛细管电泳法与色谱法在分离原理上存在一定差别,但也作为色谱分离技术而被各国药典所收载,在药物分析中特别是在大分子药物的分析中发挥了重要作用。

第一节　电泳法概述

1807 年,电泳现象最早由俄国莫斯科大学的 Reuss 发现。1936 年瑞典学者 Tiselius 设计制造了移动界面电泳仪,分离了马血清白蛋白的 3 种球蛋白,创建了电泳技术。1948 年,Tiselius 因为对电泳技术的发展和应用的巨大贡献而获得诺贝尔化学奖。如今电泳已日益广泛地应用于分析化学、生物化学、临床化学、药理学、免疫学、微生物学、食品化学等各个领域。

一、电泳法的原理

在电解质溶液中,带电粒子在电场作用下,以不同的速度向其所带电荷相反方向迁移的现象叫电泳。在单位电场下,带电粒子的电泳速度称为淌度或电泳迁移率(electrophoresis mobility)。由于不同带电粒子所带电荷及其性质的不同,它们在电解质溶液中的淌度存在差异,利用这种差速运动可实现分离。电泳迁移率(μ)可以表示为带电粒子在每厘米电压降为一伏特(V/cm)的电场强度下每秒钟内泳动的厘米数(cm/s):

$$\mu=V/E \hspace{4cm} 式(10\text{-}1)$$

式中,V 为带电粒子泳动速度(cm/s),E 为电场强度(V/cm)。在实际测定中 $V=l/t$,其中 l 为带电粒子在 t 秒内的移动距离,因此电泳迁移率的单位是 $cm^2/(s\cdot V)$。带电粒子泳动速度与本身所带净电荷量、颗粒大小以及介质黏度等因素有关。根据 Stokes 定律,如果带电粒子为圆球形,其泳动速度(V)与粒子带电量(Q)和电场强度(E)成正比,而与粒子半径(r)和介质黏度系数(η)成反比:

$$V=QE/(6\pi r\eta) \hspace{4cm} 式(10\text{-}2)$$
$$\mu=Q/(6\pi r\eta) \hspace{4cm} 式(10\text{-}3)$$

因此,带电粒子的电泳迁移率主要受粒子自身性质及介质黏度的影响。此外,电泳缓冲液的 pH、缓冲液的离子强度、电场强度及电渗现象的影响也不容忽视。

对于蛋白质和氨基酸等两性分子,电泳缓冲液的 pH 决定了它们所带电荷的性质和多少。当缓冲液 pH 小于等电点,分子带正电荷,向负极泳动;当缓冲液 pH 大于等电点,分子带负电荷,向正极泳动;缓冲液 pH 偏离等电点越远,分子所带电荷越多,泳动速度越快;而当缓冲液 pH 等于其等电点时,分子的净电荷为零,不发生泳动现象。

离子强度是指溶液中各离子的摩尔质量浓度与其离子价数平方值的乘积之和的一半。溶液中离子浓度越大或离子价数越高,离子强度就越大。对于缓冲液来说,离子强度过低不容易维持介质的 pH 稳定,但是离子强度过高则会减慢带电粒子的电泳速度。这是由于带电粒子吸附溶液中的相反电荷离子形成离子层,在电场作用下,吸附层的反离子随中心离子一起泳动,离子强度越大,吸附层反离子越多,泳动速度也越慢。因此一般电泳缓冲液离子强度在 0.01~0.10mol/L 之间。

电场强度增高,带电粒子受到的电场力增大、移动速度加快,但电泳迁移率不变。随着电场强度增高,电流强度增加,产热增加,会造成水分蒸发和带电粒子变性,因此电泳需要控制一定的电压范围,高压状态下时需要备有冷却装置。

电渗现象是指电场中液体对固体支持介质的相对移动。电渗是由于支持介质带有电荷引起的,如纸电泳法中的滤纸带有负电荷,琼脂电泳中大量硫酸根也带有负电荷,它们会吸附缓冲液中的水合阳离子,在外加电场作用下推动缓冲液整体向负极移动。在上述情况下,如果带电粒子带有正电荷,则移动更快;如果带电粒子带有负电荷,则移动减慢,甚至跟随电渗流向负极方向移动。

二、电泳法的分类

电泳法一般可分为两大类:一类为自由溶液电泳或移动界面电泳,另一类为区带电泳。移动界面电泳是指不含支持物的电泳,溶质在自由溶液中泳动,故也称自由溶液电泳。区带电泳是指含有支持介质的电泳,带电荷的供试品(如蛋白质、核苷酸等大分子或其他粒子)在惰性支持介质(如纸、醋酸纤维素、琼脂糖凝胶、聚丙烯酰胺凝胶等)中,在电场的作用下,向其极性相反的电极方向按各自的速度进行泳动,使组分分离成狭窄的区带。

区带电泳法在药物分析中应用较为广泛,《中国药典》(2020 年版)通则"0541 电泳法"项下收载了纸电泳法、醋酸纤维素薄膜电泳法、琼脂糖凝胶电泳法、聚丙烯酰胺凝胶电泳法、SDS- 聚丙烯酰胺凝胶电泳法(SDS-PAGE 法)、等电聚焦电泳法等方法,主要用于《中国药典》(2020 年版)(三部)生物制品各品种项下的鉴别、纯度检查和含量测定。

1. 纸电泳法 纸电泳法是最为简单的一种电泳方法,它以色谱滤纸作为支持介质,滤纸孔径大,没有分子筛效应,因此主要是凭借被分离物中各组分所带电荷量的差异进行分离。纸电泳法的仪器装置包括电泳室及直流电源两部分,常用的水平式电泳室装置如图 10-1,包括两个电泳槽 A 和一个可以密封的玻璃盖 B;两侧的电泳槽均用有机玻璃板 C 分成两部分;外格装有铂电极(直径 0.5~0.8cm)D;里格为可放滤纸 E 的有机玻璃电泳槽架 F,此架可从槽中取出;两侧电泳槽 A 内的铂电极 D 经隔离导线穿过槽壁与

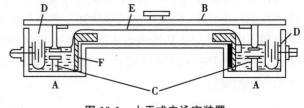

图 10-1 水平式电泳室装置

电泳仪外接电源相连。电源为具有稳压器的直流电源,常压电泳一般在 100~500V,高压电泳一般在 500~10 000V。

纸电泳法多采用柠檬酸盐缓冲液(pH 3.0)作为电泳缓冲液,点样方式分为湿点法和干点法。湿点法是将裁好的滤纸全部浸入电泳缓冲液中,浸润后取出,用微量注射器精密点加供试品溶液;干点法是将供试品溶液点于滤纸上,吹干后将电泳缓冲液用喷雾器喷湿滤纸,点样处最后喷湿。点样完成后,于电泳槽中加入适量电泳缓冲液,浸没铂电极,接通电泳仪稳压电源,电泳约 1 小时 45 分钟,取出吹干,置紫外光灯(254nm)下检视,用铅笔划出紫色斑点的位置,进一步进行定量。

2. 醋酸纤维素薄膜电泳法 醋酸纤维素薄膜(CA 膜)电泳法是以醋酸纤维素薄膜作为支持介

质。1957 年首先由 Kohn 进行了尝试,相比于滤纸介质,CA 膜对蛋白质的分离效果更好,因此目前广泛用于各类蛋白质的分离。CA 膜在蛋白质的分离中主要具有如下优势:对蛋白质成分吸附少,可用微量样品,电泳时间短,染色、脱色、透明化及保持容易。

CA 膜是把纤维素的羟基乙酰化而得到的醋酸纤维素的均匀多孔膜,其电泳法的仪器装置与纸色谱法较为类似,一般采用巴比妥缓冲液(pH 8.6)作为电泳缓冲液,氨基黑、丽春红等酸性染料作为蛋白质染色剂,冰醋酸的乙醇溶液作为脱色液和透明液,经过点样、电泳、固定染色、脱色干燥、透明扫描等步骤,可以对分离后的各蛋白质组分含量进行测定。

3. 琼脂糖凝胶电泳法 琼脂糖凝胶(AG)电泳法以琼脂糖作为支持介质,琼脂糖是由琼脂分离制备的链状多糖。其结构单元是 D- 半乳糖和 3,6- 脱水 -L- 半乳糖。许多琼脂糖链互相盘绕形成绳状琼脂糖束,构成大网孔型的凝胶。这种网络结构具有分子筛作用,使带电颗粒的分离不仅依赖净电荷的性质和数量,还可凭借分子量大小进一步分离,从而提高分辨能力。

琼脂糖凝胶电泳法适用于免疫复合物、核酸与蛋白等的分离、鉴定与纯化。DNA 分子在 AG 介质中泳动时有电荷效应和分子筛效应。DNA 分子在高于等电点的 pH 溶液中带负电荷,由于糖 - 磷酸骨架在结构上的重复性质,相同数量的双链 DNA 几乎具有等量的净电荷,因此它们能以同样的速率向正极方向移动。而在一定浓度的 AG 介质中,DNA 分子的电泳迁移率与其分子量的常用对数成反比,分子构型也对 DNA 的迁移率有影响,如共价闭环 DNA>直线 DNA>开环双链 DNA。

琼脂糖凝胶电泳法的仪器装置与纸色谱法较为类似,一般采用乙酸 - 锂盐缓冲液(pH 3.0)或巴比妥缓冲液(pH 8.6)作为电泳缓冲液,甲苯胺蓝溶液、氨基黑溶液作为染色剂,通过制胶、点样、电泳、染色与脱色等步骤进行分离测定。

4. 聚丙烯酰胺凝胶电泳法 聚丙烯酰胺凝胶(PAGE)电泳法以聚丙烯酰胺凝胶作为支持介质,聚丙烯酰胺凝胶是由丙烯酰胺单体和少量的交联剂甲叉双丙烯酰胺,在催化剂作用下聚合交联而成的三维网状结构的凝胶。单体的浓度或单体与交联剂比例的不同,其凝胶孔径就不同。使用聚丙烯酰胺凝胶作为支持介质进行电泳,生物大分子保持天然状态,其迁移速率不仅取决于电荷密度,还取决于分子大小和形状,可以用来研究生物大分子的特性,如电荷、分子量、等电点等。

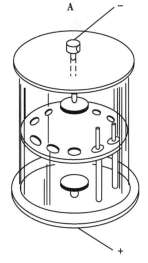

PAGE 法根据仪器装置的不同分为水平平板电泳、垂直平板电泳和盘状电泳,其中圆盘电泳槽(图 10-2)的电泳室有上、下两槽,每个槽中都有固定的铂电极,铂电极经隔离电线接于电泳仪稳流档上。

PAGE 法一般采用三羟甲基氨基甲烷缓冲液(pH 8.3)作为电泳缓冲液,溴酚蓝作为指示液,考马斯亮蓝 G250 溶液作为染色液,乙酸溶液作为脱色液,通过制胶、点样、电泳、染色与脱色等步骤进行分离测定。

5. SDS- 聚丙烯酰胺凝胶电泳法(SDS-PAGE 法) SDS-PAGE 法是一种变性的聚丙烯酰胺凝胶电泳方法,分离蛋白质的原理是根据大多数蛋白质都能与阴离子表面活性剂十二烷基硫酸钠(SDS)按重量比结合成复合物,使蛋白质分子所带的负电荷远远超过天然蛋白质分子的净电荷,消除了不同蛋白质分子的电荷效应,使蛋白质按分子大小进行分离。适用于蛋白质的定性鉴别、纯度和杂质控制以及定量测定。

图 10-2 圆盘电泳槽

SDS-PAGE 法一般采用垂直平板电泳的方式,垂直电泳槽(图 10-3)的基本原理和结构与圆盘电泳槽基本相同,由上、下两个电泳槽和带有铂金电极的盖组成。差别只在于制胶和电泳不在电泳管中,而是在两块垂直放置的平行玻璃板中间。

SDS-PAGE 法常用考马斯染色法和银染色法。采用考马斯染色法检测的蛋白质浓度通常为 1~10μg 蛋白 / 谱带,银染色法通常可以检测到含 10~100μg 的谱带。考马斯染色法通常比银染色法具有更好的线性,但其响应值和范围取决于蛋白质特性和染色时间。依据具体品种特性,经充分验证后,也可采用其他染色法和商品化试剂盒。

6. 等电聚焦电泳法　等电聚焦(IEF)电泳法是两性电解质在电泳场中形成一个 pH 梯度,由于蛋白质为两性化合物,其所带的电荷与介质的 pH 有关,带电的蛋白质在电泳中向极性相反的方向迁移,当到达其等电点(此处的 pH 使相应的蛋白质不再带电荷)时,电流达到最小,不再移动,从而达到检测蛋白质和多肽等电点的电泳方法。IEF 电泳法可以采用垂直板电泳法和水平板电泳法,通过制胶、预电泳、点样、电泳、固定与染色等步骤分离测定。

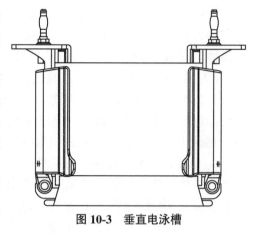

图 10-3　垂直电泳槽

第二节　毛细管电泳法概述

毛细管电泳法(capillary electrophoresis,CE)又称高效毛细管电泳法(high performance capillary electrophoresis,HPCE),是 20 世纪 80 年代后期迅速发展起来的一项液相分离分析技术。

一、毛细管电泳法的原理

毛细管电泳法是电泳法和现代微柱分离技术相结合的产物,除了带电粒子的迁移运动之外,毛细管电泳分离还有电渗流的影响。电渗是毛细管中的溶剂因轴向直流电场作用而发生的定向流动。CE 所用的石英毛细管柱,在 pH>3 时,石英毛细管壁上的硅羟基在水溶液中发生电离,产生的 SiO^- 负离子使毛细管壁内表面带负电,和溶液接触时相应的缓冲液带正电,形成了双电层。在高电压作用下,双电层中的水合阳离子引起流体整体地朝负极方向移动,该现象称为电渗流(electroosmotic flow,EOF)。粒子在电解质溶液中的迁移速度等于电泳和电渗流(EOF)两种速度的矢量和。正离子的运动方向和电渗流一致,故最先流出;中性粒子的电泳速度为"零",故其迁移速度相当于电渗流速度;负离子的运动方向和电渗流方向相反,但因电渗流速度一般都大于电泳速度,故它在中性粒子之后流出,各种粒子因迁移速度不同而实现分离。

电渗是 CE 中推动流体前进的驱动力,它使整个流体像一个塞子一样以均匀的速度向前运动,使整个流型呈近似扁平形的"塞式流",见图 10-4(a),它不会导致溶质区带在毛细管内扩张。而在 HPLC 中,采用的压力驱动方式使柱中流体呈抛物线形,见图 10-4(b),这样就导致了溶质区带的扩张,引起柱效下降,致使其分离效率不如 CE。

CE 中的电渗流大小取决于电场强度、缓冲液的组成和离子强度、毛细管管径和表面特点等,因此可以通过上述条件的优化改善峰型和分离效果。增加电场强度,电渗流将成正比增加,可以提高迁移速度,但高场强会导致电流增加,引起毛细管中电解质产生焦耳热,即自热。自热将使流体在径向产生抛物线型温度分布,即管轴中心温度要比近壁处温度高,见图 10-5。因溶液黏度随温度升高呈指数下降,

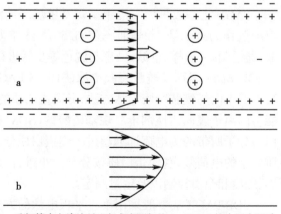

a. 毛细管中电渗流呈"塞式流"流型; b. HPLC 柱中压力驱动呈抛物线流型。

图 10-4　电渗流流型和压力驱动流型的比较

温度梯度使介质黏度在径向产生梯度,从而影响迁移速度,使管轴中心的溶质分子要比近管壁的分子迁移得更快,造成谱带展宽,柱效下降。降低缓冲

液浓度可降低电流强度,使温差变化减小;高离子强度缓冲液可阻止蛋白质吸附于管壁,并可产生柱上浓度聚焦效应,防止峰扩张,改善峰形;缓冲液的 pH 变化会改变石英毛细管内壁硅羟基的解离程度,影响电渗流而最终影响分离效果。减小毛细管管径可缓解高电场引起的热量积聚,但过细管径会使进样量减少,造成进样、检测技术上的困难。

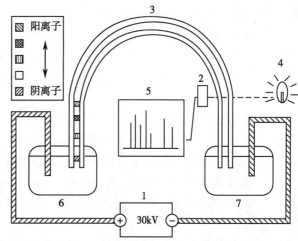

图 10-5　横断面热梯度(ΔT_R)和电泳速度(v_{ep})分布图

二、毛细管电泳仪

CE 的仪器装置示意图见图 10-6,基本结构包括毛细管及温度控制系统、进样系统、电路系统和检测系统等。

(一)毛细管及温度控制系统

毛细管是 CE 的核心部件,最常用的毛细管为石英毛细管,内径为 20~75μm,有效长度为 50~75cm。在毛细管电泳中,需将毛细管置于温度可调的恒温环境中。温度控制系统主要分为风冷控温和液冷控温两种方式。

(二)进样系统

CE 中的毛细分离通道十分细小,样品消耗不过数纳升,若将色谱中的进样方法应用于毛细管

1. 高压电源；2. 光电倍增管；3. 液冷温控毛细管；4. 光源；5. 数据采集；6. 缓冲液或样品；7. 缓冲液。

图 10-6　毛细管电泳示意图

电泳,会存在较大的死体积,降低分离效率。因此,毛细管电泳多是将样品直接与毛细管接触,通过外力驱动样品流入管中。进样量可以通过改变驱动力的大小或时间的长短得到控制。进样系统采用自动进样方式,主要有流体动力进样、电动进样、扩散进样三种方式。

1. 流体动力进样　流体动力进样也称虹吸进样、压力进样或重力进样,它是依靠毛细管的进样口端和检测端之间维持一定时间的液压差(±3 500Pa)来实现,其样品区带内的溶液可代表样品溶液的组成。在相同压力下,进样量随毛细管长度增加而减少,在使用相同长度毛细管进行电泳条件研究和比较时,要通过调整进样时间来保持进样量不变。该方法的进样时间一般为 1~10 秒,在痕量分析中进样时间可提高到 60~120 秒。流体动力进样要求毛细管中的填充介质具有流动性,比如溶液等。

2. 电动进样　电动进样是依靠毛细管的进样口端和检测端之间维持一定时间的电压差来实现,其进样动力是电场强度,取值一般在 1~10kV/60cm 之间,进样时间一般为 1~10 秒。其样品区带内的溶液与样品溶液不同(样品歧视),当样品离子的电泳方向和电渗一致时进样体积大,反之则小。电动进样对毛细管中的填充介质没有特殊要求。

3. 扩散进样　扩散进样是利用浓度差扩散原理将样品分子引入毛细管,当将毛细管插入样品溶液时,样品分子因管口存在浓度差而向管内扩散。该方法的进样时间一般为 10~60 秒。扩散进样对毛细管中的填充介质没有任何限制。

(三)电路系统

CE 的电路系统包括直流高压电源、电极、电极槽、导线和电解质缓冲液等。高压电源要能提供 0~30kV 的直流电压和 200~300μA 的电流;电压、电渗流和电功率可以进行程序控制;电压输出精度要求在 ±0.1%。CE 电极通常由直径 0.5~1mm 的铂丝制成,电极槽通常是带螺口的小玻璃瓶或塑料瓶。接地端使用普通导线,高压端使用专门的耐高压导线。缓冲液内含电解质,充填于电极槽和毛细管中,通过电极、导线与电源连接,是分离室中的导体。

(四) 检测及数据处理系统

目前最常用的 CE 检测器是紫外 - 可见分光检测器和荧光检测器(包括普通荧光和激光诱导荧光)。

1. **紫外 - 可见分光检测器**　紫外 - 可见分光检测器分为可变波长检测器及二极管阵列检测器两类。前者灵敏度高于后者,而后者能提供时间 - 波长 - 吸光度三维图谱,用来定性鉴别未知物及在线峰纯度检查。但紫外 - 可见分光检测器的检测光程受毛细管内径的限制,检测光程短,灵敏度不高。

2. **荧光检测器**　荧光检测器的检测灵敏度较高,尤其是激光诱导荧光检测法(laser induced fluorescence, LIF)灵敏度高达 $10^{-19}\sim10^{-12}$mol/L,可用于有天然荧光或易于用荧光试剂标记物质的检测。激光诱导荧光检测器是目前最灵敏的检测器,它可以实现单原子和单分子检测。

3. **电化学检测器**　电化学检测器有三种检测模式:电导检测、电位检测、安培检测,其中安培检测器应用较广,该类检测器要求被检测物质必须具有良好的电化学活性。电化学检测方法可避免光学类检测器遇到的光程太短的问题,对电活性组分的检测具有灵敏度高、线性范围宽、选择性好以及价格低廉等特点。

4. **质谱检测器**　质谱检测器是 CE 所有检测器中最复杂和最昂贵的检测器。质谱法具有较强的定性功能,在一次分析中可获得很多结构信息。CE-MS 的选择性和专属性弥补了 CE 样品迁移时间重现性差的缺点,能给出分子量和结构信息,提高定性鉴别的准确度。

5. **化学发光法**　化学发光法(chemiluminescence, CL)不用外加光源,可获得很高的灵敏度,仪器设备简单,但选择性差。CE-CL 在线联用结合了两者的优势,适用于复杂体系中微量活体代谢产物的分离分析。

6. **电致化学发光**　电致化学发光是利用电解技术在电极表面产生某些氧化还原反应而导致的化学发光。该方法较一般的化学发光方法更具有装置简单、重现性好、可进行原位发光等特点。

CE 的数据记录、数据处理和谱图显示方法与色谱基本相同,可采用记录仪、积分仪、计算机等不同的手段和方法对谱图进行记录和处理。定性定量的数据测定和运用方法也与色谱大体相同。但要注意 CE 谱图的峰绝大多数都比较窄,所以在定量工作中应该采用积分仪或计算机来记录谱图并进行数据处理;CE 的紫外谱图的基线噪声比色谱大,会对峰面积和峰高的测算精度带来影响,应尽量采用滤波措施;CE 谱图的峰间距较窄,仅利用对照品比较法进行定性易出现误判的问题,应采用内标法或添加法提高峰的定性准确度。

三、毛细管的涂层技术

给毛细管内壁涂上某种材料,比如亲水或疏水物质或色谱固定相等,可以达到抑制样品吸附、改善分离、改变分离机制、控制电渗等目的,所以涂层技术是毛细管制作中的关键技术。毛细管涂层制备方法根据其机制大致可分为动态吸着、物理涂布和化学键合等类型。

1. **动态吸着技术**　该方法操作相对简单,只需向电泳缓冲液中加入微量需要涂布的物质,并将缓冲液与毛细管充分平衡即可。可使用胺类、季铵盐、蛋白质、表面活性剂、高分子材料、金属离子、两性分子等。应用该方法时,涂层被缓冲液中的涂布试剂连续更新,在动力学上稳定,不必考虑热力学稳定性问题。但涂布试剂可能影响样品和缓冲溶液性质。有些涂层试剂需要对毛细管进行长时间的平衡,否则难以获得重现的分离结果。

2. **物理涂布技术**　该方法先对毛细管进行预处理,然后将涂布溶液吸入已清洗和干燥过的毛细管中,放置半小时后用氮气吹干或置于真空干燥器中过夜。电泳进样前,在电场下平衡至检测基线和电流平稳。为延长涂层寿命,可在缓冲溶液中加入适量的涂层试剂,如环氧树脂、聚乙烯醇、聚乙烯亚胺等,以防止涂层过快流失。

3. **化学涂布技术**　化学涂布技术的核心是利用毛细管内表面上的硅羟基,使之与涂布层材料分子反应形成化学键合相。大体可分为毛细管预处理、活性基团引入、目标涂层试剂接入三步。对于活性基团引入,从键类型上看可分为 Si-O-Si 和 Si-C-R 连接两种,前者利用硅烷化试剂进行桥连,后者利用格氏反应。由于格氏反应对水分高度敏感，反应条件较难掌握，因此没有硅烷化方法常用。

4. 溶胶 - 凝胶技术　该方法的基本原理是在反应过程中加入有机单体或聚合物，并与无机物发生化学反应，可以形成均匀的无机 - 有机杂化结构。利用这种原理可以制备出各种不同的涂层。其基本步骤为毛细管预处理、制备溶胶溶液、涂布和后期修饰。

5. 吸附 - 化学交联　该方法先利用物理方法将涂层材料涂布到毛细管壁上，再利用各种化学反应使分子之间交联起来，在毛细管内覆盖一层稳定的涂层。这种方法对具有强吸附能力和黏附力的试剂，如胺类、碱性蛋白等，是很有效的。

第三节　毛细管电泳的分离模式

《中国药典》(2020 年版)通则 "0542 毛细管电泳法" 项下收载了毛细管电泳的主要分离模式：毛细管区带电泳(capillary zone electrophoresis，CZE)、毛细管等速电泳(capillary isotachophoresis，CITP)、毛细管等电聚焦电泳(capillary isoelectric focusing，CIEF)、胶束电动毛细管色谱(micellar electrokinetic capillary chromatography，MECC)、毛细管凝胶电泳(capillary gel electrophoresis，CGE)、毛细管电色谱(capillary electrochromatography，CEC)等。除电色谱和毛细管凝胶电泳需制备专门的分离柱外，其他几种分离模式的区别仅在于电解质组成的区别。

一、毛细管区带电泳

(一) 基本原理

毛细管区带电泳又称毛细管自由电泳，是 CE 中最基本的一种模式。CZE 是根据在电场中有不同的迁移速度来分离的。在 CZE 系统中，粒子在缓冲溶液中的迁移速度 v_{ep} 与电泳迁移率 μ_{ep} 和电场 E 成正比。

$$v_{ep} = \mu_{ep}E = \mu_{ep}V/L \qquad\qquad 式(10\text{-}4)$$

式中，V 为毛细管两端的外加电压，L 为毛细管的长度。

μ_{ep} 取决于离子的电荷密度、介质的黏度和介电常数。μ_{ep} 可以用式(10-5)表示：

$$\mu_{ep} = \alpha_i \xi_i \varepsilon/d\eta \qquad\qquad 式(10\text{-}5)$$

式中，α_i 为组分的解离度，ξ_i 为电动电位，ε 为介电常数，η 为黏度，d 为离子常数。

毛细管电泳系统中，除了离子的电泳外，还存在电泳载体的电渗流。

$$v_{eo} = \mu_{eo}E = \mu_{eo}V/L \qquad\qquad 式(10\text{-}6)$$

式中，v_{eo} 为电渗流速率，μ_{eo} 为电渗流迁移率。

$$\mu_{eo} = \xi_0 \varepsilon/\eta \qquad\qquad 式(10\text{-}7)$$

式中，ξ_0 为管壁电动电位。

因此，离子在毛细管电泳中的实际迁移速度 v 为：

$$v = v_{ep} + v_{eo} = (\mu_{ep} + \mu_{eo})V/L \qquad\qquad 式(10\text{-}8)$$

将式(10-5)、式(10-7)代入式(10-8)得：

$$v = (\alpha_i \xi_i/d + \xi_0)\varepsilon V/\eta L \qquad\qquad 式(10\text{-}9)$$

实际上，电渗流的速度大于电泳速度，因此在毛细管电泳中，阴极端的检测先后顺序为阳离子($\xi_i > 0$)、中性分子($\xi_i = 0$)、阴离子($\xi_i < 0$)。

离子的迁移时间为：

$$t_R = L/v = L^2/(\mu_{ep} + \mu_{eo})V \qquad\qquad 式(10\text{-}10)$$

通常，毛细管电泳的理论塔板数：

$$n = (\mu_{ep} + \mu_{eo})V/2D \qquad\qquad 式(10\text{-}11)$$

式中，D 为扩散系数。

由式(10-11)可以看出毛细管电泳的分离效能与外加电压及 μ_{ep} 和 μ_{eo} 有关,增加外加电压可使 n 增加,但另一方面电压的提高导致电流增大,因而产生更多的焦耳热,若散热不良会引起对流,从而影响分离。

(二)影响因素

1. 外加电压　电压是控制柱效、分离度和分析时间的重要因素。使用尽可能高的电压可以达到最大柱效、最高分离度和最短分析时间,但焦耳热是一个限制因素。因此在进行 CE 分离条件优化时,除采取有效的散热措施外,还要选择合适的条件,满足使用较高电压而不致产生过高的电流,不产生过多的焦耳热。同 GC 中的程序升温和 LC 中的梯度洗脱一样,在 CE 中也可以通过改变运行电压以缩短分析时间和改善组分的峰形,减少拖尾。

2. 缓冲体系　在 CZE 的分离过程中,溶质迁移的先后顺序及分离度是由缓冲体系的选择性或添加剂的使用来决定的。缓冲体系由缓冲试剂和 pH 调节剂两部分构成,其中缓冲试剂的选择主要由所需的 pH 决定。因此,pH 的选择对于 CZE 的分离效果影响较大。对于蛋白质、肽和氨基酸等两性样品,采用酸性($pH \approx 2$)或碱性($pH > 9$)的分离条件,比较容易得到较好的分离结果;糖类样品通常在 pH 9~11 之间能获得最佳分离;羧酸或其他样品多在 pH 5~9 之间被良好分离。pH 的选择也和所用毛细管是否含有涂层有关。无涂层毛细管可在任何 pH 下工作,但多数涂层管只能在一定的 pH 范围内使用。例如,聚丙烯酰胺涂层毛细管在 pH>9 时容易水解失效。

缓冲试剂在所选的 pH 范围内应有较强的缓冲能力,缓冲液的酸度和浓度对分离具有明显的影响。缓冲液的 pH 至少必须比被分析物质的等电点高或低 1 个 pH 单位。若使用紫外检测器,缓冲液应在检测波长处无紫外吸收或紫外吸收较小;自身的淌度要低,即离子大而电荷小,以减少电流的产生。配制缓冲液时应使用高纯蒸馏水和试剂,还应用滤器过滤以除去颗粒。

3. 添加剂　在毛细管区带电泳的缓冲体系中使用添加剂,可以改善分离效果。添加剂可以按其化学结构和功能归为三类:非电解质高分子添加剂、荷电表面活性剂和功能性添加剂,此外也可以通过加入甲醇、乙腈、异丙醇等有机改性剂使电渗流变小而改善分离度。

荷电表面活性剂是 CZE 中使用最多的一种缓冲液添加剂,除和溶质相互作用外,许多表面活性剂被吸附到毛细管壁上,改变了电渗流又抑制了其他溶质的吸附。CZE 主要用于能解离物质的分离,尤其是带正电荷的阳离子的分离。酚酸类物质解离后带负电荷,以 CZE 模式分离时在中性成分后出峰,分析时间较长。可在电解质溶液中加入阳离子表面活性剂,使 EOF 的方向反转,即由负极流向正极,则负离子最先出峰,然后是中性分子和阳离子,这样可缩短分析时间。功能性添加剂最常见的是加入一些手性试剂如环糊精、冠醚、胆酸盐、大环抗生素等用来分离手性物质。

4. 温度　温度对迁移的影响主要通过黏度体现,温度升高,溶液黏度降低,导致 EOF 增大。多数情况下,较高温度操作可缩短迁移时间。在压力进样时,通过增加温度所造成的压力减小可达到更大的进样量。温度同样可以作为优化分离的参数,它既影响化学平衡,又影响动力学过程,还能影响蛋白质的构型及蛋白质 -DNA 相互作用。因此,温度的控制非常重要。

(三)应用示例

【例 10-1】多价疫苗中不同血清型病毒抗原的在线分离和定量[1]

由 FMD 病毒(FMDV)引起的口蹄疫(FMD),是一种发生于牛、羊、猪等偶蹄类动物的一种急性、热性、高度接触性传染病。目前已经报道了 7 种血清型(A、O、C、亚洲 1、SAT1、SAT2、SAT3),其中 A、O 和亚洲 1 型被确定为主要的血清型,它们之间没有交叉保护。完整的病毒 146S 对 FMDV 疫苗的效力起到至关重要的作用,但它非常不稳定。146S 在加工过程中容易分解成较小的亚基 12S,导致抗原活性的显著丧失。另一方面,不同血清型的稳定性是不同的,在 37℃下过夜培养后,与血清型 A 相比,血清型 O 更容易分解为 12S。因此,对不同血清型的 146S 抗原进行精确定量是 FMDV 疫苗质量控制的关键。

1. 仪器与试剂　CESI8000 Plus 毛细管电泳仪、紫外检测器。一水合磷酸二氢钠、二水合磷酸氢二钠;FMDV A 型和 O 型上清液、市售灭活 FMDV 疫苗 - 单价(血清 O 型疫苗)和双价疫苗(血清 A/

O 型疫苗)。

2. 毛细管电泳条件　毛细管柱为未涂层熔融硅毛细管 60cm×50μm(50cm 有效柱长);缓冲液体系为 50mmol/L 的磷酸盐缓冲液(pH 8.0);分离温度为 15℃,分离电压为 20kV;进样压力及进样时间为 0.5kPa、15 秒;紫外检测波长 214nm。每两针之间用 0.1mol/L 的 NaOH、50mmol/L 磷酸盐缓冲液分别依次冲洗 5 分钟和 10 分钟。

3. 测定方法与结果

(1)供试品溶液的配制:取疫苗乳剂样品加入 9 倍体积的戊醇,涡旋,1 200g 离心处理 3 分钟,取底层溶液作为未加核酸酶消化的供试品溶液。另取底层溶液加入 500U/ml 核酸酶,在 25℃下孵育 2 小时作为核酸酶消化的供试品溶液。

(2)对照品溶液的配制:FMDV A 型和 O 型抗原标准品分别从 FMDV A 型和 O 型上清液中制备得到。将两种已知浓度的抗原标准品,用含有 0.1mol/L NaCl 的 20mmol/L 的 pH 8.0 磷酸缓冲溶液配制成浓度为 400μg/ml 的标准储备溶液,再逐级稀释配制相应浓度的溶液。

(3)市售 FMDV 疫苗的含量测定:采用紫外检测器对上述两种血清型的疫苗进行含量测定。其中,A 血清型的抗原 146S 保留时间为 10.18~10.33 分钟,O 血清型的抗原 146S 保留时间为 8.19~8.32 分钟。方法将不同血清型抗原较好地分离,因此可以对市售疫苗进行定量。实验结果得出未加核酸酶消化的单价疫苗(O)中 O 血清型抗原的百分含量为 29.0±0.8,双价疫苗(A+O)中 A 血清型抗原的百分含量为 10.3±1.1,O 血清型抗原的百分含量为 29.1±1.4;核酸酶消化的单价疫苗(O)中 O 血清型抗原的百分含量为 27.4±1.2,双价疫苗(A+O)中 A 血清型抗原的百分含量为 8.9±0.6,O 血清型抗原的百分含量为 30.8±1.5。图 10-7 显示的是血清型 A、O 型抗原标准品和市售灭活 FMDV 疫苗的毛细管区带电泳 - 紫外检测图谱。

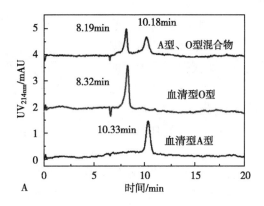

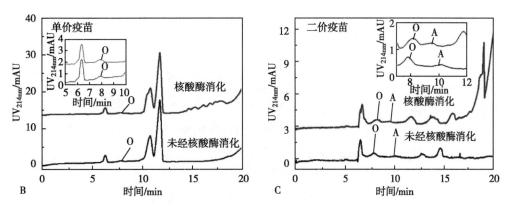

A. 血清型 A、O 型抗原标准品及其混合物;B. 市售灭活 FMDV 单价疫苗抗原(血清 O 型);
C. 市售灭活 FMDV 双价疫苗抗原(血清 A 型 +O 型)。

图 10-7　CZE 方法分析血清型 A、O 型抗原标准品及市售灭活 FMDV 疫苗(214nm)

4. 思路解析　目前,由于不同血清来源的 FMDV 直径都约为 28nm,高效排阻色谱法和超速离心法都无法区分,故无法对总抗原含量进行有效定量控制。而毛细管区带电泳可以根据带电粒子在缓冲溶液的迁移率的不同对带电粒子进行分离,从而对不同血清抗原进行分离。

在所建立的 CZE 方法中,血清 A 型和 O 型抗原 146S 在 15~400μg/ml 浓度范围内具有良好的线性(r^2=0.999),精密度 $RSD \leqslant 5.1\%$,迁移时间 $RSD < 2\%$,相对误差<10%。在 CZE 图谱中,来自 A 血清型的抗原保留时间为 10.18~10.33 分钟,来自 O 血清型的抗原保留时间为 8.19~8.32 分钟,可以良好地区分。而在高效排阻色谱中,A 血清型的抗原和 O 血清型的抗原保留时间均为 14 分钟左右,无法进行区分。

这表明 CZE 作为双价 FMDV 疫苗质量控制方法具有特殊优势,其还有潜力分析多价 FMDV 疫苗以及在整个生产过程中进行质量控制。

二、胶束电动毛细管色谱

(一) 基本原理

在胶束电动毛细管色谱法(MECC)的分离系统中,存在着以胶束形式存在的准固定相和作为载体的液体流动相,溶质在两相之间分配,并且由于其在准固定相和流动相中的分配系数不同而在不同的时间流出,从而使得不同性质的溶质产生分离。这相当于构成一种不需要固体支持物来固定液体固定相的液液分配色谱,它的作用力是在电场作用下的电渗流和电泳。与 CZE 相比,由于引入了表面活性剂胶束,中性物质与胶束间存在类似色谱的作用机制,根据本身疏水性的差别而达到分离,分子疏水性强则留在胶束相中的时间长,获得较强的保留。阴阳离子则根据本身以及胶束所带电荷的类型不同而获得不同程度的保留,与胶束带相同电荷的离子由于静电排斥作用,保留时间短;反之,则保留时间长。因此,MECC 包含分配、静电作用和电泳迁移等多种分离原理(图 10-8)。

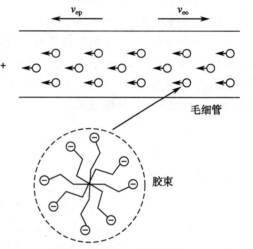

图 10-8　胶束电动毛细管色谱

(二) 表面活性剂

选择表面活性剂主要依据其在水溶液中的溶解度和临界胶束浓度。表面活性剂有一疏水端和亲水端,当其浓度高于临界胶束浓度时,则形成胶束。胶束相即准固定相是决定 MECC 分离效果好坏的一个重要因素。选择表面活性剂时,其水溶性要好,临界胶束浓度值不能太大,以防引起过多的焦耳热。MECC 常用的表面活性剂见表 10-1。其中 SDS 最为常用,还可以将几种胶束剂混合起来以提高 MECC 的选择性和分离度。

表 10-1　MECC 常用的表面活性剂

类型	表面活性剂
阴离子型	癸基硫酸钠、十二烷基硫酸钠(SDS)、十四烷基硫酸钠(STS)、十二烷基磺酸钠
阳离子型	十二烷基三甲基氯化铵(DTCA)、十二烷基三甲基溴化铵(DTAB)、十六烷基三甲基氯化铵(CTAC)、十六烷基三甲基溴化铵(CTAB)
非离子型表面活性剂	辛基葡萄糖苷、3-[3-(氯化酰胺基苯基)二甲基胺基]-1-丙基磺酸酯(CHAPS)
手性表面活性剂	胆酸、毛地黄皂苷、十二烷基 -N-L- 缬氨酸钠、环糊精

（三）流动相

胶束电动色谱法中的流动相指的是体系中的缓冲液。改变缓冲体系将会对溶质的容量因子和保留值产生影响，缓冲液的浓度、种类、pH及离子强度的改变都会影响物质在MECC中的分离。以阴离子表面活性剂为例，尽管它向正极迁移，但由于电渗流的存在，使胶束最终从负极即检测器端流出。此时缓冲液的pH应在6~9之间，pH过低，胶束向正极迁移的速度可能超过电渗流。相反，过高的pH可能增大电渗流，导致溶质还未完全分离却已被洗脱出系统。溶液的离子强度增大可以抑制色谱过程中的热效应。缓冲溶液中可加入适当浓度的有机改性剂，如甲醇、乙醇、丙酮等，以增加其对样品组分的溶解力，扩大MECC的应用范围。由于引入混合溶剂，改变了溶质在胶束相和水相间分配系数，使某些在水系中不能分离的弱极性或非极性物质的分离成为可能。在MECC系统中，增加缓冲液中有机改性剂的比例，可使μ_{eo}下降，从而使组分的保留值增加。

（四）应用示例

【例10-2】咖啡因及其主要代谢产物的检测用以早期帕金森病的诊断[2]

咖啡因是一种常见的黄嘌呤生物碱，存在于茶叶、咖啡豆和其他天然植物中，也是世界上使用最广泛的精神药物。已有研究表明，血浆咖啡因及其代谢产物可能是早期帕金森病患者的可靠诊断标志物。

1. **仪器与试剂**　P/ACETM MDQ毛细管电泳仪、紫外检测器。磷酸二氢钠、氢氧化钠、磷酸和十二烷基硫酸钠（SDS）为分析纯；咖啡因、茶碱、可可碱、副黄嘌呤对照品；帕金森病患者血浆样品。

2. **毛细管电泳条件**　熔融硅毛细管60cm×75μm（50cm有效柱长）；缓冲液由磷酸盐和SDS组成，pH由0.1mol/L的NaOH溶液进行调节；毛细管温度为25℃；分离电压为15kV；进样压力及进样时间为0.5psi、15秒；检测波长为210nm。每日开始时用0.1mol/L的NaOH溶液、去离子水、缓冲液依次冲洗20分钟、5分钟和10分钟，每两针之间使用上述溶液依次冲洗2分钟。

3. **测定方法与结果**

（1）溶液的配制：将1ml血浆样品加入经过预处理的C18E cartridge SP小柱上，用2ml磷酸溶液（pH 3.0）冲洗，后用2ml甲醇冲洗，洗脱液在45℃氮气流下吹干，用50μl水复溶制成供试品溶液；取咖啡因、茶碱、可可碱、副黄嘌呤对照品配制成浓度分别为10μg/ml的混合对照品溶液。

（2）咖啡因及其主要代谢产物的含量测定：采用紫外检测器对血浆中上述4种成分进行含量测定，4种成分在各自的浓度范围内线性良好，仪器精密度良好，准确度实验结果符合定量要求。咖啡因、可可碱、副黄嘌呤和茶碱的最低检测限分别为0.15μg/ml、0.1μg/ml、0.08μg/ml和0.09μg/ml，回收率在88.0%~105.9%之间。图10-9为咖啡因及其主要代谢产物在对比组和帕金森病患者组血液中的毛细管电泳检测图谱。

4. **思路解析**　目前，咖啡因及其代谢产物在血浆中含量较低，最常见的测定血液中咖啡因及其代谢产物的方法为高效液相色谱法（HPLC）、液相色谱质谱法和毛细管电泳法。其中，HPLC法的检测限不能满足微量成分检测的需要，LC-MS的仪器运行成本较高。咖啡因类似于一个中性的分子，在没有添加SDS的时候，在毛细管电泳中咖啡因与代谢产物无法分离。本研究中选择烷基链阴离子表面活性剂SDS，建立了胶束电动毛细管色谱法，使咖啡因与3个代谢产物均可以达到较好分离。咖啡因、可可碱、副黄嘌呤和茶碱的检测限分别为0.15μg/ml、0.1μg/ml、0.08μg/ml和0.09μg/ml，线性、精密度和准确度等均符合要求。本研究结果表明，咖啡因及其3种主要代谢产物在帕金森病患者血浆浓度明显低于对照组血浆浓度，这与流行病学和以往实验研究揭示的CA的神经保护效应一致，证明SPE与胶束电动毛细管色谱法结合的方法适用于对早期帕金森病进行诊断。

三、毛细管凝胶电泳

毛细管凝胶电泳（CGE）是毛细管电泳的重要模式之一。它综合了CE和平板凝胶电泳的优点，是分离度极高的一种电泳分离技术。CGE可用于大分子物质的微制备和馏分收集，已成为DNA序列测试及指纹图谱测定的有力工具。

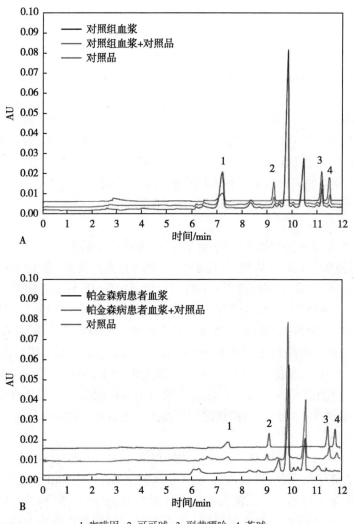

1. 咖啡因；2. 可可碱；3. 副黄嘌呤；4. 茶碱。

A. 对照品、对照组血浆、对照组血浆＋对照品；B. 对照品、患者血浆、患者血浆＋对照组。

图 10-9　对照品、血浆样品电泳图（210nm）

（一）基本原理

CGE 是在毛细管中装入凝胶作为支持物进行电泳，应用最多的介质是交联和非交联聚丙烯酰胺凝胶（polyacrylamide gel，PAG）、琼脂糖凝胶、葡聚糖、聚乙烯二醇等。凝胶起到类似分子筛的作用，使生物大分子如蛋白质、DNA 片段按分子量大小逐一进行分离。凝胶黏度大，能减少溶质的扩散，因此能限制谱带的展宽，使峰形尖锐，达到 CE 的最高柱效。由于溶质和凝胶或加在凝胶基质中的添加剂生成络合物，又能使分离度增加，同时还能减小电渗流，因此可使组分在短柱上也能实现分离。

（二）毛细管凝胶色谱柱的制备

毛细管凝胶色谱柱的制备是 CGE 的关键。在毛细管内灌入选定的缓冲液，然后将线性非交联丙烯酰胺加到毛细管内，用过硫酸铵引发，四甲基乙二胺催化，完成聚合。常用介质除聚丙烯酰胺凝胶外，还可选用聚乙烯吡咯烷酮、聚环氧乙烷或聚二甲基丙烯酸酯，它们在毛细管内交联成凝胶，也可将水溶性的线性高分子聚合物如甲基纤维素、葡聚糖、聚环氧乙烷、支链淀粉加在缓冲液中用压力压入毛细管，依靠线性分子间的相互缠绕形成网状结构。在制备过程中常见的问题是柱内有气泡，可采用加压减压、逆向电泳法、加入消泡剂等方法减少气泡。

（三）影响因素

凝胶的组成决定其孔径大小。浓度低，孔径大，溶质迁移速度也增大，分离速度加快。除注意凝胶浓度外,还应尽量保持凝胶缓冲溶液与操作缓冲溶液的 pH 相同,否则平衡时间较长。分离度、峰序和迁移时间均随 pH 变化而变化。温度升高,凝胶柱电阻降低,电导增加。因而在恒压模式下,电泳电流随温度升高而升高,在恒流模式下,电压随温度升高而降低。对于 DNA 片段,温度升高,柱效降低。

(四) 应用示例

【例 10-3】婴儿配方奶粉中母乳低聚糖的分析与测定[3]

母乳低聚糖(HMO)是婴儿配方奶粉的关键成分。目前,已有 200 多种 HMO 被鉴定,其中 140 多个已经确定结构。

1. 仪器与试剂 PA800 Plus 毛细管电泳仪、固态激光诱导荧光检测器(488nm 激发波长,520nm 发射波长)。冰醋酸、四氢呋喃、氰基硼氢化钠(NaBH₃CN)、HPLC 级超纯水;聚糖凝胶分析试剂盒(HR-NCHO)、8- 氨基氯丁二烯 -1,3,6- 三磺酸(APTS);HMO 标准品;婴儿配方奶粉样品。

2. 毛细管凝胶电泳条件 未涂层的熔融硅毛细管 $30cm \times 50\mu m$(20cm 有效柱长);凝胶基质为 HR-NCHO(高分辨率 N 链联碳水化合物);分离温度为 25℃,分离电压为 30kV;进样顺序为在 5.0psi 注射水溶液 5 秒,在 2.0kV 下注入样品 2 秒;每两针之间在 80psi 条件下用 HR-NCHO(高分辨率 N 链联碳水化合物)缓冲液、SDS-MW 缓冲液、0.1mol/L NaOH 和水分别依次冲洗 2 分钟。

3. 测定方法与结果

(1)溶液的配制:取配方奶粉样品,加入 30μl 的 HPLC 级水和 20μl 标记溶液(含有 2.4mmol/L 的 APTS 和 40mmol/L 的 NaBH₃CN 20% 乙酸溶液),孵育后用 100μl 水复溶,后用水稀释 1 000 倍,作为供试品溶液;取各低聚糖标准品 2.0mg,加入 30μl 的 HPLC 级水和 20μl 标记溶液(含有 2.4mmol/L 的 APTS 和 40mmol/L 的 NaBH₃CN 20% 乙酸溶液),用开瓶盖方法孵育后 100μl 水复溶,混合后用水稀释 1 000 倍,作为对照品溶液。

(2)配方奶粉中低聚糖的定性分析:在毛细管凝胶电泳中,10 个标记后的低聚乳糖在 3 分钟内均可以很好地分离。在配方奶粉中 HMO 的 CGE 图谱中,乳糖、2'FL、DFL 及其他糖的降解产物均可很好地分离。图 10-10 为 APTS 标记 HMO 混合物和配方奶粉中 HMO 的毛细管凝胶电泳检测图谱。

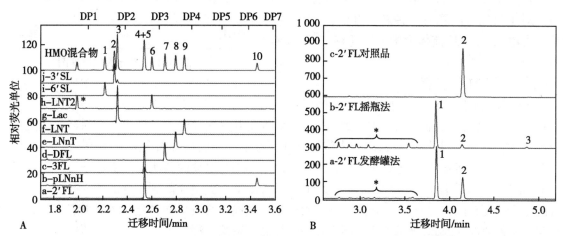

A. APTS 标记 HMO 混合物(1. 6'SL;2. 3'SL;3. Lac;4. 2'FL;5. 3FL;6. LNT2;7. DFL;8. LNnT;9. LNT;10. pLNnH);
B. 配方奶粉中 HMO(1. 乳糖;2. 2'FL;3. DFL)。

图 10-10 APTS 标记 HMO 混合物与配方奶粉中 HMO 的毛细管凝胶电泳检测图谱

(3)配方奶粉中低聚糖的定量分析:采用固态激光诱导荧光检测器对上述 10 种标记后的 HMO 进行含量测定,10 种成分在各自的浓度范围内线性良好,仪器精密度良好,重复性实验结果均符合定量要求。6'SL、3'SL、Lac、2'FL、3FL、LNT2、DFL、LNnT、LNT、pLNnH 的最低检测限分别为 3.79ng/ml、2.77ng/ml、1.49ng/ml、1.61ng/ml、1.61ng/ml、4.67ng/ml、3.57ng/ml、3.98ng/ml、3.53ng/ml 和 7.44ng/ml。

4. **思路解析** 尽管 HMO 的寡糖链长度很短,但由于广泛的位置和连锁变化,HMO 分析具有非常大的难度。用色谱仪与 MS 和 CAD 联用技术,检测灵敏度相对较低,对 HMO 的分离较困难。而若直接应用 CGE 方法,大多数的低聚糖分子中所带电荷少不易于进行实验,因此本实验使用带电的荧光标记剂对寡糖进行标记,后通过毛细管凝胶色谱分离,在荧光下检测即可达到对 HMO 的快速分离和定量。

结果显示,10 种 HMO 化合物的分离度分别在 1.21~19.44 之间,表明分离度较好,检测限在 0.001 49~0.007 44μg/ml 之间,说明化合物在标记后具有较好的荧光信号。在配方奶粉的测定中,3 种 HMO 均在 6 分钟出峰,保留时间 *RSD* 为 0.26%,峰面积 *RSD* 为 3.56%,说明毛细管凝胶色谱 - 固态激光诱导荧光检测器法可达到快速灵敏地对 HMO 分离和定量。

综上,应用 HR-NCHO 基质的毛细管凝胶色谱技术可以实现对 HMO 的分离分析,可用于配方奶粉制造过程中的质量控制。

四、毛细管等电聚焦电泳

(一) 基本原理

毛细管等电聚焦电泳(CIEF)基本原理是两性电解质溶液迁移使阴极端的 pH 升高,阳极端的 pH 降低,从而造成了 pH 梯度,使得蛋白质多肽根据自身等电点的差异而在梯度上与等电点相应的 pH 处停下来,产生聚焦带,通常可分离等电点差异小于 0.01pH 单位的蛋白质,所以可以用 CIEF 来分离和富集蛋白质和多肽等两性电解质,测定蛋白质的等电点。

减少电渗流和使区带移动是等电聚焦在毛细管内运行的特殊问题,蛋白质在电泳过程中的沉淀是毛细管等电聚焦的障碍。可通过缩短聚焦时间和降低聚焦电压、稀释样品、加入添加剂等方法减少蛋白质沉淀,见图 10-11。

在毛细管内实现等电聚焦过程,必须解决两个问题:一是减小电渗流,二是找到一种使区带迁移的途径。在等电聚焦过程中电渗流会破坏稳定的聚焦区带,因此要求在毛细管等电聚焦时有减小电渗流的措施。对于第二个问题有三种解决办法:一是通过加盐使之电泳,二是用流体力学方法迁移,三是电渗迁移。

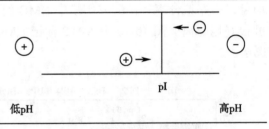

图 10-11 等电聚焦原理图

(二) CIEF 的运行过程

毛细管等电聚焦的运行操作可分为三个步骤:进样、聚焦和迁移。

1. **进样** 预先将脱盐样品以 1%~2% 的浓度与两性电解质混合。阳极槽装满稀释的磷酸溶液,阴极槽装满稀释的氢氧化钠溶液,用压力将样品和两性电解质的混合物压入毛细管。由于样品和两性介质一起进入毛细管柱,等电聚焦的进样量远远大于毛细管电泳的其他操作模式。

2. **聚焦** 施加高压 3~5 分钟,电场强度 500~700V/cm,直到电流降到很低的值。此过程中,在毛细管的整个长度范围内建立了一个 pH 梯度,然后蛋白质在毛细管中向各蛋白的等电点聚焦,并形成一个非常明显的带。因此,等电聚焦实际上是一个样品的浓缩过程。

3. **迁移** 加入盐类于阴极槽中,施加高压,阴离子进入毛细管,在近阴极端引起 pH 降低,使蛋白质依次通过检测器,在这一过程中电流上升。

(三) CIEF 中的蛋白质沉淀

蛋白质在电泳过程中的沉淀是毛细管等电聚焦存在的主要问题,该问题必须解决。在溶解度减小时,蛋白质将被限制在一个很高浓度的区带中,然后可能凝聚并在溶液中析出。通常可通过几种现象判断蛋白质的沉淀:①蛋白质沉淀阻塞管子使电流减小甚至为零;②蛋白质通过检测窗口,在谱图上出现极其尖锐的峰;③部分蛋白质因沉淀而损失,峰高降低或定量重现性变差;④蛋白质沉淀因为聚焦时间的增长或柱子的加长而加剧。

减少沉淀的途径主要有：①缩短聚焦时间或降低聚焦电压，但这会使分离度下降；②降低运行电压，但这同时增加了分析时间；③稀释样品降低蛋白质浓度，但这同时降低了方法的检测灵敏度；④在聚焦过程中而不是迁移过程中检测，这样有助于减小沉淀的危险；⑤进样前在样品和两性电解质溶液的混合物中加入添加剂。

五、非水毛细管电泳

(一) 基本原理

非水毛细管电泳（nonaqueous capillary electrophoresis，NACE）主要是指使用非水溶剂作为电泳介质（如甲醇、乙腈、甲酰胺、N- 甲基甲酰胺、N,N- 二甲基甲酰胺等）完全替代水作电解液的溶剂。该方法扩展了毛细管电泳技术分析对象的范围，使很多疏水化合物，很多在水相溶剂中难以分离或需要加入复杂添加剂才能分离的化合物得到了分离。样品的 pK_a 值的差别在非水溶剂中被放大数倍，从而较容易分离。由于非水溶剂的可挥发性，在与 MS 的联用时就显示了特别的优越性。

(二) 适用范围

分析不易溶于水、易溶于有机溶剂的物质，如一些药物及其代谢产物、肽类化合物和阴离子表面活性剂等；分离在以水为溶剂的 CE 中淌度十分相似的物质，如弱酸、弱碱、胺类药物和无机阴离子等。NACE 的分离效率高，分析时间短，检测手段多，且非水溶剂可降低被分析物与管壁的作用，降低峰宽并改善拖尾，同时可显著提高被分析物的回收率，降低毛细管管壁对待测物的吸附。非水毛细管电泳在药物的杂质检查[4]、手性药物分析[5]、生物样本中药物和代谢产物[6,7]的分析方面都有应用。

六、毛细管电色谱

(一) 基本原理

毛细管电色谱（CEC）是将 HPLC 的填充颗粒填入毛细管，以样品和固定相之间的相互作用为分离机制，以电渗流或电渗流结合压力为流动相驱动力完成分离过程。它将高效液相色谱的固定相填充到石英毛细管中，用高压电源代替高压泵，即用电渗流代替压力驱动流动相而实现分离。这一分离模式具有选择性好和分离柱效高等特点，常被用于手性化合物的拆分。CEC 手性分离集中了 HPLC 固定相的多样性、高手性选择性、毛细管电泳的高效性等优点，克服了 CZE 选择性差、分离中性化合物困难和 MECC 胶束选择有限的弱点，同时大大提高了液相色谱的分离效率，开辟了高效微柱手性分离的新途径。

(二) 分类

根据固定相的存在形式不同，CEC 可分为填充毛细管柱 CEC（packed-column CEC，PCCEC）和开管毛细管柱 CEC（open-tubular CEC，OTCEC）。填充毛细管柱有三个缺点：焦耳热效应、塞子效应（会导致电渗流的降低）、气泡效应（在塞子与填料，塞子与检测口之间有气泡产生，影响柱效）。开管毛细管柱没有这些弱点，且它的电渗流更大，没有涡流扩散，更适用于快速分析，已用于多种手性药物的分离分析[8-10]。

(三) 制备方法

开管毛细管柱常有三种制备方法：涂布聚合物固定相、表面粗糙后键合固定相、溶胶 - 凝胶（sol-gel）技术。尽管开管毛细管柱没有柱塞，但是由于 OTCEC 中的固定相比例相对小，限制了它的进一步发展和使用。而单层毛细管柱（monolithic column）在毛细管中植入了十二烷基甲基丙烯酸酯和乙烯基丙烯酸酯的异分子聚合体，它的固定相直接以共价键与毛细管柱内壁相聚合，形成十二烷基的疏水固定相，不需要塞子，即使在 pH 8.0 的时候电渗流仍然很小，在分析肽类和蛋白的时候还可以调整固定相的孔径达到最优分离。

第四节　毛细管电泳法的应用

毛细管电泳法在氨基酸、多肽和蛋白质、核酸等生物大分子的分离分析中具有显著优势,在小分子药物的分离中主要在手性对映体的拆分领域具有广泛的应用。

一、氨基酸分离分析

氨基酸是蛋白质组成的基本单位。由于其本身缺乏用于检测的基本物理性质,如光吸收、光发射或电化学活性,需要用各种衍生技术使其具有光活性或电活性。

1. 氨基酸紫外标记衍生分析　常见的氨基酸紫外标记衍生试剂有异硫氰酸苯酯(PITC)、1,4- 二甲苯氨基萘磺酰氯(DNS)、4-(二甲氨基)偶氮苯 -4′- 磺酰氯(DABSYL)、二甲基氨基偶氮苯异硫氰酸盐(DNP)等,它们与氨基酸的衍生化产物具有较强的紫外吸收,CE 分离后可进行紫外检测。

2. 氨基酸荧光标记衍生分析　常用的氨基酸荧光标记衍生试剂有萘二醛衍生物、3-(4- 羧基甲酰基)-2- 奎宁羰醛(CBQCA)、9- 芴基甲基氯甲酸酯(FMOC)、异硫氰酸荧光素(FITC)等。它们与氨基酸的衍生化产物具有较强的荧光,CE 分离后进行荧光检测,可获得很高的灵敏度。

3. 氨基酸间接分析　天然氨基酸 CZE 分离区带中与荧光物质发生置换或形成离子对,使区带的荧光强度减弱,检测其背景荧光强度的下降,可以对天然氨基酸进行间接荧光分析。间接检测避免了氨基酸衍生,不存在样品稀释效应,是一种优良的氨基酸分析方法。

【例 10-4】蜂蜜中氨基酸的毛细管电泳指纹图谱构建[11]

蜂蜜具有独特的营养价值和保健功效。近年来,有些企业为了提高产量经常在蜂蜜中勾兑玉米糖浆、大米糖浆、甜菜糖浆、木薯糖浆、蔗糖、饴糖等造假成分。通过构建毛细管电泳指纹图谱可以对蜂蜜的真伪进行鉴别。

1. 仪器与试剂　P/ACE MDQ 毛细管电泳仪、激光诱导荧光检测器(激发波长 488nm,发射波长 520nm)。细菌纤维素(BC)、732 阳离子交换树脂、异硫氰酸荧光素(FITC)、盐酸、氢氧化钠(NaOH)、硼砂($Na_2B_4O_7$)、磷酸二氢钠(NaH_2PO_4)、二次去离子水;17 种氨基酸标准品;市售洋槐蜜、枣花蜜及蜂王浆蜜膏。

2. 电泳条件　毛细管(内径为 50μm,有效长度为 45cm);运行缓冲液为 30mmol/L $Na_2B_4O_7$-NaH_2PO_4(pH 9.8,包含 0.5%BC)缓冲液;分离电压为 25kV;分离柱温为 25℃;进样压力为 0.5psi,进样时间 3 秒。实验前毛细管用 1.0mol/L 盐酸、0.1mol/L NaOH 溶液、去离子水及缓冲溶液各冲洗 5 分钟;两次运行之间,毛细管依次用 0.1mol/L NaOH、去离子水、分离缓冲溶液分别冲洗 1 分钟、2 分钟和 3 分钟。

3. 测定方法与结果

(1)溶液的配制:准确称取蜂蜜 5.0g,加入 40ml 去离子水搅拌溶解后,用盐酸调节 pH 2.0,过阳离子交换树脂柱对氨基酸进行吸附后用 50ml 的 2mol/L 氨水洗脱,收集氨水部分蒸干定容,作为供试品溶液;取氨基酸标准品,用去离子水配成 0.1mmol/L 氨基酸对照品溶液;供试品溶液和对照品溶液分别与 FITC 进行衍生化反应后进样分析。

(2)基于毛细管电泳蜂蜜中氨基酸的指纹图谱的构建:在所构建的氨基酸指纹图谱中,17 种氨基酸衍生化产物在 28 分钟内得到有效的分离,其在各自的浓度范围内线性良好,仪器精密度良好,重复性实验和加样回收率实验结果均符合定量要求。17 种氨基酸的检测限为(2.5~30) × 10^{-4}μmol/L。根据检测的 17 种氨基酸的含量之和得出洋槐蜜、枣花蜜、蜂王浆蜜膏中氨基酸总量分别为 1 147.89mg/kg、1 389.22mg/kg 和 2 987.61mg/kg。图 10-12 显示的是 3 种蜂产品中氨基酸的毛细管电泳检测图谱。

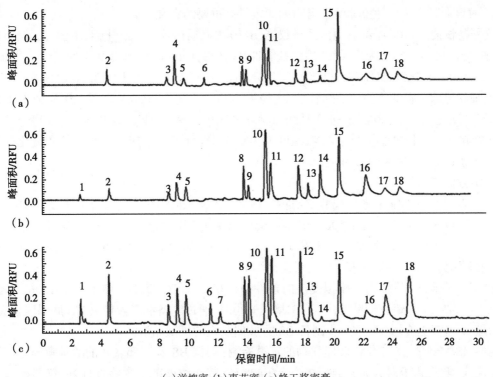

(a)洋槐蜜;(b)枣花蜜;(c)蜂王浆蜜膏。

1. 精氨酸;2. 赖氨酸;3. 组氨酸;4. 亮氨酸;5. 异亮氨酸;6. 酪氨酸;7. 蛋氨酸;8. 苏氨酸;9. 缬氨酸;
10. 脯氨酸;11. 丝氨酸;12. 丙氨酸;13. 甘氨酸;14. 胱氨酸;15. FITC;16. 苯丙氨酸;17. 谷氨酸;18. 天冬氨酸。

图 10-12 三种蜂产品中氨基酸的毛细管电泳检测图谱

4. 思路解析 氨基酸类物质极性较大,色谱分离具有一定难度。BC 是一种具有多孔网状结构及一定孔径分布的新型纳米生物材料,是由葡萄糖以 β-1,4- 糖苷键连接而成的高分子化合物,与植物纤维素相比,BC 具有许多独特性质,比如:超细网状纤维结构,比表面积大,氢键结合能力强[12]。将 BC 作为电泳缓冲液的添加剂,可以提高毛细管电泳分离能力,构建基于蜂蜜中氨基酸组成的指纹图谱分析方法。在优化的条件下,该方法能在 30 分钟内实现 18 种氨基酸的基线分离,其日内精密度 RSD 在 0.94%~3.10%,日间精密度 RSD 在 1.84%~5.50%,回收率在 81.10%~96.15%,RSD 小于 8.22%。

该方法构建蜂产品中常见的 17 种氨基酸毛细管电泳指纹图谱并实现准确定量,具有毛细管电泳技术的便捷、高效、快速、样品用量极小等优点,可为天然蜂蜜产品质量控制提供参考。

二、肽和蛋白质分离分析

1. 肽的分离分析 CE 在肽分析中的应用已从小的合成肽和普通的低分子蛋白酶消化产物的分离分析,发展到大的重组肽和实际样品的酶消化产物的分析。CE 的另一个重要用途是做肽图。肽图作为蛋白质测序工作的第一步,能得到用于进一步测序的肽片段,也能通过比较分析得到蛋白质变种和改性的信息。蛋白质测序的第二步即测定。蛋白质中氨基酸的组成以及其实际顺序,需要非常纯的单一肽馏分,因此 CE 也被用来作为微制备的工具,收集微量的单一肽馏分。

2. 蛋白质的分离分析 肽和蛋白质在结构上仅仅是氨基酸数目存在差异,因此在用 CE 法进行分离时存在许多共同之处,适用于肽的分析方法一般也适用于蛋白质。但是,在蛋白质分析中,仍有几个问题比较明显:一是蛋白质之间的相互作用,二是吸附,三是稳定性。

【例 10-5】CE-MS/MS 法测定现代免疫治疗中肽的含量[13]

免疫治疗是对于代谢、神经退行性、炎症或癌症等疾病的一种新兴的治疗方法。BSA-C(BSA)ADNLHKVVGQST 是由免疫原性肽 CADNLHKVVGQST 与牛血清白蛋白(BSA)通过马来酰亚胺连接的产物,对该偶联产物中免疫原性肽含量的测定具有重要的意义。

1. 仪器与试剂　7100 毛细管电泳系统仪器、6410 串联质谱仪。氢氧化铝、甲酸、乙酸、甲酸铵、醋酸铵、乙腈、异丙醇和甲醇均为质谱级,磷酸盐缓冲盐(PBS,10mmol/L 磷酸盐缓冲液含 137mmol/L 氯化钠和 2.7mmol/L 氯化钾,pH7.44)、超纯水;CADNLHKVVGQST 合成肽与 BSA- 肽偶联物。

2. 毛细管电泳 - 质谱条件　毛细管柱(内径为 50μm,长度为 90cm);背景电解质为 1 000mmol/L 甲酸(pH=1.88);进样压力 50MPa,进样时间 10 秒;分离电压为 +25kV,温度 20℃。串联质谱仪采用电喷雾电离源(ESI),毛细管电压为 4kV,温度为 300℃,分流比为 1:100;干燥气体和雾化气为氮气,干燥气压力为 10psi,流速为 10L/min。

3. 测定方法与结果

(1)对照品溶液的配制:将合成肽 CADNLHKVVGQST 加入超纯水制备成浓度在 10~300μg/ml 间的 6 个浓度(10μg/ml、20μg/ml、50μg/ml、100μg/ml、200μg/ml、300μg/ml)的标准溶液;取 10μl 的标准溶液加入 88μl 的超纯水,后加入 2μl 浓度为 2% 甲酸在 120℃下孵育 120 分钟。涡旋,离心后取上清液,得到最终浓度范围为 1~30μg/ml 的对照品溶液。

(2)供试品溶液的配制:为了模拟疫苗的条件,取 100μg BSA- 肽偶联物溶解于 100μl 的 PBS 后,按体积比 1:1 加入 2% 铝胶辅助剂。在 4℃培养 6 小时,通过制备混悬液使 BSA- 肽偶联物吸附在佐剂上。后按(1)中所述的步骤,进一步制备 BSA- 肽偶联物的供试品溶液。

(3)CE-MS/MS 方法对 BSA- 肽偶联物的定量检测:根据 BSA- 肽偶联物的酸水解碎片的结构,采用 MRM 模式,监测离子对 m/z 542.22 → m/z 428.48,其在浓度范围内线性良好,仪器精密度良好,重复性实验和准确度实验结果均符合定量要求。在最优的条件下,其检测限为 0.1μg/ml,在三种不同的模型疫苗样本中测得 BSA- 肽偶联物的含量分别为(10.43 ± 0.51)μg/ml、(10.50 ± 0.51)μg/ml 和(10.79 ± 0.86)μg/ml。图 10-13 为检测肽碎片离子对的毛细管电泳图。

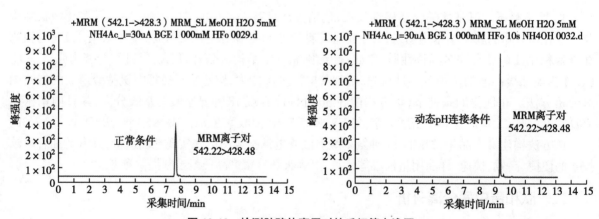

图 10-13　检测肽碎片离子对的毛细管电泳图

4. 思路解析　β- 羧基和氨基形成的酐或环状亚胺裂解后会脱去水分子,形成带电的中间产物。本实验用甲酸来裂解游离肽,肽与 BSA 的偶联物和氢氧化铝辅助剂配制的肽偶联物,得到结构确定的碎片,通过毛细管电泳 - 质谱方法检测碎片的含量,就可以计算出肽偶联物的含量。通过对背景电解质缓冲液的种类、浓度、pH、电压和质谱参数的优化后建立肽偶联物的 CE-MS/MS 检测方法,其得到的结果与 UPLC-MS/MS 方法基本一致。根据实验结果得出 CE-MS/MS 为分析载体蛋白肽偶联物含量的可靠方法,为最终药物产品的质量控制提供了简便快捷的解决方案。

三、核酸分离分析

1. 核酸成分分析　CZE 分离多聚核苷酸所需样品量很少。可以通过缓冲液 pH 来调节季铵盐涂层毛细管壁表面的电荷密度,从而控制电渗流大小,非常适于分离小分子量核苷酸。用等速电泳作

CZE 分离核苷酸的预浓缩工具,将低浓度样品浓缩后进行 CZE 分离,检测灵敏度可提高很多倍。

2. 核酸片段分析　核酸片段的分析多用 CGE 分离技术,凝胶筛分效应使核酸片段分析具有很高的分辨能力,甚至可以达到单碱基分辨。琼脂糖作凝胶基体,适于分离碱基小于 1 000 的 DNA。聚丙烯酰胺凝胶、短链聚丙烯酰胺分子适于短链 DNA 片段的分离,长链凝胶分子适于长链 DNA 片段分离。

3. 核酸序列分析　核酸序列分析要求速度快、容量大、自动化程度高,传统的平板凝胶电泳费时费力,分析容量低,提供信息少。而 CGE 的快速分离能力和易自动化的特点使它成为核酸序列分析的有力工具。将单根毛细管分离改为多根毛细管阵列分析,并结合使用高灵敏度激光诱导荧光检测技术,可大大增加 CE 分离水平和检测水平。

四、细胞及微生物分离分析

1. 红细胞分离分析　血红蛋白的病变以及含量异常均会导致许多疾病,因而血红蛋白的测定是临床血液、尿液常规检查的重要组成部分。CE 具有较高的分辨力和灵活性,可以用来分离和分析红细胞中的不同血红蛋白。由于红细胞自身的特点,红细胞离开血清后,要马上固定或放入等渗溶液,以防止其溶血破裂。溶液的渗透压可以通过调节离子或中性分子的浓度来维持。高离子强度不利于 CE 的高电压操作,所以应该采用中性分子来配制溶液,如葡萄糖、蔗糖等。得到的红细胞应用醛固定或改换介质保存。细胞属于大颗粒物质系统,密度比多数水溶液大,容易在重力场中沉降。而毛细管的孔径较小,细胞则停附在检测窗口之前无法出来。解决办法是将毛细管立起来并增加溶液密度、黏度,以减缓降沉。

2. 微生物分离分析　将 CE 方法应用到微生物的鉴定上,具有很现实的意义。细菌比红细胞稳定,能在非生理条件下生存,不用考虑等渗问题。细菌颗粒也比红细胞小,更容易被 CE 分离。但是,细菌分离有许多区别于一般分子的独特要求。细菌样品的制备包括培养、离心清洗、悬浮储存等步骤。在培养过程中应严格按照标准方法操作,防止被污染。培养的细菌在冰箱中储存时间超过 1 个月时,表面会发生很大变化,测不到正常的峰,此时需重新培养。细菌应清洗干净,否则会出现杂峰,清洗方法的改变也会对电泳结果产生很大影响。电泳缓冲液对细菌峰分布影响复杂,应综合考虑缓冲液种类、pH、浓度等一系列因素。此外,还要在缓冲液中加入合适的添加剂,以克服细菌叠连和对毛细管壁的吸附。绝大多数情况下选择 CZE 模式对细菌进行分析,当 CZE 不能满足要求时,可选用其他自由溶液模式,如 NGCE、CIEF 等。MECC 等模式会使细菌溶解,除非分离病毒,一般不宜选用。

五、对映体分离分析

CE 与分离手性化合物的操作模式一般有 CZE、MECC、CGE、CITP 等。在进行手性分离时,一般要求缓冲体系中必须有手性试剂,手性分子与手性试剂作用后,通过电泳迁移速度差异的增加而达到分离的目的。环糊精及其衍生物是 CE 手性分离中应用最多的一种手性试剂。金属手性螯合物、胆酸盐、皂苷、糖蛋白和冠醚等也是 CE 中常用的手性试剂。以下以盐酸左西替利嗪胶囊中光学异构体杂质的测定为例进行说明[14]。

【例 10-6】盐酸左西替利嗪胶囊中对映异构体杂质的测定

盐酸西替利嗪是一种组胺 H_1 受体拮抗剂,主治常年性变应性鼻炎、花粉症和慢性特发性荨麻疹。盐酸西替利嗪具有 1 个手性碳原子,存在 1 对对映异构体。研究表明,盐酸西替利嗪的抗组胺活性主要来源于左旋西替利嗪,而右旋体几乎没有活性,反而具有一定的心脏毒性和神经系统抑制作用。

1. 仪器与试剂　P/ACE MDQ 毛细管电泳仪、PDA 检测器。磺丁基-β- 环糊精、α- 环糊精、磷酸二氢钾和氢氧化钠均为分析纯,纯化水;盐酸西替利嗪、盐酸左西替利嗪对照品;盐酸左西替利嗪胶囊。

2. 电泳条件　无涂层石英毛细管柱(57cm × 50μm,有效长度 50cm);运行缓冲液 25mmol/L 磷酸二氢钾溶液(pH 为 2.5,含 0.03g/ml 的 α-CD 和 0.03g/ml 的 SBE-β-CD);负极进样,正极检测;毛细管温度为 30℃;分离电压为 –15kV;检测波长为 205nm;进样压力为 1psi,进样时间为 10 秒。在电泳实验开始前分别用 0.1mol/L NaOH、纯化水和 25mmol/L 磷酸二氢钾电泳运行缓冲液依次冲洗毛细管柱,每次 3 分钟;在两次分析之间用磷酸二氢钾缓冲液冲洗管柱 3 分钟。

3. 测定方法与结果

(1)溶液的配制:称取磷酸二氢钾适量,用水溶解制成 25mmol/L 的溶液,用磷酸调节 pH 至 2.5 作为空白溶液;精密称取盐酸左西替利嗪胶囊 20 粒,研细,取适量(相当于盐酸左西替利嗪 100mg),置于 100ml 量瓶中,用空白溶剂溶解,超声定容作为供试品溶液;取盐酸西替利嗪对照品 20mg,置于 200ml 量瓶中,用制备的空白溶剂溶解并稀释成盐酸右西替利嗪浓度为 0.005mg/ml 的对照品溶液。

(2)盐酸左西替利嗪胶囊中对映异构体杂质的测定:紫外检测在 205nm 下进行,电泳图中右西替利嗪峰与左西替利嗪峰位置无空白基质干扰,相互间分离度大于 3,同时两种成分在各自的浓度范围内线性良好,仪器精密度良好,重复性实验和加样回收率实验结果均符合定量要求。右西替利嗪的检测限为 0.000 2mg/ml。3 批盐酸左西替利嗪胶囊中测得右西替利嗪杂质的含量分别为 0.47%、0.45% 和 0.44%。图 10-14 为左西替利嗪对映体分离的毛细管电泳图。

4. 思路解析　HPLC 法在盐酸西替利嗪对映体的分离分析中多使用商品化手性色谱柱如 chiralpak AD-H 柱、α- 手性蛋白柱、ES-OVM 卵黏蛋白柱和 Chiral AGP 柱等。但手性色谱柱存在价格昂贵、内部键合相状态不稳定、耐用度不好等缺点。本实验采用磺丁基 -β- 环糊精(ABE-β-CD)和 α- 环糊精(α-CD)的二元体系作为手性选择剂,通过对手性选择剂的浓度、缓冲液的浓度、缓冲液的 pH 等条件优化,建立了一个专属性好、结果准确的手性毛细管电泳方法。方法学实验中重复性实验 RSD 值为 3.89%,中间精密度为 3.99%,回收率结果为 93.00%~100.2%,均满足定量要求。

与 HPLC 手性分析方法相比,该方法不需使用有机溶剂,实验成本较低,适用于盐酸左西替利嗪胶囊中对映异构体杂质的控制。

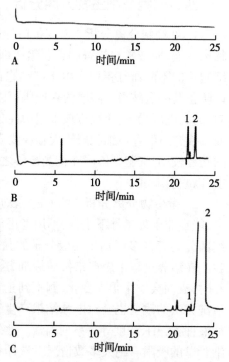

A. 空白溶剂;B. 对照品溶液;C. 供试品溶液。
1. 右西替利嗪;2. 左西替利嗪。

**图 10-14　左西替利嗪对映体分离
毛细管电泳图**

参考文献

[1] SONG Y M, YANG Y L, LIN X, et al. On-line separation and quantification of virus antigens of different serotypes in multivalent vaccines by capillary zone electrophoresis: a case study for quality control of foot-and-mouth disease virus vaccines. J Chromatogr A, 2021, 1637: 461834

[2] HAN Y Z, XUN L Y, WANG X J, et al. Detection of caffeine and its main metabolites for early diagnosis of Parkinson's disease using micellar electrokinetic capillary chromatography. Electrophoresis, 2020, 41 (16-17): 1392-1399

[3] SZIGETI M, MESZAROS-MATWIEJUK A, MOLNAR-GABOR D, et al. Rapid capillary gel electrophoresis analysis of human milk oligosaccharides for food additive manufacturing in-process control. Anal Bioanal Chem, 2021, 413 (6): 1595-1603

[4] 谭燕美, 宫菲菲, 董敏, 等. 非水毛细管电泳法测定利培酮原料药有关物质. 烟台大学学报(自然科学与工程版), 2017, 30 (2): 117-123

[5] 安宁, 王利娟, 吕丽丽, 等. 非水毛细管电泳法分离 14 种氨基醇类手性药物. 药学学报, 2016, 51 (8): 1297-1301

［6］ ŠVIDRNOCH M, BORÁŇOVÁ B, TOMKOVÁ J, et al. Simultaneous determination of designer benzodiazepines in human serum using non-aqueous capillary electrophoresis-Tandem mass spectrometry with successive multiple ionic-Polymer layer coated capillary. Talanta, 2018, 176: 69-76

［7］ THANG L Y, BREADMORE M C, SEE H H, et al. Electrokinetic supercharging in nonaqueous capillary electrophoresis for online preconcentration and determination of tamoxifen and its metabolites in human plasma. J Chromatogr A, 2016, 1461: 185-191

［8］ SUI X Y, GUAN J, LI X Y, et al. Preparation of a polydopamine/β-cyclodextrin coated open tubular capillary electrochromatography column and application for enantioseparation of five proton pump inhibitors. J Chromatogr A, 2021, 44 (17): 3295-3304

［9］ 唐艺旻, 李英杰, 高立娣, 等. 毛细管电色谱-电喷雾电离-飞行时间质谱分离分析盐酸地尔硫䓬和盐酸维拉帕米混合手性药物. 分析科学学报, 2021, 37 (3): 336-340

［10］ DENG M D, XUE M Y, LIU Y R, et al. Preparation of a novel hydroxypropyl-γ-cyclodextrin functionalized monolith for separation of chiral drugs in capillary electrochromatography. Chirality, 2021, 33 (5): 188-195

［11］ 毛月慧, 毕晓彤, 闫师杰, 等. 基于蜂蜜中氨基酸的毛细管电泳指纹图谱构建. 食品研究与开发, 2018, 39 (3): 155-161

［12］ CHEN S, SHEN W, YU F, et al. Preparation of amidoximated bacterial cellulose and its adsorption mechanism for Cu^{2+} and Pb^{2+}. J Appl Polym Sci, 2010, 117 (1): 8-15

［13］ PIESTANSKY J, BARATH P, MAJEROVA P, et al. A simple and rapid LC-MS/MS and CE-MS/MS analytical strategy for the determination of therapeutic peptides in modern immunotherapeutics and biopharmaceutics. J Pharm Biomed Anal, 2020, 189: 113449.

［14］ 程继业, 周震宇, 邢以文, 等. 盐酸左西替利嗪胶囊中光学异构体杂质的毛细管电泳法测定. 西北药学杂志, 2019, 34 (4): 495-498

第十一章

色谱 - 光谱联用技术

色谱 - 光谱联用技术（hyphenated technology）是将色谱法与光谱法有机地结合起来而实现在线联用的分析方法，是目前复杂体系中多组分定性、定量最有力的工具，在药物杂质研究、体内药物分析、中药药效物质基础等各个研究领域均得到了广泛的应用。本章着重介绍液相色谱 - 质谱联用（LC-MS）、气相色谱 - 质谱联用（GC-MS）、液相色谱 - 核磁共振联用（LC-NMR）等技术。

第一节　液相色谱 - 质谱联用技术

一、概述

液相色谱 - 质谱（LC-MS）联用技术是以高效液相色谱为分离手段、质谱为检测手段的分离分析方法。LC-MS 技术是从 20 世纪 70 年代开始出现，进入 20 世纪末期后各种商品化的仪器相继面世，检测对象涵盖了小分子化合物和蛋白质、核酸、多糖等生物大分子，目前仍在迅速发展中。

一般来说，LC-MS 主要由进样系统（含液相色谱系统）、LC-MS 接口（离子源）、离子传输区、质量分析器、离子检测器、真空系统和计算机数据处理系统等组成，如图 11-1 所示。样品通过 LC 色谱分离后，首先在接口中离子化（离子化是指样品以液相离子的形式转变成气相离子的过程），生成的气相离子通过质量分析器按 m/z 的大小顺序得以分离，并通过离子检测器将离子信号转化为电信号，再经电子倍增器检测，检测信号放大后传输至计算机数据处理系统。真空系统能够保证质谱仪在高真空状态下工作，减少本底的干扰，避免发生不必要的分子 - 离子反应。计算机控制仪器的所有功能，并完成数据处理。

LC-MS 联用技术集 LC 的高分离能力与 MS 的高灵敏度、高专属性于一体，是现代药学研究及生命科学研究领域中最强有力的分析工具之一。虽然商品化 GC-MS 联用仪器出现较早，但 GC 法对样品的挥发性和热稳定性有一定要求，而现有的大部分药物及其代谢产物挥发性比较差，因此 LC-MS 技术在药物中未知杂质鉴定、药物体内代谢产物研究等痕量分析领域中发挥着更为重要的作用。

LC-MS 技术采用软电离的方式，因此在质量分析器中所获得的一般为未裂解的分子离子峰，可以进一步采用碰撞技术使分子离子裂解，而在第二个质量分析器中选择性地检测裂解离子，这种由两级以上质量分析器串联组成的技术又称为液相色谱与串联质谱的联用技术（LC-MS/MS）。LC-MS/MS 比 LC-MS 有以下明显的优势。

（1）LC-MS/MS 有更好的专属性、选择性和灵敏度。

（2）LC-MS/MS 对样品的纯度要求较低，可以适当地简化样品前处理的程序，缩短分析时间。

（3）LC-MS/MS 的定性功能更加完善，不仅可以得到待测物的质谱图，还可以得到其裂解产物的质谱图，而且通过操作模式的改变可以进行化合物的归属及结构研究。

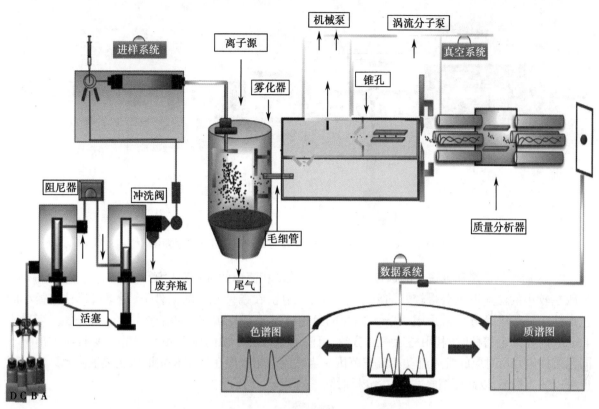

图 11-1 LC-MS 联用仪器组成图

由于 LC-MS/MS 的显著优势,在实际应用中 LC-MS/MS 仪已经逐步取代 LC-MS 仪而成为药物分析应用的主流仪器,目前市场上配置比较成熟的仪器有液相色谱 - 三重四极杆串联质谱联用仪(LC-TQ)、液相色谱 - 四极杆 - 飞行时间质谱联用仪(LC-Q-TOF)、液相色谱 - 四极杆 - 线性离子阱联用仪(LC-Q-Trap)、液相色谱 - 四极杆 - 轨道离子阱联用仪(LC-Q-Orbitrap)和液相色谱 - 线性离子阱 - 飞行时间质谱联用仪(LC-IT-TOF)等。

二、进样系统

LC-MS 的进样方式一般有三种:与 LC 联机导入、直接注入和流动注射分析(FIA)。

真正意义上的 LC-MS 技术采用的是与 LC 联机导入的进样方式,如图 11-2 所示,即采用"泵 - 分离柱 - 接口"的串联方式,必要时在流动相经分离柱流入质谱前接入一个 T 形三通,将流动相分流放空或者并联其他检测器,也可在此三通处接入另一台泵,加入某些溶剂或一定量的试剂进行柱后补偿。LC-MS 的液相色谱系统与高效液相色谱仪相同,不同之处在于由质谱检测器代替了紫外检测器,因此在流动相的种类、流速和色谱柱的选择上需要满足质谱检测器的要求。

1. 流动相 LC-MS 中的流动相仍然是甲醇 - 水或乙腈 - 水体系,但是具体选择需要从离子化效率考虑,即从待测物的质谱响应强弱考虑。相比于有机溶剂,水的表面张力高,脱溶剂较为困难,离子化效率低,因此在 LC-MS 实际操作中要尽可能使用较高比例有机相作为流动相。在高效液相色谱中,乙腈作为有机相更为常用,这是因为乙腈的紫外截止波长比甲醇低,且在分离度和柱效上具有优势。而采用 LC-MS 时有机相的种类应进行优化,很多化合物的离子化效率是甲醇高于乙腈。

磷酸盐、柠檬酸盐和硼酸盐等非挥发性盐和离子对试剂在 LC-MS 中不能使用,盐酸、三氟乙酸等挥发性的强酸一般也较少使用,LC-MS 中可用的添加剂包括醋酸铵、甲酸铵、甲酸、乙酸、氨水等挥发性的弱酸弱碱及其盐类。

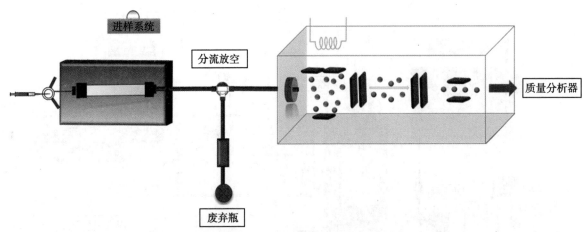

图 11-2 泵 - 分离柱 - 接口的串联方式及三通连接的示意图

2. 流动相的流速和色谱柱的选择 LC-MS 中流动相流速的选择对检测灵敏度有着重要的影响，一般在较小的流速下可获得较好的离子化效率。因此，在条件允许的条件下，尽量选择柱内径小的色谱柱。一般样品分析常采用 2.1mm 内径的色谱柱，300~400μl/min 的流速作为分析条件。当采用 4.6mm 内径的色谱柱时，利用柱后三通分流，可降低进入离子源的流动相的流量。表 11-1 列出了不同色谱柱内径所对应的常用流动相流速范围。当然流动相流速在柱压和质谱检测灵敏度允许情况下也可以适当提高，以此压缩峰宽、减少分析时间。

表 11-1 柱内径与流动相流速关系表

内径 /mm	常用流速范围 /(μl/min)
1.0	30~60
2.1	200~500
4.6	700~2 000

3. 柱后补偿 (post-column modification) 技术 柱后补偿技术常在 LC 与 MS 要求的流动相条件相矛盾时使用，其作用如下。

(1) 调整 pH，以优化正、负离子化的条件，达到尽可能高的离子化效率。

(2) 加入有机相可加速含水相多的流动相的脱溶剂过程。

(3) 可在柱后加入乙酸钠 (50μmol/L)，加强其 $[M+Na]^+$ 的离子化效率。

(4) 加入衍生化试剂，进行柱后衍生化。

(5) 应用 "TFA-fix" 技术解决三氟乙酸 (TFA) 对质谱信号的抑制作用以改善灵敏度：在多肽、蛋白质的色谱分离时，流动相中常添加 0.1%TFA，而 CF_3COO^- 是个较强的离子对试剂，会抑制 $[M+H]^+$ 的生成，使其质谱信号减弱；可在柱后添加丙酸或乙酸 (20% 酸，80% 异丙醇，流速 0.1ml/min)，由于沸点的差别：丙酸 > 乙酸 > 三氟乙酸，TFA 会被沸点较高而离子对作用弱的丙酸或乙酸所取代，易于生成 $[M+H]^+$ 而得到较强的质谱信号。

$$[M+H]^+ + [CF_3COO]^- \rightleftharpoons [M+H]^+[CF_3COO]^- (离子对作用较强)$$

$$[M+H]^+ + [RCOO]^- \rightleftharpoons [M+H]^+[RCOO]^- (离子对作用较弱)$$

虽然与 LC 联机导入的方式是 LC-MS 分析应用的主要形式，但是直接通过该方式不容易优化待测物的质谱检测条件，如果待测物有纯品溶液，可通过直接注入方式或者流动注射方式优化质谱检测条件后再应用 LC-MS 分析。如图 11-3 所示，直接注入方式是以注射器泵推动一支钢化玻璃注射器将样品溶液连续注入质谱，这种方式在仪器调谐时被广泛使用，该方法的不足是样品溶液所采用的溶剂往往与流动相不一致,因此所获得的检测离子及其相应的质谱检测条件未必适用于该物质的LC-MS 分析。流动注射方式采用注射器泵串接一个流通阀或以 LC 泵配合进样器来进行,相比于直接注入方式,主要优势是可以模拟流动相中待测物的质谱行为,可以为 LC-MS 检测确定合适的检测离子和质谱检测条件(图 11-4)。

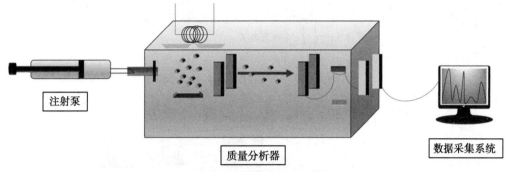

图 11-3　直接注入方式的示意图

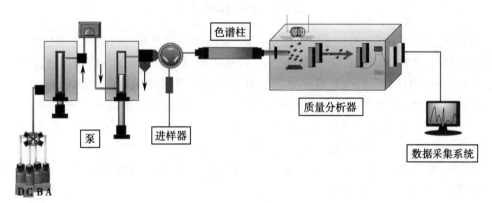

图 11-4　流动注射方式的示意图

三、接口技术(离子源)

LC 的流动相为液体,且流速一般为 0.6~1.0ml/min,而 MS 要求在高真空条件下操作,因此雾化并去除溶剂是 LC-MS 接口技术首先要解决的问题。接口在液质联用技术中的作用主要有:将流动相及样品雾化;分离除去大量的流动相分子;完成对样品分子的电离。通过上述作用,液相中的样品分子可以转化为气相状态下的离子,因此 LC-MS 接口也是离子源。目前商品化的 LC-MS 常用的离子源原理为电喷雾离子化(electrospray ionization,ESI)和大气压化学离子化(atmospheric pressure chemical ionization,APCI),两者的主要区别如下。

1. 离子化的方式不同,ESI 通过喷口与金属毛细管之间的高电压离子化,而 APCI 则通过电晕放电离子化。

2. 所适合分析的样品极性、热稳定性和分子量不同。

3. 所兼容的流动相流速不同,ESI 的流速一般不高于 300μl/min,APCI 所兼容的流速可达 2ml/min。

4. 检测器响应不同,LC-ESI-MS 属于浓度型检测器,LC-APCI-MS 属于质量型检测器。

两种离子源均是在大气压条件下实现的离子化,有很多类似之处,因此个别仪器厂商将两种离子源整合在一起,实现 ESI 和 APCI 双离子源同时使用的模式。

(一)电喷雾离子化

电喷雾离子化的原理是依据电喷雾这种物理现象,即液体流加上高电压会产生液滴,这种现象早在 20 世纪早期就已经发现并有了各种应用。美国化学家 John Fenn(芬恩)在 20 世纪 80 年代将电喷雾技术用于蛋白质结构的质谱分析而获得 2002 年的诺贝尔化学奖。现在用于 LC-MS 接口的 ESI 技术多是指液相流出物通过具有高静电梯度(约 3kV/cm)的喷雾毛细管时,发生静电喷雾,并在干燥氮气流中形成带电雾滴,随着溶剂的蒸发,通过离子蒸发机制和带电残基机制等,生成气态离子,气态离子沿着电压和压力梯度进入锥孔到达质量分析器进行质谱分析的过程(图 11-5)。

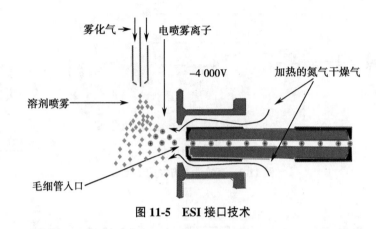

图 11-5 ESI 接口技术

ESI 可以细化为三个过程,分别是雾滴形成过程、雾滴变小过程和气相离子形成过程。

1. 在电喷雾毛细管尖端形成带电雾滴 通常,通过喷雾毛细管的溶液含有极性溶剂和电解质溶质。当电场作用于毛细管时,电场将穿透毛细管尖端的溶液,溶液中的正负离子移动,直至电荷分布产生的对外电场的反作用在溶液中产生无场条件。如毛细管为正极(正离子扫描方式),正离子移向毛细管尖端处的弯月面,负离子以相反的方向移动,见图 11-6(a)。在毛细管尖端累积起来的阳离子向阴极迁移的过程中要受到溶液表面张力的制衡,这样溶液在毛细管的尖端就形成了一种名为 Taylor 锥的形状,见图 11-6(b)。当电压足够大的时候,液体就以圆柱体的形态从 Taylor 锥中释放出来,并进一步裂解成许许多多细微的带电雾滴。

许多因素都会对初始雾滴的大小产生影响,例如电压、流速、毛细管的内径以及溶剂的性质等。为使 Taylor 锥发生静电喷雾,在毛细管尖端的起始电位应符合一定的条件。在其他条件一定时,主要与溶剂的表面张力有关。溶剂的表面张力越高,越难形成 Taylor 锥,起始电位要求也越高,因此为了形成稳定的喷雾,必须加以高的起始电压,但起始电位过高容易引起毛细管尖端放电,产生簇离子如 $H_3O^+(H_2O)_n$(若检测到簇离子,说明发生了放电),尤其是以负离子方式扫描时。因此,在选择溶剂时应选择表面张力小的甲醇和乙腈,尽量少用水等高表面张力溶剂。

2. 通过溶剂蒸发和雾滴分裂的反复进行,产生很小的带电雾滴 电喷雾产生的带电雾滴随着溶剂的蒸发而缩小,但电荷保持恒定,溶剂蒸发能量由环境气体提供。随着雾滴半径 R 的变小而雾滴电荷 q 不变,导致表面上电荷的斥力增加,直至达到 Rayleigh 稳定限,静电斥力等于表面张力,雾滴不再稳定,发生裂解,称之库仑分裂(Coulumbic fission)或库仑爆炸(Coulumbic explosion)。原雾滴形成细小的喷口,喷出许多小的雾滴。小雾滴继续蒸发至再次达到 Rayleigh 稳定限。雾滴蒸发和分裂过程取决于雾滴的起始尺寸和电荷,决定雾滴半径的重要参数是流速和溶液电导率,低流速和高电导率产生细雾滴。

3. 生成气相离子 对于气态离子是如何从带电微滴中释放出来的,目前有两种解释,即 Dole 的带电残渣模型(charged residue model,CRM)以及 Iribarne 和 Thomson 的离子蒸发模型(ion evaporation model,IEM)。带电残基模型是由 Dole 等在研究聚苯乙烯分子量时提出的。该理论为溶剂蒸发和库仑爆炸的协同作用使液滴持续裂变,最终形成每个雾滴中只含一个分子离子和一些溶剂分子,随着溶剂的继续蒸发,最终可能形成完全脱溶剂的分子离子,见图 11-7(a)。Iribarne 和 Thomson 的离子蒸发模型是基于带电雾滴中发射离子的过渡态理论提出的,该理论认为离子蒸发先于 Rayleigh 分裂。此时,离子未达到 Rayleigh 稳定限就从小雾滴中"发射"出,形成带电的气相离子见图 11-7(b)。

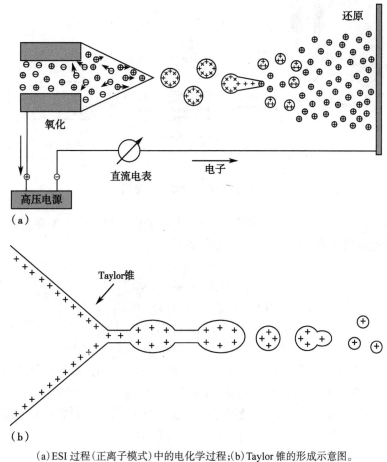

(a)ESI 过程(正离子模式)中的电化学过程;(b)Taylor 锥的形成示意图。

图 11-6 带电雾滴的生成过程示意图

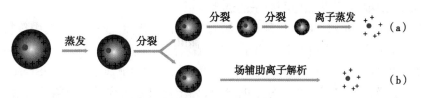

(a)带电残渣模型;(b)离子蒸发模型。

图 11-7 气态离子的生成过程示意图

(二) 大气压化学离子化

大气压化学离子化是利用热喷雾和化学离子化(CI)的原理实现在大气压条件下的样品分子离子化,APCI 的出现略早于 ESI。现在用于 LC-MS 接口的 APCI 离子源与 ESI 离子源较为类似(图 11-8),两者的区别主要在于:增加了一根电晕放电针,作用为发射自由电子并启动后续的离子化过程;增加了一个用于对喷雾气体进行加热的 APCI 蒸发器。

APCI 可以细化为三个过程,分别是流动相和样品分子的气化过程、电晕放电针使流动相气体离子化过程、流动相气体作为化学离子反应气使气态样品分子离子化过程。

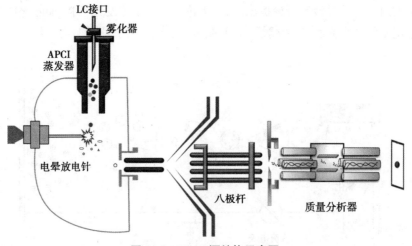

图 11-8 APCI 源结构示意图

化学离子化中的样品分子-离子反应取决于离子源中特定的气体。如在正离子方式下,以氮气(常含微量水)在放电电极电晕的作用下,反应过程如下:

$$N_2+e^- \longrightarrow N_2^{\dot{+}}+2e^-$$
$$N_2^{\dot{+}}+2N_2 \longrightarrow N_4^++N_2$$
$$H_2O^{\dot{+}}+H_2O \longrightarrow H_3O^++HO^{\cdot}$$
$$H_3O^++H_2O+N_2 \longrightarrow H^+(H_2O)_2+N_2$$
$$H^+(H_2O)_{n-1}+H_2O+N_2 \longrightarrow H^+(H_2O)_n+N_2$$

在负离子方式下,样品的准分子离子[M-H]$^-$一般是通过与OH$^-$离子争夺质子而形成。

APCI 离子源作为 LC-MS 的接口时,则热喷雾条件下气化的流动相气体(B)在放电电极电晕的作用下成为带电气体,气态样品分子(A)的离子化可通过带电气体质子化或电荷转移来实现,反应过程如下:

$$A+BH^+ \longrightarrow AH^++B$$
$$A+B^{\dot{+}} \longrightarrow A^{\dot{+}}+B$$

此外,根据样品分子的性质,还可通过去质子(样品为酸)、电子捕获(卤素、芳香化合物)及形成加合物的方式来实现样品分子的离子化。

(三) LC-MS 联用时离子源和检测离子的选择

1. **离子源的选择** ESI 和 APCI 两种离子源有一定的互补性。ESI 适用于中等极性到强极性的化合物,特别是那些在溶液中能预先形成离子的化合物,这对于蛋白质等极性大分子的质谱分析非常有利;对于小分子化合物,只要有相对强的极性,在流动相中能形成离子,采用 ESI 源则具有较强的响应。APCI 适用于弱极性或中等极性小分子的分析,离子化过程中样品分子需要蒸发为气态,因此不适用于难气化的极性大分子。大部分药物小分子带有一定的极性基团,因此许多药物分子在 ESI 源和 APCI 源中均有较强的响应,在实际工作中 ESI 源更为常用,但是不能忽略 APCI 源的价值,特别是在 ESI 源中响应较低的挥发性待测物,可能气相状态时获得质子的能力要强于在溶液状态下(样品分子有溶剂分子围绕时难以获得质子),比如药物中亚硝胺类基因毒性杂质的 LC-MS 测定即需要使用APCI 源以满足灵敏度要求。而那些完全非极性的药物或者待测物,则采用 GC-MS 方法测定更为合适。表 11-2 总结了 ESI 和 APCI 两种离子化方式的比较。

2. **检测离子的选择** 一般而言,当待测组分含有非共轭的氮原子时,待测组分在溶液或者气相条件下均容易获得质子形成[M+H]$^+$,季铵盐待测物则在 ESI 条件下易形成[M]$^+$,这两种情况均可以采用正离子检测方式。当待测组分含羧酸根离子时,ESI 和 APCI 条件下均容易形成[M-H]$^-$,可采用负离子检测方式。由于不同厂家的质谱仪器构造不同、流动相中添加剂不同等原因,其他情况下待测物的正负极性和检测离子并不容易判断和重现,需要选择特定仪器通过流动注射的方式进行检测离子的选择。

表 11-2　ESI 和 APCI 的比较

区别点	ESI	APCI
准分子离子形成方式	样品分子与溶液中无机离子结合预形成离子,在静电场作用下转移至气相	电晕放电作用下,样品气态分子与电离的反应气发生分子 - 离子反应,形成离子
优先分析对象	离子型化合物、热不稳定化合物、生物大分子	极性较小、小分子化合物
流动相添加剂	极为依赖流动相添加剂,但又要求使用浓度较低的挥发性盐	流动相添加剂影响较小,可使用较高浓度的挥发性盐
流动相流速	适于较低流速($<300\mu l/min$),高流速下喷雾效果不佳	适于高流速(可达 2ml/min),低流速下反而效果不佳

ESI 正离子模式下(ESI+),在流动相中添加乙酸或甲酸可使待测组分在流动相中形成正离子,提高 $[M+H]^+$ 的响应,但是流动相中往往难以避免地含有微量的钠离子、铵离子和钾离子,因此一些含氧(与碱金属离子亲和力较强)的待测物同时会出现 $[M+Na]^+$、$[M+NH_4]^+$ 和 $[M+K]^+$,有的响应甚至要远高于 $[M+H]^+$,这些加合离子的出现在定性分析时有助于判断分子离子,在定量分析时则会分散质谱响应,削弱检测灵敏度。如果选择 $[M+NH_4]^+$ 作为定量离子,则可在流动相中添加醋酸铵以增强定量离子的质谱响应;如果选择 $[M+Na]^+$,可在流动相中或者柱后加入微量的乙酸钠($10\sim50\mu mol/L$),增强 $[M+Na]^+$ 的响应;对于与质子结合较弱而与其他离子结合较强的待测物而言,在流动相中添加一定量的乙酸或甲酸,不一定会增加 $[M+H]^+$ 的相对强度,反而可能增强这些加合离子的响应,这是因为加入电解质可以增强流动相的导电性而提高离子化效率。

在 ESI 负离子模式下(ESI⁻),理论上可以选择加氨水使待测组分在流动相中形成负离子,但是为增强酸性物质的色谱保留反而往往在流动相中添加少量的乙酸(一般在 0.05% 以下),这并不会导致 $[M-H]^-$ 响应的减弱,因为少量的电解质也可以增加流动相的导电性进而提高离子化效率,但流动相中添加 0.5% 以上的乙酸会使酸性物质的质谱灵敏度明显下降(严重抑制了流动相中负离子的形成)。在负离子条件下,依赖于待测物结构和流动相添加剂成分,也有可能形成 $[M+Ac]^-$ 等加合离子。

在 APCI 条件下除了形成 $[M+H]^+$、$[M-H]^-$ 的准分子离子峰外,也可能形成 $[M+NH_4]^+$、$[M+Ac]^-$ 等挥发性成分的加合离子,而挥发性较差的钠离子、钾离子由于难以蒸发到气相状态,$[M+Na]^+$、$[M+K]^+$ 等加合离子较少出现,因此 APCI 中的加合离子种类会少于 ESI 条件下,且 APCI 中流动相添加剂对于增强检测信号灵敏度的影响有限。然而 APCI 源有高温蒸发的过程,在这一过程中,热不稳定化合物可能裂解形成相应的离子。比如甾体激素类药物在 APCI 正离子模式下(APCI⁺),容易形成 $[M-H_2O+H]^+$ 的准分子离子峰;药物中甲磺酸甲酯基因毒性杂质在 APCI 负离子模式下(APCI⁻)可以形成 $[M-CH_3O]^-$ 的准分子离子峰。此外,在 APCI 离子化方式下,有的待测物如对硝基苯甲醛还可以通过电子捕获形成 $[M]^-$ 的分子离子峰。这些准分子离子的形成和信号强度也高度依赖待测物的结构和不同的仪器构造,增加了 LC-MS 中选择质谱检测离子的复杂性。

四、离子传输区

离子传输区的作用是将待测物离子从大气压腔(离子源)传输至高真空的质量分析器中,由传输毛细管、CID 区、锥形分离器(skimmer)、八极杆、离子透镜等组成(图 11-9)。由大气压进入真空区时,气体和离子的混合物迅速冷却,导致极性溶剂分子在样品离子上凝聚,生成溶剂簇离子,降低检测灵敏度。为减少簇离子的产生,现有的技术采用了以下三种方式。

1. 用干燥气流(通常为氮气)在离子取样孔前形成气帘或反冲,离子由电场引入取样孔,而氮气流迫使水、中性质点和粉尘离开取样孔。部分氮气将被真空吸入取样孔,携带离子进入真空区。用气帘或反冲气的另一优点是在很大程度上防止堵塞取样孔和污染离子透镜和质量分析器等。

2. 加热离子源,使气体温度在绝热膨胀降温后,仍能保持足够的温度,则可避免簇离子的产生。

另一种方法为使用加热毛细管传输系统,在自由膨胀之前加热离子和蒸气混合物,同时,加热毛细管也有助于带电雾滴的去溶剂过程。

3. 采用碰撞诱导解离技术(collision induced dissociation,CID)去簇离子:离子经过接口离子化后,到达毛细管和锥形分离器(取样锥)之间的 CID 区中,在这个低密度区(10^{-7}~10^{-4}MPa)被施加一定的加速电压(fragmentor voltage,或称 CID 电压),使离子的运动速度大大提高,与随机运动的背景气碰撞而被"加热",可脱去溶剂。

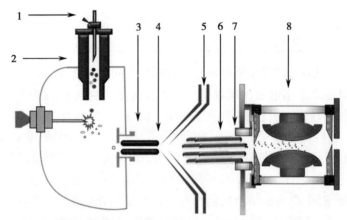

1. 液相入口(HPLC inlet);2. 喷雾毛细管(nebulizer);3. 传输毛细管(capillary);
4. CID 区(fragmentation zone,CID);5. 锥形分离器(skimmers);
6. 八极杆(octopole);7. 离子透镜(lenses);8. 质量分析器(ion trap)。

图 11-9　离子传输区示意图

CID 电压如果过高,不仅会剥离溶剂分子,还会导致样品离子的裂解,这种由样品离子生成碎片离子的技术称为源内(in-source)CID。用这种方法产生的碎片离子可非常有效地迁移至质量分析器。其突出优点是简便,只需调节一个电压,不需要切换碰撞气和调节离子束。当然,CID 无法选择母离子。温和的 CID 可降低背景离子的丰度,也是一个突出的优点。LC-MS 中,在总离子流中由背景离子产生的基线噪声,是一个突出的问题。随着 CID 电压的增加,质量较大的离子,尤其是蛋白质离子的传输效率将增加,而不至于裂解,这是因为碰撞能分配在大量的振动自由度上。因此在 LC-MS 中,CID 电压是一个需要优化的参数,以提高检测灵敏度,尤其是对分子量较大的化合物。

虽然 CID 可以提供具有结构特征的碎片离子信息,但 CID 谱图常为多个分子离子的碎片谱图。在药代动力学研究中,若药物及其代谢产物在 LC 中没有完全分离,则会由于药物及其代谢产物的结构仅部分基团改变,通过 CID 获得的 MS 谱图中两者可能产生相同的产物离子,如果按产物离子定量,则会产生假阳性的结果,造成测定结果有系统误差。因此,CID 模式的选择性和灵敏度不如 CAD 模式(在串联质谱中使用)高,当然这也是单级质谱在定性和定量分析方面均不如串联质谱的原因之一。

五、质量分析器

质量分析器是将离子源产生的离子按质荷比(m/z)的不同,利用离子在空间位置和时间先后或轨道稳定性方面的不同进行分离,得到按质荷比大小顺序排列的质谱图。目前 LC-MS 中常用的单级质量分析器有四极杆质量分析器(quadrupole mass analyzer,Q)、离子阱质量分析器(ion trap mass analyzer,Trap)、飞行时间质量分析器(time of flight mass analyzer,TOF)、傅里叶变换质量分析器(Fourier transform mass analyzer,FT)等;而在 LC-MS/MS 中常用的串联质量分析器有三重四极杆质量分析器(triple stage quadrupole mass analyzer,TQ)、四极杆 - 飞行时间质量分析器(quadrupole TOF analyzer,Q-TOF)等。

（一）四极杆质量分析器

1. 组成与原理　四极杆质量分析器（quadrupole mass analyzer）的主体是由四根截面呈双曲面的平行电极所组成。为了加工方便，这四根电极杆通常由圆柱形电极代替，如图11-10，离子的质量分离是在电极场中完成的。四极电场由加在电极上的直流电压（U）和与之相叠加的射频电压（V）产生。在 X 方向电极上施加 $U+V$ 电压，在 Y 方向上施加 $-(U+V)$ 电压，而 $V = V_0 \cdot \cos\omega t$，$\omega$ 为射频频率，电极间的相对距离为 $2r$。

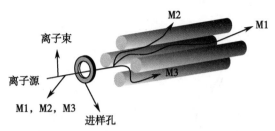

图 11-10　四极杆质量分析器电极排列

如质量为 m、电荷为 z 的离子从 Z 方向进入四极场，在电场的作用下，其运动方程为：

$$\left(\frac{d^2X}{dT^2}\right) + (a+2q\cos 2T)X = 0$$

$$\left(\frac{d^2Y}{dT^2}\right) - (a+2q\cos 2T)Y = 0 \qquad \text{式}(11\text{-}1)$$

$$\frac{d^2Z}{dT^2} = 0$$

式中，$a = \dfrac{8zU}{mr_0^2\omega^2}$，$q = \dfrac{4zV_0}{mr_0^2\omega^2}$，$T = \dfrac{\omega t}{2}$。

离子运动轨迹可由式（11-1）的解来描述。当 a 和 q 取某些数值时，运动方程有稳定解。稳定解的图解常用 a-q 参数的稳定三角形表示，见图11-11。当离子的 a-q 值处于该三角形内时，该离子的振幅是有限的，轨迹是稳定的，可通过四极场到达检测器。如离子的 a-q 值处于稳定三角形之外，其振幅随时间增大，其轨迹是不稳定的，这些离子将与电极碰撞消失，见图11-12。选择适当的 $\dfrac{a}{q}$ 值（$\dfrac{U}{V_0}$ 值），使扫描线通过稳定区，则扫描线与稳定区两个交点之间对应的质量范围的离子可以沿 Z 方向到达检测器，而其他离子因不稳定振荡，与电极撞击而消失。当 $\dfrac{a}{q}$ 值变为另一个值时，可使另一离子通过四极场，这样，保持 $\dfrac{U}{V_0}$ 值及 ω 不变，而改变 U 和 V 可以实现质量扫描。如果进一步提高扫描线的斜率，则可提高质谱分辨率，但只有少数离子具有稳定轨迹，会导致灵敏度下降；另一方面，如果降低扫描线的斜率，则将降低分辨率。如果在极端状态，$a = 0$（$U=0$），即扫描线沿水平坐标轴进行，此时四极杆质谱仅在射频方式（RF-only mode）下操作，则所有 m/z 值的离子均具有稳定轨迹可通过四极区，这可用于串联质谱的碰撞室。

2. 应用特点　四极杆质量分析器为低分辨率仪器，分辨率在1 000左右，为单位质量分辨，而且质量范围较低，m/z=10~1 000，现代仪器 m/z 范围可达4 000。

四极杆质量分析器有两种扫描类型：全扫描（full scan，SCAN）和选择离子监测（selected ion monitoring，SIM），如图11-13。

在SCAN方式中，四极杆质量分析器在给定的时间内不间断地对设定质荷比（m/z）范围内的所有离子进行扫描。SCAN模式可用于测定未知化合物或未知混合物中各组分的分子量及质谱图。SCAN方式需要设置的参数有扫描质荷比的起点和终点、CID电压等。扫描参数的选择既要获得含尽量多的有效分子离子和碎片离子的质谱图,又要兼顾获得好的总离子流色谱图(total ion chromatography,TIC)。

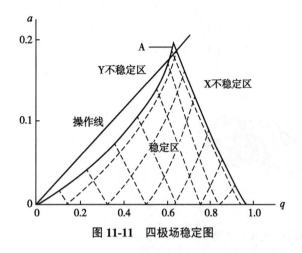

图 11-11 四极场稳定图

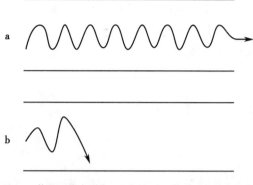

a离子:a-q值处于稳定三角;b离子:a-q值处于非稳定三角。

图 11-12 离子在四极场中的过程

在 SIM 方式中,四极杆质量分析器不是连续地对某一质荷比范围进行扫描,而是选择性地扫描某几个选定质荷比(m/z)所对应的所有离子,得到的不是化合物的全谱。SIM 主要用于定量分析,常用于目标化合物的检测和在数量众多的样品中快速筛选目标化合物。与 SCAN 方式相比,SIM 方式能达到更低的检测限、更快的速度、更好的灵敏度和更短的分析时间,适用于定量分析。

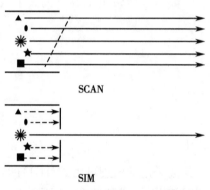

图 11-13 四极杆质量分析器的两种扫描类型

(二)三重四极杆质量分析器

1. 组成与原理 三重四极杆质量分析器(triple stage quadrupole mass analyzer)是将三组四极杆串联起来的质量分析器,如图 11-14 所示,第一组和第三组四极杆是质量分析器,中间的则是碰撞室。因此,三重四极杆质谱仪是具有两个质量分析器的串联质谱仪。

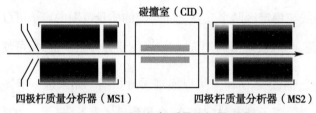

图 11-14 三重四极杆质量分析器组成图

样品在离子源中离子化,并在第一个四极杆质量分析器(MS1)中进行质量分析,然后与选定质荷比(m/z)相符合的所有离子离开 MS1 进入碰撞室,这些进入碰撞室的离子被称为前体离子(又称母离子),在碰撞室中前体离子与惰性气体(如 Ar、N_2 等)碰撞,裂解产生一系列新离子(称为产物离子或子离子)。碰撞室产生的离子被下一个四极杆质量分析器(MS2)选择性地检测,通过检测器和计算机系统后产生质谱图。

相比于离子传输区中的 CID 裂解,串联质谱中的碰撞室裂解具有更高的效率和选择性,一般又称为碰撞活化解离(collision active dissociation,CAD)。除了通过调整电压,CAD 还可以通过碰撞气体种类、碰撞气压力等因素的变化调整裂解强度。CAD 裂解是由偶电子离子的单分子反应生成碎片的过程,与电子轰击离子源(EI)中的奇电子离子裂解有差别,且受到不同实验条件和仪器构造的影响,导致 CAD 的裂解规律较为复杂。一般而言,偶电子离子的 CAD 裂解总是朝着有利于生成另一个偶电子离子和带自由基的断裂基团的方向发展,常见碎裂方式如下:

(1)单键断裂同时电荷转移:质子化的位置取决于所含基团的种类和化学环境,越稳定的离子越易生成,也就是越易得到的质子越易生成。

$$CH_3CH_2-\overset{+}{O}\overset{H}{\underset{H}{<}} \longrightarrow CH_3\overset{+}{C}H_2 + H_2O$$

(2)成环反应同时电荷转移:成环反应是偶电子离子最易发生的反应,这是因为丢失一个中性的分子基团可以生成结构更稳定的离子。所生成离子越稳定,反应也越易发生。

$$H_3CO-\overset{\ddot{O}}{C}\cdots\overset{+}{N}\overset{H}{\underset{CH_3}{<}}CH \longrightarrow H_3CO-\overset{+}{C}=O\text{(环)} + HN=CHCH_3$$

(3)重排:主要是氢重排,同时伴有电荷转移。氢重排属异构化反应,对偶电子而言极为常见,是重要的开裂途径。

$$CH_3-\overset{H}{\underset{H}{C}}-C=\overset{+}{O}H \longrightarrow H_2C-\overset{+}{\underset{H}{C}}-CH_2-OH \longrightarrow H_2C=\overset{+}{C}H + H_3C-OH$$

(4)肽的碎裂:肽的碎裂是以下两种方式的竞争性碎裂。

$$-NH-CH-\overset{\ddot{O}}{C}-\overset{+}{N}H\overset{H}{\underset{R}{<}} \longrightarrow -NH-CH-C\equiv O^+ + H_2N-R$$

$$-NH-\overset{|}{C}-H \quad \overset{\ddot{O}}{C}=\overset{+}{N}H\overset{H}{\underset{R}{<}} \longrightarrow -NH-C=C=O + H_3\overset{+}{N}-R$$

(5)多重开裂同时电荷保留:该类碎裂大多数情况下,伴有小分子的脱去。

$$H_3C-\overset{H}{\underset{H}{C}}-\overset{H}{\underset{+}{O}}-H \longrightarrow CH_3CH=\overset{+}{O}H + H_2$$

(6)环开裂同时伴有电荷保留:环开裂需要多个键的开裂并有可能有氢的重排,偶电子离子的电荷会保留在原有的位置上。

$$ \longrightarrow H_2C=\overset{+}{O}H + H_2C=O + H_2C=CH_2$$

$$ \longrightarrow H_3C-\overset{+}{O}-C=CH_2 \longrightarrow H_3C-OH + H\overset{+}{C}=CH_2$$

2. 应用特点 三重四极杆质量分析器与单四极杆质量分析器相比,具有更好的专属性、选择性和灵敏度,定性功能更加完善,不仅可以得到待测物的质谱图,还可以得到其一级碎片离子进一步裂解的二级碎片离子质谱图,而且通过操作模式的改变可以进行化合物的归属及结构研究。

三重四极杆质量分析器与四极杆质量分析器相比,除具有全扫描和选择离子监测模式外,还有产物离子扫描(product ion scan)、前体离子扫描(precursor ion scan)、中性丢失扫描(neutral loss scan, NLS)和选择反应监测(select reaction monitoring, SRM)亦称多反应选择监测扫描(multiple reaction monitoring, MRM),如图 11-15 所示。

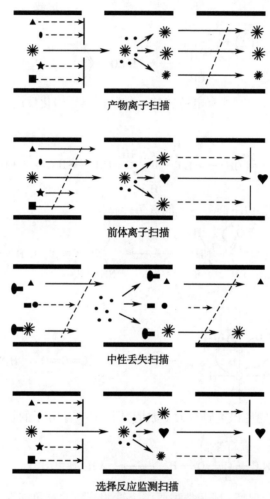

产物离子扫描

前体离子扫描

中性丢失扫描

选择反应监测扫描

图 11-15 三重四极杆质量分析器的扫描方式

(1)产物离子扫描(product ion scan):在离子源中生成的离子进入 MS1,设定它只输送某一质荷比的离子(前体离子)。MS1 称为前体离子质量分析器,它输送离子的质荷比俗称为前体离子设定质量。由 MS1 选择的前体离子进入碰撞室,在碰撞室中前体离子碎裂生成产物离子(又称子离子),产物离子可由亚稳态离子分解产生,也可通过与碰撞室中的碰撞气相互作用产生。产物离子进入 MS2(产物离子分析器),进行第二级质量分析。MS2 扫描以获得选定的前体离子碎裂生成的产物离子的质谱。在产物离子扫描方式下获得的质谱是所选择的前体离子的二级质谱。产物离子扫描的作用是通过母离子碎片种类和强度的差异来区分质荷比相同的母离子,可以用于化合物结构的推断和用于研究复杂混合物如生物样品、多肽测序、代谢产物扫描,或对特定的目标化合物进行定量分析。

(2)前体离子扫描(precursor ion scan):在离子源中形成的离子被导入前体离子质量分析器 MS1,MS1 设定为全扫描,通过全扫描将前体离子依次输送到碰撞室中。在碰撞室中的前体离子通过碰撞生成产物离子,这些产物离子进入产物离子分析器 MS2。MS2 设定了一定的质荷比,该质荷比俗称为产物设定质量。只有满足这一质荷比的离子才可被检测到。这样得到的质谱显示的是前体离子,而且它们都能够碎裂产生选定 m/z 的产物离子。应该指出,在前体离子扫描方式下获得的质谱(前体离子质谱),其质荷比轴的数据来自 MS1(前体离子),而离子强度轴的数据来自 MS2(被监测的产物离子)。前体离子扫描方式可用于分子结构和断裂研究以及同系物的分析研究。通常,前体离子扫描用于检测可裂解为一个共同碎片的所有化合物。因此,它适用于快速检测一系列结构同系物,在药物降解产物及药物代谢产物的结构鉴定方面有广泛的应用。

(3) 中性丢失扫描(neutral loss scan,NLS):中性丢失扫描用于检测哪些母离子失去了中性基团。中性丢失是指离子在碎裂过程中掉下一些不带电荷的中性碎片而变成一个质荷比更小的离子,常见的中性碎片有 H_2O、NH_3 等。在中性丢失扫描方式下,离子源中形成的离子由前体离子质量分析器 MS1 以质荷比分离,并被依次引入碰撞室。进入碰撞室的离子可通过碰撞进一步裂解为产物离子。然后,它们被产物离子质量分析器 MS2 按质荷比分离。离子在离开 MS1 和进入 MS2 之间这段时间内若要被检测到,它必须丢失一个中性部分,其质量等于两个质量分析器扫描的质荷比范围之差值。这样得到的质谱称为中性丢失质谱,它记录丢失一定质量中性碎片的全部前体离子。与前体离子质谱一样,中性丢失质谱的质荷比轴的数据来自 MS1(前体离子),而离子强度轴的数据来自 MS2(被监测的产物离子)。对于多电荷母离子在检测时要考虑多电荷的影响,如果子离子的电荷数比母离子少,则发生中性丢失后有可能子离子的 m/z 值比母离子还要高。中性丢失扫描可用于分析具有相同官能团的化合物或具有共同开裂方式的一类化合物,特别在药物 Ⅱ 相代谢产物的研究中具有很大的优势,如葡糖醛酸结合型 Ⅱ 相代谢产物一般有 176u 的中性丢失,而硫酸结合型药物 Ⅱ 相代谢产物一般有 80u 的中性丢失。

(4) 选择反应监测(select reaction monitoring,SRM):质量分析器 MS1 选择一个或多个特征离子,这些离子被称为前体离子(或母离子),前体离子在碰撞室经过碰撞裂解后,其子离子到达质量分析器 MS2,MS2 再对这些子离子进行选择离子监测,只有符合特定条件的离子才能被检测到。SRM 增加了选择性,即便是两个质量相同的离子同时通过 Q1,仍可以依靠其子离子的不同将其分开。由于经历了两次选择,有比单四极杆质量分析器的 SIM 方式更高的专属性和抗干扰能力,也有更低的检测限,非常适合于从复杂体系中选择某种特定化合物,可用于微量成分的定量分析。

(三) 离子阱质量分析器

1. 组成与原理　离子阱质量分析器(ion trap mass analyzer,Trap)的结构如图 11-16 所示,是由三个电极组成的三维四极场。有两个端电极(end-cap electrode)及其中间的一个环电极(ring electrode)组成,环电极和上、下两个端电极都是绕 z 轴旋转的双曲线,并满足:r_0 为环电极的最小半径,z_0 为两个端电极间的最短距离。处在端电极中心的小孔是离子进出阱的通道。一定固有频率的射频电压施加于环电极上,回路接地点为端电极,这样就在环电极和端电极之间建立了一个高频电势差,形成了一个四极场。

RF 值是指施加在环电极和两个端电极之间的电压,依靠具不同水平的 RF 值的四极场,离子阱可以在一个特定的质量范围内俘获并稳定一定数量的离子。另一路辅助射频电压被施加在离子阱的出口端电极上,这个附加电压在扫描过程的不同阶段有不同的目的。

离子阱内设计了碰撞气体(He),具有吸收离子束的能力,并导致一定份额的进入阱内的离子的驻留,提高了分辨率和灵敏度。

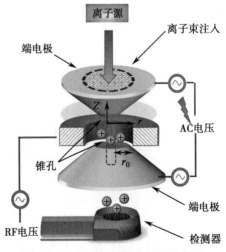

图 11-16　离子阱质量分析器示意图

　　离子阱质谱工作的基本理论采用了 100 年前就已经阐明了的 Mathieu 二次线性微分方程。在离子阱中离子的运动轨迹可用这些方程解和稳定区域及不稳定区域的概念来解释。

　　离子阱中离子的运动,可由 Mathieu 方程给出:

$$\frac{d^2r}{d\tau^2}+(a_r+2q_r\cos 2\tau)\,r=0$$

$$\frac{d^2z}{d\tau^2}+(a_z+2q_z\cos 2\tau)\,z=0$$

式中参数满足:

$$a_r=\frac{4eU}{mr_0^2\omega^2}$$

$$q_r=\frac{2eV}{mr_0^2\omega^2}$$

$$a_z=-\frac{8eU}{mr_0^2\omega^2}$$

$$q_z=-\frac{4eV}{mr_0^2\omega^2}$$

$$\tau=\frac{\omega t}{2}$$

　　离子的稳定运动可由 a 和 q 的值决定,通常有一定的稳定工作区域。离子阱的稳定区域可由参数 β 来表示,并近似满足:

$$\beta_r=a_r+\frac{q_r}{\sqrt{2}}$$

$$\beta_z=a_z+\frac{q_z}{\sqrt{2}}$$

　　由 a、q 确定的稳定区域如图 11-17 所示。

　　与四极杆质量分析器相似,离子在离子阱中的运动也有稳定和不稳定两种情况。处于稳定区的离子,运动幅度不大,能长期存储在离子阱中。处于稳定区之外的离子,由于幅度过大,会与环电极或端电极相撞而消亡。通过设定实验参数,可以使质荷比从小到大的离子由端电极上的小孔排出而被记录,由此得到了质谱;当离子阱用于存储离子时,调节参数数值,使得工作点正好在稳定区上部顶端之下,此时仅一很窄的质荷比范围的离子存储于离子阱中,离子阱能选择某一质荷比的离子存储,所以它较容易完成时间上的串联质谱。

　　质谱分析时,离子被充入离子阱,这是通过降低施加在锥形分离器的排斥电压,让离子束通过来实现的;进入阱内的离子被施加了低四极振幅的射频场俘获。经一定的设置时间的积累后,锥形分离器的排斥电压升高,以阻止后续离子进入阱内。累积的离子被阱内浴气(He)通过碰撞而冷却,以确保离子云驻留于阱中心一定的空间范围内。扫描开始后,四极场的势场增加,离子按质量增加的顺序通过出口端帽被逐出离子阱。扫描结束后,四极场降低到零以清除残留在阱内

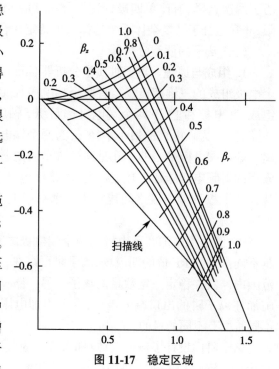

图 11-17　稳定区域

的离子。然后,阱回到初始状态,锥形分离器设置为允许离子进入并累积的开启状态,新的循环开始。

2. 应用特点 离子阱质量分析器的优点有:①离子阱质量分析器是时间上串联的质量分析器,只需一个离子阱质量分析器即可实现多级串联质谱,因而成本低、价格便宜;②离子阱质量分析器的灵敏度高,这是由于离子能够被短暂地停留在三维的射频场内,离子损失小,离子利用率高;③离子阱质量分析器的质量范围大,理论上是没有上限的,但由于热力学上的原因,实际应用中的上限为截止质量的 20~30 倍。

离子阱质量分析器的缺点有:①定量准确度比四极杆质量分析器要差,这是由于离子阱质量分析器在相同时间,相同的质量范围内可采集的数据点少,要提高扫描质量范围就要牺牲分辨率,要提高分辨率就要牺牲扫描质量范围,这也是多用四极杆串联质谱定量的原因;②通过离子阱质量分析器所得的质谱图与标准质谱图有一定的差距,不仅是因为标准质谱图是由 EI 所得,更是由于离子在离子阱中有较长的停留时间,可发生分子 - 离子反应,为避免这一缺点,离子源被设置在离子阱外,离子阱仅作为质量分析器使用。

离子阱质谱除了全扫描和选择离子监测外,还可以进行多级质谱扫描。由一级质谱中选择某一离子,碰撞后碎裂产生的子离子谱称二级质谱;再从二级质谱中选择某一离子,进行碰撞后碎裂产生的子离子谱称三级质谱,如此一级一级往下获得多级质谱(MS^n)。MS^n 扫描是获得结构信息的手段之一。

(四)飞行时间质量分析器

1. 组成和原理 飞行时间质量分析器(time of flight mass analyzer,TOF)早在 1955 年就商品化,在 20 世纪 60 年代曾得到广泛的应用,但不久即被扇形磁场质谱和四极杆质谱所取代,其主要原因是当时缺乏可以在微秒级范围记录和数据处理的技术。随着电子和计算机技术的发展,尤其是基质辅助激光解吸离子化技术(MADLI)的出现,又引起了人们对 TOF 的兴趣。从设计原理上,TOF 可分为直线型飞行时间质量分析器和正交飞行时间质量分析器两种。

直线型飞行时间质量分析器的基本结构如图 11-18 所示,主要由加速区和漂移区组成。离子在离子源中形成或自外部输入后经电场 E 加速,进入真空无场漂移区后到达检测器后产生信号。所有离子在加速区接受相同的动能,但是它们的质量不同,因而速度有差异,通过漂移区到达检测器的时间也就不同,从而实现分离。

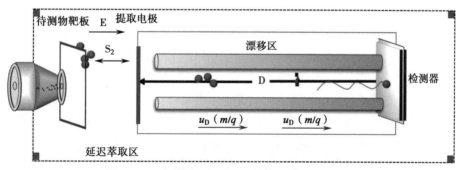

图 11-18 直线型飞行时间质量分析器的基本结构

正交飞行时间质量分析器是指离子束和飞行方向正交的飞行时间质量分析器。基本结构如图 11-19 所示,正交飞行时间质量分析器主要由调制区、加速区、漂移区组成。加脉冲电压的推斥极和接地电位的带栅网的极片之间构成调制区;将离子源中形成的离子调制成离子包并送入加速区;加速区是由一些电极片分压构成的均匀电场,它使离子在场中获得相同的能量,一般用电子伏特表示;这些获得相同能量的离子由于质荷比的区别而具备不同的速度,在无场空间中经过一定的飞行长度,以不同的飞行时间到达检测器,根据这些离子飞行时间的差别可以判断离子的质量和达到分离的目的。

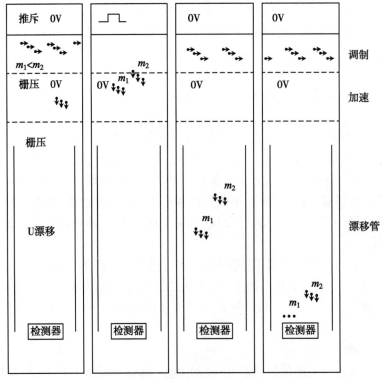

图 11-19 正交飞行时间质量分析器的基本结构

无论在直线型飞行时间质量分析器还是在正交飞行时间质量分析器中,于离子源中产生的总离子束,经加速电压加速后,其动能与位能的关系为:

$$\frac{1}{2}mv^2=zeV$$

$$v=\left(\frac{2zeV}{m}\right)^{\frac{1}{2}}$$

可见较轻的离子具有较高的速度,而较重的离子速度较慢。如果离子源至检测器的距离为 L,则:

$$TOF=\frac{L}{V}=\left(\frac{m}{2zeV}\right)^{\frac{1}{2}}L \tag{式(11-2)}$$

$$\Delta t=t_1-t_2=L\sqrt{\frac{m_1}{2zeV}}-L\sqrt{\frac{m_2}{2zeV}}=\frac{L(\sqrt{m_1}-\sqrt{m_2})}{\sqrt{2zeV}} \tag{式(11-3)}$$

显然,离子的 m/z 值可由到达检测器的时间确定。由式(11-3)可知,提高加速电压,离子的飞行速度加快,Δt 减少,仪器的分辨率将会减少,但提高加速电压可以减少离子初始动能分散的影响,有利于分辨率的提高;增加漂移管的长度,离子的分析时间增加,仪器的分辨率将增加。

在直线型飞行时间质量分析器中要求进入漂移区的离子是同时进入的且要求具有相同的能量,但在实际中,由于常用的离子化装置(如 ESI、APCI 等)是连续产生离子的离子源,相同 m/z 的离子进入加速区的时间和方向是有区别的,再经加速电压的加速后进入漂移区离子的时间和动能也会出现差别,产生空间和时间上的分散从而降低分辨率。而正交飞行时间质量分析器,由于调制区的周期性脉冲电场使离子推向与离子束垂直的方向,而且离子在垂直方向飞行的速度远大于原离子束水平方向的速度,因此,由连续产生离子的离子源引起的时间和方向的区别可显著降低,适合用于 LC-MS 技术。

2. 应用特点 飞行时间质量分析器的主要优点:可用于测定待测物的精密分子量,其检测离子的质荷比是没有上限的,而且飞行时间质量分析器要求离子尽可能同时从离子源中出来,由此特别适合与通过脉冲产生离子的离子源相搭配,如 MALDI-TOF,MALDI-TOF 联用是蛋白质等大分子测定中不可或缺的工具;飞行时间质量分析器的扫描速度很快,适于研究极快的过程,有利于与毛细管电泳联用;飞行时间质量分析器结构简单,便于维护。

(五) 傅里叶变换质量分析器

1. 原理　傅里叶变换质量分析器(Fourier transform mass analyzer,FT)是离子回旋共振光谱法(ion cyclotron resonance spectrometry,ICR)与现代计算机技术相结合而产生的一种新的质量分析器。它是基于离子在磁场中会进行回旋运动的性质设计出来的。

当离子进入磁场时,会受到洛仑兹力的作用,因此会在垂直于磁场的平面作环形运动,当离子在一定的轨迹上作匀速运动时,其受到的洛仑兹力 F_{lor} 和向心力 F_{cen} 是一对平衡力,即:

$$F_{lor}=F_{cen}$$

因为

$$F_{lor}=qvB,F_{cen}=\frac{mv^2}{R}$$

所以

$$\frac{mv^2}{R}=qvB$$

而 $v=2\pi Rf$,由此得出

$$f=\frac{qB}{2\pi m}$$

因为

$$\omega=2\pi f$$

故有

$$\frac{m}{q}=\frac{B}{\omega} \qquad\qquad 式(11\text{-}4)$$

从式(11-4)可以看出离子回旋共振的频率是和离子的质荷比有关的函数,由此测出离子回旋运动的频率就可以确定离子的质荷比。其中关键的部分是超导磁场和离子俘获池,超导磁场的磁场强度(B)为 3~10T 不等,离子俘获池主要由俘获电极、激发电极和检测电极构成。

2. 应用特点　傅里叶变换质量分析器的质量分辨率高,增加磁场的强度和离子运动的寿命可以显著提高分辨率,而且子离子的分辨率不比母离子差,甚至更好些;检测的灵敏度高且不随分辨率和质荷比的改变而改变;质量检测准确度高,对蛋白质的多电荷分子和碎片离子能进行同位素分辨,因而可用于确定离子的电荷数;正负离子检测都方便;可以进行 MS^n 的检测,是研究大分子化合物有力的工具。

但维护超导磁场必须使用大量的液氮,费用高;离子运动的模式没有准确的数学模型加以描述;而且傅里叶变换质量分析器信号取决于离子的数目,及离子在检测板上形成相电流的时间,时间越长灵敏度越高,分辨率越高,但这与扫描仪的分辨率和灵敏度是相互矛盾的。

傅里叶变换质量分析器很适合与 ESI 联用,这是因为傅里叶变换质量分析器存在着空间电荷效应(space-charge effects),分析池中的离子越多,信号检测的时间越长,空间电荷效应越严重,将导致离子丢失、峰形变坏、质量位移和其他问题,而 ESI 可以克服这些问题,这是因为在生物大分子的测定中,ESI 可形成多电荷离子,产生很强的相电流,因而有较强的灵敏度。

(六) 杂化质谱质量分析器

杂化质谱(hybrid mass spectrometry)是不同类型的质量分析器混合搭配组成的质谱仪,目前在LC-MS/MS 中得到广泛应用的主要有四极杆 - 飞行时间质谱仪(Q-TOF)、四极杆 - 线性离子阱质谱仪(Q-Trap)、四极杆 - 轨道离子阱质谱仪(Q-Orbitrap)、线性离子阱 - 飞行时间质谱仪(IT-TOF)等。

1. 四极杆 - 飞行时间质谱仪(Q-TOF) 四极杆 - 飞行时间质谱(quadrupole-TOF,Q-TOF)是 LC-MS/MS 中常用的杂化质量分析器,具有超高的灵敏度、准确度和数据收集速率。Q-TOF 常作为高分辨质谱使用,可以提供被分析物的精确质量和分子式,因此可用于鉴定未知化合物。其仪器结构示意图见图 11-20,四极杆部分由分离四极杆和纯射频(Rf-only)四极杆组成,后者作为碰撞室和离子收集装置。对于前体离子扫描,通过主四极杆对待测物离子进行选择,在碰撞室聚集,经过 CID 获得产物离子,最后再进入 TOF 进行分析。四极杆对于前体离子的分析具有中等的分辨率,而 TOF 对于产物离子的分析则具有相当高的分辨率。

在通常的操作中,Q-TOF 仅适用于产物离子扫描。但是,该仪器也可以通过一些设置进行前体离子扫描和中性丢失扫描[1]。在这个全新的操作步骤中,通过分别施加高和低的碰撞能量就可以获得选择性的质谱图。在较低的能量下,图谱提供的就是前体离子的信息。为了检测特定的产物离子,可将 Q-TOF 调整到 MS/MS 模式以记录产物离子的图谱。通过设定特定的中性丢失,可以确定前体离子及其相应的产物离子。在中性丢失模式中,数据处理系统首先计算出所有在低能图谱中潜在前体离子的质量,然后再测试在高能图谱中中性丢失的差别。一旦中性丢失被确定,就可以获得特定前体离子的 MS/MS 图谱。不过,后两种扫描模式都可能导致分辨率的下降。

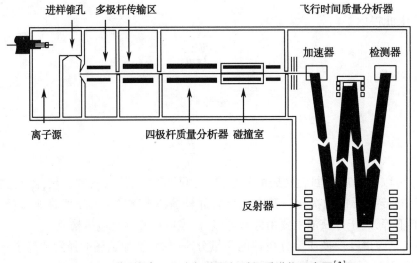

进样锥孔　多极杆传输区　　　　　　　　　飞行时间质量分析器
加速器　　检测器
离子源　　　　　四极杆质量分析器　碰撞室
反射器

图 11-20　四极杆 - 正交加速飞行时间质谱仪示意图[2]

2. 四极杆 - 线性离子阱质谱仪(Q-Trap) 三重四极杆质量分析器对子离子扫描的灵敏度有时较差,且无法得到两级以上多级质谱的信息,而三维离子阱质量分析器的灵敏度好,并能解释分子裂解过程,但是具有低质量截止点、碰撞效率低和定量分析性能较差等不足。四极杆 - 线性离子阱质谱仪(Q-Trap)是将三重四极杆质谱仪中的最后一个四极杆改为线性离子阱(linear ion trap,LIT),同时将碰撞室封闭在线性四极杆阵列中。

Q-Trap 的离子光学构造使得分离母离子与离子阱中的裂解不再相互作用,结果以三重四极杆的裂解方式得到高灵敏度的 MS/MS 谱,且同时消除三维离子阱存在的低质量截止现象。而离子入口部分使用只具有 RF 的四极杆作为加速离子阱,然后以线性离子阱扫描,可以极大地提高灵敏度。Q-Trap 可以进行三重四极杆型的所有扫描,且由于子离子扫描的灵敏度较高,在靠近 SRM 定量分析极限的子离子谱也可被记录。另外,与三维离子阱相比,线性离子阱更大的离子容量减少有害的空间电荷效应,从而提高质量归属的精确度,理论上具有作为高分辨质谱的潜力。

3. 四极杆 - 轨道离子阱联用仪(Q-orbitrap) 四极杆 - 轨道离子阱高分辨质谱将四极杆的目标离子选择性能与高分辨、高准确度的轨道离子阱检测技术相结合,通过测定不同离子的震荡频率,可计算出分子离子的质荷比(m/z),在分辨率、扫描速度和灵敏度性能上更具优势。它是由大气压离子源、离子导入 S 透镜系统、弯曲四极杆离子传输、双曲面四极杆质量过滤器、C-Trap 离子聚焦和发射四级透镜、高能碰撞池 HCD 及轨道阱质量 orbitrap 七部分组成。Q-orbitrap 具有高分辨率、质量范围宽、扫描速度快和灵敏度高的特点，能够提供母离子和碎片离子的精确质量数以及目标物可能的元素组成。

4. 线性离子阱 - 飞行时间质谱仪（IT-TOF）　在线性离子阱 - 飞行时间质谱仪（linear ion trap-TOF，IT-TOF）中，从离子源中产生的离子在离子阱中聚集，进而以脉冲的形式导入 TOF。该仪器[2]一般包括一个短射频四极杆离子导入装置，一个在纯射频模式下操作的四极杆质量分析器和一个正交加速飞行时间质量分析器。四极杆质量分析器是作为一种线性离子阱来收集经大气压电离或其他离子化方式产生的离子并且选择前体离子。前体离子在线性离子阱中经过共振激发模式（resonant excitation mode）激活并生成产物离子，最后由 TOF 对这些产物离子进行高速的质量分析。因此，IT-TOF 可以实现多级质谱分析和高分辨质谱的应用。

六、离子检测器

离子检测器的作用是接收离子，计数和转换成电压信号放大后传至计算机系统。质谱系统常用的检测器有直接电检测器、电子倍增器、光电倍增器、闪烁检测器和微通道板等，在液质联用中，使用最多的是电子倍增器和光电倍增器。

1. 直接电检测器　直接电检测器是用平板电极或法拉第圆筒接收由质量分析器流出的离子流，然后由直流放大器或静电放大器进行放大，而后记录。

2. 电子倍增器和光电倍增器　四极质谱、离子阱质谱和磁场质谱多用电子倍增器和光电倍增器。它们的工作原理很类似，离子打在表面涂有特殊材料的金属片（打拿极）上，产生二次电子。如果是电子倍增器，二次电子继续打到后面的打拿极，电子数目逐级倍增，最后检测到的是倍增后的电子流。而光电倍增器则是根据打拿极的几何形状及排列方式发射出的二次电子，打到一个能发射光子的闪烁晶体上，发射出光子，由光电倍增管及放大器放大，转换成电流被检测。这两种检测器都很灵敏，但电子倍增器不密封，打拿极易老化或污染，寿命短，而光电倍增管是真空密封的，使用寿命可达10 年。

3. 闪烁检测器　由质量分析器出来的高速离子打击闪烁体使其发光，然后用光电倍增器检测闪烁体发出的光，从而使离子束信号放大。

4. 微通道板　微通道管是由高铅玻璃制成，具有较高的二次电子发射率。每一个微通道管相当于一个通道型连续电子倍增器。整个微通道板则相当于若干这种电子倍增器并联，每块板的增益为10^4。欲得到更高的增益，可将微通道板串联使用。

七、应用示例

液相色谱 - 质谱联用技术在药物定性分析中的应用将在第十四章进行介绍，本部分主要介绍该技术在药物定量中的应用。一般而言，建立 LC-MS/MS 定量分析方法时采用的实验步骤可概括如下：

1. 全扫描（full scan）确定母离子的质荷比　根据待测物性质，选择极性（+ 或 -）、离子化方式（ESI 或 APCI），根据分子量选择扫描范围，通过直接注入或者流动注射方式，确定 MS1 中母离子的质荷比，准确到小数点后一位。

2. 子离子（product ion）扫描确定子离子的质荷比　选择母离子进入碰撞室，设置碰撞参数使母离子强度为 MS2 图谱中基峰强度的 1/4~1/3 为宜，选择 MS2 图谱中响应最强的子离子质荷比，准确到小数点后一位。

3. 优化检测参数　根据前面选出的母离子、子离子，组成 SRM 离子对，优化碰撞能量和碰撞电压，之后进一步优化离子源参数，一般优化两次，以得到比较确切的结果。

4. 优化色谱条件 用适当浓度样品进行考察色谱分离情况,SRM 方式可以不必所有峰都实现基线分离,但要注意基质效应对质谱响应的影响;调整色谱流动相组成和流速,并相应调整离子源参数,确定最终的分离检测条件。

【例 11-1】 LC-MS/MS 法测定人血浆中氨氯地平浓度:改善色谱条件消除基质效应[3]

1. 仪器 API 4000 Qtrap,AB 四极杆 - 线性离子阱质谱仪,配备电喷雾离子源(ESI)及 Analyst 1.6.1 数据处理软件;Prominence UFLC 型高效液相色谱仪,包括 LC-30AD 系统泵。

2. 色谱分离检测条件 Ultimate XB-C_{18} 色谱柱(100mm × 2.1mm,3μm);预柱为 C_{18} 保护柱 (4mm × 2.0mm,3μm)。柱温为 40℃。用 2mmol/L 甲酸铵溶液(甲酸调至 pH 3.0)和乙腈为流动相洗脱。0~0.2 分钟,乙腈为 30%;0.2~2.5 分钟,乙腈 30%~90%;乙腈在 90% 时维持 0.7 分钟;3.2 分钟,乙腈的比例从 90%~30% 平衡至 4 分钟分析结束。流速 0.6ml/min。进样体积为 10μl。

质谱离子源为电喷雾离子化(ESI+),离子源电压为 5.5kV,气帘气压力 10psi,离子源温度 500℃,雾化气和辅助气压力均为 50psi。氨氯地平 SRM 检测离子对为 m/z 409.0 → m/z 238.0,去簇电压 DP 为 61V,碰撞能 CE 为 15V,出室电压 CXP 为 15V,入室电压 EP 为 10V;氘代内标 SRM 检测离子对为 m/z 413.1 → m/z 238.3,去簇电压 DP 为 50V,碰撞能 CE 为 18V,出室电压 CXP 为 18V,入室电压 EP 为 10V。

3. 测定方法与结果

(1)溶液的配制:用甲醇配制 10.0mg/ml 的苯磺酸氨氯地平储备液,用甲醇 - 水(1∶1)稀释成不同浓度的对照品溶液;用甲醇配制 1.0mg/ml 的内标储备液,用甲醇 - 水(1∶1)稀释成 100.0ng/ml 的内标工作液。

(2)血浆预处理

1)空白血浆样品处理:精密吸取待测血浆 200μl,置 2ml 离心管中,加入饱和碳酸钠溶液 80μl,涡旋 30 秒,再加入甲基叔丁基醚 1ml,涡旋混合 10 分钟,于 4℃ 以 10 000r/min 离心 10 分钟,吸取上清液 800μl 于 1.5ml 离心管中,40℃氮气吹干,然后用流动相(乙腈 -2mmol/L 甲酸铵,50∶50)80μl 复溶,涡旋混合 2 分钟后,于 4℃下经 15 000r/min 离心 10 分钟,取上清液 10μl 进行 LC-MS/MS 分析。

2)血样处理:精密量取待测血浆 200μl,置 2ml 离心管中,精密加入内标工作液 20μl,涡旋 30 秒后,加入饱和碳酸钠溶液 80μl,涡旋 30 秒,然后按照"空白血浆样品处理"方法处理,进行 LC-MS/MS 分析。

(3)提取回收率与基质效应:分别配制苯磺酸氨氯地平低、中、高 3 个浓度(0.3ng/ml、3.0ng/ml 和 16.0ng/ml)的血浆样品,每一浓度配制 6 份样品,按照血浆样品处理方法处理,进行 LC-MS/MS 分析,记录分析物氨氯地平峰面积,标记为 A_1;取空白血浆 200μl,加入甲醇 - 水(1∶1)20μl,按空白血浆样品处理方法处理至氮气吹干,用 80μl 含分析物和内标的工作液(内标终浓度为 20.0ng/ml,苯磺酸氨氯地平终浓度分别为 0.6ng/ml、6.0ng/ml 和 32.0ng/ml)复溶,进样分析,记录氨氯地平峰面积,标记为 A_2;将内标为 20.0ng/ml,苯磺酸氨氯地平浓度分别为 0.6ng/ml、6.0ng/ml 和 32.0ng/ml 的对照品溶液进样分析,记录氨氯地平峰面积,标记为 A_3。A_1 与 A_2 的比值为氨氯地平的提取回收率($R\%$);A_2 与 A_3 的比值为氨氯地平的基质效应(ME%)。内标的提取回收率和基质效应同法计算。

苯磺酸氨氯地平回收率在 83.5%~88.2% 之间,内标回收率为 88.3%。低、中、高浓度苯磺酸氨氯地平和内标的基质效应分别为 (93.9 ± 1.8)%、(95.8 ± 4.9)%、(93.9 ± 1.5)% 和 (97.9 ± 5.3)%。

4. 思路解析 基质效应(matrix effect,ME)是指在 LC-MS 定量分析中,由于样品基质中存在定量模式下未检出的干扰物,造成待测物质谱响应的显著降低或增加,可能导致定量结果的不准确。有关基质效应产生的机制一般认为是待测组分与干扰物分离不完全,因此在 LC-MS 接口处共流出时使待测物的离子化效率降低或者增强。采用 LC-MS 进行体内药物分析时,引起基质效应的成分一般为生物样品中的内源性物质,也可能是药物的代谢产物或一同服用的不同药物;进行体外的药物分析时,引起基质效应的成分一般为药物主成分及其杂质、辅料等。消除或者减少基质效应的主要途径是改善色谱分离条件和优化前处理手段,同时采用稳定同位素内标减少定量结果的误差。

氨氯地平中含有非共轭氮原子,与质子结合能力较强,且其疏水性强也有利于离子化,在 ESI（+）条件下具有很强的［M+H］⁺响应,因此方法建立过程中主要考察基质效应的影响,以确保定量结果的可靠。本研究中发现前处理方式对基质效应没有显著影响,因此改变色谱条件由原来的等度洗脱转为梯度洗脱,分离内源性干扰物和分析物。在分析开始,利用高水相将极性较大、保留较弱的内源性物质先洗脱;再缓慢升至高有机相,让分析物在此过程中被洗脱;分析物洗脱后再将高有机相维持 0.7 分钟,使得极性较小的内源性物质洗脱,可避免其对后续样品分析的干扰。相比于等度洗脱,梯度洗脱方法同时考虑到基质中弱极性和强极性内源性干扰物,在避开内源性干扰物对本分析样品干扰的同时也消除了弱极性物质如磷脂等对后续样品检测的干扰。柱后灌注结果也直观证明在梯度洗脱条件下内源性基质对氨氯地平分析物检测不存在干扰现象。

【例 11-2】药物中 12 种磺酸酯类基因毒性杂质的 LC-MS/MS 方法的优化[4]

1. **仪器** TSQ Quantum Ultra AM 三重四极串联质谱仪,配备 ESI 和 APCI 源。

2. **色谱分离检测条件**

（1）甲磺酸酯色谱条件：InertSustain C_{18} 柱（250mm × 4.6mm,5μm）,流动相为甲醇和水,比例为 20：80（V/V）,流速为 1.0ml/min,柱温 45℃,进样量 10μl。

（2）对甲苯磺酸酯和苯磺酸酯色谱条件：XTerra RP-C_{18} 柱（150mm × 4.6mm,3.5μm）,流动相为甲醇和水,比例为 73：27（V/V）,流速为 0.7ml/min,柱温 35℃,进样量 10μl。

（3）电喷雾离子源（ESI）条件：正离子检测;选择反应监测（SRM）;喷雾电压范围 3~5kV;毛细管温度为 350℃;雾化气和辅助气压力分别为 35psi 和 5psi;碰撞气体压力保持在 1.0mTorr;碰撞诱导解离能（CID）分别为 35eV（对甲苯磺酸甲酯、对甲苯磺酸乙酯、对甲苯磺酸丙酯、对甲苯磺酸异丙酯）、20eV（苯磺酸甲酯）和 15eV（苯磺酸乙酯、苯磺酸丙酯、苯磺酸异丙酯）;SRM 检测离子对见表 11-3。

（4）大气压化学离子源（APCI）条件：负离子检测;选择反应监测（SRM）;电晕放电流 4.0μA;气化室温度范围 200~500℃;毛细管温度为 350℃;雾化气和辅助气压力分别为 35psi 和 5psi;碰撞气体压力保持在 1.0mTorr;碰撞诱导解离能（CID）均为 22eV;SRM 检测离子对见表 11-4。

表 11-3 12 种磺酸酯在 ESI 源中的定量离子对和检测灵敏度

待测物	ESI		
	母离子→子离子	LOD/（ng/ml）	LOQ/（ng/ml）
甲磺酸甲酯	—[a]	—[a]	—[a]
甲磺酸乙酯	—[a]	—[a]	—[a]
甲磺酸正丙酯	—[a]	—[a]	—[a]
甲磺酸异丙酯	—[a]	—[a]	—[a]
对甲苯磺酸甲酯	204.0→91.1	20	40
对甲苯磺酸乙酯	218.0→91.0	5	10
对甲苯磺酸正丙酯	232.0→91.2	5	10
对甲苯磺酸异丙酯	232.0→91.1	2	5
苯磺酸甲酯	190.0→158.0	20	40
苯磺酸乙酯	204.0→159.0	10	20
苯磺酸正丙酯	218.0→159.0	5	10
苯磺酸异丙酯	218.0→159.9	5	10

[a] 未找到。

3. **测定方法与结果** 用乙腈溶解 12 种磺酸酯类基因毒性杂质对照品,制备各自的对照品储备液。临用前稀释储备液,制备工作对照品溶液(1μg/ml),通过流动注射优化用于检测 ESI 和 APCI 离子源的工作参数,同时将不同的前体离子碰撞生成相应的产物离子,优化 SRM 检测离子对和碰撞能量。12 种磺酸酯类基因毒性杂质在 ESI 源中的定量离子对和检测灵敏度如表 11-3 所示,在 APCI 源中的定量离子对和检测灵敏度如表 11-4 所示。

表 11-4　12 种磺酸酯在 APCI 源中的定量离子对和检测灵敏度

待测物	APCI		
	母离子→子离子	LOD/(ng/ml)	LOQ/(ng/ml)
甲磺酸甲酯	95.0→80.0	4	10
甲磺酸乙酯	95.0→80.0	4	10
甲磺酸正丙酯	95.0→80.0	4	10
甲磺酸异丙酯	95.0→80.0	4	10
对甲苯磺酸甲酯	171.0→107.0	2	5
对甲苯磺酸乙酯	171.0→107.0	2	5
对甲苯磺酸正丙酯	171.0→107.0	2	5
对甲苯磺酸异丙酯	171.0→107.0	2	5
苯磺酸甲酯	157.0→93.0	2	5
苯磺酸乙酯	157.0→93.0	2	5
苯磺酸正丙酯	157.0→93.0	2	5
苯磺酸异丙酯	157.0→93.0	2	5

4. **思路解析** 采用 LC-MS/MS 同时测定较低限度的磺酸酯类基因毒性杂质时,关键是离子源和监测离子的选择。

磺酸酯类基因毒性杂质结构中不含与质子结合能力较强的氮原子,因此未能在 ESI 正离子条件下观察到[M+H]$^+$的形成;磺酸酯类结构中富含氧原子,因此对甲苯磺酸酯和苯磺酸酯杂质的一级质谱图中显现了较强的[M+NH$_4$]$^+$和[M+Na]$^+$,但是甲磺酸酯杂质由于疏水性较弱,在 ESI 条件下未能观察到明显的准分子离子峰;由于在二级质谱中[M+Na]$^+$的子离子强度较弱,ESI 正离子条件下对甲苯磺酸酯和苯磺酸酯杂质均选择[M+NH$_4$]$^+$及其相应的子离子作为定量离子对;进一步优化发现流动相中添加剂对各杂质的质谱响应有显著影响,特别是在流动相添加醋酸铵缓冲液可以提高质谱响应。而在 APCI 模式下,磺酸酯类基因毒性杂质中含有易热裂解的酯键,因此在负离子模式下,12 种磺酸酯均在一级质谱图中形成较强的[M-alkyl]$^-$准分子离子,然后再在二级质谱中裂解,甲磺酸酯在二级质谱中形成的子离子为[M-alkyl-CH$_3$]$^-$,芳香族磺酸酯的子离子为[M-alkyl-SO$_2$]$^-$,其裂解途径如图 11-21 所示,流动相添加剂对 APCI 负离子响应无明显增强作用。

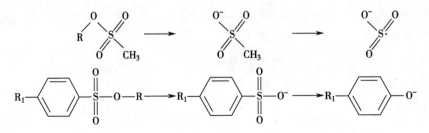

图 11-21　磺酸酯在 APCI(-)条件下准分子离子及裂解子离子的形成机制

将根据上述优化结果建立的 LC-ESI-MS/MS 与 LC-APCI-MS/MS 方法进行灵敏度比对可知,无论是采用 ESI 离子源还是 APCI 离子源,脂肪族磺酸酯的灵敏度均低于芳香族磺酸酯;磺酸正丙酯与磺酸异丙酯灵敏度相当,表明结构异构对于检测灵敏度无影响;采用 APCI 负离子模式时,12 种磺酸酯均有较高灵敏度,APCI 比 ESI 更适合于测定低限度的甲磺酸酯基因毒性杂质。

第二节 气相色谱 - 质谱联用技术

一、概述

气相色谱 - 质谱联用技术(简称气质联用,GC-MS)是色谱联用仪中开发最早并商品化的色谱联用技术。气相色谱分析的化合物沸点范围适用于质谱检测,气相色谱分离和质谱分析过程中都是在气态下进行,以及两者对样品的制备和预处理都有异曲同工之处,气相色谱法和质谱法的这些共同点促成了这两种技术联用的最佳配合。自 1957 年 J.C.Holmes 和 F.A.Morrell 首次实现气相色谱和质谱联用以后,这一技术得到了长足的发展。

气相色谱 - 质谱联用仪(简称 GC-MS 仪)一般由气相色谱仪、接口、质谱仪和数据处理系统组成,见图 11-22。其中,气相色谱仪分离样品中各组分;接口把气相色谱流出的各组分送入质谱仪进行检测,起着两者之间适配器的作用;质谱仪对接口依次引入的各组分进行分析,成为气相色谱仪的检测器;计算机系统控制气相色谱、接口和质谱仪,进行数据采集和处理,是 GC-MS 的中央控制单元。

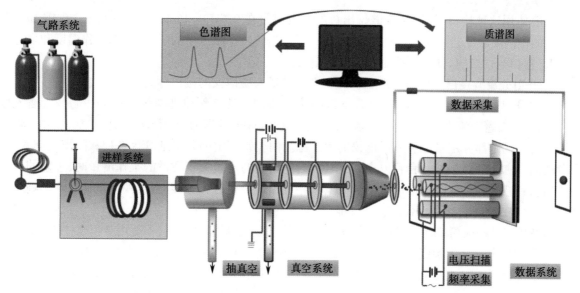

图 11-22 GC-MS 联用仪工作流程图

GC-MS 法与其他 GC 法相比较具有以下优势。

1. **GC-MS 定性参数增加,定性更加可靠** GC-MS 不仅与 GC 一样能提供保留时间,而且还能提供质谱图、分子离子峰的准确质量、碎片离子峰强比、同位素离子峰、被选离子的子离子质谱图等信息。因此,使用 GC-MS 法定性鉴别远比 GC 法可靠。

2. **GC-MS 灵敏度更高** GC-MS 虽然是通用型检测方法,却比 GC 中所采用任何一种的通用型检测器的灵敏度要高。

3. **GC-MS 的专属性更强** 采用 GC-MS 的提取离子色谱、选择离子监测、多反应离子检测等技术可显著降低化学噪声、基质干扰的影响,分离出总离子图上尚未分离的色谱峰,同时,不同的离子化方式也可以提高化合物的定性和灵敏度。基于上述原因,GC-MS 的选择性高于 GC。

GC-MS 中质谱仪与 LC-MS 中质谱仪的主要差别是 GC-MS 采用的是真空状态下的离子源。而两种仪器所采用的质量分析器原理相同,主要有四极杆质量分析器、飞行时间质量分析器和离子阱质量分析器等。但是 GC-MS 多采用电子轰击离子源的硬电离方式,在一级质量分析器中所获得的已经是裂解离子,加上适合 GC-MS 分析的样品分子量本来就较小,导致串联第二个质量分析器提高灵敏度的效果相对有限,因此目前 GC-MS/MS 并没有像 LC-MS/MS 那样全面取代 LC-MS 技术,GC-MS 仪仍然是药物分析应用中的主流设备。

二、接口技术

GC-MS 接口中要解决的问题是气相色谱仪的大气压工作条件和质谱仪的真空工作条件的连接和匹配。接口要把气相色谱柱流出物中的载气尽可能多地除去,保留或浓缩待测物,使近似大气压的气流转变成适合离子化装置的粗真空,并协调色谱仪和质谱仪的工作流量。GC-MS 中产生离子的离子源在质谱仪的真空系统内,因此 GC-MS 接口并不称为离子源,这是与 LC-MS 接口的关键区别。常见的 GC-MS 接口有以下几种。

1. **直接导入型接口** 直接导入型接口(direct coupling)是将 GC 的毛细管色谱柱通过一根金属毛细管直接引入质谱仪的离子源。这种接口方式是迄今为止最常用的一种技术。适用于这种接口的载气限于氦气或氢气。载气和待测物一起从气相色谱柱流出立即进入离子源的作用场。由于载气是惰性气体不发生电离,不受电场影响可被真空泵抽走,而待测物却会形成带电粒子,在电场作用下加速向质量分析器运动。接口的实际作用是支撑插入端毛细管,使其准确定位,以及保持温度,使色谱柱流出物始终不被冷凝。

一般使用这种接口时,气相色谱仪出口的载气流量在 0.7~1.0ml/min,当流量高于 2.0ml/min 时,质谱仪的检测灵敏度会下降,色谱柱的最大流速受质谱仪真空泵流量的限制;最高工作温度和最高柱温相近;接口组件结构简单,容易维护,传输率达 100%。

2. **开口分流型接口** 色谱柱洗脱物的一部分被送入质谱仪的接口称为分流型接口,在多种分流型接口中开口分流型接口(open-split coupling)最为常用。其工作原理为气相色谱柱的一段插入接口,其出口正对着限流毛细管。限流毛细管承受将近 0.1MPa 的压力,与质谱仪的真空泵相匹配,将色谱柱洗脱物的一部分定量地引入质谱仪的离子源。内套管固定插入毛细管色谱柱和限流毛细管,使两者的出口和入口对准。外套管内充满氦气。当色谱柱的流量大于质谱的工作流量时,过多的色谱柱流出物和载气随氦气流出接口;反之,外套管中的氦气提供补充。因此,更换色谱柱时不影响质谱仪工作,质谱仪也不影响色谱仪的分离性能。

这种接口结构很简单,但色谱柱流量较大时分流比较大,灵敏度较低,不适用于填充柱的条件。

3. **喷射式分子分离接口** 常用的喷射式分子分离接口工作原理是根据气体在喷射过程中不同质量的分子都以同样的速度运动,不同质量的分子具有不同的动量,动量大的分子,保持沿喷射方向运动,而动量小的易于偏离喷射方向,被真空泵抽走。分子量较小的载气在喷射过程中偏离接受口,分子量较大的待测物得到浓缩后进入接受口。

喷射式分子分离器具有体积小、热解和记忆效应较小、待测物在分离器中停留时间短等优点。这种接口适用于各种流量的气相色谱柱,从填充柱到大孔径毛细管柱,主要的缺点是对易挥发性化合物的传输率不够高。

三、离子源

GC-MS 中产生离子的离子源在质谱仪的真空系统内,因此只有真空条件下的离子化方式才能用于 GC-MS,如电子轰击(electron impact,EI)、化学电离(chemical ionization,CI)、场致离子化(field ionization,FI)、场解吸离子化(field desorption ionization,FD)和负离子化学离子化(negative ion chemical ionization,NICI)等,其中以 EI 和 CI 最为常用。

(一) 电子轰击

电子轰击离子源是 GC-MS 最经典、使用最广泛的离子源,它是通过一定能量的电子轰击束(一般为 70eV),使气体状态的样品分子失去一个外层电子形成了带正电荷的分子离子,并进一步碎裂成各种碎片离子、中性离子或游离基,如图 11-23 所示。

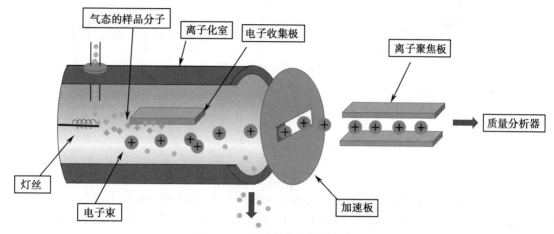

图 11-23　电子轰击离子源示意图

电子束由通电加热的灯丝(阴极)发射,由位于离子化另一侧的电子收集板(阳极)所接收,此两极间的电位差决定了电子的能量。一般有机化合物的离子化程度随电子能量的增加(自 10~20eV)迅速增大。大多数标准质谱图是在 70eV 获得的,因为在此条件下,电子能量稍有变动不会影响离子化的过程,质谱的再现性较好。因此,具有一定能量的电子与由进样系统进入离子化室的样品蒸气相碰撞,导致样品分子的电离。样品分子被打掉一个电子成为一个含有不成对电子的正离子(称作分子离子)。

$$M+e^- \longrightarrow M^+ + 2e^-$$

或得到一个电子形成带负电荷的分子离子。

$$M+e^- \longrightarrow M^-$$

通常轰击样品的电子的能量远大于有机化合物的电离能,过多的能量使分子离子中的化学键断裂生成碎片离子和自由基。

$$M^{\cdot+} \longrightarrow A^+ + B\cdot$$

或失去一个中性小分子:

$$M^{\cdot+} \longrightarrow C^{\cdot+} + D$$

碎片离子还可以进一步断裂,生成更小的碎片离子。因而,采用 EI 方式电离,能够得到丰富的有关化合物的结构信息。

在 GC-EI-MS 中,质谱仪常使用具有 70eV 能量的轰击电子,而有机化合物分子的电离电位一般为 7~13eV(如甲烷的电离电位为 13.1eV,苯为 9.24eV),所以 70eV 大大高于有机分子的电离电位,分子离子的剩余能量较大,当剩余能量大于分子中化学键断裂所需要的能量时,分子离子就碎裂成碎片离子。如果碎片离子的能量仍然大于键能,还可以发生二级甚至多级碎裂,生成质荷比更小的离子。离子的碎裂也不仅仅限于某些化学键的简单断裂,有时还会发生离子中原子连接次序的变化,即在化学键断裂的同时还有新的化学键的生成,这种现象在质谱中叫重排,相应地,由化学键的重排而生成的碎片离子叫重排离子。众多的碎片离子(包括重排离子)提供了丰富的结构信息。但是对于那些分子中含有较多弱键的化合物而言,过高的剩余能量会导致分子离子大部分甚至全部破碎,使质谱图上不出现分子离子峰,这就给测定化合物的分子量带来困难。所以,EI 又被称为 "硬电离" 或 "硬离子化方法"。毒死蜱 EI 的典型图谱见图 11-24 所示。

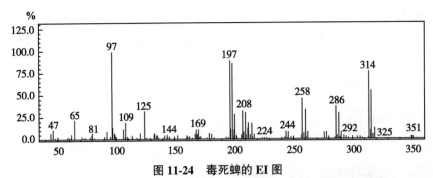

图 11-24 毒死蜱的 EI 图

色谱柱: TG-5MS(30m×0.25mm, 0.25μm); 进样口: 250℃; 载气: 氮气; 流速: 1ml/min; 不分流; 进样量: 1μl。质谱条件: EI 离子源; 温度: 250℃; 接口温度: 280℃; 质量范围 (*m/z*): 50~650。

EI 源的优点总结如下:

1. 方法成熟, EI 谱重现性好。GC-MS 数据系统软件都装配不同的质谱数据库和谱库检索程序, 较通用的是美国国家标准技术研究院(National Institute of Standards and Technology, NIST)出版的标准质谱图库, 美国国家科学技术研究院(NIST)、美国环保局(EPA)和美国国立卫生院(NIH)共同出版的 NIST/EPA/NIH 质谱库, 以及 Willey 质谱数据库。质谱图包含电荷状态、分子量、分子式、化合物名称和谱图采集参数等, 便于研究者使用 NIST MS Search 软件检索自己实验中得到的质谱图以及浏览匹配结果。

2. EI-MS 图中有较多的碎片离子, 能提供丰富的结构信息。

3. 灵敏度高, 能检测纳克级样品。

4. 离子源结构简单, 操作方便。

EI 源的不足是由于轰击电子能量较高, 使某些化学键较弱的化合物的分子离子检测不到, 造成分子量测定的困难。不过遇到这种情况时, 这些化合物的分子量可采用化学电离源(CI)检测。

(二) 化学离子化

化学离子化(CI)是一种软离子化技术, 是通过样品分子 - 离子反应使样品离子化。在此过程中没有发生像 EI 源那样强烈的能量交换, 而是通过大量反应气(如甲烷、氮气、异丁烷等)的电离, 并经历离子 - 分子反应后产生大量反应离子, 反应离子与待测物碰撞后使待测物分子转化为准分子离子和相应的碎片离子。此过程可简要表达如下:

$$CH_4+e \longrightarrow CH_4^+ +2e$$
$$CH_4^+ +CH_4 \longrightarrow CH_5^+ +CH_3·$$
$$CH_5^+ +M \longrightarrow [M+H]^+ +CH_4$$

CI 方式通常产生质子化的样品分子(准分子离子), 由于 CI 过程中没有给予新生离子过多的能量, 因而准分子离子中碳碳键断裂的可能性较小, 便于提供样品的分子量信息。毒死蜱 CI 的典型图谱见图 11-25 所示。

CI 与 EI 相比, 主要优点如下:

1. 通过分子 - 离子反应传递的能量很小, 大部分化合物能得到一个强的与相对分子质量有关的准分子离子峰, 碎片离子较少, 图谱较简单, 易识别, 因而是 EI 质谱的补充, 也将化学电离称为"软电离"或"软离子化方法"。

2. CI 有选择性, 通过选择不同的反应气体, 使其仅与样品中的被测组分反应, 从而使该组分被电离和检测, 还可以利用其选择性来确定官能团性质和位置, 以及用于空间异构体的鉴定。

CI 源的不足之处是其质谱图中的碎片离子较少, 因而提供的结构信息太少, 不利于待测物的结构解析, CI 源与 EI 源合用将更有利于采用 GC-MS 来对未知物进行定性鉴别。现代常规质谱仪常常配备了 EI/CI 离子源, 通过 EI 与 CI 的互补, 不仅可以获取丰富的样品结构信息, 而且可以得到样品的分子量信息。

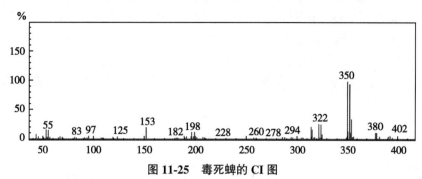

图 11-25　毒死蜱的 CI 图

色谱柱：VF-17ms（30m×0.25mm，0.25μm）；进样口：250℃；载气：氦气；流速：1.0ml/min；不分流；进样量：1μl。质谱条件：CI 离子源；温度：220℃；反应气：甲烷；接口温度：280℃；质量范围（m/z）：50~650。

四、应用示例

GC-MS 分析目前已经广泛应用于农药残留测定、基因毒性杂质、包材相容性等研究中，以下以 GC-MS 用于卤化丁基橡胶塞中的脂肪酸和挥发性小分子的定量测定为例进行说明。

【例 11-3】卤化丁基橡胶塞中的脂肪酸和挥发性小分子的测定[5]

卤化丁基橡胶塞在生产过程中常会加入润滑剂、抗氧化剂、硫化剂等物质，且需要经过硫化过程，因而不可避免地会在胶塞内残存一些相关化合物。在胶塞贮存、高温灭菌过程中，这些化合物有可能迁移到胶塞表面，例如脂肪酸类润滑剂和挥发性小分子，容易污染药品，影响药品的安全性。因此，建立测定胶塞中润滑剂（脂肪酸）和挥发性小分子成分（正十二烷、正十四烷和正十六烷）含量的 GC-MS 方法具有重要的意义。

1. 仪器　6890N-5973 气相色谱 - 质谱联用仪，配备有 EI 离子源。

2. 色谱分离检测条件

（1）脂肪酸 GC-MS 条件：色谱柱为 HP-INNOWAX 毛细管色谱柱（30m×0.32mm，0.25μm）；EI 源；进样口 200℃；离子源 230℃；不分流进样；载气为 He；总流量 25.1ml/min；程序升温：起始柱温 150℃，保持 3 分钟，以 50℃/min 速率升至 210℃，保持 4 分钟；进样量 1μl；选择离子监测：m/z 74.0（棕榈酸甲酯、硬脂酸甲酯）。

（2）挥发性小分子 GC-MS 条件：色谱柱为 HP-5 毛细管色谱柱（30m×0.32mm，0.25μm）；EI 源；进样口 200℃；离子源 230℃；不分流进样；载气为 He；总流量 25.1ml/min；程序升温：起始柱温 80℃，保持 3 分钟，以 50℃/min 速率升至 140℃；进样量 1μl；选择离子监测：m/z 57.1（正十二烷、正十四烷、正十六烷）。

3. 测定方法与结果　分别取棕榈酸甲酯、硬脂酸甲酯、正十二烷、正十四烷、正十六烷对照品溶液进行 GC-MS 分析，全扫描质谱图见图 11-26。根据全扫描结果，棕榈酸甲酯和硬脂酸甲酯的最强丰度子离子质荷比（m/z）为 74.0，正十二烷、正十四烷和正十六烷的最强丰度子离子质荷比（m/z）为 57.1。

将胶塞剪碎成细小颗粒，取 0.1g，精密称定，置于 50ml 锥形瓶中，加入 0.5mol/L 的氢氧化钾甲醇溶液 2.0ml，在 65℃水浴中加热回流 30 分钟，放冷，加 15% 三氟化硼甲醇溶液 2.0ml，在 65℃水浴中加热回流 30 分钟，放冷，加正庚烷 4.0ml，继续在 65℃水浴中加热回流 5 分钟后，放冷，加饱和氯化钠溶液 10ml 洗涤，摇匀，静置使分层，取上层液，用水洗涤 3 次，每次 2.0ml，上层液经无水硫酸钠干燥，加正庚烷稀释 25 倍，作为测定脂肪酸的胶塞样品；取药液 0.5ml 同法制备测定脂肪酸的药液样品。

将胶塞剪碎成细小颗粒，取 0.8g，精密称定，置微波萃取罐中，加入正己烷 10ml，密封，于 90℃条件下微波萃取 30 分钟,放至室温,过滤,滤液作为测定挥发性小分子的胶塞样品;取药液 0.5ml,用固相萃取柱萃取,分别加甲醇 4.0ml 及水 4.0ml 活化,用正己烷进行洗脱,洗脱液用正己烷定容至 5.0ml,经 0.22μm 微孔滤膜过滤,取滤液作为测定挥发性小分子的药液样品。

　　取脂肪酸对照品溶液、脂肪酸胶塞样品、脂肪酸药液样品和挥发性小分子对照品溶液、挥发性小分子胶塞样品、挥发性小分子药液样品分别按照相应的 GC-MS 条件进行测定,测定结果见图 11-27。结果表明胶塞中可检出一定量的脂肪酸和正十二烷、正十四烷、正十六烷,在药液样品中未检出上述待测物。

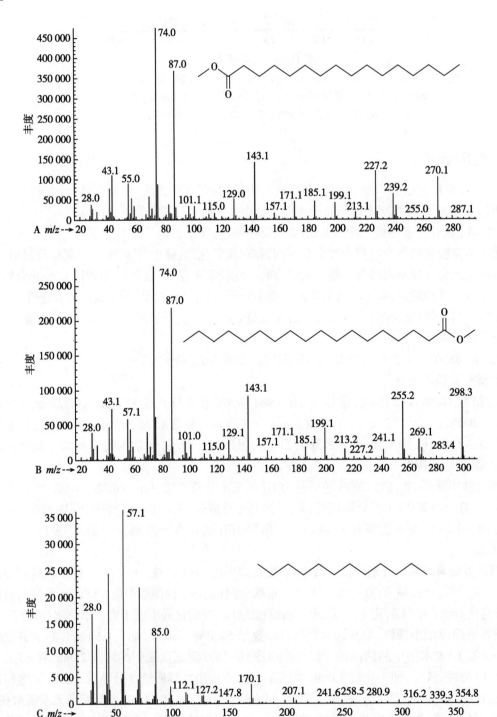

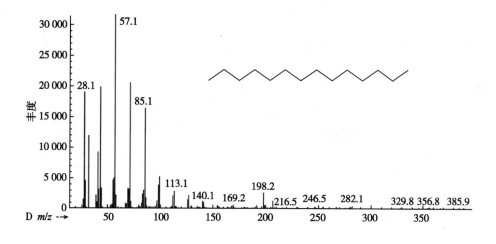

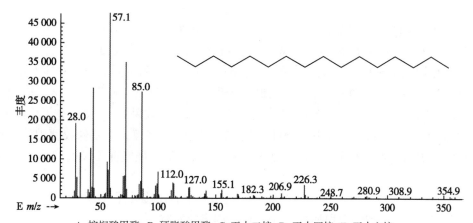

A. 棕榈酸甲酯；B. 硬脂酸甲酯；C. 正十二烷；D. 正十四烷；E. 正十六烷。

图 11-26 脂肪酸和挥发性小分子的全扫描质谱图

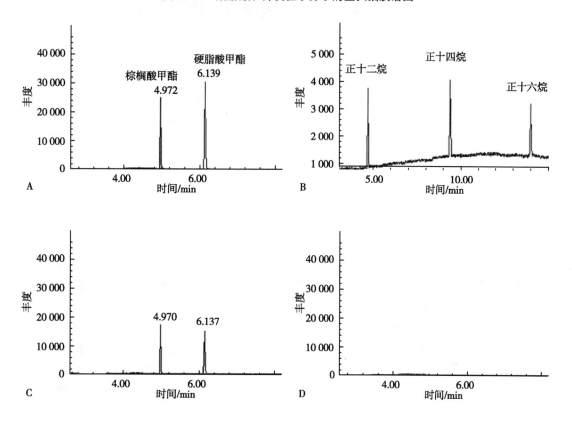

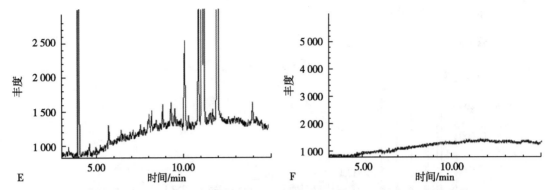

A. 脂肪酸对照品；B. 挥发性小分子对照品；C. 胶塞样品中的脂肪酸；D. 药液样品中的脂肪酸；
E. 胶塞样品中的挥发性小分子；F. 药液样品中的挥发性小分子。

图 11-27 脂肪酸和挥发性小分子的测定色谱图

4. 思路解析 胶塞和药液提取后的样品分别采用 DB-624、HP-5、HP-INNOWAX 色谱柱进行分离，棕榈酸甲酯、硬脂酸甲酯在 HP-INNOWAX 色谱柱中有较好的分离度；正十二烷、正十四烷、正十六烷在 HP-5 色谱柱中有较好的分离效果；在选定的色谱柱上，用不同的温度程序对样品进行分离比较，发现在程序升温下 GC-MS 条件能达到最佳分离；在最佳分离条件下采用全扫描、选择离子扫描进行对比分析，结果表明，采用选择离子扫描杂质峰较少，分离效果好，有效提高了检测灵敏度及准确度；在样品处理过程中，以棕榈酸甲酯、硬脂酸甲酯为对照品，将卤化丁基橡胶塞中棕榈酸、硬脂酸衍生化成易挥发的甲酯化合物，再进行 GC-MS 分析，有效解决了硬脂酸不易直接进行 GC-MS 分析的问题。

本研究所建立的 GC-MS 法测定脂肪酸和挥发性小分子的迁移量，前处理过程简单，灵敏度高，可对药用卤化丁基胶塞的质量进行评估，并应用于包材相容性研究。

第三节 液相色谱 - 核磁共振联用技术

一、概述

核磁共振（nuclear magnetic resonance, NMR）技术可以用于化合物结构的确认，甚至可以区分不同分子结构上的细微差别，如同分异构体等都可以进行精确分析。但是要求高纯度的样品，如果样品不纯，会对核磁共振图谱产生严重的信号干扰和重叠，无法进行准确解析。因此，对于复杂混合物的分析，一般要事先经过分离纯化后，达到一定的纯度才可以直接进行核磁分析。如果把液相色谱分离复杂化合物的能力与核磁共振技术强大的结构解析能力进行有机组合匹配，实现在线监测，不仅可以简化样品前处理过程，提高自动化程度，而且可以建立有关化合物色谱与核磁数据之间的对应关系，在化合物鉴定领域具有非常大的发展空间。

但液相色谱和核磁共振技术的联用并不是两种技术的简单组合：NMR 的检测灵敏度明显低于常规的 HPLC 检测器，且作为 HPLC 流动相的混合溶剂往往产生多重强溶剂峰而影响溶质峰的检测。过去人们一般先用 HPLC 对混合物进行分离，然后将分离好的组分移至 NMR 样品管中，再进行 NMR 检测，最后确定混合物中该组分的结构，整个过程要耗费很多时间。随着 NMR 理论和技术的发展，出现了许多新技术、新方法。高性能脉冲梯度场技术和选择激发技术的出现，使得多重溶剂峰的有效抑制成为可能。高场探头性能的不断改进，大大提高了 NMR 的检测灵敏度。NMR 仪器的模块化设计和硬件的快速控制，使得接口设计更为灵活。这些技术解决了 HPLC 和 NMR 的匹配问题。由于 LC-NMR 在线联用技术能一次性完成从样品的分离纯化到峰的检测、结构测定和定量分析，提供大量的分子结构信息,提高了研究效率。

液相色谱 - 核磁共振联用技术(简称 LC-NMR 联用技术)研究始于 1978 年[6],但 LC-NMR 联用技术的普及程度远不及已经非常成熟的 LC-MS 和 GC-MS 技术。要实现 LC-NMR 联用需要解决 NMR 的低检测灵敏度与 LC 分离容量兼容的问题,以及 LC 洗脱溶剂给 NMR 检测带来严重干扰的问题。近年来 NMR 技术迅猛发展,磁场强度不断提高,灵敏度大为提高;氘锁通道的灵敏度也有了很大提高,当氘含量水平为 1% 时已能满足大部分使用要求,同时还备有独立的外锁装置可供选择,这样就可以不用或少用氘代试剂达到锁场目的,降低了运转费用;在抑制溶剂峰方面也有很大进展,即可以通过不同频率通道进行多重溶剂峰预饱和,也可以通过脉冲梯度场的相位离散而消除溶剂峰,还有用二项式的激发脉冲序列等方法抑制溶剂信号以排除溶剂的干扰。在探头设计方面现在已有专为 LC-NMR 联用的流动液槽探头,如图 11-28 所示。将射频线圈直接安在流动液槽处,以得到最佳填充因子,流动液槽壁处无死体积,线圈尽可能接近样品,提高了灵敏度。

图 11-29 为一种典型的 LC-NMR 联用装置,主要由泵、柱子、检测器和磁铁为主体的连续液相探头组成。

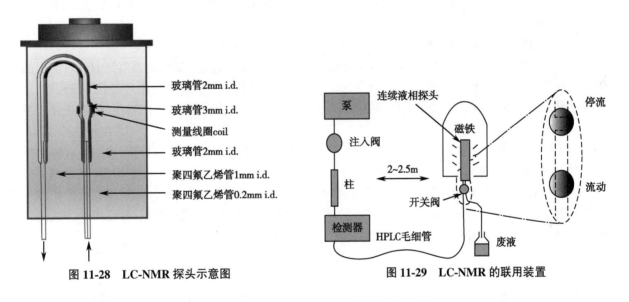

图 11-28 LC-NMR 探头示意图

图 11-29 LC-NMR 的联用装置

二、操作方式

目前可供选择的 LC-NMR 的操作方式有连续流动方式和驻流方式。

(一) 连续流动方式

在 LC-NMR 所使用的操作方式中,连续流动方式(continuous flow)是最简单的一种。在连续流动操作中,LC 的流动是连续的,不受 NMR 取样的影响。即样品进入 LC 系统,经色谱柱分离后,流经检测器(如紫外、DAD 等),进入核磁探头中,被检测采集信号,再从探头流出,收集或作废液处理。样品连续不断进入 NMR 流动液槽,按溶液峰的频率进行抑制,同时获得 NMR 谱图。这样得到的是假 2D 等高线图,即一个坐标是 NMR 的化学位移,另一坐标则为液相色谱保留时间。利用这一结果可以了解化合物中的某些基团,如芳香性等。使用这种方法可在很短的时间内完成样品分析并得到各组分分子结构方面的信息。因此,连续流动操作方式在一些要求较快得出检测结果的分析中得到了应用。

连续流动操作方法在应用上也有诸多限制:首先只能检测出 ^1H 和 ^{19}F 的 NMR 谱;其次若在操作中 HPLC 采取梯度流出的方式,则 NMR 溶剂峰位置会随溶剂组成而变化,这样必须准确知道不同组成溶剂峰的位置才能有效地抑制溶剂的 NMR 信号;再次是使用连续流动方式不能够对待测组分作

NMR 二维谱,使结构信息的获得受到很大的限制。由于以上的缺陷,连续流动操作方式在很多情况下不能满足当今分析研究的需要。

(二) 驻流方式

如果待测组分的保留时间已知或可用 UV、MS 等检测器有效地检测到色谱峰的存在,则可以使用驻流操作方式(stopped flow)。在驻流操作中,NMR 不再随着色谱的连续流动对各个峰进行即时扫描,而是通过不同的方式对样品中各组分(或感兴趣的组分)进行单个的、较长时间的扫描。目前使用最多的驻流操作方式主要分三类:"时间分割"(time sliced)驻流方式、脱机驻流方式和 UV 检测器控制 NMR 取样。下面分别对这三类操作方式进行讨论。

1. **"时间分割"驻流方式** 这是最早使用的一种驻流操作方式。具体方法是通过紫外检测器确定了色谱峰位置之后,在适当的时间停止色谱流动,使色谱峰准确地停留在 NMR 检测池中,同时使用 NMR 进行较长时间的扫描(可达数小时),并且根据需要可以作 COSY、TOCSY 等二维 NMR 谱。

2. **脱机驻流方式** 脱机(off-line)驻流操作方法又称峰存储法(peak parking),是在色谱分离的过程中,将各个色谱峰的一部分转移到不同毛细管环(capillary loops)中,然后再分别进入 NMR 检测池进行扫描分析。在整个过程中,色谱峰并没有任何停顿,所以就解决了使用"时间分割"驻流方式所带来的色谱峰展宽问题。

3. **UV 检测器控制 NMR 取样** 使用这种方式进行操作必须有相应的软件支持。在这种操作方式中,可以选择手动和自动两种模式。当选用自动方式时,系统会通过 UV 检测器监测 HPLC 流出的较大色谱峰,并自动取样送入 NMR 中进行扫描。如果选用手动方式,仪器可按用户设置的峰位置、大小等参数有选择地对各组分进行取样、扫描。这种操作方法自动化程度高,使用简便,目前正处于发展之中。

驻流操作方式与连续流动方式相比,具有如下优点:①使用驻流方式进行分析,可以长时间对样品扫描,因此所得谱图精度高,结构信息较多;②即使含量较少的成分也可以通过 NMR 累加扫描来得到结构信息,从而得到较高的灵敏度,这是连续流动操作方式所不能做到的;③使用驻流操作方式可作 COSY、TOCSY 等二维谱,得到大量通过一维谱不易获得的结构信息。所以,驻流操作方式是目前应用最广泛的 LC-NMR 操作方式。

三、接口技术

1. **停止流动接口** 停止流动接口通常是标准接口,该接口控制 LC 峰转入 NMR 流动液槽,软件驱动接口自动检测 LC 的较大峰,检测到 LC 的较大峰后,流动相停止流动,LC 的泵和检测器均暂停工作,整个色谱过程被暂停,直到流动液槽中组分取得满意的 NMR 谱图,再启动泵,接着进行下一个峰的停留 NMR 测定,在停留期间不会扰乱下一个 NMR 测定。

2. **峰存储接口** 峰存储接口为扩展选件,装有存储回路,将 LC 峰存储在中间毛细管环中,离线进行 NMR 测试。其作用就像一个正常的 NMR 样品更换器。该系统有 12 个存储峰的毛细管环,设计时还考虑了避免由于长时间停止流动后引起的扩散问题。毛细管环体积要与检测液槽相匹配。通过事先给定的时间表(指标为保留时间、峰强度和斜率)自动填充到毛细管中,也可以手动进行。毛细管环中样品可以在 LC 分离过程中或分离之后用 NMR 仪器的自动软件包转移到 NMR 检测液槽中进行测试。

四、存在的问题和解决方法

1. **NMR 检测灵敏度问题** LC-NMR 联用未得到普及的主要瓶颈是 NMR 的检测灵敏度。目前 NMR 常规室温探头检测需要的化合物量是 mg 级,而分析型的液相色谱的分离容量是 μg 级,因此解决 LC-NMR 在线联用的核心是提高 NMR 的检测灵敏度。硬件上提高 NMR 检测灵敏度的途径可以通过提高超导磁体的磁场强度和改进探头的设计。随着磁场强度的增加,质子的共振频率增加,各检测核的灵敏度指标也随之提高,在使用相同类型探头的情况下,500MHz 比 200MHz 核磁共振波谱仪的 ^1H、^{19}F、^{13}C、^{31}P 四种核的检测灵敏度提高了 3~5 倍。但单纯提高磁场强度来增加检测灵敏度的效果是有限的,而通过优化和改进探头的设计可以显著增加检测核的灵敏度。

2. **LC 分离和 NMR 需要长时间累加的矛盾** 即使提高了磁场强度和采用更高灵敏度的超低温微量流动探头,但对于 ^{13}C、^{15}N 这类低丰度杂核的检测,低浓度样品的一维谱、二维谱的分析测试,仍需要 NMR 长时间的累加。慢流模式和停流模式的 LC-NMR 虽然可以延长分离的组分在检测池中停留的时间,但会造成色谱峰的展宽,影响色谱分辨率。可以从色谱分离和 NMR 进样检测方式上解决这些问题,如通过维持常规的 LC 分离、分离组分分别储存的环路收集模式或固相萃取柱收集模式。

3. **溶剂峰抑制的问题** 液相色谱中的流动相溶剂如甲醇、乙腈、水等均含有质子,会在核磁共振氢谱过程中产生非常强的吸收信号,其信号强度会远远高于目标化合物的响应,产生严重的抑制或者干扰。解决方法是进行 ^1H-NMR 检测时,采用溶剂峰压制的脉冲程序技术和采用氘代溶剂作为流动相。主要的溶剂峰压制技术有预饱和技术、软脉冲多重激发和通过增强纵向弛豫效应的水峰压制技术。

4. **LC 分离组分的识别收集问题** LC-NMR 联用的一个关键问题是混合物经 LC 分离后的组分如何被识别和收集。在 LC 的常用检测器中,LC-MS 是通过总离子流色谱图来观察所分离的组分,LC-UV 或 DAD 是通过组分产生紫外吸收信号来识别组分的。而 NMR 的检测原理是原子核的共振,其信号响应谱图表征了分子的结构信息,作用类似于质谱图,因此 NMR 作为检测器,并不具备在一定时间内对每一个化合物产生一个单一响应信号的功能,也就无法得到类似于总离子流色谱图这样的组分分离效果图。

UV 和 DAD 是 LC 最常规的检测器,但是属于选择性检测器,不适用于无发色团的化合物。MS 属于通用型检测器,适用于不同类型化合物,还具有波谱鉴定结构的功能,灵敏度高,LC-NMR-MS 联用是最理想的组合。LC-NMR-MS 可以同时获得互补的 NMR 和 MS 数据,建立了 NMR 与 MS 之间数据的对应关系,消除了由于色谱行为的差异可能造成的 LC-NMR 和 LC-MS 实验结果不相关的问题,为结构解析奠定基础;同时检测 NMR 和 MS 数据也可避免因样品不稳定造成分析结构的差异,以 MS 为检测器还可以监测峰纯度,控制 NMR 在停止流动模式下的检测组分。

五、应用示例

LC-NMR 能够将分离和结构鉴定连为一体,能够一次性完成从样品的分离纯化到峰的检测、结构测定和定量分析,在混合物成分的结构鉴定中具有不可替代的作用。

1. **同分异构体** LC-NMR 可以很好地对药物进行鉴定和结构表征,即使在色谱峰分离不完全情况下仍可提供详尽信息,使得同分异构体无须分离提取,便可进行检测分析,大大提高了分析效率。Cogne 等[7]利用 LC-NMR 研究了巴布醇衍生物顺式和反式相互转化,通过 LC-NMR 确定了肉桂酸部分的光诱导顺式/反式异构化和环烯醚萜的鼠李糖部分发生修饰是造成环烯醚萜类肉桂酰基不稳定性的原因。Novak 等[8]利用 LC-NMR 方法分析了阿卡波糖原料药杂质,并对药物产品进行在线分离和结构鉴定。最终鉴定出阿卡波糖原料药中未知杂质的主要成分是一种不同于阿卡波糖的五糖。

2. **天然产物定性定量** 天然药物成分十分复杂,有效物质多,进行天然产物定性定量时往往需要多种分离鉴别模式相结合。LC-NMR 可以同时对天然产物中复杂成分进行表征、定性、定量以及相对含量的测定,提高天然产物分析效率。Hammerl 等[9]利用 LC-NMR 联用技术研究了氨基酸对酿酒酵母次生代谢产物的影响,并对蓝色奶酪中经典的罗氏青霉代谢组的变化进行准确定性和定量分析。首次报道了 D-Phe-L-Val-D-Val-L-Tyr 和 D-Phe-L-Val-D-Val-L-Phe 四肽等罗氏假单胞菌代谢产物。同时利用 LC-NMR 成功建立了绝对代谢产物定量方法,绘制了罗氏青霉在 L-酪氨酸环境下生长时的代谢组变化图谱。Timsina 等[10]采用 LC-NMR 方法对尼泊尔拉苏瓦地区的药用植物多枝紫菜及其乙酸乙酯提取物中的呫吨酮进行了含量研究。在制备高效液相色谱法的支持下,核磁共振提供了各个化学结构的最终归属。在 8 个色谱峰中,鉴定出 4 种主要的呫吨酮,即贝林双黄酮、十字交叉素、1,3- 二羟基 -5,8- 二甲氧基呫吨酮和 1- 羟基 -3,5,8- 三甲氧基呫吨酮。

3. 药物代谢 1992 年 Spraul[11]第一次报道了使用 LC-NMR 进行药物代谢研究,将服用布洛芬的受试者的尿液冷冻干燥处理后,分别使用 LC-NMR 的连续流动和驻流操作方法进行分析,并在驻流操作时进行了二维谱分析,得到代谢产物的明确结构。后来又有人用同样的方法进行了动物尿液中布洛芬 II 相代谢产物的分析[12]。1993 年 Wilson 等[13]使用驻流操作方式进行了安替比林的药物代谢研究。受试者服 1g 4- 羟安替比林后,收集其尿液冷冻干燥处理,然后用乙腈 - 水作流动相,以驻流的操作方法进行 HPLC-NMR 分析。根据 ^{1}H-NMR 的谱图及 UV 谱图,得出 3 个可能与药物有关的峰,进一步使用 ^{1}H-NMR 扫描可以清楚地确定这 3 个峰分别是 4- 羟安替比林葡糖醛酸(药物代谢产物)、5- 安替比林葡糖醛酸和 4- 羟安替比林。整个过程迅速、简便,除了冷冻干燥之外未对样品作任何其他预处理,并得到了药物代谢主产物的明确结构。

4. 微量杂质分析 药品中的微量杂质分析在新药研究和质量控制方面起着极为重要的作用。由于药物杂质含量较低,需要灵敏度高和分辨率好的分析方法进行杂质的结构解析。Tokunaga[14]为了提高检测的灵敏度,采用了 UPLC-NMR 联用来提高峰形的尖锐程度,相对于常规的 LC-NMR 联用,UPLC-NMR 可以有效地浓缩色谱峰并同时不必考虑待测物的极性,并成功应用于微量杂质的分析。

参考文献

［1］ ROBERT E A. Liquid chromatography mass spectrometry: an introduction. New York: John Wiley&Sons, 2003

［2］ COLLINGS B A, CAMPBELL J M, MAO D, et al. A combined linear ion trap time-of-flight system with improved performance and MSn capabilities. Rapid Commun Mass Spectrom, 2001, 15 (19): 1777-1795

［3］ 李丹, 黄建耿, 杨丛莲, 等. LC-MS/MS 法测定人血浆中氨氯地平浓度: 改善色谱条件消除基质效应. 药学学报, 2016, 51 (6): 1004-1009

［4］ GUO T, SHI Y Y, ZHENG L, et al. Rapid and simultaneous determination of sulfonate ester genotoxic impurities in drug substance by liquid chromatography coupled to tandem mass spectrometry: comparison of different ionization modes. J Chromatogr A, 2014, 1355: 73-79

［5］ 索玲喆, 于祥勇, 徐健峰, 等. GC-MS 法应用于胶塞与疫苗注射液的包材相容性研究. 沈阳药科大学学报, 2019, 36 (9): 805-811

［6］ 张何, 黄桂兰, 袁铃, 等. 液相色谱- 核磁共振联用技术研究进展. 化学分析计量, 2017, 26 (3): 117-121

［7］ COGNE A L, QUEIROZ E F, MARSTON A, et al. On-line identification of unstable iridoids from Jamesbrittenia fodina by HPLC-MS and HPLC-NMR. Phytochem Anal, 2005, 16 (6): 429-439

［8］ NOVAK P, CINDRIĆ M, TEPES P, et al. Identification of impurities in acarbose by using an integrated liquid chromatography-nuclear magnetic resonance and liquid chromatography-mass spectrometry approach. J Sep Sci, 2005, 28 (13): 1442-1447

［9］ HAMMERL R, FRANK O, SCHMITTNÄGEL T, et al. Functional metabolome analysis of Penicillium roqueforti by means of differential off-line LC-NMR. J Agric Food Chem, 2019, 67 (18): 5135-5146

［10］ TIMSINA B, KINDLMANN P, ROKAYA M B, et al. Xanthones content in *Swertia multicaulis* D. Don from Nepal. Molecules, 2018, 23 (5): 1067

［11］ SPRAUL M, HOFMANN M, DVORTSAK P, et al. Liquid chromatography coupled with high-field proton NMR for profiling human urine for endogenous compounds and drug metabolites. J Pharm Biomed Anal, 1992, 8 (10): 601-605

［12］ SEDDON M J, SPRAUL M, WILSON I D, et al. Improvement in the characterization of minor metabolites from HPLC-NMR studies through the use of quantified maximum entropy processing of NMR spectra. J Pharm Biomed Anal, 1994, 12 (3): 419-424

［13］ WILSON I D, NICHOLSON J K, HOFMANN M, et al. Investigation of the human metabolism of antipyrine using coupled liquid chromatography and nuclear magnetic resonance spectroscopy of urine. J Chromatogr, 1993, 617 (2): 324-328

[14] TOKUNAGA T, AKAGI K, OKAMOTO M. Sensitivity enhancement by chromatographic peak concentration with ultra-high performance liquid chromatography-nuclear magnetic resonance spectroscopy for minor impurity analysis. J Chromatogr A, 2017, 1508: 163-168

第十二章 ▼

手性药物的色谱分离与检测

空间结构不能重叠、互为镜像关系的立体异构体称为对映异构体,简称对映体(enantiomer),相应的药物称为手性药物。对映体在生物体内生理活性、代谢过程、代谢速率和毒性都可能存在差异,因此需要将对映体分离以进行药学研究和质量控制,本章介绍了手性药物的常用色谱分离与检测方法。

第一节 概 述

一、对映异构体和非对映异构体的概念

对映异构体之间的物理性质和化学性质基本相同,只对平面偏振光的旋转方向(旋光性)不同,因此对映异构体又称为旋光异构体(optical isomer)。判断一个分子是否具有手性,可通过判断其是否有对称面、对称中心或交替对称轴。分子具有手性的必要和充分条件是无对称面、对称中心和交替对称轴。例如,当一个碳原子上所连的四个原子或基团各不相同时,其没有对称面、对称中心和交替对称轴,该碳原子被称为手性碳原子。如图12-1所示,乳酸分子结构中含有一个手性碳原子,就有一对空间结构互为镜像关系的对映体。当分子结构中有两个及以上的手性碳原子时,就会有多对空间结构互为镜像关系的对映体,这些不同对的对映体之间不呈镜像对称的分子,则互称为非对映异构体,也属于立体异构体的一种。初学者常会将非对映异构体与对映异构体之间的概念混淆,实际上非对映异构体之间的物理性质和化学性质差别一般较为明显,属于不同的化合物。

对映异构体由立体化学的符号(例如: + 和 –,L 和 D,或 R 和 S)进行区分。+ 和 – 指的是手性分子的旋光性,即把平面线性偏振光往右或左旋转的能力(右旋和左旋);L 和 D 指的是 Fisher 对氨基酸和糖类的定义,说明了这些化学上来源于 D-(+)- 甘油醛的氨基酸和糖类的相对构型。1970年,IUPAC 建议采用 R/S 构型命名对映异构体,这种方法是根据化合物的实际构型,即绝对构型或 Fischer 投影式来命名的。一个化合物的构型是 R 或 S,要根据手性碳原子上所连四个基团在空间上的排列顺序来决定。为此,研究者提出了原子或原子团的优先规则(即 CIP 规则)[1]:对于仅含一个手性碳原子的化合物,若手性碳原子上所连四个基团分别

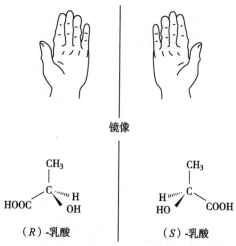

镜像

(R)-乳酸   (S)-乳酸

图 12-1 手性碳原子示意图(乳酸,lactic acid)

为 a、b、c、d,并假定 a>b>c>d,把最小的原子或原子团放到视线的远端,然后观察 a → b → c,如果是顺时针方向则为 R 构型(R 是拉丁文 rectus 的缩写,意思是"右");如果是逆时针排列,则为 S 构型(S

是拉丁文 sinister 的缩写,意思是"左")。当一种手性分子的 R 构型和 S 构型等摩尔混合时,所得混合物旋光性相互抵消,称为外消旋体;而内消旋体则为分子内含有不对称性的原子,但由于分子内对称因素而使其旋光度为零,即无旋光性。

二、手性药物分离的意义

手性药物在药物中占有相当大的比例,临床上所用药物中约有 60% 是手性化合物,它们进入生物体内可产生不同程度甚至相反的药效和药性。典型案例为 20 世纪 60 年代发生在欧洲的沙利度胺事件,这次人类医学史上的悲剧发生后,科研人员对手性药物的研究越来越重视。在该事故之前,科学界对手性药物在生物体内的药理作用认识不足,并且缺乏有效的手性拆分手段。因此,手性药物大多以外消旋方式使用。

随着药学和生物学的发展,研究发现很多内源性大分子物质,如酶、受体、蛋白和多糖等都具有与其功能相应的手性特征,使手性药物的两个对映异构体常具有不同的药效学和药动学行为。由于药物作用靶点(如受体、酶或离子通道等)结构上的高度手性立体特异性,手性药物的不同对映体与靶点的相互作用有所不同,从而表现出不同的药理学活性。同样,手性药物进入体内后,与机体内的具有高度立体特异性的代谢酶及血浆蛋白或转运蛋白等相互作用,手性药物的不同异构体在体内也将表现出不同的药动学特征,即手性药物对映体在吸收、分布、代谢、排泄过程中具有手性立体选择性差异。1956 年,Pfeiffer 根据对映体之间生物活性存在的差异,对手性药物的作用作出经验性总结:当手性药物的有效剂量越低,即药效强度越高时,光学异构体之间药理活性的差异就越大。因此,由于手性药物的两个对映体的体内药动学过程不同,而可能具有不同的药理和毒理作用,甚至药效拮抗,也可能其中一个对映体导致了药物不良反应。例如,镇静催眠药沙利度胺(thalidomide,反应停),其有效成分是 S 型,具有良好的镇静作用,而它的 S 型则具有胚胎毒性和致畸作用;维拉帕米(verapamil)S型与 R 型在人体内的代谢速率具有显著的立体选择性差异。

1992 年,美国 FDA 发布了手性药物指导原则。该原则规定:对于手性药物需提供消旋体和每个对映异构体详细的药理、毒理和临床效果研究数据。并且,当两种对映异构体有明显不同药效时,必须以光学纯的药品形式上市。之后,欧盟及日本等也颁布了类似法规。2006 年,国家食品药品监督管理局也发布了相应的政策法规。这些政策大大促进了手性药物的研究与开发,特别是促进了手性药物拆分技术的发展。具有单一构型手性药物的研发也成了现代医学及制药领域的热门研究方向。手性药物的分离不仅有利于药物的质量控制,更有利于提高药效,降低毒副作用。目前正在开发的处于Ⅱ/Ⅲ期临床的实验药物中,80% 是单一光学活性体[2]。

因此手性药物的拆分和测定,对研究手性药物的体内药动学过程、药理和毒理作用机制都具有重要意义。手性拆分(chiral separation)是指将外消旋体分离成两个单一光学活性体。由于手性对映体除了旋光性不同外,其他理化性质基本相同,因而在非手性环境中基本无法实现手性拆分。目前获得单一光学活性药物的方法主要有以下几种。

(1)手性源合成法:以手性物质为原料合成手性药物。

(2)不对称催化合成法:在催化剂或酶的作用下合成得到单一对映体药物。

(3)外消旋体拆分法:在拆分剂的作用下,利用物理、化学或生物方法将外消旋体拆分成两个单一光学活性体。外消旋体拆分法主要包括结晶法、酶法、色谱法、膜分离法和手性萃取法等。其中,色谱法由于分离效果好、速度快、灵敏度高、操作方便等优点,已成为手性药物分离分析、制备和质量控制的重要手段。

三、手性药物的色谱分离方法

手性药物的色谱分离主要包括 HPLC、GC、CE、SFC 等技术,这些技术常规都是在非手性环境中分离分析的,而对于手性药物的分离则需要创造手性环境,这是实现手性拆分的基础。

目前,手性拆分药物对映体的色谱法主要分为间接法和直接法。间接法是先对对映异构体进行柱前衍生化,形成一对非对映异构体(diastereoisomer,DSTM),然后用常规柱进行分离,即手性衍生化试剂(chiral derivatization reagent,CDR)法;直接法通过手性固定相(chiral stationary phase,CSP)法或手性流动相(chiral mobile phase,CMP)法进行分离。无论哪一种方法,都是以现代色谱分离技术为基础,引入手性环境,使药物对映体间呈现理化特性的差异,从而实现药物对映体的色谱分离。

间接法的优点是能够使用常规的色谱柱(如 ODS 柱),与手性色谱柱相比,具有较高的理论塔板数;通过衍生化,可优化保留能力,或适用于气相色谱分离;在手性衍生化的同时,可在手性对映体中引入有助于 UV 吸收、荧光发射、电化学或质谱检测的基团,提高检测灵敏度;相比于利用手性色谱柱分离,间接法成本较低。

与直接法相比,间接法也有其缺点:如手性药物结构中必须含有一个能够进行选择性衍生化的官能团(如羟基、氨基或羧基等);对衍生化试剂要求高,必须是光学上纯度很高的物质;手性对映体 R 与 S 构型的含量比例不能直接通过色谱分离后得到的峰面积比值进行计算;衍生反应过程烦琐等。

直接手性拆分需采用手性固定相(CSP)法或手性流动相(CMP)实现。CSP 是在色谱柱载体上固定或键合手性选择试剂(如环糊精、多糖、蛋白质和冠醚等),并基于待分离对映体和固定相上的手性选择剂形成的非对映异构体的能量差或稳定性的不同,实现手性分离。CSP 是最直接和最简便的手性分离方法,适用性广,定量准确度高,可用于手性分析和制备分离。对映异构体中 R 和 S 构型的含量比例可直接通过色谱分离后的峰面积比计算出来。此外,CSP 可用于分离缺乏衍生化基团的手性药物。CSP 的主要缺点为需要使用价格较高的手性色谱柱,且使用寿命较常规的反相色谱柱短。

CMP 是将手性选择剂(如 β- 环糊精、手性配体交换添加剂等)溶解在液体流动相中,在分离过程中与待测对映异构体形成非对映异构体复合物,并且在非手性柱上实现分离。CMP 方法使用非手性色谱柱,不必进行手性衍生化前处理,使用成本较低。但是由于一些缺陷,CMP 方法的使用非常有限,如高浓度手性添加剂的使用,会损坏色谱柱,影响色谱柱的柱效和使用寿命;可拆分的对映异构体种类有限;某些检测器不兼容流动相中的手性选择剂(如使用 UV 作检测器时,具有 UV 吸收的手性选择剂则不适用);对手性选择剂要求较高,供应有限。因此,CMP 方法在液相色谱中使用较少。但在毛细管电泳法中,CMP 是一种使用较多的对映异构体分离方法。

目前,HPLC 技术在手性药物分析和质量控制中占据主导地位。与 GC 相比,HPLC 所分离的对映体不会在高温条件下发生构型和性质的变化,且能够保留其生物活性。CE 在手性分离过程中,一般要求缓冲液体系中必须含单一光学活性的手性添加试剂,在手性药物分析中也逐渐得到了广泛的关注。SFC 技术主要通过手性固定相对手性物质进行分离,具有分离效率高和分析条件温和等优点,适合于热稳定性差以及易挥发性手性药物的分析。

第二节 手性衍生化试剂法

有些药物不宜直接拆分,如游离胺类(特别是伯胺)在手性固定相上往往呈现很弱的色谱选择性,衍生化转变成酰胺或氨基甲酸酯等中性化合物可获得显著改善。有些药物需添加某些基团,以增加色谱系统的对映异构选择性,或者为了提高紫外或荧光检测的效果等均可选用手性衍生化试剂法。

一、手性拆分的原理

手性衍生化试剂法是在进行 HPLC 分离前,将药物对映体与有高光学纯度的手性衍生化试剂反应,从而在药物对映体中引入另一个手性中心,形成非对映异构体,再以常规 HPLC 进行分离测定。

$$(R)\text{—SE}+\begin{cases}(R)\text{—SA}\to(R)\text{—SE—}(R)\text{—SA}\\(S)\text{—SA}\to(R)\text{—SE—}(S)\text{—SA}\end{cases}$$

SE 为光学活性试剂,也称"选择器",SA 为手性溶质,也称"选择靶"。

在进行衍生化反应时应该注意以下几点。

(1)手性试剂必须是高光学纯度试剂,同时为了保证分析方法的准确性,衍生化反应需定量完成(90%~100%)。

(2)手性待测物必须具有可反应的活泼基团如胺基(—NH₂)、羟基(—OH)、羧基(—COOH),以保证与 CDR 反应完全。

(3)手性试剂及反应产物在化学上和手性上都要稳定,其旋光性在贮存中不发生改变;在衍生化反应和色谱条件下,试剂、手性药物和反应产物不发生消旋化反应。

(4)所生成的非对映异构体在色谱分离时应有较高的柱效,这在体内药物分析中尤为重要,因为痕量的非对映异构体需在大量内源性化合物存在下测定。

(5)在选择手性衍生化试剂的时候,应同时考虑使生成的非对映异构体具有良好的检测特性,故手性试剂应具有紫外或荧光等可检测基团。

二、衍生化试剂的种类

在 HPLC 法中,手性衍生化试剂大多含有能够增强 UV 吸收或产生荧光的结构,故手性衍生化试剂法既可改善被分析药物的手性分离色谱性能,又能增加检测灵敏度。大多情况下,HPLC 法中的手性衍生化试剂同样适用于毛细管电色谱法(CEC)和填充柱 SFC 法;而在 GC 和毛细管柱 SFC 法中,手性衍生化反应所生成的非对映异构体衍生物必须具有一定的挥发性,若手性衍生化后仍不能气化的对映体可进行硅烷化反应,提高挥发性[3]。目前已有许多商品化的 CDR 可供选择,以下为常见的几类 CDR。

1. HPLC 法常用的 CDR

(1)异硫氰酸酯(ITC)、异氰酸酯(IC)类:常用试剂有苯乙基异氰酸酯(PEIC)、萘乙基异氰酸酯(NEIC)、2,3,4,6- 四 -O- 乙酰基 -β-D- 吡喃葡萄糖异硫氰酸酯(GITC)、2,3,4- 三 -O- 乙酰基 -α-D- 吡喃阿拉伯糖异硫氰酸酯(AITC)等,此类试剂易与大多数醇类和胺类化合物反应,形成相应氨基甲酸酯或脲的非对映异构体。广泛应用于氨基酸及其衍生物、麻黄碱类、肾上腺素类、肾上腺素拮抗剂、儿茶酚胺类等药物的分离分析。

如以 GITC 为衍生化试剂对 D/L- 叔亮氨酸(D/L-Tle)进行衍生化后,使用 ODS 色谱柱(250mm × 4.6mm,5μm)分离衍生化产物,流动相为甲醇 - 磷酸盐缓冲液(pH 2.8)(58:42),流速为0.6ml/min,检测波长为 254nm,结果表明 D/L-Tle 的衍生化产物分离效果良好(图 12-2)[4]。

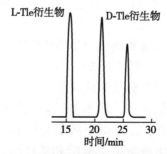

图 12-2 D/L-Tle 的手性衍生化反应及手性拆分色谱图

(2)萘衍生物(NAD)类：萘的结构特征有利于提高立体选择性,同时此类化合物具有很强的紫外吸收,用 UV 检测器时能大大提高检测灵敏度,因此萘的各种衍生物用作 CDR 十分普遍。萘类衍生化试剂从化学性质上可分为酸、醛、胺、酯和酰氯等。如 α(β)- 甲氧基萘 - 乙酸(NAA)、萘甲醛(NDH)、萘甲基胺(NMA)、α-NAA- 琥珀酰亚胺酯、萘酰氯(NYC)等。

如以 R-(+)-1-(1- 萘基)乙胺(R-NEA)为衍生试剂,对氟比洛芬外消旋体进行手性衍生化(图 12-3)。利用 ODS 柱,以乙腈 -50mmol/L 磷酸二氢钾溶液(75:25)为流动相,在 254nm 检测,氟比洛芬的衍生物可得到基线分离[5]。

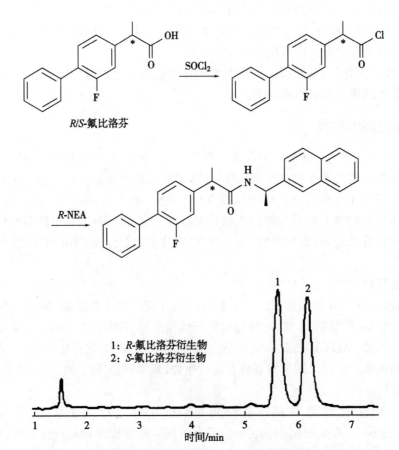

图 12-3 R/S- 氟比洛芬的手性衍生化反应及手性拆分色谱图

(3)羧酸衍生物类：羧酸衍生物类手性衍生化试剂主要包括酰氯与磺酰氯类、酸酐类和氯甲酸酯类。它们的手性碳位于羧基的 α 位,可与胺、氨基酸及醇类药物反应生成非对映异构体衍生物。常用试剂有:(+)-10- 樟脑磺酸、光学纯度的氨基酸(如 4- 硝基苯磺酰 -L- 脯氨酰氯)、酒石酸酐、氯甲酸薄荷醇酯、1-(9- 芴基)乙基氯甲酸酯(FLEC)等。

如以(-)- 氯甲酸薄荷醇酯作为手性衍生化试剂,对(+/-)- 甲基麻黄碱衍生化后生成一对非对映异构体。选用 Lichrosorb Si 60 柱,以正己烷 - 异丙醇 - 三乙胺(94:6:0.02)为流动相,在 220nm 下检测。结果显示,非对映异构体色谱峰的保留时间分别为 3.6 分钟和 4.3 分钟。本方法操作简单、重现性好,可用于甲基麻黄碱对映体的质量控制(图 12-4)[6]。

手性酰氯与磺酰氯类衍生化试剂具有很强的活性,可与化合物直接缩合,生成酰胺或酯后,再以反相 HPLC 分离;或与样品反应后,再引入其他基团(如芳基、苯胺、硝基苯等),生成更有利于拆分或检测的衍生物。酸酐的反应活性次之。氯甲酸酯类与伯、仲胺在中等碱性的水溶液中反应生成氨基甲酸酯;与硫醇和酚反应则生成巯基碳酸酯和碳酸酯;试剂同时水解产生母体醇、CO_2 和盐酸。

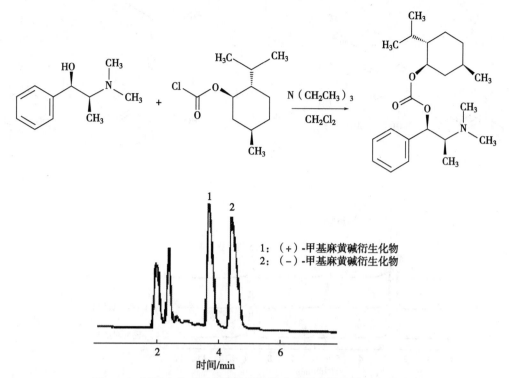

图 12-4　甲基麻黄碱对映体的手性衍生化反应及手性拆分色谱图

1：（+）-甲基麻黄碱衍生化物
2：（-）-甲基麻黄碱衍生化物

时间/min

（4）胺类：手性胺类衍生化试剂主要用于衍生化羧酸类、*N*- 保护氨基酸、醇类药物，如芳基丙酸酯类非甾体抗炎药、羟基丙三醇、类萜酸等药物的手性拆分。广泛应用的手性胺试剂都具有苯环、萘或蒽的结构，以提高检测灵敏度，如苯（萘、蒽）乙胺、二甲氨基萘乙胺（DANE）、对硝基苯乙胺等。

如以 *R*-（-）-2- 胺基 -1- 丙醇作为手性衍生化试剂，与棉籽仁中（-）- 棉酚和（+）- 棉酚分别反应。选用 ODS 色谱柱，以乙腈 -10mmol/L KH_2PO_4 缓冲溶液（磷酸调 pH 3.0）（80：20）为流动相，流速 1.0ml/min，检测波长为 247nm。结果显示，该方法能够满足棉酚对映体的检测要求，具有简单、快速和准确度高的优点（图 12-5）[7]。

此外，光学活性氨基酸及其衍生物是最早采用的色谱手性试剂，也可应用于胺、羧酸及醇类药物的衍生。此类试剂包括 L- 脯氨酸、L- 亮氨酸和 L- 半胱氨酸及其衍生物，以及后来出现的 L- 酪氨酸等。此类衍生化反应若引入芳基，如硝基苯、苄酯或邻苯二醛等可改善检测灵敏度，若将羧基转化为酰氯、酸酐等可提高反应活性和定量的回收率。

手性衍生化试剂法需要高光学纯度的手性衍生化试剂，衍生化反应往往比较烦琐费时；对映体衍生化反应的速率有时也不同。尽管如此，仍具有可以采用价格便宜、柱效较高的非手性柱，且通过适当的衍生化反应可提高检测灵敏度，以及衍生化过程中可伴随样品的纯化等优点。

2. GC 法常用的 CDR

（1）异硫氰酸酯（ITC）、异氰酸酯（IC）类：常用试剂有苯乙基异氰酸酯（PEIC）、萘乙基异氰酸酯（NEIC）和脱氢枞酸基异氰酸酯等，易与大多数醇类及胺类化合物发生反应，生成氨基甲酸酯类和脲而被分离。广泛用于氨基酸及其衍生物、儿茶酚胺类、苯丙胺类、麻黄碱类和肾上腺素拮抗剂等药物的分离分析。如 *S*-（-）-α- 苯乙基异氰酸酯［*S*-（-）-PEIC］与外消旋 2,5- 己二醇对映体的反应生成相应的衍生物，可采用柱前衍生 GC 法分离（图 12-6）[8]。

（2）羧酸衍生物类：常用试剂有酰氯与磺酰氯类、羧酸类和氯甲酸酯等，它们可与胺、*N*- 氨基酸和醇类反应生成非对映异构体。如以 *N*- 三氟乙酰基 - 脯氨酰氯（*S*-TFPC）为手性衍生化试剂，三乙胺为催化剂，将苯丙胺转变成相应的酰胺类非对映异构体，用常规毛细管柱 GC 法可实现分离（图 12-7）[9]。

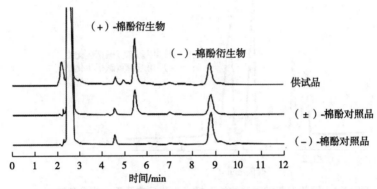

图 12-5 （+/−）- 棉酚的手性衍生化反应及手性拆分色谱图

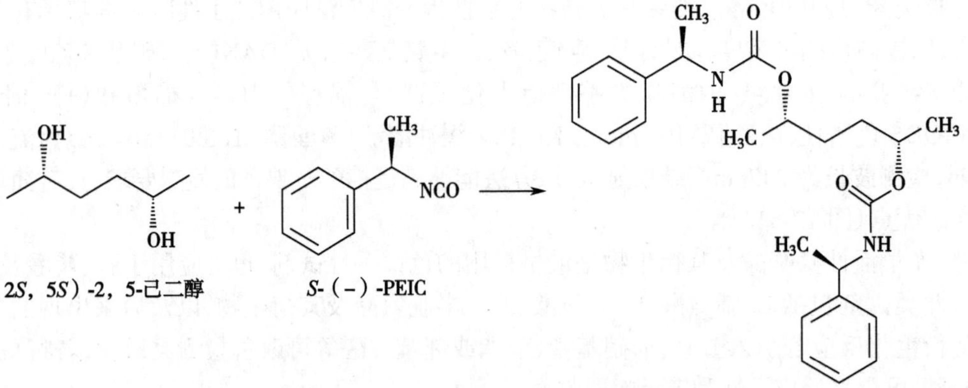

图 12-6 2,5- 己二醇的衍生化反应

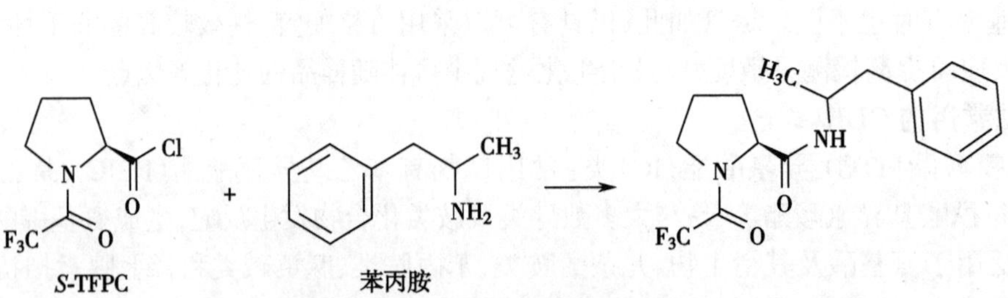

图 12-7 苯丙胺对映体的衍生化反应

（3）醇类：醇类主要用于分离氨基酸、羧酸、不饱和脂肪酸、内酯类、樟脑和糖等。衍生化试剂包括薄荷醇、龙脑、2- 丁醇、2- 戊醇、2- 己醇、2- 辛醇和 1- 苯乙基硫醇等。如手性衍生化试剂 L- 薄荷醇可将 L- 和 D- 乳酸对映体转化为酯类非对映体，以常规毛细管柱 GC 方法检测（图 12-8）。

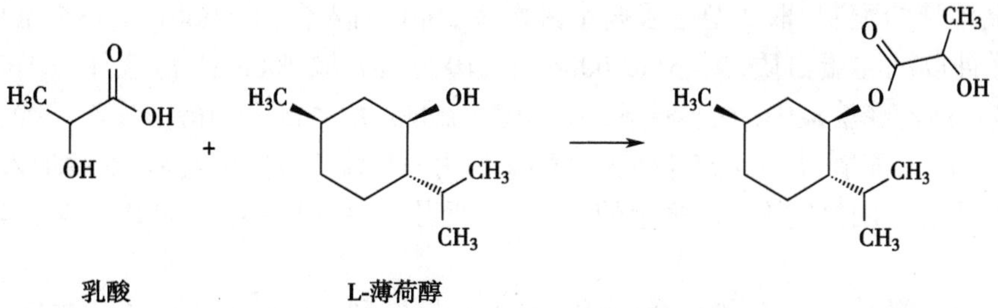

图 12-8 乳酸对映体的衍生化反应

此外,手性胺类试剂类似于醇类衍生试剂,多具有苯环、萘或蒽结构,主要用于羧酸类和氨基酸等药物或生物分子的衍生化。

三、应用示例

【例 12-1】手性衍生化 GC 法分离和测定乳酸对映体[10]

在人体中,乳酸(lactic acid,LA)主要以左旋异构体(L-LA)形式存在,当机体处在缺氧代谢情况下,丙酮酸则被还原为乳酸。而右旋异构体(D-LA)比 L-LA 的水平低,主要在胃肠道或饮食中通过甲基乙二醛代谢或细菌发酵产生。研究表明,血液和尿液中 D-LA 水平升高与 2 型糖尿病及其并发症有关。因此,准确检测体内 LA 对映异构体对疾病的预防和诊断具有重要意义。

1. **仪器与试剂**　7890B 气相色谱仪、5977A 四极杆质谱检测器;L- 薄荷脑、乙酰氯为衍生试剂;十三烷酸为内标物;甲苯、乙酸乙酯和三氯甲烷等。

2. **色谱条件**　色谱柱为 DB-5 MS 毛细管柱(30m×0.25mm,0.25μm),以氢气为载气,流速为 1.2ml/min,分流比为 20∶1。进样口、接口和离子源的温度分别为 300℃、280℃和 230℃。柱温采用温度梯度:60℃加热维持 2 分钟,然后以 17℃/min 加热到 300℃,并在此温度保持 2 分钟。单次运行需要 18.12 分钟完成。质谱检测器以 70eV 的电子轰击电压使样品电离。

3. **测定方法与结果**

(1)衍生化原理:LA 含有易衍生的羟基和羧基官能团,在羧酸与 L- 薄荷醇酯化后,利用乙酰氯将 LA 的羟基乙酰化。十三烷酸作为内标物,可直接与 L- 薄荷醇反应,转化为相应的 L- 薄荷酯。原理如图 12-9 所示。

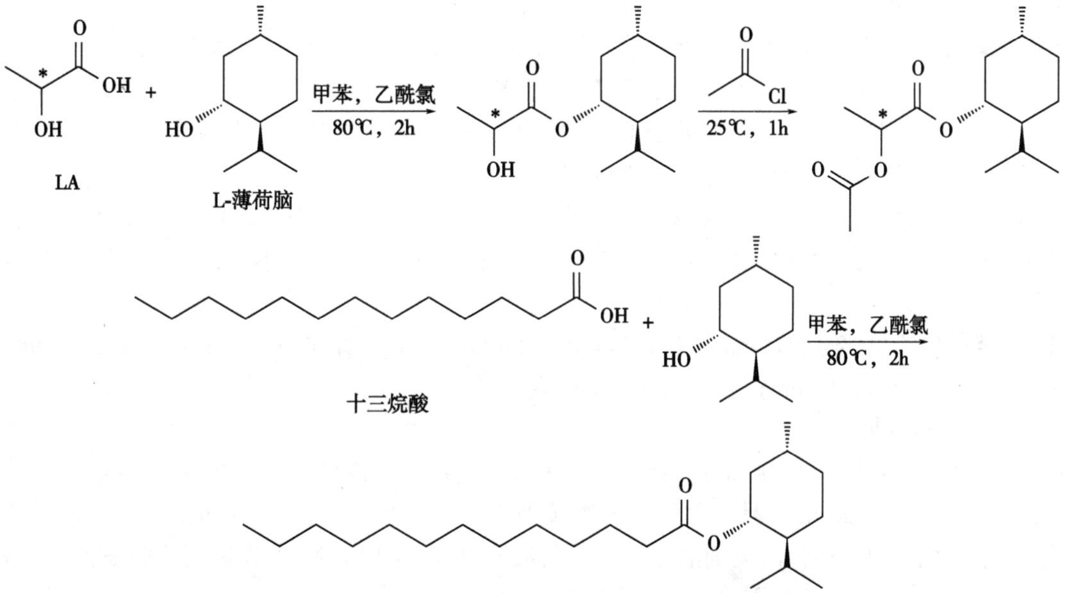

图 12-9 乳酸及十三烷酸的衍生化反应

(2)供试品溶液的配制：取 2 型糖尿病小鼠血浆 30μl，加入含 30μmol/L 十三烷酸的甲醇 100μl，旋涡混合 5 分钟以沉淀蛋白质，离心(12 000r/min，10 分钟)；取 100μl 上清液加至 100μl 的 L- 薄荷醇(200mg/ml)乙酸乙酯溶液中；在室温下，利用氮气流将乙酸乙酯和甲醇蒸发至干燥；然后，依次加入 60μl 甲苯和 5μl 乙酰氯，并在 80℃反应 2 小时；利用氮气流蒸发完溶剂后，继续加入 50μl 乙酰氯，并反应 1 小时，再次利用氮气流去除多余的试剂；取所得样品 1μl 溶解于 30μl 三氯甲烷，即得供试品溶液。

(3)对照品溶液的配制：将含有 30μmol/L 的十三烷酸和 30μmol/L 的 LA 甲醇溶液 100μl，加至 100μl 的 L- 薄荷醇(200mg/ml)乙酸乙酯溶液中；后续衍生化反应过程，同供试品溶液的制备。

(4)LA 衍生物的 GC-MS 分析：测定正常小鼠(n=9)和 2 型糖尿病小鼠(n=9)血浆中 D-LA 和 L-LA 的浓度。D-LA 和 L-LA 衍生物对照品和小鼠血浆样品的典型 SIM 色谱图如图 12-10 所示。结果显示，2 型糖尿病小鼠血浆中 D- 和 L-LA 水平均高于正常小鼠。L-LA 水平略有增加，但无显著性意义。而 D-LA 的浓度显著增加，表明 D-LA 可以作为 2 型糖尿病的指标。

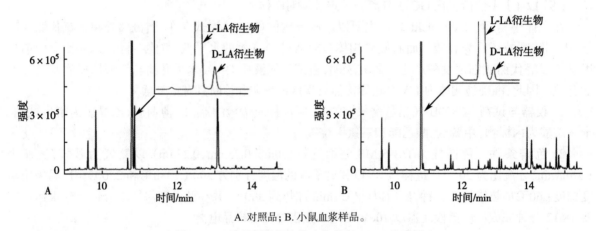

A. 对照品；B. 小鼠血浆样品。

图 12-10　乳酸手性衍生化产物的 GC-MS 色谱图

4. 思路解析　乳酸脱氢酶(DLH)酶解法是检测乳酸对映体的常规方法，但所需试剂种类繁多、反应耗时长和误差较大。本实验利用手性衍生化试剂 L- 薄荷醇对乳酸进行衍生化，2 种乳酸对映体转化为酯类非对映体，在常规气相色谱条件下可实现分离检测。此外，该方法可在同一色谱条件下同时检测其他挥发性酸类物质。

【例 12-2】柱前手性衍生化 - 反相高效液相色谱法拆分布洛芬对映异构体[11]

布洛芬(ibuprofen)为 α- 甲基 -4-(2- 甲基丙基)苯乙酸，是一种非甾体抗炎药。布洛芬由于其抗炎、镇痛、解热作用效果好，不良反应小，已在全世界广泛使用。在结构上，布洛芬分子中侧链上有一个手性碳原子，因此，存在一对光学活性对映异构体。

1. 仪器与试剂　LC-2010A 型高效液相色谱仪、UV 检测器、LCsolution 色谱工作站；S-(+)布洛芬对照品、R-(–)布洛芬对照品、1,1′-羰基二咪唑(CDI)；R-(+)-1-(1- 萘基)乙胺(R-NEA)、布洛芬原料药等。

2. 色谱条件　色谱柱：Kromasil C_{18}(4.6mm × 250mm，5μm)；流动相：乙腈 -0.05% 磷酸(68：32)；流速：1.0ml/min；波长：225nm；进样量：20μl；柱温：30℃。

3. 测定方法与结果

(1)衍生化原理：CDI 是咪唑的衍生物，是一种重要的反应中间体，具有增强羧基、氨基、羟基等官能团反应活性的作用；R-NEA 是一种手性芳香胺类衍生化试剂，可同时增强布洛芬衍生产物的紫外吸收。本实验利用 CDI 作为活化剂活化布洛芬的羧基基团，再用 R-NEA 作为衍生化试剂，对布洛芬进行柱前衍生(图 12-11)，并利用 C_{18} 柱进行 HPLC 分离。

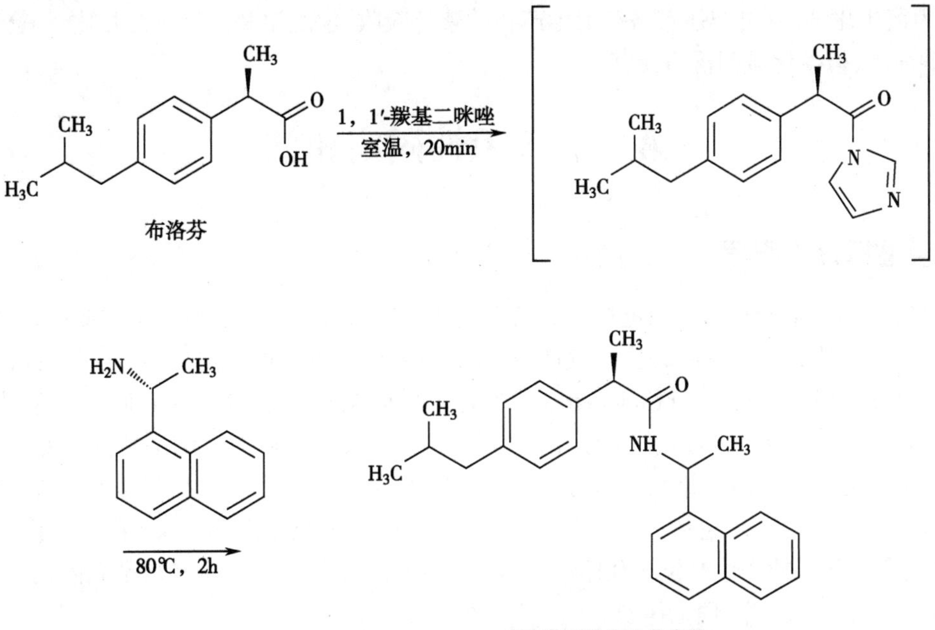

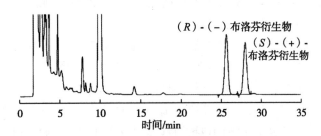

图 12-11 布洛芬对映体的手性衍生化

(2)溶液的配制：精密称取 CDI 37.5mg，置 100ml 量瓶中，加乙腈制成 0.375mg/ml 的活化剂溶液，需临用新配；精密称取 *R*-NEA 100mg，置 10ml 量瓶中，加乙腈制成 10mg/ml 的 *R*-NEA 溶液；精密称取 10mg 布洛芬原料药，置 100ml 量瓶中，加乙腈溶解定容，作为供试品溶液；精密称取 10mg *S*-(+)布洛芬对照品和 10mg *R*-(−)布洛芬对照品置同一 20ml 量瓶中，加乙腈制成 0.5mg/ml 的布洛芬对照品贮备液，取布洛芬对照品贮备液 1.0ml 于 10ml 量瓶中，加乙腈制成 0.05mg/ml 的布洛芬对照品溶液。

(3)衍生化反应：将布洛芬对照品溶液或供试品溶液 200μl 与活化剂溶液 200μl，振荡 10 秒充分混合后，室温放置 20 分钟，经过活化反应后，加入 *R*-NEA 溶液 100μl，振荡 10 秒充分混合后在 80℃下反应 2 小时。

(4)实验结果：布洛芬对映异构体的衍生化产物色谱峰的保留时间分别为 25.6 分钟和 27.9 分钟，色谱分离结果如图 12-12 所示。*S*-(+)布洛芬和 *R*-(−)布洛芬衍生化产物的定量限(LOQ)分别为 0.045μg/ml 和 0.05μg/ml。本方法操作简单，条件温和，衍生化产物稳定，且衍生化试剂价格便宜，更准确地实现了对布洛芬对映异构体的分离检测。

图 12-12 布洛芬手性衍生化产物的 HPLC 色谱图

4. 思路解析 布洛芬对映异构体在体内有明显的药理活性差异，其分离检测具有重要的意义。国内外报道的关于布洛芬对映异构体的分离检测方法有多种，如手性 HPLC 色谱柱直接分离法、手性流动相添加剂法、TLC 薄层色谱法、柱前衍生化法。但是手性色谱柱分离成本高，手性流动相添加剂法中添加剂的消耗量大，薄层色谱法不能准确定量分析，柱前衍生化法则实验步骤复杂、操作较为烦琐。

CDI 与酸的反应低毒，反应条件温和，转化率好。旋光纯手性试剂 *R*-NEA 具有较强的紫外吸收，

R-NEA 作为衍生化试剂,可增强布洛芬衍生产物的紫外吸收,反应温和。该方法相比于其他衍生化方法操作步骤简单,衍生化试剂价格便宜。

第三节　手性固定相法

一、手性拆分的原理

手性固定相法是基于样品与固定相表面的手性选择剂形成暂时的非对映异构体配合物的能量差异或稳定性不同而达到手性分离,是不经过转变成非对映体的直接拆分的方法。Dalgliesh 在 1952 年提出"三点相互作用"(three-point interaction)理论。根据这一理论,在一对对映体和手性选择剂之间,为了形成稳定性不同的非对映体分子络合物(molecule complex)而达到手性分离的目的,至少需要三个同时发生的分子之间的相互作用力存在,根据手性固定相或手性选择剂的不同,在对映体选择性吸附过程中的作用力主要包括:①氢键相互作用;②包结络合作用;③ π-π 相互作用;④立体契合作用;⑤过渡金属离子的手性配位相互作用。这三点作用力中至少有一个必须是立体化学相互作用。图 12-13 为"三点相互作用"理论模型。

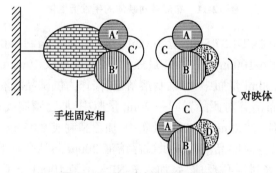

图 12-13　"三点相互作用"模型

二、手性高效液相色谱固定相

手性固定相的分类方法较多,其中根据拆分过程中固定相与对映体之间的相互作用的类型,手性固定相可分为吸附型、Pirkle 型、配体交换型等;根据固定相的材料,手性固定相可分为多糖衍生物类、蛋白质类、环糊精类、冠醚类、大环内酯类等。目前,随着手性识别机制的深入研究,CSP 技术得到了飞速发展,以下介绍手性固定相的几种主要类型。

1. 多糖衍生物类手性固定相　纤维素类和淀粉类多糖是极为丰富的天然手性高分子物质,但是它们本身的手性识别能力较低,使之不能成为有实用价值的手性固定相,人们通常将这些化合物衍生化后作为手性固定相。纤维素(cellulose)是 D-葡萄糖以 β-1,4-糖苷键相连而成的线型聚合物,如图 12-14 所示,由于每个葡萄糖单元含有 5 个手性中心,以及 1 个伯羟基和 2 个仲羟基,通过对其化学改性可以得到一系列衍生物。直链淀粉则是 D-葡萄糖以 α-1,4-糖苷键相连而成的线型聚合物,如图 12-15 所示,淀粉类手性固定相的制备方法与纤维素手性固定相的制备方法十分相似。

图 12-16 以纤维素苯基氨基甲酸酯类固定相为例,解释多糖衍生物类手性固定相的手性拆分机制。此类衍生物主要的手性吸附基团氨基甲酸酯基团有两个极性吸附点:羰基和氨基,手性中心附近带有羰基的外消旋化合物与纤维素衍生物通过偶极-偶极作用发生手性识别,带有羧基、羟基或氨基的外消旋化合物通过氢键发生手性识别作用。手性吸附基团中的苯环上供电子取代基能增加羰基氧的电负性,吸电子取代基能增加氨基的酸性,两者都能增强手性吸附基团与溶质间的氢键作用。

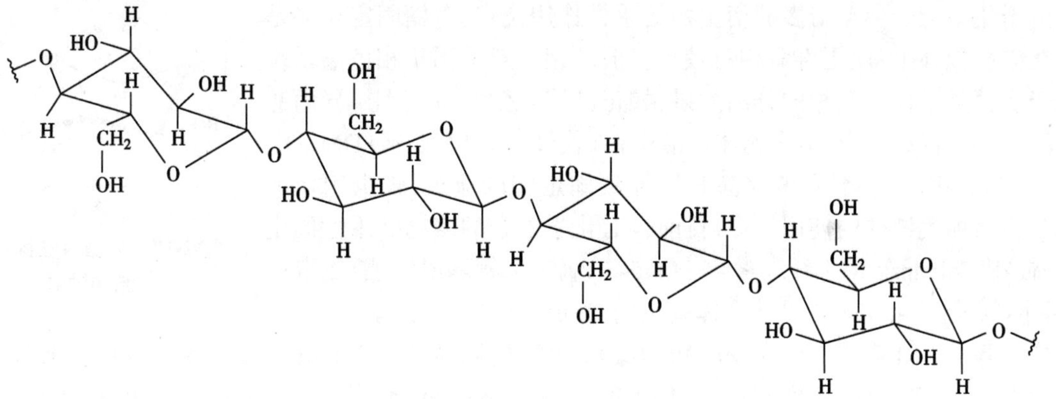

图 12-14　纤维素的化学结构式

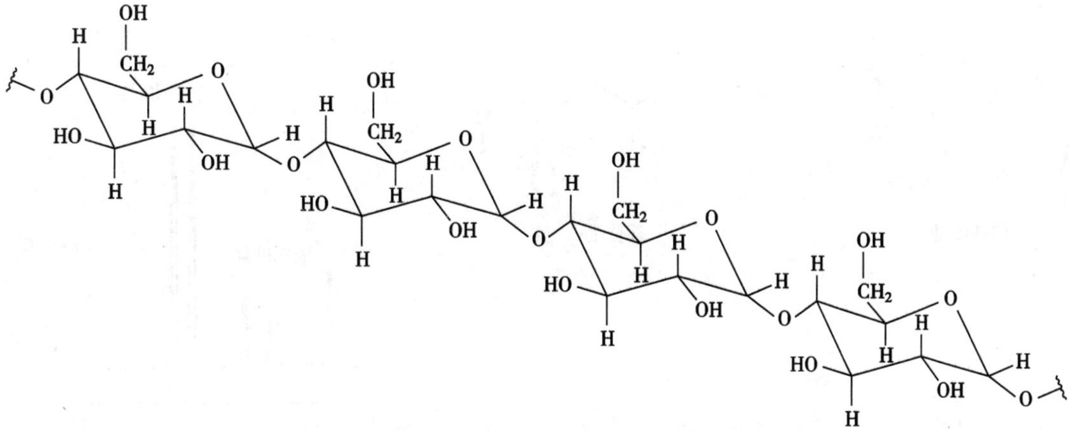

图 12-15　直链淀粉的化学结构式

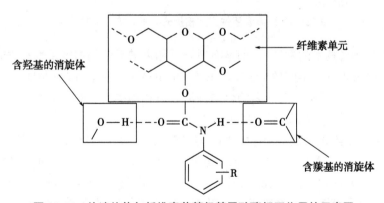

图 12-16　外消旋体与纤维素苯基氨基甲酸酯相互作用的示意图

　　多糖衍生物类别多,且淀粉和纤维素的葡萄糖单元构象存在差异,两类固定相的手性识别能力不同,因此几种不同类别的多糖手性固定相即可满足大部分手性药物拆分的要求。早期较为常用的几类多糖手性固定相为直链淀粉 - 三(3,5- 二甲基苯基氨基甲酸酯)(如 Chiralpak AD、Chiral ND、Enantiopak Y3)、直链淀粉 - 三(S-α- 甲苯基氨基甲酸酯)(如 Chiralpak AS、Chiral NS、Enantiopak Y4)、纤维素 - 三(3,5- 二甲苯基氨基甲酸酯)(如 Chiralcel OD、Chiral MD、Enantiopak Y1)和纤维素 - 三(4- 甲基苯甲酸酯)(如 Chiralcel OJ、Chiral MJ、Enantiopak Y2),它们的结构通式如图 12-17 所示。

由于化学键合会覆盖多糖衍生物的手性作用位点，多糖固定相多是涂布在硅胶担体上，使用寿命相对较短。流动相一般采用正相色谱系统以利于多糖类手性固定相的分离效果，如正己烷-乙醇、正己烷-异丙醇混合溶剂，也可以用于超临界流体色谱中；卤代烃、二甲基亚砜(DMSO)、四氢呋喃(THF)等溶剂会破坏涂布层导致固定相的流失，较少用作流动相。为增加色谱柱的使用寿命，目前也有化学键合的多糖类手性固定相，如使用 Chiralpak IC［纤维素-三(3,5-二氯苯基氨基甲酸酯)键合硅胶］手性色谱柱，可实现常见非甾体抗炎药对映体的分离。流动相：正己烷-异丙醇-冰醋酸-二乙胺(90:10:0.1:0.05)；检测波长：230nm；柱温：25℃；流速：1.0ml/min。在一个色谱条件下，依托度酸(etodolac)、萘普生(naproxen)和酮洛芬(ketoprofen)可实现手性分离(图12-18)[12]。

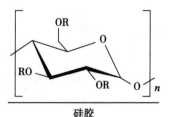

图 12-17　多糖手性固定相的结构通式

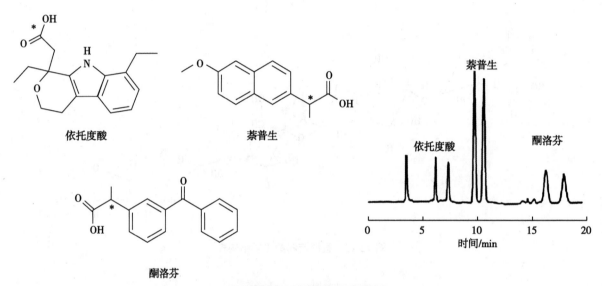

图 12-18　纤维素手性固定相拆分非甾体抗炎药对映体

随着手性固定相制备技术的发展，目前也有适合反相色谱系统的多糖手性柱，包括 Chiralpak AD-RH/Chiral ND-RH、Chiralpak AS-RH/Chiral NS-RH、Chiralcel OD-RH/Chiral MD-RH、Chiralcel OJ-RH/Chiral MJ-RH，它们与用于正相色谱分离的色谱柱涂布有相同的固定相，但是可以在反相色谱系统下实现拆分，色谱柱型号上加以 RH 的后缀以示区别。

2. 蛋白质类手性固定相　蛋白质中所含 L-氨基酸具有手性特异性，可与药物对映体在蛋白质的结合位点进行手性识别而实现分离。按其来源可分为：①白蛋白类，包括人血清白蛋白和牛血清白蛋白；②糖蛋白类，包括 α₁ 酸性糖蛋白(α_1-AGP)和抗生素蛋白质(avidin)；③酶类，包括纤维素酶、胰蛋白酶、α 胰凝乳蛋白酶及溶菌酶。此类键合相以离子键或共价键以及蛋白交联作用将蛋白质固定到硅胶上，利用蛋白质分子结构中的氨基酸的离子结构提供手性作用位点与手性药物对映体产生不同的氢键作用、静电作用、疏水作用、离子对作用等达到手性拆分。其中，α₁ 酸性糖蛋白(α_1-AGP)柱、人血清白蛋白(HSA)柱、牛血清白蛋白(BSA)柱、卵类黏蛋白(OVM)柱较为常用。

图 12-19 为 α₁ 酸性糖蛋白手性固定相 HPLC 法测定艾司奥美拉唑钠原料药中对映异构体杂质的含量[13]。艾司奥美拉唑是奥美拉唑的 S- 对映体，其抑酸作用比奥美拉唑更为明显。手性拆分色谱条件如下：色谱柱为 CHIRAL-AGP 柱(150mm×4.0mm, 5μm)；流动相为磷酸盐溶液(0.01mol/L, pH 6.0)-乙腈(17:3)；流速为 0.8ml/min；检测波长为 302nm。艾司奥美拉唑钠与其对映异构体能够完全分离，该方法可用于艾司奥美拉唑钠原料药中对映异构体杂质的测定。

蛋白质类手性固定相的应用范围较广,拆分效果好,但其色谱柱容量小。由于蛋白质的空间构型、极性基团和疏水效应等在手性识别过程中起着重要作用,所以在键合蛋白质于填料上时,应在适当的缓冲液、pH、盐度等温和条件下进行。蛋白质类手性固定相常用流动相为磷酸盐缓冲液(pH 4~7),流动相中可加入适量乙腈、乙醇、丙酮等有机溶剂作为改性剂,用量一般不超过5%。此外,流动相中还可添加(1~10mmol/L) N,N'- 二甲基辛胺、叔丁胺氢溴酸盐和辛酸等,以获得理想的分离效果。蛋白质手性柱的柱容量低,易超载,一般需增加预柱。

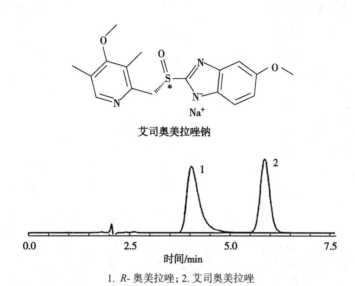

艾司奥美拉唑钠

1. R- 奥美拉唑;2. 艾司奥美拉唑

图 12-19 艾司奥美拉唑钠中 R- 奥美拉唑的分离色谱图

3. 环糊精类手性固定相 环糊精(cyclodextrin,CD)是由一定数量的 D- 葡萄糖单元通过 α-1,4- 糖苷键连接的环状分子结构。由所含葡萄糖单元的个数不同,可分为 α-CD、β-CD、γ-CD,环糊精类型及性质见表 12-1。图 12-20(a)为环糊精的空腔模型的示意图,图 12-20(b)为环糊精的化学结构图。

其中以 β 型应用最广,α 型仅对小分子化合物对映体有拆分作用,而 γ 型较少使用。由于环糊精大分子上含有许多手性中心,能够选择性地与对映体作用;且环糊精的笼状结构锥筒的边缘排列有许多羟基,可与被拆分物的极性基团相互作用;锥筒内部呈相对疏水的空腔,可与相应立体尺寸的对映体形成包合物。只有当样品分子的大小正好可使其非极性部分进入腔内,而极性基团部分能与固定相边缘的羟基产生较强的作用时,形成可逆的、稳定性不同的包合物,固定相才能对此样品化合物对映体产生拆分作用。图 12-21 为环糊精手性固定相形成可逆配合物的示意图。

为了克服环糊精键合固定相机械强度差、不能在高压下使用的弱点,同时为了提高环糊精的手性识别能力,许多色谱工作者对环糊精的分子结构进行了改造,合成了氨基、氨基甲酸酯、酰基、异氰酸酯改性的环糊精手性固定相,见图 12-22。环糊精键合相的衍生化,增大了固定相与溶质分子的疏水相互作用或 π-π 相互作用、偶极 - 偶极叠合作用,扩大了手性拆分的能力和范围,在正相和反相条件下,都有很好的拆分能力,所以又称多模式手性固定相(multimodal CSP,MMCSP)。

环糊精手性固定相既可采用正相 HPLC 系统,也可采用反相 HPLC 系统。在正相 HPLC 模式下,典型流动相体积比例为乙腈 - 甲醇 - 冰醋酸 - 三乙胺(95:5:0.2:0.3),拆分作用通过与环糊精分子表面的手性羟基的氢键作用实现,通过调整流动相中冰醋酸和三乙胺比例可以控制拆分效能。在反相 HPLC 模式中,流动相中的水和有机改性剂组成、缓冲剂的种类和离子强度、流动相的 pH 以及温度对环糊精键合相的选择性和效能有很大的影响。

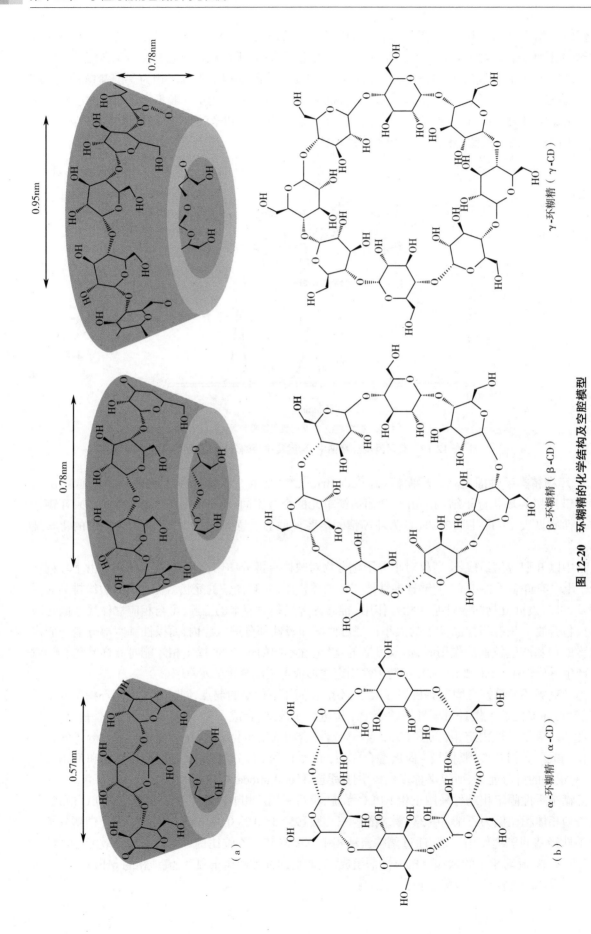

图 12-20　环糊精的化学结构及空腔模型

表 12-1 环糊精类型及其性质

环糊精	葡萄糖单元个数	洞穴孔径 /nm	可进入洞穴的分子类型	手性中心数目
α	6	0.45~0.6	五至六元环的芳香族化合物	30
β	7	0.6~0.8	联苯或萘	35
γ	8	0.8~1.0	取代芘和类固醇、大分子萜类	40

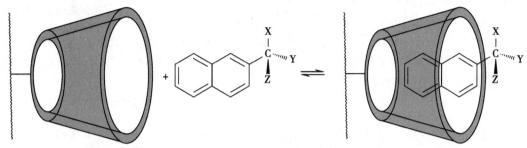

图 12-21 环糊精键合相可逆饱和配合物生成的示意图

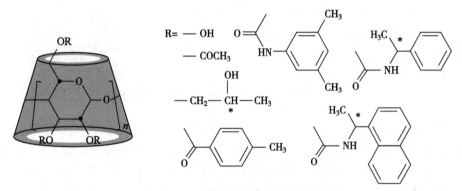

图 12-22 环糊精衍生物手性固定相

米那普仑是一种新型特异性的 5- 羟色胺和去甲肾上腺素再摄取双重抑制剂,临床上用于抗抑郁治疗。该分子结构中含有两个手性碳原子,上市的米那普仑为(±)-Z 式外消旋体,是左旋米那普仑和右旋米那普仑的混合物。图 12-23 为米那普仑对映体在羟丙基改性的 β- 环糊精手性固定相上的拆分的色谱图。色谱条件如下:采用 Astec CYCLOBOND™ I 2000 RSP 色谱柱(250mm×4.6mm,5μm);流动相为乙腈 -0.1% 醋酸三乙胺溶液(pH 6.0)(5:95);流速为 0.8ml/min;检测波长为 220nm;柱温为 25℃。米那普仑对映体拆分的分离度为 1.63,对映体能够得到良好的拆分。

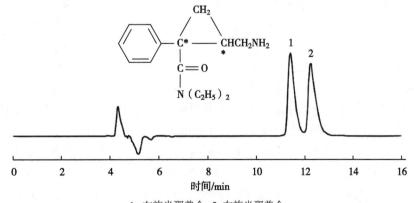

1. 左旋米那普仑;2. 右旋米那普仑。

图 12-23 米那普仑对映体在羟丙基改性 β- 环糊精手性柱上的分离色谱图[14]

4. 冠醚类手性固定相 冠醚（crown ether）与环糊精类似,是本身具有手性的低聚糖。冠醚类化合物有亲水性内腔和亲酯性外壳,可键合在硅胶或聚苯乙烯基质上制成手性固定相,与金属离子、氨基阳离子等形成主-客体包容络合物是冠醚的重要特性,图 12-24 为冠醚与氨基阳离子等形成包容络合物的示意图。冠醚类固定相用于分离一级胺,氨基必须处于质子化状态,因此,利用冠醚类手性固定相进行拆分时,一般都使用酸性（如高氯酸）流动相。最常用的冠醚类固定相是 18-冠-6,已有商品化产品。

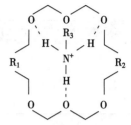

图 12-24　冠醚与氨基阳离子等形成包容络合物示意图

图 12-25 为盐酸伐昔洛韦对映体的手性拆分色谱图[15]。手性拆分色谱条件如下:CROWNPAK CR(+)手性冠醚柱(150mm × 4mm,5μm),流动相为水-甲醇-高氯酸(19:1:0.1),流速为 0.75ml/min,检测波长为 254nm。伐昔洛韦对映异构体可完全分离,此方法可用来测定盐酸伐昔洛韦中对映体杂质的含量。

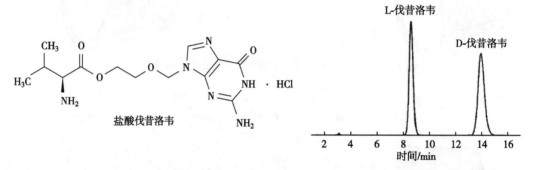

图 12-25　盐酸伐昔洛韦对映体的手性拆分色谱图

5. 大环抗生素手性固定相 大环抗生素（macrocyclic antibiotic）一般为多手性中心、多官能团的化合物,可通过多种手性识别机制进行手性识别,是一种高效的手性选择固定相。大环抗生素具有疏水作用、偶极-偶极作用、π-π 相互作用、氢键作用和立体排阻作用,可用于手性拆分的主要有糖肽类、安莎霉素类、氨基糖苷类。糖肽类抗生素包括万古霉素（vancomycin,VA）、太古霉素（teicoplanin,TE）、利托菌素 A（ristocetin A,RI）等,安莎霉素类包括利福霉素 B、利福霉素 SV 等,氨基糖苷抗生素包括链霉素、硫酸新霉素、卡那霉素等。

糖肽类抗生素在结构上的共同特点是含有数个大环稠合而成的糖苷配基,呈"提篮"状,而且糖基与糖苷配基提篮相连。"提篮"由连接的氨基酸和取代酚组成的环稠合三四个大环组成。糖肽类抗生素的对映体选择性较高,它们通过侧链反应而共价结合到硅胶上,既能保证稳定性又能维持手性识别特性。VA、TE、RI 手性柱已有市售（Chirobiotic V、Chirobiotic T、Chirobiotic R）（图 12-26）。

盐酸克伦普罗是一种 β$_2$ 肾上腺受体激动剂,其分子中含有一个手性中心。图 12-27 为使用大环抗生素手性固定相高效液相色谱法直接拆分克伦普罗的色谱图。色谱条件如下:Chirobiotic V 和 Chirobiotic T 手性柱(250mm × 4.6mm,5μm),流动相为甲醇-乙酸-三乙胺(100:0.01:0.01),流速1.0ml/min,柱温 20℃,检测波长 254nm。对映体分离度可分别达到 2.00 和 2.13[16]。

6. Pirkle 型手性固定相 Pirkle 型手性固定相是小分子类手性固定相的典型代表,又称"供体-受体手性固定相"或"刷型手性固定相"。该固定相主要指分子中具有吸电子基团或斥电子基团,并且能够与对映体发生供体-受体作用而达到拆分目的的一类手性固定相。Pirkle 型手性固定相主要分为 π-碱型手性固定相、π-酸型手性固定相以及氨基酸类手性固定相。

π-碱型手性固定相有失去电子的倾向,是 π-供体;π-酸型手性固定相有接受电子的倾向,是 π-受体。电荷由供体传递到受体分子时,π-供体/受体形成配合物。Pirkle 型固定相手性识别模式也是基于"三点相互作用"理论,固定相手性基团与手性分子之间存在以下作用力:① π-酸型(有吸电子取代基)或 π-碱型(有斥电子取代基)的芳香基团在手性识别过程中发生的 π-π 相互作用;②原子或基团间的氢键力;③极性键或基团间的偶极 - 偶极叠合相互作用;④非极性基团间的立体排斥、范德华相互作用。

　　硝基是吸电子基团,所以硝基芳香族化合物是相当好的 π- 受体,此类化合物中最常用的是 3,5- 二硝基苯甲酰苯基甘氨酸(DNBPG)手性固定相,其结构如图 12-28,通常用于分离 π- 电子给予体芳香化合物对映体。

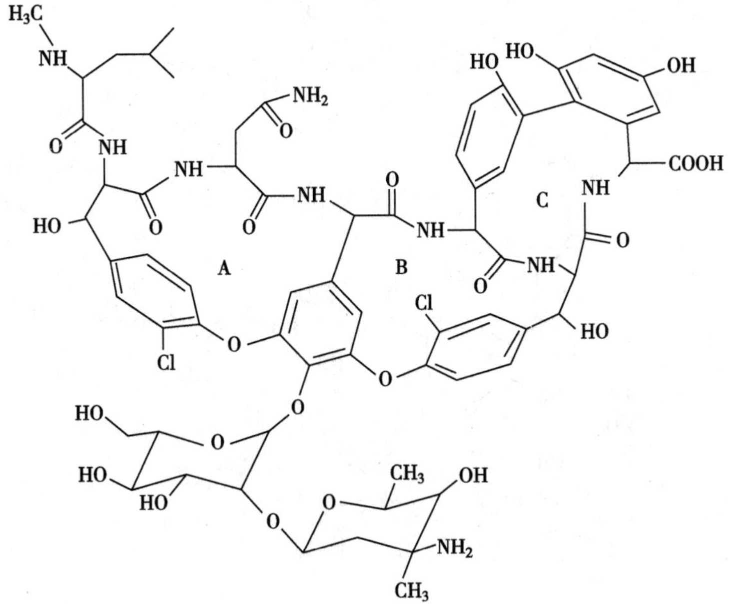

Chirobiotic V

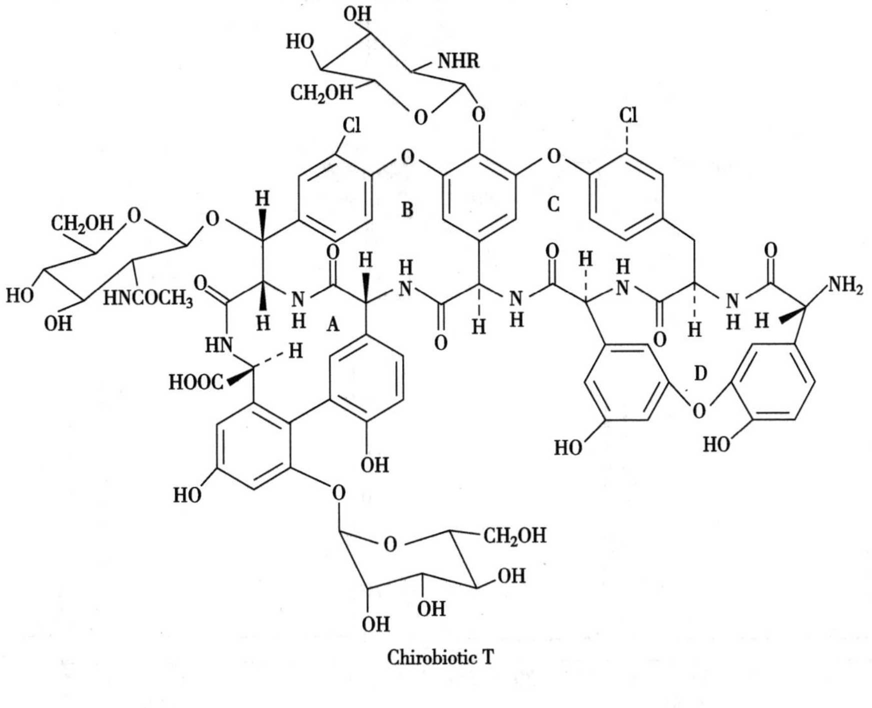

Chirobiotic T

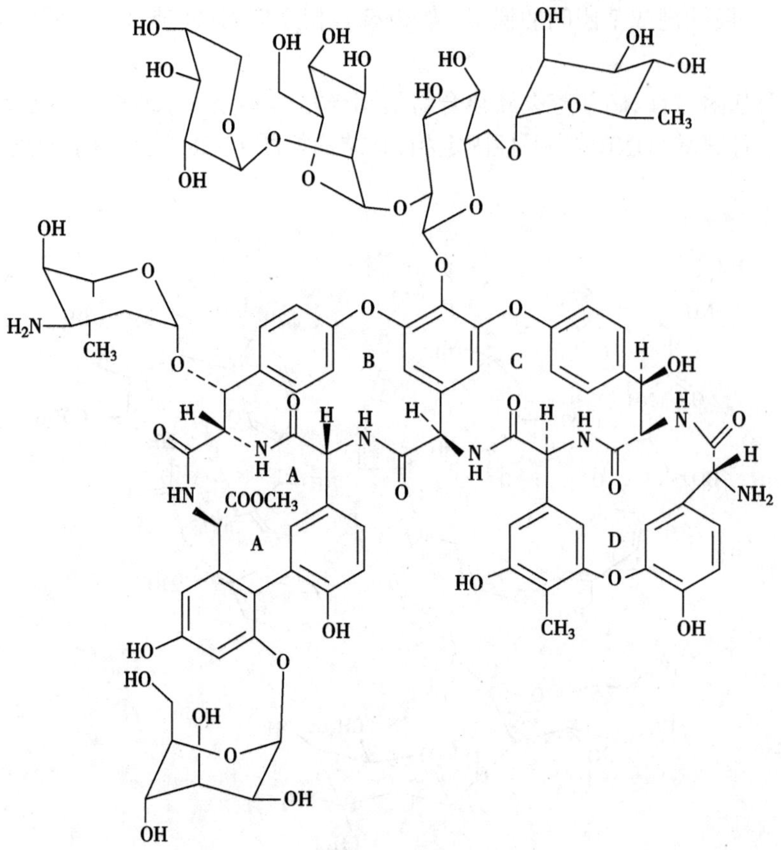

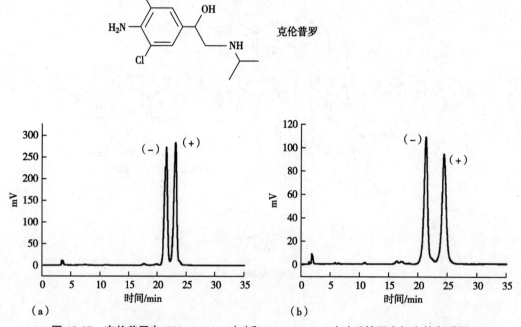

Chirobiotic R

图 12-26　大环抗生素手性固定相结构式

克伦普罗

图 12-27　克伦普罗在 Chirobiotic V（a）和 Chirobiotic T（b）手性固定相上的色谱图

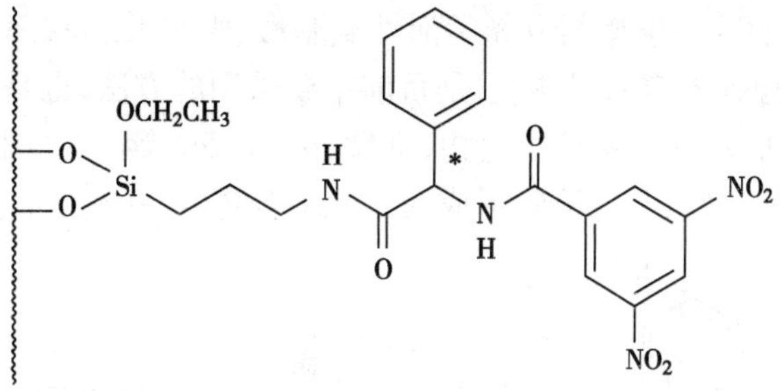

图 12-28　3,5- 二硝基苯甲酰苯基甘氨酸手性固定相

氨基、烷基、烷氧基以及萘环都是推电子基团,它们的芳香族化合物是很好的 π- 供体,这类固定相用于分离胺、氨基醇、氨基酸、醇、羧酸和硫醇的 3,5- 二硝基苯基氨基甲酸酯和脲的衍生物特别好,结构如图 12-29 所示。

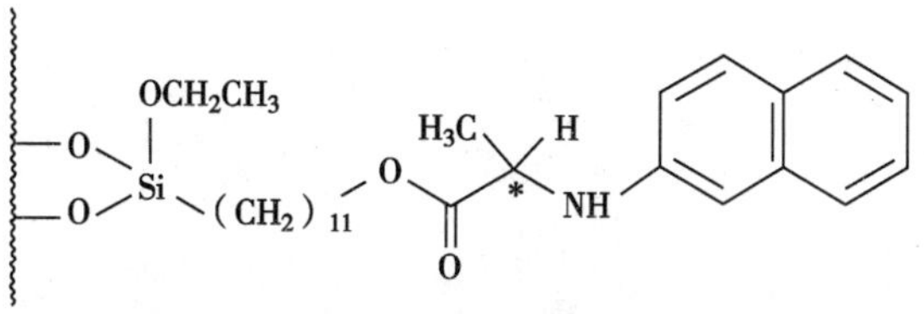

图 12-29　N-(2- 萘基) 丙氨酸手性固定相

目前商品化的 Whelk-O1 手性柱固定相结构如图 12-30 所示,这种手性固定相是 π- 电子受体 / 供体杂交固定相,在该手性柱上分离萘普生的色谱图见图 12-31,色谱条件如下:色谱柱为 (S, S)-Whelk-O1 (250mm × 4.0mm, 5μm) 手性柱,流动相为正己烷 - 异丙醇 - 乙酸 (85 : 15 : 0.1),流速为 1.5ml/min,检测波长 254nm。

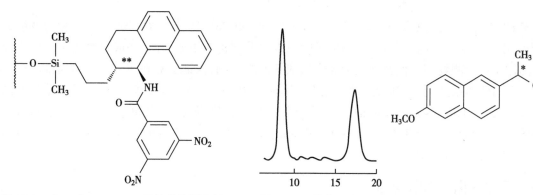

图 12-30　(S,S)-Whelk-O1 手性柱的固定相　　　　**图 12-31　萘普生在 (S,S)-Whelk-O1 手性柱上的分离色谱图**

7. 配体交换型手性固定相　　手性配体交换色谱 (chiral ligand exchange chromatography, CLEC) 技术是较早使用的手性液相色谱法[17],是分离氨基酸对映体的一种有效方法。与吸附型和 Pirkle 型手性固定相不同的是,配体交换型固定相在手性识别的过程中,固定相与待分离对映体之间不是直接相互作用,而是以配位键的形式将固定相上的手性选择剂和待分离对映体络合在一起,形成非对映异构体。该非对映异构体的形成具有可逆性,由于非对映异构体稳定性存在差异,在流动相的作用下实现对映体的分离。因此,CLEC 的手性分离是基于手性识别试剂、中心金属离子和待测对映体三者之间形成的三元络合物而实现。

CLEC 的一个必要的前提是,固定相上的手性选择剂和待测物都应具有能与金属配位的官能团。不同手性选择剂的手性拆分能力有较大差别。手性选择剂应为光学纯,并且手性中心有两个或两个以上的配位官能团。常用的手性选择剂有光学活性氨基酸、哌可酸、酒石酸等。其中,将光学活性氨基酸作为手性选择试剂键合到固定相载体上,是目前主要采用的方法,也是商品化较多的 CLEC 固定相。所能分离的对映体包括氨基酸及其衍生物、寡肽、α- 羟基酸等[18]。图 12-32 中展示了典型的氨基酸类 CLEC 固定相的结构,及其与待测物形成的三元络合物。

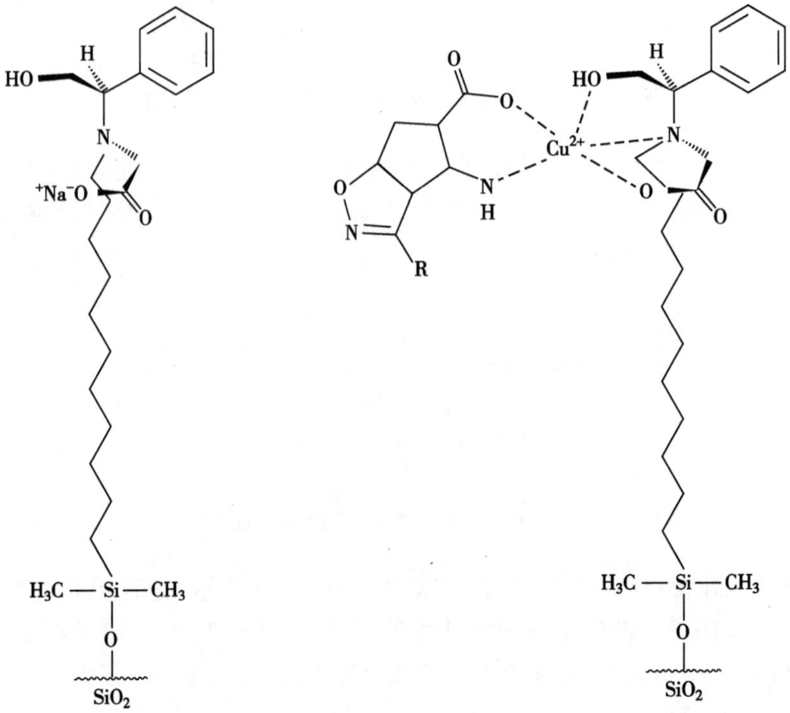

图 12-32 *R*-phenylglycinol 手性配体交换固定相及其与待测物的相互作用[19]

用于 CLEC 的中心金属离子有 Cu^{2+}、Ni^{2+}、Zn^{2+}、Cd^{2+} 和 Co^{2+} 等,其中 Cu^{2+} 形成配位化合物能力较强,最为常用。在手性分离过程中,金属离子的浓度对分离也有重要影响,一般金属离子浓度增加有利于分离体系中待测物与手性选择试剂充分形成三元络合物,保证了对映体分离。但当金属离子浓度超过一定值使体系达到饱和后,这种变化不再明显。图 12-33 为一种双齿型 L- 脯氨酸手性配体交换色谱固定相(250mm × 4.6mm,5μm)用于拆分手性药物氯苯那敏。色谱条件: pH 7.0 的 0.02mol/L 磷酸钠缓冲溶液和 0.2mmol/L Cu^{2+},流速为 1.0ml/min,检测波长为 214nm,柱温 30℃。该方法可实现氯苯那敏对映异构体的分离[20]。

三、手性气相色谱固定相

随着新型手性固定相和手性衍生化法的发展,气相色谱(GC)在手性药物的分析领域中取得了诸多的实质性成果。GC 方法不仅提高了手性药物的分离度,对手性药物的最低检测限和定量限也有了较大改善。利用 GC 成功分离手性化合物始于 1966 年,Gil-Av 等将 N- 三氟乙酰基 -D- 异亮氨酸月桂醇酯作为 GC 手性固定相,成功地将氨基酸对映体分离。但由于所用固定相热稳定性差,柱流失较严重,导致其发展较慢。直到 1977 年,Frank 等将二甲基硅氧烷、L- 缬氨酸 -t- 丁基胺和(2- 羧丙基)甲氧基硅烷进行共聚,得到了稳定的 GC 固定相,可在 175℃的温度下使用[21]。聚硅氧烷手性固定相的引入,使 GC 手性分离得到了快速发展。该类固定相已被商业化,并用于制备 GC 手性毛细管色谱柱。目前,GC 手性固定相主要包括环糊精类、冠醚类和纤维素类等。其中,基于包合物作用的环糊精及其衍生物的手性固定相应用最为广泛。

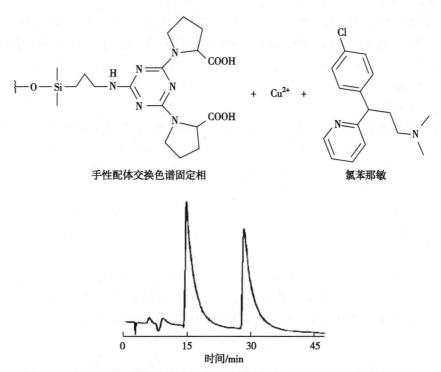

手性配体交换色谱固定相   氯苯那敏

图 12-33 双齿型 L- 脯氨酸手性配体交换色谱固定相拆分氯苯那敏对映异构体

　　将环糊精或其衍生物与聚硅氧烷混合,涂覆到毛细管柱内壁,用于拆分对映异构体是最有效的方法。环糊精衍生物手性 GC 固定相可以用于分离稠环烷烃及烯烃、卤代烃、醇、醛、酮、胺、氰类、环氧化合物、羧酸、卤代酸、羟基酸、内酯和氨基酸等化合物的对映体。一些极性化合物,如醇和胺,可以直接进行 GC 分析,不需要另外衍生,简化了分析步骤。图 12-34 为采用键合于二甲基聚硅氧烷的环糊精手性毛细管柱(Varian CP-Chirasil-Dex CB),对野菊花中的龙脑和异龙脑的对映异构体同时进行了手性拆分[22]。色谱条件如下：Varian CP-Chirasil-Dex CB 手性毛细管柱(25m×0.25mm,0.25μm),载气为高纯氮气,进样口温度 250℃,检测器温度 250℃,流速 1ml/min,分流比 20：1,采用程序升温：从 60℃开始,保持 1 分钟,再以 20℃/min 的升温速度到达 120℃,保持 8 分钟,最后再以 20℃/min 的升温速度到达 200℃,保持 10 分钟。

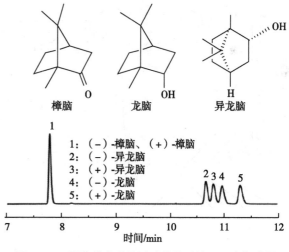

樟脑　　　龙脑　　　异龙脑

1：(−)-樟脑、(+)-樟脑
2：(−)-异龙脑
3：(+)-异龙脑
4：(−)-龙脑
5：(+)-龙脑

图 12-34 野菊花中龙脑对映体的手性 GC 法色谱图

四、应用示例

【例 12-3】高效液相色谱手性固定相法分离康唑类药物对映体[23]

　　硫康唑、咪康唑、益康唑、异康唑和芬替康唑是常用的广谱抗真菌药。这类药物大多为手性药物,且临床上使用的多为消旋体。研究表明,这类药物的手性对映体的药效常有明显差异。例如 R-(−)-益康唑和 R-(−)-咪康唑的抗真菌活性要高于相应的 S- 异构体。药物对映体间药理、药效甚至毒性可能存在很大差异,所以对该类药物对映体进行分离分析具有重要的意义。手性色谱柱 Chiralcel OJ-H 是以纤维素 - 三(4- 甲基苯甲酸酯)为手性选择剂的一种涂覆型手性柱。本实验采用正相色谱条件,对硫康唑、咪康唑、益康唑、异康唑和芬替康唑 5 个抗真菌药对映体进行了分离研究。

1. **仪器与试剂** Pu-1580 型高效液相色谱仪、SPD-15C 型紫外检测器、N2000 色谱工作站。对照品硝酸硫康唑、硝酸咪康唑、硝酸益康唑、硝酸异康唑和硝酸芬替康唑,正己烷、乙醇、异丙醇等。

2. **色谱条件** 色谱柱:Chiralcel OJ-H 柱(150mm×4.6mm,5μm);流动相:正己烷-乙醇(50:50);检测波长:230nm;柱温:25℃;流速:1.0ml/min;进样量:20μl。

3. **测定方法与结果**

(1)对照品溶液的配制:分别取对照品硝酸硫康唑、硝酸咪康唑、硝酸益康唑、硝酸异康唑和硝酸芬替康唑适量,精密称定,用乙醇溶解并制成质量浓度约为 1.0mg/ml 的各对照品储备液,4℃保存。精密量取各对照品储备液适量,用乙醇稀释制成质量浓度为 0.1mg/ml 的各对照品溶液,0.45μm 微孔滤膜滤过,即得。

(2)醇类改性剂种类对分离的影响:使用 Chiralcel OJ-H 柱,在正相色谱条件下,以正己烷为底剂,分别考察了加入乙醇和异丙醇两种醇类改性剂对硫康唑、咪康唑、益康唑、异康唑和芬替康唑的保留因子(k)、选择因子(α)和分离度(R)的影响。

(3)手性分离结果:以正己烷-乙醇为流动相条件下,Chiralcel OJ-H 手性色谱柱对这 5 个康唑类药物选择性良好,可用于其对映体的手性分离(图 12-35)。硫康唑、咪康唑、益康唑、异康唑和芬替康唑 5 个药物的对映体在各自最佳流动相条件下均达到完全分离,分离度分别为 2.83、4.23、5.96、4.61 和 4.84。

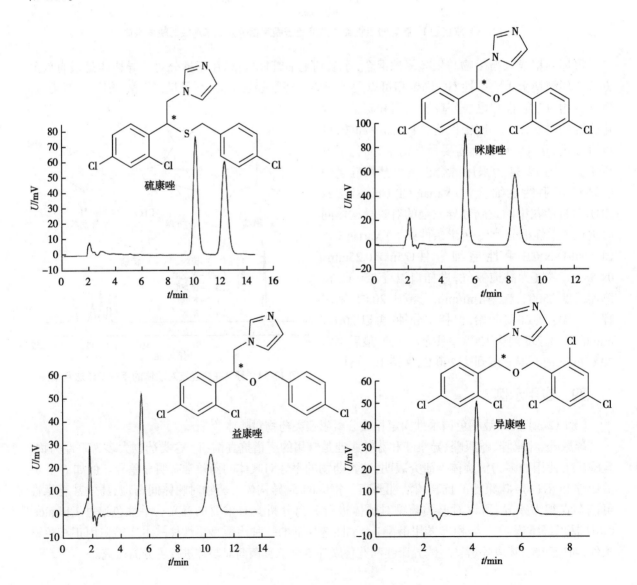

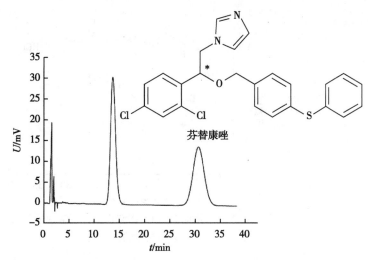

图 12-35 康唑类药物对映体的手性 HPLC 法色谱图

4. 思路解析 抗真菌药对映体的拆分现有手性固定相法、手性流动相添加剂法和毛细管电泳法等方法,采用手性固定相法具有方法简单、可重现性好等优点。Chiralcel OJ-H 手性柱是四款常用的多糖手性柱之一,在拆分抗组胺类药物、扁桃酸系列药物及手性农药等方面展现出了较好的效果。本实验利用 Chiralcel OJ-H 手性柱研究建立了高效快捷的手性抗真菌药的液相拆分方法,进一步增加了 Chiralcel OJ-H 手性柱的广泛应用性,为后续相关药物的对映体研究提供参考。

第四节 手性流动相法

一、手性拆分的原理

手性流动相(CMP)法即在液体流动相中加入手性添加剂(chiral mobile phase additive,CMPA),该手性试剂与对映体溶质之间通过氢键、离子键、配位键或空穴的包容等相互作用,形成非对映异构体复合物,然后根据非对映异构体自身的稳定性及其在固定相和流动相之间的分配系数不同,实现对映体的分离。

手性流动相添加法拆分的原理有两种:①流动相中手性试剂与对映体形成非对映体配合物,在固定相中的保留时间和分配不同而得到拆分;②手性试剂吸附在柱上形成动态的手性固定相,对映异构体与之作用不同而得到拆分。

二、流动相添加剂的种类

用于手性药物 HPLC 分离的 CMPA 主要包括环糊精类手性添加剂和配基交换型手性添加剂,在实验过程中可通过优化 CMPA 的种类、浓度、流动相的组成和 pH、流速而达到最佳色谱条件。

1. 环糊精类手性添加剂 环糊精(cyclodextrin,CD)的手性识别主要来自环内腔对芳烃或脂肪烃侧链的包容作用以及环外壳上的羟基与药物对映体发生氢键作用。正如环糊精手性固定相所述,环糊精分为 α、β、γ 三种类型,这三种类型的内腔大小不同。β- 环糊精对形成包容络合物有最佳大小的内腔,适合于大多数药物对映体的位阻和电子特征,因而广为使用;α- 环糊精适合于分子量小的药物对映体分析;而 γ- 环糊精则适合于较大分子药物对映体的分析,如含有稠环的药物。此外,环糊精添加剂还有二甲基 -β- 环糊精、乙酰基 -β- 环糊精、磺化 -β- 环糊精等。例如,以羟丙基 -β-环糊精(HP-β-CD)作为手性流动相添加剂对盐酸依替福林对映体进行拆分。色谱柱为 ODS 柱(150mm×4.6mm,5μm),流动相为乙腈 - 水(25:75),HP-β-CD 浓度为 26mmol/L,流速为 0.3ml/min,紫外检测波长为 214nm。盐酸依替福林对映体能够良好分离(图 12-36)[24]。

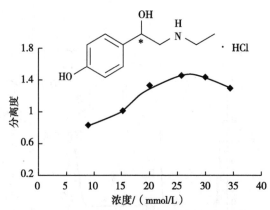

图 12-36　不同 HP-β-CD 浓度条件下盐酸依替福
林对映体的分离度

在使用流动相添加环糊精法拆分时,与流动相中环糊精包合越好的对映体越易随流动相较快地从色谱柱中被洗脱;而使用环糊精固定相拆分时,与固定相中环糊精包合越好的对映体越易被固定相所保留,较慢地从色谱柱中洗脱。因而,在大多数情况下,以环糊精为流动相添加剂分离对映体的洗脱顺序与使用环糊精固定相拆分的顺序刚好相反。

2. 配基交换型手性添加剂　在众多手性添加剂中配基交换型(chiral ligand-exchange complexes,CLEC)的基础理论研究较为成熟,早在 1970 年初,Davankov 首次成功分离了能与金属离子形成复合物的氨基酸和其他一些物质。在流动相缓冲溶液中加入金属离子和配位体交换剂形成二元络合物,以适当浓度分布于流动相中,遇到药物消旋体形成稳定性不同的三元络合物,在反相或正相柱上达到手性分离。常用的手性配合试剂多为光学活性氨基酸及其衍生物,如 L- 脯氨酸、L- 苯丙氨酸、N- 烷基 -L- 羟基脯氨酸等;配位金属有 Cu^{2+}、Zn^{2+}、Ni^{2+}、Cd^{2+} 等。配基交换系统大多使用水性流动相和疏水固定相,如 C_8、C_{18} 柱,手性配体交换试剂吸附在疏水性固定相表面构成动态手性固定相,与对映体作用形成非对映异构体的配合物,经洗脱分离,顺序与一般反相高效液相色谱一致。流动相中加入有机改性剂(乙腈、甲醇),可缩短疏水性药物的保留时间,并提高分离度。该法已用于分离氨基酸及其衍生物、多巴胺、氨基醇等,特别对喹诺酮类抗生素的手性拆分具有良好效果。

图 12-37 为采用 L- 苯丙氨酸和 $CuSO_4$ 作为手性流动相添加剂,拆分安妥沙星对映体的色谱图[25]。采用 Ultimate XB-C_{18} 色谱柱(4.6mm × 250mm,5μm),流动相为 8mmol/L 的 L- 苯丙氨酸溶液(含 4mmol/L 的 $CuSO_4$,pH 3.5)- 甲醇(80 : 20),流速为 1.0ml/min,检测波长为 302nm。该色谱条件下,左、右旋安妥沙星峰能够达到基线分离,分离度为 6.6。

三、应用示例

【例 12-4】左氧氟沙星 -N- 氧化物对映体的手性分离研究[26]

左氧氟沙星 -N- 氧化物,为左氧氟沙星的降解产物,其具有一个手性碳原子,因此存在一对光学异构体。本实验通过手性流动相,以 HPLC 法实现左氧氟沙星 -N- 氧化物对映体的分离和光学纯度考察。

1. 仪器与试剂　1200 高效液相色谱仪,包括 UV 检测器和 DAD 检测器;左氧氟沙星 -N- 氧化物、氧氟沙星 -N- 氧化物消旋体、甲醇等。

2. 色谱条件　色谱柱为 ZORBAX Extend-C_{18}(4.6mm × 250mm,5μm);流动相为 D- 苯丙氨酸硫酸铜溶液(取 D- 苯丙氨酸 1.32g 和硫酸铜 1.0g,加水 1 000ml 使溶解)- 甲醇(80 : 20)。柱温为 40℃,进样量 20μl,检测波长为 330nm。

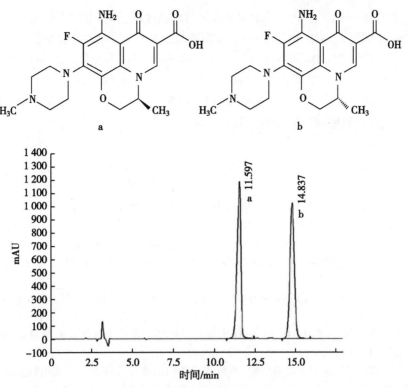

图 12-37　左旋(a)和右旋(b)安妥沙星手性拆分色谱图

3. 测定方法与结果

(1)供试品溶液的配制:精密称取左氧氟沙星 -N- 氧化物约 10mg,置 50ml 量瓶中,加 0.1mol/L 盐酸溶液溶解并稀释至刻度,作为供试品溶液。

(2)对照品溶液的配制:精密称取氧氟沙星 -N- 氧化物消旋体约 10mg,置 50ml 量瓶中,加 0.1mol/L 盐酸溶液溶解并稀释至刻度,作为对照品溶液。

(3)氧氟沙星 -N- 氧化物对映异构体的分离:分别配制质量浓度为 0.504μg/ml、1.008μg/ml、2.016μg/ml、4.032μg/ml、8.064μg/ml、16.128μg/ml、32.256μg/ml 的左氧氟沙星 -N- 氧化物溶液,分别取各浓度溶液 20μl 注入液相色谱仪,记录色谱图及峰面积。以质量浓度为横坐标(X),峰面积为纵坐标(Y),绘制标准曲线。结果左氧氟沙星 -N- 氧化物在 0.504~32.256μg/ml 内与峰面积呈良好的线性关系。回归后线性方程为:$Y=19.328X+1.169$,$r=0.999\,9$。左氧氟沙星 -N- 氧化物及其光学异构体的色谱分离结果如图 12-38。左氧氟沙星 -N- 氧化物及其对映体能够达到基线分离,分离度为 3.2。该方法

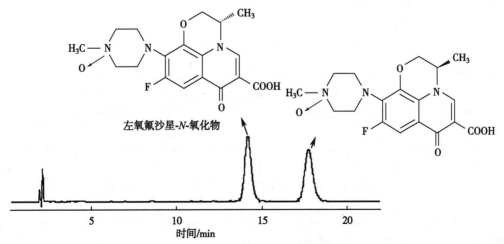

图 12-38　左氧氟沙星 -N- 氧化物及其对映体的手性拆分色谱图

简单快速,重复性好,能够用于左氧氟沙星 -N- 氧化物对映体的分离和纯度考察。

4. 思路解析 氧氟沙星 -N- 氧化物和 D- 苯丙氨酸中均含有羧酸基团,在流动相中可同时与铜离子发生配位。因此,本实验以 D- 苯丙氨酸为手性配体,铜离子作为配位金属中心,分别与氧氟沙星对映异构体配位,形成非手性对映异构体,进而利用 C$_{18}$ 柱进行 HPLC 分离。本方法通过氧氟沙星 -N- 氧化物的手性拆分,可准确分析氧氟沙星对映异构体降解产生的左氧氟沙星 -N- 氧化物和右氧氟沙星 -N- 氧化物的含量,对氧氟沙星的质量控制具有重要意义。

参考文献

[1] 许禄, 张庆友. 手性化合物的构效关系研究. 合肥: 中国科学技术大学出版社, 2011
[2] 程红, 严定策, 武利庆, 等. 圆二色光谱在药物分析中的应用. 药物分析杂志, 2021, 41 (4): 559-571
[3] 杨沐, 钟文英, 侯雯. 手性药物分析方法研究进展. 药学进展, 2014, 38 (3): 209-214
[4] 陈亭亭, 黄金, 陈蔚青, 等. 柱前衍生化 RP-HPLC 法测定 L- 叔亮氨酸含量. 浙江工业大学学报, 2016, 44 (4): 431-434
[5] 吴薇, 黄碧云, 袁牧, 等. 氟比洛芬对映异构体的手性衍生化反相高效液相色谱拆分及质谱鉴定. 分析测试学报, 2008, 27 (10): 1091-1094
[6] 栾燕, 钟大放, 陈笑艳. 柱前手性衍生化- 正相高效液相色谱法拆分甲基麻黄碱对映异构体. 中国药学杂志, 2002, 37 (2): 128-130
[7] 何晓文, 李新霞, 姚军, 等. 柱前手性衍生化- 高效液相色谱法测定棉籽仁中左旋和右旋棉酚含量. 食品科学, 2013, 34 (12): 125-128
[8] 董建勋, 肖美添, 黄雅燕, 等. 柱前衍生化- 毛细管气相色谱法分离 2,5- 己二醇对映体. 分析实验室, 2006, 25 (10): 79-82
[9] 章立, 姚彤炜, 曾苏. 柱前手性衍生化- 毛细管气相色谱测定大鼠肝微粒体中安非他明对映体. 药物分析杂志, 1998, 18 (5): 291-294
[10] DING X, LIN S, WENG H, et al. Separation and determination of the enantiomers of lactic acid and 2-hydroxyglutaric acid by chiral derivatization combined with gas chromatography and mass spectrometry. J Sep Sci, 2018, 41 (12): 2576-2584
[11] 梅雪娇, 卢定强, 冷柏榕, 等. 柱前手性衍生化- 反相高效液相色谱法拆分布洛芬对映异构体. 药学与临床研究, 2019, 27 (1): 21-24
[12] 张琼文, 郭兴杰. 纤维素键合手性固定相拆分 5 种非甾体抗炎药物对映体. 沈阳药科大学学报, 1998, 18 (5): 592-602
[13] 张勇, 郑枫, 席雨棠, 等. α$_1$- 酸性糖蛋白手性固定相测定埃索美拉唑钠中对映异构体杂质的含量. 中国药师, 2019, 22 (2): 370-372
[14] 陈秀娟, 郑振, 张明勇, 等. 用羟丙基 β- 环糊精手性柱 HPLC 法拆分米那普仑对映体. 药学服务与研究, 2017, 17 (3): 210-212
[15] 朱倩颖, 余露山, 郑国刚, 等. 盐酸伐昔洛韦的手性分离及其对映体杂质的含量测定. 浙江大学学报 (医学版), 2014, 3 (2): 164-167
[16] 张丹丹, 张晓琳. 大环抗生素手性固定相拆分克伦普罗对映体及分离机制研究. 分析科学学报, 2015, 31 (3): 393-396
[17] BATRA S, BHUSHAN R. Bioassay, determination and separation of enantiomers of atenolol by direct and indirect approaches using liquid chromatography: a review. Biomed Chromatogr, 2018, 32 (1): e4090
[18] 陈星, 关瑾, 阎峰, 等. 手性配体交换色谱法在手性药物对映体分离分析的应用. 药物分析杂志, 2010, 30 (12): 2446-2451
[19] IANNI F, PUCCIARINI L, CAROTTI A, et al. Last ten years (2008-2018) of chiral ligand-exchange chromatography in HPLC: an updated review. J Sep Sci, 2019, 42 (1): 21-37
[20] 黄德友, 李杨, 李连杰, 等. 双齿型 L- 脯氨酸手性配体交换色谱固定相的合成及对氯苯那敏的拆分. 化学试剂, 2015, 37 (1): 621-623, 638
[21] FRANK H, NICHOLSON G J, BAYER E. Rapid gas chromatographic separation of amino acid enantiomers with a novel chiral stationary phase. J Chromatogr sci, 1977, 15 (5): 174-176

［22］李会香, 刘莎莎, 雷杰. 手性气相色谱法测定野菊花中的龙脑对映体——推荐一个仪器分析实验. 大学化学, 2021, 36 (9): 2107023

［23］滕怀凤, 温晓丽. HPLC 手性固定相法分离 5 个康唑类药物对映体. 药物分析杂志, 2020, 40 (3): 436-441

［24］翟明翚, 许芮, 郝东宇, 等. 以羟丙基-β- 环糊精作为手性流动相添加剂拆分盐酸依替福林对映体. 化工技术与开发, 2020, 49 (11): 7-9

［25］陈希, 鄢雷娜, 刘绪平, 等. 手性流动相添加剂法拆分安妥沙星对映体. 分析试验室, 2021, 40 (8): 918-921

［26］王维剑, 杨娜, 黄萍, 等. 左氧氟沙星-N- 氧化物对映体的手性分离研究. 中国药学杂志, 2015, 50 (9): 814-815

第十三章

基因毒性杂质的色谱分离与检测

药品中存在的杂质会影响药物的稳定性和疗效,甚至对人体造成危害,因此随着药学研究水平和分析技术的发展,药物中杂质的研究和控制在不断地深入。药物中基因毒性杂质目前已成为药物质量控制中的一类重要杂质类别,本章介绍基因毒性杂质的定义、控制策略和常见杂质类别的色谱分离与检测方法。

第一节 概　　述

一、基因毒性杂质的定义与性质

ICH S2(R1)指南[1]将基因毒性(又称遗传毒性)定义为"遗传物质的任何有害变化,不考虑有害变化的诱发机制",基因毒性杂质(genotoxic impurity,GTI)被定义为"已采用合适的基因毒性试验模型(如细菌基因突变试验)证实过具有基因毒性的杂质",而潜在基因毒性杂质(potential genotoxic impurity,PGI)被定义为"具有基因毒性警示结构,但是未经过试验模型验证过其基因毒性的杂质"。基因毒性杂质包括致突变性杂质(mutagenic impurity)和其他类型的无致突变性杂质,其中致突变性杂质在较低水平时也有可能引起 DNA 损伤、导致 DNA 突变,从而可能引发癌症,所以需要将致突变性杂质与其他杂质区分开来,以控制其致癌风险。而非致突变机制的基因毒性杂质以一般杂质水平存在时则并无致癌风险,因此如无特别说明,基因毒性杂质通常指的是具有致突变性的基因毒性杂质。

在药物研发的实际工作中遇到的基因毒性杂质,绝大部分是烷基化试剂(alkylating agent),即其本身是亲电试剂(electrophile)[2]。这是由于双螺旋 DNA 分子含有 4 种碱基,分别是腺嘌呤(adenine,A)、胸腺嘧啶(thymine,T)、鸟嘌呤(guanine,G)和胞嘧啶(cytosine,C)。这些嘧啶和嘌呤上面的氮、氧都富有电子,均为亲核试剂(nucleophile)。亲电的烷基化试剂很容易和亲核的 DNA 碱基发生化学反应,能直接或间接损害 DNA,损伤 DNA 的机制为造成染色体断裂、DNA 重组、在 DNA 复制过程中以共价键结合或插入。如鸟嘌呤(图 13-1)发生烷基化的位点主要在 O-6 位和 N-7 位,其中 O-6 位点的烷基化比较容易诱导基因毒性的产生。

烷基化试剂可分为直接烷基化和间接烷基化试剂两种。通常亲电性越强,其基因毒性越强,特别是需要经过代谢激活产生的基因毒性杂质(如间接烷基化试剂)。如亚硝胺类杂质的代谢活化产生基因毒性主要有两种途径:代谢得到具有亲电活性的试剂(重氮甲烷和甲基正离子)和大分子(DNA 或者蛋白质)发生烷基化反应是产生遗传毒性和致癌性的主要原因;其次代谢得到的小分子醛会进一步和 DNA 结合造成额外的损伤,如图 13-2。

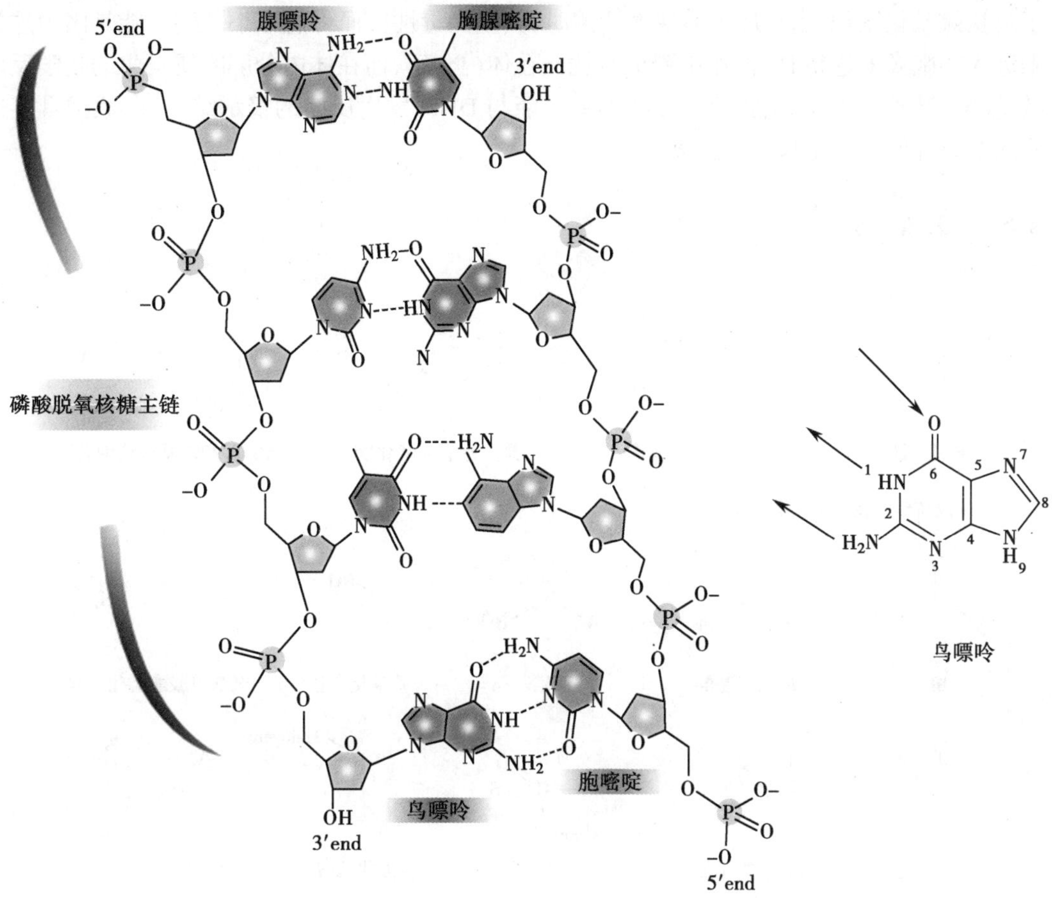

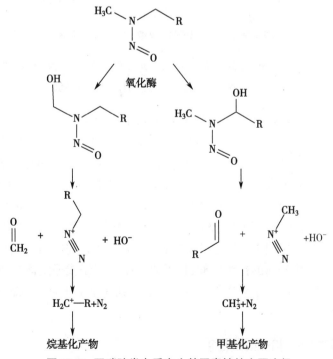

图 13-1　DNA 分子的碱基 ATGC 及鸟嘌呤的分子结构图

图 13-2　亚硝胺类杂质产生基因毒性的主要途径

对于直接烷基化试剂,当其反应活性太活泼时,其基因毒性反而可能减小。这可能是因为这类物质在还未进入细胞或未达到 DNA 作用靶标时就已在体内分解,而在体内分解时所发生的化学反应也可能导致这类物质产生其他毒性。图 13-3 列举了能与 DNA 发生反应的警示结构,一般把具有这些警示结构的杂质统称为潜在基因毒性杂质。

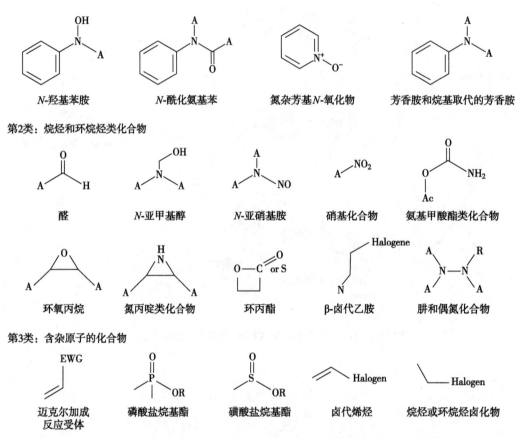

第1类：芳香族化合物

N-羟基苯胺　　　　*N*-酰化氨基苯　　　氮杂芳基*N*-氧化物　　　芳香胺和烷基取代的芳香胺

第2类：烷烃和环烷烃类化合物

醛　　　　*N*-亚甲基醇　　　*N*-亚硝基胺　　　硝基化合物　　　氨基甲酸酯类化合物

环氧丙烷　　　氮丙啶类化合物　　　环丙酯　　　β-卤代乙胺　　　肼和偶氮化合物

第3类：含杂原子的化合物

迈克尔加成反应受体　　　磷酸盐烷基酯　　　磺酸盐烷基酯　　　卤代烯烃　　　烷烃或环烷烃卤化物

注：A=Alkyl, Aryl或H；Halogen=F, Cl, Br, I；EWG = 吸电子基团（CN, C-O, 酯等）

图 13-3　能与 DNA 发生反应的警示结构举例

由于基因毒性杂质在低浓度条件下也有可能诱导哺乳动物细胞产生基因突变,进而可能致癌,因此在药物研发的过程中,需要了解合成使用的原料或生成的杂质是否具有基因毒性和基因毒性的程度,以及如何检测和控制基因毒性杂质。美国食品药品管理局(US Food and Drug Administration, FDA)下属的药物评价研究中心提出[3],完全避免基因毒性杂质的存在几乎是不可能的,所以这类基因毒性杂质的限度应该被严格限制在很低的水平,药品监管部门有必要建立法规对基因毒性杂质进行严格控制。Müller 等研究者则认为[4],控制基因毒性杂质的努力必须与新药研发所处的临床开发各个阶段的风险相适应,其考虑因素有以下几个方面:杂质的危害程度,新药的适应证,暴露于杂质的患者人群的数量和特点,杂质暴露的持续时间,以及是否由于限制或控制该杂质使得利大于弊的新药不能惠及特定的患者人群。上述的各项考虑因素可以达到如下的平衡点:即可以用"从实控角度尽可能低"这个原则来形容。

二、基因毒性杂质控制的法规要求

美国食品药品管理局(US Food and Drug Administration,FDA)、欧洲药品管理局(European Medicines Agency,EMA)、人用药品技术要求国际协调理事会(The International Council for Harmonisation of

Technical Requirements for Pharmaceuticals for Human Use,ICH)和中国药品监督管理部门都先后对基因毒性杂质的控制制定了指导原则。这些指导原则提供了有关基因毒性杂质的定义、分类和控制等方面的技术要求,并且要求了药品生产企业必须对药物中可能存在或产生的所有基因毒性杂质进行形成机制及走向分析、能否清除或清除因子研究。经风险评估并结合必要的确认性检测,对于风险依然较高的基因毒性杂质需开发控制方法并制定合理的控制指标,并提供必要的说明。

1. **EMA 法规**　EMA 于 2002 年发表的《基因毒性杂质限度意见书》将基因毒性杂质分成两类:一类是具有足够试验证据表明阈值和机制的基因毒性杂质,另一类是没有足够试验证据表明阈值和机制的基因毒性杂质[5]。意见书要求药品生产企业在生产工艺有选择的情况下应该优先采用可以避免产生基因毒性杂质的生产工艺,如果生产工艺无法避免产生基因毒性杂质则应提供说明文件。意见书还提出,第一类基因毒性杂质采用 ICH Q3C(R5)指南中二类溶剂的要求规定限度,而将第二类基因毒性杂质的控制限度设定为"最低技术可行"水平。

之后,由于对基因毒性杂质重视度的提高,2006 年 EMA 又发布了《基因毒性杂质限度指南》,该指南建议综合杂质的结构、化学性质、类型、含量和基因毒性数据进行合理判断,预测其基因毒性[6]。另外,指南提出采用毒理学关注阈值(threshold of toxicological concern,TTC),即不具显著致癌性或其他毒性作用的化合物暴露阈值水平,作为基因毒性杂质的限度,并规定将每人每天摄入 1.5μg 作为基因毒性杂质的 TTC 值,当人体暴露水平低于 TTC 值时,杂质不会产生明显的致癌性,而杂质含量低于该限度的,不必再进行毒理学评价。

但是对于只在短时间内服用的药物,指南将基因毒性杂质的限度规定为每人每天 1.5μg 有些过于保守,因此 EMA 参考美国药品研究和制造商协会(Pharmaceutical Research and Manufacturers of America,PhRMA)提出的"分期 TTC"[4],发布了分期 TTC 限度值。表 13-1 列举了有关基因毒性杂质分期 TTC 值的不同法规规定。TTC 值进行分期规定,意味着基因毒性杂质的可接受限度可以根据不同的服药剂量和临床服药时间进行调整,剂量和服药时间增加时 TTC 值降低,剂量和服药时间降低时 TTC 值增加。这种分期 TTC 值适合于药物生产和开发中每个阶段的杂质,也同样适用于有多种基因毒性杂质同时存在的情况,但是却不适用于三类强效基因毒性杂质,即黄曲霉毒素、亚硝胺和烷基偶氮氧化合物,结构通式见图 13-4,这三类化合物被称为关注队列(cohort of concern)。

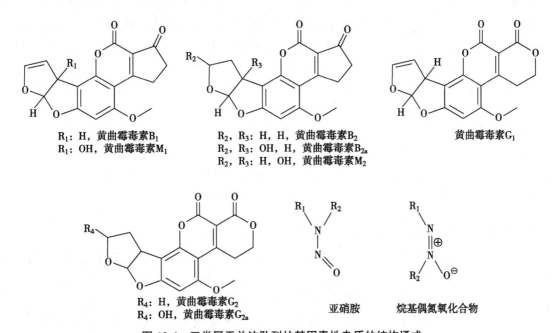

R₁: H, 黄曲霉毒素B₁
R₁: OH, 黄曲霉毒素M₁

R₂, R₃: H, H, 黄曲霉毒素B₂
R₂, R₃: OH, H, 黄曲霉毒素B₂ₐ
R₂, R₃: H, OH, 黄曲霉毒素M₂

黄曲霉毒素G₁

R₄: H, 黄曲霉毒素G₂
R₄: OH, 黄曲霉毒素G₂ₐ

亚硝胺

烷基偶氮氧化合物

图 13-4　三类属于关注队列的基因毒性杂质的结构通式

制定基因毒性杂质的限度时,可根据 TTC 和活性药物成分(active pharmaceutical ingredient,API)的最大日给药量进行计算,计算公式为基因毒性杂质限度 =TTC 值 / 日最大给药剂量。比如抗心律失常药盐酸决奈达隆日最大给药量为 800mg,按照 TTC 1.5μg/d 计算,制定其工艺杂质甲磺酸甲酯的限度为 1.9ppm。

表 13-1 基因毒性杂质的推荐允许日摄入量

法规	TTC 值 /(μg/d)							
	单剂量给药	0~14 天	14 天 ~1 个月	1~3 个月	3~6 个月	6~12 个月	1~10 年	>10 年
EMA	120	60	60	20	10	5	1.5	1.5
PhRMA	-	120	120	40	20	10	1.5	1.5
FDA	-	120	60	20	10	5	1.5	1.5
ICH	-	120	120	20	20	20	10	1.5

2. FDA 法规 FDA 在 2008 年发布了《原料药和成品药中的基因毒性和致癌性杂质:推荐方法》,也提出了分期 TTC 规定(表 13-1),并且对于潜在基因毒性杂质的安全评价提供了具体的指导性建议[7]。该 FDA 文件提出了一些可以减少患者暴露于基因毒性杂质的方法,包括提倡更改生产合成的工艺路线,尽量减少生成或尽量清除基因毒性杂质等,并且进一步阐述了基因毒性和致癌性的安全风险,为基因毒性杂质的限度制定提供了支持。

3. ICH 法规 ICH 于 2015 年发布了 M7 指导原则《评估和控制药物中 DNA 反应性(致突变)杂质以限制潜在致癌风险》[8],该原则也提供了分期 TTC 方案(表 13-1),并且提出了一些有关基因毒性杂质控制的指导,包括结合杂质的结构、化学活性和 Ames 试验结果来评估杂质的基因毒性,确定杂质的关键毒性阈值以及处理同时含有相似结构和作用机制的多种基因毒性杂质的情况等。

ICH 根据 PhRMA 提出的五分类系统,对基因毒性杂质进行分类和制定可接受的限度标准。第一类是基因毒性已知的致突变物和致癌物,有试验表明这类杂质的致突变性和致癌性数据为阳性,并且其基因毒性机制有可靠的数据支持,具有按自身情况确定的特定可接受限度。第二类是基因毒性已知,但未明确致癌性的杂质,包括经基因毒性试验证实了有致突变性的杂质,其含量应控制在可接受限度(TTC)下。第三类是具有警示结构的杂质,相应原料药不含相同警示结构,没有致突变性的数据,具有潜在的基因毒性风险,可根据 TTC 值或细菌致突变试验(Ames 试验)设定其限度。若Ames 试验阴性,则可按第五类杂质控制。第四类是具有警示结构的杂质,但是原料药也有相同的警示结构,并且已有试验表明其不具有基因毒性,按非基因毒性杂质进行限度控制。第五类是不具有警示结构,或含有警示结构但已被充分证实无致突变性和致癌性的物质,按非基因毒性杂质控制。

4. 中国药典 《中国药典》(2020 年版)指导原则中首次收录了《遗传毒性杂质控制指导原则》,指导原则中的遗传毒性杂质即是一般所称的基因毒性杂质。该指导原则基本与 ICH M7 保持一致,用于指导我国药物研发中遗传毒性杂质的危害评估、分类和限值制定,以控制药物中遗传毒性杂质潜在的致癌风险,为药品标准制修订、上市药品安全性再评估提供参考。

三、基因毒性杂质的检测方法

药物中常见的基因毒性杂质包括亚硝胺类杂质、磺酸酯类杂质、含卤素杂质(包括卤代烃、卤代羧酸和酰卤化合物)、肼类杂质、环氧化物杂质等。这些基因毒性杂质的控制限度一般较低(通常为 ppm甚至 ppb 级别),需要建立高灵敏度、高选择性及重现性好的分析方法对药品中的这类化合物进行研究、监控来有效地提高药品质量,以保证用药安全。因此,虽然药物中基因毒性杂质的检测仍然属于药物中有机杂质检测的范畴,但在灵敏度、选择性、待测物稳定性、基质复杂性等方面面临特殊的困难[9]。

(1)由于灵敏度和选择性要求高,常规的液相和气相方法,如 LC-UV、GC-FID 等,一般达不到检测药物中基因毒性杂质的灵敏度要求。

（2）很多基因毒性杂质反应活性比较强或者不稳定，不能直接进行测定，需要通过衍生化法将其转化为稳定的化合物，然后进行测定，同时达到提高检测灵敏度的目的。

（3）药物成分复杂，可能会引起基质效应，影响测定结果的准确性，需要通过各种萃取技术如液液萃取（LLE）、固相萃取（SPE）等对样品进行分离、纯化和富集，然后进行分析测定，以提高检测灵敏度和减少基质效应。

由于上述原因，需要根据基因毒性杂质的结构性质、限度要求和药物基质的特点，开发不同类别的分析方法。一般而言，对于非挥发性基因毒性杂质，其检测通常采用的方法有液相色谱 - 质谱联用（LC-MS）、液相色谱 - 质谱 / 质谱联用（LC-MS/MS）、液相色谱 - 高分辨质谱联用（LC-HRMS）、离子色谱法（IC）；对于挥发性基因毒性杂质，其检测通常采用的方法有气相色谱 - 质谱联用（GC-MS）、气相色谱 - 质谱 / 质谱联用（GC-MS/MS）等。这些色谱 - 质谱联用技术具有非常高的灵敏度和优良的选择性，通常用于 ppm 限度或以下的基因毒性杂质检测。对于质谱响应比较弱的杂质，可以采用衍生化法：液相色谱 - 质谱法中衍生化的主要目的是引入可电离基团；气相色谱 - 质谱法中衍生的目的是使得被检测物更容易挥发和提高热稳定性。具体的分析方法将在以下各节中进行详细介绍。

第二节　亚硝胺类基因毒性杂质

亚硝胺类杂质是 ICH M7 中提及的"关注队列"物质，其中 N- 亚硝基二甲胺（NDMA）和 N- 亚硝基二乙胺（NDEA）属于世界卫生组织公布的 2A 类致癌物，在基因毒性杂质分类系统中属于第一类杂质。

一、亚硝胺类杂质产生的原因

根据目前所知，亚硝胺类杂质有多种产生原因，如工艺产生、降解途径和污染引入等。具体来讲，亚硝胺类杂质可能通过以下途径引入[10]。

1. 由工艺引入亚硝胺类杂质的风险　目前所知，NDMA、NDEA 杂质可能通过亚硝化机制生成。即在一定条件下，胺类化合物尤其是仲胺，与亚硝酸钠（$NaNO_2$）或其他亚硝化试剂反应产生亚硝胺类杂质，见图 13-5。

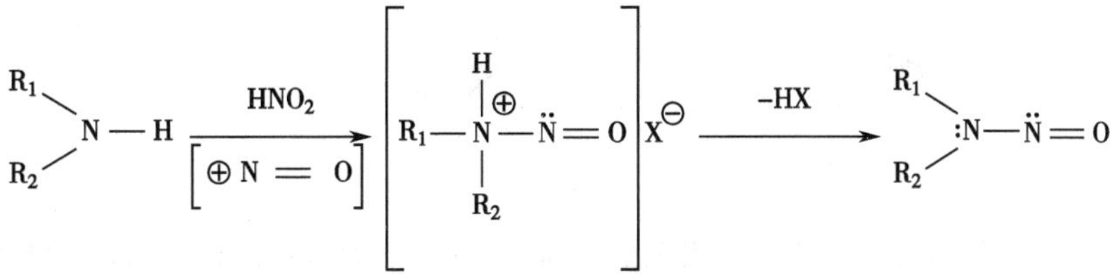

图 13-5　亚硝胺类杂质形成机制

在同一工艺步骤中使用了能引入仲胺和亚硝化试剂的物料（包括起始物料、溶剂、试剂、催化剂、中间体等），有较高的风险引入亚硝胺类杂质；即使在不同的工艺步骤中分别使用能引入仲胺和亚硝化试剂的物料，也可能会产生亚硝胺类杂质。

除物料本身带有仲胺结构外，仲胺可能的来源有：伯胺、叔胺及季铵可能引入仲胺杂质；酰胺类溶剂（如 N,N- 二甲基甲酰胺、N- 甲基吡咯烷酮等）在适宜的条件下（如酸性、高温等）可能产生仲胺，见图 13-6。

亚硝化试剂可能引入来源有亚硝酸盐、亚硝酸酯、亚硝酸、由亚硝酸盐制备的物质（如叠氮化钠等），胺类化合物的氧化等。

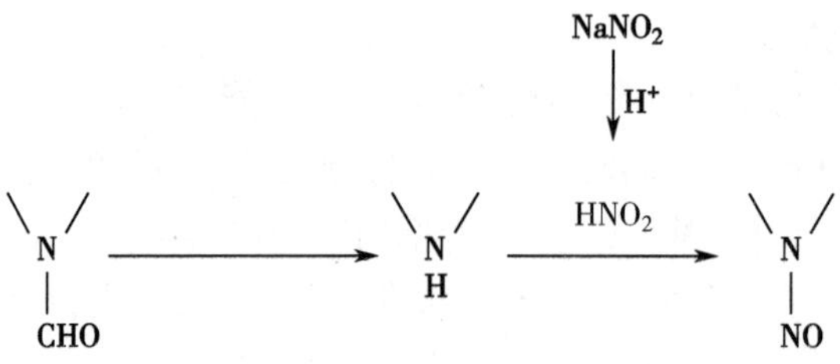

DMF　　DMA　　NDMA

DMF：*N*,*N*- 二甲基甲酰胺；DMA：二甲胺。

图 13-6　缬沙坦合成过程中 NDMA 产生的可能机制

2. **由污染引入的风险**　原料药生产过程中使用了被亚硝胺类杂质污染的物料（起始物料、中间体、溶剂、试剂、催化剂等）可能带来亚硝胺类杂质的风险。使用回收的物料亦有引入亚硝胺类杂质的风险。已发现的回收物料被亚硝胺污染的实例包括邻二甲苯、氯化三丁基锡（用作叠氮化三丁基锡的来源）、*N*,*N*- 二甲基甲酰胺（DMF）。在同一生产线生产不同的品种，交叉污染也可能成为引入亚硝胺类杂质的潜在原因。

3. **降解产生的风险**　某些药物本身会降解产生亚硝胺类杂质，如雷尼替丁在高温下会产生亚硝胺类杂质。从雷尼替丁和尼扎替丁的结构判断（图 13-7），这 2 个药物本身就具备了形成 NDMA 降解物或代谢产物的条件。结构中的硝基在热分解条件下可能重排成亚硝酸异戊酯，进而有可能继续分解成亚硝酸，这样每分解 1 个雷尼替丁和尼扎替丁分子就可能产生 1 分子的亚硝酸，后者可以跟雷尼替丁和尼扎替丁结构中的二甲基胺基团发生反应而最终形成 NDMA。从这个可能的机制看，其他替丁类药物如法莫替丁（图 13-7），因为其结构中既没有硝基，也没有二甲基胺结构，因此不会形成 NDMA。

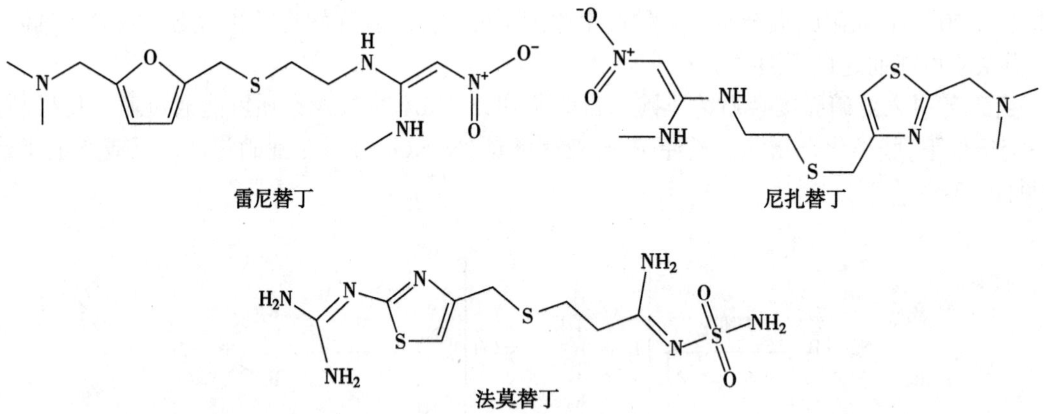

雷尼替丁　　尼扎替丁

法莫替丁

图 13-7　雷尼替丁（ranitidine）、尼扎替丁（nizatidine）、法莫替丁（famotidine）的结构

二、亚硝胺类杂质的限度及控制策略

1. **亚硝胺类杂质的限度**　各国法规机构如 ICH、FDA、EMA 等都对亚硝胺类基因毒性杂质有明确的限度和控制要求。亚硝胺类杂质属于关注队列的三类化合物之一，分期 TTC 值不适合用于药物生产和开发中该类杂质的控制。随着对亚硝胺类杂质认知的不断深入，监管部门接受在亚硝胺类化合物进行充分风险评估的基础上，对致癌性研究数据充分的亚硝胺类化合物，可以采用半数中毒量（median toxic dose，TD_{50}）进行线性外推得到其可接受摄入限度（acceptable intake limits，AI），如 NDMA（AI=96ng/d）和 NDEA（AI=26.5ng/d）的可接受摄入限度是根据其 TD_{50} 推算的（表 13-2）[11]。而对于致癌性研究不充分的亚硝胺类化合物（如 NDBA、NMBA 和 NDIPA），即使其有 TD_{50} 值也不能直接采用,仍需要通过构效关系(structure-activity relationship,SAR)分析制定合理限度;如 NMBA 的可接受摄入限度可以根据 NDMA 的 TD_{50} 进行推算,NDBA 和 NDIPA 的可接受摄入限度可以根据 NDEA 的 TD_{50} 进行推算。对于致癌性数据未知的亚硝胺类化合物,EMA 推荐采用安全工作组(safety working party,SWP)的特定类别化合物的 TTC 18ng/d 作为保守限度;而对于结构类似的亚硝胺类化合物,也可以通过 SAR 分析制定合理限度,如 N-亚硝基乙基异丙胺(NEIPA)的可接受摄入限度可以根据 NDEA 的 TD_{50} 进行推算。

表 13-2　亚硝胺类基因毒性杂质的可接受摄入限度

序号	亚硝胺化合物	化学结构	AI/(ng/d)
1	NDMA		96
2	NDEA		26.5
3	NMBA		96
4	NDBA		26.5
5	NDIPA		26.5
6	NEIPA		26.5

2. 亚硝胺类杂质的控制策略　2020 年 9 月 1 日,FDA 颁布《人用药中亚硝胺杂质控制》指南,建议了 API 和药品生产商应采取的步骤,以防止药品中亚硝胺杂质含量不合格。FDA 在指南中也明确了亚硝胺杂质评估的时间表:①已上市或批准的原料药或药品,在指南发布后 6 个月内完成风险评估;评估发现有亚硝胺杂质的品种应尽快进行检测并在 3 年内完成必要的注册变更申报。②已申报正在审评中的原料药或药品,尽快完成风险评估,检测发现亚硝胺杂质高于可接受限度的应立即通知 FDA。③准备申报的原料药或药品,进行风险评估必要时检测确认;若已完成除亚硝胺杂质评估外工作原计划立即申报的,可先提交申请,在完成亚硝胺杂质评估和测试后以增补或变更内容提交。

亚硝胺类杂质在人体中可接受摄入限度较小,微量杂质的检测和控制难度大,所以对于亚硝胺类杂质的控制应采取避免为主、控制为辅的策略。避免为主是指在药品的研发阶段应根据亚硝胺类杂质产生的原因从原料药工艺路线的选择、物料的选择与质控、工艺条件的优化等方面尽量避免亚硝胺类杂质的产生,并在生产过程中严格执行各操作规范。药品上市许可持有人/药品生产企业应与各物料(原料药应包括起始物料、溶剂、试剂、催化剂、中间体等,制剂应包括原料药、辅料、包材等)生产商充分沟通,对物料生产和回收工艺进行系统评估。风险评估方法可以采用 ICH Q9(《质量风险管理》）中所述的 FMEA（Failure Mode Effects Analysis）或 FMECA（Failure Mode, Effects and Criticality Analysis）。若评估发现有生成亚硝胺类杂质的风险，应首先分析亚硝酸盐或者可能形成亚硝胺类杂质的相关试剂和溶剂在工艺中使用的必要性，尽量避免选择可能生成亚硝胺类杂质的生产工艺。

　　控制为辅的策略是指当评估药品具有亚硝胺类杂质残留风险且相关工艺无法避免时，应尽可能将该步骤调整至工艺的早期，利用后续多步骤的操作降低亚硝胺类杂质残留风险。同时须根据工艺路线分析可能生成的亚硝胺结构，并优化工艺，制定详细的过程控制策略，保证生产过程中此类杂质的有效去除。由降解产生亚硝胺类杂质的情况，应分析降解产生的条件，通过优化生产工艺、处方、贮存条件等，降低降解杂质的产生风险。

三、亚硝胺类杂质的分离检测方法

　　自 2018 年 7 月在缬沙坦原料药中检出 NDMA 以来，中国、美国、欧盟药监部门迅速颁布了针对缬沙坦药物中 NDMA 残留的检测方法，表 13-3 中列出了这些方法的前处理方式、分离检测方法和定量限。之后又陆续在其他已上市药品中检出了各类亚硝胺杂质，这些亚硝胺类杂质的分离检测方法可分为气相色谱法和液相色谱法两大类。

表 13-3　各国国家药品监管部门推荐的缬沙坦中 NDMA 检测方法

国家	前处理方式	分离检测方法	定量限 /（ng/ml）
中国[12]	甲醇溶解	GC-MS	5
美国[13-14]	DMSO 溶解	HS-GC-MS	30
	二氯甲烷溶解后，离心，取上清液滤过	GC-MS	5
爱尔兰[15]	DMSO 溶解	HS-GC-MS	20
法国[16]	甲醇和水溶解后，离心，取上清液滤过	HPLC-UV	10
德国[17]	甲醇溶解	LC-MS/MS	20

（一）气相色谱法

　　挥发性杂质通常可采用 GC 法，检测器种类包括火焰离子化检测器（FID）、电子捕获检测器（ECD）、质谱检测器（MS）等。通常杂质限度在 100ppm 以上，可以直接采用 GC 方法（FID 和 ECD）；若杂质限度在 1~100ppm，可以采用 GC-MS 方法，通常采用电子轰击电离（EI）模式；若杂质的限度低于 1ppm，推荐使用 GC-MS/MS 方法，以获取更好的灵敏度和专属性。亚硝胺类基因毒性杂质的限度要求均在 26.5~96ng/d，因此该类杂质的气相检测方法多以 GC-MS 和 GC-MS/MS 为主。

　　GC-MS 用于基因毒性杂质检测时，由于存在基质干扰，可能有共流出物质的碎片或者同位素峰刚好与目标杂质的表观质荷比（m/z）相同，这样就会导致检测结果的假阳性，特别是采集的 m/z 较低的物质这种现象尤为突出。采用 GC-MS/MS 可以降低假阳性的发生率，并可进一步通过观察样品与对照品检测的定性离子和定量离子的比例是否一致来帮助判断是否有假阳性。

　　1. 直接进样 – 气相色谱 – 质谱法（DI-GC-MS）　GC 的直接进样模式适用于多数热稳定性好的组分分析，优点是进样方式简单方便；缺点在于进样重复性差，并且由于大量样品进入进样口，长期检测会导致仪器污染的可能性大大增加。

　　【例 13-1】缬沙坦原料药和制剂中 5 种 N- 亚硝胺的分离检测[18]

　　色谱条件：色谱柱为 VF-WAXms 毛细管柱（30m×0.25mm，1μm）；采用不分流直接进样，进样量为 2μl；流速为 1ml/min；初始柱温为 40℃，运行 0.5 分钟后，以 20℃ /min 的速度升至 200℃后，以

60℃/min 的速度升至 250℃后,保持运行 3 分钟;进样口温度为 250℃。

质谱条件:EI 模式(40eV);离子源温度 250℃;四极杆温度 150℃;氦气气体流量 4ml/min;氮气碰撞气体流量 1.5ml/min;MRM 模式;溶剂延迟 6.5 分钟;N- 亚硝基二甲胺(NDMA)、N- 亚硝基二乙胺(NDEA)、N- 亚硝基乙基异丙胺(NEIPA)、N- 亚硝基二异丙胺(NDIPA)和 N- 亚硝基二丁胺(NDBA)及内标物的质谱优化参数见表 13-4。

内标溶液(~50ng/ml,IS):使用 100μl 气密注射器将 25μl 浓度为 1mg/ml 的 NDMA:C_{13}-d6 标准品,转移入 500ml 的二氯甲烷,混合均匀。

对照品储备液(1μg/ml):使用 100μl 气密注射器,将 100μl 的 NDMA、NDEA、NEIPA 和 NDBA 标准液(1mg/ml)转移到含有大约 90ml 内标溶液的 100ml 量瓶中,通过移液管将 1ml 的 NDIPA 标准液(100μg/ml)添加到同一个量瓶中,用内标溶液定容。

混合对照品溶液:精密移取对照品储备液适量,用内标溶液稀释配制成各待测物浓度为 2.5~100ng/ml 的系列混合对照品溶液。

供试品溶液:取约 0.5g 缬沙坦原料药或四分之一片的缬沙坦片粉末,精密称定,置 15ml 玻璃离心管中,加入 5ml 的内标溶液,涡旋 1 分钟,然后以 4 000r/min 的速度离心 2.5 分钟,将二氯甲烷层转移到装有 0.45μm 尼龙过滤器的 5ml 注射器中,将 1ml 样品过滤到 2ml 进样小瓶中,加盖。

表 13-4　GC-MS/MS 参数

化合物	前体离子 /(m/z)	产物离子 /(m/z)	碰撞能量 /V	驻留时间 /ms
NDMA	74	44*	15	150
		42	20	50
NDEA	102	85*	10	150
		56	18	150
NEIPA	116	99*	10	150
		71	56	10	150
NDIPA	130	88*	10	150
	130	42	10	150
NDBA	158	99*	10	150
	84	56	22	150
NDMA:C13-d-d6	82	48*	20	100

测定法:取各对照品溶液和供试品溶液分别直接进样,记录色谱图。

GC 图谱见图 13-8。

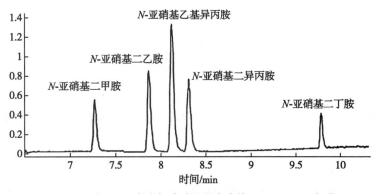

图 13-8　5 种 N- 亚硝胺杂质对照品溶液的 GC-MS/MS 色谱图

2. 顶空进样 - 气相色谱 - 质谱法（HS-GC-MS）　　直接进样的方法采用二氯甲烷作为溶剂,除溶解大量基质外,二氯甲烷的强挥发性对准确定量也有一定的影响。随着进样次数的增加,干扰物质也越来越多,这使得它们难以应用,特别是对于含有辅料和原料药的成品,大量基质进入检测系统,多次进样后系统的稳定性、灵敏度均会受到影响。顶空进样适用于挥发性大的组分分析,可以减少样品的前处理步骤,减少样品分解对于目标杂质的干扰影响,优点是基质干扰小,进样重复性好。基于某些亚硝胺的挥发性,使用了顶空进样（HS）的方法,在一定情况下可解决药物基质干扰的问题。

【例 13-2】缬沙坦原料药和制剂中 *N*- 亚硝基二甲胺的分离检测[13]

色谱条件:色谱柱为 DB-WAX 色谱柱（30m × 0.25mm,0.5μm）;分流比为 5∶1;载气为氦气,流速为 3ml/min;初始柱温为 70℃,运行 4 分钟后,以 20℃/min 的速度升至 240℃后,保持运行 3.5 分钟;进样口温度为 220℃。

HS 自动进样器参数:顶空平衡温度 120℃;定量环温度 125℃;传输线温度 130℃;顶空平衡时间 15 分钟;进样时间 1.0 分钟;顶空瓶尺寸 20ml;顶空瓶振荡 9 级（250r/min）;填充压力 15psi;定量环体积 1ml。

质谱条件:EI 模式;离子源温度 230℃;四极杆温度 150℃;选择离子监测（SIM）模式,*m/z* 74.0;溶剂延迟 4.0 分钟。

溶液配制:取 500mg 缬沙坦原料药或至少二分之一片的缬沙坦片,精密称定,置 20ml 顶空瓶中,向顶空瓶中加入 5ml DMSO,立即盖上并压紧小瓶,用涡旋混合器混合（缬沙坦片至少混合 30 分钟或直到完全分散到溶液中）,作为供试品溶液;另配制 0.03~20μg/ml 的 *N*- 亚硝基二甲胺 DMSO 溶液,各取 5ml 置 20ml 顶空瓶中,作为系列对照品溶液。

测定法:取各对照品溶液和供试品溶液分别顶空进样,记录色谱图。

GC-MS 图谱见图 13-9。

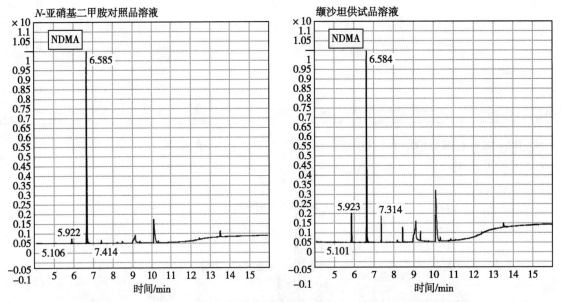

图 13-9　*N*- 亚硝基二甲胺对照品溶液和缬沙坦供试品溶液的 GC-MS 色谱图

（二）液相色谱法

由于雷尼替丁等药物在 GC 仪器中会热降解为 NDMA,GC 分析不适用于分析雷尼替丁等热不稳定药物中的 NDMA。通过液相色谱分离检测药物中的亚硝胺类杂质也可以避免药物基质对检测造成的影响。液相色谱法检测器种类包括紫外检测器（UV）、质谱检测器（MS）、串联质谱检测器（MS/

MS）等。

1. 高效液相色谱 - 紫外检测器（HPLC-UV）

【**例 13-3**】缬沙坦原料药和制剂中 *N-* 亚硝基二甲胺杂质的分离检测[19]

色谱条件：色谱柱为 Inertsil ODS-3 色谱柱（150mm×4.6mm,5μm）；流动相为含有 0.1% 甲酸的水（A）和含有 0.1% 甲酸的乙腈（B），采用梯度洗脱（0~10 分钟,0%B；10~15 分钟,100%B），流速为 1.0ml/min；检测波长 235nm；进样量 10μl；柱温 30℃。

溶液配制：取供试品适量,精密称定,加甲醇制成每 1ml 含缬沙坦 80mg（原料药）或 150mg（缬沙坦片）的溶液,并以 5 000r/min 离心 5 分钟,上清液通过 0.45μm 离心过滤装置过滤,作为供试品溶液；另配制 0.011~7.4μg/ml 的 *N-* 亚硝基二甲胺的甲醇溶液,作为系列对照品溶液。

测定法：取对照品溶液和供试品溶液分别进样,记录色谱图。

HPLC-UV 图谱见图 13-10。

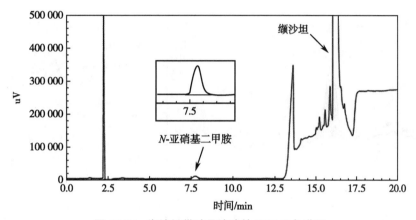

图 13-10　缬沙坦供试品溶液的 HPLC 色谱图

2. 液相色谱 - 高分辨质谱法（LC-HRMS）

N- 亚硝基二甲胺（NDMA）杂质也可通过高效液相色谱进行分离,并通过高分辨质谱（HRMS）监测杂质的精确 *m/z* 值来实现高灵敏度的检测。

【**例 13-4**】雷尼替丁原料药和制剂中 *N-* 亚硝基二甲胺的分离检测[20]

色谱条件：色谱柱为 C_{18}-AR（50mm×4.6mm,3μm）；流动相为含有 0.1% 甲酸的水（A）和含有 0.1% 甲酸的乙腈（B），采用梯度洗脱（0~1.0 分钟,5%B；1.0~3.0 分钟,5%~20%B；3.0~7.0 分钟,100%B；7.0~9.0 分钟,100%B；9.0~9.1 分钟,5%B；9.1~14.0 分钟,5%B），流速为 0.5ml/min；进样量 3μl；柱温 30℃。

质谱条件：Q ExactiveTM 复合四极杆 - 轨道离子阱质谱；鞘气流速 55units；辅助气流速 15units；喷雾电压 3.5kV；毛细管温度 400℃；辅助气加热温度 350℃；扫描类型 SIM,正离子模式,定量离子 *m/z* 75.055 3。

原料药供试品溶液：准确称取 120mg 原料药至 15ml 玻璃离心管中,加入 4.0ml 甲醇,并使用涡旋混合器混合溶液直至溶解。

制剂供试品溶液：粉碎适当数量的片剂,加甲醇制成每 1ml 含雷尼替丁 30mg 的溶液,然后转移到 15ml 玻璃离心管中；加入适当体积的甲醇并使用涡旋混合器混合约 1 分钟,再使用机械腕式振动器将样品摇动 40 分钟,提取后,将样品以 4 500r/min 离心 15 分钟；使用 0.22μm PVDF 注射器过滤器过滤上清液,弃去初滤液 1ml,将过滤后的样品转移到进样小瓶中进行 LC/MS 分析。

对照品溶液：配制 1~100ng/ml 的 *N-* 亚硝基二甲胺甲醇溶液,作为系列对照品溶液。

测定法：取对照品溶液和供试品溶液分别进样,记录色谱图。

LC-HRMS 色谱图见图 13-11。

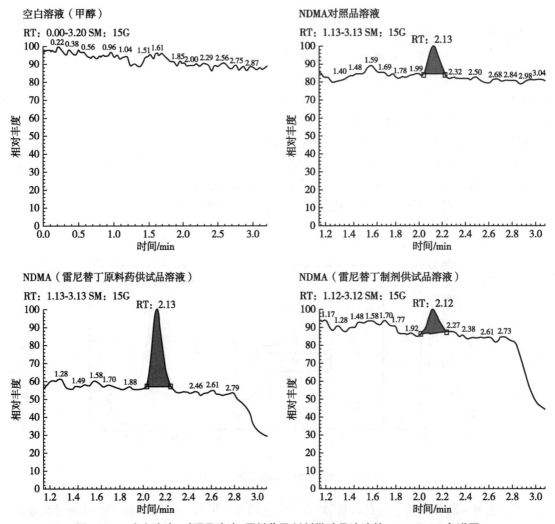

图 13-11 空白溶液、对照品溶液、原料药及制剂供试品溶液的 LC-HRMS 色谱图

3. 液相色谱-串联质谱法(LC-MS/MS) 亚硝胺类杂质的限度一般低于 1ppm，使用 LC-MS/MS 方法，可以获得更高的灵敏度和专属性，同时可减少基质干扰造成的假阴性和假阳性结果。

【例 13-5】盐酸二甲双胍原料药和制剂中 *N*-亚硝基二甲胺的分离检测[21]

色谱条件：色谱柱为 C$_{18}$-AR（150mm×4.6mm，3μm）；流动相为含有 0.1% 甲酸的水（A）和含有 0.1% 甲酸的甲醇（B），采用梯度洗脱（0~6.0 分钟，5%B；6.0~7.0 分钟，5%~90%B；7.0~10.0 分钟，90%B；10.0~10.5 分钟，90%~5%B；10.5~14.0 分钟，5%B），流速为 0.8ml/min；进样量 10μl；柱温 40℃。

质谱条件：大气压化学电离源（APCI），正离子模式；接口温度 300℃；脱溶剂管温度 250℃；加热块温度 400℃；雾化器流量 3L/min；加热器流量 10L/min；干燥器流量 10L/min；MRM 模式，定量离子对 *m/z* 75.0 → 43.1，碰撞能量（CE）为 17.0eV；定性离子对 *m/z* 75.0 → 58.2，碰撞能量（CE）为 16.0eV。

溶液配制：取本品（原料药、片、肠溶片）或本品内容物（胶囊）（约相当于盐酸二甲双胍 500mg），精密称定，置 50ml 离心管中，精密加入水 10ml，涡旋混匀 1 分钟，再以 300r/min 的频率振荡 10 分钟，于 1 000r/min、4℃条件下离心 5 分钟，取上清液过 0.22μm 微孔滤膜，取续滤液即得盐酸二甲双胍原料药（无须过滤膜）、片、肠溶片、胶囊供试品溶液；另配制 1~100ng/ml 的 *N*-亚硝基二甲胺水溶液，作为系列对照品溶液。

测定法：取各对照品溶液和供试品溶液进样，记录色谱图。

LC-MS/MS 图谱见图 13-12。

【例13-6】厄贝沙坦原料药和片剂中三种亚硝胺杂质的分离检测[22]

色谱条件：色谱柱为Kinetex®F5（100mm × 3.0mm，2.6μm）；流动相为含有0.1%甲酸的水（A）和甲醇（B），采用梯度洗脱（0~4.4分钟，20%B；4.5~5.2分钟，95%B；5.2~7分钟，2%B），流速为0.3ml/min；进样量10μl；柱温40℃。

质谱条件：大气压化学电离源（APCI），正离子模式；离子源温度350℃；电晕电流3μA；气帘气压力206.8kPa；雾化气压力241.3kPa；MRM模式，离子对：NDMA 75.1 → 58.1/43.1m/z，锥孔电压为37/37V，碰撞能量（CE）为16/19.5eV；NDEA 103.1 → 75.1/47.1m/z，锥孔电压为37/37V，碰撞能量（CE）为15/18eV；NDMA 147.1 → 117.2/44.2m/z，锥孔电压为14/14V，碰撞能量（CE）为8.5/8.5eV。

溶液配制：精密称取厄贝沙坦原料药100mg或厄贝沙坦分散片适量（约含厄贝沙坦100mg），置10ml量瓶中，加甲醇约2ml，振摇溶解，加水定容至刻度，摇匀，用0.22μm的滤膜过滤，作为供试品溶液；另用20%甲醇水溶液配制含NDMA 0.96~32.0ng/ml、NDEA 0.26~8.8ng/ml及NMBA 0.96~32.0ng/ml的系列混合对照品溶液。

测定法：取各对照品溶液和供试品溶液进样，记录色谱图。

LC-MS/MS图谱见图13-13。

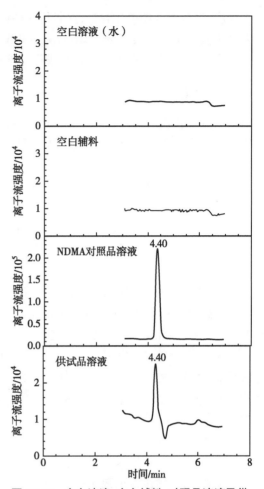

图13-12 空白溶液、空白辅料、对照品溶液及供试品溶液的LC-MS/MS色谱图

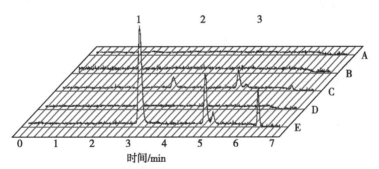

A.空白溶液；B.厄贝沙坦分散片供试品溶液；C.检测下限溶液；D.厄贝沙坦原料药供试品溶液；E.混合对照品溶液。

1. NDMA；2. NDEA；3. NMBA。

图13-13 厄贝沙坦LC-MS/MS色谱图

第三节 磺酸酯类基因毒性杂质

2000年，欧洲药品质量理事会（European Directorate for the Quality of Medicines and Health Care，EDQM）发表了一篇有关磺酸酯类基因毒性杂质的文章[23]，提出磺酸在含有短链醇的溶液中可能发生反应,生成磺酸酯类化合物,并且推测磺酸盐类药物中有可能含有磺酸酯这类杂质。根据 Müller 等人对于基因毒性杂质的分类,磺酸酯(sulfonate)具有磺酸酯基的警示结构,属于第三类的潜在基因毒性杂质,需要对其在药物中的残留进行严格控制。

一、磺酸酯类杂质产生的原因

磺酸酯根据取代基不同可分为烷基磺酸酯和芳基磺酸酯。烷基磺酸酯,如甲磺酸甲酯(MMS)、甲磺酸乙酯(EMS)、甲磺酸异丙酯(IMS)、甲磺酸正丁酯(NBMS)等;芳基磺酸酯,如苯磺酸甲酯(MBS)、苯磺酸乙酯(EBS)等。临床研究发现磺酸酯能够直接与生物大分子(DNA、RNA 及蛋白质)发生烷基化反应,可能会导致 DNA 的突变。甲磺酸甲酯、甲磺酸乙酯及甲磺酸异丙酯已被证明具有基因毒性,而其他具有磺酸酯基的物质可能存在潜在基因毒性,对人类健康造成威胁。

在制药行业中,磺酸或磺酰卤类试剂常被用作烷基化试剂和催化剂,还常应用于药物合成的纯化或成盐步骤。药物中磺酸酯残留主要有两种来源,一种是作为药物合成原料的磺酸本身含有的磺酸酯残留[24]。磺酸是一类酸性反离子,常被用于合成磺酸盐类药物,该反应多是药物合成的最后一步,因此磺酸中的磺酸酯残留很可能会传递到最终合成的药物中。罗氏公司的甲磺酸奈非那韦片(泛罗赛)在 2007 年因其残留的大量甲磺酸乙酯杂质被从欧洲市场撤市,药品监管部门经调查后得知,泛罗赛中甲磺酸乙酯残留的主要来源就是使用了含有大量甲磺酸乙酯的甲磺酸。药物中磺酸酯残留的另一来源是药物合成过程中的甲醇、乙醇等短链醇与磺酸类化合物长期接触而反应生成的磺酸酯类物质(图 13-14),因此为了避免这类杂质的产生,磺酸盐药物活性成分的合成过程及生产设备的清洗过程应尽量避免使用短链脂肪醇。

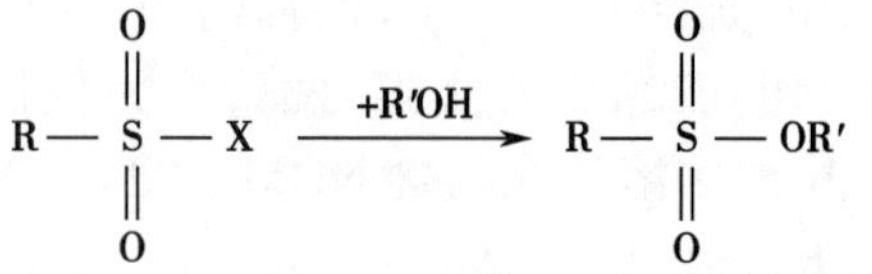

X=OH, Cl, Br, I, OSO₂R;R=alkyl, phenyl;R'=alkyl

图 13-14 磺酸类化合物与短链醇反应生成磺酸酯示意图

药品监管部门推荐尽量选择采用"不太危险"的化合物合成路线去替代采用磺酸化合物的合成路线,但是由于磺酸化合物作为反离子时,具有可有效减少药物形成多晶型或含水型,以及成盐药物水溶性好等优势,避免使用磺酸化合物会对药品研发造成很大的困难,因此目前很多药物的合成过程中仍然选择采用磺酸化合物。因此,有必要建立高灵敏度的分析方法对药物中的磺酸酯类基因毒性杂质残留进行测定和控制。

二、磺酸酯类杂质的分离检测方法

磺酸酯类基因毒性杂质是较早按照 TTC 控制策略进行研究的杂质类型,在二十多年间建立了大量的色谱分离检测方法。《欧洲药典》收载了磺酸酯类基因毒性杂质的测定方法,包括采用二氯甲烷萃取后 GC-MS 测定甲磺酸中甲磺酸酯的方法[25],以及采用碘化钠衍生化生成碘代烷烃的顶空 GC-MS 方法测定药物中的甲磺酸酯[26]、对甲苯磺酸酯[27]和苯磺酸酯[28]。表 13-5 对其他文献报道的磺酸酯类及其类似的硫酸酯类基因毒性杂质测定方法进行了汇总,这些方法主要是采用气相色谱法或液相色谱法进行分析。

表 13-5 文献报道的相关测定方法的比较

序号	前处理方式	测定方法	检测对象	LOD/(ng/ml)	LOQ/(ng/ml)
1[29]	直接检测	GC-FID	甲磺酸酯	40	200
2[30]	直接检测	GC-MS	甲磺酸酯	1	5
3[31]	直接检测	GC-MS/MS	甲磺酸酯、乙磺酸酯、苯磺酸酯、对甲苯磺酯		0.1~1.05
4[32]	液相萃取	GC-MS	甲磺酸酯、苯磺酸酯	3~5	10~17

续表

序号	前处理方式	测定方法	检测对象	LOD/(ng/ml)	LOQ/(ng/ml)
5[33]	LPME、SPE、SPME	GC-MS	甲磺酸酯、苯磺酸酯、对甲苯磺酯		50
6[34]	衍生化(碘化钠)、顶空	GC-ECD	甲磺酸酯	0.3~0.5	30~50
7[35]	衍生化(硫氰酸钠)、顶空	GC-MS	甲磺酸酯、硫酸酯	20~50	
8[36]	衍生化(五氟硫酚)、顶空	GC-MS	甲磺酸酯	0.4~1.4	0.8~3.9
9[37]	直接测定	HPLC-UV	苯磺酸酯	35~60	105~175
10[38]	直接检测	LC-MS/MS	甲磺酸酯、苯磺酸酯、对甲苯磺酸酯	2~4	5~10
11[39]	直接测定	LC-MS	苯磺酸酯		2.5~5
12[40]	衍生化(二乙基二硫代氨基甲酸)	HPLC-UV	甲磺酸酯	10	30
13[41]	衍生化(三乙胺或三甲胺)	HILIC-ESI-MS	甲磺酸酯、苯磺酸酯、对甲苯磺酸酯、硫酸酯	5~10	

注：LPME，液相微萃取；SPE，固相萃取；SPME，固相微萃取。

(一) 气相色谱法

1. 气相色谱 - 火焰离子化检测器法(GC-FID) 甲磺酸酯的挥发性比较差，如果采用顶空进样的方式难以得到足够的灵敏度，所以有关甲磺酸酯的直接测定 GC-FID 多采用直接进样的方式。

【例 13-7】原料药中甲磺酸甲酯、甲磺酸乙酯和甲磺酸异丙酯的分离检测[29]

色谱条件：色谱柱为交联聚乙二醇 DB-WAX 毛细管柱(30m×0.53mm,1μm)；采用不分流直接进样，进样量为 5μl；载气为氮气，流速为 5ml/min；初始柱温为 80℃，维持 1 分钟，然后以 16℃/min 的速度升至 200℃，于 200℃运行 1 分钟；进样口温度为 120℃，检测器温度为 200℃；氢气、空气、尾吹气流速分别为 40ml/min、300ml/min、20ml/min。

溶液配制：取原料药适量，精密称定，加乙腈溶解制成每 1ml 中约含 0.04g 原料药的溶液，作为供试品溶液；另取甲磺酸甲酯、甲磺酸乙酯和甲磺酸异丙酯对照品适量，精密称定，用乙腈溶解并稀释成每 1ml 中含甲磺酸甲酯、甲磺酸乙酯和甲磺酸异丙酯 0.04μg 的溶液，作为混合对照品溶液。

测定法：取对照品溶液和供试品溶液分别直接进样，记录色谱图。

GC-FID 图谱见图 13-15。

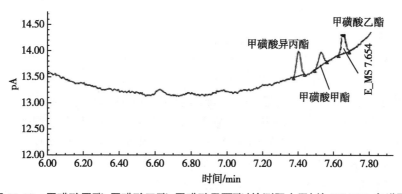

图 13-15 甲磺酸甲酯、甲磺酸乙酯、甲磺酸异丙酯(检测限水平)的 GC-FID 色谱图

2. 气相色谱 - 质谱法（GC-MS） GC-MS 的灵敏度相对于 GC-FID 较高，使用更为广泛。

【例 13-8】利托那韦中甲磺酸甲酯和甲磺酸乙酯的分离检测[42]

色谱条件：色谱柱为 DB-624 毛细管柱（30m × 0.53mm，3μm）；采用不分流直接进样，进样量为 1μl；进样口温度和柱温分别为 140℃和 110℃；载气为氦气，恒压 20.0psi。

质谱条件：电子轰击离子化模式（70eV），选择离子监测（SIM），定量离子 m/z 79。

溶液配制：取利托那韦适量，精密称定，加乙腈溶解制成每 1ml 中约含 0.6g 利托那韦的溶液，作为供试品溶液；另取甲磺酸甲酯和甲磺酸乙酯适量，精密称定，用甲醇 - 三氯甲烷（80:20）混合溶剂溶解并稀释成每 1ml 中含甲磺酸甲酯和甲磺酸乙酯 0.3μg 的溶液，作为混合对照品溶液。

测定法：取对照品溶液和供试品溶液分别直接进样，记录色谱图。

GC 图谱见图 13-16。

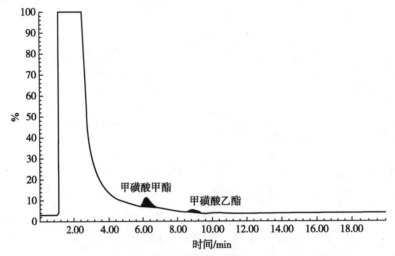

图 13-16 甲磺酸甲酯和甲磺酸乙酯（检测限水平）的 GC-MS 色谱图

3. 采用萃取前处理的气相色谱 - 质谱法 由于甲磺酸盐类药物不易挥发，所以测定样品时浓度不宜过高，否则容易引进污染物，干扰测定从而影响相对灵敏度。因此为了提高检测方法的灵敏度，可以采用一些适当的前处理方法，如液液萃取法和固相萃取法等，对样品进行前处理后再采用 GC-MS 进行分析。

【例 13-9】《欧洲药典》10.0 版（EP10.0）甲磺酸中甲磺酸甲酯、甲磺酸乙酯和甲磺酸异丙酯的分离检测[25]

色谱条件：色谱柱为键合聚二甲基硅氧烷色谱柱（15m × 0.25mm，1μm）；不分流直接进样，进样量为 2μl；载气为氦气，流速为 1ml/min；初始柱温 55℃，运行 1 分钟后，以 10℃/min 的速度升至 135℃；进样口温度为 240℃。

质谱条件：电子轰击离子化模式（70eV）；传输线温度为 280℃，离子源温度为 230℃，质量分析器温度为 150℃；定量离子 m/z 56（甲磺酸正丁酯）、80（甲磺酸甲酯）、79（甲磺酸乙酯）、123（甲磺酸异丙酯）。

溶液配制：取甲磺酸正丁酯，加二氯甲烷溶解制成每 1ml 约含 0.07nl 的溶液，作为内标溶液；取甲磺酸约 0.74g，精密称定，精密移取 10ml 水溶解，用 10ml 内标溶液萃取，取有机层溶液，加入无水硫酸钠，振摇并滤过，作为供试品溶液；另取甲磺酸甲酯、甲磺酸乙酯和甲磺酸异丙酯适量，精密称定，用内标溶液溶解并稀释成每 1ml 中含甲磺酸甲酯、甲磺酸乙酯和甲磺酸异丙酯 74ng 的溶液，作为混合对照品溶液。

测定法：取对照品溶液和供试品溶液分别直接进样，记录色谱图。

4. 衍生化气相色谱 - 质谱法 采用衍生化方法可以有效提高分析效率，衍生化手段和 GC-MS 联用测定甲磺酸酯时，常常采用顶空进样的方式，可以有效避免直接进样容易引入不挥发性杂质、造成污染的缺点，提高分析的重现性[43]。

【例 13-10】EP10.0 原料药中甲磺酸甲酯、甲磺酸乙酯和甲磺酸异丙酯的分离检测[26]

色谱条件：固定相为极性去活聚乙二醇(30m×0.25mm,1.0μm)；载气为氦气，流速为 0.5ml/min；分流比为 20:1；顶空平衡温度为 60℃，平衡时间为 30 分钟，传输线温度为 120℃；初始柱温为 40℃，运行 1 分钟后，以 10℃/min 的速度升至 130℃；进样口温度为 220℃。

质谱条件：选择离子监测模式(70eV)；传输线温度为 280℃，离子源温度为 250℃，分析器温度为 200℃；定量离子 m/z 184(1- 碘丁烷)、142(碘甲烷)、156(碘乙烷)、170(2- 碘丙烷)。

溶液 A：取无水硫代硫酸钠和碘化钠，精密称定，加水制成每 1ml 含 0.6mg 硫代硫酸钠和 1.2g 碘化钠的溶液。

内标溶液：取甲磺酸正丁酯，加水 - 乙腈(20:80)混合溶液制成每 1ml 含 0.2nl 的溶液。

对照品溶液和定量限溶液：取甲磺酸甲酯、甲磺酸乙酯和甲磺酸异丙酯适量，精密称定，用甲苯溶解制成每 1ml 中含甲磺酸甲酯、甲磺酸乙酯和甲磺酸异丙酯为 5mg 的对照品储备液，将对照品储备液用内标溶液稀释成每 1ml 中含甲磺酸甲酯、甲磺酸乙酯和甲磺酸异丙酯为 250ng 的溶液作为对照品溶液，每 1ml 中含甲磺酸甲酯、甲磺酸乙酯和甲磺酸异丙酯为 10ng 的溶液作为定量限溶液。取 0.5ml 对照品溶液或定量限溶液和 0.5ml 溶液 A 置 20ml 顶空瓶中，立即盖上并压紧小瓶。

供试品溶液：取原料药 25mg，精密称定，置 20ml 顶空瓶中，向顶空瓶中加入 0.5ml 溶液 A 和 0.5ml 内标溶液，立即盖上并压紧小瓶。

测定法：取对照品溶液、定量限溶液和供试品溶液分别顶空进样，记录色谱图。

(二) 液相色谱法

HPLC 法与 GC 法相比，前者可以分析不具有挥发性和热不稳定的成分，而且载样量也较大，特别是芳基磺酸酯具有较强的紫外吸收，可以直接用 HPLC-UV 法进行分离检测。

1. 高效液相色谱 - 紫外法(HPLC-UV)

【例 13-11】苯磺酸氨氯地平中苯磺酸甲酯(MBS)、苯磺酸乙酯(EBS)、苯磺酸正丙酯(NPBS)和苯磺酸异丙酯(IPBS)的分离检测[37]

色谱条件：色谱柱为 Inertsil ODS3V 色谱柱(250mm×4.6mm,5μm)；流动相为 1% 三乙胺(用磷酸调节 pH 到 3)- 乙腈(65:35)，流速为 1.0ml/min；检测波长 220nm；进样量为 20μl。

溶液配制：取苯磺酸氨氯地平适量，精密称定，加乙腈制成每 1ml 含 5mg 的溶液，作为供试品溶液；另配制含苯磺酸甲酯、苯磺酸乙酯、苯磺酸正丙酯和苯磺酸异丙酯 375~900ng/ml 的乙腈溶液，作为混合对照品溶液。

测定法：取对照品溶液和供试品溶液分别进样，记录色谱图。

HPLC 图谱见图 13-17。

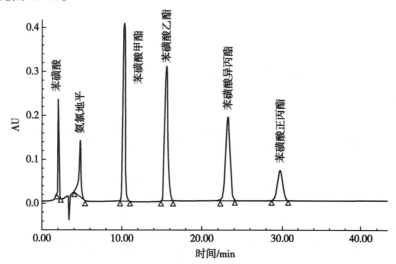

图 13-17 苯磺酸甲酯、苯磺酸乙酯、苯磺酸正丙酯和苯磺酸异丙酯的 HPLC 色谱图

2. 衍生化液相色谱 - 质谱法 磺酸酯类基因毒性杂质在溶液中稳定性较差,因此可以采用衍生化方法处理样品,使样品稳定、不易发生降解,同时通过衍生化引入可电离基团,增强衍生化产物在液相色谱 - 质谱中的响应。

【例 13-12】 原料药中 16 种烷基化试剂的分离检测[41]

色谱条件:色谱柱为 Atlantis HILIC 柱(50mm × 2.1mm,3μm);流动相为乙腈 - 含 50mmol/L 甲酸铵和 0.1% 甲酸的水溶液(85 : 15),初始流速为 0.3ml/min,6.8 分钟后流速升到 1.0ml/min,运行 5 分钟;柱温为 35℃;进样量为 5μl。

质谱条件:电喷雾离子源(ESI),毛细管电压为 3kV,裂解电压为 70eV;干燥气流速为 10L/min,温度为 350℃;扫描离子 m/z 88、102、116。

溶液配制:取原料药适量,精密称定,加乙腈制成每 1ml 含 5mg 的溶液,作为供试品溶液;取 16 种烷基化试剂,加乙腈溶解并稀释成每 1ml 含 5~10ng 的溶液,作为混合对照品溶液。

测定法:分别取对照品溶液和供试品溶液 1ml,加 100μl 含 10% 三甲胺(测定甲磺酸乙酯、甲磺酸正丙酯、甲磺酸异丙酯,苯磺酸乙酯、苯磺酸正丙酯、苯磺酸异丙酯,对甲苯磺酸乙酯、对甲苯磺酸正丙酯、对甲苯磺酸异丙酯,硫酸二乙酯、硫酸二正丙酯、硫酸二异丙酯)或三乙胺(测定甲磺酸甲酯、苯磺酸甲酯、对甲苯磺酸甲酯、硫酸二甲酯)的水溶液,于 50~60℃反应 1 小时进样,记录色谱图。

衍生化反应示意图见图 13-18,LC-MS 色谱图见图 13-19。

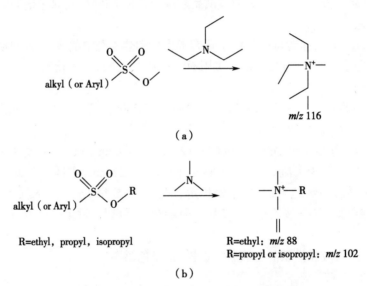

图 13-18 三乙胺或三甲胺衍生化反应示意图

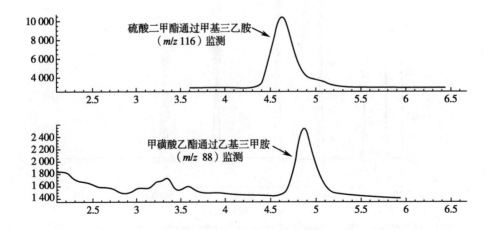

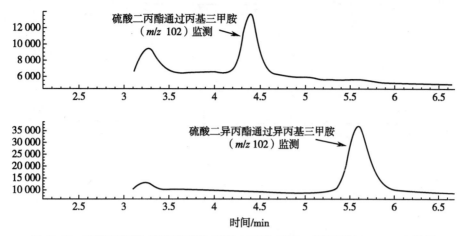

图 13-19 硫酸二甲酯、甲磺酸乙酯、硫酸二丙酯、硫酸二异丙酯的 LC-MS 色谱图

第四节 含卤素的基因毒性杂质

含卤素的基因毒性杂质包括卤代烃、卤代羧酸和酰卤化合物。由于卤代物是反应活泼性较强的亲电性试剂，卤代物均属于第三类的潜在基因毒性杂质，需要对其在药物中的残留进行严格控制。

一、卤代烃类杂质的分离检测方法

卤代烃是一类含有一个或者多个卤原子的化合物，包括卤代烷烃和卤代芳香烃，根据所含卤原子的种类，还可以分为氟代烃、氯代烃、溴代烃和碘代烃。卤代烃的亲电反应活性较强，其亲电性随着从氟代、氯代、溴代到碘代逐步增强，亲电性强的卤代物（甲基溴和甲基碘化物）能直接与生物大分子（如DNA、RNA 和蛋白质）发生烷基化反应，可能会导致 DNA 突变[44]。卤代烃在药物合成中大量使用，结构种类繁多，是基因毒性杂质中最为多见的一类，其遗传毒性的潜力由卤素的性质、数量、位置以及化合物的分子大小共同决定，需根据不同性质建立相应的分析方法。

卤代甲烷、卤代乙烷和卤代丙烷等是化学合成过程中常用的烷基化试剂，具有很强的挥发性，因此气相色谱法是此类杂质的主要分离分析手段。GC 常用的火焰离子化检测器（FID）灵敏度较低，除了采用 GC-MS 方法之外，也可以采用卤化物的专用检测器——电子捕获检测器（ECD）作为检测手段。由于气相色谱法中直接进样法容易污染进样口，如配备有顶空进样器，一般可以采用顶空进样（HS）的方式。当样品不能满足直接进样分析的条件时，需要采用适当的样品前处理技术（如各种萃取技术或衍生化手段）[45]，对样品进行分离、纯化和富集浓缩，满足分析方法的要求，同时也能够提高检测灵敏度。

1. 气相色谱 - 电子捕获检测器法（GC-ECD）

【例 13-13】奥美沙坦酯原料药中碘甲烷的分离检测[46]

色谱条件：色谱柱为 DB-624 毛细管色谱柱（30m × 0.32mm，1.8μm）；直接进样方式；进样器温度为 160℃，分流比为 10∶1；载气为氮气，流速为 1.5ml/min；ECD 温度为 300℃；初始柱温为 40℃，保持 5 分钟，以 20℃ /min 的速度升至 200℃，保持 2 分钟。

溶液配制：取碘甲烷适量，用甲醇溶解并稀释制成质量浓度约为 0.3μg/ml 的溶液，作为对照品溶液；取奥美沙坦酯适量，用甲醇溶解并稀释制成质量浓度约为 8mg/ml 的溶液，作为供试品溶液；取奥美沙坦酯适量，用对照品溶液溶解并稀释制成质量浓度约为 8mg/ml 的溶液，作为加标供试品溶液。

测定法：分别精密量取空白溶剂（甲醇）和上述各溶液 1μl，注入气相色谱仪，记录色谱图。

GC-ECD 图谱见图 13-20。

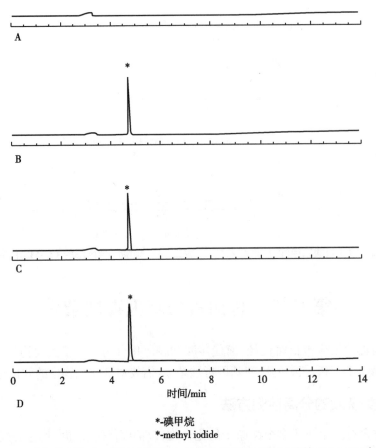

图 13-20　空白溶剂（A）、对照品溶液（B）、加标供试品溶液（C、D）的 GC-ECD 色谱图

2. 气相色谱 - 质谱法（GC-MS）

【例 13-14】盐酸右美托咪定原料药中 1,2- 二氯乙烷的分离检测[47]

色谱条件: 色谱柱为 DB-624UI 毛细管色谱柱（30m×0.32mm，1.8μm）；载气为氦气；程序升温初始温度为 50℃，保持 3 分钟，以 50℃ /min 的速度升到 150℃，保持 1 分钟，总运行时间 6 分钟；柱流量为 4ml/min；进样口温度为 200℃；电离方式为 EI；检测器温度为 200℃；分流比为 30∶1；进样量为 1μl；选择离子监测（SIM）；检测离子为 m/z 62.0。

溶液配制: 取 1,2- 二氯乙烷适量，用 DMF 溶解并稀释制成含 1,2- 二氯乙烷 125ng/ml 的对照品溶液；取盐酸右美托咪定适量，用 DMF 溶解并稀释制成浓度为 2.5mg/ml 的供试品溶液。

测定法: 分别进样空白溶剂 DMF、对照品溶液和供试品溶液 1μl，注入气相色谱仪，记录色谱图。GC-MS 图谱见图 13-21。

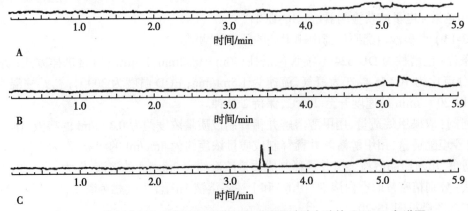

图 13-21　空白溶剂（A）、供试品溶液（B）、对照品溶液（C）的 GC-MS 色谱图

二、卤代羧酸类杂质的分离检测方法

小分子卤代羧酸(halogenated carboxylic acids,HCAs),是一类含有卤素基团的有机羧酸类物质。在医药工业中,这类化合物因具有较高的反应活性以及特殊的生理活性(由卤元素引入),经常被用作有机合成中活泼的酰化剂或烷化剂,在农药、医药等领域有着广泛应用。这类化合物往往容易在药品中残留,过量摄入可能对人体造成危害,甚至有癌变的风险。

常见的用于测定卤代羧酸的液相色谱法包括离子交换色谱法和反相高效液相色谱法。离子交换色谱法常用来测定卤乙酸类物质,卤乙酸为中强酸,容易解离生成羧酸根离子,呈现一定导电性,因此离子色谱-电子捕获检测器法(IC-ECD)成为优选。采用反相高效液相色谱法则需要使用离子抑制色谱法或者离子对色谱法,以增强卤代羧酸在反相色谱柱上的保留,改善分离效果。由于卤代羧酸具有较为活泼的反应活性,也可以采用衍生化法,再通过气相色谱法或高效液相色谱法进行分离测定。

1. 离子色谱-电导检测器法(IC-ECD) 卤代羧酸的强极性以及沸点高的特点,适合采用离子色谱法分析测定,且此过程无须衍生化,大大缩短了分析时长。因此,近年来离子色谱法已广泛应用于饮用水中卤代羧酸的测定。

【例 13-15】 饮用水中二氯乙酸(DCAA)和三氯乙酸(TCAA)的分离检测[48]

色谱条件:色谱柱为 IonPAC AS19 柱(250mm×4mm);EGC 在线发生 KOH 为淋洗液,浓度梯度条件为 0~35 分钟:8mmol,35.1~43 分钟:50mmol,43.1~48 分钟:8mmol;ARSRS 500-4mm 抑制器,抑制电导进行检测;流速为 1.0ml/min;进样量为 500μl;柱箱温度 30℃;检测池温度 35℃。

溶液配制:取二氯乙酸标准储备溶液(1mg/ml)1ml 于 1 000ml 棕色量瓶中,用超纯水定容至刻度,作为二氯乙酸对照品储备液(1μg/ml);取三氯乙酸标准储备溶液(1mg/ml)1ml 于 500ml 棕色量瓶中,用超纯水定容至刻度,作为三氯乙酸对照品储备液(2μg/ml);分别精密移取二氯乙酸和三氯乙酸储备液各 2ml 至 100ml 棕色量瓶中,用超纯水定容至刻度制成含二氯乙酸 0.02μg/ml 和三氯乙酸 0.04μg/ml 的混合对照品溶液。

测定法:取对照品溶液和待测水样进样分析,记录色谱图。

IC-ECD 图谱见图 13-22。

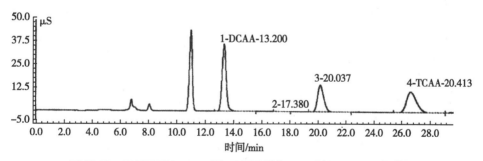

图 13-22 二氯乙酸(DCAA)和三氯乙酸(TCAA)的 IC-ECD 色谱图

2. 衍生化气相色谱-电子捕获检测器法 目前国际上已发布的饮用水中卤乙酸的标准分析方法为气相色谱-电子捕获检测器法(GC-ECD)。例如,美国国家环境保护局(Environmental Protection Agency,EPA)将 GC-ECD 列为检测水环境中卤乙酸的标准方法,先后修订颁布了 Method 552-552.3。这些方法均需要将待测物衍生化成可挥发性的酯类,然后液液萃取富集,方能进行分析。

【例 13-16】 饮用水中二氯乙酸(DCAA)和三氯乙酸(TCAA)的分离检测[49]

色谱条件:色谱柱为 DB-1701 柱(30m×0.32mm,0.25μm);进样口温度为 220℃;载气流速为 2.0ml/min;程序升温过程为 35℃下保持 1 分钟,以 5℃/min 升高至 100℃,然后以 25℃/min 升高至

200℃,在 200℃下保持 1 分钟;进样体积为 2.0μl;检测器温度为 280℃;尾吹气速度为 20ml/min。

对照品溶液:取二氯乙酸和三氯乙酸标准储备溶液(1mg/ml),用超纯水稀释制成含二氯乙酸和三氯乙酸 2~120ng/ml 的系列混合对照品溶液。

测定法:精密移取 5ml 对照品溶液或待测水样,置 40ml 具塞衍生瓶中,精密加入 5ml 硫酸 - 甲醇(1∶1)溶液,摇匀后于 50℃的水浴中反应 120 分钟,取出冷却至室温后加入 5g 无水硫酸钠,摇匀使其溶解,然后加入 2ml 正己烷,振摇 1 分钟后静置分层,移取上层正己烷相 1ml 于已加入少许无水硫酸钠的气相进样瓶中脱水后进样分析,记录色谱图。

GC-ECD 图谱见图 13-23。

图 13-23　二氯乙酸(DCAA)和三氯乙酸(TCAA)的衍生化 GC-ECD 色谱图

3. 衍生化高效液相色谱法

【例 13-17】原料药中 6 种卤代羧酸的分离检测[50]

色谱条件:色谱柱为 Inertsil ODS-3(250mm × 4.6mm,5μm);流动相为乙腈(A 相)-0.1% 磷酸(B 相),采用梯度洗脱(0 分钟,72% B;10 分钟,60% B;14 分钟,60% B;20 分钟,45% B),流速 1.0ml/min;进样量 20μl;柱温 40℃;检测波长 392nm。

溶液配制:取一氯乙酸(MCAA)、一溴乙酸(MBAA)、二氯乙酸(DCAA)、2- 氯丙酸(2-CPA)、2- 溴丙酸(2-BPA)和 3- 氯丙酸(3-CPA),用 70% 乙腈水溶液溶解并稀释制成含 MCAA 和 2-CPA 0.05~0.5μg/ml,MBAA、DCAA 和 3-CPA 0.08~0.8μg/ml,2-BPA 0.12~1.2μg/ml 的系列混合对照品溶液。

测定法:精密称取原料药适量或精密移取对照品溶液 100μl,置 10ml 量瓶中,加入 500μl 的 2- 硝基苯肼(2-NPH)盐酸盐水溶液(20mg/ml)和 500μl 的 1- 乙基 -(3- 二甲基氨基丙基)碳二亚胺(EDC)盐酸盐水溶液(40mg/ml),用 70% 乙腈水溶液稀释至刻度,涡旋 10 秒,摇匀。避光反应 2 小时,过滤后进样,记录色谱图。

图 13-24 为一氯乙酸与 2- 硝基苯肼衍生化反应示意图,HPLC 图谱见图 13-25。

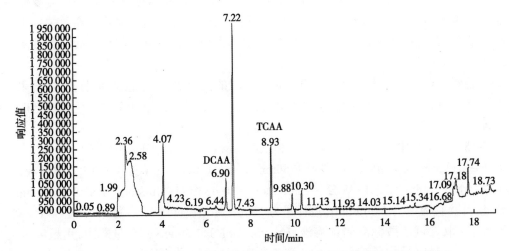

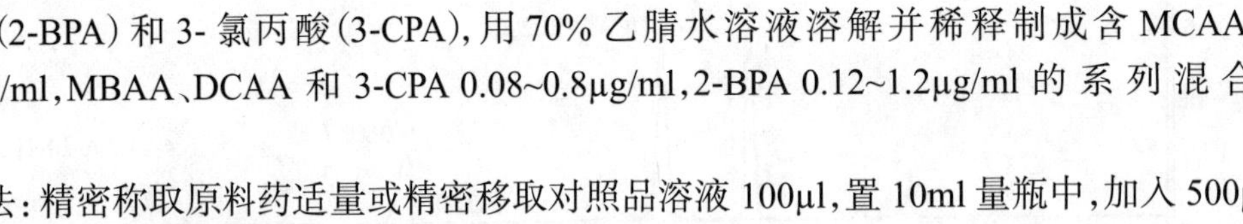

图 13-24　一氯乙酸与 2- 硝基苯肼衍生化反应示意图(EDC 为催化剂)

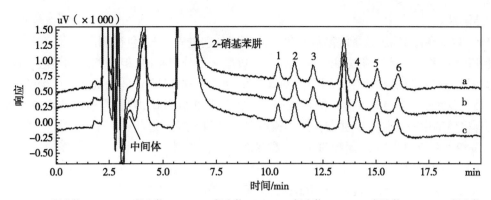

1. MCAA 衍生物; 2. MBAA 衍生物; 3. 3-CPA 衍生物; 4. 2-CPA 衍生物; 5. 2-BPA 衍生物; 6. DCAA 衍生物。

图 13-25 添加了 6 种卤代羧酸的空白基质(a)、维生素 B_6(b)和西洛他唑中间体(c)经 2-NPH 衍生后的典型 HPLC 色谱图

三、酰卤类杂质的分离检测方法

酰卤化物由于卤原子电负性较大,吸引电子,导致羰基碳非常缺电子,一旦和 DNA 接触,会和腺嘌呤的羰基氧发生酯化反应。酰卤化合物中以酰氯化合物最为常用,是药物合成中广泛使用的酰化试剂,其中二甲氨基甲酰氯和二乙氨基甲酰氯被 IARC 归为致癌物 2A 类。虽然有文献认为通过多步合成反应以及后续的纯化步骤,高反应活性的酰氯在最终的原料药中不大可能残留,因此引起基因突变的可能性很低[51],但是由于潜在基因毒性杂质对人类健康存在的威胁,各国监管部门认为仍有必要对药物中的残留酰氯进行监测并使其控制在安全水平内,以确保药物的安全性[52,53]。

通常来说,由于大部分酰氯的反应活性较高,容易发生部分水解、酯化等,因此一般无法直接测定酰氯。理论而言,采用 GC 法直接测定酰氯会出现与色谱柱固定相反应,导致固定相降解,基线波动大,重现性差;采用 HPLC 法直接测定酰氯同样会出现与色谱柱硅羟基反应,或者与流动相中的水和甲醇反应,影响测定结果的准确性;另外,常见的小分子酰氯因为缺少明显的检测基团,在紫外检测器或者荧光检测器上的吸收很弱,所以残留酰氯的检测较少采用直接测定法。由于直接法测定酰氯的种种缺陷,通常采用衍生化法对酰氯进行测定[54]。根据衍生化试剂的不同,酰氯衍生化法分为水解法、酯化法和胺解法。

1. 直接测定法 相比于酰氯化合物,磺酰氯的反应活性相对较低,可以采用直接测定法。

【例 13-18】 EP10.0 甲磺酸中甲磺酰氯的分离检测[55]

色谱条件:色谱柱为键合聚二甲基硅氧烷色谱柱(15m × 0.25mm, 1μm);脉冲不分流进样,60kPa, 0.1 分钟;载气为氦气,流速为 1ml/min;初始柱温为 40℃,运行 4 分钟后,以 40℃/min 的速度升至 200℃;进样口温度为 240℃。

质谱条件:电子轰击离子化模式(70eV);传输线温度为 280℃,离子源温度为 230℃,质量分析器温度为 150℃;选择离子监测模式,定量离子 *m/z* 56(甲磺酰氯)、79(甲磺酸正丁酯)。

内标溶液:取甲磺酸正丁酯,加二氯甲烷溶解制成每 1ml 含 70nl 的溶液。

对照品溶液和定量限溶液:取甲磺酰氯,用二氯甲烷溶解并稀释制成每 1ml 中含 15μg 甲磺酰氯的对照品储备溶液;取 500μl 对照品储备溶液和 100μl 内标溶液,用二氯甲烷稀释至 15ml,作为对照品溶液;取 25μl 对照品储备溶液和 100μl 内标溶液,用二氯甲烷稀释至 15ml,作为定量限溶液。

溶液配制:取甲磺酸 7.4g,精密称定,加 5ml 水缓慢溶解,放冷,用 5ml 二氯甲烷和 100μl 内标溶液萃取,取有机层溶液,重复用 5ml 二氯甲烷萃取两次,合并有机层溶液,用 1g 无水硫酸钠干燥,滤过作为供试品溶液。

测定法：取对照品溶液、定量限溶液和供试品溶液分别进样，记录色谱图。

2. 水解法 水解法是指将酰氯水解成相应的羧酸进行分离检测，但是相应的羧酸往往也是药物合成的起始原料或者药物在储存过程中的降解产物，水解法难以区分是酰氯反应产生的羧酸还是药物本身存在的羧酸，可能会导致测定结果偏高。相比于脂肪族酰氯，芳香族酰氯的水解速度较慢，在高比例的有机溶剂中需要加入碱性催化剂加速形成相应的水解产物。

【例 13-19】 利伐沙班中 5- 氯噻吩 -2- 甲酰氯的分离检测[56]

色谱条件：色谱柱为 Hedera 苯基柱(250mm×4.6mm，5μm)；流动相为乙腈 -10mmol/L 的 NaH$_2$PO$_4$ 溶液(40∶60)，流速 1.2ml/min；进样量 20μl；柱温 30℃；检测波长 274nm。

稀释剂：乙腈 -30mmol/L 的 Na$_2$CO$_3$ 水溶液(3∶2)。

溶液配制：取利伐沙班 20mg，精密称定，置 10ml 量瓶中，加稀释剂 8ml，超声使溶解，水浴 60℃反应 60 分钟，冷却至室温，加入 60μl 的 5mol/L 的 HCl 水溶液调至中性，用稀释剂稀释至刻度，摇匀，作为供试品溶液；另取 5- 氯噻吩 -2- 甲酰氯对照品适量，用乙腈溶解并稀释成 1μg/ml 的对照品储备液，取对照品储备液适量，置 10ml 量瓶中，同供试品溶液配制方法，配制成浓度为 30~500ng/ml 的系列对照品溶液。

测定法：取对照品溶液和供试品溶液分别进样，记录色谱图。

HPLC 图谱见图 13-26。

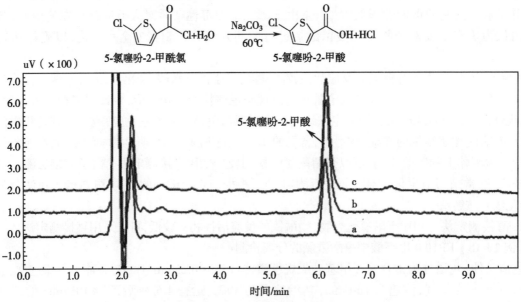

图 13-26 水解法测定 5- 氯噻吩 -2- 甲酰氯的 HPLC 色谱图

3. 酯化法 酯化法也是常用的酰氯测定方法。但是，酯化法常常会受到来自反应体系和环境中水分的竞争，通常需要加入催化剂加快反应的进行[56,57]。

【例 13-20】 5- 氯戊酰氯(5-CVC)中酰氯类杂质的分离检测[57]

色谱条件：色谱柱为 Rtx-1701 柱(30m×0.25mm，1μm)；初始柱温为 80℃，以 20℃ /min 的速度升至 120℃，保持 5 分钟，以 40℃ /min 的速度升至 140℃，保持 2 分钟，以 40℃ /min 的速度升至 250℃，保持 5.75 分钟；进样口和 FID 检测器温度为 250℃；载气为氮气，流速为 2.2ml/min；进样量为 1μl，分流比为 50∶1。

溶液配制：用气密加样针，逐滴滴加 1ml 的 5-CVC 至放置有 5ml 甲醇和 1ml 3- 甲氧基吡啶的 25ml 量瓶中，反应 15~20 分钟，放冷，用二氯甲烷定容至刻度，作为供试品溶液；酰氯类杂质对照品溶液同法制备。

测定法：取对照品溶液和供试品溶液分别进样，记录色谱图。

衍生化反应示意图见图 13-27，GC-FID 色谱图见图 13-28。

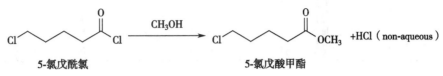

图 13-27 5-氯戊酰氯衍生化反应示意图

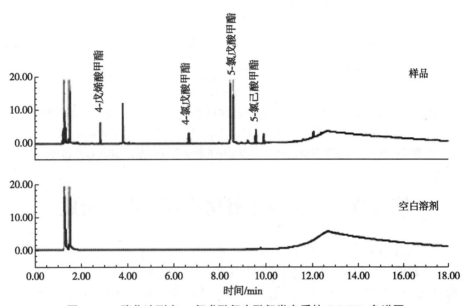

图 13-28 酯化法测定 5-氯戊酰氯中酰氯类杂质的 GC-FID 色谱图

4. **胺解法** 实际上，与水解法和酯化法相比，酰氯和碱性亲核试剂的反应速率会更高，但是强碱可能会导致衍生化产物的降解[58]。因此弱碱性的亲核试剂，比如苯胺和硝基苯肼可用于酰氯的衍生化。

【例 13-21】原料药中 6 种小分子酰氯的分离检测[59]

色谱条件：色谱柱为 Diamonsil C_{18} 柱（250mm × 4.6mm，5μm）；流动相：乙腈（A）-0.1% 磷酸水溶液（B），采用梯度洗脱（0 分钟，70% B；5 分钟，60% B；10 分钟，60% B；15 分钟，40% B；20 分钟，40% B；22 分钟，30% B；25 分钟，30% B），流速为 1.2ml/min；进样量 20μl；柱温 30℃；检测波长 395nm。

溶液配制：取供试品适量，精密称定，置 10ml 量瓶中，加入 500μl 的 2-硝基苯肼乙腈溶液（2mg/ml），于室温下反应 30 分钟，用乙腈定容，作为供试品溶液；另取乙酰氯（AC）、氯乙酰氯（CAC）、异丁酰氯（IBC）、2-氯丙酰氯（2-CPC）、苯甲酰氯（BC）、5-氯噻吩-2-甲酰氯（CTCC）对照品，精密称定，用乙腈溶解并一步稀释成每 1ml 含各小分子酰氯 10μg 的混合对照品储备液，取混合对照品储备液适量置 10ml 量瓶中，加入 500μl 的衍生化试剂，于室温下反应 30 分钟，用乙腈定容，制成系列混合对照品溶液。

测定法：取对照品溶液和供试品溶液，进样分析，记录色谱图。

HPLC 图谱见图 13-29。

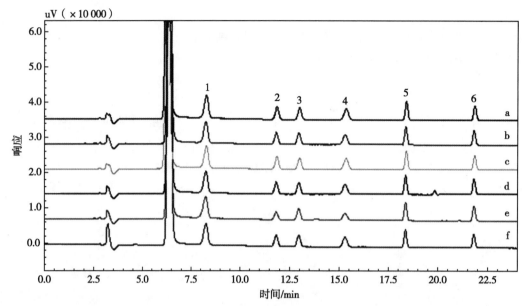

1. AC 衍生物；2. CAC 衍生物；3. IBC 衍生物；4. 2-CPC 衍生物；5. BC 衍生物；6. CTCC 衍生物。

a. 布洛芬；b. 他达拉非；c. 辛伐他汀；d. 酮洛芬；e. 利伐沙班；f. 维拉唑酮。

图 13-29 2- 硝基苯肼衍生化测定药物中 6 种小分子酰氯的 HPLC 色谱图

第五节 肼类和环氧化物基因毒性杂质

肼是已知的基因毒性杂质,具有潜在的致癌性,肼类化合物主要是通过代谢活化生成碳正离子和碳氧自由基等活性较强的中间体,可与 DNA 发生烷基化反应或者导致其他 DNA 损伤[44]。环氧化物具有警示结构,是已知的潜在基因毒性杂质,其结构种类较多。两类基因毒性杂质反应活泼性强,对其进行分离检测具有一定的难度。

一、肼类杂质的分离检测方法

理论上来说,对于挥发性较强的烷基肼可以采用 GC-FID 法进行测定,对于不含碳的肼类化合物,可以采用氮 - 磷检测器(NPD)和质谱检测器进行测定,但目前未见有文献报道采用 GC 法直接测定药物中的肼类杂质。对于保留较强的肼类化合物,可以采用高效液相色谱法 - 串联质谱法进行测定[60],但是肼类化合物容易与色谱柱上的硅羟基相互作用,导致峰形严重拖尾,是分析方法建立过程中的难点,目前较多采用与醛、酮等羰基化合物反应的衍生化方法测定药物中的肼类杂质。

1. 衍生化高效液相色谱法 通过衍生化反应引入具有较强光吸收性能的基团,特别是生成在可见光区(380~760nm)具有最大吸收波长的衍生化产物,可以有效避开药物主成分对色谱分离检测的干扰,因为大部分药物的最大吸收波长在紫外区。

【例 13-22】原料药中肼的分离检测[61]

色谱条件:色谱柱为 Eclipse XDB-C$_{18}$ 柱(150mm × 3.0mm,3.5μm);流动相为 0.05% 三氟乙酸水溶液(A)-0.05% 三氟乙酸乙腈溶液(B),采用梯度洗脱(0 分钟,50% B;5 分钟,90% B;10 分钟,90% B),流速为 1.0ml/min;柱温 30℃;进样量 10μl;检测波长 406nm。

溶液配制:取原料药 20mg,精密称定,置 10ml 量瓶中,用 2- 羟基 -1- 萘醛(HNA)的二甲基亚砜溶液(0.1mg/ml)溶解并定容至刻度,加塞在 100℃水浴中反应 30 分钟,作为供试品溶液;另取肼适量,精密称定,用二甲基亚砜溶解稀释,同供试品溶液配制方法制成含肼 2~200ng/ml 的系列对照品溶液。

测定法：取对照品溶液和供试品溶液分别进样，记录色谱图。

衍生化反应示意图见图 13-30，HPLC 图谱见图 13-31。

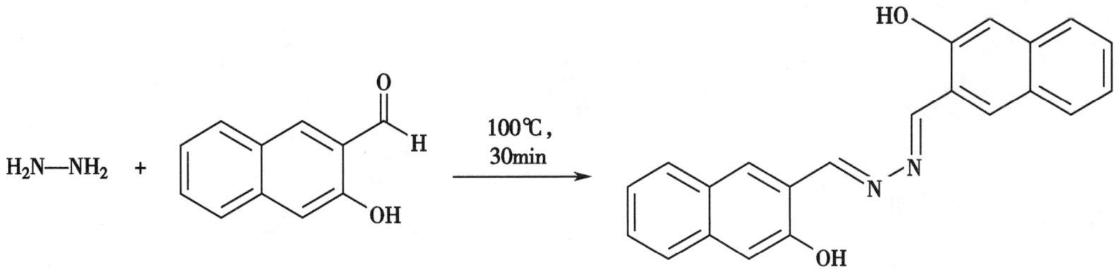

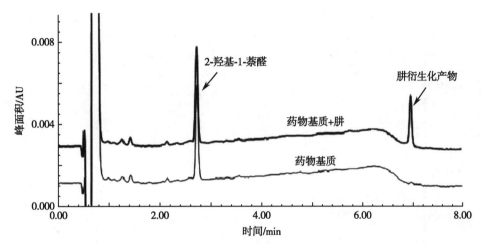

图 13-30　肼的可见光衍生化反应示意图（衍生化产物的最大吸收波长 406nm）

图 13-31　衍生化法测定肼的 HPLC 色谱图

2. 衍生化液相色谱 - 质谱法　含氮类化合物在 ESI 条件下一般具有较高的质谱响应，因此可以通过衍生化增强肼类化合物的保留，用液相色谱 - 质谱法进行分离检测。

【例 13-23】原料药中肼和乙酰肼的分离检测[62]

色谱条件：色谱柱为 Luna C_{18} 柱（150mm × 4.6mm，3μm）；流动相为 0.1% 甲酸水溶液（A）-0.1% 甲酸乙腈溶液（B），采用梯度洗脱（0 分钟，35% B；3 分钟，35% B；7 分钟，90% B；10 分钟，90% B），流速为 1.0ml/min；进样量 5μl；柱温 40℃。

质谱条件：电喷雾离子化（ESI），选择离子监测模式；毛细管电压为 3kV，裂解电压为 70V；干燥气流速为 12L/min；干燥气温度为 350℃；定量离子 m/z 209.1（肼衍生化产物）、163.1（乙酰肼衍生化产物）。

衍生化溶液：含 0.4% 苯甲醛（V/V）、50mmol/L 苯甲酸的 70% 乙腈水溶液。

溶液配制：取原料药约 4mg，精密称定，用 1ml 衍生化溶液溶解，涡旋 10 秒，室温反应 1 小时，作为供试品溶液；另取 4μg/ml 的肼和乙酰肼对照品储备液 10μl，用 1ml 衍生化溶液稀释，涡旋 10 秒，室温反应 1 小时，作为含肼和乙酰肼各 40ng/ml 的对照品溶液。

测定法：取对照品溶液和供试品溶液分别进样，记录色谱图。

衍生化反应示意图见图 13-32，LC-MS 图谱见图 13-33。

3. 衍生化气相色谱 - 质谱法　通过小分子的衍生化试剂生成具有挥发性的肼衍生化产物，采用顶空 GC-MS 法进行测定，可以避免药物基质对测定的干扰。

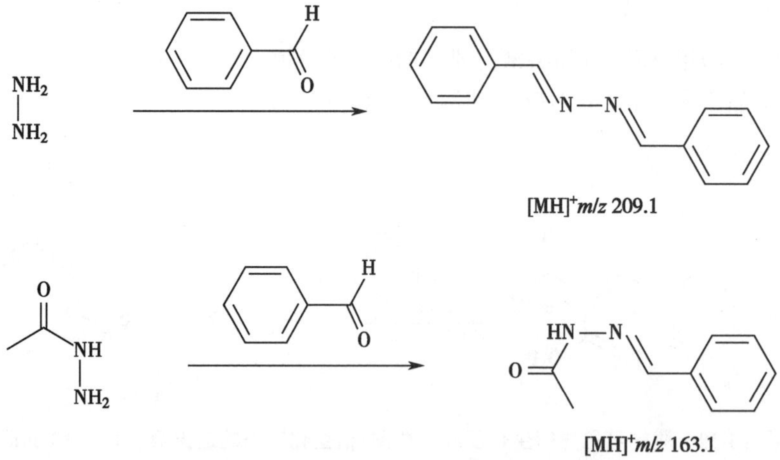

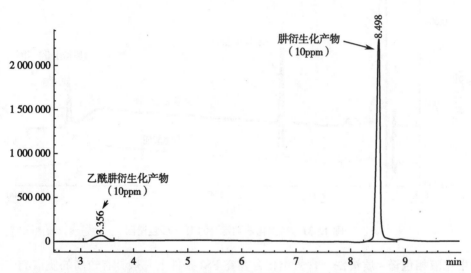

[MH]⁺*m/z* 209.1

[MH]⁺*m/z* 163.1

图 13-32　肼和乙酰肼的衍生化反应示意图

图 13-33　衍生化法测定肼（hydrazine）和乙酰肼（acetohydrazine）的 LC-MS 色谱图

【例 13-24】 原料药中肼的分离检测[63]

色谱条件：色谱柱为 DB-624 柱（25m×0.2mm，1.12μm）；载气为氦气，流速为 1.2ml/min；顶空平衡温度为 100℃，平衡时间为 10 分钟，传输线温度为 110℃，进样量为 500μl；初始柱温 100℃，保持6 分钟，以 50℃/min 的速度升至 220℃，保持 2 分钟；进样口温度 200℃，分流比为 5∶1。

质谱条件：EI 源，选择离子监测，碰撞电压为 70eV；离子源温度为 230℃；定量离子为 *m/z* 112（肼衍生化产物）。

衍生化溶液：含 5% 丙酮（*V/V*）、50mg/ml 苯甲酸的 *N*-甲基吡咯烷酮溶液。

溶液配制：取原料药约 10mg，精密称定，置 10ml 顶空进样瓶中，加入 10μl 的 0.1% EDTA 水溶液和 100μl 衍生化溶液，立即盖上并压紧小瓶，作为供试品溶液；另取肼适量，精密称定，用 0.1% EDTA水溶液溶解并稀释制备系列浓度的对照品工作溶液，取系列对照品工作溶液各 10μl，置 10ml 顶空进样瓶中，加入 100μl 衍生化溶液，立即盖上并压紧小瓶，制成含肼 0.1~10μg/ml 的系列对照品溶液。

测定法：取对照品溶液和供试品溶液分别进样，记录色谱图。

衍生化反应示意图见图 13-34，GC-MS 图谱见图 13-35。

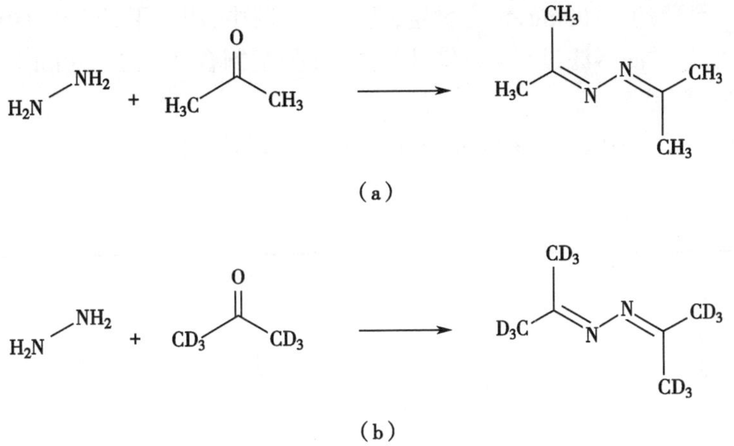

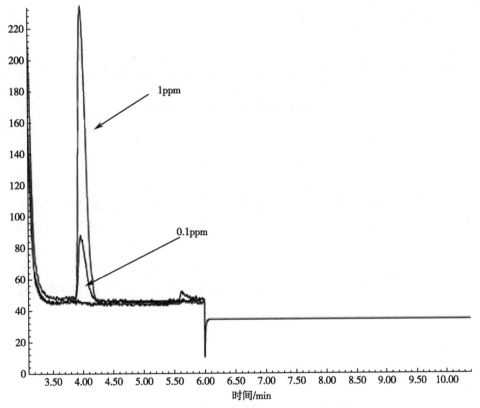

图 13-34　肼的衍生化反应示意图

图 13-35　衍生化法测定肼的 GC-MS 色谱图

二、环氧化物杂质的分离检测方法

对于具有一定挥发性的环氧化物,因其具有很强的挥发性,可以采用气相色谱法、气相色谱-质谱法直接进行分离检测;对于非挥发性环氧化物则可以采用液相色谱法进行分离检测。

1. 气相色谱-火焰离子化检测器法(GC-FID)

【例 13-25】原料药中环氧氯丙烷的分离检测[64]

色谱条件:色谱柱为 AT-WAX 毛细管柱(30m×0.53mm,1μm);分流比 1:0.5,进样量为 1μl;载气为氮气,恒压 4psi;初始柱温为 75℃,维持 12 分钟,然后以 40℃/min 的速度升至 240℃,于 240℃运行 10 分钟;进样口温度为 160℃,检测器温度为 260℃。

溶液配制：取原料药约 1 500mg，精密称定，置 5ml 量瓶中，用二甲基亚砜溶解并定容至刻度（如显浑浊，用 0.45μm 尼龙过滤器滤过），作为供试品溶液；另配制含 2~11.25μg/ml 环氧氯丙烷的二甲基亚砜溶液，作为系列对照品溶液。

测定法：取对照品溶液和供试品溶液分别直接进样，记录色谱图。

GC-FID 图谱见图 13-36。

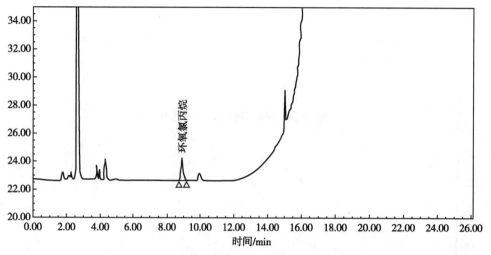

图 13-36　环氧氯丙烷（7.5μg/ml）的 GC-FID 色谱图

2. 液相色谱 - 串联质谱法（LC-MS/MS）

【例 13-26】卡维地洛中 4-（2,3- 环氧丙氧基）-9H- 咔唑的分离检测[65]

卡维地洛（carvedilol，化合物 6）是第三代 β 受体拮抗剂，该药于 1991 年首次在美国上市。卡维地洛的合成是以 4- 羟基 -9H- 咔唑（化合物 7）为原料，在强碱催化下与环氧氯丙烷反应生成中间体 4-（2,3- 环氧丙氧基）-9H- 咔唑（化合物 8），然后再与另一个中间体 2-（2- 甲氧基苯氧基）乙胺（化合物 9）反应得到卡维地洛成品（图 13-37）。

该合成工艺中环氧氯丙烷和化合物 8 均含有环氧化物的警示结构，其中化合物 8 挥发性差，不适合用气相色谱法分析，故采用 LC-MS/MS 法对卡维地洛中 4-（2,3- 环氧丙氧基）-9H- 咔唑的残留进行测定。

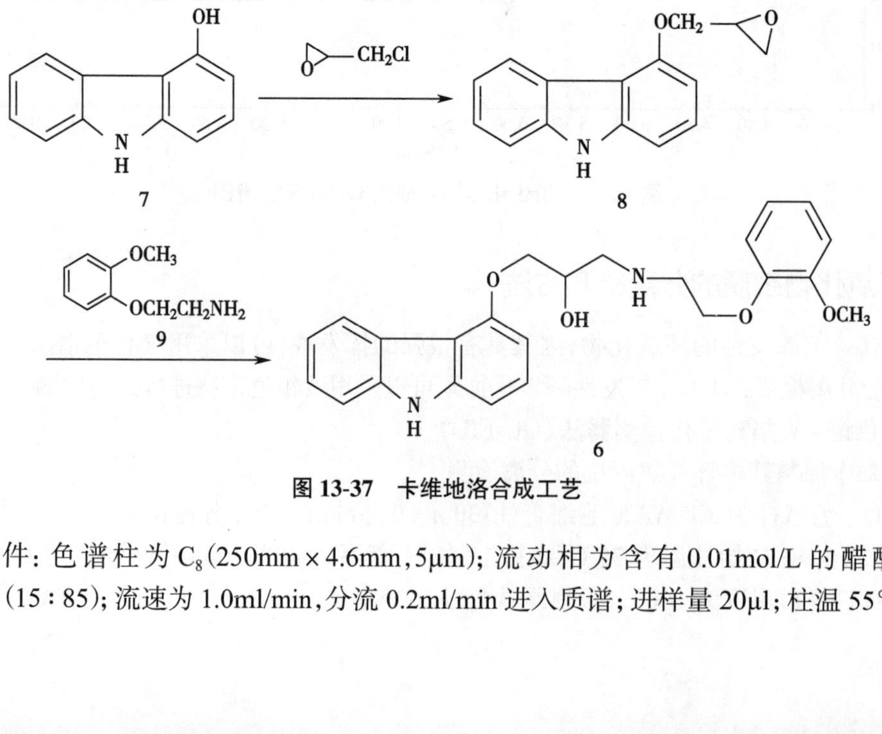

图 13-37　卡维地洛合成工艺

色谱条件：色谱柱为 C_8（250mm×4.6mm，5μm）；流动相为含有 0.01mol/L 的醋酸铵水溶液（pH 5）- 乙腈（15：85）；流速为 1.0ml/min，分流 0.2ml/min 进入质谱；进样量 20μl；柱温 55℃。

质谱条件：电喷雾电离（ESI），负离子模式；喷雾电压：-4.5kV；毛细管温度375℃；辅助气和鞘气为氮气；气帘气流压力25psi；MRM模式，定量离子对 m/z 238.10 → 181.0，碰撞能量为25eV。

溶液配制：取卡维地洛，精密称定，加稀释剂溶解制成每1ml含卡维地洛5mg的溶液，作为供试品溶液；另用稀释剂溶解制成含4-（2,3-环氧丙氧基）-9H-咔唑1~112.5μg/ml的系列对照品溶液。

测定法：取对照品溶液和供试品溶液分别进样，记录色谱图。

LC-MS/MS图谱见图13-38。

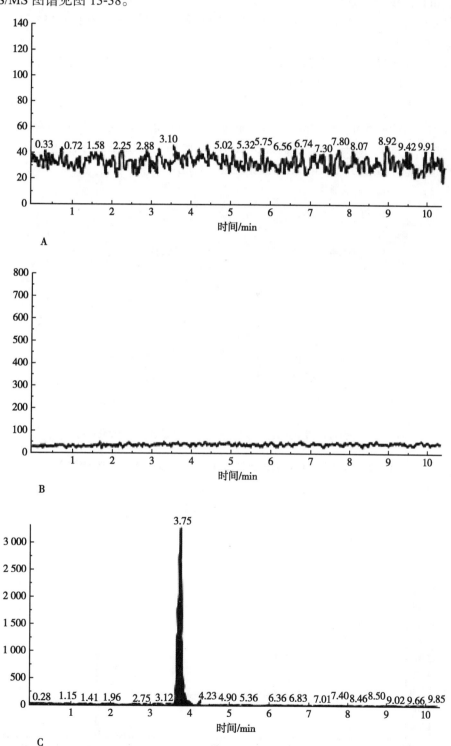

A. 供试品溶液；B. 阴性对照溶液；C. 对照品溶液。

图13-38　测定卡维地洛中4-（2,3-环氧丙氧基）-9H-咔唑的LC-MS/MS色谱图

3. 衍生化法　当直接测定法无法满足环氧化物杂质测定要求时,可以利用环氧化物化学性质活泼的特点,采用衍生化的方法提高环氧化物的检测灵敏度,同时增加其测定过程中的稳定性。

【例 13-27】环氧树脂涂层罐中环氧氯丙烷的分离检测[66]

色谱条件:色谱柱为 HP-1701 柱(30m × 0.25mm,0.2μm);载气为氦气,流速为 1.0ml/min;进样口和传输线的温度分别为 220℃和 150℃;进样量 1μl,分流比为 10:1;初始柱温为 70℃,保持 5 分钟后,以 10℃/min 的速度升至 200℃。

质谱条件:EI 模式(70eV);离子源温度 230℃;SIM 模式,定量离子 m/z 147、155。

内标溶液:含 1,2-环氧己烷 25μg/ml 的二氧六环溶液。

溶液配制:待测环氧树脂涂层罐用 50ml 二氧六环萃取 6 小时,作为供试品溶液;另配制含环氧氯丙烷 4~200ng/ml 的二氧六环溶液,作为系列对照品溶液。

测定法:分别将 5ml 对照品溶液或供试品溶液转移到 20ml 玻璃小瓶中,在每个小瓶中加入 0.1ml 内标溶液、1ml 环戊酮和 0.5ml 三氟化硼乙醚后,振摇小瓶 15 秒进行衍生化,最后加入 5ml 的 2mol/L 氯化钠溶液终止反应。将小瓶振摇 15 秒后静置 5~10 分钟,取 1μl 上层溶液进样,记录色谱图。

衍生化反应示意图见图 13-39,GC-MS 图谱见图 13-40。

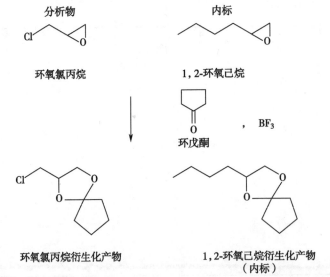

图 13-39　环氧氯丙烷和内标(1,2-环氧己烷)的衍生化反应示意图

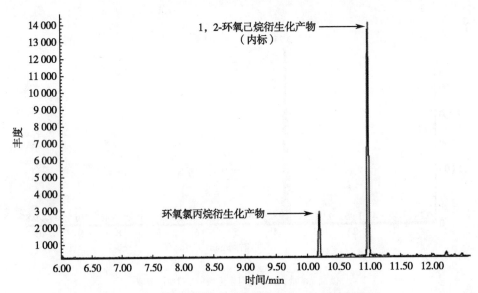

图 13-40　衍生化法测定环氧氯丙烷的 GC-MS 色谱图

参考文献

[1] ICH. Guidance for industry, genotoxicity testing and data interpretation for pharmaceuticals intended for human use. 2011. 11

[2] 朱文泉, 马健, 李敏. 基因毒性杂质的挑战与控制策略——从 ICH 指导纲领到实际操作层面. 中国食品药品监管, 2020, 12: 29-44

[3] JACOBSON-KRAM D, MCGOVERN T. Toxicological overview of impurities in pharmaceutical products. Adv Drug Deliv Rev, 2007, 59 (1): 38-42

[4] MÜLLER L, MAUTHE R J, RILEY C M, et al. A rationale for determining, testing, and controlling specific impurities in pharmaceuticals that possess potential for genotoxicity. Regul Toxicol Pharmacol, 2006, 44 (3): 198-211

[5] European Medicines Agency. Committee for proprietary medicinal products, position paper on the limits of genotoxic impurities.(2002-12-05)[2022-11-25]. https://www. ema. europa. eu/en

[6] European Medicines Agency. Committee for medicinal products for human use, guideline on the limits of genotoxic impurities.(2006. 06-10)[2022-11-25]. https://www. ema. europa. eu/en

[7] US Food and Drug Administration, Department of Health and Human Services, Center for Drug Evaluation and Research. Guidance for industry, genotoxic and carcinogenic impurities in drug substances and products: recommended approaches.(2008-12-03)[2022-11-25]. https://max. book118. com/html/2017/0407/99220567. shtm

[8] ICH M7. Assessment and control of DNA reactive (mutagenic) impurities in pharmaceuticals to limit potential carcinogenic risk.(2015-05-11)[2022-11-25]. https://www. fda. gov/media/117880/download

[9] 阮晓玲, 郑项元, 徐洁, 等. 药物中基因毒性杂质分析方法的研究进展. 中国药科大学学报, 2016, 47 (3): 267-274

[10] 国家药品监督管理局药品审评中心. 化学药物中亚硝胺类杂质研究技术指导原则（试行).(2022-05-08)[2023-05-26]. https://www. cde. org. cn/main/news/viewInfoCommon/776b663787ec5a60ac744071c3714d5a

[11] European Medicines Agency. Nitrosamine impurities in human medicinal products. (2020-06-01)[2022-11-25]. https://www. ema. europa. eu/en/human-regulatory/post-authorisation/referral-procedures/nitrosamine-impurities

[12] 国家药典委员会. 关于缬沙坦国家标准修订稿的公示.(2018-08-20)[2023-05-26]. https://www. nmpa. gov. cn/directory/web/nmpa/xxgk/fgwj/gzwj/gzwjyp/20180820085401220. html

[13] US Food and Drug Administration. GC/MS headspace method for detection of NDMA in valsartan drug substance and drug products.(2019-01-25)[2022-11-25]. https://www. fda. gov/media/115965/download

[14] US Food and Drug Administration. Combined direct injection N-nitrosodimethylamine (NDMA) and N-nitrosodiethylamine (NDEA) impurity assay by GC/MS.(2018-12-11)[2022-11-25]. https://www. fda. gov/media/117807/download

[15] Official of National Medicine Control Laboratories. Determination of NDMA (HS-GC-MS). 2018. 09

[16] Official of National Medicine Control Laboratories. Determination of NDMA in valsartan active substances and finished products by HPLC/UV. 2018. 09

[17] Official of National Medicine Control Laboratories. Test method for the determination of NDMA by LC/MS/MS in valsartan finished products. 2018. 09

[18] US Food and Drug Administration. Combined direct injection N-Nitrosodimethylamine (NDMA), N-Nitrosodiethylamine (NDEA), N-Nitrosoethylisopropylamine (NEIPA), N-Nitrosodiisopropylamine (NDIPA), and N-Nitrosodibutylamine (NDBA) impurity assay by GC-MS/MS.(2019-04-19)[2022-11-25]. https://www. fda. gov/media/123409/download

[19] MASADA S, TSUJI G, ARAI R, et al. Rapid and efficient high-performance liquid chromatography analysis of N-nitrosodimethylamine impurity in valsartan drug substance and its products. Sci Rep, 2019, 9 (1): 11852-11852

[20] US Food and Drug Administration. Liquid chromatography-high resolution mass spectrometry (LC-HRMS) method for the determination of NDMA in ranitidine drug substance and drug product.(2019-09-13)[2022-11-25]. https://www. fda. gov/media/130801/download

[21] 郭常川, 刘琦, 张雷, 等. 高效液相色谱-串联质谱法测定盐酸二甲双胍及其制剂中痕量 N-亚硝基二甲胺. 色谱, 2020, 38 (11): 1288-1293

[22] 徐艳梅, 韩彬, 闫凯, 等. 高效液相色谱-串联质谱法同时检测厄贝沙坦原料药及其片剂中 3 种 N-亚硝胺类基因毒性杂质. 药物分析杂志, 2021, 41 (4): 720-725

［23］ European Directorate for the Quality of Medicines and Health Care. Enquiry: alkyl mesilate (methane sulfonate) impurities in mesilate salts. Pharm Europa, 2000, 12 (1): 27

［24］ ELDER D P, SNODIN D J. Drug substances presented as sulfonic acid salts: overview of utility, safety and regulation. J Pharm Pharmacol, 2010, 61 (3): 269-278

［25］ European Pharmacopoeia 10. 0. 2. 5. 37. Methyl, ethyl and isopropyl methanesulfonate in methanesulfonic acid.(2020-01-01)[2022-11-25]. https://www. doc88. com/p-90699863986831. html

［26］ European Pharmacopoeia 10. 0. 2. 5. 38. Methyl, ethyl and isopropyl methanesulfonate in active substances.(2020-01-01)[2022-11-25]. https://www. doc88. com/p-90699863986831. html

［27］ European Pharmacopoeia 10. 0. 2. 5. 40. Methyl, ethyl and isopropyl toluenesulfonate in active substances.(2020-01-01)[2022-11-25]. https://www. doc88. com/p-90699863986831. html

［28］ European Pharmacopoeia 10. 0. 2. 5. 41. Methyl, ethyl and isopropyl benzenesulfonate in active substances.(2020-01-01)[2022-11-25]. https://www. doc88. com/p-90699863986831. html

［29］ Li W. Trace analysis of residual methyl methanesulfonate, ethyl methanesulfonate and isopropyl methanesulfonate in pharmaceuticals by capillary gas chromatography with flame ionization detection. J Chromatogr A, 2004, 1046 (1): 297-301

［30］ ZHANG C, HUANG L, WU Z, et al. Determination of sulfonate ester genotoxic impurities in imatinib mesylate by gas chromatography with mass spectrometry. J Sep Sci, 2016, 39 (18): 3558-3563

［31］ LIU Z, FAN H J, ZHOU Y H, et al. Development and validation of a sensitive method for alkyl sulfonate genotoxic impurities determination in drug substances using gas chromatography coupled to triple quadrupole mass spectrometry. J Pharm Biomed Anal, 2019, 168: 23-29

［32］ WOLLEIN U, SCHRAMEK N. Simultaneous determination of alkyl mesilates and alkyl besilates in finished drug products by direct injection GC/MS. Eur J Pharm Sci, 2012, 45 (1-2): 201-204

［33］ COLÓN I, RICHOLL S M. Determination of methyl and ethyl esters of methanesulfonic, benzenesulfonic and p-toluenesulfonic acids in active pharmaceutical ingredients by solid-phase microextraction (SPME) coupled to GC/SIM-MS. J Pharm Biomed Anal, 2005, 39 (3-4): 477-485

［34］ 张萌萌, 潘红娟, 陈佳, 等. 盐酸达泊西汀中甲磺酸甲酯、甲磺酸乙酯及甲磺酸异丙酯的顶空毛细管 GC-ECD 法测定. 中国医药工业杂志, 2015, 46 (1): 55-58

［35］ LEE C R, GUIVARCH F, CÉLINE N V D, et al. Determination of polar alkylating agents as thiocyanate/isothiocyanate derivatives by reaction headspace gas chromatography. Analyst, 2003, 128 (7): 857-863

［36］ ALZAGA R, RYAN R, TAYLOR-WORTH K, et al. A generic approach for the determination of residues of alkylating agents in active pharmaceutical ingredients by in situ derivatization-headspace-gas chromatography-mass spectrometry. J Pharm Biomed Anal, 2007, 45 (3): 472-479

［37］ RAMAN N V, REDDY K R, PRASAD A V, et al. Development and validation of RP-HPLC method for the determination of genotoxic alkyl benzenesulfonates in amlodipine besylate. J Pharm Biomed Anal, 2008, 48 (1): 227-230

［38］ GUO T, SHI Y, ZHENG L, et al. Rapid and simultaneous determination of sulfonate ester genotoxic impurities in drug substance by liquid chromatography coupled to tandem mass spectrometry: comparison of different ionization modes. J Chromatogr A, 2014, 1355: 73-79

［39］ TAYLOR G E, GOSLING M, PEARCE A. Low level determination of p-toluenesulfonate and benzenesulfonate esters in drug substance by high performance liquid chromatography/mass spectrometry. J Chromatogr A, 2006, 1119 (1-2): 231-237

［40］ ZHOU J, XU J, ZHENG X Y, et al. Determination of methyl methanesulfonate and ethyl methanesulfonate in methanesulfonic acid by derivatization followed by high-performance liquid chromatography with ultraviolet detection. J Sep Sci, 2017, 40: 3414-3421

［41］ AN J, SUN M, BAI L, et al. A practical derivatization LC/MS approach for determination of trace level alkyl sulfonates and dialkyl sulfates genotoxic impurities in drug substances. J Pharm Biomed Anal, 2008, 48 (3): 1006-1010

［42］ SARAT M, RAMAKRISHNA M, SURESH Y, et al. Low-level determination of residual methyl methane sulfonate and ethyl methane sulfonate in pharmaceuticals by gas chromatography with mass spectrometry. J Chem, 2010, 7 (2): 629-635

［43］ 张园园, 李银峰, 王杰晶, 等. 药物中痕量磺酸酯类物质的检测技术研究进展. 药物评价研究, 2012, 35 (4): 304-307

［44］ SONG C, CHEN B, CHEN Y, et al. Mechanisms of chemical carcinogenicity and mutagenicity: a review with implications for predictive toxicology. Chem Rev, 2011, 111 (4): 2507-2536

［45］ VAN WIJK A M, NIEDERLÄNDER H A, SIEBUM A H, et al. A new derivatization reagent for LC-MS/MS screening of potential genotoxic alkylation compounds. J Pharm Biomed Anal, 2013, 74 (4): 133-140

［46］ 朱静, 吴珺. 气相色谱-电子捕获检测器法测定奥美沙坦酯原料药中基因性杂质碘甲烷. 现代药物与临床, 2021, 36 (9): 1817-1820

［47］ 徐然. GC-MS 法测定盐酸右美托咪定中 1, 2-二氯乙烷的残留量. 中国药师, 2019, 22 (4): 792-793

［48］ 张桂芳, 隋红波, 宁文吉, 等. 生活饮用水中二氯乙酸和三氯乙酸的离子色谱电导测定法. 中国卫生检验杂志, 2011, 7: 1646-1647

［49］ 杨小瑞. 气相色谱法测定饮用水中二氯乙酸、三氯乙酸的检测方法探索. 净水技术, 2021, 40 (9): 37-39, 83

［50］ HOU D, FAN J, HAN L, et al. Determination of small halogenated carboxylic acid residues in drug substances by high performance liquid chromatography-diode array detection following derivatization with nitro-substituted phenylhydrazines. J Chromatogr A, 2016, 1438: 46-56

［51］ AMBERG A, HARVEY J S, CZICH A, et al. Do carboxylic/sulfonic acid halides really present a mutagenic and carcinogenic risk as impurities in final drug products. Org Process Res Dev, 2015, 19: 1495-1506

［52］ BENIGNI R, BOSSA C. Mechanisms of chemical carcinogenicity and mutagenicity: a review with implications for predictive toxicology. Chem Rev, 2011, 111 (4): 2507-2536

［53］ KHAN M, JAYASREE K, REDDY K V, et al. A validated CE method for determining dimethylsulfate a carcinogen and chloroacetyl chloride a potential genotoxin at trace levels in drug substances. J Pharm Biomed Anal, 2012, 58 (1): 27-33

［54］ AN J, SUN M, BAI L, et al. A practical derivatization LC/MS approach for determination of trace level alkyl sulfonates and dialkyl sulfates genotoxic impurities in drug substances. J Pharm Biomed Anal, 2008, 48 (3): 1006-1010

［55］ European Pharmacopoeia 10. 0. 2. 5. 39. Methanesulfonyl chloride in methanesulfonic acid.(2020-01-01)[2022-11-25]. https://www. doc88. com/p-90699863986831. html

［56］ RUAN X, ZHOU J, ZHENG X, et al. Comparison of the Hydrolysis and Esterification Methods for the Determination of Genotoxic 5-Chlorothiophene-2-Carbonyl Chloride in Rivaroxaban Using HPLC. Chromatographia, 2016, 79 (7-8): 1-7

［57］ TANG L, KIM A, MILLER S A, et al. Development and validation of a specific and sensitive GC-FID method for the determination of impurities in 5-chlorovaleroyl chloride. J Pharm Biomed Anal, 2010, 53 (3): 309-314

［58］ LIU D Q, SUN M, KORD A S. Recent advances in trace analysis of pharmaceutical genotoxic impurities. J Pharm Biomed Anal, 2010, 51 (5): 999-1014

［59］ ZHENG X, LUO L, ZHOU J, et al. Development and validation of a general derivatization HPLC method for the trace analysis of acyl chlorides in lipophilic drug substances. J Pharm Biomed Anal, 2017, 140: 327-333

［60］ REDDY A V B, VENUGOPAL N, MADHAVI G. A selective and sensitive LC-MS/MS method for the simultaneous determination of two potential genotoxic impurities in celecoxib. J Anal Sci Technol, 2014, 5 (1): 18

［61］ WANG J, YANG S, ZHANG K. A simple and sensitive method to analyze genotoxic impurity hydrazine in pharmaceutical materials. J Pharm Biomed Anal, 2016, 126: 141-147

［62］ LI C, JIANG K, LIU D Q, et al. Simultaneous quantitation of trace level hydrazine and acetohydrazide in pharmaceuticals by benzaldehyde derivatization with sample 'matrix matching' followed by liquid chromatography-mass spectrometry. J Chromatogr A, 2016, 1462: 73-79

［63］ SUN M, BAI L, LIU D Q. A generic approach for the determination of trace hydrazine in drug substances using in situ derivatization-headspace GC-MS. J Pharm Biomed Anal, 2009, 49 (2): 529-533

［64］ SHAIK J V, RAVEENDRA B G, SHAKIL S S. Estimation of epichlorohydrin content in pharmaceutical drug substances by capillary gas chromatography with flame ionisation detection. J Chem Pharm Res, 2011, 3 (6): 392-399

［65］ RAO M S, RAO, S V, RAY U K, et al. Quantification of 4-oxiranyl methoxy 9h-carbazole a genotoxic impurity in carvedilol drug substances by LC-MS. J Bioanal Biomed, 2010, 2 (4): 91-95

［66］ SUNG J H, LEE Y J, PARK H J. New method for determination of epichlorohydrin in epoxy-coated cans by oxolane derivatization and gas chromatography-mass spectrometry. J Chromatogr A, 2008, 1201 (1): 100-105

第十四章

色谱法在药物定性分析中的应用

药物定性分析的任务主要包括化学药物和中药的鉴别、药物杂质和代谢产物的鉴定、非法添加药物的定性鉴定、代谢组学研究等。色谱及其联用技术由于具有分离和检测的双重优势,是上述研究中的关键技术手段,本章将介绍色谱法在药物定性分析中的应用。

第一节　药物色谱定性分析方法

药物色谱定性分析方法一般包括利用保留时间定性、利用光谱相似度定性、利用质谱检测器提供的质谱信息定性三大类,《中国药典》(2020 年版)通则"0512 高效液相色谱法"中也介绍了上述三种方法,本节介绍这些方法及其典型应用。

一、以保留时间为基础的定性方法

保留时间是色谱分离中的主要定性参数,以保留时间为基础的定性方法在药物的定性鉴别中具有广泛的应用。这些方法包括用保留时间定性、用相对保留时间定性和用相对保留值定性,主要是用于对已知结构的物质进行定性鉴别。

1. 用保留时间定性　色谱定性分析的最简便方法是保留时间定性。该法通过在完全相同的色谱条件下比较未知物和已知物的保留时间或它们的化学衍生化产物的保留时间来定性鉴别,其依据的原理是在同一台色谱仪和完全相同的色谱条件下,同一化合物有相同的保留时间。如果仪器运转正常,色谱条件稳定,在同样的色谱条件下,多次测定的保留时间有较好的重复性。

利用保留时间定性的前提是需要有对照品,一般在药物主成分的鉴别中应用最为广泛。具体做法是按规定的方法将待鉴别药物配成供试品溶液,将相应的药物对照品配成对照品溶液,再按规定的色谱条件进样分析,在供试品溶液的色谱图中应该有与对照品溶液色谱图的主峰保留时间相一致的色谱峰。

【例 14-1】《中国药典》(2020 年版)中左氧氟沙星及其片剂的鉴别方法

左氧氟沙星:取本品与氧氟沙星对照品适量,分别加右氧氟沙星项下的流动相溶解并稀释制成每 1ml 中含 0.01mg 与 0.02mg 的溶液,作为供试品溶液与对照品溶液。照右氧氟沙星项下的方法试验,供试品溶液主峰的保留时间应与对照品溶液主峰中左氧氟沙星峰(后)的保留时间一致。

左氧氟沙星片:取本品细粉适量,加 0.1mol/L 盐酸溶液溶解并稀释制成每 1ml 中约含左氧氟沙星(按 $C_{18}H_{20}FN_3O_4$ 计)1mg 的溶液,滤过,取续滤液适量,用流动相稀释制成每 1ml 中约含左氧氟沙星(按 $C_{18}H_{20}FN_3O_4$ 计)0.01mg 的溶液,作为供试品溶液;另取氧氟沙星对照品,加 0.1mol/L 盐酸溶液溶解并稀释制成每 1ml 中约含 0.1mg 的溶液,精密量取适量,用流动相稀释制成每 1ml 中约含 0.02mg 的溶液,作为对照品溶液。照左氧氟沙星右氧氟沙星项下的方法试验,供试品溶液主峰的保留时间应与对照品溶液主峰中左氧氟沙星峰(后)的保留时间一致。

左氧氟沙星是氧氟沙星的单一对映体药物,右氧氟沙星是左氧氟沙星的对映异构体杂质,在常规的 HPLC 法中左氧氟沙星和右氧氟沙星的保留时间是完全一致的。《中国药典》(2020 年版)左氧氟沙星的质量标准中,"右氧氟沙星"检查项采用手性流动相法分离检测,氧氟沙星对照品溶液中右氧氟沙星与左氧氟沙星依次流出(图 14-1),因此在该色谱条件下通过保留时间比对可以对左氧氟沙星及其片剂进行主成分鉴别。

对于无法直接用色谱法进行定性鉴别的药物,可以考虑采用衍生化反应将被测物转化为其衍生物后,以其衍生物的保留时间进行定性鉴别。例如多糖类药物中单糖组成的定性鉴别主要采用衍生化法。单糖的极性较强,结构相近,缺乏光学活性的检测基团,因此常采用氨基吡啶类、苯胺类、氨基苯甲酸酯类衍生化试剂反应后再进行高效液相色谱分析[1,2]。

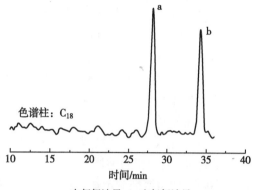

色谱柱: C18

a:右氧氟沙星;b:左氧氟沙星。

图 14-1 左氧氟沙星和右氧氟沙星的色谱分离图(手性流动相法)

2. 用相对保留时间定性 通过比对对照品的保留时间进行定性是比较方便的一种方法,但是在实际工作中有时要获得待测物或特征性化合物的对照品往往比较困难,如在有关物质检查时,经常无法获得杂质对照品;又如在中药指纹图谱的研究过程中,不但经常无法获得指纹性特征成分的对照品,甚至经常无法明确指纹图谱中一些共有峰的化合物结构。因此,当待测成分无对照品时,可以用样品中的另一成分或在样品中加入另一已知成分作为参比物,采用相对保留时间(relative retention time,RRT)来表征药物中的有关物质及中药指纹图谱中的共有峰。在品种项下,除另有规定外,相对保留时间通常是指待测成分保留时间相对于主成分保留时间的比值,以未扣除死时间的非调整保留时间计算,若需以扣除死时间的调整保留时间计算,应在相应的品种项下予以说明。相对保留时间定性是目前应用最广泛的定性方法,《美国药典》、《欧洲药典》和《中国药典》中均较多采用此法用于有关物质和天然药物的鉴别和定性研究。

【例 14-2】《中国药典》(2020 年版)中红霉素的有关物质检查

色谱条件:用十八烷基硅烷键合硅胶为填充剂(XTerraRP C18 柱,4.6mm×250mm,3.5μm 或效能相当的色谱柱);以乙腈 -0.2mol/L 磷酸氢二钾溶液(用磷酸调节 pH 至 7.0)- 水(35∶5∶60)为流动相 A,以乙腈 -0.2mol/L 磷酸氢二钾溶液(用磷酸调节 pH 至 7.0)- 水(50∶5∶45)为流动相 B,先以流动相 A 等度洗脱,待红霉素 B 洗脱完毕后立即进行线性梯度洗脱;流速为每分钟 1.0ml;柱温为 65℃;检测波长为 210nm;进样体积 100μl。

系统适用性要求:系统适用性溶液(1)色谱图中,红霉素 A 峰的拖尾因子应不大于 2.0;系统适用性溶液(2)色谱图,应与红霉素系统适用性对照品的标准图谱一致,红霉素 A 峰的保留时间约为 23 分钟,杂质 A、杂质 B、杂质 C、杂质 D、杂质 E 与杂质 F 的相对保留时间分别约为 0.4、0.5、0.9、1.6、2.3 和 1.8,红霉素 B 与红霉素 C 的相对保留时间分别约为 1.7 和 0.55,杂质 B 峰与红霉素 C 峰、红霉素 B 峰与杂质 F 峰间的分离度应不小于 1.2,杂质 C 峰与红霉素 A 峰间的分离度应符合要求。灵敏度溶液色谱图中,主成分色谱峰高的信噪比应大于 10。

测定法:取本品约 40mg,置 10ml 量瓶中,加甲醇 4ml 使溶解,用 pH 8.0 磷酸盐溶液稀释至刻度,摇匀,作为供试品溶液;精密量取供试品溶液 1ml,置 100ml 量瓶中,用 pH 8.0 磷酸盐溶液 - 甲醇(3∶2)稀释至刻度,摇匀,作为对照溶液;取红霉素标准品约 40mg,置 10ml 量瓶中,加甲醇 4ml 使溶解,用 pH 8.0 磷酸盐溶液稀释至刻度,摇匀,作为系统适用性溶液(1);取红霉素系统适用性对照品 40mg,置 10ml 量瓶中,加甲醇 4ml 使溶解,用 pH 8.0 磷酸盐溶液稀释至刻度,摇匀,作为系统适用性溶液(2);精密量取对照溶液适量,用 pH 8.0 磷酸盐溶液 - 甲醇(3∶2)定量稀释制成每 1ml 约含 4μg

的溶液,作为灵敏度溶液;精密量取供试品溶液与对照溶液,分别注入液相色谱仪,记录色谱图。

限度:供试品溶液色谱图中如有杂质峰,杂质 C 峰面积不得大于对照溶液主峰面积的 3 倍(3.0%),杂质 E 与杂质 F 校正后的峰面积(乘以校正因子 0.08)均不得大于对照溶液主峰面积的 2 倍(2.0%),杂质 D 校正后的峰面积(乘以校正因子 2)不得大于对照溶液主峰面积的 2 倍(2.0%),杂质 A、杂质 B 及其他单个杂质的峰面积均不得大于对照溶液主峰面积的 2 倍(2.0%),各杂质校正后的峰面积之和不得大于对照溶液主峰面积的 7 倍(7.0%),小于灵敏度溶液主峰面积的峰忽略不计。

3. 用相对保留值定性　虽然利用相对保留时间(RRT)来表征药品中的有关物质及中药指纹图谱中的共有峰比保留时间可靠。但 RRT 也受多种因素,特别是色谱填料的影响,重现性常不够理想,甚至会出现出峰顺序相反的情况。如何科学地选择色谱柱,并利用被测物的保留值来有效地表征特定有关物质,一直是药物分析工作者努力的方向。

相对保留值又称为相对容量因子(relative capacity factor,α),理论上用 α 定性比用保留时间和 RRT 定性更准确,文献报道中也多有应用[3]。因为保留时间和 RRT 的影响因素较多,如柱长、柱温、流动相流速、固定液的用量、固定液的性质、死时间等均会影响保留时间;而理论上 α 只受到柱温、固定相的性质、流动相的性质三种因素的影响,其他色谱条件对它没有影响。《中国药典》(2020 年版)通则"0861 残留溶剂测定法"中即采用甲烷测定死时间、丁酮为标准物,根据各残留溶剂的相对保留值(称为校正相对保留时间)作为定性方法。

【例 14-3】相对保留时间和相对保留值用于乙酰螺旋霉素杂质定性的比较[3]

考察方法:采用 C$_{18}$ 高效液相色谱系统考察了色谱柱填料、填装工艺、不同批号、柱效、仪器、流动相比例及流速等因素对被测物保留行为的影响,并比较了 RRT 和 α 在校正不同液相色谱系统下被测物保留时间偏差方面的效果。

考察结果:α 在表征特定杂质时较 RRT 能更有效地克服色谱系统变异所引起的保留值的偏差;同一根色谱柱,在不同仪器上测试,考察仪器对被测物保留行为的影响,结果表明,仪器对被测物的 RRT 有一定影响,而且被测物与参比物质的保留时间相差越远,受仪器影响越大;而当采用 α 法对仪器的死体积进行校正后,数据的重现性能得以较好地改善。以乙酰螺旋霉素为例,进一步验证了 α 法和 RRT 法在校正不同色谱系统中的溶质保留值偏差的效果,结果见图 14-2 和表 14-1。

结果分析(表 14-1):采用同一类的色谱柱(如 CAPCELL PAK C$_{18}$ MG 和 Kromasil C$_{18}$)分离乙酰螺旋霉素组分时,α 法和 RRT 法的校正效果类似;采用不同类的色谱柱(例如 CAPCELL PAK C$_{18}$ UG120)分离乙酰螺旋霉素组分时,α 值的 *RSD* 要显著小于 RRT 值的 *RSD*,表明 α 法的校正效果要优于 RRT 法。

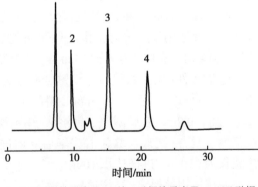

1. 单乙酰螺旋霉素 Ⅱ; 2. 单乙酰螺旋霉素 Ⅲ; 3. 双乙酰螺旋霉素; 4. 双乙酰螺旋霉素 Ⅲ。

图 14-2　乙酰螺旋霉素的 HPLC 分离图

表 14-1　乙酰螺旋霉素组分的 RRT 值及 α 值的重现性比较

色谱柱	仪器	乙腈 /%[a]	RRT[b]			α[b]		
			单Ⅱ	单Ⅲ	双Ⅲ	单Ⅱ	单Ⅲ	双Ⅲ
MG	仪器一	60	0.51	0.67	1.36	0.40	0.60	1.44
		58	0.48	0.65	1.38	0.38	0.58	1.45

色谱柱	仪器	乙腈/%[a]	RRT[b]			α[b]		
			单Ⅱ	单Ⅲ	双Ⅲ	单Ⅱ	单Ⅲ	双Ⅲ
Kromasil（No.1）	仪器二	60	0.48	0.65	1.37	0.40	0.60	1.44
Kromasil（No.2）	仪器二	58	0.51	0.68	1.35	0.41	0.61	1.42
UG120	仪器一	60	0.59	0.73	1.28	0.43	0.63	1.39
		58	0.56	0.71	1.30	0.42	0.62	1.40
所有色谱柱间的 RSD/%			9.4	5.2	3.3	4.3	2.9	1.7
MG 和 Kromasil 柱间 RSD/%			3.5	2.6	1.1	3.2	2.1	0.9

注：a，流动相中乙腈比例(%)；b，参比物质为双乙酰螺旋霉素(图 14-2 中 3 号峰)。MG，CAPCELL PAK C_{18}(MG)；UG120，CAPCELL PAK C_{18}(UG120)。单Ⅱ，单乙酰螺旋霉素Ⅱ；单Ⅲ，单乙酰螺旋霉素Ⅲ；双Ⅲ，双乙酰螺旋霉素Ⅲ。

二、利用光谱相似度定性

在高效液相色谱法的应用中，还可以通过比对待测成分与对照品的紫外 - 可见光区光谱图的相似度进行定性分析。液相色谱中的光电二极管阵列检测器(DAD)在色谱运行期间可以在线光谱扫描，得到以时间 - 波长 - 吸收值为坐标的三维图形(三维色谱光谱图)，可直观、形象地显示组分的分离情况及各组分的紫外 - 可见吸收光谱。由于每个组分都有全波段的光谱吸收图，通过保留时间的一致性和光谱相似度进行定性鉴别，比单一根据色谱峰的保留时间进行定性更加可靠。

利用光谱相似度不仅可以对已知结构的物质进行定性鉴别，还可以通过液相色谱 - 光电二极管阵列检测器对未知结构的色谱峰进行初步搜寻与判断，起到"眼睛"的作用。这是因为药物的代谢产物、药物的有关物质和药物的同系物这些未知物，其结构骨架往往与母体药物一样或相似，所以紫外 - 可见吸收光谱也会与母体药物一样或相似。当然利用光谱相似度仅是对未知结构的色谱峰进行初步鉴定，这些物质的结构还需通过进一步的试验确证。

【例 14-4】抗艾滋病药物茚地那韦、利托那韦和洛匹那韦的光谱定性方法[4]

精密称取茚地那韦、利托那韦和洛匹那韦对照品适量，加流动相溶解制成浓度约为 100μg/ml 对照品溶液。精密吸取茚地那韦、利托那韦和洛匹那韦对照品溶液各 10μl，注入液相色谱仪(配有光电二极管阵列检测器)，记录色谱图，提取紫外光谱图，并建立光谱数据库。考察 3 个化合物原始光谱和一阶导数、二阶导数光谱相似度。

紫外原始光谱图经一阶导数和二阶导数处理后，均能放大药物之间的差异。但条件的微小变化对二阶导数光谱相似度影响较大，因此，试验采用一阶导数相似度为鉴别依据。设定紫外光谱相似度阈值为 95%，对于不能区分的药物，例如茚地那韦和洛匹那韦一阶导数相似度为 0.978 0，结合相对容量因子区分鉴别。采用相对容量因子和光谱相似度双指标定性，既增加了定性的准确性，又可实现在快速检验时少用对照品，有效地解决了现场不易携带大量对照品的问题。

三、利用质谱检测器提供的质谱信息定性

利用质谱检测器提供的色谱峰分子质量和结构的信息进行定性分析，可获得更多、更可靠的信息，不仅可用于已知物的定性分析，还可提供未知化合物的结构信息。特别是高分辨质谱(HRMS)凭借质量范围广、分辨率和质量精度高、分析速度快等特点，可以进行全扫描模式记录无限数量的化合物信息，包括高质量精度的母离子及其碎片离子信息等，对未知化合物进行结构推导。质谱仪的数据

获取方式包括信息依赖型数据采集模式(data dependent acquisition,DDA)和非信息依赖型数据采集模式(data independent acquisition,DIA),其中 DIA 模式是指不需要对样品中的化合物进行预选择,而是采集所有从色谱中分离出的化合物质谱信息[5]。

【例 14-5】高分辨质谱 - 非信息依赖数据采集(DIA)的应用[6]

近年来,我国食物中毒事件时有发生,严重危害着广大民众的身心健康。因此,发展快速高效的未知有毒化合物筛查鉴定技术与策略,有助于食物中毒相关的法医学鉴定以及临床快速诊断和救治。本例基于超高效液相色谱 - 四极杆 - 飞行时间串联质谱(UPLC-Q-TOF MS/MS)技术,建立了高分辨质谱 - 非信息依赖数据采集 - 后靶向筛查策略(HRMS-DIA-Post targeted screening strategy),并成功应用于不明原因食物中毒患者呕吐物及粪便样本中的有毒化合物筛查鉴定。

1. 仪器与试剂 超高效液相色谱仪 ACQUITY UPLC、四极杆 - 飞行时间串联质谱仪 Xevo G2 Q-TOF MS/MS;UltiMate 3000 液相色谱仪、Q Exactive 四极杆 - 静电场轨道阱串联质谱仪 Q-Orbitrap MS/MS。

对照品:α- 茄碱,亮氨酸脑啡肽乙酸盐水合物。

样品:3 名中毒人员在外就餐后当晚便出现明显身体不适,随即入院就医,其中一名儿童死亡,另外两名成人患者表现为头晕、恶心、呕吐、腹泻等疑似食物中毒症状,取其中一名患者的呕吐物及粪便进行毒物筛查。

2. 色谱分离检测条件

(1)UPLC-Q-TOF MS/MS 条件

色谱条件:色谱柱为 ACQUITY UPLC HSS C_{18}(150mm × 2.1mm,1.8μm);柱温 50℃;流动相 A 为 5mmol/L 甲酸铵溶液(pH 3.0),流动相 B 为含 0.1% 甲酸的乙腈,洗脱程序(0~0.5 分钟,13% B;0.5~10 分钟,13%~50% B;10~10.75 分钟,50%~95% B;10.75~12.25 分钟,95% B);流速为 0.4ml/min;进样体积 5μl。

质谱条件:离子源温度 150℃;脱溶剂气温度 400℃;脱溶剂气流速 800L/h;锥孔气流速 20L/h;毛细管电压 0.8kV;锥孔电压 25eV;电离模式:ESI 正离子模式;扫描模式:分辨率模式,一级质谱分辨率为 10 000FWHM;采集模式:MSE 模式;扫描范围:m/z 50~1 000;扫描时间:0.1 秒;碰撞能量:低碰撞能量为 6eV,高碰撞能量为 10~40eV;校正液:亮氨酸脑啡肽(m/z 556.277 1)。

UNIFI 软件参数设置:高能量下响应阈值为 5;低能量下响应阈值为 250;背景噪声过滤强度为中;保留时间最大偏差为 0.3 分钟;精确质量偏差阈值为 10ppm;可识别的化合物加合峰形式包括 +H、+Na、+K、+NH₄ 峰。

(2)LC-Q-Orbitrap MS/MS 条件

色谱条件:色谱柱为 ACQUITY UPLC HSS T3(100mm × 2.1mm,1.8μm);柱温 40℃;流动相 A 为 5mmol/L 甲酸铵 -0.1% 甲酸溶液,流动相 B 为乙腈溶液,洗脱程序(0~0.5 分钟,1% B;0.5~10 分钟,1%~90% B;10~12 分钟,90% B);流速为 0.25ml/min;进样体积 5μl。

质谱条件:离子源温度 320℃;毛细管电压 3.5kV;辅助气温度 320℃;鞘气流速 10L/h;辅助气流速 30L/h;采集模式:平行反应监测(parallel reaction monitoring,PRM);碰撞能量:45eV;采集范围:50~1 000Da;电离模式:ESI 正离子模式;一级质谱分辨率:35 000FWHM。

3. 测定方法

(1)样品前处理

呕吐物:取已干燥的呕吐物样品 10g,加入 50ml 水,振荡混匀,取 4ml 于离心管中,14 000r/min 高速离心 10 分钟后取上清液,过 0.22μm 滤膜,离心浓缩至干,进样前加入 200μl 的 5% 甲醇(V/V)复溶。

粪便:取粪便样品 2g 于离心管中,加入 5ml 水,振荡混匀,14 000r/min 高速离心 10 分钟后取上清液,加入 2ml 甲醇与 10ml 乙腈,涡旋混匀,14 000r/min 高速离心 10 分钟后取上清液,离心浓缩至干,进样前加入 200μl 的 5% 甲醇(V/V)复溶。

(2)有毒化合物质谱数据库的建立：数据采集在 UPLC-Q-TOF MS/MS 上进行,使用 MassLynx 软件,筛查使用质谱定性分析处理软件 UNIFI,其中配置了商业化的法医毒物数据库,涵盖麻醉药品、精神药品、生物毒素(包括动植物毒素及微生物毒素)及兽药等 1 200 余种常见法医毒物。在此数据库的基础上,又添加了有毒生物碱、海洋生物毒素、常见非法添加化合物(抗高血压药、糖皮质激素)等 300 余种化合物。

(3)未知有毒化合物的 UPLC-Q-TOF MS/MS 筛查分析：对两种处理后的样品参考通用的 UPLC 全梯度洗脱条件进行分离分析,同时在 MSE 模式下采集质谱全信息,将数据导入到 UNIFI 1.8 中进行自动谱峰识别、谱库检索等数据分析,筛选出疑似候选化合物后手动提取其相关水解产物及代谢产物的谱峰。

(4)LC-Q-Orbitrap MS/MS 数据采集：在 LC-Q-Orbitrap MS/MS 平行反应监测(parallel reaction monitoring,PRM)模式下,将呕吐物及粪便提取样品中的疑似色谱峰与对照品的色谱保留时间及二级质谱谱图进行比较,并根据两者的色谱峰面积,按照单点校正法,对样品中化合物浓度进行半定量分析。

4. 测定结果

(1)MSE 数据采集：本研究首先采用 MSE 全信息串联质谱模式,在预设定的低碰撞能扫描和高碰撞能扫描之间快速切换,从而同时完成两个扫描功能的 DIA 数据采集。在低能量扫描下,易得到相关的分子离子峰及其加合峰信息,在高能量扫描中,得到相关碎片峰的信息,并通过母离子与其碎片离子具有相同色谱行为的特性,进行母 - 子离子的关联归属,将所有保留时间和峰形相同的色谱峰的离子组合成一张质谱图,其中包含了丰富的化合物结构信息。

(2)自动谱峰识别与谱库检索：针对 DIA 模式下的总离子流色谱图,可以通过选择合适算法及参数,进行谱峰的自动识别及处理。本研究采用 UNIFI 软件筛查平台,通过峰提取、母 - 子离子峰精确质量对比、保留时间、化合物加合方式等内置算法,将化合物的相关质谱信息从海量的质谱数据中提取出来,并进行谱库检索。将 MassLynx 采集的 MSE 数据导入到 UNIFI 软件中,在数据库中进行搜索、匹配,结果见表 14-2。

表 14-2　UNIFI 软件筛查结果

样品	化合物	理论分子质量 /Da	实测质荷比 /(m/z)	质量偏差 /ppm	保留时间 /min	实测保留时间 /min	响应强度
呕吐物	酪氨酸	181.073 9	182.081 2	−1.4	1.00	1.08	7 920
	α- 茄碱	867.498 0	868.504 1	0.4	6.20	6.23	2 291
	色氨酸	204.089 9	205.097 1	−0.3	1.50	1.42	1 758
粪便	α- 茄碱	867.498 0	868.506 8	1.7	6.20	6.21	17 512
	色氨酸	204.089 9	205.097 4	1.0	1.50	1.45	14 274
	色胺	160.100 1	161.107 1	−1.5	2.20	2.28	2 993
	酪氨酸	181.073 9	182.081 5	1.9	1.00	1.08	1 402

由表 14-2 可知,在两份样品中除分别检出色氨酸、酪氨酸及色胺等蛋白质水解及代谢产物外,均检出了有毒生物碱 α- 茄碱,其精确质量及保留时间与对照品及数据库信息均符合(±5ppm)。考虑到茄碱中毒特征为呕吐、腹泻以及剧烈的腹痛等,与患者症状较为相似,从而初步确定 α- 茄碱可能是导致死亡的疑似毒物,并进一步对 α- 茄碱所属的龙葵素类有毒化合物开展后靶向筛查鉴定。

（3）龙葵素类有毒化合物的后靶向筛查鉴定：α-茄碱系常存在于马铃薯等茄科植株及其块茎中的有毒糖苷类龙葵素生物碱之一，主要分为茄碱和卡茄碱两种，均以茄啶为糖苷配基而构成，具体包括 α-茄碱与其部分水解产物 β-茄碱和 γ-茄碱，α-卡茄碱及其部分水解产物 β-卡茄碱和 γ-卡茄碱等。

α-卡茄碱是龙葵素中主要的致毒成分，其毒效为 α-茄碱的 3~10 倍，考虑到两者的体内水解代谢途径，推测呕吐物及粪便样品中可能同时存在 α-茄碱及其水解产物、α-卡茄碱及其水解产物及共同水解产物茄啶。因此，进一步针对龙葵素类化合物进行了后靶向筛查。在原始谱图中针对性地提取了下述化合物的分子离子峰：α-茄碱 m/z 868.505 8、β-茄碱 m/z 722.447 9、γ-茄碱 m/z 560.395 1、α-卡茄碱 m/z 852.510 9、β-卡茄碱 m/z 706.453 0、γ-卡茄碱 m/z 560.395 1、茄啶 m/z 398.342 3，其提取离子流色谱图如图 14-3 所示。结果显示，呕吐物中检出 α-茄碱、α-卡茄碱、β-卡茄碱、γ-茄碱/卡茄碱和茄啶；在粪便中检出 α-茄碱、α-卡茄碱、β-卡茄碱和茄啶。其中，γ-茄碱与 γ-卡茄碱互为同分异构体，且裂解行为相似，未对其作区分鉴定。根据化合物的体内代谢途径，样品中测得各化合物的合理相关性分析将有助于中毒原因的确证。在粪便样品中并未检测到 γ-茄碱/卡茄碱，可能原因是 γ-茄碱/卡茄碱不稳定，在肠道内全部转化成茄啶。

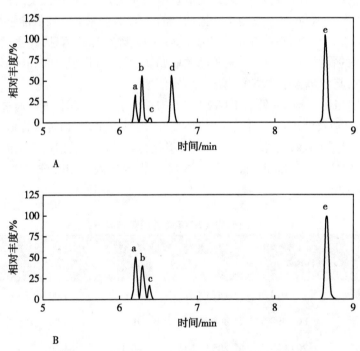

a. α-茄碱；b. α-卡茄碱；c. β-卡茄碱；d. γ-茄碱/卡茄碱；e. 茄啶。

图 14-3　呕吐物（A）、粪便（B）的提取离子流色谱图

（4）验证与半定量分析：在 LC-Q-Orbitrap MS/MS PRM 模式下，选择 5 种化合物的母离子质荷比（α-茄碱 m/z 868.505 8、α-卡茄碱 m/z 852.510 9、β-卡茄碱 m/z 706.453 0、γ-茄碱/卡茄碱 m/z 560.395 1 和 m/z 398.342 3）作为母离子获取二级质谱图及碎片离子信息，结果表明，在两个样品中均检出疑似化合物，与 Q-TOF 结果相符，验证了这些化合物存在。通过对上述化合物的二级质谱碎片离子进行归属，上述化合物的结构及二级质谱图、裂解途径见图 14-4。同时，采集 α-茄碱参考品的高分辨质谱图，与样品中测得的 α-茄碱的二级子离子图谱进行相似度比对（图 14-5），经 NIST 软件的计算相似度结果为 93.5%。

采用单点校正法，通过 PRM 模式对呕吐物与粪便中测得的 α-茄碱进行定量，以 m/z 868.505 8 离子峰的峰面积进行半定量，计算出两个样品的浓度均约为 0.1mg/kg。

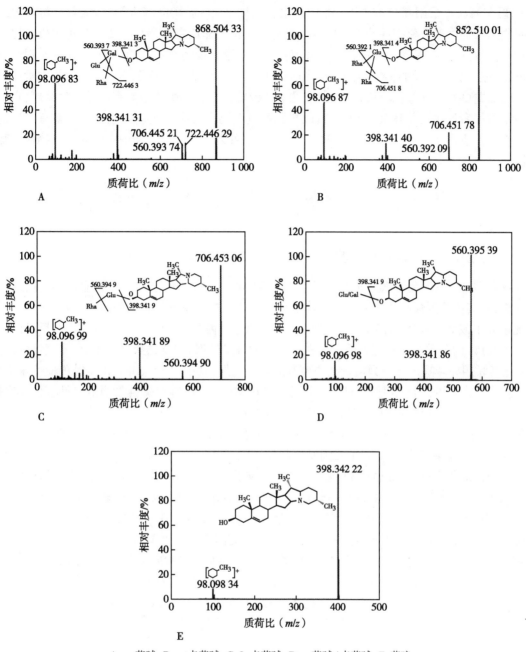

A. α-茄碱；B. α-卡茄碱；C. β-卡茄碱；D. γ-茄碱/卡茄碱；E. 茄啶。

图 14-4　5 种龙葵素类化合物的质谱图及其裂解途径

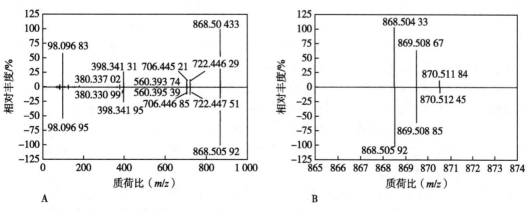

图 14-5　样品（A）与参照物（B）中 α-茄碱的碎片离子镜像信息对比图

5. **思路解析**　采用高分辨质谱 - 非信息依赖数据采集 - 后靶向筛查策略,成功地将本方法应用于不明原因食物中毒致死案件的毒物鉴定。高分辨质谱的非信息依赖型数据采集可提供尽可能多的化合物海量数据信息,多模式内置算法使大容量谱库检索转换为有效的谱峰识别,从而实现快速锁定疑似毒物;基于代谢途径的毒性相关化合物后靶向筛查策略,成功实现了不明原因食物中毒的毒物鉴定。鉴定的龙葵素类有毒化合物,是一类常见于马铃薯植株及其块茎中的有毒糖苷生物碱,毒物检测结果与中毒患者所出现临床症状相吻合,故推断本例食物中毒事件是由一系列龙葵素有毒生物碱引起的。本实验所建立的基于高分辨质谱快速筛查策略可为不明原因食物中毒的未知毒物快速筛查鉴定提供有效的技术支持。

第二节　药物杂质与代谢产物的定性分析

一、药物中未知杂质的结构鉴定

药物杂质的研究贯穿于整个药品研究的生命周期中,药品中的杂质能否被全面准确地加以定性定量分析,直接关系到药品质量的可控性和安全性。ICH 规定新药原料药申报时,应对其中实际存在的表观量大于或等于 0.1% 的杂质的结构特征进行描述,并对模拟上市生产的批次中,反复出现的大于或等于 0.1% 的杂质予以鉴定。因杂质在药物中的含量较低,需要选择灵敏度高、专属性强的方法,色谱 - 光谱联用凭借其优势成为痕量杂质鉴别的首要选择,其中以 LC-MS、GC-MS 的应用最为广泛,这两种技术在杂质的定性鉴别方面具有互补性。LC-MS 对于酸性或碱性杂质的定性鉴别具有优势,而 GC-MS 对于不含酸性或碱性基团的弱极性和非极性杂质的定性鉴别具有优势。

现代 LC-MS 采用的是软离子化技术,在这种离子化条件下,分子不易碎裂,通过选择适当的 LC-MS 条件比较容易获得分子离子峰为基峰的质谱图,这对于判断未知物的分子量十分有利。对于有酸性或碱性的化合物,一般通过 LC-ESI-MS 技术来获知未知物的分子量;对于没有酸性或碱性,但分子结构中具有共轭体系的化合物,一般通过 LC-APCI-MS 技术来获知未知物的分子量;对于既没有酸性或碱性又没有共轭体系的化合物,一般难以通过 LC-MS 技术来获知未知物的分子量,因为该类化合物在 ESI 和 APCI 条件下不易离子化。然而,没有酸性或碱性又没有共轭体系的化合物往往是最适合进行 GC 分析的化合物,它们的分子量可以采用 GC-CI-MS 法获得。在 GC-EI-MS 中,化合物的分子骨架容易碎裂,在其质谱图中分子离子峰一般不是基峰,有时甚至看不到分子离子峰,所以用 GC-EI-MS 判断未知物的分子量没有 GC-CI-MS 和 LC-MS 方便。但 GC-EI-MS 可以比 GC-CI-MS 和 LC-MS 获得更多的碎片离子,从而获得更多的分子骨架信息。因此,有时 LC-MS 和 GC-MS 互相补充,可以提供更多的杂质结构信息。

(一) GC-MS 鉴定

对杂质进行 GC-MS 定性鉴别之前,一般首先采用气相色谱 - 火焰离子化检测器法(GC-FID)对样品进行预试验,由于各种杂质在质谱检测器上的响应可能会有很大的差别,通过 GC-MS 来判断色谱图中哪一个或哪一些色谱峰是样品中主要杂质的色谱峰是不可靠的。而火焰离子化检测器对所有的有机化合物均有响应,且对所有的碳氢化合物的检测响应都比较一致,所以通过 GC-FID 法的预试验可以确定三方面的信息:①最佳色谱分离条件;②有多少杂质存在于样品中,色谱图中哪一个或哪一些色谱峰是样品中主要杂质的色谱峰,它们的色谱峰位在哪里;③主要杂质的含量大约是多少(一般用面积归一化法进行估算),是否需要对它们进行结构鉴别(对于创新药物而言,含量超过 0.1% 的主要杂质需要对它们的结构进行鉴别)。在确认了以上三方面信息后,再对需要进行结构鉴别的主要杂质用 GC-MS 进行定性鉴别。

一般情况下,药物原料中杂质的结构大多与该原料的结构有或多或少相似之处(多数情况下结构骨架相同或相似),所以解析药物原料质谱图、了解其分子裂解过程有助于杂质的结构分析。因此,在采用 GC-MS 对药物原料中杂质进行结构鉴别时,应该在相同的 GC-MS 条件下同时获得药物原料及杂质的质谱图,然后根据药物原料的质谱图判断药物原料母体结构骨架的裂解途径,供杂质定性鉴别参考。

【例 14-6】药物中间体 7- 氯 -2- 氧代庚酸乙酯中主要杂质的 GC-MS 鉴定[7]

7- 氯 -2- 氧代庚酸乙酯(图 14-6)是合成药物西司他丁的关键中间体,西司他丁是一种肾脱氢肽酶抑制剂,它能抑制亚胺培南在肾内的代谢,减小肾毒性,与亚胺培南组成的复方制剂是现在临床应用较广的广谱抗菌药物。药物中间体中杂质的种类及含量直接关系到最终产品药物的质量,需要对 7- 氯 -2- 氧代庚酸乙酯中的主要杂质进行鉴定。考虑到 7- 氯 -2- 氧代庚酸乙酯及其主要杂质均为弱极性化合物,优先采用 GC-MS 法。

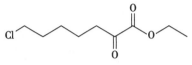

图 14-6　7- 氯 -2- 氧代庚酸乙酯的结构

1. **仪器**　6820 气相色谱仪,配有火焰离子化检测器(FID)、Cerity QA-QC 工作站;GC-MS-QP 2010 气相色谱质谱仪。

2. **色谱条件**

(1)GC-FID 条件:色谱柱为 DB-1 毛细管色谱柱(15m×0.53mm,0.50μm);气化室温度 220℃;火焰离子化检测器温度 250℃;载气为高纯度氮气;流速 6.5ml/min;柱温 130℃;分流比 100∶1;7- 氯 -2- 氧代庚酸乙酯为液体样品,进样体积 0.1μl。

(2)GC-MS 条件

色谱条件:色谱柱为 DB-1 毛细管色谱柱(15m×0.53mm,0.50μm);载气为高纯度氮气;流速:6.5ml/min;柱温 130℃;分流比 40∶1;将 7- 氯 -2- 氧代庚酸乙酯用乙酸乙酯稀释 500 倍,进样体积 0.5μl。

质谱条件:EI 离子源;检测器电压 1.1kV;离子源温度 220℃;溶剂切割 2.0 分钟;质量扫描范围 *m/z* 50~400。

3. **测定方法与结果**　对 7- 氯 -2- 氧代庚酸乙酯原料直接进行 GC 分析,用面积归一化法测定 7- 氯 -2- 氧代庚酸乙酯的纯度及其主要杂质 TI 的百分含量。在上述 GC-FID 试验条件下,7- 氯 -2- 氧代庚酸乙酯及其主要杂质 TI 可以得到良好的分离,如图 14-7 所示。用面积归一化法测定,7- 氯 -2- 氧代庚酸乙酯的保留时间为 4.06 分钟,纯度为 98.61%,TI 的保留时间为 2.92 分钟,峰面积的百分含量为 0.871 4%。

7- 氯 -2- 氧代庚酸乙酯的乙酸乙酯溶液在 GC-MS 下分析,得到总离子流色谱图(TIC)见图 14-8,图中主峰 7- 氯 -2- 氧代庚酸乙酯的保留时间为 4.07 分钟,第二主峰 TI 的保留时间为 2.92 分钟。7- 氯 -2- 氧代庚酸乙酯与 TI 的质谱图如图 14-9、图 14-10 所示。

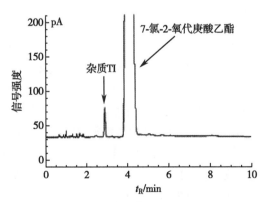

图 14-7　7- 氯 -2- 氧代庚酸乙酯的 GC 色谱图

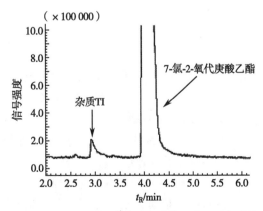

图 14-8　7- 氯 -2- 氧代庚酸乙酯的总离子流色谱图

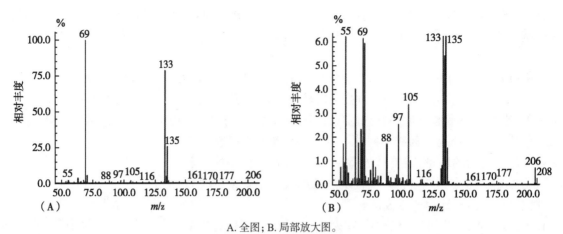

A. 全图；B. 局部放大图。

图 14-9　7- 氯 -2- 氧代庚酸乙酯的质谱图

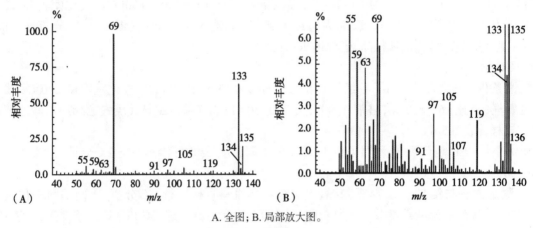

A. 全图；B. 局部放大图。

图 14-10　TI 的质谱图

一般情况下，原料中杂质的结构与该原料的结构有相似之处，所以解析 7- 氯 -2- 氧代庚酸乙酯的质谱图有助于杂质 TI 的结构解析。7- 氯 -2- 氧代庚酸乙酯是含有一个氯原子的脂肪族羧酸酯，分子离子峰 m/z 206 丰度较低且含有相对强度 $P_M\%:P_{M+2}\%=3:1$ 的含氯同位素峰，m/z 206、m/z 133 和 m/z 105 等离子也有含氯同位素离子峰，基峰由裂解过程中形成的环戊烷正离子 m/z 69 产生，其他主要的碎片离子还有 m/z 170、m/z 161、m/z 116、m/z 97、m/z 55。由 7- 氯 -2- 氧代庚酸乙酯的质谱图（图 14-9）推断 7- 氯 -2- 氧代庚酸乙酯在质谱中的主要裂解途径如图 14-11 所示。

根据 TI 的质谱图（图 14-10），同 7- 氯 -2- 氧代庚酸乙酯质谱图相比较，TI 质谱图中的基峰也为 m/z 69，并且 m/z 133、m/z 105 离子也有 $P_M\%:P_{M+2}\%=3:1$ 的含氯同位素峰，m/z 97、m/z 55 等碎片也与 7- 氯 -2- 氧代庚酸乙酯质谱数据相同，并且从 7- 氯 -2- 氧代庚酸乙酯的主要裂解路线可以发现这些碎片是由 $ClCH_2CH_2CH_2CH_2CH_2CO$— 产生或是其化学链上的一部分，由此推测 TI 的结构中也含有该基团。根据以上推断 TI 应该是与 7- 氯 -2- 氧代庚酸乙酯母体结构相似的含氯元素的化合物，其分子离子峰也应该含有氯元素的同位素离子峰，观察质谱图上相对分子量大于 133 的离子，仅有 m/z 134 的离子符合该条件，所以确定 TI 的相对分子量为 134，分子结构式为 $ClCH_2CH_2CH_2CH_2CH_2CHO$，即 6- 氯己醛。通过分析 6- 氯己醛受到电子轰击后的裂解过程，发现所产生的碎片离子与 TI 的 MS 数据相吻合，以此推断 TI 杂质为 6- 氯己醛，其在质谱中的主要裂解途径如图 14-12 所示。

4. 思路解析　在 GC 方法下采用面积归一化法测得 7- 氯 -2- 氧代庚酸乙酯产品的纯度为 98.61%，并且利用 GC-MS 技术对 7- 氯 -2- 氧代庚酸乙酯及 TI 进行了质谱分析。根据 7- 氯 -2- 氧代庚酸乙酯的质谱裂解途径,结合色谱保留行为,推断该杂质为 6- 氯己醛,可能是 7- 氯 -2- 氧代庚酸乙酯合成物料的残留或其乙酯键断裂生成的降解杂质,进一步确认结构需要通过 6- 氯己醛对照品的比对。

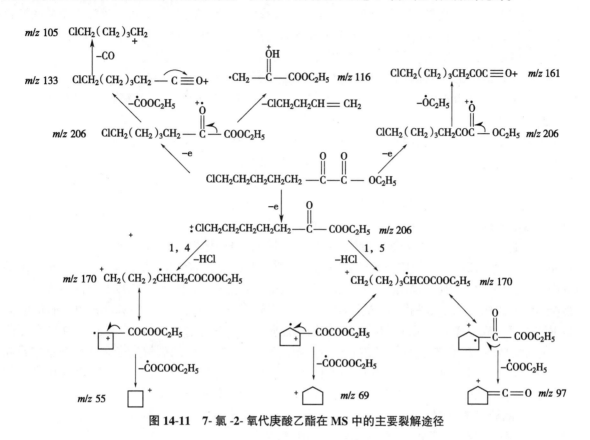

图 14-11　7- 氯 -2- 氧代庚酸乙酯在 MS 中的主要裂解途径

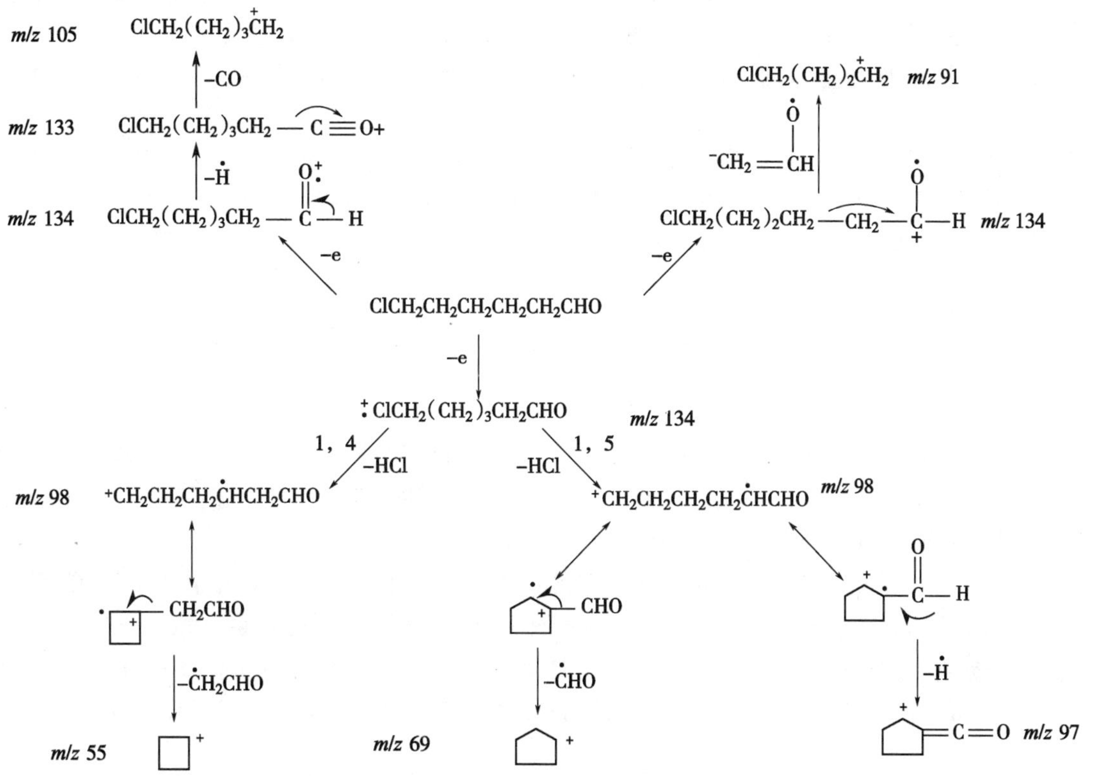

图 14-12　6- 氯己醛在 MS 中的主要裂解途径

(二) LC-MS 鉴定

LC-MS 仪器联用虽然兴起不如 GC-MS 早,但发展却非常迅速,特别是多级质谱以及高分辨质谱的应用。例如 MS" 可以提供丰富的碎片离子信息以及裂解信息,得到的数据可以推测出杂质的裂解模式,进而结合已知的结构信息鉴定出未知化合物的结构。高分辨质谱可以精确到小数点后 4~6 位的分子量,使得仪器分辨率和分子量的精确度得到提升,有助于准确的元素组成分析。

【例 14-7】采用 UPLC-PDA-MS/MS 进行依帕司他降解产物的定性研究[8]

依帕司他化学结构式如图 14-13 所示,羧酸类药物,其结构中含有苯环、共轭双烯和噻唑结构,以 UPLC-PDA-MS/MS 为技术手段,对依帕司他在不同降解条件下的降解产物进行了定性分析,根据所获得的质谱信息以及依帕司他的合成工艺对未知化合物的结构进行了推断,从而为依帕司他的生产、储藏以及后续的药代动力学研究提供稳定性数据。

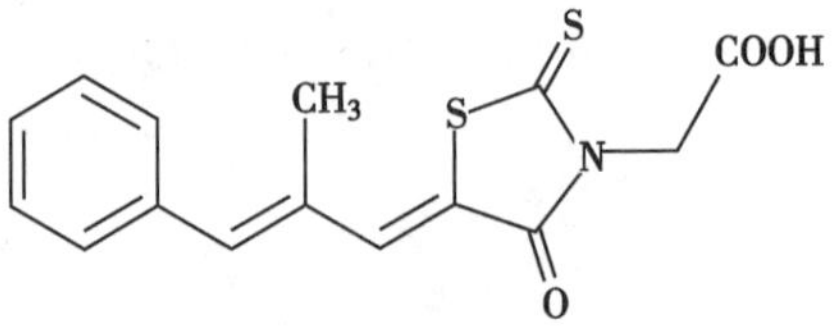

依帕司他降解产物定性研究的思路:依帕司他的分子式为 $C_{15}H_{13}NO_3S_2$,分子量为 319.4,对光和热不稳定的小分子化合物,

图 14-13　依帕司他化学结构式

其降解产物必然也是小分子化合物,因此采用液质联用对其进行定性鉴别是可行的。具体步骤如下:①首先需要通过合适的方法加速降解以获得含降解产物信息较多的样品,为了全面综合分析可能的降解产物,可以考察依帕司他溶液在不同 pH、不同温度、不同离子强度、氧化剂以及光照条件下的降解情况;②通过 HPLC 的条件摸索,选择 HPLC 的最佳分离条件和适合于 LC-MS 分析的流动相,同时根据阴性对照确定降解产物的峰位;③对依帕司他质谱裂解规律进行分析;④通过 LC-MS 分析判断降解产物的分子量;⑤结合分子量,对比分析降解产物和依帕司他的裂解途径和碎片信息的异同点,从而推测降解产物的化学结构;⑥如果需要确证降解产物的化学结构,需要分离制备降解产物的纯品,借助于紫外、红外、核磁和质谱进行解析,从而确证降解产物的化学结构。

1. 供试品溶液的配制　避光操作,取依帕司他原料药约 40mg,精密称定,置于 50ml 棕色量瓶中,加 DMF 溶解并定容至刻度,得到含依帕司他溶液,备用。

(1)酸破坏溶液的配制:严格避光操作,取依帕司他原料药约 10mg,精密称定,置 10ml 量瓶中,加入 1mol/L 的盐酸溶液 2ml,40℃水浴锅中放置 12 小时,然后用 1mol/L 的氢氧化钠中和,立即放入冰水浴中冷却至室温,甲醇定容,摇匀。精密量取 1.0ml 上述溶液至 10ml 量瓶中,甲醇定容,取 10μl 进样分析。

(2)碱破坏溶液的配制:严格避光操作,取依帕司他原料药约 10mg,精密称定,置 10ml 量瓶中,加入 2mol/L 的氢氧化钠溶液 2ml,40℃水浴锅中放置 12 小时,然后用 2mol/L 的盐酸中和,立即放入冰水浴中冷却至室温,甲醇定容,摇匀。精密量取 1.0ml 上述溶液至 10ml 量瓶中,甲醇定容,摇匀,取 10μl 进样分析。

(3)氧化破坏溶液的配制:严格避光操作,取依帕司他原料药约 10mg,精密称定,置 10ml 量瓶中,加入甲醇 5ml,加入 10% 双氧水 2ml,60℃加热 2 分钟,放冷至室温,甲醇定容,摇匀。精密量取 1.0ml 上述溶液至 10ml 量瓶中,甲醇定容,摇匀,取 10μl 进样分析。

(4)热破坏溶液的配制:严格避光操作,取依帕司他原料药约 10mg,精密称定,置玻璃管中,直火加热至黄色粉末变色至黑色,精密加入 10ml 甲醇,摇匀。精密量取 1.0ml 上述溶液至 10ml 量瓶中,甲醇定容,摇匀,取 10μl 进样分析。

(5)光照破坏溶液的配制:取依帕司他原料药约 10mg,精密称定,置 10ml 量瓶中,甲醇定容,摇匀。日光下光照 30 分钟。精密量取 1.0ml 上述溶液至 10ml 量瓶中,甲醇定容,10μl 进样分析。

2. 色谱分离检测条件　色谱柱:ACQUITY UPLC BEH C_{18} 色谱柱(2.1mm × 50mm,1.7μm);流动相:乙腈(A)-5mmol/L 醋酸铵(B),梯度洗脱,洗脱程序如表 14-3;流速:0.2ml/min;柱温:30℃;进样量:10μl。

表 14-3　梯度洗脱程序

时间 /min	流速 /(ml/min)	A/%	B/%
0	0.2	5	95
1	0.2	5	95
1.5	0.2	26	74
13	0.2	26	74
15	0.2	5	95

电喷雾离子源(ESI 源),负离子检测;毛细管电压:3.0kV;锥孔电压:30V;离子源温度:120℃,去溶剂气(氮气)温度:450℃,去溶剂气流速:500L/h,锥孔气(氮气)流速:30L/h;碰撞能:35eV;全扫描范围为 50~400Da。

3. **测定方法与结果**　在强酸条件下降解生成 3.59 分钟的杂质,负离子模式下其一级质谱显示 m/z 为 175.1,因此,推断此降解产物的分子量为 176。依帕司他的结构式只含有一个氮原子,此降解产物的分子量为偶数,因此,可以推测此降解产物中不含有氮原子。该物质的质谱图显示,其主要碎片离子 m/z 为 58.8。推断该物质分子式为 $C_{12}H_{16}O$(DP1),因为依帕司他的结构为 5-[(1Z,2E)-2- 甲基 -3- 苯丙烯叉]-4- 氧代 -2- 硫代 -3- 噻唑烷乙酸,因此,推断此降解产物为(Z)-4- 甲基 -5- 苯基 -4 戊烯 -1 醇(图 14-14)。

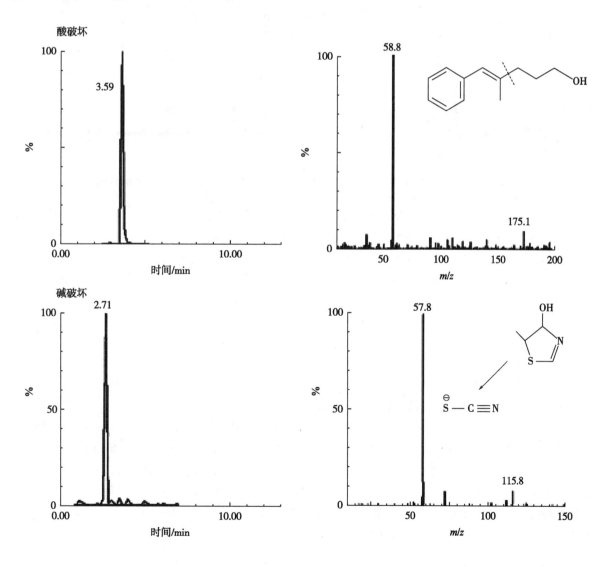

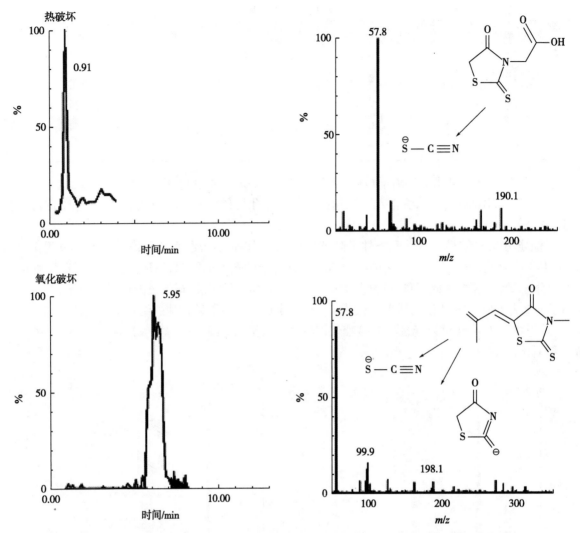

图 14-14　依帕司他在酸、碱、热和氧化破坏条件下降解产物的 MRM 图及可能的结构式

在碱性条件下降解生成 2.71 分钟的杂质，负离子模式下其一级质谱显示 m/z 为 115.8，因此，推断此降解产物的分子量为 117。该物质的质谱图显示，其主要碎片离子 m/z 为 57.8，推断该物质分子式为 C_4H_7NOS（DP2），即 5- 甲基 -4- 噻唑烷甲醇，碎片离子 m/z 57.8 为 CNS⁻（图 14-14）。

在高温条件下降解生成 0.91 分钟的杂质，负离子模式下其一级质谱显示 m/z 为 190.1，因此，推断此降解产物的分子量为 191。该物质的质谱图显示，其主要碎片离子 m/z 为 57.8（与碱性降解条件下的碎片离子相同），推断该物质分子式为 $C_5H_5NO_3S_2$（DP3），即 4- 氧代 -2- 硫代 -3- 噻唑烷乙酸（图 14-14）。

在强氧化条件下降解生成 5.95 分钟的杂质，负离子模式下其一级质谱显示 m/z 为 198.1，因此，推断此降解产物的分子量为 199。质谱图显示，其主要碎片离子 m/z 分别为 57.8 和 99.9，推断这个降解产物的分子式为 $C_8H_9NOS_2$（DP4）（图 14-14），即 (E)-5-(2- 甲基 -2- 丙烯亚基)-4- 氧代 -3- 甲基 2- 硫代噻唑。碎片离子 m/z 57.8（与碱性降解条件下的碎片离子相同），碎片离子 m/z 99.9 为 $C_3H_2NOS⁻$。

在光照条件下，降解样品在负离子模式下检测到 3 个色谱峰，其一级质谱显示 m/z 均为 318，产物离子均为 274、100 和 58。3 个降解产物的准分子离子和子离子均与依帕司他的准分子离子和子离子一致，这个结果与依帕司他结构中含有一个共轭双烯结构一致，因此，我们可以推断这 3 个降解产物为依帕司他的同分异构体，其分子式均为 $C_{15}H_{13}NO_3S_2$，其质谱图见图 14-15，其结构式以及以 (E,Z) 结构为例的裂解方式见图 14-16。但是，仅采用 UPLC-PDA-MS/MS 法无法推断出这 3 个降解产物分别是什么结构，需要采用核磁共振技术作进一步的研究。

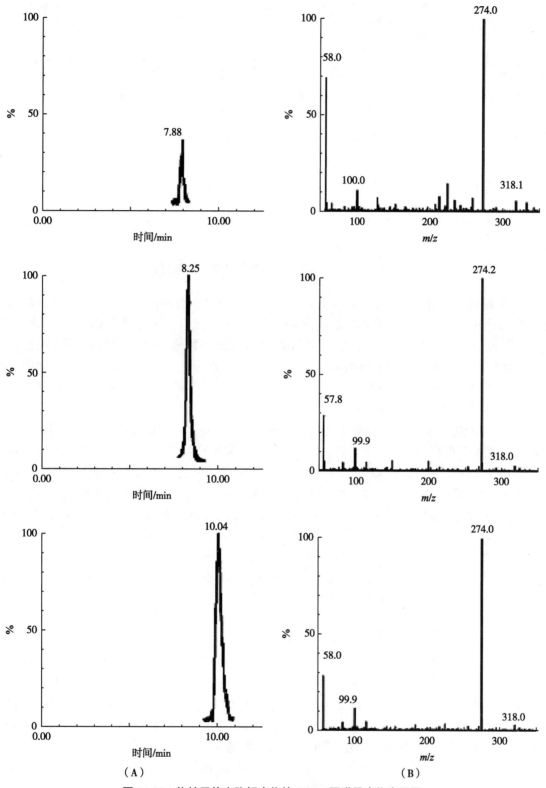

图 14-15 依帕司他光降解产物的 MRM 图谱及产物离子图

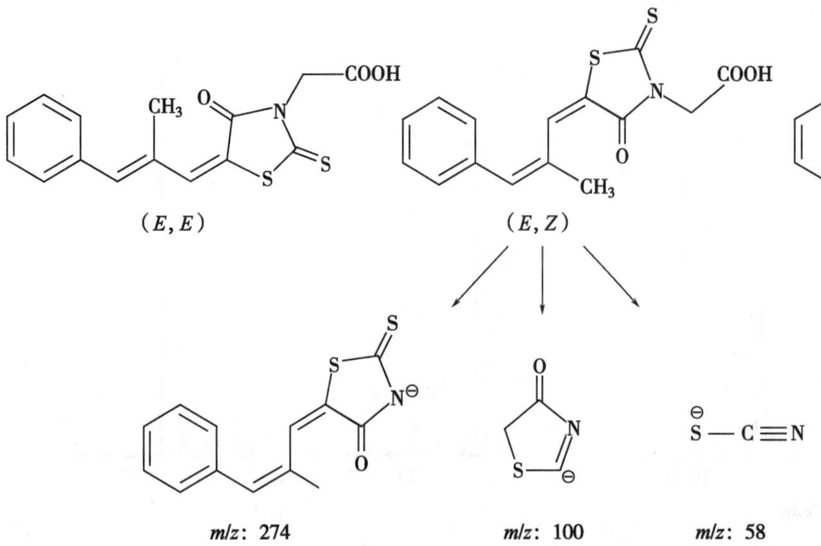

图 14-16　依帕司他光降解产物的可能路径及结构图

4. 思路解析　采用 UPLC-PDA-MS/MS 中 PDA 检测器分别对不同强降解条件下的样品和对照溶液进行对比分析,从而对降解产物峰的保留时间进行确认。然后采用全扫描模式对样品进行分析,从而提取可能的降解产物的母离子,然后进行 SIR 扫描,记录可以检测到的色谱质谱峰,由此,根据母离子[M-H]⁻离子峰可判断降解产物的分子量。再把检测到的色谱峰的母离子打碎,从而确定其子离子,再根据降解产物的母离子和子离子进行 MRM 检测,进一步确定降解产物。根据降解产物的母离子、子离子对其可能结构进行推测。

实验过程中,对有机相进行了考察,结果发现,与甲醇相比,当使用乙腈作为流动相时,依帕司他与降解产物能得到更高的响应。为了提高依帕司他及其降解产物的响应以及改善峰形,进一步考察了流动相中不加添加剂以及加入甲酸、醋酸铵和甲酸 - 醋酸铵时的响应。结果发现,当加入 5mmol/L 的醋酸铵时,依帕司他及其降解产物的峰形均较好且响应最高。同时为了检测到更多的降解产物,本试验优化了有机相和水相的比例,最终确定采用梯度洗脱的方式。在对依帕司他及其降解产物进行全扫描时,考察了正离子和负离子模式,结果发现,在负离子模式下,依帕司他及其降解产物的响应更高,并且能提取更多的离子。同时,把提取的离子作为母离子进行二级全扫描时同样发现,在负离子模式下能得到更高的响应。最后,在负离子模式下,对质谱测定的其他参数进行了优化,包括毛细管电压、锥孔电压、去溶剂气温度和流速、碰撞能等。

二、药物代谢产物的结构鉴定

当药物进入生物体后,通过与生物不同种类的代谢酶作用使化学结构发生改变,鉴定药物代谢产物的结构在评估药物安全性和有效性中起着至关重要的作用。GC-MS 法在药物代谢产物的定性方面不如 LC-MS,一般药物代谢转化成代谢产物后极性增大、挥发性变差,特别对于 Ⅱ 相代谢产物,由于其与葡糖醛酸、硫酸、谷胱甘肽、半胱氨酸等结合后更不适合 GC-MS 分析。因此目前 LC-MS 和 LC-MS/MS 技术在药物代谢产物鉴定研究中占据了重要地位。

由于多数药物的代谢产物保留了原药分子的骨架结构,或一些亚结构,因此,代谢产物可能进行与原药相似的裂解,丢失一些相同的中性碎片或形成一些相同的特征离子,用 MS/MS 分别进行中性丢失扫描、母离子扫描以及子离子扫描,即可迅速找到可能的代谢产物,并鉴定出结构。

Yost 等[9]总结了利用 MS/MS 鉴定药物代谢产物的方法,主要包括以下几个步骤:①测定原药的质谱;②测定原药的子离子谱,选择准分子离子、加合离子或主要的碎片离子进行裂解;③选择原药的主要中性丢失测定生物样品的中性丢失谱,图谱中的离子即为原药和代谢产物的准分子离子;④选择主要的子离子测定生物样品的母离子谱,所得母离子即为各个代谢产物;⑤测定生物样品中所有可能代谢产物的子离子谱,通过解谱得到代谢产物的结构;⑥测定代谢产物的子离子谱,选择任一新出现的中性丢失和子离子重复进行步骤③和④。

利用母离子扫描、中性丢失扫描以及子离子扫描技术可以快速得到代谢产物的大量结构信息,但单独使用这些技术往往是不够的。研究中可能丢失一些代谢产物,如对于非一般碰撞诱导裂解或非一般活性部位发生代谢转化的代谢产物可能检测不到。另外,原药还可能通过电离过程产生非代谢的产物,从而干扰代谢产物的分析检测。因此,在用串联质谱研究药物代谢时,最好采用与其他手段相结合的方法,如用串联质谱技术研究药物代谢时,结合同位素标记的方法,可以避免一些代谢产物的丢失[10]。

【例14-8】帕博西尼在大鼠体内的代谢研究[11]

帕博西尼为高度选择性CDK4/6抑制剂,其结构如图14-17所示。本例采用UPLC-FT-ICR MS技术方法,研究帕博西尼在大鼠体内的代谢情况。

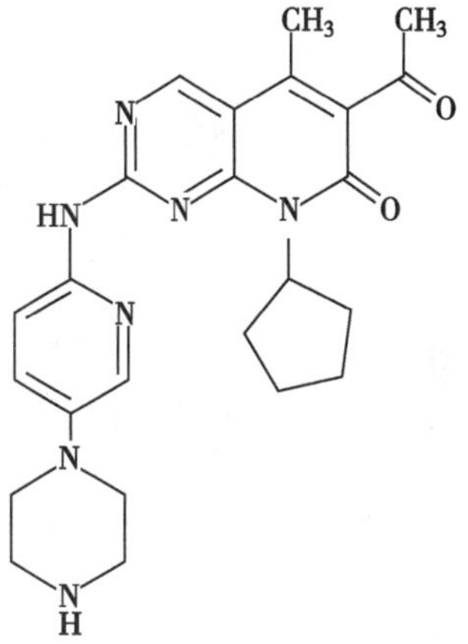

1. 仪器、试药与动物　1260型高效液相色谱仪、Solarix 7.0 T型傅里叶变换离子回旋共振质谱仪;帕博西尼(纯度为98%);SPF级健康成年雄性SD大鼠,体重220~250g。

2. 给药方法及样品采集　大鼠尿液和粪便样品的采集:6只健康雄性SD大鼠,在室温、12小时明暗循环条件下提供标准食物和水饲养1周,实验前分装至6个代谢笼中,禁食12小时,自由饮水,在给药前分别收集大鼠空白尿液和粪便样品;将帕博西尼溶于乳酸/乳酸钠的缓冲液中,以相当于150mg/kg的单次剂量灌胃给药,给药后继续禁食4小时,自由饮水,冰浴条件下分别收集0~6小时、6~12小时、12~24小时的尿液样品,以及0~12小时、12~24小时的粪便样品,并将所有样品置于-80℃下冷冻保存,待测。

图14-17　帕博西尼的化学结构

大鼠胆汁样品采集:6只健康的雄性SD大鼠,实验前禁食12小时,自由饮水,腹腔注射20%乌拉坦(1g/kg)予以麻醉处理,大鼠昏迷后进行胆管插管手术,收集空白胆汁;灌胃给药后(150mg/kg),冰浴条件下收集0~12小时、12~24小时和24~48小时的胆汁样品,所有样品置于-80℃冷冻保存,待测。

3. 样品预处理

(1)尿液样品预处理:合并收集的尿液,采用固相萃取方法进行分析物的富集和纯化。Angel C₁₈固相萃取小柱依次用甲醇和水各1.0ml交替活化两次,尿液样品以3 500r/min离心10分钟后,取1.0ml上清尿液,使其缓慢通过已活化的固相萃取小柱,用1.0ml水洗涤,再用2.0ml甲醇(1.0ml×2)依次洗脱目标分析物并收集。将收集的甲醇洗脱液置于40℃氮气流下吹干,残留物用0.1%甲酸-乙腈(80:20)混合溶液200μl溶解,涡旋3分钟,13 000r/min离心10分钟后取上清液5μl进样分析。

(2)粪便样品预处理:合并收集的粪便,采用超声提取方法对分析物进行提取。将样品研磨均匀后,取0.5mg于试管中,加入2.0ml甲醇,涡旋3分钟后超声提取30分钟,3 500r/min离心10分钟,取上清液置于40℃氮气流下吹干,残留物用0.1%甲酸-乙腈(80:20)混合溶液200μl溶解,涡旋3分钟后13 000r/min离心10分钟,取上清液5μl进样分析。

(3)胆汁样品预处理:合并收集的胆汁样品,固相萃取方法对分析物进行富集和纯化。Angel C₁₈固相萃取小柱照上述方法进行活化后待用,胆汁样品3 500r/min离心10分钟,取上清胆汁1.0ml使其缓慢通过已活化的固相萃取小柱,用1.0ml水洗涤,2.0ml甲醇(1.0ml×2)洗脱分析物并收集洗脱液,40℃氮气流下吹干,残留物用0.1%甲酸-乙腈(80:20)混合溶液200μl溶解,涡旋3分钟,13 000r/min离心10分钟,取上清液5μl进样分析。

4. LC-MS/MS条件

(1)液相条件:色谱柱为ACQUITY UPLC® BEH C₁₈(2.1×100mm,1.7μm);流动相:0.2%甲酸-5mmol/L醋酸铵-水(A),0.2%甲酸-乙腈(B),采用梯度洗脱(0分钟,20% B;12.5分钟,55% B;

14 分钟,80% B;18 分钟,20% B);流速:0.2ml/min;柱温:40℃;进样量:10μl。

(2)质谱条件:电喷雾离子源(ESI 源);检测模式:正离子检测;毛细管电压:3.5kV;雾化气(N_2)压力:0.4MPa;干燥气(N_2)流速:8.0ml/min;干燥气(N_2)温度:200℃;全扫描质谱模式下扫描范围为 m/z 150~1 000Da;碰撞能量:30eV。

5. 测定结果

(1)帕博西尼的质谱特征:在一级质谱全扫描检测中得到准分子离子峰[M+H]$^+$ 为 m/z 448.245 52,质子化分子式为 $C_{24}H_{30}N_7O_2^+$。二级质谱得到的碎片离子包括 m/z 380、362、337、319、311 和 293。其中特征碎片离子 m/z 380.181 96($C_{19}H_{22}N_7O_2^+$)是由 m/z 448 丢失 68Da 的环戊基得到的,而后继续中性丢失 1 分子 H_2O 后形成碎片离子 m/z 362.171 46($C_{19}H_{20}N_7O^+$)。在帕博西尼的哌嗪环上发生 C-N 断裂丢失 C_2H_5N 部分形成 m/z 337.140 40($C_{17}H_{17}N_6O_2^+$)的碎片离子,又进一步断裂丢失 26Da 的 C_2H_2 部分形成碎片离子 m/z 311.124 37($C_{15}H_{15}N_6O_2^+$)。此外,碎片离子 m/z 319.129 51($C_{17}H_{15}N_6O^+$)和 m/z 293.113 89($C_{15}H_{13}N_6O^+$)是由前体离子 m/z 337 和 m/z 311 分别中性丢失 18Da 的 H_2O 形成的。根据上述帕博西尼的二级裂解模式规律,可为代谢产物提供更好的结构预测,其裂解途径如图 14-18 所示。

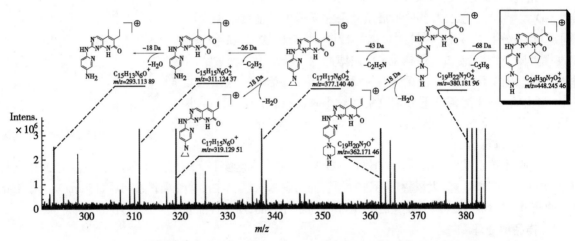

图 14-18 帕博西尼正离子模式下的二级质谱推导出来的可能的裂解规律

(2)代谢产物的质谱特征:大鼠给药前空白粪便样品和给药后粪便样品的 EIC 色谱图如图 14-19 所示,除原型药物外,共检测到 9 种代谢产物(包括在尿液中已检测到的代谢产物 M1、M2、M3、M10、M12、M17、M21,以及仅在粪便样品中检测到的代谢产物 M4 和 M26),其中 7 种为 I 相代谢产物,2 种为 II 相代谢产物。

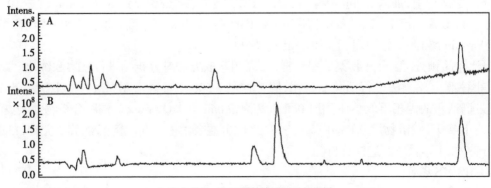

A. 空白粪样;B. 口服帕博西尼后的粪样。

图 14-19 帕博西尼给药前后粪样的提取离子色谱图

采用 UPLC-FT-ICR MS 联用的分析检测方法系统的研究了帕博西尼在大鼠尿液、粪便和胆汁中的代谢情况,总结了帕博西尼及其代谢产物的质谱断裂规律(图 14-20)。共检测到 27 种代谢产物,在尿液中发现 22 种代谢产物,胆汁中发现 17 种代谢产物,粪便中发现 9 种代谢产物,其中包括 17 种 Ⅰ 相代谢产物:羟基取代代谢产物(M1、M2、M3、M4、M5)、醛基化代谢产物(M7)、脱氢还原代谢产物(M9)、氧化代谢产物(M6、M8、M11)、N-脱烷基代谢产物(M21、M22、M23)、N-脱烷基后进一步氧化生成的次级代谢产物(M16、M17、M27),以及进一步氧化脱氨生成的次级代谢产物(M26);10 种 Ⅱ 相代谢产物:硫酸结合物(M10)、葡糖醛酸结合物(M18、M19、M20)和乙酰化结合物(M12、M13、M14、M15、M24、M25)。至少 13 种为大鼠体内首次报道的代谢产物,并利用制备得到的代谢产物对照品确证了代谢产物 M7 为 4-[6-(6-乙酰基-8-环戊基-5-甲基-7-氧代-7,8-二氢吡啶并[2,3-d]嘧啶-2-基氨基)-吡啶-3-基]-哌嗪-1-醛。帕博西尼在大鼠体内的代谢途径,主要包括羟基化、氧化、脱烷基化、乙酰结合、葡糖醛酸结合及磺酸结合,这些代谢途径还可能相互交叉,生成次级代谢产物。该研究结果表明,UPLC-FT-ICR MS 方法用于探索和鉴定代谢产物的高准确性和高效率,为阐明帕博西尼在体内的生物转化过程提供了有价值的信息,并从化学角度为新药的相关机制提供了基础。

三、药物的代谢组学研究

代谢组学是继基因组学、转录组学和蛋白质组学之后迅速发展起来的一门新兴学科,是系统生物学的重要组成部分。其原理是采用核磁共振(NMR)、液相色谱-质谱(LC-MS)和气相色谱-质谱(GC-MS)等现代化分析检测手段,对内源性代谢产物进行系统的定性和定量分析,然后将筛选出的代谢产物和病理学中的生化过程相关联,以了解个体生命活动的代谢全过程。生物体液(如血清、血浆、尿液、脑脊液、胆汁、胰液等)、粪便、组织样本(如肾组织、脑组织等)、细胞培养液等都是代谢组学中常见的分析对象;代谢组学中研究的代谢产物主要是指生物体内氨基酸、脂类、核苷酸、脂肪酸、糖类等各种内源性物质。代谢组学以其独特的整体、动态的表达特征与中医药的整体观、辨证论治的诊疗思维不谋而合,与中药多成分、多靶点、多途径和整体性的特点相匹配,目前已广泛应用于阐明中药的毒性机制和疗效。

【例 14-9】 桂枝茯苓胶囊治疗原发性痛经的代谢组学研究[12]

桂枝茯苓胶囊由桂枝、茯苓、白芍、牡丹皮、桃仁 5 种中药材提取配制而成的,具有活血化瘀的功效,临床上是治疗原发性痛经的有效中药制剂。本研究通过构建大鼠原发性痛经模型,运用 HILIC-UPLC-MS 和 RP-UPLC-MS 两种互补的色谱分离模式建立大鼠血浆代谢产物谱分析方法,得到了不同极性的内源性代谢产物信息,为诠释桂枝茯苓胶囊的临床疗效提供依据。

1. **动物模型和样品处理**　24 只雌性大鼠,随机分为正常组、模型组和治疗组;模型组和治疗组连续 6 天注射 0.01g/kg 的苯甲酸雌二醇,第 7 天注射 10ml/kg 的缩宫素,建立大鼠原发性痛经模型,正常组每天注射同体积的生理盐水;治疗组按 0.25g/kg 剂量连续灌胃 7 天,正常组和模型组用同样体积的羧甲基纤维素钠溶液连续灌胃 7 天。

采样时对大鼠进行眼眶取血,血液样品 4 000r/min 离心 10 分钟,取上清,作为血浆样品,-80℃ 保存。分析前将血浆样品于室温下融化,涡旋 1 分钟使样品混匀,取 200μl 血浆,加入乙腈 600μl,涡旋 30 秒,13 000r/min 离心 10 分钟,取上清 500μl,40℃ 氮气流下吹干,残渣用 100μl 水-乙腈(9∶1)复溶,涡旋 30 秒,13 000r/min 离心 5 分钟,取上清液进样分析。

2. **色谱分离检测条件**

(1)反相(RP)色谱条件:Acquity™ 超高效液相色谱仪;色谱柱:ACQUITY UPLC™ BEH C_{18} 柱 (2.1×100mm,1.7μm);流动相:A 水(含 0.1% 甲酸),B 乙腈(含 0.1% 甲酸),梯度洗脱(洗脱程序见表 14-4);流速:0.2ml/min;柱温:40℃;样品室温度:4℃;进样量:5μl。

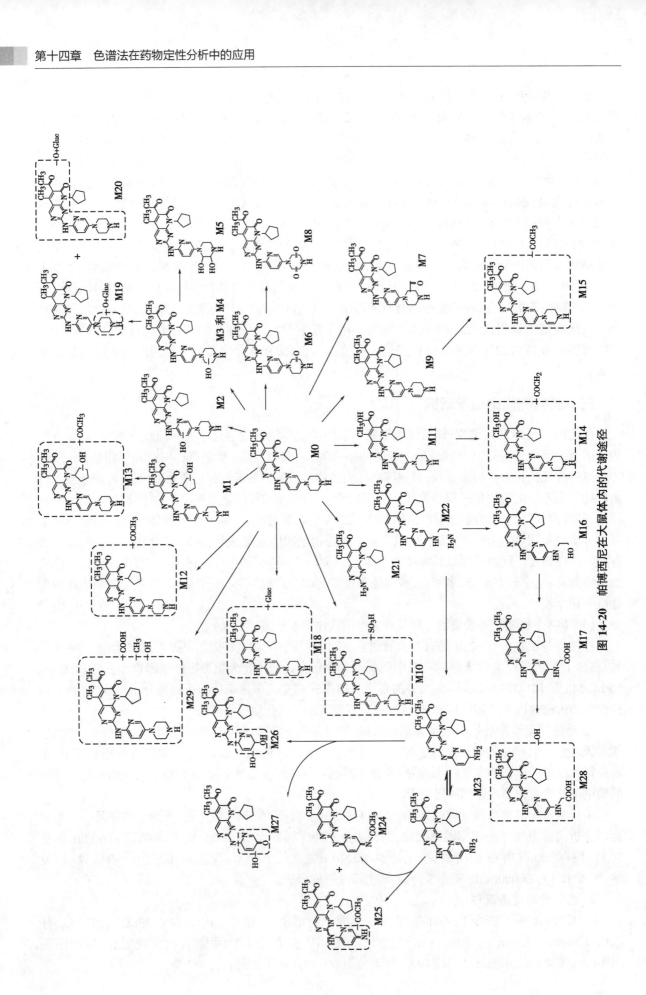

图 14-20　帕博西尼在大鼠体内的代谢途径

表 14-4　反相色谱梯度洗脱程序

时间 /min	流速 /(ml/min)	A/%	B/%
0	0.2	95	5
0.5	0.2	95	5
20	0.2	5	95
21	0.2	5	95
21.01	0.2	95	5
24	0.2	95	5

(2) HILIC 色谱条件：Acquity™ 超高效液相色谱仪；色谱柱：ACQUITY UPLC™ BEH HILIC 柱 (2.1×100mm, 1.7μm)；流动相：A 水（含 0.1% 甲酸），B 乙腈（含 0.1% 甲酸），梯度洗脱（洗脱程序见表 14-5）；流速：0.2ml/min；柱温：40℃；样品室温度：4℃；进样量：5μl。

表 14-5　HILIC-MS/MS 梯度洗脱程序

时间 /min	流速 /(ml/min)	A/%	B/%
0	0.2	5	95
2	0.2	5	95
10	0.2	20	80
12.5	0.2	50	50
12.51	0.2	5	95
15.5	0.2	5	95

(3) 质谱条件：Micromass Quattro Micro™ API 三重四极杆质谱仪；离子源：电喷雾离子源(ESI 源)；正离子模式检测；扫描方式为全扫描(full scan)，扫描范围：m/z 100~1 000Da；离子源温度：120℃；毛细管电压：3.0kV；锥孔电压：35V；脱溶剂气、雾化气、锥孔气：N_2；脱溶剂气温度：350℃，流速：400L/h；锥孔气流速：30L/h；碰撞气为 Ar。

3. 测定方法与结果　分别采用 RP-UPLC-MS 法和 HILIC-UPLC-MS 法获得各组大鼠血浆代谢产物谱的典型 BPI(base peak intensity) 色谱图（图 14-21 和图 14-22），然后通过代谢产物的一级和二级质谱信息，结合数据库检索、查阅文献和对照品确证，完成基于 UPLC-MS 的大鼠血浆代谢产物谱中代谢产物的鉴定。

以图 14-21 中 5.2 分钟左右的色谱峰为例说明代谢产物的鉴定过程。首先得到其一级质谱图（图 14-23A），经分析可知其准分子离子为 m/z 166([M+H]$^+$)，还可见一些相关离子如 m/z 188([M+Na]$^+$)、m/z 331([2M+H]$^+$) 和 m/z 353([2M+Na]$^+$)，推测该代谢产物的分子量为 165。采用二级质谱对 166 的离子进行碰撞诱导解离，得到二级质谱图（图 14-23B），可见其碎片离子为 m/z 120、m/z 131 和 m/z 103 的离子，其中 m/z 120.0 为主要的碎片离子。查阅 Human Metabolome Datebase 数据库，对分子量 165 的化合物进行检索，比较数据库给出的候选化合物的二级质谱信息，发现与苯丙氨酸的二级质谱信息最吻合，因此该代谢产物被鉴定为苯丙氨酸，其可能的断裂途径见图 14-23C。

代谢组学要求对生物体内各种极性的小分子代谢产物进行全面的分析，血浆样品中含有许多极性较大的代谢产物。常规的反相色谱适用于分离非极性和中等极性代谢产物，但强极性代谢产物在反相柱上的保留较弱，而 HILIC 系统可以对极性化合物实现较好的保留和分离。以甜菜碱为例，甜菜碱在反相色谱和 HILIC 两种分离模式下的提取离子色谱图见图 14-24。甜菜碱在 C_{18} 柱上的保留时间为 1.11 分钟，色谱保留较弱且峰形较差；而甜菜碱在 HILIC 柱的保留明显增强，保留时间 7.95 分钟，且具有较好的峰形和分离度。

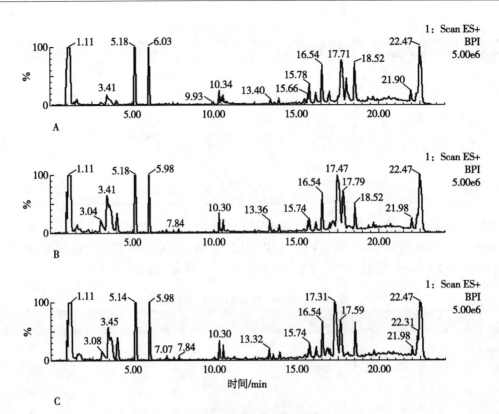

A. 空白组；B. 模型组；C. 模型给药组。

图 14-21 RP-UPLC-MS 典型 BPI 大鼠血浆色谱图

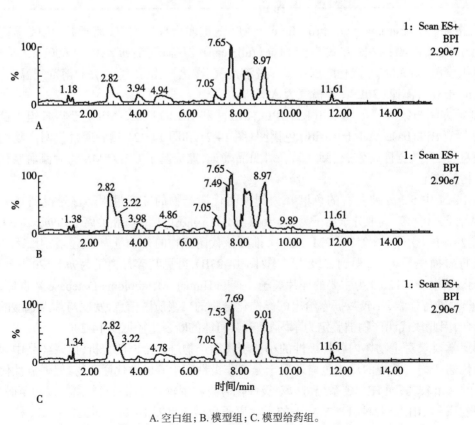

A. 空白组；B. 模型组；C. 模型给药组。

图 14-22 HILIC-UPLC-MS 典型 BPI 大鼠血浆色谱图

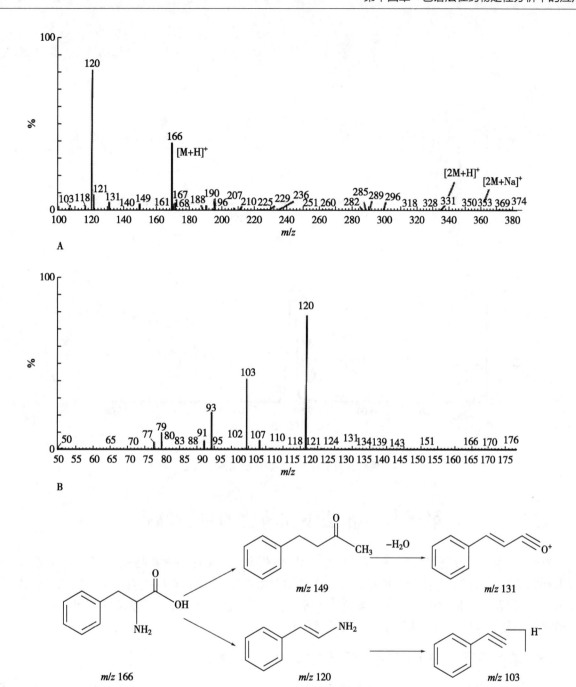

A. 保留时间 5.2 分钟处的一级质谱图；B. *m/z* 166.0 的 MS/MS 图；C. 苯丙氨酸的可能裂解途径。

图 14-23　大鼠血浆代谢产物谱中代谢产物的鉴定

　　4. **思路解析**　亲水作用液相色谱（HILIC）是专门针对强极性代谢产物开发的新型色谱技术，Bajad 等[13]用多种 HILIC 柱和 MS 联用分析了 141 种已知的水溶性代谢产物。将其检测结果和反相色谱分析结果进行比较表明，对于氨基酸和核苷酸代谢通路中的水溶性小分子物质，HILIC-MS 比 RPLC-MS 更灵敏、可靠和适用。因此，整合 RPLC-MS 和 HILIC-MS 的代谢组学可以同时检测生物样本中极性和非极性的化合物，从而得到更加全面的代谢产物谱信息。

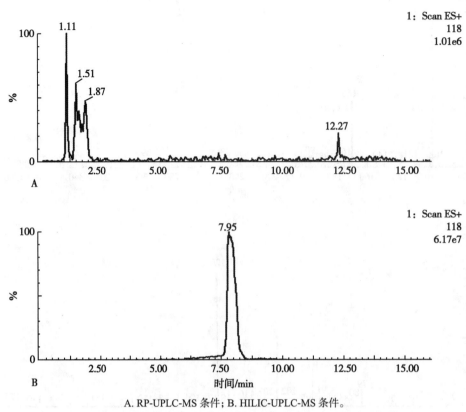

A. RP-UPLC-MS 条件; B. HILIC-UPLC-MS 条件。

图 14-24 两种分离条件下甜菜碱的提取离子色谱图对比

第三节 非法添加药物的定性筛查

近年来,不法厂商通过在保健食品、功能食品、中药中非法添加化学药品成分,夸大产品功效、非法牟利的情况时有发现。如减肥类保健食品中添加酚酞,辅助降血糖类保健食品中添加二甲双胍、格列本脲等,以及中药材中非法添加的染色物质等,这些非法添加的成分会严重威胁到服用者的安全,色谱法对于非法添加药物的定性鉴定具有显著优势。

一、液相色谱 - 二极管阵列检测器在非法添加定性筛查中的应用

液相色谱 - 光电二极管阵列检测器联用(LC-DAD)的基本特点是在一次色谱操作中可同时获得吸光度、时间和各组分的紫外光谱的三维谱图,这是一种很方便的定性分析方法。液相色谱法通常使用保留时间或相对保留时间对色谱峰进行定性。这种定性较为粗略,要确认未知物峰是对应的是何化合物,还需采用其他手段进一步鉴别。光电二极管阵列检测器在色谱运行期间可以在线光谱扫描,得到以时间 - 波长 - 吸收值为坐标的三维图形,可直观、形象地显示组分的分离情况及各组分的紫外 - 可见吸收光谱。由于每个组分都有全波段的光谱吸收图,可利用色谱保留值规律及光谱特征吸收曲线综合进行定性分析。

由于紫外光谱能提供的结构信息较少,LC-DAD 联用技术仅用于 HPLC 色谱图中保健品和中药制剂掺假物(如掺入化学药)的初步搜寻与判断,起到"眼睛"的作用,这些被测物质的结构还需通过进一步的试验确证。

【例 14-10】LC-DAD 技术检测中药制剂中的格列吡嗪[14]

格列吡嗪为第二代磺酰脲类口服降血糖药,临床主要用于轻中度非胰岛素依赖型糖尿病患者。

一些不法厂商为提高产品疗效,擅自在降血糖中药制剂和保健品中加入此药,严重威胁到服用者的安全。

1. **仪器与试药** Summit P680 高效液相色谱仪、ASI-100 自动进样器、PDA-100 二级管阵列检测器、Chromeleon 色谱工作站。格列吡嗪对照品:购自原中国药品生物制品检定所(批号 10281-0001);降糖灵丸:河南某公司生产(邮购中药制剂,批号:20041006;规格:每丸重 5g)。

2. **色谱条件** 色谱柱为 Diamonsil C$_{18}$ 柱(250mm × 4.6mm,5μm),柱温 35℃;流动相:甲醇 -pH 3.5 的 0.038mol/L 磷酸铵缓冲液(51:49),流速 0.8ml/min;检测波长:275nm。

3. **色谱峰的识别** 在上述色谱条件下获得的格列吡嗪对照品溶液和降糖灵丸供试品溶液的色谱图见图 14-25,图中显示格列吡嗪的保留时间为 29.7 分钟,在降糖灵丸供试品溶液的色谱图中有一个与格列吡嗪保留时间一致的可疑色谱峰。该结果表明降糖灵丸中可能违法添加了格列吡嗪。

分别提取 DAD 采集的格列吡嗪对照品溶液和降糖灵丸供试品溶液的高效液相色谱图中,保留时间为 29.7 分钟的色谱峰峰顶点的紫外光谱图,见图 14-26。结果显示在 190~400nm 波长范围内,两者的紫外光谱特征基本一致,均在 226nm 和 275nm 波长附近有最大吸收峰,进一步确证降糖灵丸样品中该色谱峰为非法添加的格列吡嗪。

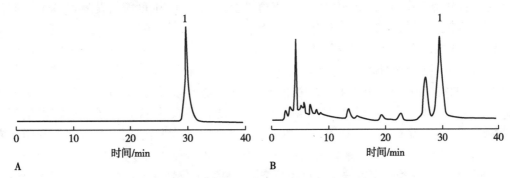

A. 格列吡嗪对照品;B. 降糖灵丸样品;1. 格列吡嗪。

图 14-25 格列吡嗪的高效液相色谱图

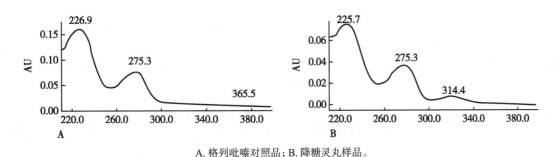

A. 格列吡嗪对照品;B. 降糖灵丸样品。

图 14-26 格列吡嗪的紫外光谱图

二、液相色谱 - 质谱联用技术在非法添加定性筛查中的应用

传统的检测技术(如化学反应法、薄层色谱法等)只能满足单一或一类非法添加化合物的检测,缺乏一定的通用性和准确性,而液质联用技术(LC-MS)则表现出多类别、多组分同时定性检测的通用性,并可以实现非靶向性目标物筛查的快速化和智能化[15]。液质联用技术主要是根据化合物质谱特

征对被分析物进行定性定量分析,每一种化合物都有其特有的质谱图,可以通过与已知化合物的相似性进行比对,从而确定被测物。同时借助于液质联用建立的非法添加的标准质谱图库(包括化合物的CAS号、分子量、分子式、一级质谱图、二级质谱图),无须对照品,通过标准质谱图库就可以对目标非法添加物进行快速比对。

【例 14-11】 Orbitrap 高分辨质谱筛查鉴定保健食品中 15 种非法添加减肥类药物[16]

1. 仪器与试药　Q ExactivePlus™ 超高效液相色谱 - 质谱联用系统,包括 Ultimate 3000 液相泵、自动进样器、柱温箱以及 Orbitrap 高分辨质谱;XCalibur 4.0 软件,用于质谱仪控制和数据处理。

15 种减肥类对照品均购自中国食品药品检定研究院(含量均>98.0%);29 批保健食品(全部为胶囊剂)来自药品监管部门的抽样;HPLC 级甲醇、乙腈以及超纯水均购自 Fisher 公司。

2. 色谱分离检测条件　色谱柱为 Hypersil GOLD C_{18}(100mm × 2.1mm,3μm);流动相:10mmol/L 的乙酸铵溶液(A)- 乙腈(B),采用梯度洗脱(0~0.5 分钟,5% B;0.5~20 分钟,5%B~90% B;20~22.5 分钟,90% B;22.5~22.6 分钟,90% B~5% B;22.6~25.0 分钟,5% B),流速:300μl/min;柱温:45℃;自动进样器温度:20℃;进样量:5μl。

Q Exactive™ 质谱系统,HESI 源,正负离子同时扫描模式;喷雾电压为 3.0kV(正离子模式)或 2.5kV(负离子模式);毛细管温度和喷雾温度分别为 350℃和 250℃;质谱扫描方式为 Full MS/dd-MS^2 模式;Full MS(一级质谱全扫描)分辨率设为 70 000FWHM,质量扫描范围为 m/z 100~1 000;dd-MS^2(二级质谱扫描)分辨率设为 17 500FWHM;分离窗口设为 m/z 1.0;强度阈值设为 $4.0 × 10^4$;同位素排除设为 "on";动态排除设为 10.0 秒。

3. 测定方法与结果　首先,建立筛查数据库和筛查方法,通过对照品溶液的 UPLC-HRMS 进样分析可获得 15 种减肥的保留时间、一级质谱和二级质谱准确质量,从而建立 15 种减肥类化合物的筛查数据库。在数据库中保存化合物的特征信息,如化合物名称、分子式、可能的准分子离子或加合离子(如[M+H]$^+$、[M–H]$^-$ 等)、保留时间、准分子离子的精密质量、碎片离子的精密质量等。设定筛查的各项参数,建立筛查方法。以准分子离子和保留时间作为鉴定依据,碎片离子和同位素分布作为确证依据。将 UPLC-HRMS 采集的所有样品原始数据(raw 格式)直接导入 TraceFinder 3.3 软件,以建立的筛查数据库和筛查方法进行自动筛查。软件会把仪器采集的样品信息与筛查数据库、筛查方法和接受标准进行自动比对。如样品中某个离子的 4 个筛查选项(准分子离子的精密质量、保留时间、碎片离子的精密质量及同位素分布)均符合筛查标准(通过标准则绿灯亮起),则判定样品为阳性。

根据代表性阳性样品 Sample 3 的提取离子色谱图、一级全扫描质谱图(图 14-27),同位素分布比对图(图 14-28)及二级质谱比对图,结果显示 Sample 3 的[M+H]$^+$ 232.130 8 离子实测和理论保留时间偏差(0.03 分钟)、准分子离子的精密质量与理论值偏差(–1.256 1ppm)、碎片离子准确质量与理论值偏差(均小于 2ppm)及同位素分布(评分为 100%)均在筛查方法设定的接受标准之内。4 个筛查选项标记均为绿灯,Flag 标记也为绿灯,表明软件判定 Sample 3 检出了芬氟拉明。使用已建立的数据库和筛查方法进行高度可靠的快速自动筛查,可以将假阳性和假阴性样品的风险降至最低。

在总计 29 批次样品中检出 6 批阳性样品,阳性率为 20.7%。检测到的非法添加物涉及盐酸西布曲明、酚酞、盐酸芬氟拉明、依他尼酸,非法添加物含量差异很大,有的甚至远超临床用量。此外,在阳性样品中还发现了几种化合物同时添加的现象,如 Sample 14 同时添加了盐酸芬氟拉明与依他尼酸。这些结果表明了非法添加的随意性及不可预料性,对消费者健康具有较大危害。

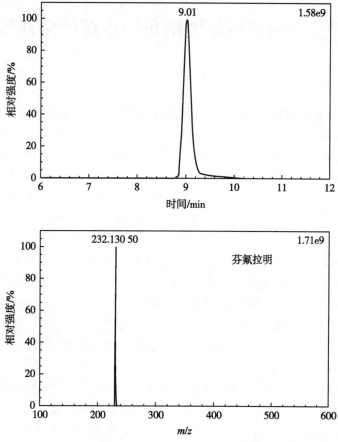

图 14-27　代表性阳性样品的提取离子色谱图及一级全扫描质谱图

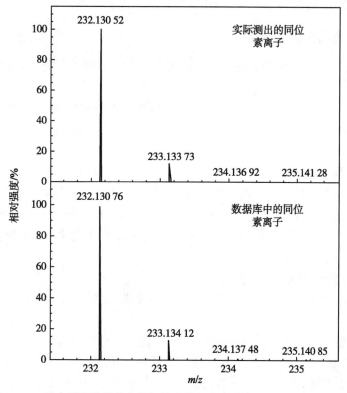

图 14-28　代表性阳性样品中芬氟拉明的同位素分布及 TraceFinder 比对

第四节　色谱指纹图谱用于中药的定性鉴别

一、指纹图谱的定义

传统中药外观性状鉴别具有较大的主观性,而中药内在化学成分组成才是决定其质量和药效的根本。检测任何一种或几种活性成分不能代表其整体药效,需要从全方面、多角度进行分析从而确定中药所包含的化学信息。中药色谱指纹图谱(chromatographic fingerprint of traditional Chinese medicine)是指某些中药材或中药制剂经过样品前处理后,通过色谱分析技术得到的能够标示其化学特征的色谱图或光谱图。中药色谱指纹图谱是一种综合的、可量化的鉴别手段,基本反映了中药材或中成药的化学成分和含量分布情况,可以用来评价中药优劣,鉴别真伪,区分物种和确保其一致性和稳定性,具有整体性、宏观性和模糊性分析的特点,目前已经成为研究中药有效成分、中药质量控制和鉴别的有效手段,在中成药生产、检验和研究过程中发挥着越来越重要的作用。通常采用的分析技术包括红外光谱法、紫外光谱法、核磁共振波谱法、电化学法、薄层色谱法、高效液相色谱法、气相色谱法和毛细管电泳法等。中药指纹图谱依据测定方式不同可分为化学指纹图谱(光谱、色谱)、生物指纹图谱(蛋白质组学、DNA)及其代谢指纹图谱(质谱)。其中,色谱法应用最为广泛,为建立指纹图谱的首选方法。中药指纹图谱技术要求特征性、系统性和稳定性。只有满足以上条件,才可以有效地对中药质量进行更好的控制。

色谱指纹图谱是 21 世纪我国中药界提倡的中药质量控制方法,国家药品监督管理局于 2000 年选择研究难度相对较低的中药注射剂进行中药指纹图谱研究,最初主要用于中药注射剂的质量控制,主要用于达到如下目的:①从制剂的中间体和成药中能够有效地检测出原料的存在;②控制制剂的中间体和成药的质量。因此,要求原料的品种、产地、采收时间和加工方法相对一致,以确保原料的质量变化范围小,易于控制。此后,指纹图谱作为一种新的中药质量控制方法成为研究的热点。目前已经广泛收载于《中国药典》(2020 年版)(一部)用于中药质量控制[17,18]。

二、中药指纹图谱的建立方法

中药指纹图谱的建立应以系统的化学成分研究和药理学研究为依托,应体现系统性、特征性、稳定性三个基本原则。

系统性指的是指纹图谱所反映的化学成分,应包括中药有效部位所含大部分的种类,或指标成分的全部。如中药人参中所含的有效成分多为皂苷类化合物,则其指纹谱应尽可能多地反映其中的皂苷成分。

特征性是指指纹图谱中反映的化学成分信息(具体表现为保留时间)是具有高度选择性的,这些信息的综合结果将能特征地区分中药的真伪与优劣,成为中药自身的"指纹"。

稳定性指的是所建立的指纹图谱,在规定的方法与条件下,不同的操作者和不同的实验室应能得出相同的指纹图谱,其误差应在允许的范围内,这样才可以保证指纹图谱的使用具有通用性和时间性,也是作为标准方法所必备的特征之一。

(一) 中药材指纹图谱研究的一般方法

指纹图谱的检测标准包括名称、汉语拼音、拉丁名、来源、供试品和参照物的制备、检测方法、指纹图谱及技术参数。有关项目的技术要求如下。

1. **名称、汉语拼音**　按中药命名原则制定,阐明确定该名称的理由与依据。

2. **来源**　包括原植物、动物的科名、中文名、拉丁学名、药用部位、产地、采收季节、产地加工、炮制方法等,矿物药包括矿物的类、族、矿石名或岩石名、主要成分、产地、产地加工、炮制方法等。动、植物药材均应固定品种、药用部位、产地、采收期、产地加工和炮制方法,矿物药应固定产地和炮制、加工方法。

3. **供试品的制备** 应根据中药材中所含化学成分的理化性质和检测方法的需要,选择适宜的方法进行制备。制备方法必须确保该中药材的主要化学成分在指纹图谱中的体现。对于仅提取其中某类或数类成分的中药材,除按化学成分的性质提取各类成分制定指纹图谱外,还需按注射剂制备工艺制备供试品,制定指纹图谱,用以分析中药材与注射剂指纹图谱的相关性。如供试品需要提取、纯化,应考察提取溶剂、提取方法、纯化方法等。提取、纯化方法应力求最大限度地保留供试品中的化学成分;如供试品需要粉碎检测,应考察粉碎方法、粒度等。

4. **参照物的制备** 制定指纹图谱必须设立参照物,应根据供试品中所含成分的性质,选择适宜的对照品作为参照物,如果没有适宜的对照品,可选择适宜的内标物作为参照物。参照物的制备应根据检测方法的需要,选择适宜的方法进行。

5. **测定方法** 包括测定方法、仪器、试剂、测定条件等。应根据中药材所含化学成分的理化性质,选择适宜的测定方法。对于所含成分类型较多的中药材,如一种检测方法或一张图谱不能反映该中药材的固有特性,可以考虑采用多种检测方法或一种检测方法的多种测定条件,建立多张指纹图谱。建立指纹图谱所采用的色谱柱、薄层板等必须固定厂家、型号和规格,试剂、测定条件等也必须相应固定。

6. **指纹图谱及技术参数**

(1)指纹图谱:根据供试品的检测结果建立指纹图谱。采用高效液相色谱法和气相色谱法制定指纹图谱,其指纹图谱的记录时间一般为 1 小时。根据 10 批次以上供试品的检测结果所给出的相关参数,制定指纹图谱。

稳定性试验:主要考察供试品的稳定性。取同一供试品,分别在不同时间检测,考察色谱峰的相对保留时间、峰面积比值的一致性,确定检测时间。

精密度试验:主要考察仪器的精密度。取同一供试品,连续进样 5 次以上,考察色谱峰的相对保留时间、峰面积比值的一致性。采用高效液相色谱和气相色谱制定指纹图谱,在指纹图谱中规定共有峰面积比值的各色谱峰,其峰面积比值的相对标准偏差 RSD 不得大于 3%,其他方法不得大于 5%。

重现性试验:主要考察实验方法的重现性。取同一批号的供试品 5 份以上,按照供试品的制备和检测方法制备供试品并进行检测,考察色谱峰的相对保留时间、峰面积比值的一致性。在指纹图谱中规定共有峰面积比值的各色谱峰,其峰面积比值的相对标准偏差 RSD 不得大于 3%。

(2)共有指纹峰的标定:采用色谱法制定指纹图谱,必须根据参照物的保留时间,计算指纹峰的相对保留时间。根据 10 批次以上供试品的检测结果,标定中药材的共有指纹峰。采用相对保留时间标定指纹峰。采用阿拉伯数字标示共有峰,用 "S" 标示参照物的峰。应提供 2 小时的记录图,以考察 1小时以后的色谱峰情况。提供建立指纹图谱的有关数据,包括各共有峰的相对保留时间、各共有峰面积的比值。

(3)共有指纹峰面积的比值:以对照品作为参照物的指纹图谱,以参照物峰面积作为 1,计算各共有指纹峰面积与参照物峰面积的比值;以内标物作为参照物的指纹图谱,则以共有指纹峰中其中一个峰(要求峰面积相对较大、较稳定的共有峰)的峰面积作为 1,计算其他各共有指纹峰面积的比值。各共有指纹峰的面积比值必须相对固定。中药材的供试品图谱中各共有峰面积的比值与指纹图谱各共有峰面积的比值比较,单峰面积占总峰面积大于或等于 20% 的共有峰,其差值不得大于 ±20%;单峰面积占总峰面积大于或等于 10% 而小于 20% 的共有峰,其差值不得大于 ±25%;单峰面积占总峰面积小于 10% 的共有峰,峰面积比值不作要求,但必须标定相对保留时间。未达基线分离的共有峰,应计算该组峰的总峰面积作为峰面积,同时标定该组各峰的相对保留时间。

(4)非共有峰面积:中药材供试品的图谱与指纹图谱比较,非共有峰总面积不得大于总峰面积的 10%。

(二) 中药注射剂及其有效部位或中间体指纹图谱的检测标准

中药注射剂及其有效部位或中间体的指纹图谱包括供试品和参照物的制备、测定方法、指纹图谱及技术参数。有关项目的技术要求如下。

1. 供试品的制备　应根据注射剂、有效部位或中间体中所含化学成分的理化性质和检测方法的需要，选择适宜的方法进行制备。制备方法必须确保该注射剂、有效部位或中间体主要化学成分在指纹图谱中的再现。

2. 参照物的制备　制定指纹图谱必须设立参照物。应根据供试品中所含化学成分的性质，选择适宜的对照品作为参照物；如果没有适宜的对照品，可选择适宜的内标物作为参照物。参照物的制备应根据检测方法的需要，选择适宜的方法。

3. 测定方法　包括测定方法、仪器、试剂、测定条件等。应根据注射剂、有效部位和中间体所含化学成分的理化性质，选择适宜的检测方法，建议优先考虑色谱法。对于成分复杂的注射剂、有效部位和中间体，特别是复方中药注射剂，必要时可以考虑采用多种检测方法，建立多张指纹图谱。制定指纹图谱所采用的色谱柱、试剂、测定条件等必须固定。

4. 指纹图谱及技术参数

(1)指纹图谱：根据供试品的检测结果，建立指纹图谱。指纹图谱的记录时间一般为1小时（方法建立时应该考察2小时的记录图，以考察1小时以后的色谱峰情况）。根据供试品图谱所给出的相关参数，制定指纹图谱，采用阿拉伯数字标示共有峰，用"S"标示参照物的峰。对于化学成分类型复杂的中药注射剂、有效部位和中间体，特别是中药复方注射剂，必要时建立多张指纹图谱。指纹图谱的建立方法参见中药材部分。

(2)共有指纹峰的标定：根据10批次以上供试品的检测结果，标定共有指纹峰。采用相对保留时间标定指纹峰。色谱峰的相对保留时间根据参照物的保留时间计算。

(3)共有指纹峰面积的比值：以对照品作为参照物的指纹图谱，以参照物峰面积作为1，计算各共有指纹峰面积与参照物峰面积的比值；以内标物作为参照物的指纹图谱，则以共有指纹峰中其中一个峰（要求峰面积相对较大、较稳定的共有峰）的峰面积作为1，计算其他各共有指纹峰面积的比值。各共有指纹峰的面积比值必须相对固定。供试品图谱中各共有峰面积的比值与指纹图谱中各共有峰面积的比值比较，保留时间小于或等于30分钟的共有峰：单峰面积占总峰面积大于或等于20%的共有峰，其差值不得大于 ±20%；单峰面积占总峰面积大于或等于10%而小于20%的共有峰，其差值不得大于 ±25%；单峰面积占总峰面积大于或等于5%而小于10%的共有峰，其差值不得大于 ±30%；单峰面积占总峰面积小于5%的共有峰，峰面积比值不作要求，但必须标定相对保留时间。保留时间超过30分钟的共有峰：单峰面积占总峰面积大于或等于10%的共有峰，按上述规定执行；单峰面积占总峰面积小于10%的共有峰，峰面积比值不作要求，但必须标定相对保留时间。未达基线分离的共有峰，应计算该组峰的总峰面积作为峰面积，同时标定该组各峰的相对保留时间。

(4)非共有峰面积：供试品图谱与指纹图谱比较，非共有峰总面积不得大于总峰面积的5%。

(5)中药材、有效部位、中间体和注射剂指纹图谱之间的相关性：为了确保制备工艺的科学性和稳定性，应根据中药材、有效部位、中间体和注射剂的指纹图谱，标定各图谱之间的相关性。

(三) 高效液相色谱在中药指纹图谱中的应用

HPLC中药指纹图谱是指中药材或中成药经适当处理后，采用HPLC分析技术，得到能够标示该中药原料或中成药特征的共有峰的色谱图。指纹图谱一般包括两层含义：一是必须反映出该中药材（或中成药）有别于其他任何物质；二是对于中药材，指纹图谱还能反映出产地和采收期不同而造成的差异，对于中成药，则能反映出同一产品不同批次间的质量差异，差异越小说明中药材（或中成药）的稳定性越好。目前HPLC中药指纹图谱是中药指纹图谱研究的主要方法。

1. HPLC指纹图谱色谱条件的选择　选择优化的色谱条件，要尽可能保证中药特征性成分分离度好、数量多，并且主要指标成分、活性成分或用于定量的成分的分离度应符合规定。进样量也应适宜,应使最小成分特征峰的峰面积稳定。能用等度洗脱就不用梯度洗脱,即使使用梯度洗脱也应尽量采用线性梯度。在保证专属性、重复性的前提下,以选择简单实用、便于实施的试验条件,如果能用通用柱,就不用特殊色谱柱。为了使指纹图谱规范化,最好能根据指纹图谱评价的实际来选择标准色谱柱。除此之外,还应使系统适用性试验、稳定性试验、精密度试验等方法学考查内容符合 HPLC 指纹图谱的要求。常用的是反相 HPLC 色谱技术。

2. **检测器选择**　在构建 HPLC 指纹图谱中应用最多的是紫外检测器和二极管阵列检测器。对于中药复方来说,单用 HPLC 对于多组分表征具有一定的困难,可以采用色谱质谱联用技术来建立多维特征谱,如高效液相色谱 - 二极管阵列检测器 - 质谱联用来进行多维指纹图谱研究。

3. **参照物的选择**　选择参照物计算特征峰对参照物峰的相对保留时间和相对峰面积比,以此来考察指纹图谱的稳定性和重复性。

4. **供试品的选择**　无论中药材还是中成药,要建立的标准指纹图谱,首先要选择道地、具有代表性的样品作为研究对象,确定图谱的特征参数。一般来说,中药材最好是选择规模化、规范化种植的品种,且应真实记录所用原料的产地、品种、部位、采集期和加工方法,同时应收集足够多的、不同批次的样本,对图谱特征的重现性进行考察;还应收集一些易混淆或曾出现的伪品,根据所确定的特征加以区别和辨认。建议选择药材产地不低于 4 产地和总计不低于 15 批次的药材来建立标准指纹图谱(药材产地少时可以选择 3 产地总计 15 批次样品)。药材信息应包括种植规模和产地 GPS 定位信息、采集人信息、药材原形图片和药品采集数量。中药复方制剂最好选择古今名方、验方或疗效肯定的医院制剂。中成药指纹图谱的研究,除原料应保证品种正确和质量稳定以外,还必须固定处方组成和用量,确保生产工艺稳定。

5. **制备方法**　通过采用适宜的制备方法,将样品中的化学成分提取、富集,是保证指纹分析的前提。一般可根据药材所含成分选定,尽可能考虑对不同成分的兼容性,用不同剂型的溶剂 2~3 种制成供试品,供一组图谱综合鉴定应用。具体操作时,选用有机溶剂或水提取不同的化学成分,再利用溶剂萃取、柱色谱等手段,使目标成分富集或与其他成分分离,有利于分析过程的顺利进行。在建立制备方法时,一般要考虑提取溶剂、粗分离或精制过程,通过比较,选择可以避免干扰同时又能全面反映成分信息的制备方法,必要时,针对不同种类的成分分别选用不同的制备方法。

6. **数据处理**　为了保证结果的准确性,通过对大量样品的指纹图谱分析,提取共有峰,并确定这些共有峰与内标物或对照品的相对保留时间和相对积分面积,利用数据处理,得出参数的变动范围。主要有以下三种处理方法。

(1)直观分析比较:根据图谱外观和所得数据,对供试品和对照指纹图谱的特征进行直观的分析、比较和判断。此法适用于样品的定性快速鉴别或图谱中数据比较少的情况,是目前应用最多的方法之一。

(2)指纹区分法:根据指纹峰出现的集中程度,把指纹图谱分成几个区间,如 1 区、2 区、3 区、4 区等,每个区间出现的指纹峰数易于控制和比对,这可缩小比对范围且易于记忆和查找指纹峰的缺失。指纹分区法是一种快速高效指认和解析中药指纹图谱的方法。

(3)计算机软件分析:基于化学模式识别技术,以标准指纹图谱为基础,比较相似度。相似度可以借助"中药指纹图谱计算机辅助相似度评价软件"计算,除个别品种视具体情况而定外,一般成品指纹图谱相似度计算结果在 0.9~1.0(或以 90~100 表示)之间作为符合要求。相似度小于 0.9,但直观比较难以否定的供试品,可进一步采用模式识别方法(如主成分分析)检查原因。

三、应用示例

【例 14-12】腰痹通胶囊 HPLC-UV 指纹图谱的建立[19]

腰痹通胶囊是由三七、白芍、延胡索、川芎、独活、大黄、狗脊和牛膝八味中药组成,可祛风除湿、行气止痛,用于脉络闭阻和气滞血瘀所导致的腰痛。采用 HPLC 法建立了腰痹通胶囊的指纹图谱,对

10 批腰痹通胶囊进行质量控制。

1. **色谱条件** 1100 型高效液相色谱仪；Hypersil ODS2 色谱柱（250mm×4.6mm，5μm）；流动相：0.1% 磷酸水（A）- 乙腈（B），梯度洗脱，程序见表 14-6。检测波长：203nm；流速：1.0ml/min；柱温：30℃；进样量：10μl。

表 14-6 腰痹通胶囊指纹图谱梯度洗脱程序

t/min	A/%	B/%
0	85	15
30	70	30
45	70	30
85	10	90
90	0	100
95	85	15

2. **指纹图谱方法学验证**

（1）对照品溶液的配制：精密称取儿茶素、芍药苷、芍药内酯苷、人参皂苷 Rg_1、延胡索乙素、人参皂苷 Rb_1 和蛇床子素对照品，用甲醇定容配置成浓度为 1mg/ml 的对照品储备液，进一步稀释得到不同浓度的混合对照品溶液。

（2）供试品溶液的配制：精密称取腰痹通胶囊内容物粉末 1g，加入体积分数为 80% 甲醇溶液 10ml，称重，超声提取 30 分钟，放冷至室温后再次称重，用 80% 甲醇溶液补足缺失的重量。离心，取上清液用 0.22μm 滤膜过滤，取续滤液即得供试品溶液。

（3）精密度：取同一份供试品溶液，在上述色谱条件下连续进样 6 次，每次进样 10μl，记录色谱图，以人参皂苷 Rg_1 为参照峰，计算各共有峰的相对保留时间和相对峰面积，计算结果为相对保留时间 RSD（$n=6$）小于 0.29%，相对峰面积 RSD（$n=6$）小于 4.6%，结果表明仪器精密度良好。

（4）重复性：取同一批次腰痹通胶囊内容物，平行制备 6 份供试品溶液，在上述色谱条件下进样，记录色谱图，计算结果为相对保留时间 RSD（$n=6$）不大于 0.19%，相对峰面积 RSD（$n=6$）不大于 3.0%。表明该方法重复性良好。

（5）稳定性：取同一份供试品溶液，分别于 0 小时、5 小时、10 小时、15 小时、20 小时和 25 小时进样分析，记录色谱图，计算结果为相对保留时间 RSD（$n=6$）不大于 0.86%，相对峰面积 RSD（$n=6$）不大于 4.9%。表明该供试品溶液在 25 小时内稳定性较好。

3. **指纹图谱的建立**

（1）指纹图谱的生成与相似度评价：10 批腰痹通胶囊样品平行制备供试品溶液，进样 10μl，检测并记录色谱图，采用《中药色谱指纹图谱相似度评价系统》（2012 版）对 10 批样品的色谱图进行分析，得到 HPLC 指纹图谱（图 14-29）。结果建立了 27 个共有峰，计算共有峰的相对保留时间，其相对保留时间应为规定值的 ±5%，结果 RSD 为 0.35%，符合相关规定。

（2）相似度评价与分析：采用《中药色谱指纹图谱相似度评价系统》（2012 版）对 10 批次腰痹通胶囊的指纹图谱进行色谱峰差异性、整体性和相似性评价，选择平均数法，色谱峰自动匹配，多点校正生成对照指纹图谱 R，计算各图谱的相似度，结果为 10 批腰痹通胶囊的相似度大于 0.9，符合相似度的要求，说明腰痹通胶囊工艺质量稳定。

（3）参比峰的选择：在各批样品的指纹图谱中，人参皂苷 Rg_1 保留时间适宜，分离度良好，峰面积较大，且为君药三七的中药成分之一，所以选择 7 号峰人参皂苷 Rg_1 为参比峰。

（4）共有峰归属：将 7 种混合对照品溶液和腰痹通供试品溶液按上述色谱条件进样分析，对比指纹图谱各吸收峰的相对保留时间，结果确认了 7 个色谱峰（图 14-30）。其中 1 号峰为儿茶素，2 号峰为

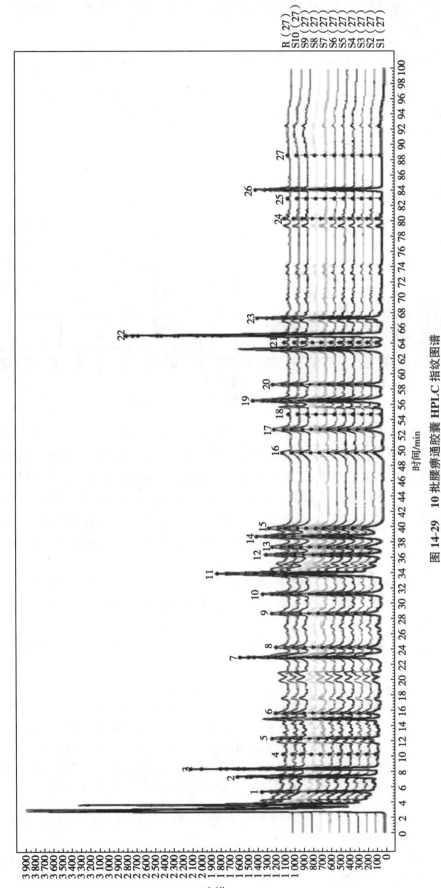

图 14-29　10 批腰痹通胶囊 HPLC 指纹图谱

芍药内酯苷,3 号峰为芍药苷,7 号峰为人参皂苷 Rg_1,8 号峰为延胡索乙素,16 号峰为人参皂苷 Rb_1,22 号峰为蛇床子素。

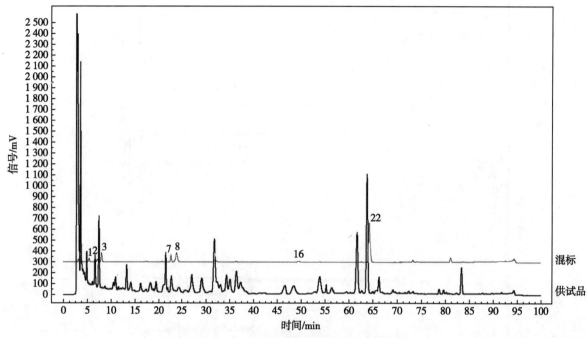

图 14-30 混标和供试品溶液色谱图比对

4. **思路解析** 建立稳定可靠的色谱条件是建立指纹图谱的基础,研究首先考察了不同色谱柱的分离度情况,结果表明各色谱峰在 Hypersil C_{18} 色谱柱上具有较好的分离度和对称因子。同时采用 DAD 在 200~400nm 下进行全扫描,在 203nm、230nm、280nm、330nm 四个波长下出峰较多,进一步考察这 4 个波长,供试品在 203nm 检测波长下检出的色谱峰信息较全且峰面积较大,具有很好的代表性,所以选用 203nm 作为检测波长。为使供试品中各共有峰能有较好分离,在建立方法的过程中,进一步对流动相的组成进行了优化,当选用 0.1% 磷酸水 - 乙腈时,分离效果更好,且出峰较多,有更好的峰形。

在制备腰痹通胶囊供试品的过程中,主要考察了提取溶剂和提取时间。首先考察了不同比例的甲醇和乙醇溶液,结果在 80% 的甲醇溶液中,出峰较多,提取效率较高,所以选用 80% 的甲醇为提取溶液。在超声提取供试品的过程中,分别试用了 20 分钟、30 分钟、45 分钟、60 分钟为提取时间,结果表明超声提取 30 分钟与 45 分钟、60 分钟无明显差异,所以选用 30 分钟作为提取时间。

参考文献

[1] 龚开妍, 智馨君, 朱恋, 等. 柱前衍生化 HPLC 法分析马卡列丙多糖中单糖的组成. 广州化工, 2020, 48 (5): 120-122

[2] 赵春霞, 余河水, 王春华, 等. 中药中糖类定性及定量研究进展. 中成药, 2019, 41 (9): 2184-2192

[3] 王明娟, 李娅萍, 杨亚莉, 等. 提高高效液相色谱法定性准确性的方法探讨. 药物分析杂志, 2006, 26 (1): 102-106

[4] 王玲华, 高延甲, 王金凤, 等. 抗艾滋药物茚地那韦、利托那韦和洛匹那韦快速检验方法的研究. 中国药事, 2014, 28 (8): 865-870

[5] 乔勇升, 王俊虎, 仇雅静, 等. 应用超高效液相色谱- 四级杆- 飞行时间质谱建立茶叶中农药残留的筛查与确证方法. 色谱, 2020, 38 (12): 1402-1412

[6] 张美娟, 陈佳, 林缨, 等. 高分辨质谱- 非信息依赖数据采集- 后靶向筛查策略在不明原因食物中毒鉴定中的应用. 分析化学, 2018, 46 (2): 157-164

[7] 王晓云, 丁黎. 7- 氯-2- 氧代庚酸乙酯的 GC 分析及其主要微量杂质的 GC/MS 鉴定. 质谱学报, 2007, 28 (4):

233-236

［8］ SUN H, LIU SY, GAO X, et al. Study on degradation kinetics of epalrestat in aqueous solutions and characterization of its major degradation products under stress degradation conditions by UHPLC-PDA-MS/MS. J Pharm Anal, 2019, 9 (6): 423-430

［9］ LEE M S, YOST R A. Rapid identification of drug metabolites with tandem mass spectrometry. Biomed Environ Mass Spectrom, 1988, 15 (4): 193-204.

［10］ GUO K, JI C J, LI L. Stable-isotope dimethylation labeling combined with LC-ESI MS for quantification of amine-containing metabolites in biological samples. Anal Chem, 2007, 79 (22): 8631-8638

［11］ YAO J X, JIANG X, LIU Q, et al. An available strategy based on accurate mass by ultra high performance liquid chromatography coupled to Fourier transform ion cyclotron resonance mass spectrometry technology to characterization of metabolic profile of palbociclib in rat urine, feces and bile. J Chromatogr B Analyt Technol Biomed Life Sci, 2019, 1124: 37-46

［12］ LANG L, MENG Z R, SUN L, et al. Intergrated metabonomic study of the effects of Guizhi Fuling capsule intervention on primary dysmenorrheal using RP-UPLC-MS complementary with HILIC-UPLC-MS technique. Biomed Chromatogr, 2018, 32 (2): e4093

［13］ BAJAD S U, LU W Y, KIMBALL E H, et al. Separation and quantitation of water soluble cellular metabolites by hydrophilic interaction chromatography-tandem mass spectrometry. J Chromatogr A, 2006, 1125 (1): 76-88

［14］ 邹晓鸥, 肖丽和, 熊英. 高效液相色谱法检测降糖中药制剂中违法添加的格列吡嗪. 中国药师, 2006, 9 (1): 46-47

［15］ 王小乔, 许晓辉, 杨志敏, 等. 液质联用高通量技术监测保健食品中非法添加的化学药物. 食品科技, 2020, 6: 185-187

［16］ 谭会洁, 郭常川, 邢晟, 等. Orbitrap高分辨质谱用于保健食品中15种非法添加减肥类药物的筛查鉴定. 色谱, 2019, 37 (9): 969-976

［17］ 孙国祥, 闫波, 侯志飞, 等. 中药色谱指纹图谱评价方法研究进展. 中南药学, 2015, 13 (7): 673-681

［18］ 孙国祥, 侯志飞. 中药指纹学. 北京: 化学工业出版社, 2019

［19］ 李显会, 邓美凤, 肖伟, 等. 腰痹通胶囊的高效液相指纹图谱研究. 沈阳药科大学学报, 2020, 37 (5): 429-432

第十五章

色谱法在药物定量分析中的应用

色谱法是药物分析中常用的定量分析技术,其既可用于药物的含量测定、溶出度检查等主成分分析(main component analysis),也可用于药物杂质的定量和生物样品分析等痕量成分分析(trace component analysis)。本章主要介绍在药物分析中常用的色谱定量分析方法以及方法的验证。

第一节 概 述

一、色谱信号的测量

(一) 基线和噪声

1. **基线** 样品被流动相冲洗,通过色谱柱,经过检测器后,所形成的浓度信号(常为电信号)随洗脱时间变化而绘制的曲线,称为色谱流出曲线(简称流出曲线),即浓度 - 时间曲线。当检测器中只有流动相通过或虽有样品的浓度变化而不能为检测器所检出时,所给出的流出曲线称为基线(baseline)。正常基线应为一条平行于横轴(时间轴)的直线。基线反映仪器及操作条件的恒定程度。基线的高低,反映检测器的本底高低。基线也常称为基流(background current),基流一般用 mV 或 mA 表示。基流的大小,主要由流动相及流动相中的杂质等因素决定。

2. **噪声** 噪声(noise)又称噪音,定义为没有溶质通过检测器时,检测器输出的信号变化,以 N_D 表示。噪声是指与被测样品无关的检测器输出信号的随机扰动变化。噪声分为短噪声(short-term noise)、长噪声(long-term noise)和基线漂移(baseline drift)三种形式,见图 15-1。

短噪声俗称毛刺,又称高频率噪声,通常频率大于1Hz,是比色谱峰的有效值频率更高的基线扰动。短噪声的存在并不影响色谱峰的分辨,但对检测限有一定的影响。短噪声通常来自检测器噪声以及仪器的电子系统和泵的脉动。

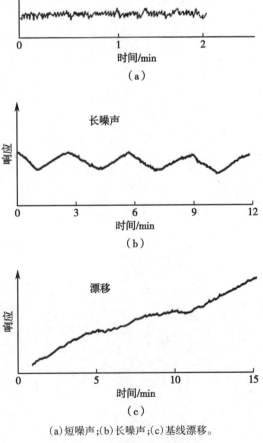

(a)短噪声;(b)长噪声;(c)基线漂移。

图 15-1 色谱图中典型的噪声

长噪声的频率一般小于 0.1Hz,其的主要来源可能是不同的,长噪声的产生往往意味着色谱系统存在问题或色谱系统外环境因素发生变化,如流动相在线混合不均匀、流动相含有气泡或被污染、流动相流速波动、固定相流失、仪器外部环境温度变化、前面进样分析样品中的强保留组分被慢慢从色谱柱中洗脱出来等问题均可引起长噪声。此外,有的长噪声是由于检测器和数据处理系统本身部件不稳定而产生的机械或电噪声。对于气相色谱而言,噪声还可能来自检测器加热、通气、火焰点燃、加电流等操作,以及载气不纯、漏气、固定液流失等原因。

基线漂移是指基线随时间的增加朝单一方向的偏离,它可以看作是一种特殊的长噪声。基线漂移是比色谱峰有效值更低频率的输出扰动,不会使色谱峰模糊,但是为了有效地工作则需要经常地调整基线。造成基线漂移的原因可能是检测池温度的变化、电源电压不稳、流动相流速的缓慢变化、梯度洗脱操作过程、固定相从柱中冲刷下来、更换的新溶剂在柱中尚未达到平衡等。对于气相色谱而言,程序升温、载气流量的变化、柱和隔垫的流失等因素也会引起漂移。

噪声和基线漂移直接影响分析工作的误差及检测能力,严重时使仪器系统无法工作,应根据不同情况采取相应措施加以消除。

(二)色谱峰的峰形

理想地说,为了确保常规色谱定量分析的准确度和精密度,用于定量分析的色谱峰必须是对称峰。正常的色谱峰是对称的高斯峰,但是如果谱带中的某些分子与固定相分子由于氢键等强的分子间相互作用力而强烈保留,这些分子将落后于主谱带,成为谱峰尾部。例如,固定相硅胶基质上的硅羟基与碱性含氮药物分子的相互作用常常引起色谱峰拖尾(tailing)。另一种情况是色谱峰前伸(fronting),是由于某些分子因固定相对其较少保留而移向主谱带之前,这可能是由于进样量太大超过了柱的样品容量(超载)等原因引起。色谱柱超载将导致色谱峰不对称、色谱峰变宽、分离度降低、保留时间变化和积分面积不准确。为保证测量精度,特别当采用峰高法测量时,应检查待测物色谱峰的峰形,以评价其对称性。色谱峰的峰形可用拖尾因子 T(tailing factor)来评价,如图 15-2,计算公式为:

$$T = \frac{W_{0.05h}}{2d_1} \qquad \text{式(15-1)}$$

式中,$W_{0.05h}$ 为 0.05 峰高处的峰宽,d_1 为峰高极大至峰前沿之间的距离。对称峰 $T=1$,拖尾峰 $T>1$,前伸峰 $T<1$。

(三)色谱峰的峰高和峰面积

1. **峰高** 测量检测器对某一化合物的响应值的最简单方法是测量信号的峰高(peak height)。对于一个分离良好的单一组分而言,峰高是指色谱峰最高点到基线的距离,见图 15-3 中的色谱峰 2。当由于长噪声或基线漂移导致基线变化时,测量峰高的方法就必须修正。如图 15-3 中的色谱峰 3,在这种情况下,基线的位置可从色谱峰的起点到终点用内插法求得。对于没有与相邻峰(neighboring

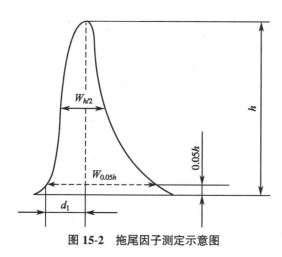

图 15-2 拖尾因子测定示意图

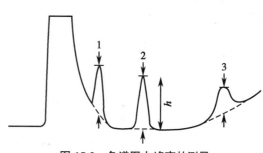

图 15-3 色谱图中峰高的测量

peak)完全分离的色谱峰峰高可用切线法测得,如图15-3中的色谱峰1。切线法仅适用于出在主峰峰尾上的小色谱峰。尽管现代色谱工作站可直接计算给出峰高,但确认是否合理地判断了基线仍然是十分重要的。

2. 峰面积　峰面积(peak area)是色谱定量分析方法中最常用的表达检测器对待测物的响应值的一个参数。对于一个完全分离的色谱峰而言,峰面积是指从色谱峰开始到结束时间范围内待测物信号响应的积分值。影响色谱峰面积准确测量的因素很多。首先必须准确判断基线,这一点在有长、短噪声存在时显得尤其重要。其次,必须准确判断色谱峰的起点及终点:在色谱峰的起点,何时信号开始有别于噪声开始升高;在色谱峰的终点,何时信号结束回到基线值。这种判断对于非对称峰(non-symmetrical peak)或拖尾峰(tailing peak)而言是比较困难的,往往会导致峰面积测量的不准确。色谱工作站的数据处理系统判断色谱峰的起点及终点的准确与否取决于阈值(threshold value)的合理设定,阈值的设定会影响峰面积测量的准确度,对非对称峰而言,由于峰的起点或终点不易判断,因此会显得更加严重。如图15-4,阈值的设定对对称峰(a)的峰面积的回收率(以真实峰面积的百分比计)为99.6%~99.9%,但对拖尾峰(b)而言,由于对色谱峰的终点判断不够准确,峰面积的回收率仅为92.3%~97.8%。

3. 峰高与峰面积用于定量分析　峰高和峰面积均可用于色谱的定量分析,人们多数情况下习惯采用峰面积进行定量分析。但有时用峰面积定量分析并不是最佳选择。以下情况可以尝试采用峰高定量:①色谱峰严重拖尾;②色谱峰有潜在干扰或未与相邻峰完全分离;③流动相流速不稳定。

二、定量分析的误差来源

色谱分析方法的误差来源(sources of error)是多方面的,任一部分的误差都会影响到分析结果的准确度和精密度。

色谱法的良好准确度取决于以下几个方面:①取样的代表性;②最小程度的色谱峰重叠(overlap)和干扰;③良好的色谱峰形;④准确的线性回归方法;⑤适当的数据处理方法,包括峰面积的积分方法。

色谱法的良好精密度取决于:①样品处理技术;

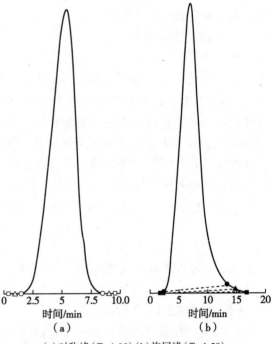

(a)对称峰($T=1.00$);(b)拖尾峰($T=1.58$)。
□ =99.9%；△ =99.8%；○ =99.6%；■ =97.8%；▲ =95.3%；
● =92.3%。

图 15-4　峰面积积分值随阈值设定的变化情况

②仪器的重现性(reproducibility),包括进样技术;③待测物色谱峰的可接受的信噪比;④良好的色谱峰形;⑤适当的数据处理方法,包括峰面积的积分方法;⑥定量分析方法和线性回归方法。

一般测定结果的不精确(imprecision)可表达为所有精密度误差(precision errors)的总和,以下式表示:

$$\sigma_{tot}^2 = \sigma_a^2 + \sigma_b^2 + \sigma_c^2 + \cdots\cdots \qquad \text{式(15-2)}$$

式中,σ_{tot}^2 为总体精密度误差,σ_a^2、σ_b^2 和 σ_c^2 分别代表来自误差源 a、b、c(如进样误差、检测误差、样品制备误差等)的不同来源的精密度误差。虽然式(15-2)中列出的误差来源是多方面的,但对分析结果的总体精密度误差 σ_{tot} 的影响取决于主要的误差的来源。如表15-1,假设有以下四种来源的误差。则分析方法的总体误差为:

$$\sigma_{tot} = (0.4^2 + 4.0^2 + 0.3^2 + 1.0^2)^{1/2} = 4.15\%$$

表 15-1 误差来源示例

误差来源	该来源的误差 /%
体积定容的误差	0.4
样品制备的误差	4.0
进样误差	0.3
来自检测器信噪比的误差	1.0

可见,在这一例子中,来源于样品制备的误差主导了整个分析方法的精密度误差,消除所有其他来源的误差对测定方法精密度的提高没有显著性的意义。由此可见,要显著提高测定方法的精密度,关键是要降低或消除来自主要误差源的误差。色谱法的误差来源主要有以下几个方面:取样、样品制备、色谱行为、信号处理(如积分等)及数据处理。

1. 来自取样与样品处理的误差 样品的特性往往会影响到色谱分析结果的准确度和精密度,取样前样品必须均匀并能代表整批样品的情况。这一点在固体样品及混悬液样品取样时应该特别强调。例如在混悬液取样时,必须将样品摇匀以后立即取样,否则将移液管插至液面下不同深度取出的样品情况是不一样的。

在色谱法中,样品的制备(sample preparation)往往是要将样品制备成适当的溶液以便进样分析。这一过程如果仅是简单的液体样品的稀释,那么在 HPLC 中精密度 RSD 一般会好于 0.5%。样品制备过程应该尽可能简化,减少移液次数,尽量不用或少用小体积(0.1ml 以下)的移液工具。对于固体样品应该注意确认待测物是否完全溶解,当样品基质(如片剂和胶囊的辅料)不能溶解时,应该考察待测物是否从这些不溶性的基质中完全溶解到溶剂中。在 HPLC 分析中,为了获得良好的色谱峰形,样品最终应该制备至流动相中或洗脱能力比流动相弱的溶剂中,再进样分析。

采用校正过的自动进样器(autosampler)进样和有定量环(sampling loop)的手动进样,进样精密度(重现性)一般好于 0.5%(RSD<0.5%)。用注射器(syringe)定量的手动进样(如在 GC 中)的进样重现性往往不佳,RSD>2%。在这种情况下可采用加入内标物的方式来校正进样误差,以提高精密度。进样体积应该足够大以便获得较大的能够准确测量的色谱峰。但若进样量太大(体积太大或质量太大),色谱行为会变差(如色谱峰展宽)、色谱柱超载、检测器超载或饱和等不利影响,而导致测定结果不佳。

有时为了获得较好的分离度或检测响应,在样品处理过程中会采用溶剂提取、化学衍生化、固相萃取等步骤,但这些步骤往往会导致测定结果有 5%~10% 的误差。

2. 来自色谱方面的误差 一个好的色谱定量分析方法应该满足下列条件:①所有待测物的色谱峰均具有适当的保留(0.5<k<20,最好 1<k<10);②所有待测物的色谱峰与相邻的色谱峰的分离度大于 1.5(最好大于 2.0);③常量分析中待测物的信噪比应该大于 50,痕量分析的信噪比应该大于 10;④在不同时间、不同色谱柱上、不同仪器上及不同实验室中等情况下,色谱分离结果能够重现;⑤常量分析中,所有待测物应具有良好的峰形,且拖尾因子在 0.95~1.05 范围内。

前伸峰(fronting peak)及拖尾峰(tailing peak)等不良色谱峰形会导致较大的定量分析误差。因为对于前伸或拖尾较严重的色谱峰,无法准确判断色谱峰的起点或终点,最终导致测定结果的不准确。接近死时间的色谱峰(k<0.5),往往峰形不佳,定量分析的准确度也会受到影响。而保留时间过长的色谱峰(等度洗脱,k>20),往往峰展宽严重且峰高较低,也会产生定量分析准确度下降的问题。

定量分析中,待测物与相邻色谱峰最理想的分离度是 R>2.0。在色谱分离难度较大的情况下,如痕量分析和体内药物分析等,有时待测物的分离度 R<1.5 也可接受,因为体内药物分析方法精密度达到 RSD 小于 15% 即可。但必须注意,此时色谱峰的重叠(overlap)给色谱峰面积的准确测量带来的误差是很大的,当相邻的较大干扰峰在待测物之前被洗脱时,给待测物峰面积带来的测定误差会更大。当 R<1.5 时,采用峰高定量分析往往可以提高准确度和精密度。实际工作中,在选择色谱条件

时,尽可能使 $R>2.0$,因为日常色谱分析工作中难免会发生柱效下降的情况,尤其是在体内药物分析过程中,更容易遇到柱效下降的情况。

浓度接近检测限的低浓度(含量)样品的分析,必须注意色谱信号应该有足够大的信噪比,如体内药物分析时要求 $S/N \geqslant 10$。此时,因基线不稳而产生的噪声和基线漂移对这样的低浓度样品的色谱峰面积的准确测量也有较大影响,应该引起注意。

采用梯度洗脱 HPLC 法及程序升温 GC 法进行含量测定时,在前一次进样分析结束后,下一次进样分析之前,即两次分析之间,应该留有足够的时间让色谱系统平衡,否则会造成保留时间、峰面积和峰高不重现等问题,从而给定量分析带来影响。

3. 来自数据系统的误差　现代数据处理系统是通过峰面积或峰高来定量的,因此,用于确定峰面积和峰高的参数将会直接影响测定结果的准确性。良好的定量结果取决于:①系统如何滤除或均化短噪声;②数据采集频率(每秒钟采集数据点的数量);③设定的数据采集参数;④计算机数据处理方法。

多数数据系统需要用户自己设置操作参数。参数设置主要是为了确定基线噪声水平以及每个峰的起点和终点。峰处理主要参数有峰宽(peak width)、斜率(slope sensitivity)、最小峰高(height reject)、最小峰面积(area reject)。只有大于最小峰高和最小峰面积时才能被检测为"色谱峰"。因此,设定合适的数值才能检测出各组分的色谱峰。斜率也是数据系统用以判断峰的重要标准,可用于确定峰的起点与终点。系统通常将斜率大于设定值的曲线判作峰。一般说来,峰形越陡峭,斜率设置值越大。斜率设置应当恰当,太大易造成平坦的峰漏判,太小容易将基线波动误判为峰。峰的起点和终点与噪声和数据系统的灵敏度设置有关,峰宽参数的设置对于分析结果的准确性影响很大。如果峰宽阈值设置太高,数据系统可能会遗漏掉某些峰宽较窄的色谱峰;反之,如果峰宽阈值设置过低,则鉴别峰的起点太早,峰终点太迟,导致峰面积积分不准,偏大。较好的方法是取色谱图上最窄峰,以其宽度的一半作为峰宽参数。

此外,还需考虑数据组(data bunching)对色谱信息的准确采集和存贮的影响。数据组是大多数数据系统采用的一种技术,用来保存足以适宜描绘总体色谱图和色谱峰的数据点,而不必保存过多的数据点,以免产生过大的数据文件。例如,在色谱图的平坦基线部分的众多点,对准确表现分离影响不大,则不会被存贮在数据文件中。

第二节　药物中主成分的定量分析及其验证

药物中主成分的定量分析通常包括原料药的含量测定、制剂的含量测定和溶出度检查。药物的含量测定是评价药物质量的重要指标,通常运用化学、物理、生物学及微生物学的方法进行测定;溶出度检查所采用的定量分析方法通常与前者保持一致。色谱法因其分离效能高、能够准确定量的特点,被广泛应用于药物中主成分的定量分析。由于待测物中主成分的量基本固定(即变化范围不大),故常采用对照品法进行定量,既准确又简单快速。对照品法一般配制一个浓度的对照品溶液,在与被测样品相同的色谱条件下单独测定,把得到的色谱峰面积与被测组分的色谱峰面积进行比较求得被测组分的含量;为了准确定量,这个浓度应与待测物浓度相近。高效液相色谱法(HPLC)一般采用外标法定量,气相色谱法(GC)一般采用内标法定量。

一、主成分定量分析方法

(一)定量测定结果的表示方式

1. 原料药的含量测定　原料药的含量测定结果计算通常以百分含量(%)表示,公式如下:

$$百分含量 (\%) = \frac{m_{测得量}}{m_{取样量}} \times 100\%$$

　　　　式(15-3)

通常,首先根据外标法或者内标法计算待测物供试品溶液的浓度,然后再根据稀释体积计算得到供试品中 $m_{测得量}$,与 $m_{取样量}$ 进行对比,最终计算得到原料药的百分含量(%)。

2. 制剂的含量测定　药物制成制剂,均有其标示量,即每 1 个制剂单位所含有效成分的量。药物制剂的含量测定,均以其标示量为基础,检验制剂含量偏离标示量的程度,故制剂的含量测定结果以标示量的百分含量表示。

$$标示量百分含量(\%)=\frac{每个单位制剂的实际测得量}{标示量}\times100\%\qquad 式(15\text{-}4)$$

(1)对于片剂的含量测定,式(15-4)可进一步转换为:

$$标示量百分含量(\%)=\frac{(m_{测得量}/m_{取样量})\times 平均片重}{标示量}\times100\%\qquad 式(15\text{-}5)$$

(2)对于注射液等液体制剂的含量测定,公式为:

$$标示量百分含量(\%)=\frac{c_{实测}}{c_{标示}}\times100\%\qquad 式(15\text{-}6)$$

3. 溶出度的检查　溶出度测定结果的表示方式与制剂的含量测定类似,用测得溶出量相对于标示量的百分含量(%)表示,公式为:

$$溶出量(\%)=\frac{制剂的溶出测得量}{标示量}\times100\%\qquad 式(15\text{-}7)$$

(二) 主成分定量分析方法

初学者经常将色谱图中采用面积归一化法得到的主成分峰面积百分比视为主成分含量,这在药物质量控制中是不被接受的,因为不同物质的色谱检测响应是不一样的,水分、无机物等杂质甚至无法检测到色谱信号。采用色谱法测定供试品中主成分含量时,必须要有已知含量的对照品,首选法定机构(如中国食品药品检定研究院)提供的对照品,如无法定对照品则需要先标定对照品的含量,然后再采用外标法或者内标法进行含量测定。

1. 外标法　按各品种项下的规定,精密称(量)取对照品和供试品,配制成溶液,分别精密量取一定量,注入仪器,记录色谱图,测量对照品溶液和供试品溶液中待测组分的峰面积(或峰高),按式(15-8)计算含量。

$$含量(c_X)=c_R\times\frac{A_X}{A_R}\qquad 式(15\text{-}8)$$

式中,A_R 为对照品的峰面积(或峰高);C_R 为对照品的浓度;A_X 为供试品的峰面积(或峰高);c_X 为供试品的浓度。

外标法简便,但要求进样量准确且操作条件稳定。由于微量注射器不易精确控制进样量,所以采用外标法测定含量时,以定量环或自动进样器进样为好。外标法在原料药的含量测定(如【例 15-1】)、制剂的含量测定(如【例 15-2】)以及药物溶出度检查(如【例 15-3】)中均有广泛应用。

【例 15-1】《中国药典》(2020 年版)中丙磺舒的含量测定

色谱条件:用十八烷基硅烷键合硅胶为填充剂;以 0.05mol/L 磷酸二氢钠(加 1% 冰醋酸,用磷酸调节 pH 至 3.0)- 乙腈(50∶50)为流动相;检测波长为 245nm;进样量 20μl。

系统适用性要求:理论板数按丙磺舒峰计算不低于 3 000。

测定法:取本品适量,精密称定,加流动相溶解并定量稀释制成每 1ml 中含 60μg 的供试品溶液;取丙磺舒对照品,精密称定,加流动相溶解并定量稀释制成每 1ml 中含 60μg 的对照品溶液;精密量取供试品溶液与对照品溶液,分别注入液相色谱仪,记录色谱图。按外标法以峰面积计算。

限度:按干燥品计算,含 $C_{13}H_{19}NO_4S$ 应为 98.0%~102.0%。

【例 15-2】《中国药典》(2020 年版)中阿司匹林片的含量测定

色谱条件:用十八烷基硅烷键合硅胶为填充剂;以乙腈 - 四氢呋喃 - 冰醋酸 - 水(20:5:5:70)为流动相;检测波长为276nm;进样量10μl。

系统适用性要求:理论板数按阿司匹林峰计算不低于3 000,阿司匹林峰与水杨酸峰的分离度应符合要求。

测定法:取本品20片,精密称定,充分研细,精密称取细粉适量(约相当于阿司匹林10mg),置100ml量瓶中,用溶剂(1%冰醋酸的甲醇溶液)强烈振摇使阿司匹林溶解,并用溶剂稀释至刻度,摇匀,滤膜滤过,取续滤液作为供试品溶液;取阿司匹林对照品适量,精密称定,加溶剂振摇使溶解并定量稀释制成每1ml中约含0.1mg的对照品溶液;精密量取供试品溶液与对照品溶液,分别注入液相色谱仪,记录色谱图,按外标法以峰面积计算。

限度:本品含阿司匹林($C_9H_8O_4$)应为标示量的95.0%~105.0%。

【例15-3】《中国药典》(2020年版)中盐酸苯海拉明片的溶出度检查

色谱条件:用氰基键合硅胶为填充剂;以乙腈 - 水 - 三乙胺(50:50:0.5)(用冰醋酸调节pH至6.5)为流动相;检测波长为258nm;进样体积50μl。

系统适用性要求:理论板数按苯海拉明峰计算不低于5 000,苯海拉明峰与二苯酮峰之间的分离度应大于2.0。

测定法:取本品,照溶出度与释放度测定法(通则0931第一法)测定;以水500ml为溶出介质,转速为100r/min,依法操作,经45分钟时,取溶出液5ml,滤过,取续滤液作为供试品溶液;取盐酸苯海拉明对照品适量,精密称定,加水溶解并定量稀释制成每1ml中约含50μg的对照品溶液;精密量取供试品溶液与对照品溶液,分别注入液相色谱仪,记录色谱图,按外标法以峰面积计算。

限度:溶出度应不低于标示量的70%。

2. **内标法**　按各品种项下的规定,精密称(量)取药物对照品和内标物质,分别配成溶液,精密量取各溶液适量,混合配成校正因子测定用的对照溶液。取一定量注入仪器,记录色谱图。测量对照品和内标物质的峰面积或峰高,计算校正因子:

$$校正因子(f)=\frac{A_S/C_S}{A_R/C_R} \qquad 式(15-9)$$

式中,A_S为内标物质的峰面积(或峰高);A_R为对照品的峰面积(或峰高);C_S为内标物质的浓度;C_R为对照品的浓度。

再取各品种项下含有内标物质的供试品溶液,注入仪器,记录色谱图,测量供试品中待测组分和内标物质的峰面积或峰高,按下式计算含量:

$$含量(c_X)=f \times \frac{A_X}{A_{S'}/c_{S'}} \qquad 式(15-10)$$

式中,A_X为供试品的峰面积(或峰高);c_X为供试品的浓度;f为校正因子;$A_{S'}$和$c_{S'}$分别为内标物质的峰面积(或峰高)和浓度。

内标法也是主成分定量分析的常用方法,可用于原料药的含量测定(如【例15-4】)、制剂的含量测定(如【例15-5】)和溶出度检查(如【例15-6】)。采用内标法可避免因样品前处理及进样体积误差对结果的影响,因此,内标法定量在气相色谱中应用较多。

【例15-4】《中国药典》(2020年版)中丁酸氢化可的松的含量测定

色谱条件:用十八烷基硅烷键合硅胶为填充剂;以水 - 乙腈 - 冰醋酸(55:45:0.5)为流动相;检测波长为240nm;进样体积20μl。

系统适用性要求:理论板数按丁酸氢化可的松峰计算不低于1 500,丁酸氢化可的松峰与甲睾酮峰之间的分离度应符合要求。

测定法:取甲睾酮,用甲醇溶解并稀释制成每1ml中约含0.18mg的溶液作为内标溶液;取本品适量,精密称定,加甲醇溶解并定量稀释制成每1ml中约含0.26mg的溶液,精密量取该溶液与内标溶液各 5ml,置 50ml 量瓶中,用甲醇稀释至刻度,摇匀,作为供试品溶液;取丁酸氢化可的松对照品适量,精密称定,加甲醇溶解并定量稀释制成每 1ml 中约含 0.26mg 的溶液,精密量取该溶液与内标溶液各 5ml,置 50ml 量瓶中,用甲醇稀释至刻度,摇匀,作为对照品溶液;精密量取供试品溶液与对照品溶液,分别注入液相色谱仪,记录色谱图,按内标法以峰面积计算。

限度:按干燥品计算,含 $C_{25}H_{36}O_6$ 应为 97.0%~102.0%。

【例 15-5】《中国药典》(2020 年版)中扑米酮片的含量测定

色谱条件:以硅酮(或极性相近)为固定相;涂布浓度为 3%;柱温为 260℃;进样体积 1μl。

系统适用性要求:扑米酮峰与内标物质峰的分离度应符合要求。

测定法:取 N- 苯基咔唑适量,加甲醇溶解并制成每 1ml 中含 2.4mg 的内标溶液;取本品 20 片,精密称定,研细,精密称取细粉适量(相当于扑米酮 0.15g),置 50ml 量瓶中,精密加入内标溶液 25ml 与甲醇 10ml,水浴上加热 5 分钟并时时振摇,放冷,用甲醇稀释至刻度,摇匀,滤过,取续滤液作为供试品溶液;取扑米酮对照品约 0.15g,精密称定,置 50ml 量瓶中,精密加入内标溶液 25ml,振摇使扑米酮溶解(必要时加热使溶解),用甲醇稀释至刻度,摇匀作为对照品溶液;精密量取供试品溶液与对照品溶液,分别注入气相色谱仪,记录色谱图,计算校正因子,按内标法以峰面积计算。

限度:本品含扑米酮($C_{12}H_{14}N_2O_2$)应为标示量的 95.0%~105.0%。

【例 15-6】《中国药典》(2020 年版)中盐酸金刚乙胺片的溶出度检查

色谱条件:以 5% 苯基 -95% 甲基聚硅氧烷(或极性相近)为固定液的毛细管柱为色谱柱;柱温为 150℃;进样口温度为 220℃;检测器温度为 250℃;进样体积 2μl。

测定法:取本品,照溶出度与释放度测定法(通则 0931 第二法)测定;以水 500ml 为溶出介质,转速为每分钟 50 转,依法操作,经 30 分钟时取溶出液 10ml,滤过,精密量取续滤液 2ml,加 1mol/L 氢氧化钠溶液 5ml,振摇,加内标溶液(取金刚烷胺适量,加正己烷溶解并稀释制成每 1ml 中约含 0.35mg 的溶液)1ml 提取,静置分层,取正己烷层作为供试品溶液;取盐酸金刚乙胺对照品,精密称定,加甲醇适量溶解并用溶出介质定量稀释制成每 1ml 中约含 0.2mg 的溶液,精密量取 2ml,加 1mol/L 氢氧化钠溶液 5ml,振摇,加内标溶液 1ml 提取,静置分层,取正己烷层作为对照品溶液;精密量取供试品溶液和对照品溶液,分别注入气相色谱仪,记录色谱图,按内标法以峰面积计算每片的溶出量。

限度:溶出度应不低于标示量的 80%。

二、主成分定量分析方法的系统适用性要求

色谱法在使用时,须确认色谱系统和操作步骤以保证数据的准确性,这就要依靠系统适用性试验(system suitability test)来完成。色谱系统的适用性试验包括理论板数、分离度、灵敏度、拖尾因子和重复性等五个参数,主成分定量分析方法的系统适用性要求通常包括理论板数、分离度、拖尾因子和重复性等指标。按《中国药典》各品种项下要求进行系统适用性试验,即用规定的对照品溶液或系统适用性溶液在规定的色谱系统进行试验,必要时,可对色谱系统进行适当的调整以符合要求。

1. 色谱柱的理论板数(n)　理论板数是主成分定量分析中最常用的系统适用性参数之一,如【例 15-1】~【例 15-4】的系统适用性要求中均规定了理论板数。由于不同物质在同一色谱柱上的色谱行为不同,采用理论板数作为衡量色谱柱效能的指标时,应指明测定物质,一般为待测物质或内标物质的理论板数。理论板数越小,峰面积积分的误差就会增大,当可能影响到定量准确性时,应在品种正文项下对最小理论板数作出规定。

试验方法为:在规定的色谱条件下,注入供试品溶液或各品种项下规定的内标物质溶液,记录色谱图,量出供试品主成分色谱峰或内标物质色谱峰的保留时间(t_R)和峰宽(W)或半高峰宽($W_{h/2}$),按式 $n=16(t_R/W)^2$ 或 $n=5.54(t_R/W_{h/2})^2$ 计算色谱柱的理论塔板数 n。

2. 色谱峰的分离度(R)　R 用于评价待测物质与被分离物质之间的分离程度,是衡量色谱系统分离效能的关键指标。可以通过测定待测物质与已知杂质的分离度,也可以通过测定待测物质与某一

指标性成分(内标物质或其他难分离物质)的分离度,或将供试品或对照品用适当的方法降解,通过测定待测物质与某一降解产物的分离度,对色谱系统分离效能进行评价与调整。

无论是定性分析还是定量分析,均要求待测物质色谱峰与内标物质色谱峰或特定的杂质对照色谱峰及其他色谱峰之间有较好的分离度。除另有规定外,待测物质色谱峰与相邻色谱峰之间的分离度应不小于1.5。如【例15-2】~【例15-5】的系统适用性要求中均规定了色谱峰的分离度。

3. **色谱峰的拖尾因子(T)**　为保证色谱系统的测量精度,应检查待测物色谱峰的峰形,常以拖尾因子(T)评价色谱峰的对称性。计算公式为:$T=W_{0.05h}/2d_1$,式中,$W_{0.05h}$为5%峰高处的峰宽,d_1为峰顶在5%峰高处横坐标平行线的投影点至峰前沿与此平行线交点的距离(如图15-2)。

《中国药典》(2020年版)通则"0512 高效液相色谱法"和"0521 气相色谱法"均要求:以峰高作定量参数时,除另有规定外,T值应在0.95~1.05之间;以峰面积作定量参数时,一般的峰拖尾或前伸不会影响峰面积积分,但严重拖尾会影响基线和色谱峰起止的判断和峰面积积分的准确性,此时应在品种正文项下对拖尾因子作出规定(如例15-7)。

【例15-7】《中国药典》(2020年版)中马来酸依那普利片的含量测定

色谱条件:用辛基硅烷键合硅胶为填充剂;以磷酸盐缓冲溶液(0.01mol/L磷酸二氢钾溶液,用磷酸溶液调节pH至2.2)-乙腈(75∶25)为流动相;检测波长为215nm;柱温为50℃;进样体积20μl。

系统适用性要求:系统适用性溶液色谱图中,出峰顺序为马来酸峰、杂质Ⅰ峰、依那普利峰和杂质Ⅱ峰,依那普利峰拖尾因子应小于2.0,马来酸峰与杂质Ⅰ峰之间的分离度应符合要求,杂质Ⅰ峰、依那普利峰与杂质Ⅱ峰之间的分离度应大于4.0。

测定法:取本品20片,精密称定,研细,精密称取适量(约相当于马来酸依那普利20mg),置100ml量瓶中,加水适量,振摇,使马来酸依那普利溶解,用水稀释至刻度,摇匀,滤过,取续滤液,作为供试品溶液;取马来酸依那普利对照品适量,精密称定,加水溶解并定量稀释制成每1ml中约含0.2mg的对照品溶液;分别取杂质Ⅰ对照品、马来酸依那普利对照品和杂质Ⅱ对照品各适量,加流动相溶解并稀释制成每1ml中约含杂质Ⅰ、马来酸依那普利和杂质Ⅱ各20μg的混合溶液,作为系统适用性溶液;精密量取供试品溶液与对照品溶液,分别注入液相色谱仪,记录色谱图,按外标法以依那普利峰面积计算。

限度:本品含马来酸依那普利($C_{20}H_{28}N_2O_5 \cdot C_4H_4O_4$)应为标示量的90.0%~110.0%。

4. **色谱系统的重复性**　重复性用于评价连续进样中,色谱系统响应值的重复性能。除另有规定外,通常取各品种项下的对照品溶液,连续进样5次,其峰面积测量值(或内标比值或其校正因子)的相对标准偏差应不大于2.0%。视进样溶液的浓度和/或体积、色谱峰响应和分析方法所能达到的精度水平等,对相对标准偏差的要求可适当放宽或收紧,放宽或收紧的范围以满足品种项下检测需要的精密度要求为准。在主成分测定时,都会考察此项以确保测定结果可靠,因此各品种项下一般不再作单独规定。

三、主成分定量分析的方法验证

在开发药物主成分定量分析方法时,药物能够被分离并检测只是完成了第一步,为证明建立的方法适合于相应检测要求,还需进行分析方法验证(analytical method validation)。按《中国药典》(2020年版)通则"9101 分析方法验证指导原则"规定,含量测定及溶出度测定需验证的分析项目一般有专属性、准确度、精密度(重复性、中间精密度)、线性、范围和耐用性。

(一)专属性

专属性(specificity)系指在其他成分(如杂质、降解物、辅料等)存在时,采用的分析方法能正确测定出被测物的能力,用于考察方法的抗干扰程度。如果专属性不佳,方法的准确度、精密度和线性都将受到影响。因此,确保专属性是建立和验证分析方法的第一步。方法的专属性应该在方法建立时以及随后的方法应用过程中不断地重新评价,因为虽然在最初方法建立阶段已确认了方法具有专属性,但在随后方法的应用过程中,某些样品难免会出现新的干扰物质,可能会影响方法的专属性。

1. 主成分测定的专属性试验要求

(1)加入已知干扰物:在杂质和辅料对照品可获得的情况下,试样中可加入杂质或辅料,考察测定结果是否受干扰,并可与未加杂质或辅料的试样比较测定结果,以确保所加入的物质与主成分能良好分离。

(2)强制降解研究:采用强光照射、高温、高湿、酸(碱)水解或氧化等方法对样品进行加速破坏,确保这些降解产物的色谱峰能与主成分峰良好分离,不影响主成分的定量。此外,降解样品中主成分及相关降解产物的峰纯度往往需用其他方法确认,如采用 LC-MS、二极管阵列检测器来测定色谱峰的纯度。

(3)采用色谱法和其他分离方法,应附代表性图谱,以说明方法的专属性,并应标明各成分在图中的位置,色谱法中的分离度应符合要求。

2. 优化专属性的途径

(1)优化色谱条件:改变原方法的色谱条件能优化专属性,使原重叠的色谱峰分开,一般在色谱条件优化过程中需要考察色谱柱、流动相组成、流动相洗脱方式、柱温等条件的变化对专属性的影响。

(2)优化检测条件:可使用选择性检测器来获得专属性较好的方法,如用邻苯二甲醛对氨基酸衍生化进行荧光标记后,采用荧光检测器检测,既可提高方法的专属性,也可提高检测灵敏度;选择不同波长检测也是优化色谱法专属性的有效途径。

(3)优化样品前处理方法:可以通过选择不同的样品溶解溶剂,或者采用液液萃取、固相萃取等前处理方法提高方法的专属性。

(二)准确度

准确度(accuracy)系指用所建立方法测定的结果与真实值或参考值接近的程度,一般用回收率(%)表示。测定准确度应在规定的线性范围内,取同一浓度(相当于 100% 浓度水平)的供试品,用至少 6 份样品的测定结果进行评价;或设计至少 3 种不同浓度,每种浓度分别制备至少 3 份供试品溶液进行测定,用至少 9 份样品的测定结果进行评价,且浓度的设定应考虑样品的浓度范围。两种方法的选定应考虑分析的目的和样品的浓度范围。

1. 原料药含量测定方法的准确度 原料药可用已知纯度的对照品或供试品进行测定,再与真实值或参比值比较,求得准确度,计算公式为:回收率(%)=(测得量 / 加入量)× 100%。或用本法所测定结果与已知准确度的另一方法测定的结果(如滴定法)进行比较。

2. 药物制剂含量测定方法的准确度 包括回收率试验和加样回收率试验。

前者是在处方量空白辅料中,加入已知量被测物对照品进行测定;通过测得值与加入值的比较来确定准确度,计算公式同原料药的含量测定。通常,对照品的加入量一般为待测物期望浓度的 80%、100% 和 120%。此外,应分析空白基质,以确定基质的背景影响;如发现空白基质有干扰,应完善色谱条件,消除干扰,改善分离。

如不能得到制剂辅料的全部组分,可向待测制剂中加入已知量的被测物对照品进行测定,即加样回收率试验,计算公式为:回收率(%)=(测得量 − 本底量)/ 加入量 × 100%。

或用本法所得结果与已知准确度的另一方法测定的结果进行比较。

3. 溶出度检查方法的准确度 可用溶出介质配制一定浓度的主成分对照品溶液和期望浓度的供试品溶液(称量制剂细粉配制),分别进行测定,计算公式为:回收率(%)=(测得量 / 加入量)× 100%。

还可用模拟处方法,即在空白辅料中加入已知量主成分对照品,用溶出介质溶解并稀释,作为供试品溶液;以主成分对照品配制对照品贮备液,再用空白介质溶液稀释,作为对照品溶液。例如可分别配制浓度为 30%、80%、110%(基本可覆盖溶出曲线考察时所有溶出液的实际浓度)的供试品溶液。计算公式为:回收率(%)=(测得量 / 加入量)× 100%。

4. 数据要求 对于化学药应报告已知加入量的回收率(%),或测定结果的平均值与真实值之差及其相对标准偏差或置信区间(置信度一般为 95%)。主成分定量分析的回收率限度一般为 98%~101%,在基质复杂、组分含量低于 0.01% 及多成分等分析中,回收率限度可适当放宽。

(三) 精密度

精密度(precision)系指在规定的条件下,同一份均匀供试品,经多次取样测定所得结果之间的接近程度。精密度一般用偏差、标准偏差(standard deviation,SD)或相对标准偏差(relative standard deviation,RSD)表示,它反映了正常测定条件下分析方法的再现程度。

1. 验证内容　精密度分为三种类型:重复性、中间精密度以及重现性。

(1) 重复性(repeatability): 在规定范围内,取同一浓度(分析方法拟定的样品测定浓度,相当于 100% 浓度水平)的供试品,用至少 6 份的测定结果进行评价;或设计至少 3 种不同浓度,每种浓度分别制备至少 3 份供试品溶液进行测定,用至少 9 份样品的测定结果进行评价。采用至少 9 份测定结果进行评价时,浓度的设定应考虑样品的浓度范围。

(2) 中间精密度(intermediate precision): 中间精密度系指在同一实验室,不同时间由不同分析人员用不同设备测定结果的精密度。中间精密度反映了实验室内部的随机变动因素对精密度的影响,变动因素一般为日期、分析人员、设备。

(3) 重现性(reproducibility): 重现性系指在不同实验室由不同分析人员测定结果之间的精密度。国家药品质量标准采用的分析方法,应进行重现性试验,如通过不同实验室协同检验获得重现性结果。

在分析方法建立和验证的初期,评价精密度通常采用前两种方法:即重复性和中间精密度。重现性通常在不同实验室使用同一分析方法,或将分析方法从一个实验室移植到其他实验室时考察;方法验证中如已有重现性验证,则不需验证中间精密度。

2. 数据要求　《中国药典》(2020 年版)要求:均应报告标准偏差、相对标准偏差或置信区间。

计算过程如下,如一组样品进行了 n 次测定,则 n 次测定结果的均值定义为:

$$x = \frac{\sum_{i=1}^{n} x_i}{n} \qquad \text{式(15-11)}$$

式中,x_i 为各样品的测量值。标准偏差和相对标准偏差分别为:

$$\text{SD} = \sqrt{\frac{\sum_{i=1}^{n}(x_i - x)^2}{n-1}} \quad \text{和} \quad RSD(\%) = \frac{SD}{x} \times 100\% \qquad \text{式(15-12)}$$

一般主成分定量分析要求方法的精密度(RSD)在 2% 以内,在基质复杂、组分含量低于 0.01% 及多成分等分析中,精密度限度可适当放宽。

(四) 线性

线性(linearity)系指在设计的范围内,被测物的色谱响应值(内标法时为被测物与内标物色谱响应值的比值)与试样中被测物浓度直接呈比例关系的能力。应在设计的范围内测定线性关系,通常采用同一对照品贮备液经精密稀释,或分别精密称取对照品,制备一系列对照品溶液(至少 5 个不同浓度水平)进行测定。以测得的响应信号对待测物浓度作图,观察是否呈线性,再用最小二乘法(least square method)进行线性回归(linear regression)。必要时,响应信号可经数学转换,再进行线性回归计算,浓度与信号响应值(或响应值的数学转换形式)之间的线性相关程度,由相关系数表示;或者可采用描述浓度 - 响应关系的非线性模型。

《中国药典》(2020 年版)要求:应列出回归方程、相关系数、残差平方和、线性图(或其他数学模型)。一般来说,对于主成分测定方法,相关系数不得小于 0.999。

(五) 范围

范围(range)系指分析方法能达到精密度、准确度和线性要求时的高低限浓度或量的区间。范围是规定值,应在试验研究开始前确定验证的范围和试验方法,且应根据分析方法的具体应用及其线性、准确度、精密度结果和要求确定。

《中国药典》(2020年版)要求:原料药和制剂的含量测定,范围一般为测试浓度的80%~120%;制剂含量均匀度检查,范围一般为测定浓度的70%~130%,特殊剂型,如气雾剂和喷雾剂,范围可适当放宽;溶出度或释放度中的溶出量测定,范围一般为限度的±30%,如规定了限度范围,则应为下限的−20%至上限的+20%。

(六)耐用性

耐用性(robustness)系指测定条件有小的变动时,测定结果不受影响的承受程度,为所建立的方法用于日常检验提供依据。开始研究分析方法时,就应考虑其耐用性。可通过改变方法中的重要参数,然后测定它们对分离的影响来评价该方法的耐用性。如果测试条件要求苛刻,应在方法中写明,并注明可以接受变动的范围。

应考察的典型的变动因素包括色谱分离检测条件和样品前处理条件。

(1)高效液相色谱:流动相的组成、流动相的流速、流动相的pH、流动相中缓冲盐的浓度、柱温、不同品牌和不同批号的同类型色谱柱、检测波长等。

(2)气相色谱:载气流速、不同品牌和不同批号的同类型色谱柱、固定相、填充柱填料的粒度、毛细管柱的内径和固定液的涂布量、柱温、进样口温度和检测器温度、分流比等。

(3)样品处理过程:样品提取次数、提取时间、提取温度、被测溶液的稳定性等。

评价耐用性最有效的办法是通过统计学实验设计,评估多个参数。可以首先采用均匀设计确定主要影响因素,再通过单因素分析等确定变动范围,一般对每个因素都用三水平实验,得出每个因素对定量的影响。

《中国药典》(2020年版)要求:经试验,测定条件小的变动应能满足系统适用性试验要求,以确保方法的可靠性。

第三节 药物中杂质的定量分析及其验证

在药物的生产和贮藏过程中,常常会将一些杂质引入到药物中而使药物的纯度受到影响,因此必须对药物中的杂质进行检查,以保证药品质量和临床用药安全有效。按《中国药典》(2020年版)通则"9102药品杂质分析指导原则",可采用色谱法进行检查的杂质包括有关物质、对映异构体杂质、残留溶剂和基因毒性杂质等。其中有关物质是指化学结构与活性成分类似或具渊源关系的有机杂质,包括起始物、副产物、中间体、降解产物等。对药物杂质进行定量分析时,其待测成分含量低且变化较大,因此与药物主成分的定量分析有所不同,主要的方法可以分为杂质对照品法、主成分自身对照法、加校正因子的主成分自身对照法和面积归一化法。

一、杂质定量分析方法

1. 杂质对照品法 当药物中的杂质结构已知,且该已知杂质的对照品获取较为容易时,对此类杂质的控制多采用杂质对照品法。具体的方法为:根据杂质的规定限度,取药物供试品溶液和一定浓度的杂质对照品溶液分别进样分析,根据杂质峰面积计算供试品溶液中杂质的含量,进而判断杂质是否超过限度。

杂质对照品法可进一步分为外标法(如【例15-8】)、内标法(如【例15-9】)和标准溶液加入法(如【例15-10】)。当采用气相色谱法进行有关物质检查时,由于进样误差较大,常需加入内标进行峰面积校正;当采用顶空进样时,由于基质对待测物响应会有较大影响,常采用标准加入法:精密称(量)取杂质对照品适量,配制成适当浓度的对照品溶液,取一定量,精密加至供试品溶液中,根据外标法或内标法测定杂质含量,再扣除加入的对照品溶液含量,即得供试品溶液中杂质的含量。

杂质对照品法可以准确测得药物中已知杂质的含量,但是由于药物中的杂质众多,很难把每一个杂质的结构都进行确认,而且即使已经确证了杂质结构,获得相应杂质对照品用于常规的药品检验,成本可能会非常高昂。因此,杂质对照品法仅适用于少量已知杂质、毒性杂质(包括基因毒性杂质、残留溶剂)的定量分析,在药物的有关物质控制中所占比例不高。

【例 15-8】《中国药典》(2020 年版)中对乙酰氨基酚的对氯苯乙酰胺检查

色谱条件:用辛基硅烷键合硅胶为填充剂;以磷酸盐缓冲液(取磷酸氢二钠 8.95g,磷酸二氢钠 3.9g,加水溶解至 1 000ml,加 10% 四丁基氢氧化铵溶液 12ml)- 甲醇(60∶40)为流动相;检测波长为 245nm;柱温为 40℃;进样体积 20μl。

系统适用性要求:理论板数按对乙酰氨基酚峰计算不低于 2 000,对氯苯乙酰胺峰与对乙酰氨基酚峰之间的分离度应符合要求。

测定法:临用新制,取本品适量,精密称定,加甲醇 - 水(4∶6)溶解并定量稀释制成每 1ml 中约含 20mg 的供试品溶液;取对氯苯乙酰胺对照品与对乙酰氨基酚对照品各适量,精密称定,加甲醇 - 水(4∶6)溶解并定量稀释制成每 1ml 中约含对氯苯乙酰胺 1μg 与对乙酰氨基酚 20μg 的混合溶液,作为对照品溶液;精密量取供试品溶液与对照品溶液,分别注入液相色谱仪,记录色谱图。

限度:按外标法以峰面积计算,含对氯苯乙酰胺不得过 0.005%。

【例 15-9】《中国药典》(2020 年版)中七氟烷的六氟异丙醇检查

色谱条件:以 6% 氰丙基苯基 -94% 甲基聚硅氧烷(或极性相近)为固定液的毛细管柱为色谱柱(膜厚 3.0μm);起始温度 50℃,维持 10 分钟,以每分钟 10℃ 的速率升温至 140℃,维持 5 分钟;进样口温度为 200℃;检测器温度为 220℃;进样体积 1μl。

系统适用性要求:对照品溶液色谱图中,出峰顺序依次为七氟烷、异丙醇、二氯乙烷与六氟异丙醇,理论板数按七氟烷峰计算不低于 5 000,各相邻峰之间的分离度均应符合要求。

测定法:取 25ml 量瓶,加本品至刻度后,再精密称取并加内标物异丙醇 12mg(约相当于 15μl),摇匀,作为供试品溶液;取七氟烷对照品、六氟异丙醇对照品和异丙醇各适量,分别精密称定,用二氯乙烷定量稀释制成每 1ml 中含七氟烷 1.5mg、六氟异丙醇 1.5mg、异丙醇 0.6mg 的混合溶液,作为对照品溶液;精密量取供试品溶液与对照品溶液,分别注入气相色谱仪,记录色谱图。

限度:供试品溶液的色谱图中如有与六氟异丙醇峰保留时间一致的色谱峰,按内标法以六氟异丙醇校正因子计算不得超过 0.03%(W/W);其他单个杂质峰按内标法以七氟烷校正因子计算不得过 0.05%(W/W);杂质总量不得过 0.1%(W/W)。

【例 15-10】《中国药典》(2020 年版)中聚乙二醇 400 的环氧乙烷和二氧六环检查

色谱条件:以 5% 苯基 -95% 甲基聚硅氧烷为固定液,起始温度为 35℃,维持 5 分钟,以每分钟 5℃ 的速率升温至 180℃,然后以每分钟 30℃ 的速率升温至 250℃,维持 5 分钟(根据分离情况调整时间);进样口温度为 150℃,火焰离子化检测器温度为 250℃,顶空平衡温度为 70℃,平衡时间 45 分钟。

系统适用性要求:取系统适用性(灵敏度)溶液顶空进样,调节检测灵敏度使环氧乙烷和二氧六环峰高的信噪比均大于 5,乙醛峰和环氧乙烷峰的分离度不小于 2.0。

测定法:取本品 1g,精密称定,置顶空瓶中,精密加入水 1.0ml,密封,摇匀,作为供试品溶液;精密量取环氧乙烷水溶液对照品适量,用水稀释制成每 1ml 中约含 2μg 的溶液,作为环氧乙烷对照品溶液;另取二氧六环对照品适量,精密称定,用水制成每 1ml 中约含 20μg 的溶液,作为二氧六环对照品溶液;取本品 1g,精密称定,置顶空瓶中,精密加环氧乙烷对照品溶液与二氧六环对照品溶液各 0.5ml,密封,摇匀,作为对照溶液;精密量取环氧乙烷对照品溶液及二氧六环对照品溶液各 0.5ml 置顶空瓶中,加新配制的 0.001% 乙醛溶液 0.1ml,密封,摇匀,作为系统适用性(灵敏度)溶液。分别取供试品溶液及对照溶液顶空进样,重复进样至少 3 次。环氧乙烷峰面积的相对标准偏差应不得过 15%,二氧六环峰面积的相对标准偏差应不得过 10%。

限度:按标准加入法计算,环氧乙烷不得过 0.000 1%,二氧六环不得过 0.001%。

2. 主成分自身对照法　主成分自身对照法主要在有关物质检查中应用。虽然药物中的有关物质大部分结构未知而无法通过杂质对照品法进行限度控制,但是这些杂质都是与药物主成分的结构母核类似或者具有渊源关系,因此一种变通的方法就是将药物主成分的自身稀释液作为对照溶液与有关物质的峰面积进行比对。具体的方法为:配制药物供试品溶液,将供试品溶液按限量要求稀释至一定浓度作为对照溶液,取供试品溶液和对照溶液分别进样,测量供试品溶液色谱图中各杂峰的峰面积,并与对照溶液中主成分的峰面积比较,进行杂质定量。如【例 15-11】,目前各国药典中药物的有关物质控制大量采用了主成分自身对照法。

值得注意的是,采用药物主成分作为对照溶液进行控制的未知杂质可能与药物主成分的检测响应有很大差别,从而导致杂质的含量被低估;此外,这些结构未知的杂质亦可能是含有毒性较强的杂质,需要采用更严格的限度进行控制。因此在药物的质量研究不断深入的背景下,加强对有关物质的结构鉴定,并制定更为合理的有关物质定量分析方法是重要的发展方向。

【例 15-11】《中国药典》(2020 年版)中佐匹克隆的有关物质检查

色谱条件:用十八烷基硅烷键合硅胶为填充剂(4.6mm×250mm,5μm 或效能相当的色谱柱);以乙腈-磷酸盐溶液(取十二烷基硫酸钠 8.1g 与磷酸二氢钠 1.6g,加水 1 000ml 使溶解,用磷酸调节 pH 至 3.5)(37.5∶62.5)为流动相;检测波长为 303nm;进样体积 20μl。

系统适用性要求:系统适用性溶液色谱图中,主成分色谱峰的保留时间为 27~31 分钟,主成分峰与相对保留时间约为 0.9 处杂质峰之间的分离度应符合要求;理论板数按佐匹克隆峰计算不低于3 000;灵敏度溶液色谱图中,主成分峰高的信噪比应大于 10。

测定法:取本品约 10mg,置 10ml 量瓶中,加流动相超声使佐匹克隆溶解并稀释至刻度,摇匀,作为供试品溶液;精密量取供试品溶液 1ml,置 200ml 量瓶中,用流动相稀释至刻度,摇匀,作为对照溶液;取本品约 10mg,置 10ml 量瓶中,加甲醇 2ml 使溶解,加 30% 过氧化氢溶液 0.1ml,水浴加热 15 分钟,放冷,用流动相稀释至刻度,摇匀,作为系统适用性溶液;精密量取对照溶液 1ml,置 20ml 量瓶中,用流动相稀释至刻度,摇匀,作为灵敏度溶液;精密量取供试品溶液与对照溶液,分别注入液相色谱仪,记录色谱图至主成分峰保留时间的 1.5 倍。

限度:供试品溶液色谱图中如有杂质峰,单个杂质峰面积不得大于对照溶液主峰面积的 0.2 倍(0.1%),各杂质峰面积的和不得大于对照溶液主峰面积(0.5%),小于对照溶液主峰面积 0.1 倍的色谱峰忽略不计。

3. 加校正因子的主成分自身对照法　相比于主成分自身对照法仅能粗略地估算药物中的杂质含量,加校正因子的主成分自身对照法是目前药物中有关物质控制方法中较为合理的一种。一般是首先测定各杂质的校正因子,再同上述"主成分自身对照法"一样开展试验,计算杂质含量时,将各峰面积均乘以各自的校正因子后再计算。

由于同一检测器对不同物质的响应值不同,当相同质量的不同物质通过检测器时,产生的峰面积不一定相等,为使峰面积能够准确地反映待测组分的含量,必须先用已知量的待测组分测定在所用色谱条件下的峰面积以计算校正因子。具体的方法为:以药物主成分作为参比物质,直接测定杂质的校正因子;也可精密称(量)取主成分对照品和杂质对照品各适量,分别配制成不同浓度的溶液,进样并记录色谱图,绘制主成分浓度和杂质浓度对其峰面积的回归曲线,以主成分回归直线斜率与杂质回归直线斜率的比计算校正因子。当已知杂质对主成分的校正因子在 0.9~1.1 范围内时,可以直接用主成分自身对照法计算含量;超过这个范围时,则必须采用加校正因子的主成分自身对照法或杂质对照法计算有关物质的含量。

加校正因子的主成分自身对照法仅适用于已知杂质的控制,其优点是既在常规检验中省去了大量杂质对照品,而且考虑到了杂质与主成分响应因子的不同所引起的测定误差,准确度较好。但是需要注意的是采用该方法时,杂质的定位必须准确,因此杂质相对于药物的相对保留时间也需一并载入有关物质测定项下。

【例 15-12】中环丙沙星杂质 B、C、D、E 采用加校正因子的主成分自身对照法进行检查,表 15-2列举了这些杂质的相对保留时间和校正因子。

【例 15-12】《中国药典》(2020 年版)中环丙沙星的有关物质检查

色谱条件:用十八烷基硅烷键合硅胶为填充剂;流动相 A 为 0.025mol/L 磷酸溶液 - 乙腈(87:13)(用三乙胺调节 pH 至 3.0 ± 0.1),流动相 B 为乙腈,采用线性梯度洗脱(0~16 分钟,0% B;53 分钟,60% B;54~65 分钟,0% B);流速为每分钟 1.5ml;检测波长为 278nm 和 262nm;进样体积 20μl。

系统适用性要求:系统适用性溶液色谱图(278nm)中,环丙沙星的保留时间约为 12 分钟,氧氟沙星峰与环丙沙星峰和环丙沙星与杂质 I 峰之间的分离度均应符合要求;杂质 E、杂质 B、杂质 C、杂质 I 和杂质 D 峰的相对保留时间分别约为 0.3、0.6、0.7、1.1 和 1.2;灵敏度溶液色谱图中(278nm),主成分峰峰高的信噪比应大于 10。

测定法:取本品约 25mg,精密称定,加 7% 磷酸溶液 0.2ml 溶解后,用流动相 A 定量稀释制成每 1ml 中约含 0.5mg 的供试品溶液;精密量取供试品溶液适量,用流动相 A 定量稀释制成每 1ml 中约含 1μg 的溶液,作为对照溶液;取杂质 A 对照品约 15mg,精密称定,置 100ml 量瓶中,加 6mol/L 氨溶液 0.6ml 与水适量溶解,用水稀释至刻度,摇匀,精密量取 1ml,置 100ml 量瓶中,用流动相 A 稀释至刻度,摇匀,作为杂质 A 对照品溶液;取氧氟沙星对照品、环丙沙星对照品和杂质 I 对照品各适量,加流动相 A 溶解并稀释制成每 1ml 中约含氧氟沙星 5μg、环丙沙星 0.5mg 和杂质 I 10μg 的混合溶液,作为系统适用性溶液;精密量取对照溶液适量,用流动相 A 定量稀释制成每 1ml 中约含 0.1μg 的溶液,作为灵敏度溶液;精密量取供试品溶液、对照溶液和杂质 A 对照品溶液,分别注入液相色谱仪,记录色谱图。

限度:供试品溶液色谱图中如有杂质峰,杂质 A(262nm)按外标法以峰面积计算,不得过 0.3%;杂质 B、C、D 和 E(278nm)按校正后的峰面积计算(分别乘以校正因子 0.7、0.6、1.4 和 6.7),均不得大于对照溶液主峰面积(0.2%);其他单个杂质(278nm)峰面积不得大于对照溶液主峰面积(0.2%);各杂质(278nm)校正后峰面积的和不得大于对照溶液主峰面积的 2.5 倍(0.5%);小于灵敏度溶液主峰面积的峰忽略不计。

表 15-2　环丙沙星杂质 B、C、D、E 的相对保留时间和校正因子

有关物质	相对保留时间	校正因子
B	0.6	0.7
C	0.7	0.6
D	1.2	1.4
E	0.3	6.7

4. 面积归一化法　面积归一化法系指配制药物供试品溶液进样分析,测量色谱图中除溶剂峰以外的总色谱峰面积,计算各杂质峰面积占总峰面积的百分率。该方法要求样品中所有组分都能流出色谱柱,且在检测器上均可得到相应的色谱峰,同时已知各组分的校正因子,可按式(15-13)求出各组分的含量。

$$C_i = \frac{m_i}{(m_1 + m_2 + \cdots m_i + \cdots + m_n)} \times 100\% = \frac{f_i A_i}{\sum f_i A_i} \times 100\% \qquad 式(15\text{-}13)$$

若样品中各组分校正因子未知,直接用峰面积归一化计算,即:

$$C_i = \frac{A_i}{\sum A_i} \times 100\% \qquad 式(15\text{-}14)$$

虽然面积归一化法看似更为简单,但该方法误差大(因为各物质在检测器上的响应不一定相同),只能用于粗略地考察供试品中各物质的含量。《中国药典》(2020 年版)通则 "0512 高效液相色谱法" 中规定该方法一般不宜用于微量杂质的检查。因此,该方法通常只适用于药物中限度较宽的杂质的测定,一般来说杂质限度需不低于 0.5% 才能用到面积归一化法。由于对映体异构体杂质的检查通常

限度较宽,因此该定量方法在异构体杂质检查时有一定应用(如【例 15-13 】)。

【例 15-13 】《中国药典》(2020 年版)中艾司奥美拉唑钠的 *R*- 异构体检查

色谱条件:用 α_1 酸性糖蛋白键合硅胶为填充剂;以磷酸盐缓冲液(pH 6.0)(每 1 000ml 中含磷酸二氢钠 0.017 5mol 与磷酸氢二钠 0.002 5mol)- 乙腈(85∶15)为流动相;检测波长为 302nm;进样体积 20μl。

系统适用性要求:系统适用性溶液色谱图中,出峰顺序依次为 *R*- 对映体与艾司奥美拉唑,艾司奥美拉唑峰的保留时间为 4~5 分钟,两峰之间的分离度应大于 3。

测定法:取本品,加磷酸盐缓冲液(pH 11.0)溶解并稀释制成每 1ml 中约含 0.32mg 的溶液,精密量取 2ml,置 20ml 量瓶中,用水稀释至刻度,摇匀,作为供试品溶液;取奥美拉唑对照品约 18mg,置 100ml 量瓶中,加甲醇 5ml 使溶解,用磷酸盐缓冲液(pH 11.0)稀释至刻度,摇匀,精密量取 2ml,置 100ml 量瓶中,用水稀释至刻度,摇匀,作为系统适用性溶液;精密量取供试品溶液,注入液相色谱仪,记录色谱图。

限度:按峰面积归一化法计算,含 *R*- 对映体不得过 0.5%。

二、杂质定量分析方法的系统适用性要求

系统适用性试验的五个参数:理论板数、分离度、灵敏度、拖尾因子和重复性,都在杂质定量分析中得到了应用。由于杂质的分离是进行定量分析的前提,因此杂质定量分析中系统适用性要求一般都会对分离度进行规定,如【例 15-8 】、【例 15-9 】~【例 15-13 】中均规定了杂质的分离度,其中【例 15-8 】、【例 15-9 】和【例 15-11 】同时规定了理论板数,【例 15-10 】、【例 15-11 】和【例 15-12 】同时规定了灵敏度。此外,重复性(【例 15-14 】)和拖尾因子(【例 15-15 】)的系统适用性要求也可见于《中国药典》(2020 年版)个别品种的有关物质检查项下,其中由于杂质的含量较低,因此杂质定量分析方法中的重复性要求会比主成分定量分析时宽一些。

【例 15-14 】《中国药典》(2020 年版)中甘油的有关物质检查

色谱条件:用 6% 氰丙基苯基 -94% 二甲基聚硅氧烷(或极性相近)为固定液的毛细管柱为色谱柱;程序升温,起始温度为 100℃,维持 4 分钟,以每分钟 50℃的速率升温至 120℃,维持 10 分钟,再以每分钟 50℃的速率升温至 220℃,维持 20 分钟;进样口温度为 200℃;检测器温度为 250℃;进样体积 1μl。

系统适用性要求:系统适用性溶液色谱图中,各成分峰之间的分离度应符合要求;对照品溶液重复进样,二甘醇、乙二醇和 1,2- 丙二醇峰面积与内标峰面积比值的相对标准偏差均不得大于 5%。

测定法:取本品约 10g,精密称定,置 25ml 量瓶中,精密加入内标溶液(每 1ml 中含 0.5mg 正己醇的甲醇溶液)5ml,加甲醇溶解并稀释至刻度,摇匀,作为供试品溶液;取二甘醇、乙二醇、1,2- 丙二醇各适量,精密称定,加甲醇溶解并稀释制成每 1ml 中含有二甘醇与乙二醇各 0.5mg、1,2- 丙二醇 2mg 的混合溶液,精密量取 5ml,置 25ml 量瓶中,精密加入内标溶液 5ml,用甲醇稀释至刻度,摇匀,作为对照品溶液;分别取二甘醇、乙二醇、1,2- 丙二醇、正己醇与甘油适量,精密称定,加甲醇溶解并稀释制成每 1ml 中含有甘油 400mg,二甘醇、乙二醇、1,2- 丙二醇与正己醇各 0.1mg 的系统适用性溶液;精密量取供试品溶液与对照品溶液,分别注入气相色谱仪,记录色谱图至主成分峰保留时间的 2 倍。

限度:按内标法以峰面积计算,供试品溶液中含二甘醇与乙二醇均不得过 0.025%,含 1,2- 丙二醇不得过 0.1%;如有其他杂质峰,扣除内标峰按面积归一化法计算,单个杂质不得过 0.1%,杂质总量不得过 1.0%。

【例 15-15 】《中国药典》(2020 年版)中司帕沙星的有关物质检查

色谱条件:用十八烷基硅烷键合硅胶为填充剂;以柠檬酸钠缓冲液(称取柠檬酸 2.104g 与柠檬酸钠 2.941g,加水至 500ml,用 70% 高氯酸溶液调节 pH 至 2.4)为流动相 A,乙腈为流动相 B,采用线性梯度洗脱(0~8 分钟,30% B;18 分钟,50% B;23~28 分钟,30% B);检测波长为 290nm;系统适用性溶

液进样体积 10μl,其他溶液进样体积 20μl。

系统适用性要求:系统适用性溶液色谱图中,司帕沙星峰保留时间约为 7 分钟,司帕沙星峰与其相对保留时间约为 0.9 处的杂质峰之间的分离度应符合要求,司帕沙星峰拖尾因子不得过 2.0。

测定法:取本品适量,加含量测定项下的流动相溶解并稀释制成每 1ml 中约含 0.2mg 的供试品溶液;精密量取供试品溶液 1ml,置 200ml 量瓶中,用含量测定项下的流动相稀释至刻度,摇匀,作为对照溶液;取司帕沙星对照品适量,加流动相 A 溶解并稀释制成每 1ml 中约含 0.3mg 的溶液,在 4 500lx 的照度下照射 20 小时,作为系统适用性溶液;精密量取供试品溶液与对照溶液,分别注入液相色谱仪,记录色谱图。

限度:供试品溶液色谱图中如有杂质峰,最大单个杂质峰面积不得大于对照溶液主峰面积(0.5%),其他单个杂质峰面积不得大于对照溶液主峰面积的 0.2 倍(0.1%),各杂质峰面积的和不得大于对照溶液主峰面积的 2 倍(1.0%),小于对照溶液主峰面积 0.1 倍的峰忽略不计。

三、杂质定量分析的方法验证

按照《中国药典》(2020 年版)通则 "9101 分析方法验证指导原则",与主成分测定的分析方法验证相比,杂质定量分析方法除了仍旧需要验证准确度、精密度(重复性、中间精密度)、专属性、线性、范围和耐用性外,还需对定量限进行验证,此外,可视具体情况对检测限予以验证。

(一) 专属性

在杂质对照品可获得的情况下,可向样品中加入一定量的杂质,考察测定各成分包括杂质之间能否得到分离;在杂质对照品不能获得的情况下,可将含有杂质的样品进行测定,与另一个经验证的方法或药典方法比较结果。与主成分定量分析时一样,也需要用强光照射、高温、高湿、酸(碱)水解或氧化等方法进行强制破坏,以研究可能存在的降解产物和途径对杂质测定的影响,必要时进行峰纯度测定。

(二) 准确度

杂质定量分析的准确度试验,可向原料药或制剂处方量空白辅料中加入已知量杂质进行测定。如不能得到杂质对照品,可用本法测定的结果与另一成熟方法(如药典标准方法或经过验证的方法)进行比较。应报告已知加入量的回收率(%),或测定结果的平均值与真实值之差及其相对标准偏差或可信限。待测定成分含量越低,要求回收率的范围越宽。例如《中国药典》(2020 年版)规定:待测定成分含量为 0.1% 时,回收率限度要求在 90%~108%;待测定成分含量为 0.01% 时,回收率限度要求在 85%~110%。

(三) 精密度

杂质定量分析的精密度试验的验证内容及数据要求基本与主成分定量分析的精密度试验相同。不同的地方在于,一般主成分分析要求方法的精密度(RSD)在 2% 以内;而杂质定量分析的精密度(RSD)可因待测成分含量的降低而适当放宽。例如《中国药典》(2020 年版)规定:待测成分含量为 0.1% 时,重复性和重现性 RSD 应分别在 3%、6% 以内;待测成分含量为 0.01% 时,重复性和重现性 RSD 应分别在 4%、8% 以内;在基质复杂、组分含量低于 0.01% 及多成分等分析中,精密度限度可进一步放宽。

(四) 线性

杂质定量分析的线性试验的验证内容与主成分定量分析的线性试验相同,均应列出回归方程、相关系数、残差平方和、线性图(或其他数学模型)。一般来说,对于痕量分析的方法,其线性相关系数不得小于 0.99。

(五) 范围

杂质定量分析的范围试验的验证内容与主成分定量分析的范围试验基本相同。《中国药典》(2020 年版)规定:杂质测定,范围应根据初步实际测定数据,拟定为规定限度的 ±20%。

(六) 耐用性

杂质定量分析的耐用性试验的验证内容与主成分定量分析的耐用性试验相同,均需满足在测定条件发生小的变动时也能满足系统适用性试验的要求,以确保方法的可靠性。

(七) 定量限

定量限(limit of quantitation,LOQ)系指试样中被测物能被定量测定的最低量,其测定结果应符合准确度和精密度要求。LOQ 体现了分析方法是否具备灵敏的定量检测能力。定量测定药物杂质时,应确定方法的定量限,以保证含量很少的杂质能够被准确测出。常用方法如下。

1. **直观法** 用已知浓度的被测物,试验出能被可靠地定量测定的最低浓度或量。

2. **信噪比法** 用已知低浓度试样测出的信号与空白样品测出的信号进行比较,计算出能被可靠地定量的被测物质的最低浓度或量。一般以信噪比为 10∶1 时的相应浓度或注入仪器的量确定定量限。

3. **基于响应值标准偏差和标准曲线斜率法** 按照公式 $LOQ=10\delta/S$ 计算,式中 δ 和 S 分别为响应值的偏差和标准曲线的斜率。δ 可以通过下列方法测定:一是测定空白值的标准偏差;二是采用标准曲线的剩余标准偏差或是截距的标准偏差。该方法在色谱法中不常用。

药物中杂质的定量分析通常选用色谱方法,常采用信噪比法确定 LOQ。

《中国药典》(2020 年版)规定:获得的定量限数据须用含量相近的样品进行验证,应附测定图谱,说明测试过程和定量限结果,包括准确度和精密度验证数据。

(八) 检测限

检测限(limit of detection,LOD)系指试样中被测物能被检测出的最低量。杂质检查方法应通过测试确定方法的检测限,LOD 仅作为限度试验指标和定性鉴别的依据,没有定量意义。LOD 主要用于考察方法是否具备灵敏的检测能力,以确保样品中很小量的待测物也能被检出。LOD 的测定方法与 LOQ 相同,只是相应的系数(倍数)不同,一般以信噪比为 3∶1 时相应的浓度或注入仪器的量确定检测限。

《中国药典》(2020 年版)规定:获得的检测限数据须用含量相近的样品进行验证,应附测定图谱,说明试验过程和检测限结果。

第四节 生物样品的定量分析及其验证

常见的生物样品包括体液和组织,指的是血液、尿液、唾液、头发、脏器组织、乳汁、精液、脑脊液、泪液、胆汁、胃液、胰液、淋巴液、粪便等样品。准确地测定上述生物基质中的药物浓度,对于药物研发非常重要。血样是最常用的生物样品,测定结果通常以血药浓度 C_X 表示,其他生物样品也均以测得的药物浓度表示定量分析结果。

生物样品分析的难点主要在于:采样量少且不易重新获得;待测物浓度低,通常在 $10^{-9}\sim10^{-6}$g/ml 级甚至 10^{-12}g/ml;待测药物浓度范围宽;共存物复杂,干扰物质多。这就对分析方法提出了较高的灵敏度及专属性的要求。色谱法具有较高的灵敏度、特异性和准确性,能适应大多数药物的检测需要;且随着色谱联用技术的完善和仪器的普及,目前 LC-MS 与 LC-MS/MS 已经成为生物样品中药物及其代谢产物定量分析的首选方法。

另一方面,当药物进入体内后,其化学结构与存在状态均可能发生显著变化,除游离型的原型药物或其代谢产物,也有原型药物或其代谢产物与葡糖醛酸等内源性小分子经共价结合的结合物(或缀合物),还有与蛋白质分子经氢键及其他分子间力结合的结合型药物。因此,除了少数情况可将体液简单处理后直接测定外,通常在测定之前要对样品进行适当的前处理,从而为生物样品中药物的测定提供良好的环境与条件。

一、生物样品定量分析的前处理方法

生物样品前处理可以达到以下目的：使待测药物或代谢产物从结合物或缀合物中释放出来，以便测定药物或代谢产物的总浓度；生物样品中介质组成复杂、干扰多，且待测药物及其代谢产物浓度较低，故须先经预处理，使其得到净化和浓缩富集；防止分析仪器污染，提高测定灵敏度和选择性。

对于大多数药物而言，其生物样品的分析通常由两步组成：样品的前处理和对最终提取物的测定。对生物样品进行适当的前处理是定量分析的前提，前处理方法的选择必须结合后续色谱分离的要求。常用的生物样品前处理方法主要包括蛋白沉淀法、液相萃取法和固相萃取法。

1. **蛋白沉淀法** 在测定血样、组织匀浆液时，首先应去除蛋白，使结合型的药物释放出来。通常加入某种试剂（有机溶剂、强酸等）使蛋白质从生物样品中沉淀，再经离心后（低温高速离心机）取上清液进样分析。根据沉淀试剂的不同，常用的蛋白沉淀法包括溶剂沉淀法和强酸沉淀法。

溶剂沉淀法系指加入与水相混溶的有机溶剂，溶液的介电常数下降，蛋白质因分子间的静电引力增加而聚集；同时亲水性有机溶剂的水合作用使蛋白质水化膜脱水而析出沉降，并使与蛋白质以氢键及其他分子间作用力结合的药物释放出来。常用的水溶性有机溶剂有乙腈、甲醇，生物样品与有机溶剂的体积比为 1 : (2~3) 时，可以将 90% 以上的蛋白质除去。通常所得上清液偏碱性，pH 为 8.5~9.5。采用此法会稀释样品，降低灵敏度，同时带来较多的干扰组分，但操作简单。如【例 15-16】采用了甲醇有机溶剂作为沉淀剂处理血浆样品。

强酸沉淀法的原理是当溶液 pH 低于蛋白质的等电点时，蛋白质以阳离子形式存在，可与酸根阴离子形成不溶性盐而沉淀。常用的强酸包括三氯乙酸溶液和高氯酸溶液。操作时，将血样与强酸溶液按 1 : 0.6 的比例涡旋混合，高速离心约 2 分钟，即可除去 90% 以上的蛋白质。所得上清液呈强酸性，在酸性下分解的药物不宜采用此法。如【例 15-17】采用 15% 高氯酸去除血浆样品中的蛋白。

【例 15-16】高效液相色谱 - 串联质谱法测定人血浆中异烟肼、利福平[1]

前处理方法：取 100μl 血浆，加入内标溶液 10μl 和 300μl 甲醇，涡旋混匀 10 秒，于 7 175g（4℃）离心 3 分钟，吸取上清液 25μl，加入 100μl 的 30% 乙腈水溶液，混匀后用于进样分析。

【例 15-17】反相高效液相色谱法测定硫唑嘌呤代谢产物巯嘌呤血浆药物浓度[2]

前处理方法：取血浆样品 200μl，加入 45μl 浓度为 15% 的高氯酸沉淀剂去除蛋白质，涡旋振荡 1 分钟，15 000r/min 离心 10 分钟，精密移取 180μl 上清液，加入 12μl 浓度为 4mol/L 的 NaOH 溶液调 pH，20μl 进样检测。

根据待测生物样品的实际情况，上述两种方法既可单独使用，也可结合使用。同时，随着色谱技术的发展，多孔板尤其是 96 孔板（分为蛋白沉淀板和收集板）的应用显著提高了生物样品预处理的效率，且其可与色谱系统的自动进样器兼容，可实现高通量分析。

2. **液相萃取法** 液相萃取法也称液液萃取法（liquid-liquid extraction，LLE），是一种利用待测药物与内源性干扰物的分配系数不同而进行的液相分离技术。本法适用于低极性药物（亲脂性药物），基本原理是该类药物在有机溶剂（与水不混溶）中的溶解度大于其在水相的溶解度，而生物样品中含有的大多数内源性干扰物质是强极性的水溶性物质，因此可用有机溶剂提取法除去大部分内源性干扰物质。

提取溶剂应根据"相似相溶"原则进行选择，通常需具备以下特性：对药物分子的未电离形式可溶，而对电离形式不溶；沸点低、易挥发；与水不相混溶；无毒或低毒；具有较高的化学稳定性。一般提取所用有机溶剂与生物样品体积比为 1 : 1~5 : 1。同时生物样品溶液 pH 的选择主要由待测物的 pK_a 确定：对于碱性药物最佳 pH 为高于 pK_a 1~2 个 pH 单位；对于酸性待测药物，则要低于 pK_a 1~2 个 pH 单位；通常，多在碱性条件下提取，以减少内源性物质（多为酸性的）的干扰。一般只提取 1 次，若提取回收率过低，可提取 2~3 次。

经液液萃取后，微量的待测组分仍分布在较大体积（数毫升）的提取溶剂中，若将提取液直接注入仪器,受 GC 和 HPLC 进样量的限制,待测组分的量可能达不到检测灵敏度要求。因此,通常需要再将待测组分浓集后进行测定,采用的方法是挥去提取溶剂,残渣复溶于小体积的溶剂。挥去提取溶剂的常用方法是直接通入氮气吹干;对于易随气流挥发或遇热不稳定的药物,可采用减压法去溶剂。如【例 15-18】中,采用液液萃取法处理血浆样品,选用与水不混溶的有机溶剂提取,氢氧化钠溶液调节生物样品的 pH,提取液挥干溶剂后再复溶进样。

【例 15-18】液相色谱 - 串联质谱法测定人血浆中马尼地平[3]

前处理方法:取血浆 200μl,依次加入内标溶液 100μl、氢氧化钠溶液(1mol/L)50μl,加入提取试剂(正乙烷:二氯甲烷:异丙醇 =20:10:1)2ml,振摇 15 分钟,3 500r/min 离心 6 分钟。转移上清液,氮气吹干(40℃),加入 50% 甲醇水 150μl,涡旋 30 秒,转移全部样液进行 LC-MS/MS 分析。

液液萃取法在生物样品分析中广泛使用,且也已有 96 孔板的高通量操作模式,配合 96 孔真空装置可实现操作的自动化和高通量分析。

3. 固相萃取法　固相萃取(solid phase extraction,SPE)技术也称液固萃取技术,是采用装有不同填料的小柱进行生物样品预处理的方法。该方法具有回收率和重现性高以及有机溶剂用量少的优点,大大缩短了样品处理时间,便于实现自动化操作,同时可避免乳化现象,被广泛用于体内药物分析。

该方法的原理是将不同填料作为固定相装入微型小柱,当含有药物的生物样品溶液通过小柱时,由于受到"吸附""分配""离子交换"或其他亲和力作用,药物及内源性干扰物质同时被保留在固定相(填料)上,用适当溶剂洗除干扰物质,再用适当溶剂洗脱药物。通常存在两种洗脱方式:药物比干扰物质与固定相之间的亲和力更强,在用冲洗溶剂洗去干扰物质的同时药物被保留,然后用一种对药物亲和力更强的溶剂洗脱药物;干扰物质较药物与固定相之间的亲和力更强,药物被直接洗脱,而干扰物质被保留在固相柱上。通常使用更多的是前一种洗脱模式的 SPE。

使用亲脂性键合相硅胶 SPE 柱的一般操作步骤如下:用甲醇润湿小柱,活化填料;用水或适当的缓冲液冲洗小柱,去除过多的甲醇;加样,使生物样品通过小柱,并弃去滤过废液;用水或适当的缓冲液冲洗小柱,去除吸附于固定相上的干扰物质;选择适当的洗脱溶剂洗脱待测物,收集洗脱液,挥干溶剂备用或直接进行在线分析。如【例 15-19】中,取生物样品加载到固相萃取小柱上端,采用先洗脱杂质后洗脱药物的洗脱模式,经处理后的血浆样品进行 UPLC 分析。

【例 15-19】超高效液相色谱法测定人血浆中全反式维 A 酸的浓度[4]

前处理方法:精密吸取血浆 500μl,加入内标溶液 15μl,混匀,加入乙腈 1ml,充分振摇,10 800r/min 离心 2 分钟,取上清液 1.5ml;固相萃取柱活化后加 0.1mol/L 冰醋酸溶液 0.5ml,再加待测血浆上清液 0.5ml 上样,重复 2 次上样,之后分别用水 1ml、20% 甲醇溶液 0.5ml、40% 甲醇溶液 0.5ml 洗柱(以上萃取液弃去)。最后用甲醇 1.5ml 洗脱,收集于 1.5ml 棕色进样瓶;40℃水浴中氮气吹干后用 90% 的甲醇溶液 200μl 复溶,取 50μl 进样分析。

二、生物样品定量分析方法

在对生物样品前处理时,由于每次操作难以达到完全平行,易引入较大误差,故多采用内标法。即在分析生物样品时,加入内标物质以校准和消除因操作条件的波动而引起的误差,提高分析结果的准确度。合适的内标物应符合以下条件:应是生物样品中不存在的纯物质;必须完全溶于生物样品中,并与生物样品中各组分的色谱峰能完全分离;与待测组分有相似的结构、物理化学性质(如极性、挥发性以及在溶剂中的溶解度等)、色谱行为和响应特征。目前,同位素标记的内标物在选择质谱为检测手段时具有独特的优势,是降低或消除基质效应最有效的方法,应尽量使用。

在对生物样品进行定量分析时,一般采用标准曲线法进行数据处理。通过对系列浓度的标准曲线生物样品进行测定,得到浓度与响应的对应数据,再进行回归运算,得到标准曲线方程(在色谱分析方法中常是线性方程)。然后在相同的条件下,将供试品进样分析,测定待测组分的峰面积(或峰高),

根据标准曲线或它的回归方程,计算得出供试品溶液中待测组分的浓度。

生物样品分析所用的标准曲线的判断标准,除了要求相关系数 $r \geq 0.99$,还应该计算用回归得到的方法计算标准曲线中每一个浓度点的准确度,最低浓度点准确度要求在 80%~120%,其余浓度点的准确度要求在 85%~115%。标准曲线法最常采用最小二乘法(least square method)进行回归运算,然而,由于生物样品具有分析物含量变化大的特点,需检测的浓度范围宽,若采用普通最小二乘法求算回归公式,常导致在低浓度区域计算值误差过大,标准曲线的准确度常不合格。因此,在实际工作中,通常推荐采用加权最小二乘法(weighted least square method)。

(一) 加权最小二乘法的原理

与普通最小二乘法不同的是,加权最小二乘法在回归计算时增加了 1 个权重因子 W_1,即通过达到 $\min \sum W_1(Y_1 - Y_1')$,来求算回归直线的斜率和截距。计算时,一般使权重与绝对误差成反比,亦即将大的权重赋予绝对误差小的点,而小的权重赋予绝对误差大的点。把以这种方法求算的回归直线(或曲线)作为生物分析标准曲线,可使生物样品的测定结果与理论值的相对偏差在不同的浓度区间内比较均衡,提高了生物样品分析方法数据的可靠性。

对于权重因子的选择依据是它应使各测定点具有适当的权重,由此算得的标准曲线应尽可能使各浓度点测量值的相对误差都符合规范的要求。在通常采用的方法中,可令 W_1 与测量值 Y_1 的方差成反比即 $W_1 = K/S_1^2$,或 $W_1 = K/X_1$,或 $W_1 = K/Y_1$,式中 K 为常数。事实上,权重因子有多种模式,在生物样品分析实际过程中,可根据每种分析方法的测量结果作出选择或调整,然后确定下来。

(二) 标准曲线的建立过程

1. **浓度设计**　应该使用至少 6 个校正浓度水平,不包括空白样品(不含分析物和内标的处理过的基质样品)和零浓度样品(含内标的处理过的基质)。例如,校正浓度水平一般为等比梯度模式,通常比例常数约为 2,可设置为 1ng/ml、2ng/ml、5ng/ml、10ng/ml、20ng/ml、50ng/ml、100ng/ml,在此系列中,若体内平均达峰浓度为 50ng/ml,其 1/20 为 2.5ng/ml,考虑到个体差异,设定最高浓度为 100ng/ml,最低浓度为 1ng/ml,可覆盖全部待测生物样品中的药物浓度。

2. **系列标准溶液和内标溶液的制备**　精密称取分析物、内标物质的标准物质适量,按分析方法分别制成一定浓度的标准贮备液和内标贮备液,再用溶剂定量稀释制成不同浓度水平的系列标准溶液或内标溶液。通常,内标溶液的浓度一般选择标准曲线的中间浓度。

3. **系列校正标样(QC)的制备**　取空白生物基质数份,分别加入系列标准溶液适量,混匀,即得系列浓度的校正标样。每个校正标样可以被多次处理和分析。最好使用新鲜配制的样品建立标准曲线,但如果有稳定性数据支持,也可以使用预先配制并储存的校正标样。

4. **标准曲线的绘制**　推荐采用加权最小二乘法进行线性回归运算。取上述系列浓度校正标样,按拟定的分析方法处理,以待测药物的检测响应(如色谱峰面积)或与内标物质(内标法)的响应的比值(因变量,y)对标样中的药物浓度(自变量,x),确定合适的权重因子对截距和斜率进行校正,求得回归方程($y = a + bx$)及其相关系数(γ),并绘制标准曲线。

三、生物样品定量分析的方法验证

虽然在方法建立过程中,方法学验证过程也同时进行,两者难以清楚划分割裂,但是在试验样品分析开始前,仍应该对方法进行充分的方法学验证,以证明特定方法对于测定在某种生物基质中分析物浓度的可靠性。

生物分析方法的验证包括三种类型:①完整验证,其目的是证明特定方法对于在某种生物基质中分析物浓度的可靠性,一般应对每一个新分析方法和新分析物进行完整验证。②部分验证,在对已被验证的分析方法进行小幅改变情况下,根据改变的实质内容,可能需要部分方法验证。例如,生物分析方法转移到另一实验室,改变仪器、校正浓度范围、样品体积,其他基质或物种,改变抗凝剂、样品处理步骤、储备条件等。应报告所有的改变,并对重新验证或部分验证的范围说明理由。③交叉验证,应用不同方法从一项或多项试验获得数据,或者应用同一方法从不同试验地点获得数据时,需要互相比较这些数据时,需要进行分析方法的交叉验证。

方法验证通常采用在空白生物基质中加入分析物标准物质溶液后制成的质控(QC)样品和用药后的实际体内样品进行,此外应采用与试验样品相同的抗凝剂和基质,当难于获得相同的基质时,可采用适当基质替代,但要说明理由。根据《中国药典》(2020 年版)通则 9012 "生物样品定量分析方法验证指导原则",分析方法的完整验证内容包括选择性、残留、定量下限、标准曲线、准确度与精密度、稀释可靠性、基质效应和稳定性。

(一) 选择性

选择性(selectivity)系指该方法应能够区分目标分析物和内标与基质的内源性组分或样品中其他组分。应该使用至少 6 个受试者的适宜的空白基质来证明选择性(动物空白基质可以不同批次混合),采用拟定的方法对它们分别进行分析测定并评价干扰。当干扰组分的响应低于分析物定量下限响应的 20%,并低于内标响应的 5% 时,通常即可以接受。

应该考察药物代谢产物、经样品预处理生成的分解产物以及可能的同服药物引起干扰的程度。在适当情况下,还应该评价代谢产物在分析过程中回复转化为母体分析物的可能性。

(二) 残留

由于色谱法灵敏度较高,高浓度样品容易残留在仪器的进样部位,从而使空白或者低浓度样品受到干扰。这种残留(carryover)可能是标准曲线最高浓度点样品引起的,也可能是高浓度未知生物样品带来的,在定量分析方法的建立过程中应考察残留并使之最小。

应通过在注射高浓度样品或校正标样后,注射空白样品来估计残留,高浓度样品之后的空白样品中残留应不超过定量下限的 20%,并且不超过内标的 5%。如果残留不可避免,应考虑特殊措施,包括在高浓度样品后注射空白样品,然后分析下一个试验样品。在方法验证时检验并在试验样品分析时应用这些措施,以确保不影响准确度和精密度。

(三) 定量下限

定量下限(lower limit of quantification,LLOQ)系指能够被可靠定量的样品中分析物的最低浓度,具有可接受的准确度和精密度。定量下限是标准曲线的最低点,表示方法的灵敏度,应适用于预期的浓度和试验目的。

测定时取同一生物基质,制备至少 5 个独立的质控样品,其浓度应使信噪比(S/N)大于 5,依法进行精密度与准确度验证,其准确度应在标示浓度的 80%~120% 范围内,相对标准差(RSD)应小于20%。在药代动力学与生物利用度研究中,LLOQ 应能满足 3~5 个消除半衰期时体内样品中的药物浓度或 C_{max} 的 1/20~1/10 的药物浓度的测定。

方法的灵敏度直接关系到分析方法的可行性,常用的可提高方法灵敏度的措施包括:提高仪器本身的检测灵敏度;选择更合适的检测器;提高进样量;降低样品的稀释度或者提高样品的富集程度;改进前处理方法和色谱条件,以降低空白值,提高信噪比。

(四) 标准曲线

在指定的浓度范围内评价仪器对分析物的响应,获得标准曲线(standard curve),称为校正曲线(calibration curve)或工作曲线(working curve)。加入已知浓度的分析物(和内标)到空白基质(应与目标试验样品基质相同)中,制备各浓度的校正标样,线性回归的运算方法和标准曲线的建立过程已在上文写到。

标准曲线的范围应该尽量覆盖预期浓度范围,由定量下限(LLOQ)和定量上限(upper limit of quantification,ULOQ)来决定。其中,定量上限即校正标样的最高浓度,应高于用药后生物介质中药物的峰浓度(C_{max}),定量下限应低于 C_{max} 的 5%~10%(1/20~1/10)。定量范围应该足够描述分析物的药动学,且在定量范围内 QC 样品浓度测定结果应达到试验要求的精密度和准确度。方法验证中研究的每种分析物和每一分析批,都应该有一条标准曲线。应该提交标准曲线参数,测定校正标样后回算出的浓度应一并提交。在方法验证中，至少应该评价 3 条标准曲线。

数据要求：标准曲线各浓度点的回算值（依据回归方程回算的浓度）与标示值之间的偏差［（计算值 – 标示值）/ 标示值 ］×100% ］在可接受的范围之内时，可判定标准曲线合格。《中国药典》(2020 年版）通则 9012 "生物样品定量分析方法验证指导原则" 规定的可接受范围为：一般应该在标示值的 ±15% 以内，定量下限处应该在 ±20% 内。至少 75% 校正标样，含最少 6 个有效浓度，应满足上述标准。如果某个校正标样结果不符合这些标准，应该拒绝这一标样，不含这一标样的标准曲线应被重新评价，包括回归分析。

（五）准确度

准确度（accuracy）系指在确定的分析条件下测得值与分析物标示浓度的接近程度，表示为（测得值 / 真实值）×100%。应采用加入已知量分析物的样品即质控样品，同时作随行标准曲线，根据标准曲线分析质控样品，将获得的浓度与标示浓度对比来评估准确度，准确度应报告为标示值的百分比。质控样品的配制应该与校正标样分开进行，使用另行配制的储备液。

应通过单一分析批（批内准确度）和不同分析批（批间准确度）获得质控样品值来评价准确度。为评价一个分析批中不同时间的任何趋势，推荐以质控样品分析批来证明准确度，其样品数不少于一个分析批预期的样品数。

1. **批内准确度**　应取一个分析批的定量下限及低、中、高浓度质控样品进行考察，每个浓度至少用 5 个样品。浓度水平覆盖标准曲线范围：定量下限；低浓度质控样品选择在定量下限浓度的 3 倍以内；中浓度选择标准曲线范围中部附近；高浓度质控样品应选择标准曲线范围上限约 75% 处。准确度均值一般应在质控样品标示值的 ±15% 之内，定量下限准确度应在标示值的 ±20% 范围内。

2. **批间准确度**　通过至少需要 3 个分析批，且至少两天进行，每批用定量下限以及低、中、高浓度质控样品，每个浓度至少 5 个测定值来评价。要求每一分析批内制备 1 条随行标准曲线，用 3 个分析批的随行标准曲线分别计算每个样品的实测浓度。准确度均值一般应在质控样品标示值的 ±15% 范围内，对于定量下限，应在标示值的 ±20% 范围内。

（六）精密度

分析方法的精密度（precision）系指在确定的分析条件下相同生物介质中相同浓度样品的一系列测量值的分散程度，即用以描述分析物重复测定的接近程度，通常用质控样品测量值的相对标准差（变异系数）表示。

应使用与准确度验证中相同分析批样品的结果，获得在同一批内和不同批间定量下限以及低、中、高浓度质控样品的精密度。对于批内精密度，要求批内变异系数一般不得超过 15%，定量下限的变异系数不得超过 20%；对于批间精密度，要求批间变异系数一般不得超过 15%，定量下限的变异系数不得超过 20%。

（七）稀释可靠性

生物样品在定量分析时，当部分试验样品或受试者样品的浓度超过标准曲线的定量上限时，不得用定量范围外推的方法求算未知生物样品的浓度，此时应将试验样品用相应的空白生物基质定量稀释后进行分析，如果能够证明其他基质不影响精密度和准确度，也可以接受其使用。

为了证明稀释不影响方法的准确度和精密度，保证稀释的可靠性（dilution integrity），应该向基质中加入分析物至高于定量上限浓度，并用空白基质稀释该样品（每个稀释因子至少 5 个测定值）。准确度和精密度应在 ±15% 之内，稀释的可靠性应该覆盖试验样品所用的稀释倍数。

（八）基质效应

当采用色谱 - 质谱联用方法时，应该考察基质效应（matrix effect）。使用至少 6 批来自不同供体的空白基质，不应使用合并的基质。如果基质难以获得，则使用少于 6 批基质，但应该说明理由。对于每批基质，应该通过计算基质存在下的峰面积（由空白基质提取后加入低浓度 / 高浓度分析物和内标测得），与不含基质的相应峰面积（分析物和内标的纯溶液）比值，计算每一分析物和内标的基质因子(matrix factor)。通常,基质因子等于1表明基质效应不存在;基质因子小于1表明存在离子抑制;基质因子大于1表明可能存在离子增强。进一步通过分析物的基质因子除以内标的基质因子,得到经内标归一化的基质因子。从6批基质计算的内标归一化的基质因子的变异系数不得大于15%。该测定应分别在高、低浓度下进行。除正常基质外,还应关注其他样品的基质效应,例如溶血的或高脂血症的血浆样品等。

目前可以降低或者消除基质效应的办法包括优化样品预处理技术、色谱和质谱条件。此外,稳定同位素标记的内标化合物可以有效地将基质效应的影响降到最低,因为由稳定同位素标记的内标化合物所导致的基质效应与其所匹配的待测物的基质效应大体上是相似的,应尽量使用。

(九) 稳定性

分析方法的每一步骤必须确保稳定性(stability),这对于分析结果的可靠与可重复至关重要。用于考察稳定性的条件,例如样品基质、抗凝剂、容器材料、储存和分析条件,都应该与实际试验样品的条件相似。用文献报道的数据证明稳定性是不够的。

采用低和高浓度质控样品(即在空白基质分别加入分析物至定量下限浓度3倍以内和接近定量上限的样品),在预处理后以及在所评价的条件储存后立即分析。由新鲜制备的校正标样获得标准曲线,根据标准曲线分析质控样品,将测得浓度与标示浓度相比较,每一浓度的均值与标示浓度的偏差应在 ±15% 范围内。

稳定性考察通常包括:分析物和内标的储备液和工作溶液的稳定性;从冰箱储存条件到室温或样品处理温度,基质中分析物的冷冻和融化稳定性;基质中分析物在冰箱储存的长期稳定性;处理过的样品在室温下或在试验过程储存条件下的稳定性;处理过的样品在自动进样器温度下的稳定性。

稳定性检查考察的时间尺度应不小于试验样品储备的时间。在多个分析物试验中,特别是对于生物等效性试验,应关注每个分析物在含所有分析物基质中的稳定性。此外,还应特别关注受试者采血时,以及在储存前预处理的基质中分析物的稳定性,以确保由分析方法获得的浓度反映受试者采样时刻的分析物浓度。

参考文献

[1] 张美微, 陆优丽, 忻亮, 等. 高效液相色谱-串联质谱法测定人血浆中异烟肼、利福平及其在健康男性体内的药物代谢动力学研究. 临床检验杂志, 2021, 39 (7): 489-494

[2] 朱妍妍, 柏智能, 唐丽琴. 反相高效液相色谱法测定硫唑嘌呤代谢产物6-巯基嘌呤血浆药物浓度. 安徽医药, 2016, 20 (6): 1081-1083

[3] 王晓琳, 刘曼, 张娅喃, 等. 液相色谱-串联质谱法测定人血浆中马尼地平. 国际检验医学杂志, 2018, 39 (22): 2733-2736, 2740

[4] 程昱, 刘茂柏, 阙万才, 等. 超高效液相色谱法测定人血浆中全反式维甲酸的浓度. 中国临床药理学杂志, 2019, 35 (13): 1381-1383, 1387

第十六章

药物色谱分析新技术及其应用

随着分析仪器设备的不断发展,药物色谱分析技术也呈现出多样化深入发展的趋势。细胞膜色谱技术为筛选活性化合物及系统阐明药物的作用机制提供了新的实验方法;微流控技术使药物分析更加的微型化、集成化;多维色谱联用技术使难分离化合物的定性定量更加容易;液相色谱 - 电感耦合等离子体质谱联用为药品中元素形态分离检测提供了更好的分析平台。本章重点介绍上述药物色谱分析新技术及其应用。

第一节　细胞膜色谱技术

一、亲和色谱技术

亲和色谱(affinity chromatography)是利用生物分子与色谱固定相表面配体之间的特异性亲和吸附作用进行选择性分离的一类色谱法。在所有色谱分离模式中,基于分子识别的亲和色谱具有极高的选择性,在生物大分子的分离纯化及功能研究中有着不可替代的作用。亲和色谱的一般分离流程:将一对能可逆结合解离的生物分子中的一方作为配基(称为配体),与具有大孔径、亲水性的色谱固定相载体相偶联,制成专一的亲和吸附剂,再用此亲和吸附剂填充色谱柱;当含有被分离物质(称为受体)的混合物随着流动相流经色谱柱时,亲和吸附剂上的配体就选择地吸附能与其结合的受体,而其他杂质则不被吸附,再使用适当的洗脱液使受体与配体解吸附,即可获得纯化的受体(图 16-1)。亲和色谱技术在药学研究上应用的主要方式:将蛋白质、抗体、酶、DNA、细胞膜、细胞等药物靶标作为配基与载体偶联制备固定相,利用药物与固定相之间的受体配体相互作用来研究药物的生物活性。由于药物药效的发挥与其和靶标的亲和力密切相关,亲和色谱法可以揭示药物与其靶标之间的作用机制,为在分子和细胞水平上筛选药物提供了重要途径。

二、细胞膜色谱技术简介

1. **细胞膜色谱技术的原理**　细胞是生命体结构和功能的基本单位,参与完成生物体内各种反应与活动。其中,细胞的重要组成部分——细胞膜起着十分关键的作用。细胞膜能够维持稳定的胞内环境,同时负责细胞与外界的物质交换。细

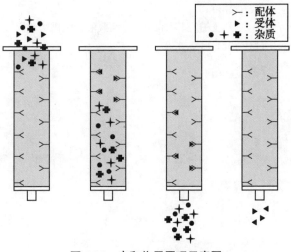

图 16-1　亲和作用原理示意图

胞膜主要由脂类、糖类和蛋白质组成,是构成生命体最重要的生物界面,能够控制细胞之间的相互作用,包括接收信号、锚定结合以及调节免疫等。例如,脂质主要负责双层结构和膜的流动性;糖链在细胞识别中具有重要作用;蛋白质在信号转导和黏附中起着重要作用,包括定位、响应环境信号以及与其他细胞间相互作用。

现代药理学研究表明,药物与细胞膜上作用靶标相互结合的能力对其活性至关重要,这是决定药物在生物体中行为的第一步。贺浪冲教授于1996年提出了一种研究靶标与药物相互作用的新型亲和色谱技术——细胞膜色谱技术(cell membrane chromatography,CMC)。该技术将高效液相色谱、细胞生物学与受体药理学相结合,利用药物与细胞膜受体间存在的特异性亲和力,成功地将药物在体内的作用过程在色谱柱内进行动态模拟(图16-2)。CMC通常将活性组织或细胞的细胞膜固定在特定载体表面,制备成细胞膜固定相,然后,利用湿法装柱制得细胞膜色谱柱。以缓冲溶液为流动相,药物为溶质或添加在流动相中,用液相色谱法在动态条件下研究药物与固定相上细胞膜及受体的相互作用。

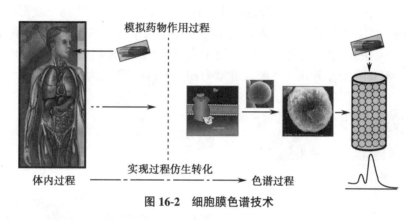

图 16-2　细胞膜色谱技术

2. 细胞膜色谱柱的制备流程　细胞膜色谱柱是 CMC 的核心,其制备流程包括细胞膜的分离、大孔硅胶的活化和细胞膜色谱固定相的制备与填充三个部分。

对于组织来源的细胞膜,其典型制备过程如下:取动物新鲜的组织,用 10mmol/L 的磷酸缓冲盐溶液(phosphate buffer saline,PBS)洗净血污,置于培养皿中,4℃条件下,用剪刀剪成碎块。然后转移至匀浆器中匀浆,至碎块完全研碎;于4℃条件下4 000r/min 离心 10 分钟,用 10mmol/L 的 PBS 溶液洗涤沉淀物 3 次。然后向离心所得的沉淀物中加入 Tris-HCl 缓冲液(pH=7.4),于4℃条件下超声破碎细胞 30 分钟,再将该溶液4℃条件下1 000g 离心 10 分钟,取上清溶液置于新离心管中,4℃条件下12 000g 离心 10 分钟,沉淀用 PBS 洗涤两次,所得即为该动物组织的细胞膜。对于高表达受体的细胞而言,直接将消化的细胞置于离心管中于4℃条件下4 000r/min 离心 10 分钟,沉淀即为高表达细胞,后续与组织来源的细胞膜制备方法相同。

细胞膜色谱柱中采用活化的大孔硅胶作为支撑材料,其典型活化方法如下:称取大孔硅胶(型号:ZEX- Ⅱ,5µm,20nm)5g 于 500ml 圆底烧瓶内,加入 1mol/L 的盐酸水溶液 200ml,超声处理 30分钟后置于电热套95℃进行回流,2 小时后将硅胶和盐酸溶液转移至1 000ml 烧杯内,加入超纯水至 1 000ml,搅拌均匀,让硅胶自由沉降,待沉降完毕后,用垂熔玻璃漏斗过滤去除上清液,重新加入 1 000ml 的超纯水,重复 4~5 次,洗至上清液 pH 中性后,将硅胶转移至表面皿内,于 105℃烘箱内烘干。

在上述步骤的基础上,细胞膜色谱固定相制备的一般方法如下:将制得的细胞膜沉淀用 5ml 的生理盐水混悬,在涡旋振荡器上混悬均匀,并将细胞膜混悬液在真空条件下加至搅拌着的 50mg 活化硅胶中,置于磁力搅拌器上于4℃条件搅拌 30 分钟,保证细胞膜与硅胶充分混匀后静置过夜,利用细胞膜的流动性及大孔硅胶的吸附作用,使细胞膜充分包裹大孔硅胶,制得细胞膜固定相;第2日将细胞膜固定相溶液混悬,之后于4℃条件下1 000g离心10分钟,去除多余的未包裹在硅胶上的细胞膜后,用湿法装柱得到细胞膜色谱柱,规格一般为10mm×2.0mm。

3. 细胞膜色谱技术的特点　细胞膜色谱技术具有特异性、可逆性和竞争性等特点,并具有手性识别能力,可根据候选药物在色谱柱内的保留特性,对药物-受体亲和力进行定性和定量分析,同时可以对结合状态的化合物进行色谱分离。特别是CMC直接使用含有特异性受体的细胞膜作为色谱固定相,最大限度地保留了细胞膜的完整性、受体蛋白质的立体构象以及生物活性。与放射性配体受体结合法相比,色谱柱可重复使用,膜蛋白消耗量少,筛选效率高,无须放射性配体,没有放射性污染;与功能受体动力学方法相比,CMC具有更高的灵敏度和准确度;与人工膜亲和色谱法相比,CMC保持了硅胶载体表面分子的生物活性。

药物分子在CMC中的保留是基于其在色谱柱中与特异性受体不断"亲和-解离-再亲和"过程的最终体现,应用色谱学参数和相应的药物-受体亲和作用模型,能够反映药物-受体间相互作用的大量信息,包括作用位点、作用强度及作用位点竞争剂对药物保留的影响。例如:Wei等人[1]在CMC研究基础上,通过区带流出法、前沿分析以及溶质计量置换模型,研究从中药中获得的莲心碱、钩藤碱等9种生物碱在α_{1A}肾上腺素受体(α_{1A}-AR)上的特异性作用位点数和相应的K_D值(图16-3)。研究结果表明,9种生物碱在α_{1A}-AR上的作用位点与坦索罗辛(α_{1A}-AR拮抗药)相同,均呈单位点作用;9种生物碱和α_{1A}-AR间的分子作用力主要是静电力和氢键,且以静电力最为显著。

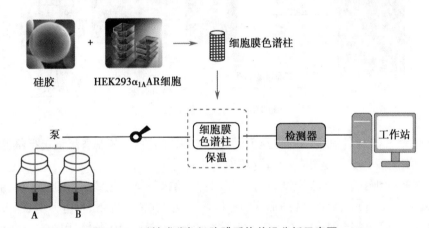

图16-3　活性成分与细胞膜受体前沿分析示意图

药物与受体间的亲和作用与机体细胞内信号转导、基因转录、生理调节等有很大的关联,因此CMC凭借其在此类研究中的特殊优势,为药物筛选和分离提供了非常有效的实验平台。

三、细胞膜色谱技术的发展

近年来,随着分子生物学、仪器科学、纳米技术等学科的飞速发展,高表达受体细胞膜色谱、CMC-LC/MS联用技术、细胞膜固相萃取技术等得以开发和应用,极大地推动了CMC技术的发展。

1. 高表达受体细胞膜色谱　随着CMC研究的深入,以及细胞分子生物学和仪器科学的飞速发展,发现通过生物组织和一般培养方法获得的靶细胞,其细胞质膜上的非"目标"受体的表达数量较多,而"目标"受体表达数量有限且不可控,由此建立的CMC对候选药物的特异性、敏感性和选择性受到了不同程度的限制,使得对复杂体系中微量或痕量成分的识别有一定困难。近年来,随着细胞分子生物学的发展,高表达特定受体的细胞构建技术得以开发和应用,使原有的CMC具备了"升级换代"的基本条件。

目前,可以通过细胞工程(cell engineering)技术对宿主细胞进行遗传改造,提高细胞的生长能力和受体表达水平,进而利用高表达特定受体的细胞膜建立CMC,即为高表达受体细胞膜色谱法。应用于 CMC 中的高表达受体细胞膜有高表达血管内皮生长因子受体(VEGFR)、高表达表皮生长因子受体(EGFR)、高表达碱性成纤维细胞生长因子受体(FGFR)、高表达 α_{1A}-AR 等。例如：Han 等人[2]利用高表达 α_{1A}-AR 的 HEK293 细胞建立一种从中药复杂体系中筛选作用于 α_{1A}-AR 活性组分的分析方法，并首次从中药胡椒(图 16-4)及鸡血藤中分别得到两个潜在的活性组分胡椒碱和芒柄花黄素，可以为研究 α_{1A}-AR 拮抗药提供更多的先导化合物。

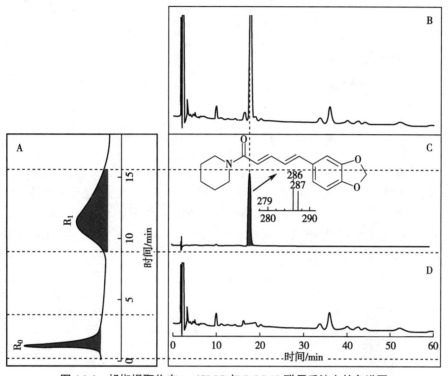

图 16-4　胡椒提取物在 α_{1A}/CMC 与 LC/MS 联用系统上的色谱图

2. CMC-LC/MS 联用技术　CMC 进行中药复杂体系筛选时，在细胞膜色谱柱上有保留的组分可以在检测器后接出，采用旋转蒸发或者固相萃取的方法对接出的样品进行浓缩富集，然后将富集所得的样品在高效液相色谱或液相色谱 - 质谱(LC/MS)上进行分析测定，然后与对照品比对，确定保留组分的成分。然而，由于 CMC 中采用的单通道 / 单检测分析系统，使得对活性成分的鉴定不能同步在线进行。

多维液相色谱(multi-dimensional liquid chromatography)是将多根色谱柱联用，根据样品的组分性质差别，选取较大分离效果的集中分离模式对目标成分进行分析。多维液相色谱较一维色谱具有更多的分离空间，减少了峰的重叠，具有较高的分离性能和分辨率，适用于复杂成分的分析。近年来，随着阀切换技术的不断进步，可以将分离机制不同而又相互独立的 CMC 柱与反向色谱柱串联起来构成分离系统。样品首先通过第一维 CMC 柱，进行特异性的受体配体结合作用进行活性识别，然后将识别部分通过富集、捕集、切割后切换进入第二维的反向色谱柱中进行二次分离，同时进行质谱分析(图 16-5)。例如：Wang 等人[3]建立了 A431/CMC-LC/MS 的二维在线联用模型，并从中药苦参中筛选发现氧化苦参碱和苦参碱具有潜在的表皮生长因子受体拮抗活性。

3. 细胞膜固相萃取技术　固相萃取技术(solid phase extraction, SPE)是一种常用的样品前处理技术，因为具有操作简单快速、省时省力、分析物回收率高等优点而在药物分析领域应用广泛。作为一种吸附剂萃取技术，填充剂的类型与溶剂性质决定了 SPE 的分离模式。然而，传统的 SPE 柱填料如 C_{18} 等只能基于极性强弱分离不同性质的组分，其与目标组分之间的作用为非特异性吸附，填料对目标物的选择性与专属性不强。因此，将细胞膜固定相应用于 SPE 领域，对于拓展 CMC 技术的应用、提高分析效率具有重要的意义。

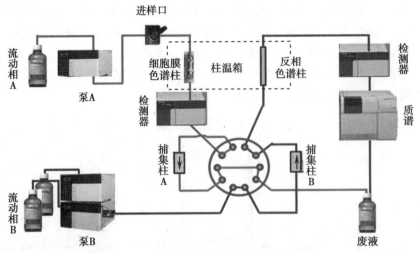

图 16-5　CMC-LC/MS 二维在线联用示意图

细胞膜固相萃取技术中,一般是利用特定细胞膜,根据实际研究的目的,选取不同特性的无机微纳米载体材料制备出生物亲和材料,并将这些材料应用于目标组分的快速筛选与发现。例如,Hu 等人[4]制备了一种新型的具有 α_{1A}-AR 识别位点的细胞膜包覆磁性碳纳米材料(图 16-6),并从川乌提取物中筛选和鉴定了两种化合物(拉巴乌头碱和苯甲酰新乌头原碱),其中拉巴乌头碱在初步药理学验证中显示出对 α_{1A}-AR 具有拮抗作用。

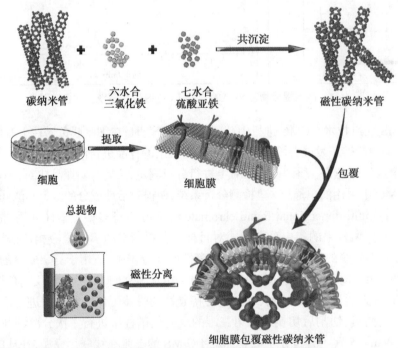

图 16-6　细胞膜固相萃取微球制备及应用示意图

四、细胞膜色谱技术的应用

CMC 不经分离步骤,直接在模型上确定药物的活性成分,具有方法快速、命中率高等特点,因此 CMC 可作为一种高通量药物筛选方法,用于从复杂体系中筛选出药物活性组分。十几年来,CMC 已经广泛应用于从中药、中药复方、中药注射剂等复杂体系中筛选活性组分。

1. **中药活性成分筛选** 传统中药（traditional Chinese medicine,TCM）在我国的使用有着几千年的悠久历史，是中华民族智慧的结晶，为人类的健康作出了巨大的贡献。保证中药质量的一致性和可控性是实现中药现代化的关键措施，其中借助现代先进技术和手段研究这一复杂体系中的活性组分是实现这一举措的重要方式，也会极大地推动和促进中药现代化的进程。近年来，具有特异性靶标配体的 CMC 技术已经成为中药活性成分筛选的重要工具。例如，Li 等人[5]应用高表达 VEGFR-2 的 CMC 与 LC/MS 联用技术，从中药乌头中筛选出新乌头碱、乌头碱和次乌头碱 3 种活性化合物，并通过细胞生长和离体药理学实验验证了这些活性化合物的药理作用。

2. **中药复方物质基础分析** 中药复方是指在辨证审因决定治法以后，选择合适的药物酌定用量，按照组成原则妥善配伍而成的一组药物。其所含化学成分复杂，药理作用具有多靶点、多层次的特点，而且干扰因素众多，因此中药复方药理的研究难度颇大。近年来，利用 CMC 技术，通过对中药复方中的各味中药进行拆方分析，对中药复方的物质基础研究起到了巨大的作用。例如，Liang 等人[6]利用 CMC 技术并结合离体药理实验，对宋代经典名方"四物汤"（熟地黄、当归、白芍、川芎）中各味中药进行拆方分析，发现当归脂溶性部分中含有具扩张血管作用的有效成分，并结合了 GC/MS 联用法分离鉴定了当归中的有效成分。

3. **中药注射剂中潜在致敏组分的筛选识别** 中药注射剂（traditional Chinese medicine injection,TCMI）通过血管给药，极大地提高了中药对人体的有效供给和生物利用率，进而提高了功效。近年来随着中药注射剂的临床应用增加，中药注射剂引起的不良反应也在同步增加。因此，查找中药注射剂不良反应发生的原因，建立高效、灵敏的致敏检测方法，提高过敏原筛选准确率，保证临床合理用药，是中药注射剂安全性评价的重大问题。CMC 作为一种活性成分筛选方法，使其成为中药注射剂中潜在致敏组分筛选的有效工具。例如，Han 等人[7]利用 IgE 受体高表达的 RBL-2H3 细胞建立了 CMC 与 LC/MS 二维联用系统，用于从双黄连注射液、土贝母皂苷注射液及红花注射液中分离鉴定作用于 IgE 受体的潜在致敏组分，并获得两种潜在致敏组分黄芩苷和土贝母皂苷甲。

第二节　微流控技术

一、概述

微流控技术（microfluidics）是一种精确控制和操控微尺度流体，特指亚微米结构的技术，又称为芯片实验室（Lab-on-a-Chip）或微流控芯片技术。通过把生物、化学、医学分析过程的样品制备、反应、分离、检测等基本操作单元集成到一块微米尺度的芯片上，自动完成分析全过程（图 16-7）。由于微米级的结构，流体在微流控芯片中显示和产生了与宏观尺度不同的特殊性能，发展出了独特的分析性能。同时该技术还有着体积轻巧、使用样品及试剂量少、能耗低、反应速度快、可大量平行处理及可即用即弃等优点。目前已经发展成为一个生物、化学、医学、流体、电子、材料、机械等学科交叉的崭新研究领域。

20 世纪 90 年代初，Manz 等人采用微流控芯片实现了此前一直在毛细管内完成的电泳分离，显示了该技术作为一种分析工具的潜力。20 世纪 90 年代中期，美国国防部提出对士兵个体生化自检装备的手提化需求，催生了世界范围内微流控技术的蓬勃发展。在整个 20 世纪 90 年代，微流控技术更多地被认为是一种分析化学平台，并与微全分析系统（miniaturized total analysis system,μTAS）概念混用。2001 年，*Lab on a Chip* 杂志创刊，成为该领域的主流刊物，引领世界范围微流控技

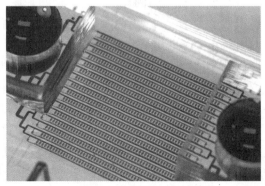

图 16-7　微流控芯片

术研究的深入开展。2003 年,微流控技术被 *Forbes* 杂志评为影响人类未来 15 件最重要的发明之一。2004 年,*Business* 杂志把微流控技术誉为"改变未来的七种技术之一"。2006 年,*Nature* 杂志发表了一期题为"芯片实验室"专辑,从不同角度阐述了芯片实验室的研究历史、现状和应用前景,并在编辑部的社评中指出,芯片实验室可能成为"这一世纪的技术"。至此,芯片实验室所显示的战略性意义,已在更高层面和更大范围内被学术和产业界所认同。

二、微流控芯片的制作

(一) 芯片材料

在微流控芯片研制过程中,首先要考虑芯片材料的选取。原则大体有下述几点:①芯片材料与芯片实验室的工作介质之间要有良好的化学和生物相容性,不发生反应;②芯片材料应有很好的电绝缘性和散热性;③芯片材料应具有良好的光学性能,对检测信号干扰小或无干扰;④芯片材料表面要具有良好的可修饰性,可产生电渗流或固载生物大分子;⑤芯片的制作工艺简单,材料及制作成本低廉。

目前制作微流控芯片的材料主要有石英、玻璃、硅片、有机聚合物,如聚甲基丙烯酸甲酯(polymethylmethacrylate,PMMA)、聚二甲基硅氧烷(polydimethylsiloxane,PDMS)、聚碳酸酯(polycarbonate,PC)、氟化乙丙烯、聚四氟乙烯、聚苯乙烯以及水凝胶等(图 16-8)。玻璃的透光性及绝缘性好,不加修饰即可产生较强电渗流,适合于多种样品的分离,且价格低廉,是目前应用最多的芯片材料。但在玻璃上制作通道工艺复杂,因湿法刻蚀的各向同性作用致使通道深宽比低,键合温度高,成品率低。PMMA 价格便宜,具有良好的绝缘性,可施加高电压实现快速分离,其芯片成型容易,批量生产成本低,易获得高深宽比的微结构,微通道表面一般不需或仅需较少修饰即可产生电渗流,电渗流的性质因修饰被改变并可作为进一步修饰的平台。PDMS 除具有上述 PMMA 的特点外,在室温下即可实现 PDMS 的键合,键合后还可撕开清洗微通道,同时具有很低的折射系数,可减少光学测定中的反射光。

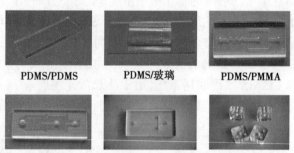

PDMS/PDMS　　PDMS/玻璃　　PDMS/PMMA

玻璃/玻璃　　PMMA/PMMA—黏性膜　　PMMA/PMMA—热压

图 16-8　制作微流控芯片的常用材料

(二) 硅、玻璃和石英芯片的制作

微流控芯片要在所选用的材料基板上构建出微米级通道和其他组件,内壁光滑度要求很高,需要采用特定的微细加工技术,将图形高精度转移到芯片上,主要包括光刻(lithography)和蚀刻(etching)等,已广泛应用于半导体和集成电路制作中。玻璃等芯片微细加工技术的基本过程包括涂胶、曝光、显影、腐蚀和去胶等步骤。环境和步骤对质量产生直接影响,操作须严格按照工艺要求进行,以使刻出来的图像重叠精度高、清晰,没有钻蚀、毛刺、针孔和小岛等缺陷。

1. 光刻掩模的制作　光刻质量的好坏不仅取决于光抗蚀剂的种类、性质及光刻工艺,还与光刻掩模版质量的优劣直接相关。要得到好的精细图形还须有优良的光刻掩模版,简称光刻掩模。制备具有特定图形的光刻掩模的工艺过程被称为制版或掩模制作。掩模的基本功能是基片受到光束照射时,在图形区和非图形区产生不同的光吸收和透过活力。掩模有两种结构,而基底上涂布的抗蚀剂也有正负之分,所以共有四种组合方式。通过它们的不同组合,可将掩模图形转印到基片抗蚀剂上,再经显影、刻蚀和淀积金属等工艺,获得诸如芯片电泳之类的图形结构。

2. 光刻的一般步骤　光刻是利用光成像和光敏胶在微流控芯片的基片如硅、玻璃等材料上图形化的过程。光刻技术一般由如下基本工艺过程构成:预处理、涂胶、前烘、曝光、后烘、显影及检查、坚模等(图 16-9)。

3. 腐蚀方法及特性　腐蚀是以坚模后的光刻胶作为掩蔽层,通过化学或物理方法将被刻蚀物质剥离下来,以得到期望图形的刻蚀方法。根据腐蚀剂的状态不同,可将腐蚀工艺分为湿法腐蚀和干法腐蚀两大类。湿法腐蚀是通过化学刻蚀液和被刻蚀物质之间的化学反应将被刻蚀物质剥离下来的刻蚀方法,是不容易控制的各向同性腐蚀。其特点是选择性高,均匀性好,对硅片损伤少,几乎适用于所有的金属、玻璃、塑料等材料。缺点是图形保真度不强,刻蚀图形的最小线宽受到限制。干法腐蚀是指利用高能束与表面薄膜反应,形成挥发性物质,或直接轰击薄膜表面使之被腐蚀的工艺。其最大的特点是纵向的刻蚀速率远大于横向的刻蚀速率,可以保证细小图形转移后的保真性。

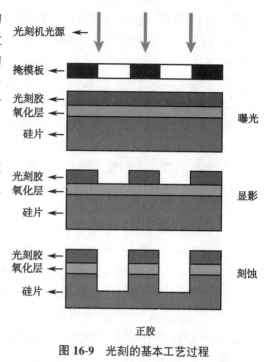

图 16-9　光刻的基本工艺过程

4. **去胶**　腐蚀结束后,光刻胶就完成了它的使命,因此需要设法把这层无用的胶模去掉,这一工序称为去胶。去胶主要有下列几种方法:溶剂去胶、氧化去胶、等离子去胶,除此之外,还有紫外光分解去胶法,即在强紫外光照射下,使光刻胶分解为 CO_2、H_2O 等挥发性气体而被除去。经过上述各步加工制作过程,就可以得到刻有微通道的微流控芯片基片。

5. **打孔**　玻璃类芯片的打孔方法包括金刚石打孔法、超声波打孔法和激光打孔法等。金刚石打孔法设备简单,打孔速度快,但钻头质量对打孔质量影响很大。超声波打孔法,因为有超声波振动的关系,所钻出的孔边缘光滑、整齐,最小孔径一般在 200μm 左右,玻璃表面无损伤裂痕,对后续的封接过程没有影响,但封接前必须对玻璃表面进行严格的清洗,以除掉残留的切屑和杂质。激光打孔法能将激光能量聚焦到很微小的范围内把工件"烧穿",很适合在熔点高、硬度大的材料上打孔,打出的孔又细又深,最小孔径可达几微米,但设备较贵,孔周围易产生微裂痕,且钻孔过程中产生的溶胶微粒容易沉积在孔的周围,这些微粒在键合前必须通过超声和抛光清除。

6. **封接**　为了使封接过程顺利进行,玻璃和石英表面必须达到很高的洁净度,在芯片制作和打孔过程中所残留的小颗粒、有机物和金属物都必须清除干净。此外,玻璃和石英表面应为亲水的,以有利于低温键合的进行。因此在芯片封接之前,需要对芯片基片和盖板进行严格的化学清洗,清洗后的芯片应在超净室中完成键合过程。例如玻璃和石英在封接前,通常要在硫酸和过氧化氢混合溶液中清洗 10~20 分钟,然后用大量去离子水冲洗。氧等离子体和紫外臭氧等离子体也可以清除玻璃和石英表面的有机残留物,产生亲水性表面。芯片键合成功与否,在很大程度上还取决于芯片表面的平整度(总的厚度偏差)和粗糙度。

(三)高分子聚合物芯片的制作

高分子聚合物微流控芯片所采用的制作技术主要包括热压法、模塑法、注塑法、激光烧蚀法、LIGA 法和软光刻法等。

1. **热压法**　热压法是早期应用比较广泛的一种快速复制微结构的芯片制作技术。它将聚合物基片与模具对准加热,并施加一定压力得到具有微观结构的芯片。它的模具可以是直径 50μm 以下的金属丝或刻蚀有凸突的微通道硅片阳模。以金属丝为模具只能制作简单的微通道,且如果通道交叉点在同一平面压制则会造成不规则的形状,对进样和分离带来不利的影响。以刻蚀有凸突的微通道硅片阳模制作微流控芯片,可得到复杂微通道,通道交会点也会有令人满意的结构。

2. **模塑法**　模塑法是目前制作高分子聚合物芯片的主要方法,主要是通过光刻胶等得到模具,并在模具上固化液态高聚物得到具有微结构芯片的方法。实验室中常用的模具是环氧 SU8 负光胶或正胶,高分子聚合物则以 PDMS 为主。此外,模具也可由硅材料、玻璃等制造,高分子聚合物材料还可以是环氧树脂、聚脲、聚丙烯酸、橡胶和氟塑料等。

3. 注塑法 注塑法是一种将原料置于注射机中,加热使之变为流体压入模型,冷却后脱模即得芯片的方法。在注塑法制作过程中,模具制作复杂,技术要求高,周期长,是整个工艺过程中的关键步骤。一个好的模具可生产 30 万~50 万张聚合物芯片,重复性好,生产周期短,成本低廉,适宜于已成型的芯片生产。

4. 激光烧蚀法 激光烧蚀法是一种非接触式的微细加工技术。它利用掩模或直接根据计算机 CAD 的设计数据和图形,通过 X-Y 方向精密控制激光的位置,在金属、塑料、陶瓷等材料上加工出不同形状尺寸的微孔穴和微通道。优点是所得到的微流控芯片结构受热破坏小,通道壁垂直,深宽比大,对掩模的依赖性较小,灵活性较高;缺点是一次只能制作一片,生产效率较低,紫外激光器价格昂贵,能量大,有一定的危险,需在标准激光实验室中操作。

5. LIGA 法 LIGA 是德文 lithographie、galanoformung 和 abformung 三个词的缩写,意指通过 X 射线深刻及电铸制造精密模具,再大量复制微结构的特殊工艺流程,由 X 射线深层光刻、微电铸和微复制三个环节组成,主要用于制作高深宽比的微流控芯片。主要包括同步辐射 X 射线深层光刻、电铸、利用热塑性高分子材料通过注塑的方法复制电泳芯片。

6. 软光刻法 20 世纪 90 年代末兴起的一种新的微图形复制技术。该技术用弹性模代替了光刻中使用的硬模,产生微形状和微结构,被称为软光刻技术。软光刻技术的出现和 PDMS 材料的大规模应用是微流控芯片发展史上一个重要的里程碑。相对于传统的光刻技术,软光刻更加灵活,可以制造复杂的三维结构,并在不规则曲面上应用。应用于许多材料,如胶体材料、玻璃、陶瓷等。此外,软光刻是一种便宜、方便、适于一般实验室使用的技术。

(四) 其他

水凝胶是一类天然或人工合成的高分子材料,其在微观上是由亲水性高分子链所构成的立体网格状结构,网格间隙通常为几纳米至几百纳米。水凝胶具有有别于其他材料的一系列体相性质和表面性质。特殊的体相性质有高含水量、高通透性、结构稳定并多具有机械弹性。部分水凝胶材料可由其单体水溶液经紫外或可见光引发的自由基反应原位合成。其基本过程是在含双键单体的水溶液中加入适量光引发剂,在光照条件下引发剂光解产生初级自由基并进一步引发单体的聚合、交联反应形成凝胶。可借鉴光刻技术,利用上述光引发聚合反应原理,制备微米尺度水凝胶结构。

三、微流控芯片分析的检测方法

以微流控芯片为平台进行的各种化学、生物学反应和分离等通常都发生在微米量级尺寸的结构中,因此微流控芯片对检测器的要求也较传统检测器更为苛刻,要求检测器应具有更高的检测灵敏度、更快的响应速度和较小的体积。根据检测方式的不同,微流控芯片检测器一般可分为四大类,即光学检测器、电化学检测器、质谱检测器和其他检测器(图 16-10)。

(一) 光学检测器

1. 激光诱导荧光检测器 激光诱导荧光(laser induced fluorescence,LIF)是目前最灵敏的检测方法之一,其检测限可达到 $10^{-13} \sim 10^{-9}$ mol/L,对某些荧光效率高的物质,通过采用光子计数、双光子激发等技术甚至可达到单分子水平。由于微流控芯片的研究对象一般多为具有荧光官能团或可衍生产生荧光的核酸、蛋白质、氨基酸等生物样品,所以激光诱导荧光检测是使用最早、应用最广泛的光学检测器之一。常规荧光检测器采用正交型光路设计以降低背景干扰,但对于微小尺度的微流控芯片来说则多采用共聚焦型光路设计。由激光器发射出的激光经滤波后被分色镜反射,再由显微镜物镜聚焦到芯片微通道中,以激发检测物质产生出荧光;荧光由同一物镜所收集,透过二色分光镜后由发射光片滤去杂色光,最后进入光电信增管或电感耦合器件中检测。目前常用到的有常规单通道激光诱导荧光检测器、常规多通道激光诱导荧光检测器、光电倍增管扫描检测器和微型化激光诱导荧光检测器。

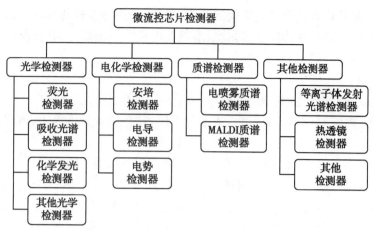

图 16-10　微流控芯片检测器分类图

2. **紫外吸收检测器**　紫外吸收检测器是一种通用型光学检测器。由于微流控芯片系统中芯片微通道一般仅为数十微米甚至几微米,其可提供的吸收光程有限,再加上紫外吸收对芯片的材料有一定要求,现阶段紫外吸收检测器不如荧光检测器应用广泛,但为一种普遍使用的检测方法,紫外吸收光度法在微流控芯片研究领域也发挥着重要的作用。微流控芯片紫外吸收光度检测法检测灵敏度偏低,难以满足低浓度生化样品的检测要求。目前,解决的方法包括使用紫外吸收小的石英、PDMS 等为芯片材料,优化检测器光路,增加吸收光程,进行样品预富集等。

3. **化学发光检测器**　化学发光是物质在进行化学反应过程中伴随的一种光辐射现象,可以通过检测发光强度来确定待测物含量。其机制是基态分子吸收化学反应中释放的能量跃迁至激发态,处于激发态的分子以光辐射的形式返回基态,从而产生发光现象。化学发光检测器是公认的高灵敏度检测方法之一,其检测灵敏度可以和激光诱导荧光相媲美。与其他光学检测方法相比,化学发光检测最大的优势在于其不需要光源,仪器设备简单,更容易实现微型化和集成化,因此更适合用于微流控芯片的检测装置。

目前使用的微流控化学发光检测器主要有单通道和多通道两种类型。微流控芯片化学发光单点检测实施简单,一般是将光电检测器直接置于反应通道的下方,不需要复杂的光路系统,因此大多由研究者自行搭建而成。例如,任吉存等人[8]在 PDMIS 芯片上采用等电聚焦与在线化学发光检测相结合的方法测定了亚血红素类蛋白。阵列微流控芯片的发展对设计具备多通道同时检测能力的化学发光检测器提出要求,构建多通道化学发光检测器较为容易,可采用单点扫描和 CCD 成像等[9]。

(二) 电化学检测器

电化学检测是通过电极将溶液中待测物的化学信号转变成电信号以实现对待测组分检测的一种分析测试方法,具有灵敏度高、选择性好、体积小、装置简单、成本低廉、兼容性好等优势,而且适合微型化和集成化。根据电化学检测原理的不同,微流控芯片电化学检测可以分为三种检测方法:安培法、电导法和电势法。

安培检测法的原理是在工作电极上施加一个恒定的电极电位以引起待测物质在工作电极上发生氧化还原反应,同时输出在氧化还原过程中产生的电流,其输出的电流与待测物质的浓度成正比。按照检测器放置位置的不同可分为柱端安培检测、柱内安培检测和柱后安培检测。

电导检测法是根据主体溶液与被测物区带溶液电导率的差别而进行定量的检测方法,被测物的浓度可以对应于电导率的变化。电导法适于检测无机离子、氨基酸等物质,其中以对无机离子的研究较多,检出限一般可达到 $10^{-8} \sim 10^{-6} \mathrm{mol/L}$。根据检测电极是否同溶液接触可以分为接触式电导检测法和非接触式电导检测法。

电势检测法是利用半透膜两侧因不同的离子活度产生电势差而实现检测的方式,分析物通过一个具有离子选择性的半透膜(即离子选择性电极),在电极外部和内部的溶液由于活度的不同会出现电位差异,这个电位差异将被记录。电势检测法建立在离子选择性膜的基础上,具有专一性,而芯片电泳中通常涉及分离、检测多种物质,同时背景溶液在电极上不能具有响应,所以这种检测方法在芯片电泳上的应用不多。

(三) 质谱检测器

质谱(mass spectrum,MS)检测是使试样中各组分在离子源中发生电离,生成不同质荷比的带电离子,经加速电场的作用,形成离子束,进入质量分析器,并在质量分析器中,再利用电场和磁场使离子发生相反的速度色散,将它们分别聚焦从而确定其质量的分析方法。质谱的优势体现在其能够提供试样组分中生物大分子的基本结构和定量信息,对涉及蛋白质组学的研究具有难以替代的作用。

质谱检测器在微流控技术中具有良好的应用前景,其难点是芯片与质谱接口的问题。近年来,研究人员在接口方面做了大量的研究工作,目前已经获得芯片出口直接与电喷雾质谱连接、玻璃芯片外接毛细管与电喷雾质谱连接、塑料芯片外接毛细管与电喷雾质谱连接、塑料芯片一体化接口、芯片与MALDI-MS 接口等多种连接模式。

(四) 其他检测器

除了上述几种检测器,微流控芯片也与其他几种检测器联合使用。电感耦合等离子体 - 原子发射光谱法(ICP-AES)是无机分析领域最灵敏的检测方法之一,将其与微流控技术相结合,充分发挥微流控芯片的特点,可以解决药物、食品、环境安全中诸如元素形态分析等难点问题。而这种联用技术的最大难题仍然是接口问题,其难点在于微通道中的流体速度同 ICP-AES 进口流速不匹配。

生物传感器是指用固定化的生物成分(如酶、抗原、抗体等)或生物体本身作为信号感受部分的传感器。报道最多的是 DNA 传感器,它是以 DNA 为敏感元件,通过信号转换器将 DNA 与 DNA、DNA与 RNA 或 DNA 与其他有机、无机离子之间作用所产生的生物学信号转变为可检测信号(光、电、声等)。近年来,生物传感器由于其专一、快速、易于微型化和自动化等特点,已开始被用作微流控芯片系统中的检测单元。

四、微流控芯片的应用

近年来,微流控芯片在药物分析领域得到了广泛应用(图 16-11),主要包括天然药物的分离检测、合成药物的分离检测、生物制品的分离检测、手性药物的分离检测以及药物代谢动力学研究。

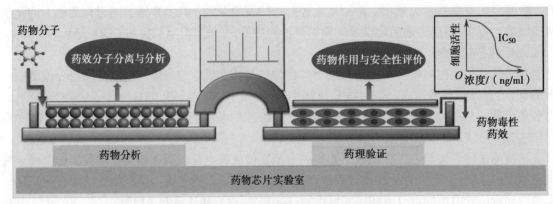

图 16-11 微流控芯片在药物分析中的应用

1. 天然药物的分离检测 天然药物成分复杂,其中有效成分的测定受到多种因素的影响,因此如何快速、高效地对天然药物中的有效成分进行鉴定已成为天然药物研究的重点。与传统分析手段如高效液相色谱、薄层色谱等相比,将微流控芯片应用于天然药物的分离检测,可使得分析过程更简便、更快速、成本更低。例如,屠鹏飞等人[10]开发了一种单细胞微流控装置,并利用该装置筛选了近 200

个天然药物成分对 5 种瞬时受体电位(transient receptor potential,TRP)通道亚型的调控活性。结果从传统抗炎镇痛中药九里香中发现了 4 个活性成分,并进一步通过体内模型证实香豆素类活性成分 B304 能够通过抑制 TRPA1 显著减轻福尔马林或异硫氰酸烯丙酯引起的小鼠疼痛反应,从而验证了该筛选体系的可靠性。

2. 药物活性筛选 由于具有微量化和高通量分析的优势,微流控芯片在药物活性筛选领域展现出了良好的应用前景。例如,洪战英等人[11]建立了用于抗白念珠菌药物快速筛选的浓度梯度微流控芯片平台,通过荧光示踪剂荧光素钠在芯片上的分布定性考察浓度梯度生成情况,以阿尔玛蓝为细胞活力指示剂,利用该平台分别进行了两性霉素 B、氟康唑、伊曲康唑、伏立康唑、泊沙康唑、特比萘芬、氟胞嘧啶、卡泊芬净的药敏实验,快速高效地获得了药物的最低抑菌浓度(MIC)范围,且与美国临床和实验室标准协会(CLSI)建议的白念珠菌敏感株的 MIC 值一致,表明该平台可以通过一次实验快速筛选得到抗菌药物的 MIC 值范围。此外,该批次白念珠菌对特比萘芬呈现耐药,与 96 孔板法验证结果一致,表明该方法还可以用于耐药菌株的快速筛选。

3. 生物分子的分离检测 微流控芯片对于大分子化合物如蛋白质、DNA、RNA 以及病毒、细菌、细胞的分离检测也有广泛的应用。例如,薛俊欣等人[12]建立了狂犬病毒、伪狂犬病毒、犬瘟热病毒、犬细小病毒和犬冠状病毒 5 种病毒的微流控芯片检测方法,通过将环介导等温扩增(LAMP)检测体系固化在同一块塑料芯片上,制备了同步高通量快速检测微流控芯片,并将其应用于临床检测。结果显示,微流控芯片检测方法具有良好的特异性,含有目的基因的阳性样本仅在芯片上相应病毒反应槽出现显著扩增,而其他病毒反应槽未出现扩增,彼此无交叉反应;微流控芯片的敏感性与 LAMP 方法一致;通过检测不同时期收集的感染犬瘟热病毒、犬细小病毒和犬冠状病毒临床样本,证实建立的微流控芯片检测方法具有良好的稳定性和可靠性。与现有核酸检测方法相比,微流控芯片可以在受试核酸上样 40 分钟内完成上述 5 种犬病毒的快速筛查,从而满足进出境犬科动物快速检疫的需求。

4. 手性药物的分离检测 微流控芯片在手性分子研究领域的两个重要分支——手性合成和手性拆分上均有涉及。目前手性拆分方法有多种,其中,酶法拆分、色谱和电泳法拆分均已在微流控芯片上有所尝试。拆分平台的芯片化使拆分速度大大提高,试剂和样品用量减少至微升级,具有发展成高通量和集成化的潜力。例如,王清江等人[13]制备了一种聚多巴胺/金纳米粒子/DNA(PDA/AuNPs/DNA)作为微流控芯片电色谱手性固定相,在 65 秒内实现色氨酸对映体的基线分离,PDA/AuNPs/DNA 手性固定相显示了理想的选择性、稳定性和生物相容性。此外,手性合成是获得光学纯化合物的重要途径之一,也是近年来有机合成的研究热点,手性合成主要通过在反应体系中引入手性催化剂实现立体选择性反应。反应系统微型化可以加快传质、传热速度,提高反应效率和速度,并大大降低试剂与样品的消耗量,因而微流控芯片在手性合成领域也展现出良好的应用前景。

5. 药物代谢动力学研究 代谢是生物体与外界物质和能量交换的过程,也是活细胞中所有化学变化的总称。代谢产物分析能够帮助人们更好地理解病变过程及机体内物质的代谢途径,还有助于疾病相关生物标记物的发现,药物的作用机制和毒副作用的研究,对疾病诊断、药物开发和临床用药都具有重要的指导意义。Zuchowska 等人[14]基于微流控系统,用 HepG$_2$ 细胞检测抗肿瘤药物氟尿嘧啶(5-FU)的肝毒性,并发现随着球体直径的增大,HepG$_2$ 细胞对 2 个受试浓度的 5-FU 耐药性降低。

第三节 色谱-色谱联用技术

一、概述

对于组分简单的样品采用一根色谱柱(一种分离模式)就可以得到良好的分离效果,但对于某些成分复杂的样品,当采用一根色谱柱无法得到良好分离时,可以采用色谱-色谱联用技术,也称之为多维色谱(multi-dimensional chromatography)技术。例如,将分不开的组分转移出来,选择另一根色谱柱继续进行分离和分析；对于拖尾峰上得不到很好分离的痕量组分，可以将带有少量拖尾峰组分的痕量组分转移出来，然后再进行一次色谱分离；对于样品中某些损害色谱柱的组分，可以在样品进入色谱柱之前将有害组分与待测组分分开，从而使损害色谱分离柱的组分不进入色谱柱，而使待测组分进入色谱柱。

二维色谱通常由一根预分离柱和一根主分离柱串联组成，两根色谱柱之间通过接口连接，两根色谱柱（预柱和主柱）所用的流动相可以相同，也可以不同。接口的作用是将第一级色谱分离后的目标组分转移到第二级色谱柱上继续分离和分析，它的作用不是简单的传递组分，而是先将第一级色谱分离后的目标组分"捕获"并进行"聚焦"，并在适当的时机将"聚焦"后的组分迅速"释放"，然后转移到第二级色谱仪上进行分离和分析。此时两级色谱相对独立，分离机制可以完全不同。

色谱-色谱联用技术中，按照两级色谱的流动相是否相同，可以划分为如下几种方式：①由同类流动相、不同分离模式或不同选择性色谱柱串联而成，如气相色谱-气相色谱联用（GC-GC）、液相色谱-液相色谱联用（LC-LC）、超临界流体色谱-超临界流体色谱联用（SFC-SFC）；②由不同类流动相、不同分离模式或不同选择性色谱柱串联组成，如液相色谱-气相色谱联用（LC-GC）、液相色谱-毛细管电泳联用（LC-CE）以及气相色谱（或超临界流体色谱，或液相色谱）-薄层色谱联用（GC-TLC、SFC-TLC、LC-TLC）等。组成色谱-色谱联用系统时，两级色谱柱的柱容量应当相互匹配，当两级色谱柱柱容量不同时，第一级应采用较大柱容量的色谱柱，如气相色谱-气相色谱联用时可采用填充柱-填充柱、填充柱-毛细管柱、毛细管柱-毛细管柱、微填充柱（或微填充毛细管柱）-毛细管柱等串联方式，以适应分离和分析不同含量组分的要求。如分离和分析复杂样品中微量组分时，第一级色谱可采用填充柱，进样量可以尽量大些，然后将微量组分切割出来后再用第二级色谱的毛细管柱分离和分析，效果会更好。

色谱-色谱联用技术，每级色谱都可根据需要分别接不同类型的检测器，第一级色谱最好选用非破坏性检测器（如气相色谱的热导检测器，液相色谱的紫外-可见分光检测器、示差折光检测器等），这样从第一级色谱检测器出来的组分可直接进入第二级色谱系统。当第一级色谱采用的检测器是破坏性检测器（如气相色谱的火焰离子化检测器，液相色谱的电化学检测器等）时，则只能采用分流的方法，使第一级的色谱柱流出物分为两部分，一部分进入检测器检测，另一部分则直接通过接口进入第二级色谱系统。色谱-色谱联用系统还可以与质谱仪、傅里叶变换红外光谱仪、原子光谱仪等仪器联用，联用方式及接口视第二级色谱类型及分离模式所决定。

二、气相色谱-气相色谱联用技术

一般的二维气相色谱只是将前级色谱柱没有完全分开的目标物，利用阀切换或无阀气控切换或冷阱转移到第二支色谱柱上进行进一步的分离。这种联用不能完全利用二维气相色谱的峰容量，只能提高复杂样品中目标组分的分离效率。

全二维气相色谱（comprehensive two-dimensional gas chromatography，GC×GC）是将分离机制不同而又相互独立的两根色谱柱串联起来，经第一维色谱柱分离后的每一个组分，经过接口进行聚焦后，以脉冲的方式依次进入第二维色谱柱进行二次分离，组分从第二维色谱柱流出后进入检测器，信号经计算机系统处理后，得到以第一维色谱柱保留时间为横坐标，第二维色谱柱保留时间为纵坐标的二维轮廓图，或者三维立体图（图16-12）。当不同时间维间正交时，分辨率最高。全二维气相色谱正是利用这一原理构造了一个正交分离系统。

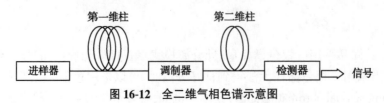

图 16-12　全二维气相色谱示意图

　　全二维气相色谱的接口称作调制器,通过调制器将两根不同极性、不同分离机制的色谱柱串联起来。其中,第一维色谱柱多采用非极性或弱极性柱,第二维色谱柱多为极性柱。样品首先在程序升温的条件下,按照各组分的沸点不同实现第一维色谱柱上的分离,所有流出组分通过调制器的聚焦和再传送以脉冲方式被送入第二维色谱柱进一步分离。由于第二维色谱柱较短,组分在第二维色谱柱中迅速分离,通常只有几秒的时间,因此组分在第二维色谱柱上的分离可视为恒温分离。同时,组分在第二维色谱柱上的分离主要依靠极性差异,能在一定程度上将第一维色谱柱上沸点极为接近的组分彼此分离开来,从而使 GC×GC 能够提供真正的正交分离,其峰容量相当于两根柱子各自峰容量的乘积。主要的调制方式有阀调制和温度调制,温度调制主要有热调制、径向冷肼调制、冷喷调制等。

　　全二维气相色谱具有如下优点。

　　(1)分辨率高、峰容量大:一般二维气相色谱的峰容量为两根色谱柱峰容量之和,而全二维气相色谱的峰容量为两根色谱柱峰容量之积,分辨率是两根色谱柱各自分辨率平方加和的平方根。

　　(2)分析速度快:由于样品存在容易分开的性质,使得全二维气相色谱技术总分析时间比一维色谱要短很多。

　　(3)灵敏度高:组分在流出第一维色谱柱后经过聚焦,提高了第二维色谱柱分离后检测器上的浓度,可以提高检测灵敏度。

　　(4)定性可靠性增强:选择不同保留机制的两根色谱柱,大多数目标化合物都可以达到基线分离,相互干扰减少,可以提供更多的定性分析参考信息。

　　(5)可以进行定量分析:由于全二维气相色谱技术具有高分辨率,使得色谱峰重叠引起的干扰变小,也更容易对各组分准确定量。

三、液相色谱 - 液相色谱联用技术

　　高效液相色谱已经广泛地应用于天然药物、生物、环境和食品等领域的复杂样品分离分析。然而,随着分析对象的复杂性和未知性不断扩大,一维液相色谱的分离能力已不能满足样品的分离分析需要。1983 年,Davis 和 Giddings 利用组分重叠统计学理论证明了用一维液相色谱的方法分离含 100个随机分布组分的复杂样品,大约需要 400 万理论塔板数才能完全分离其中的 82 个组分。但是目前色谱柱的最佳柱效能只有几十万理论塔板数。继而出现了多维液相色谱,特别是二维液相色谱(two-dimensional liquid chromatography,2DLC),它可以显著提高峰容量、选择性和分离度,成为近年来分析化学研究的热点话题。

(一) 二维液相色谱的概念

　　二维液相色谱是将分离机制(分子尺寸、等电点、亲水性、电荷、特殊分子间作用等)不同而又相互独立的两根色谱柱串联起来构成的分离系统,样品经过第一维的色谱柱进入接口中,通过浓缩、捕集或切割后被切换进入第二维色谱柱及检测器中。这样在一维分离系统中不能完全分离的组分,可以在二维系统中得到更好的分离,因此分离能力、分辨率远远超过常规液相色谱。二维液相色谱于 1978年由 Emi 和 Frei 首次使用,1990 年 Jorgenson 等实现了蛋白质的全二维液相色谱分离,第一次展现了二维液相色谱分离的巨大优势。

　　根据第一维液相的馏分是否直接进入第二维色谱,可以将二维液相色谱分为离线(off-line)和在线(on-line)两种模式。离线二维液相色谱的第一维馏分经过收集、浓缩、复溶等步骤,在第二维液相色谱进行分离,该模式对仪器的要求较低,然而操作耗时耗力,并且在样品处理过程中很容易出现样品的污染和损失等情况。比较而言,在线二维液相色谱没有离线模式这些缺点,运行迅速、重复性好,但是对仪器设备要求高,需要考虑二维间溶剂兼容性问题,通常需要复杂的设备和特殊的接口来实现在线联用,操作起来难度较大。随着现代仪器的发展,同时为了适应自动化分离的要求,目前二维液相色谱越来越多地采用在线模式。根据第一维液相色谱的馏分是否全部转移到第二维,可以将二维液相色谱分为中心切割二维液相色谱(heart-cutting two-dimensional liquid chromatography)和全二维

液相色谱(comprehensive two-dimensional liquid chromatography)。

(二) 中心切割二维液相色谱

中心切割二维液相色谱将第一维色谱分离出的某个或某些馏分转移到第二维进行分离,无法得到样品中所有成分的信息,适合用于目标组分的分析。中心切割二维液相色谱中,两维色谱之间常以六通阀进行连接,若两维色谱采用不同的流动相,还会再增加定量环(loop 环)或富集柱进行目标组分的收集或富集。样品首先在第一维色谱柱上进行分析,当目标组分出峰并收集到 loop 环中后,通过六通阀切换,目标组分进入第二维色谱进行分离;此时第一维色谱可根据下一个目标组分的出峰时间继续分析或停止等待,该模式中第一维色谱和第二维色谱不必同时进行工作,完成一次分析所需时间为第一维色谱分析时间与第二维色谱分析时间之和。

(三) 全二维液相色谱

全二维液相色谱是将第一维的馏分全部进入到第二维进行分离,主要通过在线二维液相色谱来实现,接口不仅承担前一维色谱组分传递到后一维色谱中,而且还承担前一维色谱组分的收集或富集作用,可以分离和鉴定含有未知成分的复杂样品,适用于天然产物和代谢产物的研究。在所建立的全二维液相色谱系统中,第二维可采用两根平行的色谱柱进行交替分析,或通过在第一维色谱和第二维色谱间连接的两个 loop 环交替收集后,再分别进入第二维色谱。目前以 loop 环模式最为常用,通过二位八通阀、二位十通阀或双二位四通阀实现在线切换。以二位八通阀为例,进行分析时,第一维色谱柱的洗脱液首先进入 loop 环 1,收集相应时间后,通过切换阀转换,此时 loop 环 1 收集的组分进入第二维色谱柱进行分析,第一维色谱柱的洗脱液进入 loop 环 2 进行收集;相应时间后,切换阀切回到最初位置,进行下一轮的收集和分析;如此往复进行,直至第一维色谱的洗脱液全部进入第二维色谱完成分析。

(四) 二维液相色谱的联用模式

基于待分离样品中成分的性质差异,二维液相色谱可以灵活地组合成各种不同的色谱分离模式,目前二维液相色谱联用的主要类型如下:

1. 反相/反相二维液相分离模式(RPLC×RPLC) 反相色谱是液相色谱中应用最广泛的分离模式,虽然两维间显著的相关性会降低总峰容量,但其两维流动相间极高的相容性使其在复杂组分的分离分析中也体现了巨大的优势。为了提高该分离模式的选择性,可以在两维间使用不同的固定相(如氰基柱 - 十八烷基键合相色谱柱)或改变两维流动相组成。具有如下优点:①两维流动相兼容;②流动相与质谱兼容,提高了分析检测灵敏度;③固定相可供选择种类多;④系统稳定,重现性好;⑤应用范围广。缺点是由于两维机制差异性不大,分离选择性受到限制,两维组合模式往往正交性比较差。

2. 正相/反相二维液相分离模式(NPLC×RPLC) 正相/反相二维液相是正交性最高的分离模式,适用于极性差异较大的混合体系的分离分析。但正相色谱中常用的流动相(三氯甲烷、石油醚、乙酸乙酯等)与反相色谱中常用的水溶液 - 甲醇/乙腈的流动相不相容,对于反相色谱来说,正相色谱的流动相洗脱能力较强,若是未经处理直接进入反相柱中,会引起色谱峰前移、色谱峰扩展等问题,从而降低整个系统的分离能力。可以采用离线模式或采用真空蒸发接口、气流辅助吸附接口,加入流动相改性剂,或在一维中采用微孔正相柱和整体反相柱等方法减小溶剂不相容的影响。

3. 亲水/反相二维液相分离模式(HILIC×RPLC) 亲水交互作用色谱是一种以极性固定相及水 - 有机溶剂为流动相的色谱模式,类似于正相色谱模式,但所用的流动相又与反相色谱相似,是解决流动相兼容问题很好的方法。亲水/反相二维液相,两维流动相均采用水溶液 - 甲醇/乙腈体系,但由于亲水色谱流动相洗脱强度高于反相色谱,会造成第二维反相色谱柱中分析物保留降低,出现不对称峰、分裂峰等现象。为克服上述流动相的不相容性,可以采用离线模式,将一维洗脱物中的溶剂蒸发,采用合适的溶剂复溶后再进样分析,或尽量减小一维中流动相的洗脱强度,或减小转移体积,以尽量减小对二维分离的影响。该分离模式正交性好,两维流动相兼容,应用范围广,中等极性化合物在两维中都有很好的保留,采用柱转换技术,将在第一维亲水柱没有保留的非极性组分转移到第二维继续进行分析,同时极性组分在亲水柱上也得到了分离,如此实现了极性组分和非极性组分的同时分离。

4. 离子交换/反相二维液相分离模式(IEC×RPLC)　离子交换色谱是分析离子和大分子的重要分析方法,尤其是生物样品的分析。阳离子交换色谱多用于分析多肽,而阴离子交换色谱多用于分析蛋白质。虽然与反相色谱相比,离子交换色谱峰容量低,但是由于其与反相不同的分离机制,适合蛋白质的分离分析。

5. 尺寸排阻色谱/反相二维液相分离模式(SEC×RPLC)　该分离模式多用于大分子的分离分析,如聚合物和蛋白质。尺寸排阻色谱根据分子大小进行分离,而反相色谱按照极性进行分离,两维的分离机制不同,正交性比较好。但是由于尺寸排阻色谱的柱效相对较低,其在二维液相色谱中的应用较少。

四、色谱-色谱联用技术的应用

1. 中药分析中的应用　中药有着十分复杂的化学成分,其高度复杂性具体表现为化合物分子量范围广,极性差别大,含量差异大,有许多结构相似的同分异构体,所以给中药化学组的全面分析带来了巨大的挑战。目前,高效液相色谱仍然是中药分离最直接有效的手段,但是色谱分离柱峰容量有限,多组分复杂体系的分离会使其过载。二维色谱作为一种新的色谱模式,弥补了传统单维色谱的不足,使单维色谱难以分离或不能完全分离的分析物能够较好地分离,同时可以有效提高样品分离的选择性、系统峰容量、分离的分辨率和分离度,并能减少样品色谱峰的重叠。同时,还可以根据复杂样品的化学性质,选择合适的色谱柱进行针对不同性质复杂混合物的有效分离。

虽然RPLC×RPLC的二维液相色谱体系是所有分离模式中峰容量最大、分离效果最好的,但是由于不同反相色谱保留机制的不同,导致其有效峰容量过低。为了能有效提升其有效峰容量,增加正交性,胡德平[15]构建了一套适用于大黄、黄芩等中性化合物分离的RPLC×RPLC方法。在硬件系统上,采用平行柱结合补充流的调制器,以及在第一维使用灵活的脉冲洗脱梯度的方法;在分离条件的选择上,CN柱+甲醇/水为第一维分离条件,C_{18}柱+乙腈/水为第二维分离条件,通过选择不同分离机制的反相柱,达到正交分离;并且将移动梯度用作第二维分离梯度,扩大样品分离的有效浓度区间,增加了单个循环的分辨率。实验结果表明,该方法在大黄、黄芩的分离上均适用,正交性分别达到了77.88%、51.80%;并通过与质谱联用,成功鉴定了大黄中所含的43种蒽醌类化合物、黄芩中所含的38种黄酮类化合物。

2. 手性药物分析　虽然以多糖类手性固定相为代表的液相色谱手性分离技术已经趋于成熟,但是在分析多个手性中心药物的立体异构体和降解产物,以及对生物样品中手性药物代谢产物的分离分析依然具有很大的瓶颈。二维液相色谱的应用极大地解决了复杂样品的手性分离,通常采用的是非手性-手性色谱柱的排列顺序,手性超临界流体色谱凭借其高速度和高效率而常被用作二维液相色谱的第二维。反相液相色谱和超临界流体色谱组成的二维液相色谱由一个两位八通切换阀和小体积的C_{18}捕集柱组成的接口偶联,从第一维反相柱上洗脱的馏分被小体积C_{18}捕集柱捕集后聚焦浓缩,然后注入第二维的手性超临界流体色谱柱上进行分离。特别是表面多孔填料和超高效液相色谱技术的出现,为二维液相色谱在制药和生物领域的快速手性分析奠定了基础。

Woiwode等人[16]采用手性-手性色谱柱结合的全二维液相色谱法,用于肽和蛋白水解样品的氨基酸手性分析,采用两种手性选择性正交的手性固定相,将叔丁基氨基甲氧基奎宁(*t*-BuCQN)和奎尼丁(*t*-BuCQD)衍生物键合在表面多孔硅胶填料,使二维流速比一维流速快60倍,从而实现在线全二维色谱的快速手性分析。在二维色谱图中,非手性组分和杂质峰在二维分离空间的对角线上排列,从而从目标对映体的色谱空间中去除,避免干扰。

3. 杂质分析　药物中杂质的结构鉴定可以通过制备液相制备分离后,再通过其他分析技术进行鉴定,但杂质制备过程中需要大量的时间和成本,有的化合物不稳定甚至会引入新的杂质。高效液相色谱 - 质谱联用可以为杂质的快速鉴定提供强有力的支持,通过高分辨多级质谱获得的结构信息,对于快速鉴定杂质的结构具有巨大的优势。但是,高效液相色谱 - 质谱联用技术中要求流动相均是挥发性缓冲盐组成,而这种流动相体系对杂质的分离能力较差,药典中用于测定药品中杂质的液相方法,也是很多难挥发性缓冲盐组成的。如果改成适合于液质联用的挥发性流动相,则可能无法实现对目标化合物的有效分离,并且会打乱杂质的出峰顺序。二维液相色谱 - 质谱技术可以完美地解决这一难题。

采用柱切换在线除盐液相色谱 - 离子阱 - 飞行时间质谱进行杂质的分离鉴定,一维分析柱(含难挥发性缓冲盐的流动相)上每个峰通过阀切换到二维分析柱(含挥发性流动相)上,通过易挥发的流动相带到质谱中进行分析,从而可以得到与药典标准下各杂质出峰顺序一致的结果。徐雨[17]采用 2DLC-IT-TOF MS 方法研究头孢尼西钠杂质谱,一维色谱条件为色谱柱: GRACE Alltima C_{18}(250mm × 4.6mm,5μm);流动相:(A)0.02mol/L 磷酸二氢铵溶液(用 40% 的氨水溶液调节 pH 至 7);(B)甲醇;流速:0.8ml/min;柱温:40℃;进样体积:20μl;检测波长:254nm。二维色谱条件为色谱柱: Shim-pack GISS C_{18}(2.1mm × 50mm,1.9μm);流动相:(A)10mmol/L 甲酸铵水溶液,(B)甲醇;流速:0.3ml/min;柱温:40℃;进样体积:20μl;检测波长:254nm。该方法可以有效解决色谱流动相中难挥发性缓冲盐与质谱不兼容的难题。

第四节　液相色谱 - 电感耦合等离子体质谱联用技术

一、概述

电感耦合等离子体质谱(inductively coupled plasma mass spectrometry,ICP-MS)技术因其多功能性和超强的检测能力成为近年来应用最广泛的元素检测技术之一。ICP-MS 分析将 ICP 的原子化和离子化与质谱的特异性和灵敏性相结合。ICP 具有高效且强大的电离源,等离子体能在 5 000~10 000K 的高温下将元素原始存在的结构完全破坏,雾化进入等离子源后,被分析物的气化、原子化和离子化几乎同时进行,最后被测元素进入质谱进行检测。ICP-MS 具有检出限低、灵敏度高、选择性好、可测元素覆盖面广等优点。但其只能对元素总量进行准确测定,而无法获得元素形态信息,也存在着基质效应严重、元素谱干扰等问题。

为解决上述问题,当前主流思路是将 ICP-MS 与高效分离技术联用,通过"先分离定性、后检测定量"的方式实现元素形态的分离和测定。自 1980 年由 Hirschfeld 首次提出联用技术以来,各种联用手段发展迅速,其中 HPLC 和 ICP-MS 联用是发展较为完善的技术之一(图 16-13)。将 ICP-MS 用作 HPLC 的检测器,跟踪被测元素同位素在各形态中的信号变化,将使得色谱图变得简单,并有助于元素形态的确认及定量分析。HPLC-ICP-MS 联用技术融合了 HPLC 高效分离的特点及 ICP-MS 灵敏度高、选择性好、动态线性范围宽及能跟踪多元素同位素信号变化等优点,应用范围目前主要集中在两个方面:一是快速分离基质后的在线分析,二是形态分析。

目前该技术已广泛用于环境科学和生命科学样品中元素的形态分析,如 As、Se、Sb、Cd、Sn、Pb、Hg、Te、Cr 等对人体有毒害作用或营养、保健作用的元素以不同的途径进入到自然环境,再通过食物链等进入动物体或人体,接着通过新陈代谢回到自然环境中,这种循环过程中的元素形态变化就可以通过 HPLC-ICP-MS 进行研究。虽然将 HPLC 与 ICP-MS 连接非常简单,但其带进 ICP 中的高盐或高浓度有机物会导致柱后分散效应,并对检测产生基质干扰和记忆效应从而影响测定结果,因此相应地与 ICP-MS 相连的接口装置也是该联用技术面临的关键问题。作为一种分离与检测手段,HPLC 与 ICP-MS 联用进行无机成分检测具有极大的发展前景。

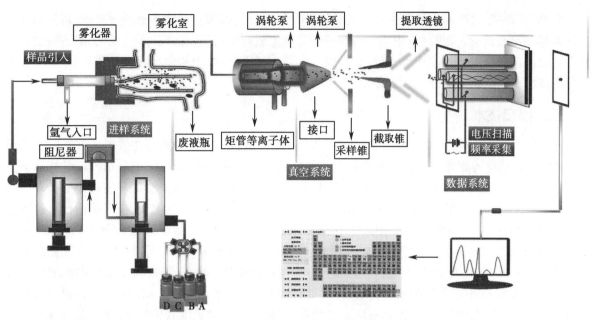

图 16-13　HPLC-ICP-MS 结构图

二、元素形态分离中的液相色谱技术

分析样品通常经 HPLC 分离处理后,以水溶液的气溶胶形式引入氩气流中,然后进入由射频能量激发的处于大气压下的氩等离子体中心区,等离子体的高温使样品去溶剂化、气化解离和电离。部分等离子体经过不同的压力区进入真空系统,在真空系统内,正离子被拉出并按其质荷比分离,检测器将离子转化为电子脉冲,然后由积分测量线路计数。电子脉冲的大小与样品中分析离子的浓度有关,通过与已知的标准或参比物质比较,实现未知样品的痕量元素定量分析。

用于元素形态分离的常用 HPLC 类型有如下几种。

(1) 分配色谱(partition chromatography):用于元素形态分析的分配色谱常为反相键合色谱,其流动相多用甲醇、乙腈、水和无机盐化合物,常用两元或三元的混合物作为洗脱液。用反相分配色谱法可用来分离 Cr、Se、Hg、Co、Zn、Fe、R、Te 及 I 等元素的形态化合物。

(2) 反相离子对色谱(reverse-phaseion-pair chromatography):根据分离形态的酸碱性不同,只要改变流动相的 pH、反离子的种类及浓度即可控制各形态的保留值,常用的反离子试剂有烷基磺酸盐和烷基铵盐两类。由于反相离子对色谱操作简便、柱效高,广泛应用于极性的元素形态分离中。如 As 在生化和环境物质中的形态现已发现有 20 多种,用反相键合相离子对色谱法可分离其中各种无机 As 和有机 As 的形态。此外,反相离子色谱法也可用于 Pb、Hg 等元素的形态分析。用反相键合离子对色谱法分离元素形态的主要缺点是流动相的 pH 一般只能控制在 2~8 之间,否则将影响固定相的稳定性。

(3) 离子交换色谱(ion-exchange chromatography):在离子交换色谱法分离元素形态的应用中,砷可能是最多的元素,离子交换色谱还应用于其他元素离子的形态分离分析中,如 Cr、Se 等。

(4) 排阻色谱(size-exclusion chromatography):主要用于分离蛋白质或聚合物等大分子量的试样,其分离原理多数是基于分子的尺寸和形状。如果用已知分子量大小的物质先校准色谱柱,则该色谱柱在用于元素形态分离时即可知道各形态的分子量范围。

(5) 手性液相色谱(chiral liquid chromatography):是用手性化合物为流动相或以手性物质为固定相来实现分离,已商品化的手性固定相色谱柱已有很多,如以环糊精、大环抗生素、蛋白质、纤维、淀粉和手性冠醚等为固定相的色谱柱已广泛用于各种手性物质的分离中。

此外,在环境、材料和生命样品的元素形态分析中,由于基质复杂且各形态的含量低,需要对样品进行分离和富集处理,处理过程中不应引起各形态发生变化。显然,经典的干法灰化、湿法酸消解以及密闭微波消解法都不适宜于形态分析。近年来,微波辅助萃取、固相微萃取、加速溶剂萃取等先进的分离技术在样品处理中得到广泛应用。

三、接口技术

HPLC 与 ICP-MS 联用的关键是接口技术,即样品溶液经 HPLC 分离后在线引入 ICP 的雾化系统。HPLC 流动相的流速与 ICP 常用的雾化器的样品导入流速是相匹配的,而且 HPLC 的柱后流出液的压力与 ICP 样品导入系统都是在常压下进行的,这将使 HPLC 与 ICP 的联机变得十分简单。可通过一根内径 0.3mm 的 Teflon 管或 PEEK 树脂管将 HPLC 系统与 ICP-MS 系统直接连接。这种连接方式最为简便易行,但由于死体积较大、存在柱外效应等问题,导致测定灵敏度低。另外,HPLC 的流动相常含有一定比例的有机溶剂(如甲醇和乙腈等),有机溶剂在 ICP 中所产生的碳会堆积在 ICP-MS 的进样管、采样锥、截取锥等位置,使两锥孔变得越来越小甚至堵塞,导致基线噪声增加、检测信号产生波动或漂移。当使用离子色谱分离技术时,缓冲溶液的浓度一般高于 0.1mol/L,如此高的盐量也会造成 ICP-MS 的进样管、采样锥和截取锥的堵塞,降低分析的灵敏度和稳定性,从而造成该联用技术分析元素形态时产生误差,尤其是当采用梯度洗脱方式时,误差将更为严重。因存在上述问题,接口技术的开发就显得尤为重要,几种常见的接口技术有如下几种。

(1)ICP 常规的气动雾化系统:当采用常规的气动雾化器时,往载气流中添加入一定比例的氧气,可防止在锥孔形成碳粒造成堵塞。氧气的添加量视流动相组成和流速而定,一般约占 Ar 气流量的 10%。

(2)超声雾化器(ultrasonic nebulizer):通过超声波的振动作用将样品溶液雾化成气溶胶。它不受载气流速的影响,又能以很高效率获得雾滴颗粒小且分布均匀的气溶胶,雾化效率可达 20% 左右,与加热去溶装置联用,可大大提高雾化效率而改善 ICP-MS 的检测性能。

(3)氢化物发生接口(hydride generation):氢化物发生法是利用产生的初生态氢还原剂或其他化学试剂,将样品溶液中的待测元素还原成挥发性的氢化物,然后借助载气流将其导入 ICP 系统。该方法可将被分析元素预浓集,同时与基质分离,提高样品的传输效率,以降低方法检测限,该方法已被用作元素形态分析的样品导入方法。

(4)直接注射雾化器(direct injection nebulizer):直接将全部样品注入 ICP 雾化器中,而后通过载气将样品传输到等离子体中,与样品在常规雾化室的传输效率只有 1%~2% 相比,它的样品传输效率可接近 100%,大大提高了测定的灵敏度。且由于不使用雾化室,流动相中的有机溶剂不会在雾化室的内壁黏附造成记忆效应,分析信号较为稳定。

(5)热喷雾雾化器(thermospray spray):用作 HPLC 与 ICP-MS 的接口技术已相当成熟。它是将 HPLC 流出液经加热的石英毛细管以极细的雾滴形式喷出,雾滴大小可通过改变石英管温度和液滴蒸发速率来调节,为防止过多的溶剂对等离子体负载过大的影响,通常设计了冷却去溶装置。其优点是雾化效率高,能允许流速达 2ml/min 的出液雾化,但由于毛细管的内径小,易造成堵塞,不适合于大流量的高盐溶剂雾化。

ICP-MS 仪器对接口的要求如下。

(1)采样锥后的压力应该足够低,在采样过程中化学反应(如氧化反应)应减到最少,使氧化物和二次离子产率尽可能低(如:测 Fe 时 ArO 尽可能少;测 As 时,ArCl 尽可能少)。

(2)在合理的真空条件下,采样锥的孔径应满足尽可能多地提取被分析物,使其信号达到最大值,同时也要尽量减少样品盐类堵塞锥孔。

(3)应在尽可能不扰动的情况下提取等离子体中被分析物,采样锥孔径应足够大于等离子体德拜长度,避免等离子体穿过采样锥或截取锥膨胀时发生电荷分离。

德拜长度:将离子看作电子,其静电作用的屏蔽范围或称为电场距离。

$$\lambda_D = 6.9\,(T_e/N_e)^{1/2}$$

(T_e:电子的绝对温度;N_e:电子的密度数。当 $T_e = 104K$,$N_e = 10^{15}/cm^3$ 时,德拜长度 $\lambda_D = 22 \times 10^{-5}cm$。)

(4)穿过采样锥的气流不应超过炬管的总气流,以避免提取等离子体中产生的被分析物以外的大气(一般通过接口粒子的流速在 $2.5 \times 10^5 cm/s$ 左右)。

(5)采样锥和截取锥孔间距离应是最佳提取离子的位置。

(6)尽量减少等离子体与采样锥孔之间的二次放电,以使等离子体的离子化程度在通过接口前后保持不变,另外也可避免腐蚀锥孔、产生多电荷离子,避免被提取的离子束产生很大的动能分散。

(7)产生热量尽可能少。

(8)采样锥在等离子体内,通过软件操作,自动确定最佳位置(X、Y、Z 方向)。

(9)易于拆卸和维护(锥拆洗过程中,不影响真空系统,无须卸真空)。

四、电感耦合质谱技术

1. **电感耦合等离子体离子源** 等离子体是指含有一定浓度阴离子、阳离子、自由电子、中性原子与分子,在总体上呈中性能导电的气体混合物。等离子体是 20 世纪 60 年代发展起来的一类新型发射光谱分析用光源。目前,高温等离子体主要有三种:电感耦合等离子体(inductively coupled plasma,ICP)、直流等离子体(direct current plasma,DCP)和微波诱导等离子体(microwave induced plasma,MIP)。其中尤以电感耦合等离子体光源应用最广。通常用氩等离子体进行发射光谱分析,虽然也会存在少量试样产生的阳离子,但是氩离子和电子是主要导电物质。在等离子形成的氩离子能够从外光源吸收足够的能量,并将温度维持在一定的水平,使样品离子化,一般温度可达 10 000K。

2. **离子聚焦系统** 离开截取锥后的涌流是由电子、离子、光子和中性粒子组成。离子聚焦系统的功能是把离子流聚焦成散角尽量小的很细的离子束,挡住光子和中性粒子,然后传输到质量分析器。

离子透镜通常由一个或多个圆筒形的电极组成。通过对每个离子透镜电压的设置,使带正电荷离子离开接口区域,进入透镜系统并被准直和聚焦。加在组成离子透镜的圆筒形电极上的电位间形成的等电位场强线构成了离子透镜。离子透镜的特性与光学透镜基本相同,离子通过透镜内弧形等电位表面的聚焦作用,可看作光学透镜曲面折射产生的聚焦。离子透镜与光学透镜之间的区别是,它的透射和聚焦性能是随调节透镜元件上的电压而改变的。

光子挡板作为一个重要元件起到阻挡 ICP 产生的高能中性粒子和光子进入质谱仪的作用。截取锥和离子透镜间同轴放置了一个金属盘片,即光子挡板,穿过截取锥的光子、中性粒子被它阻挡,涌流中被分析物的正离子受离子透镜导引控制,绕过光子挡板后再汇合,而电子受离子透镜排斥将不再存在,中性粒子则被真空泵排除。透镜将一定向速度传输给离子,并将其聚焦成散角尽量小的离子束进入质量分析器。

空间电荷效应指高密度的离子流造成离子束发散的现象。理想的情况下,离子透镜能够将离子聚焦成截面很小的离子束,但是当离子密度非常高的时候,同电荷离子会相互排斥致使离子束明显膨胀,甚至有的离子偏离到离子透镜之外造成灵敏度损失。许多样品基质效应都可用空间电荷效应来解释。空间电荷效应对离子束中所有离子都产生影响,影响的程度取决于离子质量和密度。对高密度的基质元素离子而言,质量大的比质量小的基质离子更会使被分析物离子偏离束轴。实际应用上采用调节离子透镜电压的方法,可明显减少基质效应的影响。

3. **质量分析器** 质量分析器是质谱仪的主体。HPLC-ICP-MS 的质量分析器早期起源于四极杆质谱,之后相继产生了高分辨扇形磁场质谱、多接收器质谱、飞行时间质谱、离子阱三维四极质谱等质量分析器。以扇形磁铁代替四极杆的高分辨率电感耦合等离子体质谱技术(HR-ICP-MS)已趋近成熟,并实现了商品化。这种高分辨质谱仪在生物蛋白组学、金属组学及高纯材料等领域的应用极具潜力。多接收器质谱主要用于同位素比测量,能使 W、Hf、Cu 和铂族元素等难电离元素电离,从而实现这些元素同位素比值的迅速测量。

五、应用示例

1. 食品中微量元素形态分析　食品中含有与人体健康密切相关的多种微量元素,这些元素以不同的途径进入自然环境,通过食物链等进入动物体或人体,其中一些元素的某种形态会在人体中不断积累,对人体的各个器官造成不良影响。

由于 HPLC 分离机制的多样性,可适用于不同基质的样品,同时,ICP-MS 是最敏感和准确的元素检测器之一,因此,HPLC 结合 ICP-MS 渐渐成为检测食品中元素形态的最佳组合。Arroyo-Abad 等人[18]通过用甲醇 - 水提取样品,微波消解辅助,最后运用 HPLC-ICP-MS 技术,对鱼类中的砷进行分析测定。研究发现淡水鱼中主要是无机砷物质,其中含有 4 种含砷脂肪酸和 2 种含砷碳氢化合物,这是人类首次报道在淡水鱼中发现该类物质。Fang 等人[19]利用 1% HNO_3 作为提取剂,结合微波消解,运用 HPLC-ICP-MS 技术测得米粉中存在 4 种化合态砷,该方法简单灵敏,还可同时测定米粉中汞的形态。Koplík 等人[20]采用排阻色谱与 ICP-MS 联用分析了大豆粉和普通白豆芽中的可溶性磷、硫、硒以及其他 8 种金属(锰、铁、钴、镍、铜、锌、钼、镉)的形态。

2. 中药中微量重金属分析　中药样品具有基质复杂、重金属含量较低的特点,分析其中的元素形态难度相对较大。为克服中药样品上述缺点,往往要求元素形态分析方法选择性好、分离性能突出、灵敏度高。在实际工作中,单凭一种仪器或技术很难达到上述分析要求,因此两种或多种仪器的联用技术已成为现代分析科学的重要分析手段。金鹏飞等人[21]采用 HPLC-ICP-MS 法对黄芪、大黄、黄芩、何首乌、地黄等 5 种中药材炮制前后砷形态的变化进行了比较研究,并对总砷超标的冬虫夏草样品进行了砷形态的分析。该联用技术方法检测限小、回收率高,适用于中药样品质量控制和安全评估的要求。李彬等人[22]用不同形态的镉培养液对不同种类的蕨类药用植物进行培养,并对培养后的植物体不同部位的镉含量采用 HPLC 分离后,利用 ICP-MS 进行分析,结果成功分离出了不同结合形态的有机镉并加以测定。

3. 在环境检测中的应用　近年来,环境中元素形态分析方法的研究越来越受到人们的重视。在环境检测领域中,HPLC-ICP-MS 法多用于检测饮用水、工业用水和废水中可溶性元素或痕量重金属元素。Morita 等人[23]建立了离子对反相 HPLC-ICP-MS 法,可以同时分析 6 种形态的砷和 2 种形态的锑,并将该法用于温泉水样和生物样(鱼类)等实际样品中砷和锑的形态分析。Sadi 等人[24]提供了一种利用这种联用技术检测 2 种含磷除草剂(草铵膦、草甘膦)中磷形态的方法,检测了草甘膦的主要代谢产物氨甲基磷酸。

参考文献

[1] WEI F, WANG S, LV N, et al. Characterization the affinity of alpha (1A) adrenoreceptor by cell membrane chromatography with frontal analysis and stoichiometric displacement model. J Chromatogr B, 2017, 1040: 273-281

[2] HAN S, ZHANG T, FENG L, et al. Screening of target compounds from Fructus Piperis using high alpha (1A) adrenoreceptor expression cell membrane chromatography online coupled with high performance liquid chromatography tandem mass spectrometry. J Pharm Biomed Anal, 2013, 81-82: 133-137

[3] WANG S, SUN ME, ZHANG Y, et al. A new A (431)/cell membrane chromatography and online high performance liquid chromatography/mass spectrometry method for screening epidermal growth factor receptor antagonists from Radix sophorae flavescentis. J Chromatogr A, 2010, 1217 (32): 5246-5252

[4] HU Q, BU Y, ZHEN X, et al. Magnetic carbon nanotubes camouflaged with cell membrane as a drug discovery platform for selective extraction of bioactive compounds from natural products. Cheml Eng J, 2019, 364: 269-279

[5] LI M, WANG S, ZHANG Y, et al. An online coupled cell membrane chromatography with LC/MS method for screening compounds from Aconitum carmichaeli Debx. acting on VEGFR-2. J Pharm Biomed Anal, 2010, 53 (4): 1063-1069

［6］ LIANG M, HE L, YANG G, et al. Screening, analysis and in vitro vasodilatation of effective components from Ligusticum Chuanxiong. Life Sci, 2005, 78 (2): 128-133

［7］ HAN S, ZHANG T, HUANG J, et al. New method of screening allergenic components from shuanghuanglian injection: with RBL-2H3/CMC model online HPLC/MS system. J Pharm Biomed Anal, 2014, 88: 602-608

［8］ HUANG Y, REN J. On line chemiluminescence detection for isoelectric focusing of heme proteins on microchips. Electrophoresis, 2005, 26 (19): 3595-3601

［9］ 林炳承. 微纳流控芯片实验室. 北京: 科学出版社, 2013

［10］ AI X, WU Y, LU W, et al. A precise microfluidic assay in single-cell profile for screening of transient receptor potential channel modulators. Adv Sci (Weinh), 2020, 7 (11): 2000111

［11］ 蔡颖, 陈阳, 洪战英, 等. 浓度梯度微流控芯片平台的构建及其应用于抗白念珠菌药物快速筛选研究. 药学学报, 2020, 55 (2): 323-329

［12］ 熊炜, 林颖峥, 薛俊欣, 等. 五种重要犬病毒微流控芯片检测方法的建立及应用. 中国动物检疫, 2021, 38 (5): 104-108

［13］ ZHANG Y, ZHANG Y, YU S, et al. Sensitive analysis of glutathione in bacteria and HaCaT cells by polydopamine/gold nanoparticle-coated microchip electrophoresis via online pre-concentration of field-amplified sample stacking. Microfluid Nanofluid, 2017, 21 (5): 97

［14］ ZUCHOWSKA A, KWAPISZEWSKA K, CHUDY M, et al. Studies of anticancer drug cytotoxicity based on long-term HepG$_2$ spheroid culture in a microfluidic system. Electrophoresis, 2017, 38 (8): 1206-1216

［15］ 胡德平. 反相/反相组合全二维液相色谱的构建及其在中药分析中的应用. 长沙: 湖南师范大学, 2020

［16］ WOIWODE U, REISCHL R, BUCHENMAIER S, et al. Imaging peptide and protein chirality via amino acid analysis by chiral × chiral two-dimensional correlation liquid chromatography. Anal Chem, 2018, 90 (13): 7963-7971

［17］ 徐雨. 基于二维色谱-质谱平台的头孢菌素类药物中杂质分析系统建立及机理研究. 杭州: 浙江工业大学, 2020

［18］ ARROYO-ABAD U, PFEIFER M, MOTHES S, et al. Determination of moderately polar arsenolipids and mercury speciation in freshwater fish of the River Elbe (Saxony, Germany). Environ Pollut, 2016, 208: 458-466

［19］ FANG Y, PAN Y, LI P, et al. Simultaneous determination of arsenic and mercury species in rice by ion-pairing reversed phase chromatography with inductively coupled plasma mass spectrometry. Food Chem, 2016, 213: 609-615

［20］ KOPLÍK R, PAVELKOVÁ H, CINCIBUCHOVÁ J, et al. Fractionation of phosphorus and trace elements species in soybean flour and common white bean seeds by size exclusion chromatography-inductively coupled plasma mass spectrometry. J Chromatogr B Analyt Technol Biomed Life Sci, 2002, 770 (1-2): 261-273

［21］ 金鹏飞, 吴学军, 邹定, 等. HPLC-ICP-MS 研究炮制对中药砷形态的影响. 光谱学与光谱分析, 2011, 31 (3): 816-819

［22］ 李彬, 刘丽, 王秋泉, 等. SE-HPLC/ICP-MS/ESI-MS 联用技术用于富镉植物中镉的形态研究. 光谱学与光谱分析, 2010, 30 (4): 1096-1100

［23］ MORITA Y, KOBAYASHI T, KUROIWA T, et al. Study on simultaneous speciation of arsenic and antimony by HPLC-ICP-MS. Talanta, 2007, 73 (1): 81-86

［24］ SADI B, VONDERHEIDE A, CARUSO J. Analysis of phosphorus herbicides by ion-pairing reversed-phase liquid chromatography coupled to inductively coupled plasma mass spectrometry with octapole reaction cell. J Chromatogr A, 2004, 1050 (1): 95-101

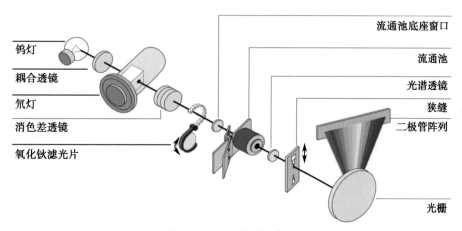

图 6-2　DAD 光路示意图

钨灯

耦合透镜

氘灯

消色差透镜

氧化钬滤光片

流通池底座窗口

流通池

光谱透镜

狭缝

二极管阵列

光栅

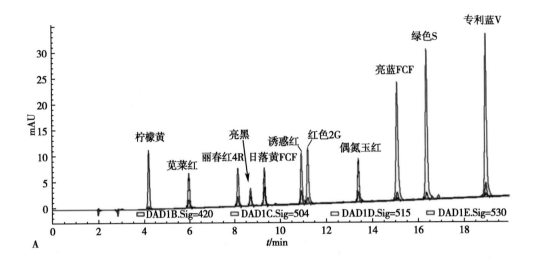

A

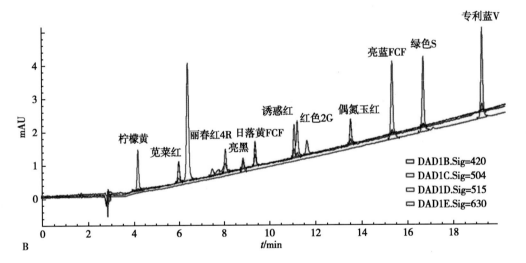

B

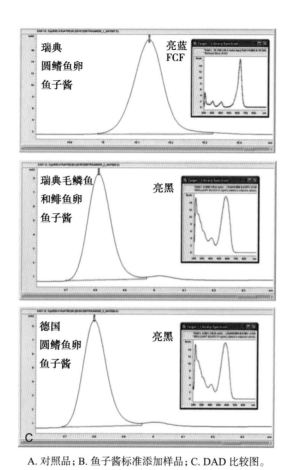

A. 对照品；B. 鱼子酱标准添加样品；C. DAD 比较图。

图 6-8　11 种合成染料 HPLC-DAD 典型色谱图与光谱鉴定图

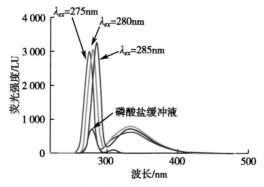

图 6-12　贝伐珠单抗溶液（10μg/ml）的荧光发射光谱图

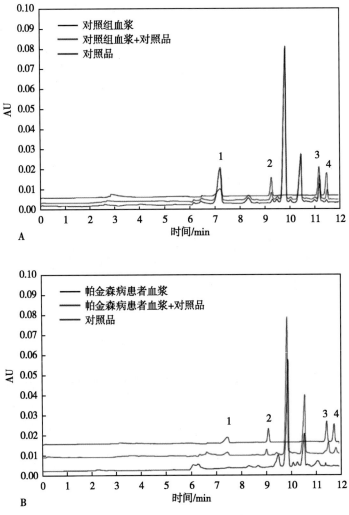

1.咖啡因;2.可可碱;3.副黄嘌呤;4.茶碱。

A.对照品、对照组血浆、对照组血浆 + 对照品;B.对照品、患者血浆、患者血浆 + 对照品。

图 10-9　对照品、血浆样品电泳图(210nm)

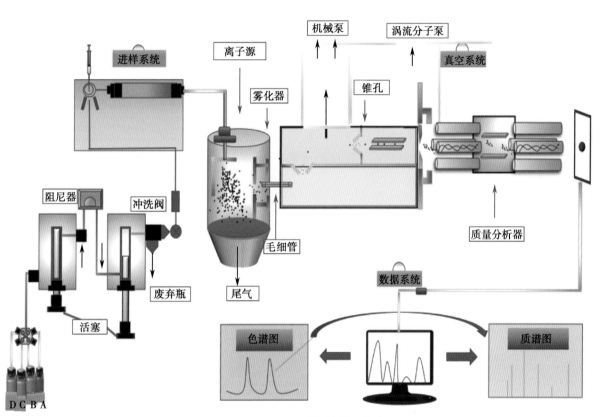

图 11-1　LC-MS 联用仪器组成图

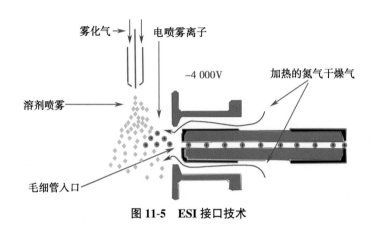

图 11-5 ESI 接口技术

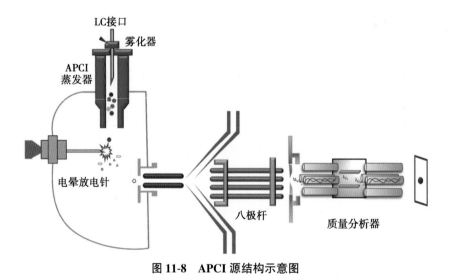

图 11-8 APCI 源结构示意图

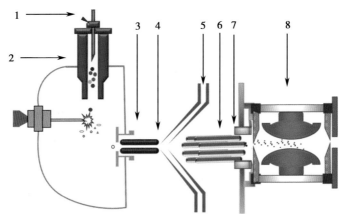

1. 液相入口（HPLC inlet）; 2. 喷雾毛细管（nebulizer）; 3. 传输毛细管（capillary）; 4. CID 区（fragmentation zone，CID）; 5. 锥形分离器（skimmers）; 6. 八极杆（octopole）; 7. 离子透镜（lenses）; 8. 质量分析器（ion trap）。

图 11-9　离子传输区示意图

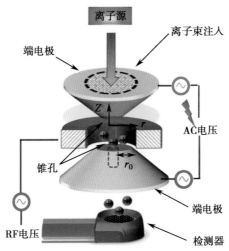

图 11-16　离子阱质量分析器示意图

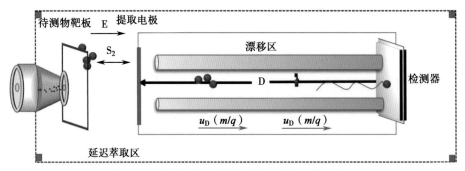

图 11-18　直线型飞行时间质量分析器的基本结构

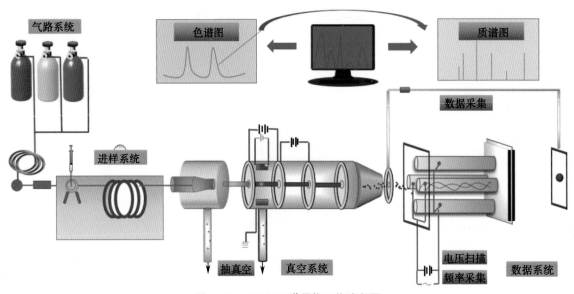

图 11-22　GC-MS 联用仪工作流程图

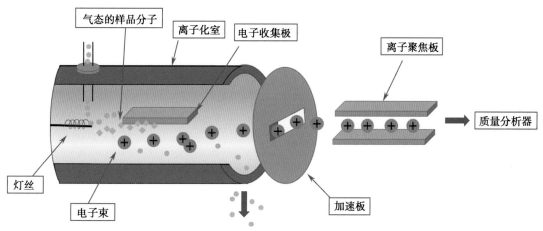

图 11-23 电子轰击离子源示意图

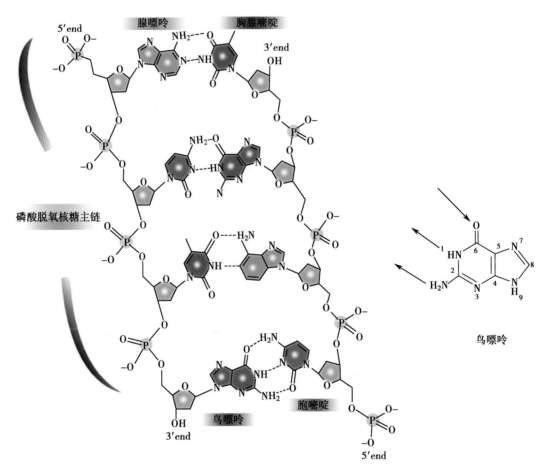

图 13-1　DNA 分子的碱基 ATGC 及鸟嘌呤的分子结构图

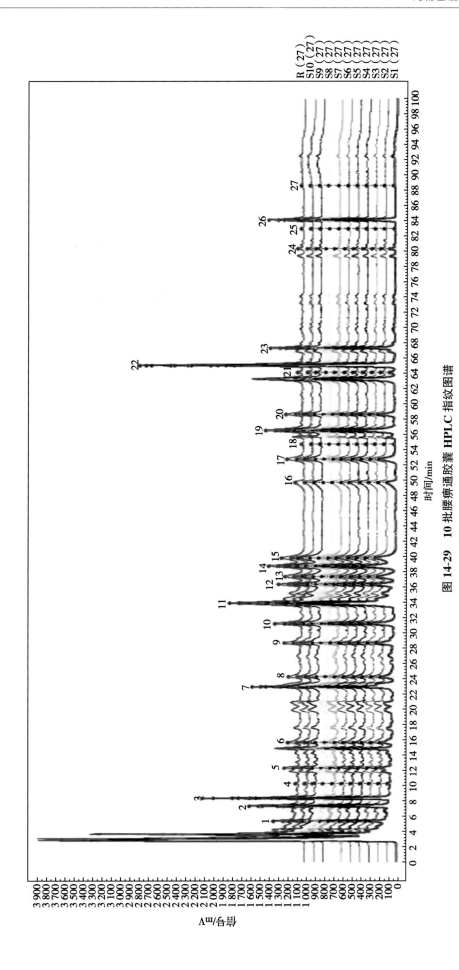

图 14-29　10 批腰痹通胶囊 HPLC 指纹图谱

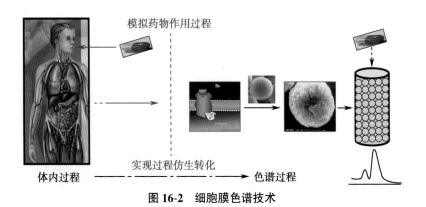

图 16-2 细胞膜色谱技术

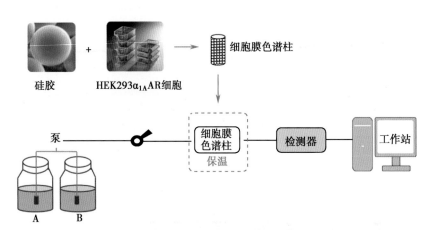

图 16-3 活性成分与细胞膜受体前沿分析示意图

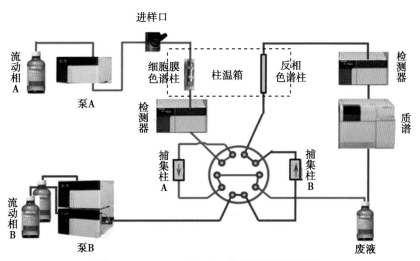

图 16-5 CMC-LC/MS 二维在线联用示意图

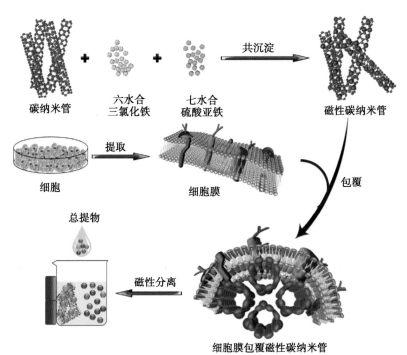

图 16-6 细胞膜固相萃取微球制备及应用示意图

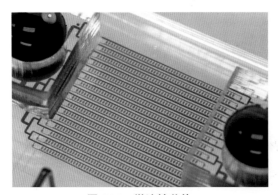

图 16-7 微流控芯片

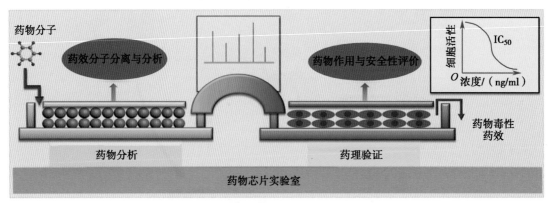

图 16-11 微流控芯片在药物分析中的应用

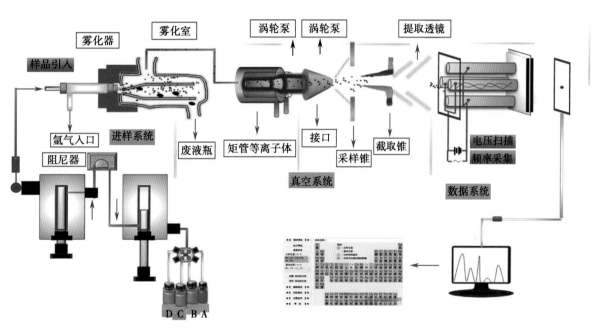

图 16-13 HPLC-ICP-MS 结构图